中医师承和确有专长人员考核习题集（全解析）

（第二版）

主　编　徐　雅

副主编　穆　岩　禄　颖　刘兵兵

编　委　王竹葳　夏伟娜　杜林珊

　　　　李良之　王　峥　王　娟

　　　　王　坤　王泽桐　程云哲

　　　　邵诗惠　张雅淇　王泓洋

　　　　巩舒扬　杨筱庆

全国百佳图书出版单位
中国中医药出版社
·北京·

图书在版编目（CIP）数据

中医师承和确有专长人员考核习题集：全解析 / 徐
雅主编 . -- 2 版 . -- 北京：中国中医药出版社，2024.5（2025.3重印）
　ISBN 978-7-5132-8729-6

　Ⅰ . ①中… Ⅱ . ①徐… Ⅲ . ①中医师—资格考试—题
解 Ⅳ . ① R2-44

　中国国家版本馆 CIP 数据核字 (2024) 第 071986 号

中国中医药出版社出版

北京经济技术开发区科创十三街 31 号院二区 8 号楼
邮政编码　100176
传真　010-64405721
河北省武强县画业有限责任公司印刷
各地新华书店经销

开本 889×1194　1/16　印张 30.25　字数 1018 千字
2024 年 5 月第 2 版　2025 年 3 月第 2 次印刷
书号　ISBN 978 - 7 - 5132 - 8729 - 6

定价　129.00 元
网址　www.cptcm.com

服 务 热 线　010-64405510
购 书 热 线　010-89535836
维 权 打 假　010-64405753

微信服务号　zgzyycbs
微商城网址　https://kdt.im/LIdUGr
官 方 微 博　http://e.weibo.com/cptcm
天猫旗舰店网址　https://zgzyycbs.tmall.com

如有印装质量问题请与本社出版部联系（010-64405510）

编 写 说 明

  2007 年 2 月，卫生部颁布了《传统医学师承和确有专长人员医师资格考核考试办法》（卫生部令第52 号）。同年，国家中医药管理局依据 52 号令制定了《传统医学师承出师考核和确有专长考核实施方案（试行）》（以下简称《实施方案》）和《传统医学出师考核和确有专长考核大纲（试行）》（以下简称《考核大纲》）。中国中医药出版社依据上述文件组织专家编写了《传统医学师承人员出师和确有专长人员考核指导》（以下简称《考核指导》）作为广大考生的官方指导用书。

  2017 年 11 月 10 日，国家卫生和计划生育委员会颁布了《中医医术确有专长人员医师资格考核注册管理暂行办法》（中华人民共和国卫生和计划生育委员会令第 15 号）。这一办法的出台无疑为广大师承和确有专长人员带来了新的曙光。而中医师承和确有专长人员医师资格考核如何考、考什么、如何复习成了困扰广大考生的难题。鉴于以上种种，中国中医药出版社特组织在教学培训一线的著名专家、学者，针对中医师承 / 确有专长人员医师资格考核的特点及实际考核的形式和内容编写了本书。

  本书是根据《考核大纲》要求，严格参照《考核指导》内容，并在借鉴历年考核真题的基础上编写的。可以说，本书是《考核指导》的配套习题集。

  本书按照《考核大纲》要求，分章编写，模拟考核真题的出题形式，设置了 A1、A2、B1 三种题型，全面覆盖考点，兼顾重点难点。尤其是针对一些高频考点，设置了多种题型进行模拟，以便读者熟悉出题形式，牢牢掌握相关知识点。本书在题后附有答案和解析，并在解析中体现了一定的解题思路和答题技巧。

  本书题量较大，大约有 5000 题，几乎做到了知识点全覆盖，且内容翔实、紧贴师承和确有专长人员医师资格考核的特点，权威性强，适合需要参加师承和确有专长人员医师资格考核的考生（包括"老专长"和"新专长"）练习、备考使用。

编者

2024 年 3 月

目　录

答案与解析

第一章

中医基础理论

第一节　中医理论体系的主要特点

A1 型题

1. 中医学的基本特点是（　　）
   A. 五脏为中心的整体观
   B. 阴阳五行和脏腑经络
   C. 整体观念和辨证论治
   D. 望闻问切和辨证论治
   E. 辨证求因和审因论治

2. 根据"五脏一体观"，人体的中心是（　　）
   A. 五脏　　　　　　B. 六腑
   C. 经络　　　　　　D. 气血
   E. 精

3. "证"的概念是（　　）
   A. 疾病的名称
   B. 疾病过程中出现的症状
   C. 疾病过程中出现的体征
   D. 疾病过程中某一阶段的病理概括
   E. 疾病的致病因素

4. 下列关于"同病异治"的说法，不正确的是（　　）
   A. 同一种疾病，发病时间不同，表现的证不同，治法不同
   B. 不同的疾病，病机相同，治法相同
   C. 同一种疾病，处于不同发展阶段，表现的证不同，治法不同
   D. 判断的重点在于证
   E. 同一种疾病，发病地区不同，表现的证不同，治法不同

5. 下列属于"疾病"的是（　　）
   A. 疟疾　　　　　　B. 脉象沉迟
   C. 恶寒发热　　　　D. 恶心

   E. 面红

6. 下列不属于"症状"的是（　　）
   A. 心血不足　　　　B. 舌质紫暗
   C. 恶寒发热　　　　D. 脉弦
   E. 面色萎黄

7. 春夏季节，阳气发泄，机体以出汗散热来调节人体之阴阳平衡，体现了（　　）
   A. 五脏一体观
   B. 形神一体观
   C. 人与自然环境的统一性
   D. 人与社会环境的统一性
   E. 人体是一个有机整体

8. 中气下陷所致的久痢、脱肛及子宫下垂，临床上均可采用升提中气法治疗，下列说法最为恰当的是（　　）
   A. 辨病论治　　　　B. 同病异治
   C. 审因论治　　　　D. 异病同治
   E. 因人制宜

9. 下列关于病、证、症的说法，不正确是（　　）
   A. 疾病反映的是一种疾病全过程的总体属性、特征和规律
   B. 证反映的是疾病某一阶段或某一类型的病理性质
   C. 证具有时相性特征，也具有空间性特征
   D. 症状和体征是构成病和证的基本要素
   E. 症可以反映疾病或证候的本质特征

10. "肝火上炎证"属于（　　）
    A. 症状　　　　　　B. 疾病
    C. 体征　　　　　　D. 病因
    E. 证

11. "恶寒发热"属于下列哪一项概念（　　）

A. 症状　　　　　　B. 疾病
C. 体征　　　　　　D. 病因
E. 证

12. 中医学认识疾病和治疗疾病的基本原则是
（　　）
　　A. 辨证论治　　　B. 五脏一体观
　　C. 同病异治　　　D. 异病同治
　　E. 形神一体观

13. "感冒"属于下列哪一项概念（　　）
　　A. 症状　　　　　　B. 疾病
　　C. 体征　　　　　　D. 病因
　　E. 证

14. 下列关于对疾病的认识，不正确的是（　　）
　　A. 是正气与邪气抗争引起机体阴阳失调、脏
腑组织损伤或生理功能障碍的过程
　　B. 疾病的过程体现了一个完整的生命过程
　　C. 疾病一般都有一定的发病原因和病理演变
规律
　　D. 疾病的概念反映了某一种疾病全过程的总
体属性
　　E. 是疾病过程中某一阶段或某一类型的病理
概括

B1 型题

A. 感冒　　　　　　B. 心火上炎
C. 脾虚湿盛　　　　D. 发热
E. 气血两虚
1. 以上属于疾病的是（　　）
2. 以上属于症状的是（　　）

A. 五脏一体观
B. 形神一体观
C. 人与自然环境的统一性
D. 人与社会环境的统一性
E. 自然界是一个有机整体
3. 人的形体结构和物质基础与精神意识思维活动
的结合与统一，体现了（　　）
4. 人体正常脉象随四时出现相应的变化，体现了
（　　）

A. 天人合一　　　　B. 整体观念
C. 辨证论治　　　　D. 阴平阳秘

E. 形神合一
5. 中医学理论体系的指导思想是（　　）
6. 中医学的诊疗特点是（　　）

A. 因人制宜　　　　B. 同病异治
C. 异病同治　　　　D. 审因论治
E. 辨病论治
7. 不同的疾病，病机相同，治法相同，被称为
（　　）
8. 同为感冒，因致病因素等不同，常表现为风寒
感冒或风热感冒两种不同的证，分别治以辛温
解表或辛凉解表，被称为（　　）

第二节　精 气 学 说

A1 型题

1. 中国古代哲学中构成宇宙本原的是（　　）
　　A. 天气　　　　　　B. 地气
　　C. 阳气　　　　　　D. 阴气
　　E. 精气

2. 天地万物相互联系的中介是（　　）
　　A. 精气　　　　　　B. 天气
　　C. 阴阳　　　　　　D. 阳气
　　E. 清气

3. 中国古代哲学中，构成人体的本原物质是
（　　）
　　A. 天气　　　　　　B. 精气
　　C. 阳气　　　　　　D. 清气
　　E. 阴阳

4. 人之生命始于（　　）
　　A. 精气聚合　　　　B. 清气聚合
　　C. 先天之精聚合　　D. 后天之精聚合
　　E. 精气散失

5. 关于精气，下列说法不正确的是（　　）
　　A. 升降与出入是精气运动的基本形式
　　B. 精气的存在形式有两种，即无形和有形
　　C. 精气是构成宇宙万物的原始物质
　　D. 精首见于《道德经》
　　E. 精气学说进一步构建和完善了中医学的整体
观念

B1 型题

A. 精气　　　　　　　B. 清气
C. 血　　　　　　　　D. 津
E. 液

1. 维持生命活动全过程的是（　　　　）
2. 其运动变化推动和促进着宇宙万物的发生、发展和变化的是（　　　　）

A. 精气　　　　　　　B. 清气
C. 气化　　　　　　　D. 气机
E. 升降出入

3. 天地万物相互联系的中介是（　　　　）
4. 精气运动的基本形式是（　　　　）

第三节　阴阳学说

A1 型题

1. 下列关于中医理论中阴阳的概念，说法正确的是（　　　　）
   A. 代表相互对立的两种事物
   B. 代表相互关联的两种事物
   C. 中国古代哲学的一对范畴
   D. 对自然界相互关联的某些事物对立双方属性的概括
   E. 自然界相互对立又相互关联的事物

2. 下列属性为"阴"的是（　　　　）
   A. 上升　　　　　　　B. 运动
   C. 洪脉　　　　　　　D. 涩脉
   E. 面红目赤

3. 下列能够体现事物阴阳属性相对性的是（　　　　）
   A. 互根互用　　　　　B. 对立制约
   C. 互为消长　　　　　D. 平衡协调
   E. 互相转化

4. "阴损及阳，阳损及阴"说明的阴阳关系是（　　　　）
   A. 互根互用　　　　　B. 对立制约
   C. 互为消长　　　　　D. 平衡协调
   E. 相互转化

5. "寒极生热"体现的阴阳关系是（　　　　）
   A. 交感互藏　　　　　B. 互根互用
   C. 对立制约　　　　　D. 消长平衡
   E. 相互转化

6. "重阴必阳"体现的阴阳关系是（　　　　）
   A. 交感互藏　　　　　B. 互根互用
   C. 对立制约　　　　　D. 消长平衡
   E. 相互转化

7. "无阴则阳无以化"说明的阴阳关系是（　　　　）
   A. 交感互藏　　　　　B. 互根互用
   C. 对立制约　　　　　D. 消长平衡
   E. 相互转化

8. 阴阳交感是指（　　　　）
   A. 阴阳二气的运动
   B. 阴阳二气的和谐状态
   C. 阴阳二气相互对立的状态
   D. 阴阳二气相互感应
   E. 阴阳二气在运动中相互感应而交合的过程

9. 言人体五脏之阴阳，则心为（　　　　）
   A. 阳中之阳　　　　　B. 阳中之阴
   C. 阴中之阳　　　　　D. 阴中之阴
   E. 阴中之至阴

10. 关于阴阳转化的说法，最恰当的是（　　　　）
    A. 绝对的　　　　　　B. 相对的
    C. 必然的　　　　　　D. 无条件的
    E. 有条件的

11. 下列可用阴阳对立制约解释的是（　　　　）
    A. 寒甚则热　　　　　B. 寒者热之
    C. 重阴必阳　　　　　D. 阴损及阳
    E. 阴中求阳

12. 下列可用阴阳转化解释的是（　　　　）
    A. 寒甚则热　　　　　B. 寒者热之
    C. 阳盛伤阴　　　　　D. 阴损及阳
    E. 阴中求阳

13. 下列可用阴阳互根互用解释的是（　　　　）
    A. 寒甚则热　　　　　B. 寒者热之
    C. 重阴必阳　　　　　D. 阳盛伤阴
    E. 阴中求阳

14. "热者寒之"的治疗方法，主要适用于（　　　　）

A. 实寒证　　　　　B. 实热证
C. 虚寒证　　　　　D. 虚热证
E. 表实证

15. 阴盛而致的实寒证，其治疗方法是（　　）
　　A. 实则泻之　　　　B. 虚则补之
　　C. 热者寒之　　　　D. 寒者热之
　　E. 阴病治阳

16. "阳病治阴"的方法适用于（　　）
　　A. 阳偏盛　　　　　B. 阴偏盛
　　C. 阳偏衰　　　　　D. 阴偏衰
　　E. 阴阳两虚

17. "阴病治阳"的方法适用于（　　）
　　A. 阳偏盛　　　　　B. 阴偏盛
　　C. 阳偏衰　　　　　D. 阴偏衰
　　E. 阴阳两虚

18. "益火之源，以消阴翳"的治法，适用于（　　）
　　A. 实寒证　　　　　B. 实热证
　　C. 虚寒证　　　　　D. 虚热证
　　E. 阴阳两虚证

19. 阴气虚损不足，日久影响阳气化生，引起阳气也不足的病理变化是（　　）
　　A. 阳偏衰　　　　　B. 阴偏衰
　　C. 阳损及阴　　　　D. 阴损及阳
　　E. 阴阳互损

20. 脉象分阴阳，属阳的脉象是（　　）
　　A. 浮　　　　　　　B. 沉
　　C. 小　　　　　　　D. 涩
　　E. 细

21. 脉象分阴阳，属阴的脉象是（　　）
　　A. 浮　　　　　　　B. 大
　　C. 迟　　　　　　　D. 滑
　　E. 洪

22. 下列症状中，属阴的是（　　）
　　A. 声低气微　　　　B. 脉象洪大
　　C. 面色鲜明　　　　D. 脉象滑数
　　E. 咳声有力

23. 补阴时适当配伍补阳药的方法是（　　）

A. 阴中求阳　　　　B. 阳中求阴
C. 阴病治阳　　　　D. 阳病治阴
E. 阴阳双补

24. 补阳时适当配伍补阴药的方法是（　　）
　　A. 阴中求阳　　　　B. 阳中求阴
　　C. 阴病治阳　　　　D. 阳病治阴
　　E. 阴阳双补

25. 下列药味，属阳的是（　　）
　　A. 酸、苦、咸　　　B. 辛、苦、咸
　　C. 辛、甘、淡　　　D. 甘、淡、涩
　　E. 甘、苦、淡

26. 宇宙万物赖以生成和变化的根源是（　　）
　　A. 互根互用　　　　B. 对立制约
　　C. 交感互藏　　　　D. 消长平衡
　　E. 相互转化

27. 阴阳的此消彼长，体现了阴阳的（　　）
　　A. 互根互用　　　　B. 对立制约
　　C. 交感互藏　　　　D. 消长平衡
　　E. 相互转化

28. 阴阳的此长彼亦长，体现了阴阳的（　　）
　　A. 互根互用　　　　B. 对立制约
　　C. 交感互藏　　　　D. 消长平衡
　　E. 相互转化

29. 阴阳双方交感合和的动力源泉是（　　）
　　A. 互根互用　　　　B. 对立制约
　　C. 阴阳互藏　　　　D. 消长平衡
　　E. 相互转化

30. 阴阳相互转化的内在根据是（　　）
　　A. 互根互用　　　　B. 对立制约
　　C. 交感互藏　　　　D. 消长平衡
　　E. 相互转化

31. "天气下降，气流于地；地气上升，气腾于天"，说明的阴阳关系是（　　）
　　A. 互根互用　　　　B. 对立制约
　　C. 交感互藏　　　　D. 消长平衡
　　E. 相互转化

32. 《素问·阴阳应象大论》言："地气上为云，天

气下为雨，雨出地气，云出天气。"说明的阴阳关系是（　　）

A. 互根互用　　　　B. 对立制约

C. 交感互藏　　　　D. 消长平衡

E. 相互转化

33. 用阴阳说明药物的性能，下列属阳的是（　　）

A. 收敛　　　　　　B. 沉降

C. 渗泻　　　　　　D. 缓急

E. 发散

34. 温热的药物多用于治疗（　　）

A. 热证　　　　　　B. 寒证

C. 表证　　　　　　D. 里证

E. 虚证

35. 寒凉的药物多用于治疗（　　）

A. 热证　　　　　　B. 寒证

C. 表证　　　　　　D. 里证

E. 虚证

36. 构筑阴阳双方相互依存、相互为用关系的基础是（　　）

A. 互根互用　　　　B. 对立制约

C. 阴阳互藏　　　　D. 消长平衡

E. 相互转化

37. 不属于阴的是（　　）

A. 晦暗的　　　　　B. 内在的

C. 静止的　　　　　D. 活跃的

E. 重浊的

38. 某些急性热病，在持续高热的情况下，突然出现体温下降、四肢厥冷、脉微欲绝等症，体现的阴阳关系（　　）

A. 对立制约　　　　B. 互根互用

C. 消长平衡　　　　D. 相互转化

E. 交感互藏

39. 健康人体的阴阳关系可以概括为（　　）

A. 相互制约　　　　B. 阴阳互根

C. 相互转化　　　　D. 阴平阳秘

E. 交感互藏

40. 用阴阳说明人体的组织结构，不属于阳的是（　　）

A. 头面部　　　　　B. 腰背部

C. 腹部　　　　　　D. 体表

E. 外侧

41. 用阴阳说明人体的组织结构，不属于阴的是（　　）

A. 五脏　　　　　　B. 六腑

C. 津液　　　　　　D. 血

E. 内侧

42. 说明阴阳互根互用关系的是（　　）

A. 孤阴不生，孤阳不长

B. 阳平阳秘，精神乃治

C. 阴胜则寒，阳胜则热

D. 阳胜则阴病，阴胜则阳病

E. 寒极生热，热极生寒

43. 事物的阴阳属性是相对的，这种相对性主要表现在（　　）

A. 阴阳相互对立　　B. 阴阳互根互用

C. 阴阳消长平衡　　D. 阴阳交感互藏

E. 阴阳相互转化

44. 下列不能体现阴阳对立制约的是（　　）

A. 四季的变化

B. 昼夜的变化

C. 气为血帅，血为气母

D. 阴胜则阳病

E. 阳胜则阴病

45. 阴阳学说的基本内容，不包括（　　）

A. 阴阳的对立制约

B. 阴阳的互根互用

C. 阴阳的消长平衡

D. 阴阳的相互转化

E. 阴阳的无限可分

46. 下列病因中，属阳的是（　　）

A. 火　　　　　　　B. 湿

C. 燥　　　　　　　D. 寒

E. 内伤病因

47. 下列病因中，属阴的是（　　）

A. 火　　　　　　　B. 寒

C. 暑　　　　　　　D. 风

E. 外感病因

B1 型题

A. 阳中之阳　　　　B. 阳中之阴
C. 阴中之阳　　　　D. 阴中之阴
E. 阴中之至阴

1. 以时间分阴阳，则上午为（　　　）
2. 以时间分阴阳，则后半夜为（　　　）

A. 阳中之阳　　　　B. 阳中之阴
C. 阴中之阳　　　　D. 阴中之阴
E. 阴中之至阴

3. 以时间分阴阳，则前半夜为（　　　）
4. 以时间分阴阳，则下午为（　　　）

A. 阳中之阳　　　　B. 阳中之阴
C. 阴中之阳　　　　D. 阴中之阴
E. 阴中之至阴

5. 以五脏分阴阳，则心为（　　　）
6. 以五脏分阴阳，则肝为（　　　）

A. 地气上为云，天气下为雨，雨出地气，云出天气
B. 动极者镇之以静
C. 阴在内，阳之守也
D. 寒极生热，热极生寒
E. 重阴必阳，重阳必阴

7. 上述可用阴阳互根互用说明的是（　　　）
8. 上述可用阴阳对立制约说明的是（　　　）

A. 阴中求阳　　　　B. 寒因寒用
C. 热因热用　　　　D. 阳病治阴
E. 阴病治阳

9. 上述适用于阴偏衰的是（　　　）
10. 上述适用于阴盛格阳的是（　　　）

A. 阴阳对立　　　　B. 阴阳互根
C. 阴阳转化　　　　D. 阴阳消长
E. 阴阳平衡

11. "寒极生热，热极生寒"，体现的阴阳关系是（　　　）
12. "阴在内，阳之守也；阳在外，阴之使也"，体现的阴阳关系是（　　　）

A. 寒者热之　　　　B. 热者寒之
C. 阳病治阴　　　　D. 阴病治阳
E. 补阴扶阳

13. "益火之源，以消阴翳"在《黄帝内经》中指的是（　　　）
14. "壮水之主，以制阳光"在《黄帝内经》中指的是（　　　）

A. 阴阳二气的交感　　B. 阴阳二气的制约
C. 阴阳二气的互藏　　D. 阴阳二气的平衡
E. 阴阳二气的互根

15. 万物发生和变化的根源是（　　　）
16. 阴阳交感的动力根源是（　　　）

A. 阳胜则阴病，阴胜则阳病
B. 雨出地气，云出天气
C. 阴在内，阳之守也
D. 重阴必阳，重阳必阴
E. 阴损及阳，阳损及阴

17. 上述体现阴阳互藏关系的是（　　　）
18. 上述体现阴阳对立制约关系的是（　　　）

A. 阳胜则热　　　　B. 阴胜则寒
C. 阴虚则热　　　　D. 阳虚则寒
E. 阴阳两虚

19. 易表现为高热、烦躁的是（　　　）
20. 易表现为低热、五心烦热、颧红盗汗的是（　　　）

A. 阴消阳长　　　　B. 阳消阴长
C. 由阴转阳　　　　D. 由阳转阴
E. 热极生寒

21. 从春天到夏天的过程中，气候变化可以理解为（　　　）
22. 从秋天到冬天的过程中，气候变化可以理解为（　　　）

A. 实热证　　　　　B. 实寒证
C. 虚热证　　　　　D. 虚寒证
E. 寒热错杂证

23. 阴偏盛所致的证是（　　　）
24. 阴偏衰所致的证是（　　　）

A. 实热证　　　　　B. 实寒证
C. 虚热证　　　　　D. 虚寒证
E. 寒热错杂证

25. 阳偏盛所致的证是（　　　）
26. 阳偏衰所致的证是（　　　）

A. 阳中求阴　　　　B. 阳病治阴

C. 阴阳双补　　　　D. 阴病治阳

E. 阴病治阴

27. 根据阴阳互根互用确定的治法是（　　）

28. 适用于阳偏衰的治则是（　　）

A. 阴虚　　　　　　B. 阳虚

C. 阴盛　　　　　　D. 阳盛

E. 阴阳两虚

29. "阳中求阴"适用的病机是（　　）

30. "阴中求阳"适用的病机是（　　）

A. 阴虚　　　　　　B. 阳虚

C. 阴盛　　　　　　D. 阳盛

E. 阴阳两虚

31. "阴病治阳"的适用病机是（　　）

32. "阳病治阴"的适用病机是（　　）

A. 热者寒之　　　　B. 寒者热之

C. 阳病治阴　　　　D. 阴病治阳

E. 阴中求阳

33. 适用于实寒证的是（　　）

34. 适用于虚热证的是（　　）

第四节　五 行 学 说

A1 型题

1. 五色中属于五行之"水"的是（　　）

A. 青　　　　　　　B. 黄

C. 白　　　　　　　D. 黑

E. 赤

2. "喜"对应的五行属性是（　　）

A. 木　　　　　　　B. 火

C. 土　　　　　　　D. 金

E. 水

3. 下列事物的五行归属，错误的是（　　）

A. 木——肝、春　　B. 土——脾、夏

C. 金——肺、秋　　D. 水——肾、冬

E. 火——心、夏

4. "悲"对应的五行属性是（　　）

A. 木　　　　　　　B. 火

C. 土　　　　　　　D. 金

E. 水

5. 五行中"金"的特性是（　　）

A. 炎上　　　　　　B. 润下

C. 稼穑　　　　　　D. 曲直

E. 从革

6. 根据五行的相生规律，肝之"母"是（　　）

A. 心　　　　　　　B. 肺

C. 脾　　　　　　　D. 肾

E. 胃

7. 根据五行的相生规律，脾之"子"是（　　）

A. 心　　　　　　　B. 肺

C. 肝　　　　　　　D. 肾

E. 胃

8. 五行中，"木"的"所胜"之行是（　　）

A. 木　　　　　　　B. 火

C. 土　　　　　　　D. 金

E. 水

9. 五行中，"金"的"所胜"之行是（　　）

A. 木　　　　　　　B. 火

C. 土　　　　　　　D. 金

E. 水

10. 五脏外应五时，春季易受邪的脏为（　　）

A. 肝　　　　　　　B. 心

C. 脾　　　　　　　D. 肺

E. 肾

11. 五行中，"金"的"所不胜"之行是（　　）

A. 木　　　　　　　B. 火

C. 土　　　　　　　D. 金

E. 水

12. 下列五行属性不归属于"木"的是（　　）

A. 夏　　　　　　　B. 青

C. 酸　　　　　　　D. 筋

E. 目

13. 五行中，金为土之（　　）

A. 母　　　　　　　B. 子

C. 所胜　　　　　　D. 所不胜

E. 所乘

14. 五行中，水为木之（　　　）
  A. 母　　　　　　　B. 子
  C. 所胜　　　　　　D. 所不胜
  E. 所乘

15. 五行相生与相克相结合的自我调节，指的是（　　　）
  A. 五行相生　　　　B. 五行相克
  C. 五行制化　　　　D. 五行相乘
  E. 五行相侮

16. 下列不符合五行生克规律的是（　　　）
  A. 木为水之子　　　B. 水为火之所不胜
  C. 火为土之母　　　D. 金为木之所胜
  E. 金为土之子

17. 下列说法中，不符合五行相克规律的是（　　　）
  A. 金为木之所不胜
  B. 水为土之所胜
  C. 木为土之所不胜
  D. 火为水之所不胜
  E. 木为金之所胜

18. 下列属于母子关系的是（　　　）
  A. 水和火　　　　　B. 土和金
  C. 金和木　　　　　D. 木和土
  E. 金和火

19. 下列归属于五行之"土"的是（　　　）
  A. 目　　　　　　　B. 舌
  C. 口　　　　　　　D. 鼻
  E. 耳

20. 下列归属于五行之"金"的是（　　　）
  A. 筋　　　　　　　B. 脉
  C. 肉　　　　　　　D. 皮
  E. 骨

21. 下列归属于五行之"水"的是（　　　）
  A. 恐　　　　　　　B. 喜
  C. 怒　　　　　　　D. 思
  E. 忧

22. 下列归属于五行之"木"的是（　　　）
  A. 恐　　　　　　　B. 喜
  C. 怒　　　　　　　D. 思
  E. 忧

23. 以五行相克关系说明五脏之间的制约关系，下列说法不正确的是（　　　）
  A. 肺金可抑制肝阳之上亢
  B. 肝气疏通脾气的壅滞
  C. 脾气调节肾水
  D. 肾水上可制约心火
  E. 心火可制约脾气

24. 肺病及脾的五行传变是（　　　）
  A. 母病及子　　　　B. 相乘
  C. 子病犯母　　　　D. 相侮
  E. 相克

25. 肺病及心的五行传变是（　　　）
  A. 母病及子　　　　B. 相乘
  C. 子病犯母　　　　D. 相侮
  E. 相克

26. "亢则害，承乃制"说明了五行之间存在（　　　）
  A. 相生关系　　　　B. 相克关系
  C. 制化关系　　　　D. 相乘关系
  E. 相侮关系

27. 下列不属于五行相克关系传变的是（　　　）
  A. 木旺乘土　　　　B. 土虚木乘
  C. 木火刑金　　　　D. 水不涵木
  E. 土虚水侮

28. 按五行相克规律确立的治法是（　　　）
  A. 培土生金　　　　B. 滋水涵木
  C. 金水相生　　　　D. 佐金平木
  E. 益火补土

29. 根据五行相生规律确立的治法是（　　　）
  A. 泻南补北　　　　B. 益火补土
  C. 抑木扶土　　　　D. 培土制水
  E. 佐金平木

30. 泻南补北法适用于（　　　）
  A. 肾阴虚而相火妄动
  B. 心阴虚而心阳亢
  C. 肾阴虚而心火旺
  D. 肾阴虚而肝阳亢
  E. 肾阳虚而心火旺

31. 培土生金法的理论基础是（　　）
    A. 五行相生　　　　B. 五行相克
    C. 五行制化　　　　D. 五行相乘
    E. 五行相侮

32. 抑木扶土法的理论基础是（　　）
    A. 五行相生　　　　B. 五行相克
    C. 五行制化　　　　D. 五行相乘
    E. 五行相侮

33. 泻南补北法的理论基础是（　　）
    A. 五行相生　　　　B. 五行相克
    C. 五行制化　　　　D. 五行相乘
    E. 五行相侮

34. 下列能以五行相生关系来解释的是（　　）
    A. 补脾气以益肺气　　B. 养心血以补肝血
    C. 补肾阴以滋心阴　　D. 补脾气以益肾气
    E. 补肾阳以助心阳

35. 五脏变动，下列选项错误的是（　　）
    A. 肝之变动为握　　B. 心之变动为笑
    C. 脾之变动为哕　　D. 肺之变动为咳
    E. 肾之变动为栗

36. 下列不按五行相生顺序排列的是（　　）
    A. 呼、笑、歌、哭、呻
    B. 筋、脉、肉、皮、骨
    C. 青、赤、黄、白、黑
    D. 角、徵、商、宫、羽
    E. 酸、苦、甘、辛、咸

37. 临床常见的心火引动肝火的病证属（　　）
    A. 相乘传变　　　　B. 母病及子
    C. 子病犯母　　　　D. 相侮传变
    E. 反克传变

38. 根据五志相胜，喜所不胜的是（　　）
    A. 喜　　　　　　　B. 思
    C. 悲　　　　　　　D. 恐
    E. 怒

39. 根据五志相胜，思所胜的是（　　）
    A. 喜　　　　　　　B. 思
    C. 悲　　　　　　　D. 怒
    E. 恐

40. 根据五志相胜，怒所胜的是（　　）
    A. 喜　　　　　　　B. 思
    C. 悲　　　　　　　D. 恐
    E. 惊

41. 不适用"虚则补其母"治则的病证有（　　）
    A. 肝肾阴虚　　　　B. 肺肾阴虚
    C. 脾肺气虚　　　　D. 脾肾阳虚
    E. 肾阴虚而心火旺

42. 佐金平木法的适应证是（　　）
    A. 肝脾不调证　　　B. 肝火犯肺证
    C. 肝肾阴虚证　　　D. 肝火上炎证
    E. 肝胆湿热证

43. 金水相生法的适应证是（　　）
    A. 心血虚证　　　　B. 肾阴虚证
    C. 肺肾阴虚证　　　D. 肺气虚证
    E. 肺肾气虚证

B1 型题

　　A. 木　　　　　　　B. 火
　　C. 土　　　　　　　D. 金
　　E. 水
1. 五行中具有"曲直"特性的是（　　）
2. 五行中具有"炎上"特性的是（　　）

　　A. 木　　　　　　　B. 火
　　C. 土　　　　　　　D. 金
　　E. 水
3. 五行中，木之子是（　　）
4. 五行中，水之母是（　　）

　　A. 母　　　　　　　B. 子
　　C. 所胜　　　　　　D. 所不胜
　　E. 所乘
5. 五行中，水是金的（　　）
6. 五行中，水是火的（　　）

　　A. 木　　　　　　　B. 火
　　C. 土　　　　　　　D. 金
　　E. 水
7. 五行中具有"稼穑"特性的是（　　）
8. 五行中具有"润下"特性的是（　　）

A. 角音　　　　　　B. 徵音
C. 宫音　　　　　　D. 商音
E. 羽音
9. 属于"金"的五音是（　　　）
10. 属于"火"的五音是（　　　）

A. 酸　　　　　　　B. 苦
C. 甘　　　　　　　D. 辛
E. 咸
11. 属于"木"的五味是（　　　）
12. 属于"水"的五味是（　　　）

A. 青　　　　　　　B. 赤
C. 黄　　　　　　　D. 白
E. 黑
13. 属于"金"的五色是（　　　）
14. 属于"火"的五色是（　　　）

A. 风　　　　　　　B. 暑
C. 寒　　　　　　　D. 湿
E. 燥
15. 属于"水"的五气是（　　　）
16. 属于"金"的五气是（　　　）

A. 怒　　　　　　　B. 喜
C. 恐　　　　　　　D. 思
E. 悲
17. 属于"火"的五志是（　　　）
18. 属于"土"的五志是（　　　）

A. 目　　　　　　　B. 舌
C. 鼻　　　　　　　D. 口
E. 耳
19. 属于"水"的五官是（　　　）
20. 属于"木"的五官是（　　　）

A. 筋　　　　　　　B. 脉
C. 肉　　　　　　　D. 皮
E. 骨
21. 属于"土"的五体是（　　　）
22. 属于"水"的五体是（　　　）

A. 呼　　　　　　　B. 笑
C. 歌　　　　　　　D. 哭
E. 呻
23. 属于"水"的五声是（　　　）

24. 属于"木"的五声是（　　　）

A. 肝　　　　　　　B. 心
C. 脾　　　　　　　D. 肺
E. 肾
25. 面青，嗜酸，脉弦，病多在（　　　）
26. 面赤，口苦，脉洪，病多在（　　　）

A. 母病及子　　　　B. 子病及母
C. 相乘传变　　　　D. 相侮传变
E. 制化传变
27. 肺病传肝属于（　　　）
28. 肺病传心属于（　　　）

A. 母病及子　　　　B. 子病及母
C. 相乘传变　　　　D. 相侮传变
E. 制化传变
29. 木旺乘土属于（　　　）
30. 木火刑金属于（　　　）

A. 母病及子　　　　B. 子病及母
C. 相乘传变　　　　D. 相侮传变
E. 制化传变
31. 见肝之病，知肝传脾属于（　　　）
32. 水寒射肺属于（　　　）

A. 滋水涵木　　　　B. 佐金平木
C. 益火补土　　　　D. 抑木扶土
E. 泻南补北
33. 滋补肝肾之阴，以涵敛潜制肝阳的治法是（　　　）
34. 温肾阳以补脾阳的治法是（　　　）

A. 面色黄　　　　　B. 面色青
C. 口味苦　　　　　D. 口味甘
E. 脉浮
35. 根据五行的归属，可以诊断为肝病的脉症是（　　　）
36. 根据五行的归属，可以诊断为心火亢盛的脉症是（　　　）

第五节　五　　脏

A1 型题

1. 藏象学说的特点是（　　　）

  A. 研究脏腑生理

  B. 研究脏腑病理

  C. 以六腑为中心的整体观

  D. 以五脏为中心的整体观

  E. 以奇恒之腑为中心的整体观

2. 藏象的基本含义是（ ）

  A. 五脏六腑的形象

  B. 内在组织器官的表象

  C. 五脏六腑和奇恒之腑

  D. 脏腑藏于内，其生理病理表现于外

  E. 五脏的形象

3. 六腑的生理特性是（ ）

  A. 传化物而不藏，实而不能满

  B. 藏精气而不泻，实而不能满

  C. 传化物而不藏，满而不能实

  D. 藏精气而不泻，满而不能实

  E. 虚实交替，藏而不泻

4. 五脏的生理特性是（ ）

  A. 传化物而不藏，实而不能满

  B. 藏精气而不泻，实而不能满

  C. 传化物而不藏，满而不能实

  D. 藏精气而不泻，满而不能实

  E. 虚实交替，泻而不藏

5. 区分五脏、六腑、奇恒之腑的最主要依据是（ ）

  A. 解剖形态的差异

  B. 分布部位的不同

  C. 功能特点的不同

  D. 经脉阴阳属性的不同

  E. 病理表现的不同

6. 下列各项中，最能确切说明脏与腑区别的是（ ）

  A. 实质性器官与空腔性器官

  B. 实而不满与满而不实

  C. 化生贮藏精气与受盛传化水谷

  D. 与水谷直接接触与不直接接触

  E. 经络属表、属阳与属里、属阴

7. "藏"是指（ ）

  A. 藏于体内的脏腑组织器官

  B. 外在现象和比象

  C. 藏于体内脏腑及其表现于外的生理病理征象

  D. 以五脏为中心的整体观

  E. 五脏

8. 藏象学说中的"脏腑"是指（ ）

  A. 单纯是一个解剖学的概念

  B. 概括了人体五脏系统内外环境相参相应的生理和病理学概念

  C. 指藏于体内的脏腑组织器官

  D. 表现于外的各种病理生理征象

  E. 是以五脏为中心的五个生理病理系统与外在自然环境的事物与现象类比所获得的比象

9. 奇恒之腑的生理特点是（ ）

  A. 主藏精气，以藏为主

  B. 传化水谷，传化物而不藏

  C. 似脏非脏，似腑非腑

  D. 满而不能实

  E. 实而不能满

10. 与精神意识思维活动关系最密切的是（ ）

  A. 心主神明   B. 肝主疏泄

  C. 脾主运化   D. 肺主治节

  E. 肾主藏精

11. 与正常心率的维持关系最密切的是（ ）

  A. 心主血脉   B. 心主神明

  C. 肺主宣发肃降 D. 肺朝百脉

  E. 肺主气

12. 下列属于心的生理功能的是（ ）

  A. 主气   B. 主神明

  C. 主藏血   D. 主统血

  E. 主水

13. 与心相应的季节是（ ）

  A. 春   B. 夏

  C. 长夏   D. 秋

  E. 冬

14. 被称为"五脏六腑之大主"的是（ ）

  A. 心   B. 肝

  C. 脾   D. 肺

  E. 肾

15. 对心脏具有保护作用的是（ ）

  A. 胆   B. 三焦

C. 心包　　　　　　　D. 小肠

E. 脉

16. 心在体合（　　　）

A. 面　　　　　　　　B. 脉

C. 皮　　　　　　　　D. 筋

E. 骨

17. 下列与心主血脉的功能是否正常关系较小的是（　　　）

A. 面色　　　　　　　B. 舌色

C. 爪色　　　　　　　D. 脉象

E. 胸部的感觉

18. 心主神志最主要的物质基础是（　　　）

A. 津液　　　　　　　B. 血液

C. 精气　　　　　　　D. 宗气

E. 营气

19. "所以任物者"谓之（　　　）

A. 肝　　　　　　　　B. 心

C. 脾　　　　　　　　D. 肺

E. 肾

20. 血液在脉中运行不息，主要依靠（　　　）

A. 肺主气　　　　　　B. 心主血脉

C. 肺朝百脉　　　　　D. 脾主统血

E. 肝主疏泄

21. 五脏与五液的关系中，不正确的是（　　　）

A. 肾在液为尿　　　　B. 心在液为汗

C. 肝在液为泪　　　　D. 脾在液为涎

E. 肺在液为涕

22. 将肺称为"娇脏"的主要依据是（　　　）

A. 肺主一身之气

B. 肺外合皮毛

C. 肺气通于天，不耐寒热

D. 肺为水之上源

E. 肺朝百脉

23. 肺主一身之气主要体现在（　　　）

A. 吸入清气

B. 宣发卫气

C. 生成宗气和调节气机

D. 助心行血

E. 呼出浊气

24. 下列不属于肺所主的是（　　　）

A. 呼吸之气　　　　　B. 宣发卫气

C. 朝百脉　　　　　　D. 运化

E. 通调水道

25. 下列可体现肺主宣发功能的是（　　　）

A. 吸入自然界清气

B. 将水谷精气向下布散

C. 宣发卫气，调节腠理开阖

D. 清肃呼吸道内异物

E. 将津液下输于肾

26. 主行水的脏是（　　　）

A. 肝　　　　　　　　B. 心

C. 脾　　　　　　　　D. 肺

E. 肾

27. 下列体现肺主肃降功能的是（　　　）

A. 排出体内浊气　　　B. 调节腠理开阖

C. 宣发卫气　　　　　D. 清肃呼吸道内异物

E. 将津液布散周身

28. 肺为"水之上源"的主要依据是（　　　）

A. 肺位最高，通调水道

B. 肺主气，司呼吸

C. 肺主宣发

D. 肺朝百脉

E. 肺主治节

29. 具有"朝百脉"生理功能的脏是（　　　）

A. 肝　　　　　　　　B. 心

C. 脾　　　　　　　　D. 肺

E. 肾

30. 肺的行水功能主要依赖于（　　　）

A. 肺主一身之气　　　B. 肺司呼吸

C. 肺输精于皮毛　　　D. 肺朝百脉

E. 肺气宣发肃降

31. 被称为"华盖"的脏是（　　　）

A. 心　　　　　　　　B. 肺

C. 脾　　　　　　　　D. 肝

E. 肾

32. 肺通调水道功能主要依赖于（　　）
    A. 肺主一身之气　　B. 肺主司呼吸
    C. 肺朝百脉　　　　D. 肺主宣发与肃降
    E. 以上均不是

33. 与清窍失于滋养，面色无华、头目眩晕关系密切的是（　　）
    A. 脾主统血异常　　B. 脾主升清异常
    C. 脾主升举异常　　D. 肝主疏泄异常
    E. 肺朝百脉异常

34. 与《素问·阴阳应象大论》中"清气在下，则生飧泄"密切相关的脏是（　　）
    A. 肝　　　　　　　B. 心
    C. 脾　　　　　　　D. 肺
    E. 肾

35. 下列不为脾所主的是（　　）
    A. 水谷的受纳和消化
    B. 水谷精微的运输
    C. 水液的吸收、转输和布散
    D. 脏器位置的维系
    E. 血液在脉内循行而不外逸

36. 脾统血的主要机制是（　　）
    A. 控制血液的流速
    B. 控制血液的流量
    C. 控制血液在脉道内循行
    D. 统管全身血液
    E. 控制血液的生成

37. 脾主运化是指（　　）
    A. 运化水液　　　　B. 运化水湿
    C. 运化食物和水液　D. 运化食物
    E. 化生血液

38. 四肢肌肉的壮实，主要取决于（　　）
    A. 肺主气　　　　　B. 心主血脉
    C. 肾主藏精　　　　D. 脾主运化
    E. 肝主疏泄

39. 脾统血实质上是气对血的（　　）
    A. 固摄作用　　　　B. 温煦作用
    C. 气化作用　　　　D. 推动作用
    E. 防御作用

40. 脾的生理特性是（　　）
    A. 喜和降　　　　　B. 喜清肃
    C. 喜燥恶湿　　　　D. 喜润恶燥
    E. 喜条达

41. 脾在体合（　　）
    A. 皮毛　　　　　　B. 脉
    C. 肌肉　　　　　　D. 筋
    E. 骨

42. 脾在志为（　　）
    A. 喜　　　　　　　B. 怒
    C. 思　　　　　　　D. 悲
    E. 惊

43. 脾主升清的确切内涵是（　　）
    A. 脾的阳气主升
    B. 脾以升为健
    C. 脾气将精微上输
    D. 与胃的降浊相对而言
    E. 脾输布津液，防止水湿内生

44. 具有"升举内脏"功能，维持内脏位置相对稳定的脏是（　　）
    A. 肝　　　　　　　B. 心
    C. 脾　　　　　　　D. 肺
    E. 肾

45. 脾为"气血生化之源"的生理基础是（　　）
    A. 脾主统血
    B. 脾喜燥恶湿
    C. 脾主升清
    D. 脾主运化水谷精微
    E. 脾为后天之本

46. 藏象学说用来概括整个消化系统功能活动的是（　　）
    A. 胃主通降　　　　B. 脾主运化
    C. 胃主受纳　　　　D. 脾升胃降
    E. 小肠泌别清浊

47. 脾虚最易致（　　）
    A. 出血　　　　　　B. 血瘀
    C. 血行加速　　　　D. 血行迟缓
    E. 血脱

48. 下列属于脾胃虚弱导致血虚的基本机制的是（　　）
 A. 脾失健运　　　　B. 脾失统血
 C. 脾不升清　　　　D. 脾不升举
 E. 升降失常

49. 脾在液为（　　　）
 A. 唾　　　　　　　B. 涎
 C. 涕　　　　　　　D. 泪
 E. 汗

50. 下列不属于肝的主要生理功能的是（　　　）
 A. 调节全身水液代谢
 B. 调节全身血量
 C. 调节全身阴阳
 D. 调畅全身气机
 E. 调节情志活动

51. 下列与肝主藏血功能关系较小的是（　　　）
 A. 贮存血液　　　　B. 调节血量
 C. 防止出血　　　　D. 为经血之源
 E. 调畅情志

52. 下列不属于肝主疏泄功能的是（　　　）
 A. 调畅全身气机　　B. 促进血液运行
 C. 促进津液输布　　D. 调节全身血量
 E. 促进脾胃运化

53. 下列与肝主疏泄关系最不密切的是（　　　）
 A. 情志的舒畅　　　B. 脾胃的运化
 C. 血液的循行　　　D. 津液的输布
 E. 呼吸运动的正常

54. 在肝主疏泄的功能中，中心环节是（　　　）
 A. 调畅情志　　　　B. 调节血量
 C. 调畅气机　　　　D. 促进脾胃运化
 E. 调节生殖功能

55. 肝藏血与脾统血的共同点为（　　　）
 A. 贮藏血液　　　　B. 调节血量
 C. 统摄血液　　　　D. 防止出血
 E. 生成血液

56. 五脏中，被称为"血海"的是（　　　）
 A. 肝　　　　　　　B. 心
 C. 脾　　　　　　　D. 肺

 E. 肾

57. 下列对肝的描述，错误的是（　　　）
 A. 人卧血归之处　　B. 体阴而用阳
 C. 喜条达而恶抑郁　D. 刚强躁急，主升主动
 E. 主蛰，封藏之本

58. 称为"刚脏"的是（　　　）
 A. 肝　　　　　　　B. 心
 C. 脾　　　　　　　D. 肺
 E. 肾

59. 有"将军之官"之称的脏是（　　　）
 A. 心　　　　　　　B. 肺
 C. 脾　　　　　　　D. 肝
 E. 肾

60. 被称为"封藏之本"的是（　　　）
 A. 肝　　　　　　　B. 心
 C. 脾　　　　　　　D. 肺
 E. 肾

61. 下列不属于肾的生理功能的是（　　　）
 A. 主生殖　　　　　B. 主水
 C. 主通调水道　　　D. 主纳气
 E. 主生长发育

62. 被称为"元阳""真阳"的是（　　　）
 A. 心阳　　　　　　B. 肺阳
 C. 脾阳　　　　　　D. 肝阳
 E. 肾阳

63. 天癸的产生主要取决于（　　　）
 A. 先天禀赋的强弱
 B. 元气的充沛
 C. 肾阴、肾阳的协调平衡
 D. 肾中精气的充盈
 E. 后天之精的充养

64. 被称为"先天之本"的脏是（　　　）
 A. 肝　　　　　　　B. 心
 C. 脾　　　　　　　D. 肺
 E. 肾

65. 在肾气的闭藏功能中，最基本的是（　　　）
 A. 纳气归肾，促进元气的生成

B. 固摄二便，防止二便失禁
C. 固摄水液，防止水液无故流失
D. 固摄肾精，防止精的无故散失
E. 摄纳阳气，防止阳气浮越于上

66. 促进生殖器官发育成熟的物质是（　　）
    A. 肾精　　　　　　B. 肾气
    C. 津液　　　　　　D. 血液
    E. 天癸

67. 肾者，其华在（　　）
    A. 毛　　　　　　　B. 发
    C. 面　　　　　　　D. 爪
    E. 唇

68. 下列与男子遗精，女子带下过多、滑胎关系密切的是（　　）
    A. 肾失封藏　　　　B. 肝失疏泄
    C. 脾失运化　　　　D. 肺失宣肃
    E. 脾不升清

69. 下列说法错误的是（　　）
    A. 心在液为血　　　B. 肝在液为泪
    C. 脾在液为涎　　　D. 肺在液为涕
    E. 肾在液为唾

70. "水火之宅"指的是（　　）
    A. 肾　　　　　　　B. 脾
    C. 心　　　　　　　D. 肺
    E. 肝

71. 成人牙齿松动，过早脱落的最主要原因是（　　）
    A. 肾精亏虚　　　　B. 脾气亏虚
    C. 心气亏虚　　　　D. 肺气亏虚
    E. 肝血亏虚

72. 肾的生理特性为（　　）
    A. 喜和降　　　　　B. 喜清肃
    C. 喜燥恶湿　　　　D. 恶燥
    E. 喜条达

73. 与肾主水液关系最密切的是（　　）
    A. 肾精的濡养作用
    B. 肾气的固摄作用
    C. 肾阴的凉润作用
    D. 肾阳的蒸化作用

E. 肾血的荣养作用

74. 肾主纳气的主要生理作用是（　　）
    A. 有助于元气的生成
    B. 有助于肺气的宣发
    C. 有助于气道的清洁通畅
    D. 有助于精气的固摄
    E. 有助于吸气保持一定深度

75. 与髓海功能密切相关的是（　　）
    A. 心精充足　　　　B. 肝精充足
    C. 脾精充足　　　　D. 肾精充足
    E. 肺精充足

76. "肾为气之根"主要是指（　　）
    A. 肾阳生气　　　　B. 肾为先天之本
    C. 肾藏精　　　　　D. 肾主纳气
    E. 肾主水液

77. 气机升降之枢是指（　　）
    A. 肺主呼气，肾主纳气
    B. 心火下降，肾水上升
    C. 脾主升清，肺主肃降
    D. 脾气主升，胃气主降
    E. 肝主升发，肺主肃降

78. 肾开窍于（　　）
    A. 耳　　　　　　　B. 目
    C. 口　　　　　　　D. 鼻
    E. 舌

79. 心与肺的关系主要体现在（　　）
    A. 心气与宗气的关系
    B. 神与魄的关系
    C. 心阳与肺阴的关系
    D. 气与血相互为用的关系
    E. 火克金的关系

80. 下列脏腑关系中，主要表现为血液生成及运行的是（　　）
    A. 心与肺　　　　　B. 心与肾
    C. 心与脾　　　　　D. 脾与肝
    E. 肺与肝

81. 下列脏腑关系中，主要表现为血液运行与精神调节的是（　　）

A. 心与肺　　　　　B. 心与肾
C. 心与脾　　　　　D. 心与肝
E. 肺与脾

82. 与维持正常呼吸关系最密切的两脏是（　　　）
A. 心与肺　　　　　B. 肺与脾
C. 肺与肝　　　　　D. 肺与肾
E. 心与肾

83. 被称为"水火既济"的两脏是（　　　）
A. 心与肺　　　　　B. 心与脾
C. 心与肝　　　　　D. 心与肾
E. 肝与肾

84. 下列脏腑关系中，主要表现为气的生成和津液的输布代谢的是（　　　）
A. 脾与肝　　　　　B. 脾与肺
C. 脾与肾　　　　　D. 肺与肾
E. 肝与肾

85. 体现为精血互生关系的两脏是（　　　）
A. 心与肾　　　　　B. 肝与脾
C. 心与肺　　　　　D. 肝与肾
E. 心与脾

86. 下列脏腑关系中，主要表现在气机调节方面的是（　　　）
A. 肺与肾　　　　　B. 肝与肾
C. 肺与肝　　　　　D. 肝与脾
E. 心与脾

87. 被称为"君主之官"的是（　　　）
A. 肝　　　　　　　B. 心
C. 脾　　　　　　　D. 肺
E. 肾

88. "乙癸同源"所指的两脏关系是（　　　）
A. 肺与肾　　　　　B. 肝与肾
C. 肺与肝　　　　　D. 肝与脾
E. 心与脾

89. 与女子的排卵、月经来潮和男子的排精功能关系密切的两脏是（　　　）
A. 肺、肾　　　　　B. 肝、肾
C. 肺、肝　　　　　D. 肝、脾
E. 心、脾

90. 在机体水液代谢中起主要作用的脏腑是（　　　）
A. 肺、胃、脾　　　B. 脾、肝、肾
C. 肺、脾、肾　　　D. 肺、肝、肾
E. 心、肝、肾

91. 咳逆上气，甚则咳血等病理表现，称之为（　　　）
A. 肝火犯肺　　　　B. 心火上炎
C. 脾胃虚弱　　　　D. 肺阴虚
E. 肾气不固

92. "生气之源"指的是（　　　）
A. 肝　　　　　　　B. 心
C. 脾、胃　　　　　D. 肺
E. 肾

93. "生气之主"指的是（　　　）
A. 肝　　　　　　　B. 心
C. 脾、胃　　　　　D. 肺
E. 肾

94. 下列脏腑关系中，主要表现在饮食物的消化和血液生成、贮藏及循行方面的是（　　　）
A. 肝与脾　　　　　B. 肝与肾
C. 肺与肝　　　　　D. 心与肝
E. 心与脾

95. 阴阳互资主要涉及的两脏是（　　　）
A. 肝与脾　　　　　B. 肝与肾
C. 肺与肝　　　　　D. 心与肝
E. 心与脾

96. 藏泄互用主要涉及的两脏是（　　　）
A. 肝与脾　　　　　B. 肝与肾
C. 肺与肝　　　　　D. 心与肝
E. 心与脾

97. 为全身阴阳之根本的脏是（　　　）
A. 肝　　　　　　　B. 心
C. 脾　　　　　　　D. 肺
E. 肾

98. 能够推动和调控脏腑气化功能的脏是（　　　）
A. 肝　　　　　　　B. 心
C. 脾　　　　　　　D. 肺
E. 肾

99. 下列中最全面体现肝与脾之间关系的是（　　）
    A. 疏泄与运化
    B. 藏血与生血
    C. 统血与藏血
    D. 饮食物的消化和血液生成、贮藏及循行
    E. 怒与思

100. 与机体的阴气不足关系最为密切的是（　　）
    A. 心阴　　　　　　B. 胃阴
    C. 肾阴　　　　　　D. 肺阴
    E. 肝阴

101. 《素问·痿论》中所谓"主身之骨髓"的脏是
    （　　）
    A. 肝　　　　　　　B. 心
    C. 脾　　　　　　　D. 肺
    E. 肾

102. 下列各项中与女子月经来潮不相关的是（　　）
    A. 天癸的至与竭
    B. 肝气的疏泄和藏血
    C. 脾气的运化和统血
    D. 肺气的宣发和肃降
    E. 肾精、肾气的充盛

103. 五脏六腑之本为（　　）
    A. 肝　　　　　　　B. 心
    C. 脾　　　　　　　D. 肺
    E. 肾

104. 肺之"门户"是（　　）
    A. 鼻　　　　　　　B. 口
    C. 喉　　　　　　　D. 皮毛
    E. 玄府

105. 在窍为二阴的是（　　）
    A. 肝　　　　　　　B. 心
    C. 脾　　　　　　　D. 肺
    E. 肾

106. "心之液"为（　　）
    A. 汗　　　　　　　B. 涕
    C. 涎　　　　　　　D. 唾
    E. 泪

107. "血之余"为（　　）

    A. 发　　　　　　　B. 爪
    C. 毛　　　　　　　D. 唇
    E. 面

108. "筋之余"为（　　）
    A. 发　　　　　　　B. 爪
    C. 毛　　　　　　　D. 唇
    E. 面

109. 心阳虚衰的患者，其病情往往在夏季缓解，
    体现了（　　）
    A. 肝与春气相应　　B. 心与夏气相应
    C. 脾与长夏相应　　D. 肺与秋气相应
    E. 肾与冬气相应

110. 称脾为"后天之本"，是因为（　　）
    A. 脾主运化水液　　B. 脾主运化水谷
    C. 脾主升清　　　　D. 脾主统血
    E. 脾主升举

111. 与毛发的荣枯关系密切的是（　　）
    A. 精与气　　　　　B. 精与液
    C. 精与血　　　　　D. 津与气
    E. 气与血

112. 与脑髓充盈关系最密切的脏是（　　）
    A. 心　　　　　　　B. 肝
    C. 脾　　　　　　　D. 肺
    E. 肾

B1 型题

    A. 肝　　　　　　　B. 心
    C. 脾　　　　　　　D. 肺
    E. 肾
1. 主二便的是（　　）
2. 主藏血的是（　　）

    A. 肝、脾　　　　　B. 心、肺
    C. 脾、胃　　　　　D. 肺、肝
    E. 肾、肺
3. 气机调节的重要环节是（　　）
4. 气机升降的枢纽是（　　）

    A. 肝　　　　　　　B. 心
    C. 脾　　　　　　　D. 肺

E. 肾

5. 具有主水功能的脏是（　　　）
6. 具有行水功能的脏是（　　　）

　　A. 肝　　　　　　　　B. 心
　　C. 脾　　　　　　　　D. 肺
　　E. 肾

7. 被称为"华盖"的是（　　　）
8. 被称为"娇脏"的是（　　　）

　　A. 肝　　　　　　　　B. 心
　　C. 脾　　　　　　　　D. 肺
　　E. 肾

9. "气之根"指的是（　　　）
10. "气之主"指的是（　　　）

　　A. 宣发　　　　　　　B. 肃降
　　C. 疏通　　　　　　　D. 调节
　　E. 朝百脉

11. 肺吸入清气主要靠（　　　）
12. 肺呼出浊气主要靠（　　　）

　　A. 肝　　　　　　　　B. 心
　　C. 脾　　　　　　　　D. 肺
　　E. 肾

13. 被称为"清虚之体"的脏是（　　　）
14. 被称为"先天之本"的脏是（　　　）

　　A. 肝　　　　　　　　B. 心
　　C. 脾　　　　　　　　D. 肺
　　E. 肾

15. 有"后天之本"之称的是（　　　）
16. 有"刚脏"之称的是（　　　）

　　A. 肝　　　　　　　　B. 心
　　C. 脾　　　　　　　　D. 肺
　　E. 肾

17. 具有疏泄功能的脏是（　　　）
18. 具有升清功能的脏是（　　　）

　　A. 喜　　　　　　　　B. 怒
　　C. 思　　　　　　　　D. 惊
　　E. 悲

19. 对肝主疏泄影响最大的情志活动是（　　　）
20. 对脾主运化影响最大的情志活动是（　　　）

　　A. 肝　　　　　　　　B. 心
　　C. 脾　　　　　　　　D. 肺
　　E. 肾

21. 主向上、向外升宣、发散的脏是（　　　）
22. 藏精，主生长发育、生殖的脏是（　　　）

　　A. 肾精　　　　　　　B. 肾气
　　C. 肾阴　　　　　　　D. 肾阳
　　E. 肾血

23. 能滋养五脏六腑之阴的是（　　　）
24. 能温煦五脏六腑之阳的是（　　　）

　　A. 心与肺　　　　　　B. 心与肾
　　C. 心与脾　　　　　　D. 脾与肾
　　E. 肺与脾

25. 五脏关系中主要体现在气血方面的两脏是（　　　）
26. 五脏关系中具有先后天相辅相成关系的是（　　　）

　　A. 心与肺　　　　　　B. 心与肾
　　C. 心与肝　　　　　　D. 脾与胃
　　E. 肺与肝

27. 具有"水火既济"关系的两脏是（　　　）
28. 在血液与神志方面相互依存与协同的两脏是（　　　）

　　A. 目　　　　　　　　B. 舌
　　C. 口　　　　　　　　D. 鼻
　　E. 耳

29. 心在窍为（　　　）
30. 脾在窍为（　　　）

　　A. 发　　　　　　　　B. 爪
　　C. 毛　　　　　　　　D. 面
　　E. 唇

31. 肝的"外华"是（　　　）
32. 心的"外华"是（　　　）

　　A. 怒　　　　　　　　B. 喜
　　C. 思　　　　　　　　D. 悲
　　E. 恐

33. 肺在志为（　　　）
34. 肾在志为（　　　）

　　A. 肝　　　　　　　　B. 心
　　C. 脾　　　　　　　　D. 肺
　　E. 肾

35. 喜燥而恶湿，指的是（　　）
36. 体阴而用阳，指的是（　　）

    A. 生气　　　　　　B. 纳气
    C. 主气　　　　　　D. 载气
    E. 调气

37. 肾的生理功能是（　　）
38. 肺的生理功能是（　　）

    A. 行血　　　　　　B. 统血
    C. 藏血　　　　　　D. 纳气
    E. 主气

39. 心的生理功能是（　　）
40. 肝的生理功能是（　　）

    A. 肝　　　　　　　B. 心
    C. 脾　　　　　　　D. 肺
    E. 肾

41. "气血生化之源"指的是（　　）
42. "封藏之本"指的是（　　）

    A. 肝　　　　　　　B. 心
    C. 脾　　　　　　　D. 肺
    E. 肾

43. 具有通调水道功能的脏是（　　）
44. 具有运化水液功能的脏是（　　）

    A. 肝　　　　　　　B. 心
    C. 脾　　　　　　　D. 肺
    E. 肾

45. 主一身之血脉的脏是（　　）
46. 主四肢肌肉的脏是（　　）

    A. 肝　　　　　　　B. 心
    C. 脾　　　　　　　D. 肺
    E. 肾

47. 主疏泄的脏是（　　）
48. 主封藏的脏是（　　）

    A. 筋　　　　　　　B. 脉
    C. 肉　　　　　　　D. 皮
    E. 骨

49. 肝在体合（　　）
50. 肾在体合（　　）

    A. 怒　　　　　　　B. 喜

    C. 思　　　　　　　D. 悲
    E. 恐

51. 心在志为（　　）
52. 肝在志为（　　）

    A. 目　　　　　　　B. 舌
    C. 口　　　　　　　D. 鼻
    E. 耳

53. 肝在窍为（　　）
54. 肺在窍为（　　）

    A. 发　　　　　　　B. 爪
    C. 毛　　　　　　　D. 唇
    E. 面

55. 肝其华在（　　）
56. 肾其华在（　　）

    A. 泪　　　　　　　B. 汗
    C. 涎　　　　　　　D. 唾
    E. 涕

57. 心在液为（　　）
58. 肾在液为（　　）

第六节　六　腑

A1 型题

1. 六腑共同的生理特点是（　　）
    A. 化生精气　　　　B. 贮藏精气
    C. 满而不实　　　　D. 藏而不泻
    E. 传化水谷

2. 下列不属于六腑的是（　　）
    A. 肝　　　　　　　B. 胆
    C. 小肠　　　　　　D. 胃
    E. 大肠

3. 胆贮藏的胆汁又称（　　）
    A. 清汁　　　　　　B. 精汁
    C. 清气　　　　　　D. 精气
    E. 津液

4. 与胆相表里的脏是（　　）
    A. 肝　　　　　　　B. 心
    C. 脾　　　　　　　D. 肺
    E. 肾

5. 胆的生理功能是（   ）
   A. 受盛化物   B. 传化糟粕
   C. 主持诸气   D. 受纳腐熟
   E. 主决断

6. 有"太仓"之称的是（   ）
   A. 胃   B. 胆
   C. 膀胱   D. 小肠
   E. 三焦

7. 下列属于胃的生理特性的是（   ）
   A. 喜燥   B. 喜满
   C. 喜润   D. 喜运
   E. 喜升

8. 胃的生理功能是（   ）
   A. 受盛化物   B. 传化糟粕
   C. 主持诸气   D. 受纳腐熟
   E. 通调水道

9. "水谷之海"指的是（   ）
   A. 胃   B. 胆
   C. 膀胱   D. 小肠
   E. 大肠

10. "中焦如沤"描绘的是（   ）
    A. 胃的受纳功能
    B. 脾的散精功能
    C. 小肠的泌别清浊功能
    D. 脾、胃、肝、胆等脏腑腐熟、运化的功能
    E. 心、肺输布气血的作用

11. 下列不属于表里关系的是（   ）
    A. 心与小肠   B. 肺与大肠
    C. 脾与胃   D. 肝与三焦
    E. 肾与膀胱

12. 具有"通行诸气"和"运行水液"功能的腑是（   ）
    A. 胆   B. 膀胱
    C. 胃   D. 三焦
    E. 小肠

13. "传导之官"指的是（   ）
    A. 胆   B. 大肠
    C. 胃   D. 三焦

E. 小肠

14. 具有"喜润恶燥"生理特性的是（   ）
    A. 胆   B. 胃
    C. 小肠   D. 大肠
    E. 膀胱

15. 具有泌别清浊功能的脏腑是（   ）
    A. 胆   B. 胃
    C. 小肠   D. 大肠
    E. 膀胱

16. "利小便以实大便"的依据是（   ）
    A. 肾司二便，故利小便可以实大便
    B. 中气不足，溲便为之变，故二便相关
    C. 淡渗利水，则脾阳得健而大便实
    D. 二便之源均来自小肠的泌别清浊
    E. 利小便的药物本身具有止泻作用

17. 具有"受盛化物"功能的腑是（   ）
    A. 胆   B. 胃
    C. 小肠   D. 大肠
    E. 膀胱

18. 具有"主液"功能的腑是（   ）
    A. 胆   B. 胃
    C. 小肠   D. 大肠
    E. 膀胱

19. "主津"的腑是（   ）
    A. 胆   B. 胃
    C. 小肠   D. 大肠
    E. 膀胱

20. 大肠的功能是（   ）
    A. 排泄胆汁   B. 受纳通降
    C. 受盛化物   D. 传化糟粕
    E. 运行水液

21. 大肠功能失常，易导致（   ）
    A. 肾失气化   B. 肝失疏泄
    C. 肺失肃降   D. 脾失健运
    E. 脾失升清

22. "受盛之官"指的是（   ）
    A. 胆   B. 胃

C. 小肠　　　　　　　D. 大肠

E. 膀胱

23. 下列不属于胃主通降内容的是（　　）

    A. 胃容纳饮食物

    B. 食糜下传小肠作进一步消化

    C. 食物残渣下移大肠

    D. 粪便有节制地排出体外

    E. 上焦清气的向下布散

24. "心火移热于小肠"体现脏与腑关系中的（　　）

    A. 心与小肠相表里

    B. 肺与大肠相表里

    C. 脾与胃相表里

    D. 肝与胆相表里

    E. 肾与膀胱相表里

25. 大肠传导正常，腑气通畅，有利于肺气的下降，体现脏腑关系中的（　　）

    A. 心与小肠相表里

    B. 肺与大肠相表里

    C. 脾与胃相表里

    D. 肝与胆相表里

    E. 肾与膀胱相表里

26. 与肺相表里的是（　　）

    A. 胆　　　　　　　　B. 胃

    C. 小肠　　　　　　　D. 三焦

    E. 大肠

27. 上焦的功能特点是（　　）

    A. 如雾　　　　　　　B. 如沤

    C. 如渎　　　　　　　D. 开发

    E. 宣化

28. 中焦的功能特点是（　　）

    A. 如雾　　　　　　　B. 如沤

    C. 如渎　　　　　　　D. 开发

    E. 宣化

29. 下焦的功能特点是（　　）

    A. 如雾　　　　　　　B. 如沤

    C. 如渎　　　　　　　D. 开发

    E. 宣化

30. 有"孤腑"之称的是（　　）

A. 胆　　　　　　　　B. 胃

C. 小肠　　　　　　　D. 三焦

E. 大肠

B1 型题

    A. 胆　　　　　　　　B. 胃

    C. 小肠　　　　　　　D. 三焦

    E. 大肠

1. 与肝相表里的是（　　）

2. 与心相表里的是（　　）

    A. 胆　　　　　　　　B. 胃

    C. 小肠　　　　　　　D. 三焦

    E. 大肠

3. 与脾相表里的是（　　）

4. 与肺相表里的是（　　）

    A. 胆　　　　　　　　B. 胃

    C. 小肠　　　　　　　D. 三焦

    E. 大肠

5. 主津的是（　　）

6. 主液的是（　　）

    A. 胆　　　　　　　　B. 胃

    C. 小肠　　　　　　　D. 三焦

    E. 大肠

7. 具有受纳腐熟功能的是（　　）

8. 具有受盛化物功能的是（　　）

    A. 大肠　　　　　　　B. 小肠

    C. 三焦　　　　　　　D. 膀胱

    E. 胆

9. 具有贮尿和排尿功能的是（　　）

10. 主传化糟粕的是（　　）

    A. 肺与大肠　　　　　B. 心与小肠

    C. 脾与胃　　　　　　D. 肾与膀胱

    E. 肝与胆

11. 口苦、纳呆、胁肋胀痛，甚或黄疸，涉及的病变脏腑是（　　）

12. 小便不利，甚或癃闭，涉及的病变脏腑是（　　）

第七节 奇恒之腑

A1 型题

1. 奇恒之腑的主要功能是（　　）
   A. 行血气　　　　　　B. 藏精气
   C. 传化物　　　　　　D. 主生殖
   E. 溢奇邪

2. 既属于六腑，又属于奇恒之腑的是（　　）
   A. 胃　　　　　　　　B. 小肠
   C. 三焦　　　　　　　D. 胆
   E. 膀胱

3. 下列不属于奇恒之腑的是（　　）
   A. 脑　　　　　　　　B. 脉
   C. 髓　　　　　　　　D. 胃
   E. 胆

4. 下列说法错误的是（　　）
   A. 冲脉为血海　　　　B. 脑为髓之海
   C. 任脉为阳脉之海　　D. 胃为水谷之海
   E. 膻中为气海

5. 与精神情志活动联系更为密切的是（　　）
   A. 心、肝、肾　　　　B. 心、脾、肾
   C. 肝、脾、肾　　　　D. 肝、肺、脾
   E. 肺、脾、肾

6. 与女子胞的功能活动关系密切的是（　　）
   A. 心、肝、脾、肺、冲脉、督脉
   B. 心、肺、肝、肾、冲脉、带脉
   C. 心、肝、肺、肾、冲脉、督脉
   D. 心、肺、脾、冲脉、带脉、任脉
   E. 心、肝、脾、冲脉、任脉、督脉、带脉

B1 型题

   A. 胆　　　　　　　　B. 脑
   C. 脉　　　　　　　　D. 头
   E. 骨

1. "元神之府" 指的是（　　）
2. "血之府" 指的是（　　）

   A. 髓海　　　　　　　B. 气海

   C. 水谷之海　　　　　D. 血海
   E. 经脉之海
3. 脑为（　　）
4. 胃为（　　）

   A. 胆　　　　　　　　B. 脑
   C. 脉　　　　　　　　D. 女子胞
   E. 骨

5. 奇恒之腑中主司精神意识的是（　　）
6. 奇恒之腑中主持月经、孕育胎儿的是（　　）

第八节 气、血、津液

A1 型题

1. 人体中活力很强、运行不息的精微物质是（　　）
   A. 精　　　　　　　　B. 气
   C. 血　　　　　　　　D. 津
   E. 液

2. 与气的生成密切相关的脏腑是（　　）
   A. 心、肝、脾、胃
   B. 肺、胃、肝、肾
   C. 肺、脾、胃、肾
   D. 肝、脾、胃、肾
   E. 心、肺、胃、肾

3. "生气之根" 指的是（　　）
   A. 肝　　　　　　　　B. 心
   C. 脾、胃　　　　　　D. 肺
   E. 肾

4. "生气之源" 指的是（　　）
   A. 肝　　　　　　　　B. 心
   C. 脾、胃　　　　　　D. 肺
   E. 肾

5. "生气之主" 指的是（　　）
   A. 肝　　　　　　　　B. 心
   C. 脾胃　　　　　　　D. 肺
   E. 肾

6. 人体之气的运动，称作（　　）
   A. 气机　　　　　　　B. 气化
   C. 升降出入　　　　　D. 气机调畅
   E. 阴阳转化

7. 气运动的基本形式是（　　　）
   A. 气机　　　　　　　B. 气化
   C. 升降出入　　　　　D. 气机调畅
   E. 阴阳转化

8. 气的升降出入运动的平衡协调状态，称为（　　　）
   A. 气机　　　　　　　B. 气化
   C. 升降出入　　　　　D. 气机调畅
   E. 阴阳转化

9. 维持人体相对恒定的体温，属于气的（　　　）
   A. 推动作用　　　　　B. 温煦作用
   C. 固摄作用　　　　　D. 防御作用
   E. 气化作用

10. 激发机体脏腑、经络生理活动，属于气的（　　　）
    A. 推动作用　　　　　B. 温煦作用
    C. 固摄作用　　　　　D. 防御作用
    E. 气化作用

11. 易于感冒，是气的哪项功能减退所致的（　　　）
    A. 推动作用　　　　　B. 温煦作用
    C. 防御作用　　　　　D. 固摄作用
    E. 气化作用

12. 维护脏腑器官各自位置相对稳定，属于气的（　　　）
    A. 推动作用　　　　　B. 温煦作用
    C. 防御作用　　　　　D. 固摄作用
    E. 气化作用

13. 人体中最根本、最重要的气是（　　　）
    A. 元气　　　　　　　B. 宗气
    C. 营气　　　　　　　D. 卫气
    E. 清气

14. 元气生成的主要物质来源是（　　　）
    A. 先天之精　　　　　B. 水谷精气
    C. 自然界清气　　　　D. 脏腑精气
    E. 经络之气

15. 元气运行的道路是（　　　）
    A. 心脉　　　　　　　B. 胸腔
    C. 全身　　　　　　　D. 脉外
    E. 三焦

16. 推动人体生长发育，激发各脏腑、经络等组织生理功能的气是（　　　）
    A. 元气　　　　　　　B. 宗气
    C. 营气　　　　　　　D. 卫气
    E. 清气

17. 聚于胸中之气，指的是（　　　）
    A. 元气　　　　　　　B. 宗气
    C. 营气　　　　　　　D. 卫气
    E. 清气

18. 对血运和呼吸运动均有推动作用的气是（　　　）
    A. 元气　　　　　　　B. 宗气
    C. 营气　　　　　　　D. 卫气
    E. 清气

19. 清气与水谷之气结合生成的气是（　　　）
    A. 元气　　　　　　　B. 宗气
    C. 营气　　　　　　　D. 卫气
    E. 中气

20. 影响宗气盛衰的脏腑是（　　　）
    A. 心、肺　　　　　　B. 肝、肾
    C. 肺、肾　　　　　　D. 肺、脾
    E. 肝、脾

21. 上出息道的气是（　　　）
    A. 元气　　　　　　　B. 宗气
    C. 营气　　　　　　　D. 卫气
    E. 清气

22. 连接"肺主呼吸"和"心主血脉"的中心环节是（　　　）
    A. 经脉的互相连接
    B. 气血的相互关系
    C. 心主营、肺主卫的相互作用
    D. 宗气的贯通和运行
    E. 津液的环流通畅

23. 与语言、声音、呼吸强弱有关的气是（　　　）
    A. 元气　　　　　　　B. 宗气
    C. 营气　　　　　　　D. 卫气
    E. 清气

24. 膻中又称作（　　　）
    A. 气海　　　　　　　B. 血海

C. 髓海　　　　　　D. 水谷之海

E. 经脉之海

25. 观察"虚里"变化，以了解其盛衰的是（　　）

A. 元气　　　　　　B. 宗气

C. 营气　　　　　　D. 卫气

E. 脏腑之气

26. 被称为"水谷之悍气"的是（　　）

A. 元气　　　　　　B. 宗气

C. 营气　　　　　　D. 卫气

E. 脏腑之气

27. 以水谷中精华部分为主要成分的是（　　）

A. 元气　　　　　　B. 宗气

C. 营气　　　　　　D. 卫气

E. 脏腑之气

28. 行于脉内的气是（　　）

A. 元气　　　　　　B. 宗气

C. 营气　　　　　　D. 卫气

E. 脏腑之气

29. 行于脉外的气是（　　）

A. 元气　　　　　　B. 宗气

C. 营气　　　　　　D. 卫气

E. 脏腑之气

30. 具有护卫肌表、防御外邪入侵作用的气是（　　）

A. 元气　　　　　　B. 宗气

C. 营气　　　　　　D. 卫气

E. 脏腑之气

31. 具有营养人体和化生血液作用的气是（　　）

A. 元气　　　　　　B. 宗气

C. 营气　　　　　　D. 卫气

E. 脏腑之气

32. 具有调解汗孔开阖作用的气是（　　）

A. 元气　　　　　　B. 宗气

C. 营气　　　　　　D. 卫气

E. 脏腑之气

33. 具有温养全身作用的气是（　　）

A. 元气　　　　　　B. 宗气

C. 营气　　　　　　D. 卫气

E. 脏腑之气

34.《灵枢·本脏》所谓"分肉解利，皮肤调柔，腠理致密"，主要取决于（　　）

A. 营卫和调　　　　B. 卫气和利

C. 营气和利　　　　D. 宗气充盛

E. 元气充盛

35.《灵枢·决气》说："中焦受气取汁，变化而赤，是谓血。"其中"气"是指（　　）

A. 自然界清气　　　B. 脾胃之气

C. 水谷之气　　　　D. 饮食水谷

E. 胸中宗气

36. 血藏于（　　）

A. 脾　　　　　　　B. 心

C. 脉　　　　　　　D. 肝

E. 肾

37. 下列属于血的功能的是（　　）

A. 濡养作用　　　　B. 推动作用

C. 固摄作用　　　　D. 温煦作用

E. 防御作用

38. 与血液生成关系密切的脏是（　　）

A. 心、脾、肝、肾

B. 心、脾、肝、肺

C. 心、肝、肺、肾

D. 脾、肺、肝、肾

E. 心、脾、肺、肾

39. 与血液运行关系密切的脏腑是（　　）

A. 心、脾、肝、肾

B. 心、脾、肝、肺

C. 心、肝、肺、肾

D. 脾、肺、肝、肾

E. 心、脾、肺、肾

40. 推动血液运行的基本动力来自（　　）

A. 心　　　　　　　B. 脾

C. 肝　　　　　　　D. 肺

E. 肾

41. 能够协助心推动血液运行的是（　　）

A. 心包　　　　　　B. 脾

C. 肝　　　　　　D. 肺

E. 肾

42. 血的特性是（　　　）

A. 喜温而恶寒　　　B. 喜寒而恶热

C. 喜燥而恶湿　　　D. 喜润而恶燥

E. 喜条达而恶抑郁

43. 灌注于骨节、脏腑、脑、髓的是（　　　）

A. 精　　　　　　B. 气

C. 血　　　　　　D. 津

E. 液

44. 布散于皮肤、肌肉和孔窍中的是（　　　）

A. 精　　　　　　B. 气

C. 血　　　　　　D. 津

E. 液

45. 与津液的生成最为密切的脏腑是（　　　）

A. 脾、肺　　　　B. 脾、胃

C. 脾、肾　　　　D. 肝、胆

E. 肺、肾

46. 在津液的生成过程中，起到"游溢精气"作用的是（　　　）

A. 脾　　　　　　B. 胃

C. 小肠　　　　　D. 胆

E. 大肠

47. 在津液的生成过程中，起到泌别清浊作用的是（　　　）

A. 胃　　　　　　B. 小肠

C. 大肠　　　　　D. 胆

E. 大肠

48. 与津液排泄关系最为密切的脏腑是（　　　）

A. 心、肝、肾　　B. 心、脾、肾

C. 脾、肝、肾　　D. 脾、肺、肾

E. 脾、胃、肾

49. 下列与津液输布关系不密切的脏腑是（　　　）

A. 心　　　　　　B. 脾

C. 肾　　　　　　D. 肺

E. 三焦

50. 下列不属于津液功能的是（　　　）

A. 滋润作用　　　B. 濡养作用

C. 化生血液　　　D. 运输代谢废料

E. 温煦作用

51. 血液的运行离不开气的功能，说明的气血之间关系是（　　　）

A. 气能生血　　　B. 气能行血

C. 气能摄血　　　D. 血能载气

E. 血能养气

52. "亡血家不可发汗"的理论依据是（　　　）

A. 气能生血　　　B. 气能化津

C. 气能摄血　　　D. 津能载气

E. 津血同源

53. "吐下之余，定无完气"说明的病理变化是（　　　）

A. 气血两虚　　　B. 气随血脱

C. 气不化水　　　D. 气不摄血

E. 气随津脱

54. 血虚引起气虚病变的理论依据是（　　　）

A. 气能生血　　　B. 气能行血

C. 气为血帅　　　D. 血能养气

E. 气能摄血

55. 大失血的患者易导致气脱病变的理论依据是（　　　）

A. 气能生血　　　B. 气能行血

C. 气为血帅　　　D. 血能养气

E. 血能载气

56. 治疗大出血时用益气固脱法的理论基础是（　　　）

A. 气能生血　　　B. 气能行血

C. 气能摄血　　　D. 血能载气

E. 血能养气

57. 气随汗脱的理论基础是（　　　）

A. 气能生津　　　B. 气能化津

C. 气能摄津　　　D. 津能载气

E. 气能行津

B1 型题

A. 推动作用　　　B. 温煦作用

C. 防御作用   D. 固摄作用

E. 气化作用

1. 血行脉中，不逸出脉外依靠气的（   ）

2. 津液运行依靠气的（   ）

    A. 推动作用   B. 温煦作用

    C. 防御作用   D. 固摄作用

    E. 气化作用

3. "血得温则行，得寒则凝"，可体现气的（   ）

4. "正气存内，邪不可干"，可体现气的（   ）

    A. 元气   B. 宗气

    C. 营气   D. 卫气

    E. 谷气

5. 先天之精化生的是（   ）

6. 后天之精化生的是（   ）

    A. 元气   B. 宗气

    C. 营气   D. 卫气

    E. 精气

7. 脾、肺共同化生的气是（   ）

8. 人体生命活动的原动力是（   ）

    A. 心、肺   B. 肝、肾

    C. 脾、胃   D. 脾、肺

    E. 肺、肾

9. 在血液的化生中，起着最重要作用的是（   ）

10. 在津液的化生中，起着最重要作用的是（   ）

    A. 推动作用   B. 固摄作用

    C. 濡养作用   D. 化神作用

    E. 温煦作用

11. "血主濡之"体现了血的（   ）

12. "血脉和利，精神乃居"体现了血的（   ）

    A. 心   B. 胆

    C. 肺   D. 脾

    E. 肝

13. 与血液统摄关系密切的脏腑是（   ）

14. 血液循行的基本动力来源于（   ）

    A. 肝   B. 大肠

    C. 小肠   D. 肾

    E. 肺

15. 在津液排泄中最为重要的脏是（   ）

16. 在传导过程中吸收食物残渣中的水液，促使糟粕成形为粪便的是（   ）

    A. 三焦   B. 大肠

    C. 肝   D. 肾

    E. 肺

17. 蒸腾气化水液，对津液输布代谢起着主宰作用的是（   ）

18. 主疏泄，条畅气机，以保持水道的畅通的是（   ）

    A. 化生血液   B. 滋润作用

    C. 濡养作用   D. 运输代谢废料

    E. 化神作用

19. 津液和血液都具有（   ）

20. 肾与膀胱排出含代谢废物的尿液，体现的津液功能是（   ）

    A. 气能生血   B. 气能行血

    C. 气能摄血   D. 血能载气

    E. 血能养气

21. 治疗血虚证，常用补气药的理论基础是（   ）

22. "气随血脱"的理论基础是（   ）

    A. 肝气   B. 心气

    C. 肾气   D. 脾气

    E. 肺气

23. 与气能摄血关系最密切的是（   ）

24. 能助心行血的是（   ）

    A. 气能行津   B. 气能生津

    C. 津能养气   D. 津能生气

    E. 津能载气

25. 气虚则水停，气滞则水滞，体现了（   ）

26. 气虚则易致尿频、尿多或流涎、自汗等，体现了（   ）

第九节 经 络

A1 型题

1. 经络系统中，与脏腑有直接络属关系的是（   ）

    A. 奇经八脉   B. 十二经别

    C. 十五别络   D. 十二正经

    E. 十二经筋

2. 经络系统中，起统率、联络和调节十二经脉作

用的是（　　　）
A. 奇经八脉　　　　　　B. 十二经别
C. 十五别络　　　　　　D. 十二正经
E. 十二经筋

3. 经络系统中，气血运行的主要通道是（　　　）
A. 奇经八脉　　　　　　B. 十二经别
C. 十二正经　　　　　　D. 浮络
E. 别络

4. 循行于人体浅表部位而常浮现的络脉是（　　　）
A. 浮络　　　　　　　　B. 皮部
C. 经别　　　　　　　　D. 别络
E. 孙络

5. 在人体内具有"溢奇邪""通荣卫"作用的是
（　　　）
A. 浮络　　　　　　　　B. 皮部
C. 经别　　　　　　　　D. 别络
E. 孙络

6. 手三阴经的走向规律是（　　　）
A. 从足走头　　　　　　B. 从头走足
C. 从脏走手　　　　　　D. 从手走头
E. 从足走腹

7. 手三阳经的走向规律是（　　　）
A. 从足走头　　　　　　B. 从头走足
C. 从脏走手　　　　　　D. 从手走头
E. 从足走腹

8. 足三阴经的走向规律是（　　　）
A. 从足走头　　　　　　B. 从头走足
C. 从脏走手　　　　　　D. 从手走头
E. 从足走腹

9. 足三阳经的走向规律是（　　　）
A. 从足走头　　　　　　B. 从头走足
C. 从脏走手　　　　　　D. 从手走头
E. 从足走腹

10. 行于上肢内侧后缘的经脉是（　　　）
A. 手少阴心经　　　　　B. 手太阴肺经
C. 手厥阴心包经　　　　D. 足太阴脾经
E. 足厥阴肝经

11. 行于上肢外侧中线的经脉是（　　　）
A. 手太阳小肠经　　　　B. 足阳明胃经
C. 手厥阴心包经　　　　D. 手阳明大肠经
E. 手少阳三焦经

12. 手、足三阳经交接于（　　　）
A. 手　　　　　　　　　B. 足
C. 头　　　　　　　　　D. 腹
E. 胸

13. 手、足三阴经交接于（　　　）
A. 手　　　　　　　　　B. 足
C. 头　　　　　　　　　D. 腹
E. 胸

14. 手、足三阳经在四肢的分布规律是（　　　）
A. 阳明在前，少阳在中，太阳在后
B. 阳明在前，太阳在中，少阳在后
C. 少阳在前，阳明在中，太阳在后
D. 少阳在前，太阳在中，少阳在后
E. 太阳在前，阳明在中，少阳在后

15. 手太阳经分布在（　　　）
A. 上肢内侧前缘　　　　B. 上肢外侧前缘
C. 上肢内侧后缘　　　　D. 上肢外侧中线
E. 上肢外侧后缘

16. 手阳明经分布在（　　　）
A. 上肢内侧前缘　　　　B. 上肢外侧前缘
C. 上肢内侧中线　　　　D. 上肢外侧中线
E. 上肢外侧后缘

17. 手太阴经分布在（　　　）
A. 上肢内侧前缘　　　　B. 上肢外侧前缘
C. 上肢内侧中线　　　　D. 上肢外侧中线
E. 上肢内侧后缘

18. 手厥阴经分布在（　　　）
A. 上肢内侧前缘　　　　B. 上肢外侧前缘
C. 上肢内侧中线　　　　D. 上肢外侧中线
E. 上肢内侧后缘

19. 足少阳经分布在（　　　）
A. 下肢内侧前缘　　　　B. 下肢外侧前缘
C. 下肢内侧中线　　　　D. 下肢外侧中线
E. 下肢外侧后缘

20. 足阳明经分布在（　　　）
    A. 下肢内侧前缘　　B. 下肢外侧前缘
    C. 下肢外侧中线　　D. 下肢内侧后缘
    E. 下肢外侧后缘

21. 足少阴经分布在（　　　）
    A. 下肢内侧前缘　　B. 下肢内侧中线
    C. 下肢外侧中线　　D. 下肢内侧后缘
    E. 下肢外侧后缘

22. 足厥阴经分布于内踝尖上 8 寸以上的（　　）
    A. 下肢内侧前缘　　B. 下肢内侧中线
    C. 下肢外侧中线　　D. 下肢内侧后缘
    E. 下肢外侧后缘

23. 在内踝尖上 8 寸以下，循行于内侧后缘的经脉是（　　）
    A. 足太阴脾经　　B. 足厥阴肝经
    C. 足少阴肾经　　D. 足阳明胃经
    E. 手厥阴心包经

24. 在内踝尖上 8 寸以上，循行于内侧前缘的经脉是（　　）
    A. 足少阳胆经　　B. 足少阴肾经
    C. 足厥阴肝经　　D. 足太阴脾经
    E. 足阳明胃经

25. 循行于内踝尖上 8 寸以下胫骨内侧前缘的经脉是（　　）
    A. 足少阳胆经　　B. 足少阴肾经
    C. 足厥阴肝经　　D. 足太阴脾经
    E. 足阳明胃经

26. 手三阴经均起于（　　　）
    A. 胸中　　　　　B. 手指
    C. 头面部　　　　D. 足趾
    E. 腹部

27. 足三阴经均起于（　　　）
    A. 胸中　　　　　B. 手指
    C. 头面部　　　　D. 足趾
    E. 腹部

28. 在头面部，手、足阳明经主要行于（　　）
    A. 头顶　　　　　B. 头后
    C. 头侧部　　　　D. 面颊部

E. 面额部

29. 在头面部，手、足少阳经主要行于（　　）
    A. 头顶　　　　　B. 头后
    C. 头侧部　　　　D. 面颊部
    E. 额部

30. 分布于面颊、头顶及头后部的经脉是（　　　）
    A. 太阳经　　　　B. 阳明经
    C. 少阳经　　　　D. 厥阴经
    E. 太阴经

31. 十二经脉中，循行于躯干胸腹面的阳经是（　　）
    A. 手太阳经　　　B. 足少阳经
    C. 足太阳经　　　D. 手阳明经
    E. 足阳明经

32. 十二经脉中，循行于腹部的经脉自内向外依次是（　　）
    A. 足少阴、足阳明、足太阴、足厥阴
    B. 足少阴、足阳明、足厥阴、足太阴
    C. 足太阴、足阳明、足少阴、足厥阴
    D. 足阳明、足少阴、足太阴、足厥阴
    E. 足阳明、足太阴、足厥阴、足少阴

33. 十二正经中，有两支别络的经脉是（　　）
    A. 足太阴经　　　B. 足阳明经
    C. 足厥阴经　　　D. 手阳明经
    E. 手厥阴经

34. 按十二经脉流注次序，小肠经下接（　　）
    A. 膀胱经　　　　B. 胆经
    C. 心经　　　　　D. 肾经
    E. 三焦经

35. 下列与手太阴肺经交接部位的叙述正确的是（　　）
    A. 在足大趾端交于足厥阴肝经
    B. 在足大趾端交于足太阴脾经
    C. 在食指端交于手阳明大肠经
    D. 在无名指端交于手少阳三焦经
    E. 在小指端交于手太阳小肠经

36. 手太阳小肠经与足太阳膀胱经的交接部位是（　　）

A. 目外眦　　　　　B. 鼻根部
C. 小指端　　　　　D. 目内眦
E. 胸中

37. 与三焦经交接于目外眦的经脉是（　　　）
A. 三焦经　　　　　B. 小肠经
C. 胆经　　　　　　D. 胃经
E. 大肠经

38. 与手厥阴经相表里的经脉是（　　　）
A. 足厥阴经　　　　B. 足少阳经
C. 足阳明经　　　　D. 手太阳经
E. 手少阳经

39. 与足太阴经相表里的经脉是（　　　）
A. 足厥阴经　　　　B. 足少阳经
C. 足阳明经　　　　D. 手太阳经
E. 手少阳经

40. 进一步密切了十二经脉之间联系的是（　　　）
A. 经别　　　　　　B. 别络
C. 浮络　　　　　　D. 孙络
E. 奇经

41. 主司眼睑开阖的经脉是（　　　）
A. 跷脉　　　　　　B. 维脉
C. 冲脉　　　　　　D. 任脉
E. 督脉

42. 主司下肢运动的经脉是（　　　）
A. 冲脉　　　　　　B. 任脉
C. 督脉　　　　　　D. 维脉
E. 跷脉

43. 具有调节阳经气血功能的是（　　　）
A. 跷脉　　　　　　B. 维脉
C. 冲脉　　　　　　D. 任脉
E. 督脉

44. 督脉又称（　　　）
A. 阳脉之海　　　　B. 阴脉之海
C. 气海　　　　　　D. 血海
E. 髓海

45. 任脉又称（　　　）
A. 阳脉之海　　　　B. 阴脉之海

C. 气海　　　　　　D. 血海
E. 髓海

46. 主胞胎的经脉是（　　　）
A. 冲脉　　　　　　B. 带脉
C. 督脉　　　　　　D. 阴维脉
E. 任脉

47. 被称为血海的经脉是（　　　）
A. 冲脉　　　　　　B. 带脉
C. 督脉　　　　　　D. 阴维脉
E. 任脉

48. 主司妇女带下的经脉是（　　　）
A. 冲脉　　　　　　B. 任脉
C. 带脉　　　　　　D. 督脉
E. 以上均非

49. "分主一身左右阴阳"的经脉是（　　　）
A. 冲脉　　　　　　B. 任脉
C. 督脉　　　　　　D. 跷脉
E. 维脉

50. 奇经八脉中，与脑、髓、肾关系密切的是（　　　）
A. 带脉　　　　　　B. 任脉
C. 冲脉　　　　　　D. 督脉
E. 维脉

51. 与手少阴心经交于心中的是（　　　）
A. 三焦经　　　　　B. 小肠经
C. 脾经　　　　　　D. 胃经
E. 大肠经

52. 加强十二经脉中相为表里两经在体内联系的是（　　　）
A. 经别　　　　　　B. 经筋
C. 别络　　　　　　D. 皮部
E. 奇经

53. 十二经筋的分布，多结聚于（　　　）
A. 胸腹部位　　　　B. 肌肤体表
C. 关节和筋肉　　　D. 四肢末端
E. 头面及项部

54. 下列不具有表里关系的是（　　　）
A. 阳跷脉与阴跷脉

B. 手太阴肺经与手阳明大肠经

C. 足阳明胃经与足太阴脾经

D. 足厥阴肝经与足少阳胆经

E. 手少阳三焦经与手厥阴心包经

B1 型题

A. 别络   B. 经别

C. 浮络   D. 孙络

E. 经筋

1. 属经脉的是（ ）

2. 最细小的络脉是（ ）

A. 督脉   B. 任脉

C. 冲脉   D. 阴跷脉

E. 经别

3. 不属于奇经的是（ ）

4. 被称为"十二经脉之海"的是（ ）

A. 手指端   B. 足趾端

C. 头面部   D. 胸部

E. 四肢末端

5. 手三阴经与足三阴经交接的部位是（ ）

6. 足三阳经与足三阴经交接的部位是（ ）

A. 沟通联络作用 B. 运输气血作用

C. 濡养作用   D. 感应传导作用

E. 调节功能活动作用

7. 不属于经络的生理功能的是（ ）

8. 针刺得气现象体现的经络功能是（ ）

A. 正经   B. 奇经

C. 浮络   D. 皮部

E. 别络

9. 十二经脉及其络脉在皮肤所分布的部位是（ ）

10. 人体气血运行的主要通道是（ ）

A. 冲脉   B. 任脉

C. 督脉   D. 阳维脉

E. 阴维脉

11. 能够调节阴经气血的是（ ）

12. 能维系、联络全身阴经的是（ ）

A. 上肢外侧前缘 B. 上肢外侧后缘

C. 上肢外侧中线 D. 上肢内侧前缘

E. 上肢内侧后缘

13. 手阳明大肠经分布在（ ）

14. 手少阳三焦经分布在（ ）

A. 下肢外侧前缘 B. 下肢内侧前缘

C. 下肢内侧后缘 D. 下肢外侧中线

E. 下肢外侧后缘

15. 足阳明胃经分布在（ ）

16. 足少阳胆经分布在（ ）

A. 胸中   B. 心中

C. 肺中   D. 鼻旁

E. 目内眦

17. 足厥阴肝经和手太阴肺经交接于（ ）

18. 手阳明大肠经与足阳明胃经交接于（ ）

A. 经筋   B. 孙络

C. 皮部   D. 奇经

E. 别络

19. 具有"溢奇邪""通荣卫"作用的是（ ）

20. 具有连缀四肢百骸、主司关节运动作用的是（ ）

A. 参与人体生殖及脑髓功能的调节

B. 调节阳经气血

C. 调节阴经气血

D. 调节十二经脉气血

E. 维系、联络全身阳经

21. 冲脉的功能是（ ）

22. 阳维脉的功能是（ ）

A. 全头痛   B. 颠顶痛

C. 面额痛   D. 头项痛

E. 偏头痛

23. 太阳经病证，可见（ ）

24. 阳明经病证，可见（ ）

A. 阑尾穴   B. 肺俞穴

C. 中府穴   D. 脾俞穴

E. 虚里穴

25. 肠痈患者，压痛可出现在（ ）

26. 长期营养不良，异常变化可见于（ ）

A. 冲脉   B. 任脉

C. 督脉   D. 带脉

E. 阴阳维脉

27. "阳脉之海"指的是（ ）

28. "阴脉之海"指的是（　　　）

    A. 三焦经　　　　　　B. 心经
    C. 肝经　　　　　　　D. 胆经
    E. 膀胱经

29. 按十二经脉流注次序，心包经下接（　　　）
30. 按十二经脉流注次序，肾经上接（　　　）

第十节　病　因

A1 型题

1. 风、寒、暑、湿、燥、火六种外感病邪统称为（　　　）
    A. 六气　　　　　　　B. 六淫
    C. 疠气　　　　　　　D. 异气
    E. 戾气

2. 下列不属于六淫共同致病特点的是（　　　）
    A. 外感性　　　　　　B. 季节性
    C. 流行性　　　　　　D. 地域性
    E. 相兼性

3. 既有季节性特点，又不受季节限制，常为外邪致病先导的邪气是（　　　）
    A. 热邪　　　　　　　B. 风邪
    C. 疠气　　　　　　　D. 寒邪
    E. 湿邪

4. 易袭阳位，具有升发向上特性的邪气是（　　　）
    A. 暑邪　　　　　　　B. 燥邪
    C. 风邪　　　　　　　D. 火邪
    E. 寒邪

5. 下列病邪致病最易出现发热恶风、汗出等症状的是（　　　）
    A. 风邪　　　　　　　B. 寒邪
    C. 火邪　　　　　　　D. 湿邪
    E. 燥邪

6. 六淫致病，具有发病急、传变较快特点的邪气是（　　　）
    A. 风邪　　　　　　　B. 寒邪
    C. 火邪　　　　　　　D. 湿邪
    E. 燥邪

7. 风邪伤人，病变部位不固定是由于（　　　）
    A. 风性数变　　　　　B. 风性善行
    C. 风性主动　　　　　D. 风性轻扬
    E. 风性开泄

8. 下列属于风邪性质和致病特点的是（　　　）
    A. 为阳邪，其性炎热
    B. 为阳邪，其性开泄
    C. 为阳邪，伤津耗气
    D. 为阳邪，易生风动血
    E. 为阳邪，其性炎上

9. 具有收引特性的邪气是（　　　）
    A. 风邪　　　　　　　B. 寒邪
    C. 火邪　　　　　　　D. 湿邪
    E. 燥邪

10. 寒邪的性质是（　　　）
    A. 其性开泄　　　　　B. 其性重浊
    C. 其性凝滞　　　　　D. 其性黏腻
    E. 其性干涩

11. 寒邪的致病特点是（　　　）
    A. 易伤阳气
    B. 黏滞而病程缠绵
    C. 病证善行而数变
    D. 病状沉重而易困
    E. 升散而袭阳位

12. 常引起筋脉拘挛、屈伸不利、腠理闭塞、气机收敛的邪气是（　　　）
    A. 风邪　　　　　　　B. 寒邪
    C. 湿邪　　　　　　　D. 瘀血
    E. 痰饮

13. 常引起恶寒发热、无汗、头身疼痛、脉紧的邪气是（　　　）
    A. 风邪　　　　　　　B. 瘀血
    C. 湿邪　　　　　　　D. 寒邪
    E. 痰饮

14. 寒邪致病，多发作疼痛的主要原因是（　　　）
    A. 寒为阴邪，易伤阳气
    B. 寒性收引，气机收敛
    C. 寒性收引，经脉拘急
    D. 寒客肌表，卫阳被郁

E. 寒性凝滞，气血阻滞不通

15. 暑邪的性质是（　　）
    A. 其性开泄　　　　B. 其性重浊
    C. 其性凝滞　　　　D. 其性炎热
    E. 其性干涩

16. 具有升散耗气特性的邪气是（　　）
    A. 风邪　　　　　　B. 寒邪
    C. 暑邪　　　　　　D. 湿邪
    E. 燥邪

17. 暑邪为病，多见汗多、气短、乏力，是由于
    （　　）
    A. 暑为阳邪，其性炎热
    B. 暑应于心，易扰心神
    C. 暑多夹湿，易困脾土
    D. 暑性升散，耗气伤津
    E. 暑为阳邪，化火伤阴

18. 暑邪伤人，常见胸闷、四肢困倦等症的主要原
    因是（　　）
    A. 暑多夹湿，气滞湿阻
    B. 暑性升散，汗多伤津，肢体失养
    C. 暑性升散，伤津耗气
    D. 暑性炎热，阳热内盛
    E. 暑性升散，易扰心神

19. 其性趋下的病邪为（　　）
    A. 风邪　　　　　　B. 寒邪
    C. 火邪　　　　　　D. 湿邪
    E. 燥邪

20. 致病后可出现各种秽浊症状的邪气是（　　）
    A. 风邪　　　　　　B. 寒邪
    C. 火邪　　　　　　D. 湿邪
    E. 燥邪

21. 湿邪致病缠绵难愈的主要原因是（　　）
    A. 湿为阴邪，易阻遏气机
    B. 湿邪伤阳困脾
    C. 湿性黏滞
    D. 湿性重浊
    E. 湿性趋下，易袭阴位

22. 造成"着痹"的主要邪气是（　　）

    A. 风邪　　　　　　B. 寒邪
    C. 火邪　　　　　　D. 湿邪
    E. 燥邪

23. 湿邪、寒邪的共同致病特点是（　　）
    A. 损伤阳气　　　　B. 阻遏气机
    C. 黏腻重浊　　　　D. 凝滞收引
    E. 易袭阳位

24. 湿邪致病最易困阻的是（　　）
    A. 心阳　　　　　　B. 肺气
    C. 脾阳　　　　　　D. 肝阳
    E. 肾气

25. 致病后可出现头重如裹、周身困重、四肢酸懒
    沉重等症状的邪气是（　　）
    A. 风邪　　　　　　B. 寒邪
    C. 火邪　　　　　　D. 湿邪
    E. 燥邪

26. 最易伤肺的邪气是（　　）
    A. 风邪　　　　　　B. 寒邪
    C. 暑邪　　　　　　D. 湿邪
    E. 燥邪

27. 其性干涩，易伤津液的病邪是（　　）
    A. 风邪　　　　　　B. 寒邪
    C. 暑邪　　　　　　D. 湿邪
    E. 燥邪

28. 易导致干咳少痰或痰黏难咳等症的邪气是（　　）
    A. 风邪　　　　　　B. 寒邪
    C. 暑邪　　　　　　D. 湿邪
    E. 燥邪

29. 下列属于火、燥、暑共同致病特点的是（　　）
    A. 上炎　　　　　　B. 耗气
    C. 伤津　　　　　　D. 动血
    E. 生风

30. 火邪的性质和致病特点是（　　）
    A. 为阳邪，其性升发
    B. 为阳邪，其性轻扬
    C. 为阳邪，其性炎上
    D. 为阳邪，多夹湿邪
    E. 为阳邪，其性干涩

31. 易导致高热、烦渴、汗出、脉洪数等症的邪气
是（　　）
A. 风邪　　　　　　B. 寒邪
C. 火邪　　　　　　D. 湿邪
E. 燥邪

32. 六淫中最易导致出血的是（　　）
A. 热邪　　　　　　B. 寒邪
C. 暑邪　　　　　　D. 湿邪
E. 燥邪

33. 吐血、衄血、便血、尿血、皮肤紫斑、妇女月
经过多及崩漏等症是由于（　　）
A. 火热之邪侵扰心神
B. 火热之邪伤津耗气
C. 火热之邪易生风
D. 火热之邪易致动血
E. 火热之邪燔灼趋上

34. 侵犯人体，易发肿疡的邪气是（　　）
A. 火邪　　　　　　B. 寒邪
C. 暑邪　　　　　　D. 湿邪
E. 风邪

35. 易扰心神，导致心烦等症的邪气是（　　）
A. 火邪　　　　　　B. 寒邪
C. 燥邪　　　　　　D. 湿邪
E. 风邪

36. 疠气是指（　　）
A. 六淫邪气　　　　B. 异常气候
C. 情志变化　　　　D. 气机时常
E. 乖戾之气

37. 下列不属于疠气致病特点的是（　　）
A. 发病急骤，病情重笃
B. 高热持续不退
C. 一气一病，症状相似
D. 易于流行
E. 传染性强

38. 大怒主要损伤的脏腑是（　　）
A. 肝　　　　　　　B. 心
C. 脾　　　　　　　D. 肺
E. 肾

39. 悲伤过度主要损伤的脏腑是（　　）
A. 肝　　　　　　　B. 心
C. 脾　　　　　　　D. 肺
E. 肾

40. 七情内伤致病多损伤的脏是（　　）
A. 心、肝、脾　　　B. 心、肺、脾
C. 心、肝、肾　　　D. 心、肺、肝
E. 肺、脾、肾

41. 七情内伤致病，首先损伤的脏是（　　）
A. 肝　　　　　　　B. 心
C. 脾　　　　　　　D. 肺
E. 肾

42. 过怒影响的功能是（　　）
A. 呼吸功能　　　　B. 藏血功能
C. 疏泄功能　　　　D. 纳气功能
E. 运化功能

43. 情志异常，导致心无所倚，神无所归，虑无所
定的是（　　）
A. 过度愤怒　　　　B. 过度喜乐
C. 过度悲忧　　　　D. 突然受惊
E. 思虑过度

44. 七情内伤可影响脏腑气机，其中恐则（　　）
A. 气上　　　　　　B. 气下
C. 气缓　　　　　　D. 气结
E. 气消

45. 过度悲伤对气机的影响是（　　）
A. 气缓　　　　　　B. 气下
C. 气乱　　　　　　D. 气结
E. 气消

46. 大怒对气机的影响是（　　）
A. 气上　　　　　　B. 气下
C. 气乱　　　　　　D. 气结
E. 气消

47. 思虑过度对气机的影响是（　　）
A. 气上　　　　　　B. 气下
C. 气乱　　　　　　D. 气结
E. 气消

48. 暴喜过度，常见的症状是（   ）
    A. 神无所归，虑无所定
    B. 不思饮食，腹胀纳呆
    C. 面红目赤，头晕胀痛
    D. 精神不能集中，甚则失神狂乱
    E. 意志消沉，面色惨淡

49. 情志异常，可引起肾精不固的是（   ）
    A. 过度悲忧   B. 恐惧过度
    C. 思虑不解   D. 过度愤怒
    E. 过度喜乐

50. 饮食因素致病，导致气血化生无源的是（   ）
    A. 饮食过饥   B. 饮食过饱
    C. 饮食不洁   D. 五味偏嗜
    E. 寒热偏嗜

51. 饮食因素致病，导致脘腹胀痛拒按、厌食、嗳
    腐吞酸、泻下臭秽的是（   ）
    A. 饮食过饥   B. 饮食过饱
    C. 饮食不洁   D. 五味偏嗜
    E. 寒热偏嗜

52. 易致人体阴阳失调的饮食因素是（   ）
    A. 饮食过饥   B. 饮食过饱
    C. 饮食不洁   D. 五味偏嗜
    E. 寒热偏嗜

53. 易导致剧烈腹泻、呕吐等中毒症状的是（   ）
    A. 饮食过饥   B. 饮食过饱
    C. 饮食不洁   D. 五味偏嗜
    E. 寒热偏嗜

54. 《素问·五脏生成》说"多食酸"则（   ）
    A. 脉凝泣而变色   B. 皮槁而毛拔
    C. 筋急而爪枯   D. 肉胝䐢而唇揭
    E. 骨痛而发落

55. 《素问·五脏生成》说"多食辛"则（   ）
    A. 脉凝泣而变色   B. 皮槁而毛拔
    C. 筋急而爪枯   D. 肉胝䐢而唇揭
    E. 骨痛而发落

56. 《素问·五脏生成》说"多食咸"则（   ）
    A. 脉凝泣而变色   B. 皮槁而毛拔
    C. 筋急而爪枯   D. 肉胝䐢而唇揭

    E. 骨痛而发落

57. 《素问·生气通天论》说"味过于酸"（   ）
    A. 肝气以津，脾气乃绝
    B. 大骨气劳，短肌，心气抑
    C. 心气喘满，色黑，肾气不衡
    D. 脾气不濡，胃气乃厚
    E. 筋脉沮弛，精神乃央

58. 《素问·生气通天论》说"味过于苦"（   ）
    A. 肝气以津，脾气乃绝
    B. 大骨气劳，短肌，心气抑
    C. 心气喘满，色黑，肾气不衡
    D. 脾气不濡，胃气乃厚
    E. 筋脉沮弛，精神乃央

59. 劳神过度，易损伤的脏腑是（   ）
    A. 心、肺   B. 心、脾
    C. 脾、肺   D. 脾、肾
    E. 肝、肾

60. 房劳过度，易损伤的脏腑是（   ）
    A. 心   B. 肝
    C. 脾   D. 肺
    E. 肾

61. 《素问·宣明五气》提出"久卧"则（   ）
    A. 伤气   B. 伤血
    C. 伤肉   D. 伤筋
    E. 伤骨

62. 下列不属于病理产物的是（   ）
    A. 瘀血   B. 痰
    C. 结石   D. 饮
    E. 血瘀

63. 下列不属于痰饮致病特点的是（   ）
    A. 阻滞气机运行
    B. 影响水液代谢的进行
    C. 易于蒙蔽心神
    D. 致病广泛，变幻多端
    E. 病程短

64. 下列因素中，易于蒙蔽心神的是（   ）
    A. 瘀血   B. 痰饮
    C. 结石   D. 积食

E. 血瘀

65. 痰饮流注于经络，则可见（　　　）
　　A. 肢体麻木　　　　B. 恶心呕吐
　　C. 胸闷心痛　　　　D. 胸闷气喘
　　E. 胸胁胀满

66. 痰饮停胃，则可见（　　　）
　　A. 肢体麻木　　　　B. 恶心呕吐
　　C. 胸闷心痛　　　　D. 胸闷气喘
　　E. 胸胁胀满

67. 与"梅核气"有关的病理产物是（　　　）
　　A. 瘀血　　　　　　B. 痰
　　C. 结石　　　　　　D. 饮
　　E. 积食

68. 痰阻于心，则可见（　　　）
　　A. 胸闷心悸　　　　B. 喘咳咳痰
　　C. 恶心呕吐　　　　D. 肢体麻木
　　E. 眩晕

69. 悬饮可见（　　　）
　　A. 胸胁胀满，咳唾引痛
　　B. 胸闷咳喘，不能平卧
　　C. 肠鸣沥沥有声
　　D. 肌肤水肿
　　E. 肢体麻木或半身不遂

70. 瘀血所致出血的特点是（　　　）
　　A. 出血量多　　　　B. 血色鲜红
　　C. 夹有血块　　　　D. 伴有胀痛
　　E. 痛处可移

71. 瘀血所致疼痛的特点是（　　　）
　　A. 胀痛　　　　　　B. 窜痛
　　C. 灼痛　　　　　　D. 刺痛
　　E. 重痛

72. 下列不属于瘀血致病特点的是（　　　）
　　A. 疼痛多为刺痛　　B. 出血血色多紫暗
　　C. 影响血脉运行　　D. 病位较为固定
　　E. 疼痛喜按

73. 瘀血病证，瘀阻于肝，可见（　　　）
　　A. 心悸、胸闷心痛、口唇指甲青紫

B. 胸痛、咳血
C. 呕血、大便色黑如漆
D. 胁痛痞块
E. 局部肿痛青紫

74. 瘀血病证，见少腹疼痛、月经不调、痛经等症，为（　　　）
　　A. 瘀阻于心　　　　B. 瘀阻胃肠
　　C. 瘀阻于肺　　　　D. 瘀阻胞宫
　　E. 瘀阻肢体肌肤

75. 结石多发于（　　　）
　　A. 肝、胆、胃
　　B. 心、肺、肝、肾
　　C. 脾、胃、肾、膀胱
　　D. 肝、肾、脾、胆
　　E. 胃、胆、肾、膀胱

B1 型题

A. 地域性　　　　　　B. 相兼性
C. 易感性　　　　　　D. 外感性
E. 季节性

1. 长期高温作业者，多燥热或火邪为病，体现六淫致病的（　　　）
2. 风寒湿邪易犯人肌表，温热燥邪易自口鼻而入，体现六淫致病的（　　　）

A. 风邪　　　　　　　B. 寒邪
C. 湿邪　　　　　　　D. 燥邪
E. 火邪

3. 具有善行数变致病特点的邪气是（　　　）
4. 具有重浊黏滞致病特点的邪气是（　　　）

A. 风邪　　　　　　　B. 寒邪
C. 湿邪　　　　　　　D. 燥邪
E. 火邪

5. 具有凝滞收引致病特点的邪气是（　　　）
6. 具有生风动血致病特点的邪气是（　　　）

A. 耗气伤津　　　　　B. 阻滞气机
C. 犯肺伤津　　　　　D. 侵袭阴位
E. 收敛气机

7. 燥邪致病，易（　　　）
8. 火邪致病，易（　　　）

A. 风邪　　　　　　B. 寒邪

C. 湿邪　　　　　　D. 燥邪

E. 火邪

9. 易困脾的邪气是（　　　）

10. 易伤肺的邪气是（　　　）

A. 易发情志病变　　B. 直接伤及内脏

C. 影响脏腑气机　　D. 传染性强，易于流行

E. 相兼性

11. 六淫的致病特点为（　　　）

12. 疠气的致病特点为（　　　）

A. 气结　　　　　　B. 气乱

C. 气缓　　　　　　D. 气上

E. 气消

13. 思则（　　　）

14. 悲则（　　　）

A. 疼痛多为刺痛

B. 多发于肝、肾、胆、胃、膀胱等脏腑

C. 致病广泛

D. 直接伤及内脏

E. 变幻多端

15. 瘀血的致病特点为（　　　）

16. 结石的致病特点为（　　　）

A. 气机不畅　　　　B. 乏力消瘦

C. 早泄　　　　　　D. 腹胀

E. 健忘

17. 过度安逸易见（　　　）

18. 劳力过度易见（　　　）

A. 气机不畅　　　　B. 乏力消瘦

C. 早泄　　　　　　D. 水肿

E. 失眠健忘

19. 劳神过度易见（　　　）

20. 房劳过度易见（　　　）

A. 过饥　　　　　　B. 过饱

C. 寒热偏嗜　　　　D. 饮食不洁

E. 五味偏嗜

21. 味过于酸，肝气以津，脾气乃绝，属于（　　　）

22. 过食生冷寒凉或过食油煎温热之物，属于（　　　）

A. 悬饮　　　　　　B. 溢饮

C. 支饮　　　　　　D. 痰饮

E. 瘀血

23. 症见肌肤水肿、无汗、身体痛重，为（　　　）

24. 症见胸闷咳喘、不能平卧，为（　　　）

A. 六淫　　　　　　B. 内伤七情

C. 饮　　　　　　　D. 痰

E. 瘀血

25. 突然强烈或长期持久的情志刺激，造成内脏功能紊乱而发病，称为（　　　）

26. 血运不畅，阻滞于经脉、脏腑及其他部位，包括离经之血积存于体内，称为（　　　）

A. 六淫　　　　　　B. 内伤七情

C. 饮　　　　　　　D. 痰

E. 瘀血

27. 水液代谢障碍所形成的病理产物，浓度较大、黏稠的为（　　　）

28. 水液代谢障碍所形成的病理产物，浓度较小、清稀的为（　　　）

第十一节　发　病

A1 型题

1. 人体内具有抗邪愈病作用的各种物质，总称为（　　　）

A. 精气　　　　　　B. 阳气

C. 真气　　　　　　D. 正气

E. 宗气

2. 各种致病因素，又可称为（　　　）

A. 疠气　　　　　　B. 邪气

C. 六淫　　　　　　D. 虚邪

E. 正邪

3. 疾病发生的内在因素是（　　　）

A. 邪气偏盛　　　　B. 邪盛正衰

C. 正气不足　　　　D. 正盛邪衰

E. 正虚邪恋

4. 疾病发生的重要条件是（　　　）

A. 正气不足　　　　B. 邪气偏盛

C. 邪胜正负　　　　D. 饮食不良

E. 地域因素

5. 下列不属于影响发病的环境因素的是（　　）
　　A. 气候因素　　　　　B. 生活工作环境
　　C. 外界情志刺激　　　D. 社会环境
　　E. 地域因素

6. 北方多寒病，南方多热病或湿热病，体现了影响发病的因素中的（　　）
　　A. 气候因素　　　　　B. 体质因素
　　C. 精神状态　　　　　D. 社会环境
　　E. 地域因素

7. 在原发病的基础上，继续发生新的疾病，称为（　　）
　　A. 复发　　　　　　　B. 合病
　　C. 并病　　　　　　　D. 继发
　　E. 徐发

8.《素问·生气通天论》说"冬伤于寒，春必温病"，此说的发病类型属于（　　）
　　A. 感邪即发　　　　　B. 徐发
　　C. 伏而后发　　　　　D. 复发
　　E. 继发

9. 合病是指（　　）
　　A. 多部位同时受邪
　　B. 表证未罢又见里证
　　C. 寒湿合邪而侵人
　　D. 经脉间病证传变
　　E. 湿热合邪而致病

10. 邪气侵犯人体后能否发病，取决于（　　）
　　A. 邪气性质　　　　　B. 正气盛衰
　　C. 禀赋强弱　　　　　D. 感邪轻重
　　E. 邪正胜负

11. 感邪后缓慢发病，称为（　　）
　　A. 复发　　　　　　　B. 合病
　　C. 并病　　　　　　　D. 继发
　　E. 徐发

12. 感邪后立即发病，称为（　　）
　　A. 复发　　　　　　　B. 卒发
　　C. 并病　　　　　　　D. 继发
　　E. 徐发

13. 肝胆疾病所致的癥积和结石，属于（　　）

A. 卒发　　　　　　　B. 伏而后发
C. 徐发　　　　　　　D. 继发
E. 复发

B1 型题

A. 病邪易感性　　　　B. 影响发病性质、类型
C. 决定疾病预后　　　D. 决定发病与否
E. 决定证候类型

1. 邪气在发病中的作用表现为（　　）
2. 体质对疾病的影响表现为（　　）

A. 气候因素　　　　　B. 地域因素
C. 生活工作环境　　　D. 社会环境
E. 体质因素

3. 春易伤风，夏易中暑，体现了影响发病的（　　）
4. "尝贵后贱，虽不中邪，病从内生"，体现了影响发病的（　　）

A. 气候因素　　　　　B. 地域因素
C. 精神状态　　　　　D. 社会环境
E. 体质因素

5. "恬淡虚无，真气从之，精神内守，病安从来"，体现了影响发病的因素是（　　）
6. 痰湿内盛之体，易感寒湿之邪，患眩晕、中风之疾，体现了影响发病的因素是（　　）

A. 饮食不慎　　　　　B. 邪未尽除
C. 情志失调　　　　　D. 新感病邪
E. 劳逸失度

7. 疾病复发的首要条件是（　　）
8. 脾胃疾患致复的诱因常为（　　）

第十二节 病　机

A1 型题

1. 下列属于疾病基本病机的是（　　）
　　A. 经络病机　　　　　B. 脏腑病机
　　C. 六淫病机　　　　　D. 阴阳失调病机
　　E. 内生五邪病机

2. 决定病证虚实变化的主要病机是（　　）
　　A. 脏腑功能的盛衰　　B. 阴阳之气的盛衰
　　C. 气血的盛衰　　　　D. 正邪的盛衰
　　E. 邪气的有无

3. 邪正盛衰决定着（　　　）
   A. 病证的寒热　　　　B. 病位的表里
   C. 气血的盛衰　　　　D. 病证的虚实
   E. 疾病的类型

4. 证候虚实的"实"是指（　　　）
   A. 体质壮实　　　　　B. 正气旺盛
   C. 邪气亢盛　　　　　D. 病邪内生
   E. 外邪侵袭

5. 证候虚实的"虚"是指（　　　）
   A. 体质虚弱　　　　　B. 气血虚
   C. 正气不足　　　　　D. 邪留伤正
   E. 精气虚

6. 实证常见于外感病的阶段是（　　　）
   A. 末期　　　　　　　B. 初期
   C. 各个阶段　　　　　D. 初期和中期
   E. 中期和后期

7. 下列属于实证临床表现的是（　　　）
   A. 二便不通　　　　　B. 神疲体倦
   C. 五心烦热　　　　　D. 面容憔悴
   E. 自汗盗汗

8. 下列属于虚证临床表现的是（　　　）
   A. 二便不通　　　　　B. 精神亢奋
   C. 烦躁不宁　　　　　D. 心悸气短
   E. 疼痛剧烈

9. 下列不属于虚实夹杂的是（　　　）
   A. 真实假虚　　　　　B. 表实里虚
   C. 上实下虚　　　　　D. 实中夹虚
   E. 虚中夹实

10. "大实有羸状"的病机是（　　　）
   A. 由实转虚　　　　　B. 实中夹虚
   C. 真实假虚　　　　　D. 真虚假实
   E. 虚实错杂

11. 脾阳不振，运化无权之水肿病，其病机是（　　　）
   A. 真实假虚　　　　　B. 实中夹虚
   C. 虚中夹实　　　　　D. 真虚假实
   E. 因实致虚

12. 外感热病发展过程中，邪热炽盛，消灼津液

形成的实热伤津、气阴两伤病证，既有高热、烦渴欲饮，又有尿少便干的表现，其病机是（　　　）
   A. 虚中夹实　　　　　B. 由实转虚
   C. 真虚假实　　　　　D. 真实假虚
   E. 实中夹虚

13. "至虚有盛候"的病机是（　　　）
   A. 由实转虚　　　　　B. 实中夹虚
   C. 真实假虚　　　　　D. 真虚假实
   E. 虚实错杂

14. 阳偏盛的病理状态是（　　　）
   A. 脏腑功能障碍
   B. 病理性代谢产物积聚
   C. 功能亢奋，热量过剩
   D. 阴不制阳，阳相对偏亢
   E. 阴液不足，火热内生

15. 阴偏盛的病理状态是（　　　）
   A. 功能障碍或减退，产热不足
   B. 阴液不足，阳气失制而偏盛
   C. 阳气亢盛，耗伤机体的阴液
   D. 阴寒邪盛，逼迫阳气浮越于外
   E. 阳气虚损，功能减退

16. 阴偏衰的病理状态是（　　　）
   A. 阳气亢盛，阴气相对不足
   B. 阳热盛极，格阴于外
   C. 阳气亢盛，耗伤精、血、津液
   D. 人体阴气不足，功能虚性亢奋
   E. 阴液亏损，阳气化生亦不足

17. 虚寒证的基本病机是（　　　）
   A. 阳偏盛　　　　　　B. 阴偏盛
   C. 阳偏衰　　　　　　D. 阴偏衰
   E. 阴阳互损

18. 阳偏盛多表现为（　　　）
   A. 实寒证　　　　　　B. 虚寒证
   C. 实热证　　　　　　D. 虚热证
   E. 亡阳证

19. 阴阳不相维系，可出现（　　　）
   A. 阳盛则热，阴盛则寒
   B. 阳虚则寒，阴虚则热

C. 阴盛格阳，阳盛格阴

D. 阴损及阳，阳损及阴

E. 阴虚阳亢，阳虚阴盛

20. 阴损及阳是指（　　　）

A. 阴虚不能制约阳气

B. 阴盛于内，格阳于外

C. 阴气亏虚，阳无以化生，阳亦亏虚

D. 阴盛伤阳，阳气受损

E. 阴气盛极，阳气浮越于外

21. 阳损及阴的病机多表现为（　　　）

A. 虚热

B. 虚寒

C. 以阳虚为主的阴阳两虚

D. 阴阳之气对等的两虚

E. 以阴虚为主的阴阳两虚

22. 邪热内伏，反见四肢厥冷的病机是（　　　）

A. 阳盛则阴病　　　　B. 阴盛则寒

C. 阳虚则寒　　　　　D. 阴损及阳

E. 阳盛格阴

23. 阳盛格阴临床见（　　　）

A. 实热证　　　　　　B. 虚寒证

C. 真热假寒证　　　　D. 真寒假热证

E. 实寒证

24. 阴寒之邪壅盛于内，逼迫阳气浮越于外的病机变化是（　　　）

A. 阴盛格阳　　　　　B. 阴损及阳

C. 阳盛格阴　　　　　D. 阳损及阴

E. 阴盛耗阴

25. 机体的阳气发生突然性脱失，而致全身功能突然严重衰竭的病机变化是（　　　）

A. 亡阴　　　　　　　B. 阴损及阳

C. 阳盛格阴　　　　　D. 阳损及阴

E. 亡阳

26. 不属于气行失常病机变化的是（　　　）

A. 气虚　　　　　　　B. 气滞

C. 气逆　　　　　　　D. 气闭

E. 气脱

27. 机体局部之气流通不畅，郁滞不通的病理状态

是（　　　）

A. 气虚　　　　　　　B. 气滞

C. 气逆　　　　　　　D. 气闭

E. 气脱

28. 气不内守，大量丢失于外的病理状态是（　　　）

A. 气虚　　　　　　　B. 气滞

C. 气逆　　　　　　　D. 气闭

E. 气脱

29. 内脏下垂的病机是（　　　）

A. 气陷　　　　　　　B. 气滞

C. 气逆　　　　　　　D. 气闭

E. 气脱

30. 气机闭阻，外出严重障碍，以致清窍闭塞的病理状态是（　　　）

A. 气虚　　　　　　　B. 气滞

C. 气逆　　　　　　　D. 气闭

E. 气脱

31. 气逆最常发作的脏腑是（　　　）

A. 肺、胃、肾　　　　B. 心、胃、肝

C. 肝、胃、肾　　　　D. 肺、胃、肝

E. 肝、肺、肾

32. 不属于气与血关系失常病理变化的是（　　　）

A. 气滞血瘀　　　　　B. 气不摄血

C. 气随血脱　　　　　D. 气虚血热

E. 气血两虚

33. 津亏血瘀的病机是（　　　）

A. 津少不能化血

B. 血瘀不能化津

C. 血脉瘀阻，津液停聚

D. 津液枯涸，燥热内生

E. 津液亏损，血行不畅

34. 津枯血燥的病机是（　　　）

A. 津少不能化血

B. 血瘀不能化津

C. 血脉瘀阻，津液停聚

D. 津液枯涸，血燥虚热内生

E. 津液亏损，血行不畅

35. 口、鼻、皮肤干燥，常见于（　　　）

A. 津液不足   B. 津液输布障碍
C. 津液排泄障碍   D. 津枯血燥
E. 水停气阻

36. "内风"产生的机理是（   ）
    A. 体内气机逆乱   B. 机体阳气亢逆
    C. 体内阴血不足   D. 体内筋脉失养
    E. 体表络脉失濡

37. 肝肾阴亏，阴不制阳，导致肝之阳气升动无制，亢而化风的病理状态是（   ）
    A. 热极生风   B. 肝阳化风
    C. 阴虚风动   D. 血虚生风
    E. 血燥生风

38. 肝血不足，筋脉失养所产生的虚风内动的病理变化是（   ）
    A. 热极生风   B. 肝阳化风
    C. 阴虚风动   D. 血虚生风
    E. 血燥生风

39. 热极生风，易见（   ）
    A. 高热   B. 潮热盗汗
    C. 低热颧赤   D. 肢体麻木
    E. 肌肤甲错

40. 阴虚风动，易见（   ）
    A. 高热   B. 潮热盗汗
    C. 神昏谵语   D. 肢体麻木
    E. 肌肤甲错

41. 不属于"寒从中生"的病理状态的是（   ）
    A. 肾阳不足，水肿、尿少
    B. 脾阳不足，四肢不温
    C. 寒邪直中太阴，腹痛、泄泻
    D. 心阳虚损，心悸胸痛、畏寒
    E. 肺阳虚衰，寒饮阻肺

42. 阳虚阴盛，内寒自生的基本特征为（   ）
    A. 腹泻便溏   B. 畏寒喜暖
    C. 面色苍白   D. 蜷卧
    E. 水肿

43. 与"虚寒内生"关系密切的脏是（   ）
    A. 肝   B. 心
    C. 脾   D. 肺

E. 肾

44. 与"湿浊内生"关系密切的脏是（   ）
    A. 肝   B. 心
    C. 脾   D. 肺
    E. 肾

45. 与外燥、内燥关系密切的脏是（   ）
    A. 肝   B. 心
    C. 脾   D. 肺
    E. 肾

46. 下列对于"内火"病机的论述，不正确的是（   ）
    A. 阳亢化火   B. 邪郁化火
    C. 五志化火   D. 阴虚火旺
    E. 少火过盛

47. 病势一般缓慢，病程较长，其临床多见五心烦热或骨蒸潮热等的是（   ）
    A. 阳亢化火   B. 邪郁化火
    C. 五志化火   D. 阴虚火旺
    E. 少火过盛

48. 下列关于疾病传变的论述，不正确的是（   ）
    A. 素体阳盛者，邪多从火化
    B. 疾病的虚实性质可以发生转化
    C. 病变部位可以相互转移
    D. 疾病的寒热性质可以发生转化
    E. 燥为阳邪，易从寒化

B1 型题

A. 实证   B. 虚证
C. 虚实夹杂证   D. 真虚假实证
E. 真实假虚证

1. 外感六淫致病的初期和中期，多为（   ）
2. 疾病的后期及多种慢性病证，多为（   ）

A. 气滞血瘀   B. 气不摄血
C. 气随血脱   D. 气血两虚
E. 气虚血瘀

3. 气虚不足，血不循经，逸出于脉外，从而导致各种失血的病理状态为（   ）
4. 气的运行郁滞不畅，以致血液循行障碍的病理状态为（   ）

A. 阳偏盛　　　　　　B. 阴偏盛
C. 阳偏衰　　　　　　D. 阴偏衰
E. 亡阳

5. 骨蒸潮热、盗汗、舌红少苔、脉细数无力等，多见于（　　　）

6. 大汗淋漓、汗出稀而凉，兼肌肤手足逆冷等，多见于（　　　）

A. 内寒　　　　　　　B. 内风
C. 内湿　　　　　　　D. 内燥
E. 内火

7. 阳气不足引起的是（　　　）

8. 津液不足引起的是（　　　）

A. 肝　　　　　　　　B. 心
C. 脾　　　　　　　　D. 肺
E. 肾

9. 与内风产生密切相关的脏是（　　　）

10. 与内湿产生密切相关的脏是（　　　）

A. 虚寒证　　　　　　B. 虚热证
C. 真寒假热证　　　　D. 真热假寒证
E. 阴阳两虚证

11. 阴盛格阳引起（　　　）

12. 阳盛格阴引起（　　　）

A. 水停气阻　　　　　B. 气随津脱
C. 津枯血燥　　　　　D. 气随血脱
E. 津亏血瘀

13. "吐下之余，定无完气"的病机变化是（　　　）

14. 津液亏损，血液循行郁滞不畅的病理状态为（　　　）

A. 血液不足，濡养功能减退
B. 血液循行迟缓，或不畅，或停滞
C. 血分有热，血行加速或迫血妄行
D. 气血失和，不荣经脉
E. 血随气逆，咯血或呕血

15. 血虚是指（　　　）

16. 血瘀是指（　　　）

A. 体质因素　　　　　B. 病邪因素
C. 地域因素　　　　　D. 气候因素
E. 生活因素

17. 外感六淫，阳邪传变较快，阴邪传变较慢，体现的影响疾病传变的因素是（　　　）

18. 素体阳盛者，邪多从火化，体现的影响疾病传变的因素是（　　　）

第十三节　防治原则

A1 型题

1. 属于既病防变的是（　　　）
   A. 调摄精神　　　　　B. 锻炼身体
   C. 起居有节　　　　　D. 药物预防
   E. 早期诊治

2. "先安未受邪之地"属于（　　　）
   A. 治病求本　　　　　B. 急则治标
   C. 未病先防　　　　　D. 既病防变
   E. 因时制宜

3. 就病变过程中矛盾的主次关系而言，其标本之划分，下列表述错误的是（　　　）
   A. 正气为本，邪气为标
   B. 病因为标，症状为本
   C. 先病为本，后病为标
   D. 原发病为本，继发病为标
   E. 脏腑病为本，肌表经络病为标

4. 素体气虚，抗病力低下，反复感冒，治之以益气解表。以标本先后缓急治则言之，属于（　　　）
   A. 急则治其标　　　　B. 本急则先治其本
   C. 缓则治其本　　　　D. 本缓则先治其标
   E. 标本兼治

5. 适用"急则治其标"治则的是（　　　）
   A. 阴虚咳嗽　　　　　B. 持续低热
   C. 大小便不通　　　　D. 慢性胃痛
   E. 下肢水肿

6. 热病用寒凉药来治疗属于（　　　）
   A. 用热远热　　　　　B. 用寒远寒
   C. 逆者正治　　　　　D. 热者寒之
   E. 寒者热之

7. 虚损病证用补益方药来治疗属于（　　　）
   A. 逆者正治　　　　　B. 从者反治
   C. 实者泻之　　　　　D. 虚者补之
   E. 补其偏衰

8. 寒因寒用是指采用寒凉性质的药物来治疗（　　）
   A. 寒证　　　　　　　B. 虚寒证
   C. 真热假寒证　　　　D. 真寒假热证
   E. 寒热错杂证

9. 下列对热因热用的表述，错误的是（　　）
   A. 用热性药物治疗真寒假热证
   B. 用热性药物治疗阴盛格阳所致的病证
   C. 用温热药物应尽量避免在炎热季节使用
   D. 所采用方药的性质顺从疾病的假象
   E. 实质上仍是逆其证候真象性质而治的治法

10. 正治是指（　　）
    A. 正确的治疗法则
    B. 顺从疾病的某些假象而治的原则
    C. 逆其疾病证候性质而治的原则
    D. 扶助正气而治的原则
    E. 祛除邪气而治的原则

11. 属于正治的是（　　）
    A. 寒因寒用　　　　　B. 热因热用
    C. 用寒远寒　　　　　D. 塞因塞用
    E. 寒者热之

12. 反治是指（　　）
    A. 顺从疾病的本质而治
    B. 逆其疾病的症状而治
    C. 逆其疾病的现象而治
    D. 顺从疾病的假象而治
    E. 反常的治疗方法

13. 属于反治的是（　　）
    A. 热者寒之　　　　　B. 寒因寒用
    C. 虚则补之　　　　　D. 寒者热之
    E. 实则泻之

14. 虚损病变出现闭塞不通征象，用补益方药来治疗，可概括为（　　）
    A. 虚则补之　　　　　B. 补其不足
    C. 攻补兼施　　　　　D. 塞因塞用
    E. 补虚泻实

15. 阴盛格阳的真寒假热证，应采用（　　）
    A. 热者寒之　　　　　B. 寒因寒用
    C. 热因热用　　　　　D. 寒者热之
    E. 实则泻之

16. 阳盛格阴的真热假寒证应采用（　　）
    A. 热者寒之　　　　　B. 寒因寒用
    C. 热因热用　　　　　D. 寒者热之
    E. 实则泻之

17. "塞因塞用"的治法，适用于治疗（　　）
    A. 表实里虚证　　　　B. 虚实夹杂证
    C. 真虚假实证　　　　D. 真实假虚证
    E. 表虚里实证

18. 瘀血导致的崩漏，治疗宜选用的原则是（　　）
    A. 塞因塞用　　　　　B. 通因通用
    C. 补气摄血　　　　　D. 清热凉血
    E. 热者寒之

19. 患者正虚邪实而正气不耐攻伐，此时应采取的治则是（　　）
    A. 扶正　　　　　　　B. 祛邪
    C. 祛邪扶正兼用　　　D. 先祛邪后扶正
    E. 先扶正后祛邪

20. 阴阳偏衰的治疗，下列原则最中肯的是（　　）
    A. 调整阴阳　　　　　B. 损益兼用
    C. 补其不足　　　　　D. 滋阴清热
    E. 损其有余

21. 治疗阴偏衰时，在滋阴剂中适当佐用扶阳药，使"阴得阳升而泉源不竭"，这可概括为（　　）
    A. 阴阳并补　　　　　B. 阴中求阳
    C. 阳中求阴　　　　　D. 扶阳消阴
    E. 滋阴制阳

22. 气闭则（　　）
    A. 疏　　　　　　　　B. 补
    C. 降　　　　　　　　D. 开
    E. 升

23. 下列不属于"因人制宜"原则的是（　　）
    A. 因性别不同而用药各异
    B. 因居处环境不同而用药各异
    C. 因体质不同而用药各异
    D. 因年龄长幼不同而用药各异
    E. 因生活习惯不同而用药各异

24. 我国东南地区多用辛凉解表，西北地区则常用辛温解表，所体现的治则是（　　）

A. 既病防变　　　　B. 治病求本
C. 因人制宜　　　　D. 因时制宜
E. 因地制宜

25. 用凉远凉、用温远温，属于（　　　）
A. 扶正祛邪　　　　B. 因地制宜
C. 因人制宜　　　　D. 因时制宜
E. 未病先防

B1 型题

A. 治病求本　　　　B. 未病先防
C. 既病防变　　　　D. 因人制宜
E. 因时制宜

1. 养生以增强正气，属于（　　　）
2. 根据患者的年龄、体质等不同特点来考虑治疗用药，属于（　　　）

A. 热因热用　　　　B. 实则泻之
C. 热者寒之　　　　D. 阴阳并补
E. 虚则补之

3. 阳热亢盛的实热证，宜（　　　）
4. 阴阳两虚证，宜（　　　）

A. 寒者热之
B. 热者寒之
C. "壮水之主，以制阳光"
D. "益火之源，以消阴翳"
E. 抑强扶弱

5. 阳虚证，宜（　　　）
6. 阴虚证，宜（　　　）

A. 扶正　　　　　　B. 祛邪
C. 扶正兼祛邪　　　D. 先扶正后祛邪
E. 先祛邪后扶正

7. 正虚不甚，邪势方张，正气尚能耐攻者，应用（　　　）

8. 正虚邪实之虚实夹杂证，应用（　　　）

A. 正治　　　　　　B. 从治
C. 标本兼治　　　　D. 治本
E. 治标

9. 大出血患者，应采用的治则是（　　　）
10. 标本并重时，应采用的治则是（　　　）

A. 热因热用　　　　B. 寒因寒用
C. 塞因塞用　　　　D. 通因通用
E. 虚则补之

11. 对血虚之经闭，应采用的治疗方法是（　　　）
12. 对真寒假热证，应采用的治疗方法是（　　　）

A. 气滞则疏　　　　B. 气虚则补
C. 气逆则降　　　　D. 气脱则固
E. 气闭则开

13. 采用行气、调气、舒气、破气等方法治疗气机郁滞不畅，属于（　　　）
14. 用开窍之法治疗浊邪外阻，或气郁外出受阻导致的突然闭厥，属于（　　　）

A. 血虚则补　　　　B. 血瘀则行
C. 血脱则固　　　　D. 血寒则温
E. 血热则凉

15. 以行血、活血之法治疗血液运行迟缓不畅，属于（　　　）
16. 用酸涩之剂，伍以益气药，治疗崩中漏下，属于（　　　）

A. 血虚则补　　　　B. 血瘀则行
C. 气病治血　　　　D. 血病治气
E. 血热则凉

17. 血溢者，益其气而血自止，体现（　　　）
18. 补气时要顾其血弱与血瘀，体现（　　　）

第二章

中医诊断学

第一节 绪 论

A1 型题

1. 中医诊断的基本原则是（   ）
   - A. 熟悉理论，临床实践，辨证思维
   - B. 整体审察，见微知著，病证结合
   - C. 整体审察，诊法合参，病证结合
   - D. 司外揣内，见微知著，以常达变
   - E. 证候转化，病证结合，辨证求因

2. 整体审察要求（   ）
   - A. 望、闻、问、切四诊并重
   - B. 整体与局部统一审察
   - C. 从疾病全过程、特征上认识疾病的本质
   - D. 从疾病当前的表现中判断病变的位置与性质
   - E. 把辨病与辨证结合起来

第二节 问 诊

A1 型题

1. 午后夜间潮热的临床意义是（   ）
   - A. 温病入营   B. 阳明腑实
   - C. 湿遏热伏   D. 阴虚火旺
   - E. 热入心包

2. 外感风寒之邪初期的症状是（   ）
   - A. 恶寒重，发热轻   B. 恶寒轻，发热重
   - C. 发热轻，而恶风   D. 只恶寒，不发热
   - E. 只发热，不恶寒

3. 日晡潮热患者热势较高的时间段为（   ）
   - A. 上午 8 ~ 10 时   B. 上午 9 ~ 11 时
   - C. 下午 1 ~ 3 时   D. 下午 2 ~ 4 时
   - E. 下午 3 ~ 5 时

4. 恶寒与发热交替发作，属于（   ）
   - A. 里实热证   B. 里虚寒证
   - C. 阳明腑实证   D. 血虚证
   - E. 半表半里证

5. 自汗可见于（   ）
   - A. 阴虚   B. 血虚
   - C. 气闭   D. 血瘀
   - E. 气虚

6. 湿温潮热的临床表现是（   ）
   - A. 身热不扬，午后热甚
   - B. 长期发热，劳累益甚
   - C. 入夜发热，天明热退
   - D. 至夏则热，秋凉则止
   - E. 午后发热，入夜尤甚

7. 发热重，恶寒轻，多见于（   ）
   - A. 风热表证   B. 伤风表证
   - C. 风寒表证   D. 里实寒证
   - E. 里虚寒证

8. 新病恶寒的临床意义是（   ）
   - A. 里虚寒证   B. 里实寒证
   - C. 风邪表证   D. 半表半里证
   - E. 内湿证

9. 久病畏寒的临床意义是（   ）
   - A. 里虚寒证   B. 里实寒证
   - C. 风邪表证   D. 半表半里证
   - E. 内湿证

10. 冷汗淋漓如水，伴面色苍白、肢冷脉微者，多属（   ）
    - A. 亡阳证   B. 亡阴证
    - C. 阴虚证   D. 阳虚证
    - E. 气虚证

11. 汗热而黏如油，伴躁扰烦渴、脉细数疾者，多
属（ ）
    A. 亡阳证　　　　　B. 亡阴证
    C. 阴虚证　　　　　D. 阳虚证
    E. 气虚证

12. 表证的特征性症状是（ ）
    A. 定时发热　　　　B. 但寒不热
    C. 高热不退　　　　D. 寒热往来
    E. 恶寒与发热并见

13. 寒证的特征性症状是（ ）
    A. 定时发热　　　　B. 但寒不热
    C. 高热不退　　　　D. 寒热往来
    E. 恶寒与发热并见

14. 睡时汗出，醒则汗止，属于（ ）
    A. 绝汗　　　　　　B. 自汗
    C. 盗汗　　　　　　D. 战汗
    E. 大汗

15. 患者发热不高，体温一般在38℃以下，发热持
续时间较长，常见于（ ）
    A. 疟疾　　　　　　B. 风热初期
    C. 风寒初期　　　　D. 温病后期
    E. 少阳证

16. 酸痛的临床意义是（ ）
    A. 火邪窜至经络　　B. 寒邪阻滞经络
    C. 气阴两虚　　　　D. 湿侵肌肉关节
    E. 外感寒邪

17. 疼痛兼有空虚感的临床意义是（ ）
    A. 气血精髓亏虚　　B. 气机闭阻
    C. 湿侵肌肉关节　　D. 血行不畅
    E. 肝阳上亢

18. 疼痛不甚剧烈，绵绵不休，尚可忍耐，属于
（ ）
    A. 胀痛　　　　　　B. 窜痛
    C. 空痛　　　　　　D. 刺痛
    E. 隐痛

19. 瘀血阻滞，血行不畅所导致的疼痛是（ ）
    A. 重痛　　　　　　B. 酸痛
    C. 胀痛　　　　　　D. 刺痛

E. 空痛

20. 阳气、精血亏虚所致的疼痛是（ ）
    A. 痛如刀绞　　　　B. 游走窜痛
    C. 胀满疼痛　　　　D. 隐隐作痛
    E. 痛如针刺

21. 胸胁脘腹窜痛，多因（ ）
    A. 气滞　　　　　　B. 气虚
    C. 血虚　　　　　　D. 血瘀
    E. 湿证

22. 前额疼痛连及眉棱骨，属于（ ）
    A. 少阳头痛　　　　B. 厥阴头痛
    C. 阳明头痛　　　　D. 太阳头痛
    E. 少阴头痛

23. 头部两侧疼痛者，属于（ ）
    A. 阳明头痛　　　　B. 少阳头痛
    C. 太阳头痛　　　　D. 厥阴头痛
    E. 少阴疼痛

24. 颠顶头痛属于（ ）
    A. 阳明头痛　　　　B. 少阳头痛
    C. 太阳头痛　　　　D. 厥阴头痛
    E. 少阴头痛

25. 下列各项与胁痛无关的是（ ）
    A. 胃阴亏虚　　　　B. 悬饮内停
    C. 肝郁气滞　　　　D. 肝胆湿热
    E. 肝胆火盛

26. 结石阻滞胆管所引起的上腹部疼痛，其性质属
于（ ）
    A. 胀痛　　　　　　B. 绞痛
    C. 刺痛　　　　　　D. 隐痛
    E. 空痛

27. 后头枕部疼痛连及项部者，属于（ ）
    A. 阳明头痛　　　　B. 少阳头痛
    C. 太阳头痛　　　　D. 厥阴头痛
    E. 太阴头痛

28. 头晕而重，如物缠裹的临床意义是（ ）
    A. 肝阳上亢　　　　B. 肝火上炎
    C. 肾精亏虚　　　　D. 气血两亏

E. 痰湿内阻

29. 下列各项不属于头晕临床意义的是（　　）
A. 肝火上炎　　　　B. 痰湿内阻
C. 肝阳上亢　　　　D. 外感风寒
E. 肾精不足

30. 肝经不畅或大肠病变引起腹痛的部位是（　　）
A. 大腹痛　　　　B. 小腹痛
C. 少腹痛　　　　D. 脐腹痛
E. 剑突下疼痛

31. 突发耳聋，声大如雷，或如蛙叫，或如潮声，按之鸣声不减，以下不属于其临床意义的是（　　）
A. 肝胆火盛　　　　B. 痰火壅结
C. 气血瘀阻　　　　D. 风邪上袭
E. 阴精亏虚

32. 渐觉耳鸣，声音细小，如闻蝉鸣，按之鸣声减轻或暂止，其临床意义是（　　）
A. 肝胆火盛　　　　B. 痰火壅结
C. 气血瘀阻　　　　D. 肾精亏虚
E. 风邪上袭

33. 下列不会导致失眠的是（　　）
A. 阴虚火旺　　　　B. 心脾两虚
C. 外感风寒　　　　D. 食滞胃脘
E. 心虚胆怯

34. 困倦嗜睡，伴头目昏沉、脘痞肢重者，其临床意义是（　　）
A. 痰湿困脾　　　　B. 阴虚火旺
C. 阳明腑实　　　　D. 营血亏虚
E. 心肾阳虚

35. 饭后困倦嗜睡，伴纳呆腹胀、少气懒言者，其临床意义是（　　）
A. 痰湿困脾　　　　B. 脾虚失运
C. 肝郁化火　　　　D. 心肾不交
E. 痰热内扰

36. 不属于造成目眩，兼面赤、头胀、头重、头痛的病因的是（　　）
A. 风火上扰　　　　B. 痰湿上蒙
C. 肝火上炎　　　　D. 肝阳上亢

E. 精血亏虚

37. 头晕胀痛，头重脚轻，伴耳鸣目花，腰膝酸软，舌红少苔，每因恼怒而加剧者，属（　　）
A. 肝火上炎　　　　B. 痰湿内阻
C. 瘀血阻滞　　　　D. 肾精不足
E. 肝阳上亢

38. 外伤后头晕刺痛者，属（　　）
A. 肝火上炎　　　　B. 痰湿内阻
C. 瘀血阻滞　　　　D. 肾精不足
E. 肝阳上亢

39. 胃脘疼痛，进食后疼痛缓解，属（　　）
A. 肝火上炎　　　　B. 胃脘食积
C. 胃阳不足　　　　D. 肝胆湿热
E. 瘀血阻滞

40. 下列不属于失眠临床表现的是（　　）
A. 经常不易入睡
B. 偶尔有梦
C. 睡而易醒，难以复睡
D. 时时惊醒，睡不安宁
E. 彻夜不眠

41. 新病耳暴聋，如棉塞耳者，多因（　　）
A. 肝胆之火，循经上扰
B. 精气虚衰，清窍失充
C. 肾精亏虚，肝肾阴血亏虚
D. 中气下陷，清阳不升
E. 瘀血内阻，清窍失养，

42. 下列不属于渴不多饮临床意义的是（　　）
A. 湿热证　　　　B. 热入营血证
C. 阴虚火旺证　　　D. 痰饮内停证
E. 瘀血内阻证

43. 口渴喜热饮，饮水不多，或水入即吐者，属（　　）
A. 湿热证　　　　B. 热入营血证
C. 痰饮内停证　　　D. 瘀血内阻证
E. 阴虚火旺证

44. 下列不属于消渴病临床表现的是（　　）
A. 口渴多饮　　　　B. 多尿
C. 多食易饥　　　　D. 体渐消瘦
E. 纳呆腹胀

45. 下列不属于湿盛困脾表现的是（　　　）
    A. 食少纳呆　　　　B. 脘闷腹胀
    C. 身重　　　　　　D. 恶寒发热
    E. 苔腻

46. 下列不属于胃火炽盛证表现的是（　　　）
    A. 消谷善饥　　　　B. 口干口渴
    C. 形体消瘦　　　　D. 食少纳呆
    E. 大便秘结

47. 下列有饥不欲食症状的是（　　　）
    A. 胃火炽盛证　　　B. 胃阴虚证
    C. 食积胃脘证　　　D. 大肠湿热证
    E. 心火下移小肠证

48. 下列可引起口中黏腻不爽的是（　　　）
    A. 食滞肠胃证　　　B. 肺肾阴虚证
    C. 心脾两虚证　　　D. 肝肾阴虚证
    E. 气血两虚证

49. 口干，但欲漱水不欲咽，兼有舌紫暗或有紫斑
    的临床意义是（　　　）
    A. 瘀血内阻　　　　B. 热入营血
    C. 湿热内蕴　　　　D. 痰饮内停
    E. 阴虚火旺

50. 自觉口中有甜味的症状，多属（　　　）
    A. 肝胆火旺　　　　B. 寒湿困脾
    C. 脾胃湿热　　　　D. 燥热伤津
    E. 痰饮内停

51. 大渴喜冷饮，属（　　　）
    A. 里寒证　　　　　B. 阴虚证
    C. 血虚证　　　　　D. 里热证
    E. 阳虚证

52. 阳虚寒凝证，多见（　　　）
    A. 便秘，兼腹胀满拒按、壮热、舌红
    B. 便干，兼咽干、少苔
    C. 便秘，兼畏寒喜热
    D. 大便难解，便后乏力
    E. 腹痛作泻，泻后痛减

53. 血附在大便表面或于排便前后滴出，血色鲜红
    多见于（　　　）
    A. 实热证　　　　　B. 虚热证

C. 虚寒证　　　　　D. 实寒证
E. 阳虚证

54. 肝胆火旺，胆气上逆的患者，多见（　　　）
    A. 口苦　　　　　　B. 口咸
    C. 口酸　　　　　　D. 口黏腻
    E. 口甜

55. 失眠，伴胸闷心烦、泛恶嗳气者，属（　　　）
    A. 心火炽盛证　　　B. 肝郁化火证
    C. 痰热内扰证　　　D. 食滞胃脘证
    E. 心脾两虚证

56. 大便时干时稀，属（　　　）
    A. 肠热腹实证　　　B. 食滞胃肠证
    C. 肝郁脾虚证　　　D. 脾虚证
    E. 脾肾阳虚证

57. 大便先干后稀，属（　　　）
    A. 脾虚证　　　　　B. 脾肾阳虚证
    C. 肾阳虚证　　　　D. 肝郁脾虚证
    E. 肠道湿热证

58. 不会导致便秘的是（　　　）
    A. 肠热腑实　　　　B. 阴虚
    C. 阳虚寒凝　　　　D. 脾肺气虚
    E. 脾肾阳虚

59. 通常不会导致泄泻的是（　　　）
    A. 伤食　　　　　　B. 大肠湿热
    C. 肝郁脾虚　　　　D. 脾肾阳虚
    E. 肠热腑实

60. 脾肾阳虚证大便的临床表现是（　　　）
    A. 完谷不化　　　　B. 溏结不调
    C. 脓血便　　　　　D. 柏油便
    E. 便血

61. 不属于大肠湿热证临床表现的是（　　　）
    A. 泻下急迫　　　　B. 溏结不调
    C. 泻而不爽　　　　D. 色黄糜、臭秽
    E. 肛门灼热

62. 不属于伤食证临床表现的是（　　　）
    A. 肛门灼热　　　　B. 腹痛泄泻
    C. 泻后痛减　　　　D. 便臭如败卵

E. 嗳腐酸臭

63. 肛门气坠者，属（　　）
  A. 湿热内阻证　　　B. 肝郁脾虚证
  C. 阳虚寒凝证　　　D. 脾肾阳虚证
  E. 脾虚气陷证

64. 尿后余沥不尽，属（　　）
  A. 膀胱湿热　　　B. 脾肾阳虚
  C. 肾气虚弱　　　D. 肝郁脾虚
  E. 大肠湿热

65. 新病小便频数，短赤而急迫者，属（　　）
  A. 肾气不固　　　B. 脾肾阳虚
  C. 湿热蕴结大肠　　D. 肝郁乘脾
  E. 湿热蕴结膀胱

66. 久病小便频数，色清量多，夜间明显的临床意义是（　　）
  A. 中气下陷　　　B. 大肠湿热
  C. 痰饮内阻　　　D. 肾气不固
  E. 心脾两虚

67. 湿热下注会导致（　　）
  A. 尿道涩痛　　　B. 尿后余沥
  C. 小便失禁　　　D. 遗尿
  E. 纳呆

68. 久病或年老导致的癃闭，属（　　）
  A. 肾阳气虚　　　B. 湿热下注
  C. 大肠湿热　　　D. 心脾两虚
  E. 肝郁化火

69. 久病食欲减退，伴食后腹胀，面黄肢倦，多属（　　）
  A. 食滞胃肠证　　　B. 湿盛困脾证
  C. 脾胃虚弱证　　　D. 肝胆湿热证
  E. 胃火炽盛证

70. 自觉口中有涩味，如食生柿子，多属（　　）
  A. 燥热伤津证　　　B. 肝胆火旺证
  C. 寒水上泛证　　　D. 湿邪困脾证
  E. 肝胃不和证

71. 口渴，饮水不多，伴身热夜甚、心烦不寐、舌红绛者，多属（　　）

  A. 脾胃虚弱证　　　B. 瘀血内阻证
  C. 痰饮内停证　　　D. 热入营血证
  E. 湿热蕴脾证

72. 抽掣牵引作痛，由一处连及他处疼痛的症状，多因（　　）
  A. 血虚经脉失养
  B. 湿邪侵袭肌肉关节
  C. 瘀血阻滞，血行不畅
  D. 肝阳上亢
  E. 阴虚火旺

73. 胸前"虚里"部位作痛，或心痛彻背，掣及左肩、左臂者，病位在（　　）
  A. 肝　　　B. 心
  C. 脾　　　D. 肺
  E. 肾

74. 胸膺作痛，伴咳嗽者，病位在（　　）
  A. 肝　　　B. 心
  C. 脾　　　D. 肺
  E. 肾

75. 不属于排尿感异常的是（　　）
  A. 尿道涩痛　　　B. 尿后余沥
  C. 小便失禁　　　D. 遗尿
  E. 癃闭

76. 不属于导致患者进食后，疼痛加剧原因的是（　　）
  A. 食积　　　B. 气滞
  C. 瘀血　　　D. 气虚
  E. 寒邪

77. 不属于肾气不固证临床表现的是（　　）
  A. 遗尿　　　B. 癃闭
  C. 小便失禁　　　D. 里急后重
  E. 久病小便频数，量多色清

78. 口干不欲饮，兼潮热、盗汗的临床意义是（　　）
  A. 痰饮内停　　　B. 瘀血内阻
  C. 饮食积滞　　　D. 阴虚火旺
  E. 外感风寒

79. 远血的病位多在（　　）
  A. 小肠　　　B. 膀胱

C. 大肠 　　　　　 D. 肺

E. 肝

80. 近血的病位多在（ 　　 ）
A. 小肠 　　　　　 B. 膀胱
C. 大肠 　　　　　 D. 肺
E. 肝

81. 厌食油腻，伴胁肋灼热胀痛者，属（ 　　 ）
A. 肝胆湿热证 　　　 B. 肝郁脾虚证
C. 大肠湿热证 　　　 D. 胃火炽盛证
E. 心脾两虚证

82. 嗳气吞酸，伴脘胁满痛、性急易怒者，属（ 　　 ）
A. 燥热伤津证 　　　 B. 肝胃不和证
C. 食滞胃肠证 　　　 D. 脾胃湿热证
E. 心脾两虚证

83. 失眠，伴多梦易醒、心悸、神疲、食少者，属
（ 　　 ）
A. 肝郁化火证 　　　 B. 脾肾阳虚证
C. 痰热内扰证 　　　 D. 心脾两虚证
E. 食滞胃脘证

84. 临床表现为小便不通，点滴不出的是（ 　　 ）
A. 癃证 　　　　　 B. 痹证
C. 闭证 　　　　　 D. 淋证
E. 遗尿

85. 临床表现为小便不畅，点滴而出的是（ 　　 ）
A. 癃证 　　　　　 B. 痹证
C. 闭证 　　　　　 D. 淋证
E. 遗尿

86. 疼痛有灼热感而喜凉的症状，多属（ 　　 ）
A. 寒证 　　　　　 B. 热证
C. 实证 　　　　　 D. 虚证
E. 血瘀证

87. 疼痛有冷感而喜暖的症状，多属（ 　　 ）
A. 寒证 　　　　　 B. 热证
C. 实证 　　　　　 D. 虚证
E. 血瘀证

88. 小便频数，量少，涩痛，色黄者，属（ 　　 ）
A. 肾阳不足 　　　 B. 心脾两虚

C. 肝郁乘脾 　　　 D. 大肠湿热

E. 膀胱湿热

89. 四肢关节疼痛，游走不定，多属（ 　　 ）
A. 癃证 　　　　　 B. 痹证
C. 闭证 　　　　　 D. 淋证
E. 遗尿

90. 脾胃及肝胆病变引起腹痛的部位是（ 　　 ）
A. 大腹痛 　　　　 B. 小腹痛
C. 少腹痛 　　　　 D. 脐腹痛
E. 剑突处疼痛

91. 小肠和脾的病变引起腹痛的部位是（ 　　 ）
A. 大腹痛 　　　　 B. 小腹痛
C. 少腹痛 　　　　 D. 脐腹痛
E. 剑突处疼痛

92. 肾、大小肠、膀胱、女子胞宫病变引起腹痛的
部位是（ 　　 ）
A. 大腹痛 　　　　 B. 小腹痛
C. 少腹痛 　　　　 D. 脐腹痛
E. 剑突处疼痛

93. 蛔虫内扰，多见（ 　　 ）
A. 食后腹胀 　　　 B. 食欲减退
C. 厌食 　　　　　 D. 消谷善饥
E. 饥不欲食

94. 便溏，兼纳少、腹胀者，属（ 　　 ）
A. 脾气虚证 　　　 B. 脾肾阳虚证
C. 肝郁脾虚证 　　　 D. 大肠湿热证
E. 伤食证

95. 口中发酸，或嗳气酸腐，甚则吞酸，伴脘腹痞
闷胀满、胃中有灼热感、舌苔厚腻者，多属
（ 　　 ）
A. 肝胆火旺证 　　　 B. 寒湿困脾证
C. 脾胃虚弱证 　　　 D. 食滞胃肠证
E. 寒水上泛证

96. 外感热病中，正邪相争，提示疾病发展的转折
点是（ 　　 ）
A. 战汗 　　　　　 B. 自汗
C. 盗汗 　　　　　 D. 冷汗
E. 热汗

97. 自汗、盗汗并见，其病机是（　　）
　　A. 精血亏虚　　　　　　B. 阴阳两虚
　　C. 阳气不足　　　　　　D. 津液不足
　　E. 气阴两虚

98. 五更泄泻，泻而后安者，属（　　）
　　A. 脾虚不运证　　　　　B. 饮食积滞证
　　C. 寒湿内蕴证　　　　　D. 脾肾阳虚证
　　E. 肝郁脾虚证

99. 痢疾的特点是（　　）
　　A. 滑脱不禁，下利清谷
　　B. 里急后重，便下脓血
　　C. 暴注下泻，色黄恶臭
　　D. 排便不爽，溏结不调
　　E. 腹泻不爽，便溏如糜

100. 下列属于虚热证与实热证鉴别要点的是（　　）
　　A. 发热、口干　　　　　B. 盗汗、颧红
　　C. 大便干结　　　　　　D. 小便短赤
　　E. 舌红而干

101. 消谷善饥是指（　　）
　　A. 食欲过于旺盛，进食量多，但食后不久即感饥饿
　　B. 不欲食、食欲不振、纳呆
　　C. 厌恶食物，甚至恶闻食味
　　D. 虽有饥饿感，但不想进食，或勉强进食，量亦很少
　　E. 孕妇有厌食反应

A2 型题

1. 患者头痛眩晕、面色苍白，属（　　）
　　A. 气虚头痛　　　　　　B. 血虚头痛
　　C. 风寒头痛　　　　　　D. 肝郁气滞
　　E. 外感风寒

2. 患者失眠，伴多梦易惊、胆怯心悸，多属（　　）
　　A. 阴虚火旺证　　　　　B. 心脾两虚证
　　C. 心虚胆怯证　　　　　D. 痰热内扰证
　　E. 食滞胃脘证

3. 患者口渴咽干，夜间尤甚，伴颧红盗汗、五心烦热，多属（　　）
　　A. 阴虚火旺证　　　　　B. 心脾两虚证

　　C. 热入营血证　　　　　D. 痰热内扰证
　　E. 食滞胃脘证

4. 患者排便时自觉肛门有灼热感，多属（　　）
　　A. 大肠湿热证　　　　　B. 脾虚气陷证
　　C. 胃阴不足证　　　　　D. 肾阴不足证
　　E. 食滞胃脘证

5. 患者腰痛，小便不能随意控制而自行溢出者，多属（　　）
　　A. 胃阴不足证　　　　　B. 脾虚气陷证
　　C. 肾气不固证　　　　　D. 心脾两虚证
　　E. 湿热下注证

6. 患者经常性感冒，2 年来经常汗出，以头面部为多，运动后汗出更甚，并伴有精神不振、倦怠乏力。刻下症见面色淡白无华，舌淡苔白，脉虚弱。此患者的汗出属于（　　）
　　A. 气虚自汗　　　　　　B. 阴虚盗汗
　　C. 邪正交争的战汗　　　D. 亡阴之汗
　　E. 亡阳之汗

7. 患者，男，40 岁，已婚，泄泻 3 年，每日 3～5 次，早晨 5 时左右即有腹痛，泻后痛减，便质清稀，夹杂较多的不消化食物，并伴有怕冷、腰腿困痛、头晕耳鸣等症。刻下症见面色淡白，舌淡苔白而润，脉沉细而弱。其所患病证是（　　）
　　A. 脾虚泄泻　　　　　　B. 肝郁泄泻
　　C. 湿热泄泻　　　　　　D. 食积泄泻
　　E. 脾肾阳虚泄泻

B1 型题

　　A. 身热不扬　　　　　　B. 日晡潮热
　　C. 骨蒸发热　　　　　　D. 长期微热
　　E. 壮热汗出

1. 肠道燥热内结，腑气不通的热型是（　　）
2. 阳热炽盛证的热型是（　　）

　　A. 恶寒发热　　　　　　B. 寒热往来
　　C. 但热不寒　　　　　　D. 发热轻而恶风
　　E. 无明显寒热症状

3. 伤风表证的特征是（　　）
4. 里实热证的特征是（　　）

A. 高热持续不退，体温在 39℃以上
B. 定时发热，或定时热势加重
C. 发热不高，体温一般在 38℃以下
D. 仅自觉发热，发热持续时间较长
E. 恶寒与发热交替发作

5. 壮热的特点是（　　　）
6. 潮热的特点是（　　　）

A. 胀痛　　　　　　　B. 灼痛
C. 刺痛　　　　　　　D. 空痛
E. 隐痛

7. 气滞致痛的表现是（　　　）
8. 血瘀致痛的表现是（　　　）

A. 冷痛　　　　　　　B. 重痛
C. 掣痛　　　　　　　D. 空痛
E. 隐痛

9. 肝阳上亢所致头痛，可能是（　　　）
10. 血虚经脉失养所致疼痛，多是（　　　）

A. 自汗　　　　　　　B. 盗汗
C. 绝汗　　　　　　　D. 战汗
E. 半身汗

11. 阴阳亡失，可见（　　　）
12. 睡时汗出，醒后汗止者，属于（　　　）

A. 肝火上炎　　　　　B. 痰湿内阻
C. 瘀血阻滞　　　　　D. 气血亏虚
E. 肝阳上亢

13. 头晕胀痛，伴口苦易怒、舌红、脉弦数，多因（　　　）
14. 头晕面白，伴神疲体倦、舌淡脉细，每因劳累而加重者，多因（　　　）

A. 新病食欲减退　　　B. 久病食欲减退
C. 消谷善饥　　　　　D. 渴不多饮
E. 口渴多饮

15. 湿热证，多见（　　　）
16. 邪气影响脾胃功能，正气抗邪的保护性反应，多会导致（　　　）

A. 口淡　　　　　　　B. 口黏腻
C. 口酸　　　　　　　D. 口苦
E. 口咸

17. 寒湿困脾证，多见（　　　）
18. 寒水上泛证，多见（　　　）

A. 完谷不化　　　　　B. 脓血便
C. 近血　　　　　　　D. 远血
E. 溏结不调

19. 湿热疫毒积滞交阻肠道，肠络受损，常会导致（　　　）
20. 便血血色暗红或紫黑，或色黑如柏油状者，被称为（　　　）

A. 大腹痛　　　　　　B. 小腹痛
C. 少腹痛　　　　　　D. 脐腹痛
E. 剑突处疼痛

21. 脐以上部位疼痛，被称为（　　　）
22. 小腹两侧部位疼痛，被称为（　　　）

A. 阴虚火旺证　　　　B. 心火炽盛证
C. 肝郁化火证　　　　D. 痰热内扰证
E. 食滞胃脘证

23. 失眠，伴心悸心烦、腰酸耳鸣者，属（　　　）
24. 失眠，伴心烦、口干、舌燥者，属（　　　）

第三节　望　诊

A1 型题

1. 下列各项，不属于得神表现的是（　　　）
   A. 神志清楚　　　　　B. 语言清晰
   C. 颧红如妆　　　　　D. 表情自然
   E. 两目灵活

2. 下列各项，不属于精亏神衰表现的是（　　　）
   A. 精神萎靡　　　　　B. 壮热烦躁
   C. 语声低微　　　　　D. 面色无华
   E. 两目晦暗

3. 患者表现为得神，提示（　　　）
   A. 精气充足，体健神旺
   B. 痰火扰心，精神失常
   C. 意识模糊，语声低微
   D. 精气未衰，病轻易治
   E. 壮热烦躁，热扰神明

4. 患者表现为失神，可能提示（　　　）
   A. 精气大伤，功能衰减
   B. 精气充足，体健神旺
   C. 精气衰竭，正气将脱
   D. 重病患者临终前预兆

E. 病轻易治，预后良好

5. 不能区别假神与病情好转的是（　　）
   A. 本已神昏，突然神识似清
   B. 本已面色晦暗，突然两颧泛红如妆
   C. 原本语声低微，突然言语不休
   D. 壮热烦躁，四肢抽搐
   E. 本来毫无食欲，或不能食，突然索食，且饮食增多

6. 邪盛神乱，常见于（　　）
   A. 慢性久病之人　　　B. 重病患者临终前
   C. 急性病人　　　　　D. 健康者
   E. 病轻易治的患者

7. 假神的临床意义是（　　）
   A. 正气将脱，阴不敛阳
   B. 邪气亢盛，热扰神明
   C. 精气未衰，病轻易治
   D. 气血不足，精神亏虚
   E. 精神充盛，体健神旺

8. 午后颧红的临床意义是（　　）
   A. 外感风寒　　　　　B. 外感风热
   C. 阴虚内热　　　　　D. 日晡潮热
   E. 气虚发热

9. 下列各项，不属于黑色所主病证的是（　　）
   A. 寒证　　　　　　　B. 水饮
   C. 脾虚　　　　　　　D. 血瘀
   E. 剧痛

10. 面色黧黑，肌肤甲错的临床意义是（　　）
    A. 寒证　　　　　　　B. 水饮
    C. 血虚　　　　　　　D. 血瘀
    E. 气滞

11. 客色的产生，多由于（　　）
    A. 脏腑功能失常
    B. 气血阴阳失调
    C. 种族、禀赋的原因
    D. 生活条件的差异
    E. 邪气内阻

12. 疾病状态时的面部色泽，其特点多是
    A. 晦暗、暴露　　　　B. 明润

C. 有光泽　　　　　D. 微黄透红
E. 红黄隐隐

13. 脾胃气虚证的面色表现是（　　）
    A. 面色萎黄　　　　　B. 面色晦暗
    C. 面色紫黑　　　　　D. 面色无华
    E. 面色发青

14. 久病重病，面色苍白，仅颧红如妆，游移不定者，多属（　　）
    A. 阴寒证　　　　　　B. 阴虚证
    C. 实热证　　　　　　D. 戴阳证
    E. 阳虚证

15. 黄色主病，不多见于（　　）
    A. 脾胃气虚证　　　　B. 脾虚湿蕴证
    C. 阳虚水泛证　　　　D. 寒湿证
    E. 湿热证

16. 小儿高热，热闭心神，惊风先兆，两眉之间、鼻柱、唇周多见（　　）
    A. 青色　　　　　　　B. 赤色
    C. 黄色　　　　　　　D. 白色
    E. 黑色

17. 患者眼眶周围发黑，多见于（　　）
    A. 肾虚水饮　　　　　B. 脾失运化
    C. 气血不通　　　　　D. 热闭心神
    E. 瘀血内阻

18. 满面通红的临床意义是（　　）
    A. 邪热亢盛　　　　　B. 虚阳上越
    C. 阳气暴脱　　　　　D. 阴虚火旺
    E. 真热假寒

19. 阳气暴脱患者的表现是（　　）
    A. 面色晦暗　　　　　B. 满面通红
    C. 面色青紫　　　　　D. 面色苍白
    E. 面色发黑

20. 下列各项，不属于面色发青临床意义的是（　　）
    A. 寒证　　　　　　　B. 血瘀
    C. 惊风　　　　　　　D. 痰饮
    E. 痛证

21. 失神患者，本不能食，突然能食，此为（　　）

A. 神志异常　　　　B. 失神
C. 少神　　　　　　D. 假神
E. 得神

22. 下列属形盛气虚表现的是（　　）
　　A. 体胖能食，肌肉坚实
　　B. 肥而食少，肉松皮缓
　　C. 形瘦能食
　　D. 形瘦颧红
　　E. 卧床不起，骨瘦如柴

23. 患者面色淡青或青黑，常伴有剧烈疼痛，多见于（　　）
　　A. 寒证　　　　　B. 热证
　　C. 瘀血　　　　　D. 气血不足
　　E. 湿证

24. 心脉瘀阻证，多见（　　）
　　A. 面色淡青或青黑者
　　B. 面黑暗淡
　　C. 面色苍白
　　D. 面色青灰，口唇青紫
　　E. 两颧潮红

25. 下列不属于望姿态内容的是（　　）
　　A. 动静姿态　　　B. 体位变化
　　C. 卧式　　　　　D. 立姿
　　E. 胖瘦

26. 患者四肢抽搐，角弓反张，项背强急，两目上视，甚至口噤，多因（　　）
　　A. 肝风内动　　　B. 阴血亏虚
　　C. 脾虚湿盛　　　D. 肾精亏虚
　　E. 血虚受风

27. 小儿前额左右突出，头顶平坦，颅呈方形，多因（　　）
　　A. 先天不足，后天失养
　　B. 肝风内动
　　C. 瘀血阻滞
　　D. 血热化燥
　　E. 血虚受风

28. 两目白睛属五轮学说之（　　）
　　A. 风轮　　　　　B. 火轮
　　C. 气轮　　　　　D. 肉轮

E. 血轮

29. 牙龈红肿而痛，多属（　　）
　　A. 阴虚火旺　　　B. 肝火上炎
　　C. 肺经有热　　　D. 胃火上攻
　　E. 脾经火热

30. 疮疡漫肿无头，皮色不变，不热少疼者，为（　　）
　　A. 痈　　　　　　B. 疽
　　C. 疔　　　　　　D. 疮
　　E. 斑

31. 患部红肿高大，根盘紧束，焮热疼痛，并能形成脓疡者，为（　　）
　　A. 痈　　　　　　B. 疽
　　C. 疔　　　　　　D. 疮
　　E. 斑

32. 患部形小如粟，根深如钉，漫肿灼热，麻木痒痛者，为（　　）
　　A. 痈　　　　　　B. 疽
　　C. 疔　　　　　　D. 疖
　　E. 斑

33. 患部形小而圆，红肿热痛不甚，根浅，出脓即愈者，为（　　）
　　A. 痈　　　　　　B. 疽
　　C. 疔　　　　　　D. 疖
　　E. 斑

34. 小儿囟门凸起，多属（　　）
　　A. 温热之邪上攻　B. 吐泻伤津
　　C. 气血不足　　　D. 肝胆火炽
　　E. 肾阴不足

35. 小儿囟门迟闭，多属（　　）
　　A. 温热之邪上攻　B. 吐泻伤津
　　C. 气血不足　　　D. 肾气不足，发育不良
　　E. 肾阴不足

36. 眼窝凹陷，多属（　　）
　　A. 水肿病　　　　B. 津伤液脱
　　C. 肝胆火炽　　　D. 脾胃亏虚
　　E. 肾精耗竭

37. 发黄稀疏而细，干枯，缺乏光泽，易折易落者，多属于（　　）
　　A. 精血不足　　　　　B. 血虚受风
　　C. 小儿疳积　　　　　D. 肾虚或血热
　　E. 禀赋不足

38. 下列各项，不是常色表现的是（　　）
　　A. 面色秋季偏白　　　B. 面色明润含蓄
　　C. 面色红黄隐隐　　　D. 面色隐约微黄
　　E. 两颧潮红如妆

39. 下列各项，不属于病色的是（　　）
　　A. 微黄透红　　　　　B. 面色黧黑
　　C. 面色萎黄　　　　　D. 面色淡白
　　E. 面色黄胖

40. 下列各项，属于正常生理现象的是（　　）
　　A. 主色与善色　　　　B. 主色与客色
　　C. 常色与善色　　　　D. 客色与善色
　　E. 主色与病色

41. 面色黄而浮肿，称为（　　）
　　A. 萎黄　　　　　　　B. 黄胖
　　C. 阴黄　　　　　　　D. 阳黄
　　E. 黄疸

42. 下列各项，不属于白色主病的是（　　）
　　A. 气虚　　　　　　　B. 血虚
　　C. 阴虚　　　　　　　D. 阳虚
　　E. 失血

43. 下列各项，属青色与黑色共同所主病证的是（　　）
　　A. 痛证　　　　　　　B. 阳虚
　　C. 血虚　　　　　　　D. 惊风
　　E. 水饮

44. 虚证患者，少见（　　）
　　A. 面色淡白　　　　　B. 面色苍白
　　C. 面色萎黄　　　　　D. 两颧潮红
　　E. 满面通红

45. 患者形瘦食少，属（　　）
　　A. 形盛气虚　　　　　B. 形气有余
　　C. 胃火亢盛　　　　　D. 胃阴不足
　　E. 脾胃虚弱

46. 患者形瘦多食，属（　　）
　　A. 形盛气虚　　　　　B. 形气有余
　　C. 胃火炽盛　　　　　D. 胃阴不足
　　E. 脾胃虚弱

47. 不耐久站，站立时常欲依靠他物支撑者，属（　　）
　　A. 气血虚衰　　　　　B. 肺虚少气
　　C. 胃火亢盛　　　　　D. 胃气衰败
　　E. 阴虚火旺

48. 坐而喜俯者，属（　　）
　　A. 肺虚体弱　　　　　B. 胃火亢盛
　　C. 胃阴不足　　　　　D. 肾不纳气
　　E. 气血两虚

49. 站立不稳，常见眩晕者，属（　　）
　　A. 肾不纳气　　　　　B. 胃气衰败
　　C. 肝风内动　　　　　D. 大肠湿热
　　E. 脾肾阳虚

50. 坐而仰首，胸胀气粗者，属（　　）
　　A. 胃气衰败　　　　　B. 心脾两虚
　　C. 大肠湿热　　　　　D. 肺实气逆
　　E. 脾肾阳虚

51. 按五轮学说，两目黑睛是（　　）
　　A. 风轮　　　　　　　B. 水轮
　　C. 火轮　　　　　　　D. 血轮
　　E. 肉轮

52. 头发片状脱落，多因（　　）
　　A. 气血两虚　　　　　B. 心脾两虚
　　C. 久病体弱　　　　　D. 血虚受风
　　E. 脾肾阳虚

53. 发白，伴耳鸣、腰膝酸软者，属（　　）
　　A. 心脾两虚　　　　　B. 气血两虚
　　C. 脾胃湿热　　　　　D. 肾精亏损
　　E. 劳神伤血

54. 发白，伴失眠、健忘者，属（　　）
　　A. 心脾两虚　　　　　B. 气血两虚
　　C. 脾胃湿热　　　　　D. 肾精亏损
　　E. 劳神伤血

55. 脱发，伴头皮发痒、多屑、多脂者，属（　　　）
　　A. 血热化燥　　　　B. 热极生风
　　C. 血虚生风　　　　D. 肝阳上亢
　　E. 血虚生风

56. 小儿发结如穗，枯黄无泽，多属（　　　）
　　A. 精血不足　　　　B. 肝阳上亢
　　C. 疳积　　　　　　D. 肾精亏虚
　　E. 阴虚

57. 眼球突出，兼咳喘上气者，属（　　　）
　　A. 肺气虚　　　　　B. 肺阴虚
　　C. 肺胀　　　　　　D. 肺热
　　E. 心脾两虚

58. 眼球突出，兼颈前肿块，急躁易怒者，属（　　　）
　　A. 肝郁化火　　　　B. 脾肾阳虚
　　C. 肝阳上亢　　　　D. 大肠湿热
　　E. 心火上炎

59. 根据五轮学说，上下眼睑属（　　　）
　　A. 肝　　　　　　　B. 心
　　C. 脾　　　　　　　D. 肺
　　E. 肾

60. 猝然跌倒，半身不遂，口眼㖞斜者，属（　　　）
　　A. 中风　　　　　　B. 虚风内动
　　C. 肝风内动　　　　D. 肝肾亏虚
　　E. 风寒湿阻闭经络

61. 针眼、眼丹，属（　　　）
　　A. 脾胃蕴热上攻　　B. 心脾两虚
　　C. 大肠湿热　　　　D. 脾胃湿热
　　E. 水气凌心

62. 后囟闭合时间一般在出生后的（　　　）
　　A. 0～2个月　　　　B. 2～4个月
　　C. 4～6个月　　　　D. 6～8个月
　　E. 8～10个月

63. 下列不会造成瞳孔缩小的是（　　　）
　　A. 肝胆火炽　　　　B. 川乌中毒
　　C. 杏仁中毒　　　　D. 劳损肝肾
　　E. 虚火上扰

64. 下列不会造成一侧瞳孔逐渐散大的是（　　　）

　　A. 温热病热极生风　B. 中风
　　C. 颅脑外伤　　　　D. 血虚生风
　　E. 颅内肿瘤

65. 危急重症患者，两侧瞳孔逐渐散大，属（　　　）
　　A. 病情好转　　　　B. 肝风内动
　　C. 肝阳化风　　　　D. 濒临死亡
　　E. 中风

66. 两眼上视，不能转动的症状，是（　　　）
　　A. 瞪目直视　　　　B. 戴眼反折
　　C. 横目斜视　　　　D. 昏睡露睛
　　E. 眼睑下垂

67. 横目斜视，属（　　　）
　　A. 脾肾虚衰　　　　B. 肝风内动
　　C. 心脾两虚　　　　D. 肾不纳气
　　E. 吐泻伤津

68. 不会发生昏睡露睛的是（　　　）
　　A. 脾胃虚衰　　　　B. 泻下伤津
　　C. 呕吐伤津　　　　D. 慢脾风
　　E. 肝风内动

69. 双睑下垂者，属（　　　）
　　A. 肝风内动　　　　B. 颅脑外伤
　　C. 颅脑有病　　　　D. 脾肾亏虚
　　E. 肝阳上亢

70. 齿燥如石，属（　　　）
　　A. 胃阴已伤　　　　B. 胃肠热极
　　C. 肾精枯竭　　　　D. 胃肾热盛
　　E. 虚火上炎

71. 齿燥如枯骨，属（　　　）
　　A. 胃阴已伤　　　　B. 胃肠热极
　　C. 肾精枯竭　　　　D. 胃肾热盛
　　E. 虚火上炎

72. 齿焦有垢，属（　　　）
　　A. 胃阴已伤　　　　B. 胃肠热极
　　C. 肾精枯竭　　　　D. 胃肾热盛
　　E. 虚火上炎

73. 牙齿枯黄脱落，多见于（　　　）
　　A. 新病病轻者　　　B. 久病病重者

C. 胃热亢盛者　　　　D. 脾胃气虚者

E. 肝风内动者

74. 牙齿稀疏松动，齿根外露者，属（　　　）

A. 肾虚，虚火上炎　B. 热极生风

C. 虫积　　　　　　D. 气虚

E. 胃热

75. 牙关紧咬难开者，属（　　　）

A. 虚火上炎　　　　B. 风痰阻络

C. 胃火亢盛　　　　D. 肾气亏虚

E. 心脾两虚

76. 牙龈淡白，属（　　　）

A. 失血　　　　　　B. 津亏

C. 亡阴　　　　　　D. 亡阳

E. 胃火亢盛

77. 牙龈肿胀不红者，属（　　　）

A. 湿证　　　　　　B. 实热

C. 肝阳上亢　　　　D. 肝阳化风

E. 胃火亢盛

78. 牙宣是指（　　　）

A. 牙龈肿胀发红　　B. 牙龈肿胀不红

C. 牙龈干瘪　　　　D. 牙缝出血

E. 齿龈溃烂

79. 不会导致牙宣的是（　　　）

A. 胃阴不足　　　　B. 肾气亏虚

C. 虚火燔灼　　　　D. 阴虚火旺

E. 阳虚水泛

80. 齿衄的症状是（　　　）

A. 牙龈肿胀　　　　B. 牙龈干瘪

C. 牙缝出血　　　　D. 龈齿溃烂

E. 牙龈淡白

81. 牙龈不痛不红、微肿而出血者，属（　　　）

A. 脾不统血　　　　B. 胃火亢盛

C. 脾胃湿盛　　　　D. 心脾两虚

E. 肝胆湿热

82. 牙龈红肿热痛而出血者，属（　　　）

A. 脾不统血　　　　B. 胃火亢盛

C. 脾胃湿盛　　　　D. 心脾两虚

E. 肝胆湿热

83. 牙疳的症状是（　　　）

A. 牙龈肿胀　　　　B. 牙龈干瘪

C. 牙缝出血　　　　D. 牙龈溃烂

E. 牙龈萎缩

84. 牙龈溃烂，属（　　　）

A. 胃热亢盛　　　　B. 心脾有热

C. 外感疫疠之气　　D. 肾气亏虚

E. 肾火伤络

85. 咽喉深红、肿痛明显者，属（　　　）

A. 肺胃热毒上攻　　B. 肾阴亏虚

C. 痰湿凝聚　　　　D. 胃火亢盛

E. 心火上炎

86. 咽部嫩红、肿痛不明显者，属（　　　）

A. 肺胃热毒上攻　　B. 肾阴亏虚

C. 痰湿凝聚　　　　D. 胃火亢盛

E. 心火上炎

87. 咽部淡红微肿或漫肿者，属（　　　）

A. 肺胃热毒上攻　　B. 肾阴亏虚

C. 痰湿凝聚　　　　D. 胃火亢盛

E. 心火上炎

88. 一侧或两侧咽喉红肿肥大，形如乳头或乳蛾，表面或有脓点，咽痛不适者，多属（　　　）

A. 肺阴亏虚证　　　B. 肾阴亏虚证

C. 湿邪困脾证　　　D. 胃火亢盛证

E. 肺胃热毒证

89. 根据五轮学说，两眦血络属（　　　）

A. 肝　　　　　　　B. 心

C. 脾　　　　　　　D. 肺

E. 肾

90. 肾在五轮学说中为（　　　）

A. 气轮　　　　　　B. 风轮

C. 水轮　　　　　　D. 火轮

E. 肉轮

91. 咽部溃烂，分散表浅者，属（　　　）

A. 虚火上炎　　　　B. 肝阳上亢

C. 脾肾阳虚　　　　D. 心火上炎

E. 心肾不交

92. 咽部溃烂成片或洼陷者，属（　　　）
　　A. 肺胃火毒壅盛　　B. 心脾有热
　　C. 痰湿内阻　　　　D. 大肠湿热
　　E. 心火上炎

93. 斑色紫红，兼身热烦躁者，为（　　　）
　　A. 阳斑　　　　　　B. 阴斑
　　C. 麻疹　　　　　　D. 风疹
　　E. 瘾疹

94. 疹色桃红，形似麻粒，由发际颜面渐及全身者，是（　　　）
　　A. 阳斑　　　　　　B. 阴斑
　　C. 麻疹　　　　　　D. 风疹
　　E. 瘾疹

95. 疹色淡红，细小稀疏，皮肤瘙痒，症状轻微者，是（　　　）
　　A. 阳斑　　　　　　B. 阴斑
　　C. 麻疹　　　　　　D. 风疹
　　E. 瘾疹

96. 斑色青紫，稀少隐现，兼面色淡白无华、肢凉脉虚者，是（　　　）
　　A. 阳斑　　　　　　B. 阴斑
　　C. 麻疹　　　　　　D. 风疹
　　E. 瘾疹

97. 皮肤上突然出现淡红或淡白色丘疹，形状不一，小似麻粒，大如花瓣，皮肤瘙痒，搔之融合成片者，是（　　　）
　　A. 阳斑　　　　　　B. 阴斑
　　C. 麻疹　　　　　　D. 风疹
　　E. 瘾疹

98. 阳斑的病因是（　　　）
　　A. 外感温热邪毒　　B. 脾气虚弱
　　C. 阳衰寒凝　　　　D. 外感风邪
　　E. 外感风热时邪

99. 阴斑的病因是（　　　）
　　A. 外感温热邪毒　　B. 脾虚气弱
　　C. 痰湿内阻　　　　D. 外感风邪
　　E. 外感风热时邪

100. 风疹和瘾疹的共同病因是（　　　）
　　A. 外感温热邪毒　　B. 气虚脾弱
　　C. 阳衰寒凝　　　　D. 外感风邪
　　E. 外感风热时邪

101. 麻疹的病因是（　　　）
　　A. 外感温热邪毒　　B. 气虚脾弱
　　C. 阳衰寒凝　　　　D. 外感风邪
　　E. 外感风热时邪

102. 过敏后会出现（　　　）
　　A. 阳斑　　　　　　B. 阴斑
　　C. 麻疹　　　　　　D. 风疹
　　E. 瘾疹

103. 痰白清稀，量较多者，属（　　　）
　　A. 寒痰　　　　　　B. 湿痰
　　C. 燥痰　　　　　　D. 热痰
　　E. 肺痈之痰

104. 痰白滑，量多，易于咳出者，属（　　　）
　　A. 寒痰　　　　　　B. 湿痰
　　C. 燥痰　　　　　　D. 热痰
　　E. 肺痈之痰

105. 痰黄黏稠，有块者，属（　　　）
　　A. 寒痰　　　　　　B. 湿痰
　　C. 燥痰　　　　　　D. 热痰
　　E. 肺痈之痰

106. 痰白质黏，量少，难于咳出者，属（　　　）
　　A. 寒痰　　　　　　B. 湿痰
　　C. 燥痰　　　　　　D. 热痰
　　E. 肺痈之痰

107. 多因寒邪阻肺，津凝成痰；或脾阳不足，湿聚为痰者，属（　　　）
　　A. 寒痰　　　　　　B. 湿痰
　　C. 燥痰　　　　　　D. 热痰
　　E. 肺痈之痰

108. 因燥邪伤肺，或阴虚肺燥而生痰者，属（　　　）
　　A. 寒痰　　　　　　B. 湿痰
　　C. 燥痰　　　　　　D. 热痰
　　E. 肺痈之痰

109. 因脾虚湿聚成痰者，属（　　）
　　A. 寒痰　　　　　　B. 湿痰
　　C. 燥痰　　　　　　D. 热痰
　　E. 肺痈之痰

110. 因阴虚火旺，或热邪灼伤肺络所致之痰，属（　　）
　　A. 寒痰　　　　　　B. 湿痰
　　C. 燥痰　　　　　　D. 热痰
　　E. 痰中带血

111. 新病鼻塞流清涕，属（　　）
　　A. 外感风寒证　　　B. 风寒束肺证
　　C. 外感风热证　　　D. 湿热蕴滞证
　　E. 痰蒙清窍证

112. 久流浊涕，质稠量多，气腥臭者，属（　　）
　　A. 外感风寒证　　　B. 风寒束肺证
　　C. 外感风热证　　　D. 湿热蕴滞证
　　E. 痰蒙清窍证

113. 新病鼻流浊涕者，属（　　）
　　A. 外感风寒证　　　B. 风寒束肺证
　　C. 外感风热证　　　D. 湿热蕴滞证
　　E. 痰蒙清窍证

114. 鼻渊属（　　）
　　A. 外感风寒证　　　B. 风寒束肺证
　　C. 外感风热证　　　D. 湿热蕴滞证
　　E. 痰蒙清窍证

115. 阵发性清涕，量多如注，伴喷嚏频作者，属（　　）
　　A. 外感风寒证　　　B. 风寒束肺证
　　C. 外感风热证　　　D. 湿热蕴滞证
　　E. 痰蒙清窍证

116. 小儿外感表寒证，可见指纹色（　　）
　　A. 鲜红　　　　　　B. 紫红
　　C. 青色　　　　　　D. 淡白
　　E. 淡红

117. 小儿脾虚、疳积，食指络脉呈（　　）
　　A. 鲜红　　　　　　B. 紫红
　　C. 青色　　　　　　D. 淡白
　　E. 淡红

118. 小儿里热证，食指络脉色呈（　　）
　　A. 鲜红　　　　　　B. 紫红
　　C. 青色　　　　　　D. 淡白
　　E. 淡红

119. 小儿惊风证、痛证，食指络脉色呈（　　）
　　A. 鲜红　　　　　　B. 紫红
　　C. 青色　　　　　　D. 淡白
　　E. 淡红

120. 皮肤黏膜出现深红色或青紫色片状斑块，平铺于皮肤，抚之不碍手，压之不褪色，属（　　）
　　A. 斑　　　　　　　B. 疹
　　C. 痱　　　　　　　D. 疽
　　E. 疔

121. 皮肤出现红色或紫红色粟粒状疹点，高出皮肤，抚之碍手，压之褪色，属（　　）
　　A. 斑　　　　　　　B. 疹
　　C. 痱　　　　　　　D. 疽
　　E. 疔

122. 小儿指纹透关射甲，反映（　　）
　　A. 邪气入络，邪浅病轻
　　B. 邪气入经，邪深病重
　　C. 邪入脏腑，病情严重
　　D. 病属凶险，预后不良
　　E. 小儿健康，预后良好

123. 小儿指纹过风关至第二横纹气关，反映（　　）
　　A. 邪气入络，邪浅病轻
　　B. 邪气入经，邪深病重
　　C. 邪入脏腑，病情严重
　　D. 病属凶险，预后不良
　　E. 小儿健康，预后良好

124. 儿童咽喉部伪膜坚韧，不易拭去，重剥出血，很快复生者，多因（　　）
　　A. 肺胃热毒伤阴　　B. 虚火上炎
　　C. 肺胃之热尚轻　　D. 肾阴亏虚
　　E. 痰湿凝聚

125. 痿证多见（　　）
　　A. 四肢抽搐，角弓反张
　　B. 睑、面、唇、指（趾）颤动
　　C. 猝然跌倒，半身不遂

D. 肢体软弱无力，行动不便

E. 关节拘挛，屈伸不利

B1 型题

A. 反应迟钝，动作艰难

B. 反应灵敏，活动自如

C. 原本身重难动，忽思起床活动，但并不能自己转动

D. 面色荣润，含蓄不露

E. 呼吸平稳，肌肉不削

1. 失神，可见（　　　）

2. 假神，可见（　　　）

A. 满面通红　　　　　　B. 两颧潮红

C. 面色淡白无华　　　　D. 面黄而浮肿

E. 面色淡青或青黑

3. 脾虚湿蕴证，可见（　　　）

4. 失血证，可见（　　　）

A. 阴寒内盛　　　　　　B. 阳虚水泛

C. 阳黄　　　　　　　　D. 虚火上炎

E. 阴黄

5. 面色黄，鲜明如橘皮色者，多见于（　　　）

6. 面色黄，晦暗如烟熏者，多见于（　　　）

A. 咽喉红肿疼痛

B. 咽部嫩红，肿痛不甚

C. 喉部两侧肿块，红赤溃烂

D. 咽喉红干而痛

E. 咽喉出现白色假膜，刮之不去或随即复生

7. 热毒蕴结，可见（　　　）

8. 疫疠毒邪蕴积肺胃，上蒸咽喉，可见（　　　）

A. 虚风内动

B. 风中经络

C. 肝肾亏虚

D. 风寒湿邪阻闭经络

E. 肝风内动

9. 患者发生强直，多由于（　　　）

10. 患者发生偏瘫，多由于（　　　）

A. 小儿头颅均匀增大，呈圆形

B. 小儿前额左右突出，头顶平坦，颅呈方形

C. 囟门突起

D. 囟门凹陷

E. 囟门迟闭

11. 解颅是指小儿（　　　）

12. 小儿因温病火邪上攻可出现（　　　）

A. 血虚受风　　　　　　B. 血热化燥

C. 先天不足　　　　　　D. 肾精亏损

E. 劳神伤血

13. 脱发伴有头皮发痒、多屑、多脂者，多由于（　　　）

14. 斑秃，多由于（　　　）

A. 目胞浮肿　　　　　　B. 眼窝凹陷

C. 眼球突出　　　　　　D. 针眼

E. 眼丹

15. 脾湿不运，水湿内停，经常导致（　　　）

16. 胞睑漫肿，红肿较重者，属于（　　　）

A. 瞪目直视　　　　　　B. 戴眼反折

C. 横目斜视　　　　　　D. 昏睡露睛

E. 眼睑下垂

17. 患儿慢脾风，可致（　　　）

18. 精血受伤，筋脉失养，脏腑精气将绝，可致（　　　）

A. 热盛动风　　　　　　B. 胃热或虫积

C. 虚火上炎　　　　　　D. 风痰阻络

E. 肾精枯竭

19. 患者病中咬牙龂齿，多属（　　　）

20. 患者睡中龂齿，多属（　　　）

A. 一侧或两侧咽喉红肿肥大，形如乳头或乳蛾

B. 咽部肿痛，肿势高突

C. 咽部溃烂，周围红肿

D. 伪膜坚韧，不易拭去，重剥出血，很快复生

E. 肿势散漫，无明显界限

21. 肺胃热毒证，常见（　　　）

22. 肺胃热毒伤阴，常见（　　　）

A. 斑　　　　　　　　　B. 痈

C. 疽　　　　　　　　　D. 疔

E. 疖

23. 未脓难消，已脓难溃，脓汁稀薄，疮口难敛，溃后易伤筋骨的是（　　　）

24. 未脓易消，已脓易溃，脓液黏稠，疮口易敛的是（　　　）

A. 寒痰   B. 燥痰

C. 湿痰   D. 热痰

E. 痰中带血

25. 痰白质黏，量少，难于咳出的是（   ）

26. 痰白清稀，量多的是（   ）

A. 斑   B. 疹

C. 痈   D. 疔

E. 疖

27. 多因竹木刺伤，或外感风热火毒、疫毒等所致的是（   ）

28. 因外感热毒或湿热蕴结所致的是（   ）

A. 表证   B. 里证

C. 实证   D. 虚证

E. 热证

29. 小儿指纹浮而显露，多见于（   ）

30. 小儿指纹沉隐不显，多见于（   ）

A. 小儿身体健康

B. 邪气入络，邪浅病轻

C. 邪气入经，邪深病重

D. 邪入脏腑，病情严重

E. 病属凶险，预后不良

31. 小儿指纹显于近掌侧第一横纹风关附近，表明（   ）

32. 小儿指纹过气关达第三横纹命关，表明（   ）

A. 表证   B. 里证

C. 实证   D. 虚证

E. 热证

33. 小儿指纹浅淡而纤细，多见于（   ）

34. 小儿指纹浓滞而增粗，多见于（   ）

A. 咽部深红，肿痛明显

B. 咽部嫩红，肿痛不显

C. 咽部淡红微肿，或漫肿

D. 一侧或两侧咽喉红肿肥大

E. 咽部溃烂，分散浅表

35. 肾阴亏虚，多导致（   ）

36. 痰湿凝聚，多导致（   ）

A. 瞳孔缩小   B. 瞳孔散大

C. 瞪目直视   D. 戴眼反折

E. 横目斜视

37. 有机磷农药中毒，常导致（   ）

38. 杏仁中毒，常导致（   ）

第四节 望 舌

A1 型题

1. 舌根反映病变部位在（   ）

A. 肝胆   B. 心

C. 脾胃   D. 肺

E. 肾

2. 舌两侧反映病变部位在（   ）

A. 肝胆   B. 心

C. 脾胃   D. 肺

E. 肾

3. 淡白舌临床上多主（   ）

A. 阳虚证   B. 热证

C. 阴虚火旺证   D. 血气瘀滞

E. 肝经有热

4. 温病热入营血时，舌色应为（   ）

A. 红舌   B. 绛舌

C. 紫舌   D. 青舌

E. 淡红舌

5. 动风经常导致（   ）

A. 强硬舌   B. 痿软舌

C. 颤动舌   D. 吐弄舌

E. 短缩舌

6. 腻苔的临床意义是（   ）

A. 瘀血   B. 实热

C. 痰浊   D. 伤津

E. 阴虚

7. 舌绛少苔，属（   ）

A. 湿遏热伏   B. 邪热入营

C. 燥热内结   D. 瘀血内停

E. 阴虚火旺

8. 下列不属于病理舌态的是（   ）

A. 肿胀   B. 痿软

C. 短缩   D. 歪斜

E. 强硬

9. 外感秽浊不正之气，热毒内盛的舌象是（　　　）
   A. 白腻苔　　　　　　B. 黄腻苔
   C. 积粉苔　　　　　　D. 腐苔
   E. 灰黑苔

10. 舌胖短缩、苔腻的主病是（　　　）
    A. 痰湿内阻　　　　　B. 寒滞经脉
    C. 水湿不化　　　　　D. 邪热亢盛
    E. 肝风内动

11. 舌色淡白、舌体胖嫩、边有齿痕者，可见于
    （　　　）
    A. 外感表热证　　　　B. 外感表寒证
    C. 阴虚火旺证　　　　D. 阳虚水停证
    E. 瘀血内停证

12. 紫舌的主病是（　　　）
    A. 血瘀　　　　　　　B. 血虚
    C. 痰凝　　　　　　　D. 津亏
    E. 中毒

13. 下列不属于望舌形内容的是（　　　）
    A. 荣枯　　　　　　　B. 老嫩
    C. 裂纹　　　　　　　D. 齿痕
    E. 歪斜

14. 下列可见于正常人的舌象是（　　　）
    A. 舌有芒刺　　　　　B. 舌体胖大娇嫩
    C. 舌面光滑无苔　　　D. 舌有裂纹
    E. 舌边有齿痕，苔垢

15. 舌色稍红，或仅见舌边尖略红，属（　　　）
    A. 外感表热证　　　　B. 胃热炽盛证
    C. 心火上炎证　　　　D. 肝经热盛证
    E. 阴虚火旺证

16. 舌红兼有芒刺或黄苔，属（　　　）
    A. 外感表热证　　　　B. 实热证
    C. 心火上炎证　　　　D. 肝经热盛证
    E. 阴虚火旺证

17. 舌两边红，属（　　　）
    A. 外感表热证　　　　B. 脾经热盛证
    C. 心火上炎证　　　　D. 肝经实热证
    E. 阴虚火旺证

18. 舌尖红，属（　　　）
    A. 脾经伏热证　　　　B. 胃热炽盛证
    C. 心火上炎证　　　　D. 肝经湿热证
    E. 阴虚火旺证

19. 舌红而少苔，舌体小，或有裂纹者，属（　　　）
    A. 外感表热证　　　　B. 胃热炽盛证
    C. 心火上炎证　　　　D. 肝经热盛证
    E. 阴虚火旺证

20. 全身性气血瘀滞，其舌质表现为（　　　）
    A. 全舌青紫
    B. 舌上局部有青紫斑点
    C. 舌淡而青紫，舌苔湿润
    D. 舌红绛泛青紫，苔少而干
    E. 舌色紫暗，或舌上有瘀斑瘀点

21. 瘀血阻滞于局部，或局部血络损伤，其舌质为
    （　　　）
    A. 全舌青紫
    B. 舌上局部有青紫斑点
    C. 舌淡而青紫，舌苔湿润
    D. 舌红绛泛青紫，苔少而干
    E. 舌色紫暗，或舌上有瘀斑瘀点

22. 阴寒内盛，阳气虚衰，血脉阻滞，其舌质是
    （　　　）
    A. 全舌青紫
    B. 舌上局部有青紫斑点
    C. 舌淡而青紫，舌苔湿润
    D. 舌红绛泛青紫，苔少而干
    E. 舌色紫暗，或舌上有瘀斑瘀点

23. 热毒炽盛，灼耗营血，气血壅滞，其舌质为
    （　　　）
    A. 全舌青紫
    B. 舌上局部有青紫斑点
    C. 舌淡而青紫，舌苔湿润
    D. 舌红绛泛青紫，苔少而干
    E. 舌色紫暗，或舌上有瘀斑瘀点

24. 阳热有余，蒸腾胃中腐浊邪气上升，可形成
    （　　　）
    A. 白腻苔　　　　　　B. 积粉苔
    C. 黄腻苔　　　　　　D. 腐苔
    E. 黏腻苔

25. 舌绛紫而颤动，常见于（　　）
　　A. 阴虚火旺　　　　B. 热极生风
　　C. 里热偏盛　　　　D. 肝肾亏虚
　　E. 心火亢盛

26. 观察舌苔之润燥，用以辨别（　　）
　　A. 病邪性质　　　　B. 正气存亡
　　C. 病位深浅　　　　D. 气血盈亏
　　E. 津液盈亏

27. 察舌苔以辨胃气之有无，主要依据的是（　　）
　　A. 苔之润燥　　　　B. 苔之偏全
　　C. 苔之厚薄　　　　D. 苔之真假
　　E. 苔之颜色

28. 舌淡胖嫩而苔滑润者，主病为（　　）
　　A. 湿热不化　　　　B. 痰湿内停
　　C. 内有食积　　　　D. 阳虚水停
　　E. 脾虚湿盛

29. 舌尖所候的脏腑一般是（　　）
　　A. 肾　　　　　　　B. 肝、胆
　　C. 心、肺　　　　　D. 脾、肾
　　E. 三焦

30. 热极津枯的舌象是（　　）
　　A. 舌苔由润变燥　　B. 舌光无苔少津
　　C. 舌苔由燥变润　　D. 舌苔由白转黄
　　E. 舌苔焦黑而燥裂

31. 热渐盛而津渐伤的舌象是（　　）
　　A. 舌苔由白转黄　　B. 舌光红无苔
　　C. 舌苔由润变燥　　D. 舌苔由厚变薄
　　E. 舌苔焦黑起裂

32. 舌苔薄白，不见于（　　）
　　A. 正常人　　　　　B. 外感初起
　　C. 气血亏虚　　　　D. 痰浊内阻
　　E. 里邪不甚

33. 下列不属于观察苔质的内容的是（　　）
　　A. 厚苔　　　　　　B. 燥苔
　　C. 腐苔　　　　　　D. 黄苔
　　E. 剥苔

34. 下列为胃气渐复之象的是（　　）

　　A. 舌苔剥落部位时时移动
　　B. 舌苔从全到剥落
　　C. 舌苔剥落后复生薄白苔
　　D. 剥落处全无舌苔
　　E. 未剥落处仍有滑苔

35. 正气渐衰之舌象是（　　）
　　A. 舌苔从全到剥落
　　B. 舌苔剥落后复生薄白苔
　　C. 未剥落处有腻滑苔
　　D. 舌苔成乳白色
　　E. 舌苔剥落部位时时移动

36. 虚寒者复感湿热之邪，多见（　　）
　　A. 舌青苔白　　　　B. 舌红苔黄
　　C. 舌绛苔白　　　　D. 苔黄白而腻
　　E. 舌淡苔黄腻

37. 苔黄而腻，多见于（　　）
　　A. 食积化腐　　　　B. 热入营分
　　C. 寒湿内停　　　　D. 痰饮阻滞
　　E. 外感风寒

38. 苔黑而滑润，多见于（　　）
　　A. 湿热郁蒸　　　　B. 阴虚火旺
　　C. 热盛伤津　　　　D. 痰火内蕴
　　E. 阳虚寒盛

39. 属危重症舌象的是（　　）
　　A. 歪斜舌　　　　　B. 裂纹舌
　　C. 镜面舌　　　　　D. 胖嫩舌
　　E. 老舌

40. 白厚腻苔，主（　　）
　　A. 里热证　　　　　B. 寒湿证
　　C. 表寒证　　　　　D. 虚寒证
　　E. 阴虚证

41. 热入营分，气分有湿，其舌象是（　　）
　　A. 舌红绛，苔黄燥　B. 舌红绛，苔黄腻
　　C. 舌红绛，苔白滑　D. 舌红绛，少苔
　　E. 舌红绛，苔黄白

42. 短缩舌与痿软舌的共同病机是（　　）
　　A. 寒凝筋脉　　　　B. 痰浊内阻
　　C. 风痰阻络　　　　D. 热入心包

E. 气血俱虚

43. 因实邪亢盛，正气未衰，邪正交争，邪气壅滞
　　于舌所致的舌形为（　　）
　　A. 老舌　　　　　　　B. 嫩舌
　　C. 胖舌　　　　　　　D. 瘦舌
　　E. 齿痕舌

44. 因气血不足，舌体失充，或阳虚水停，浸淫舌
　　体所致的舌形为（　　）
　　A. 老舌　　　　　　　B. 嫩舌
　　C. 胖舌　　　　　　　D. 瘦舌
　　E. 齿痕舌

45. 因津液输布障碍，水湿之邪停滞于体内所致的
　　舌形为（　　）
　　A. 老舌　　　　　　　B. 嫩舌
　　C. 胖大舌　　　　　　D. 瘦薄舌
　　E. 齿痕舌

46. 因气血阴液不足，舌失其濡养所致的舌形为
　　（　　）
　　A. 老舌　　　　　　　B. 嫩舌
　　C. 胖大舌　　　　　　D. 瘦薄舌
　　E. 齿痕舌

47. 舌体胖大而受牙齿挤压所致的舌形为（　　）
　　A. 老舌　　　　　　　B. 嫩舌
　　C. 胖大舌　　　　　　D. 瘦薄舌
　　E. 齿痕舌

48. 舌淡胖大者，属（　　）
　　A. 脾肾阳虚，痰湿内盛
　　B. 脾胃湿热或痰热内蕴
　　C. 久病气血两虚
　　D. 阴虚火旺
　　E. 热盛伤津，阴液亏虚

49. 舌淡白而瘦薄者，属（　　）
　　A. 脾肾阳虚，痰湿内盛
　　B. 脾胃湿热或痰热内蕴
　　C. 久病气血两虚
　　D. 阴虚火旺
　　E. 热盛伤津，阴液亏虚

50. 舌红胖大者，属（　　）

A. 脾肾阳虚，痰湿内盛
B. 脾胃湿热或痰热内蕴
C. 久病气血两虚
D. 阴虚火旺证
E. 脾阳虚证

51. 舌红绛有裂纹，多因（　　）
　　A. 热盛伤津或阴液虚损
　　B. 血虚不润
　　C. 寒湿壅盛或阳虚水停
　　D. 脾虚或气虚致湿停而成
　　E. 气血不足

52. 舌淡白有裂纹者，多因（　　）
　　A. 热盛伤津或阴液虚损
　　B. 血虚不润
　　C. 寒湿壅盛或阳虚水停
　　D. 脾虚或气虚致湿停而成
　　E. 气血不足

53. 舌淡红，舌边有齿痕者，属（　　）
　　A. 热盛伤津或阴虚内损
　　B. 血虚不润
　　C. 寒湿壅盛或阳虚水停
　　D. 脾虚或气虚致湿停而成
　　E. 气血不足

54. 舌淡红而嫩，舌体不大，边有轻微齿痕者，属
　　（　　）
　　A. 热盛伤津或阴液虚损
　　B. 血虚不润
　　C. 寒湿壅盛或阳虚水停
　　D. 脾虚或气虚致湿停而成
　　E. 气血不足

55. 舌红绛少津而强硬者，属（　　）
　　A. 热盛　　　　　　　B. 风痰阻络
　　C. 中风先兆　　　　　D. 阴虚火旺
　　E. 久病气血俱虚

56. 舌强硬而胖大，舌苔厚腻者，属（　　）
　　A. 热盛　　　　　　　B. 风痰阻络
　　C. 中风先兆　　　　　D. 阴虚火旺
　　E. 久病气血俱虚

57. 舌红绛少苔而痿软者，属（　　）

A. 热盛　　　　　　　　B. 风痰阻络
C. 中风先兆　　　　　　D. 阴虚火旺
E. 久病气血俱虚

58. 突发舌强硬，伴语言謇涩、肢体麻木、眩晕者，属（　　）
　　A. 热盛　　　　　　　　B. 风痰阻络
　　C. 中风先兆　　　　　　D. 阴虚火旺
　　E. 久病气血俱虚

59. 舌枯白无华而痿软者，属（　　）
　　A. 热盛　　　　　　　　B. 风痰阻络
　　C. 中风先兆　　　　　　D. 阴虚火旺
　　E. 久病气血俱虚

60. 久病舌淡白而颤动者，属（　　）
　　A. 血虚动风证　　　　　B. 热极生风证
　　C. 阴虚动风证　　　　　D. 肝风内动证
　　E. 心脾有热证

61. 歪斜舌，多属（　　）
　　A. 血虚动风证　　　　　B. 热极生风证
　　C. 阴虚动风证　　　　　D. 肝风内动证
　　E. 心脾有热证

62. 舌红少津少苔而颤动者，属（　　）
　　A. 血虚动风证　　　　　B. 热极生风证
　　C. 阴虚动风证　　　　　D. 肝风内动证
　　E. 心脾有热证

63. 小儿吐弄舌，多属（　　）
　　A. 血虚动风证　　　　　B. 热极生风证
　　C. 阴虚动风证　　　　　D. 肝风内动证
　　E. 心脾有热证

64. 舌短缩，舌淡或青紫而湿润者，属（　　）
　　A. 气血虚衰　　　　　　B. 风痰阻络
　　C. 热病伤津　　　　　　D. 气血不足
　　E. 瘀血内停

65. 舌下络脉粗胀，或曲张如紫色珠子状，大小不等，属（　　）
　　A. 气血虚衰　　　　　　B. 风痰阻络
　　C. 热病伤津　　　　　　D. 气血不足
　　E. 血瘀

66. 舌下络脉细而短，色淡红，周围小络脉不明显者，属（　　）
　　A. 阳气虚衰　　　　　　B. 风痰阻络
　　C. 热病伤津　　　　　　D. 气血不足
　　E. 血瘀

67. 舌短缩，舌红绛而干者，属（　　）
　　A. 气血虚衰　　　　　　B. 风痰阻络
　　C. 热病伤津　　　　　　D. 气血不足
　　E. 血瘀

68. 下列苔质中，提示津液未伤的是（　　）
　　A. 润苔　　　　　　　　B. 剥苔
　　C. 燥苔　　　　　　　　D. 腐苔
　　E. 腻苔

69. 下列苔质中，属水湿内停的是（　　）
　　A. 润苔　　　　　　　　B. 滑苔
　　C. 燥苔　　　　　　　　D. 腐苔
　　E. 腻苔

70. 下列不属于剥落苔病机的是（　　）
　　A. 胃气不足　　　　　　B. 胃阴枯竭
　　C. 气血两虚　　　　　　D. 风痰阻络
　　E. 血虚

71. 镜面舌，舌色白，甚则毫无血色，主（　　）
　　A. 营血大虚　　　　　　B. 阴虚重证
　　C. 痰饮、食积　　　　　D. 寒凝筋脉
　　E. 风痰阻络

72. 镜面舌，舌色红绛，为（　　）
　　A. 营血大虚　　　　　　B. 阴虚重证
　　C. 痰饮、食积　　　　　D. 寒凝筋脉
　　E. 风痰阻络

73. 下列苔色中，主表证初起，或里证病轻，或阳虚内寒的是（　　）
　　A. 苔薄白而润　　　　　B. 苔薄白而干
　　C. 苔白厚腻　　　　　　D. 苔白如积粉
　　E. 苔薄黄

74. 外感风热所致的苔色是（　　）
　　A. 苔薄白而润　　　　　B. 苔薄白而干
　　C. 苔白厚腻　　　　　　D. 苔白如积粉
　　E. 苔薄黄

75. 风热表证或风寒入里化热，可见（ ）
    A. 苔薄白而润　　　B. 苔薄白而干
    C. 苔白厚腻　　　　D. 苔白如积粉
    E. 苔薄黄

76. 邪热伤津，燥结腹实，可见（ ）
    A. 苔黄而干燥
    B. 苔黄而腻
    C. 苔灰黑湿润，舌淡胖嫩
    D. 苔焦黑干燥，舌质干裂
    E. 苔薄黄

77. 一般认为，舌中属（ ）
    A. 肝胆　　　　　　B. 肾
    C. 心　　　　　　　D. 三焦
    E. 脾胃

78. 舌苔由白转黄，提示（ ）
    A. 邪已化热入里　　B. 痰饮内停
    C. 外感风热　　　　D. 阳虚内寒
    E. 阳虚寒湿

79. 淡白舌，舌体瘦薄者，提示（ ）
    A. 血脉瘀滞　　　　B. 脏腑内热炽盛
    C. 气血两虚　　　　D. 阳虚内寒
    E. 阳虚寒湿

80. 强硬舌，多由于（ ）
    A. 肝风内动　　　　B. 内热炽盛
    C. 阳虚寒湿　　　　D. 气血俱虚
    E. 风痰阻络

81. 临床见舌苔由厚转薄，或由无苔复生薄白新
    苔，多提示（ ）
    A. 正气胜邪　　　　B. 内热炽盛
    C. 邪气渐盛　　　　D. 胃阴枯竭
    E. 气血两虚

82. 阳虚水停证，多见（ ）
    A. 淡白舌，舌体瘦薄者
    B. 淡白舌，舌体胖嫩，舌边有齿痕者
    C. 舌绛少苔或无苔
    D. 舌淡而青紫，舌苔湿润
    E. 舌红绛泛青紫色，苔少而干

83. 裂纹舌，多因（ ）

A. 热盛阴液大伤，或阴血不足
B. 寒湿壅盛
C. 湿热内蕴
D. 气血两虚
E. 瘀血内停

84. 下列苔质中，属热盛伤津或阴液亏耗的是
    （ ）
    A. 润苔　　　　　　B. 滑苔
    C. 燥苔　　　　　　D. 腐苔
    E. 腻苔

85. 心火上炎通常表现为（ ）
    A. 舌尖红　　　　　B. 舌两边红
    C. 舌红而少苔　　　D. 舌绛有苔
    E. 舌红绛泛青紫色，苔少而干

86. 热毒炽盛，灼耗营血，气血壅滞，常表现为
    （ ）
    A. 舌尖红　　　　　B. 舌两边红
    C. 红舌而少苔　　　D. 舌绛有苔
    E. 舌红绛泛青紫色，苔少而干

87. 主湿浊、痰饮、食积的舌苔，多为（ ）
    A. 腻苔　　　　　　B. 腐苔
    C. 润苔　　　　　　D. 燥苔
    E. 厚苔

88. 舌淡苔剥者，多为（ ）
    A. 食积胃肠　　　　B. 热重津伤
    C. 痰浊内蕴　　　　D. 气血两虚
    E. 外感风热

89. 舌质红，苔黄而干燥，多为（ ）
    A. 实热证　　　　　B. 虚热证
    C. 实寒证　　　　　D. 虚寒证
    E. 虚实夹杂

90. 舌体红绛而有裂纹，舌苔焦黄干燥，多为
    （ ）
    A. 热极津伤　　　　B. 阴虚内热
    C. 脾胃气虚　　　　D. 气血瘀阻
    E. 虚寒证

91. 舌体红瘦，少苔，多为（ ）
    A. 热极津伤　　　　B. 阴虚内热

C. 脾胃气虚　　　　D. 气血瘀阻

E. 虚寒证

92. 舌体淡嫩，舌苔白润，多为（　　　）

A. 热极津伤　　　　B. 阴虚内热

C. 脾胃气虚　　　　D. 气血瘀阻

E. 虚寒

93. 青紫舌，苔白腻，多为（　　　）

A. 热极津伤　　　　B. 阴虚内热

C. 虚寒　　　　　　D. 气血瘀阻

E. 脾胃气虚

94. 瘟疫或内痈常见的舌苔是（　　　）

A. 腐苔　　　　　　B. 滑苔

C. 润苔　　　　　　D. 燥苔

E. 积粉苔

95. 因痰饮、瘀血、阳气被遏等致津液不能上蒸濡润，通常导致（　　　）

A. 腐苔　　　　　　B. 滑苔

C. 润苔　　　　　　D. 燥苔

E. 积粉苔

B1 型题

A. 舌色红　　　　　B. 舌绛少苔

C. 舌绛无苔　　　　D. 舌绛有苔

E. 舌淡而青紫，舌苔湿润

1. 温热病热入营血，通常导致（　　　）

2. 阴寒内盛，阳气虚衰，血脉瘀滞，通常导致（　　　）

A. 全身性气血瘀滞

B. 瘀血阻滞于局部

C. 血瘀证

D. 热毒炽盛，灼耗营血

E. 水湿、痰饮证

3. 舌色紫暗，或舌上有瘀斑、瘀点，属（　　　）

4. 胖大舌，属（　　　）

A. 淡白舌　　　　　B. 嫩舌

C. 瘦薄舌　　　　　D. 痿软舌

E. 吐弄舌

5. 气血虚弱不会引起的是（　　　）

6. 阳虚水停，浸淫舌体引起的是（　　　）

A. 舌红绛少苔而痿软

B. 舌红少津少苔而颤动

C. 舌短缩，色淡或青紫而湿润

D. 舌短缩而胖大，苔滑腻

E. 舌短缩，色红绛而干

7. 寒凝筋脉，通常导致（　　　）

8. 脾虚痰蕴，风痰阻络，通常导致（　　　）

A. 苔薄黄

B. 苔黄而干燥

C. 苔黄而腻

D. 苔灰黑湿润，舌淡胖嫩

E. 焦黑干燥，舌质干裂

9. 阳虚寒湿、痰饮内停之重证，常会导致（　　　）

10. 湿热蕴结或痰饮化热，常会导致（　　　）

A. 苔薄白而润　　　B. 苔薄白而干

C. 苔薄黄　　　　　D. 苔黄而干燥

E. 苔黄而腻

11. 阳虚内寒证，常表现为（　　　）

12. 邪热伤津，燥结腑实证，常表现为（　　　）

第五节　闻　诊

A1 型题

1. 自言自语，喃喃不休，见人则止，首尾不续，多由（　　　）

A. 气郁化痰，痰火扰心

B. 心气大伤，心神散乱

C. 心气虚弱，神气不足

D. 痰气郁结，阻蔽神明

E. 郁热互结，上扰神明

2. 郑声的病机是（　　　）

A. 心气虚弱，神气不足

B. 心气大伤，心神散乱

C. 瘀血阻遏心窍

D. 热扰心神，神明失主

E. 痰湿阻蔽心窍

3. 咳声重浊，多为（　　　）

A. 外感风燥　　　　B. 外感风寒

C. 外感风热　　　　D. 寒痰阻肺

E. 热邪壅肺

4. 引起哮病发作的常见诱因是（　　　）
   A. 宿痰内伏　　　　B. 感受外邪
   C. 劳倦过度　　　　D. 过食辛辣
   E. 情志失调

5. 胃反的呕吐特点是（　　　）
   A. 饮后即吐　　　　B. 吐痢并作
   C. 朝食暮吐　　　　D. 吐物酸腐
   E. 呕吐如喷

6. 嗳气、呕吐、呃逆的共同病机是（　　　）
   A. 肺气上逆　　　　B. 肝气上逆
   C. 胃气上逆　　　　D. 肝郁气滞
   E. 脾失健运

7. 下列不属于喘的特征的是（　　　）
   A. 呼吸困难　　　　B. 鼻翼扇动
   C. 张口抬肩　　　　D. 难以平卧
   E. 喉中痰鸣

8. 消渴病患者病室的气味是（　　　）
   A. 尸臭味　　　　　B. 腐臭味
   C. 血腥味　　　　　D. 尿骚味
   E. 烂苹果味

9. 白喉咳嗽的特点是（　　　）
   A. 燥咳　　　　　　B. 喘咳
   C. 干咳　　　　　　D. 咳声如犬吠
   E. 咳声无力

10. 咳声轻清低微的是（　　　）
    A. 风寒束表证　　　B. 风热犯肺证
    C. 肺气虚损证　　　D. 肺阴不足证
    E. 燥邪犯肺证

11. 干咳无痰或痰少而黏的是（　　　）
    A. 风热犯肺证　　　B. 燥邪犯肺证
    C. 热邪犯肺证　　　D. 痰湿阻肺证
    E. 痰热壅肺证

12. 嗳气酸腐的原因是（　　　）
    A. 龋齿　　　　　　B. 宿食不化
    C. 中焦湿热　　　　D. 脾胃虚弱
    E. 胃寒

13. 谵语的病因病机多是（　　　）

   A. 热扰心神　　　　B. 痰火扰心
   C. 心气大伤　　　　D. 痰迷心窍
   E. 心血不足

14. 金破不鸣的病机为（　　　）
    A. 风寒犯肺　　　　B. 虚火灼肺
    C. 肺气不足　　　　D. 风热袭肺
    E. 燥邪犯肺

15. 顿咳的症状特点是（　　　）
    A. 咳声重浊　　　　B. 咳声低微
    C. 咳声如犬吠　　　D. 咳声紧闷
    E. 咳终止时有鸡鸣样回声

16. 咳白痰，量多易出者，多属（　　　）
    A. 痰热蕴肺　　　　B. 久病肺气虚损
    C. 热邪犯肺　　　　D. 痰湿阻肺
    E. 阴虚肺燥

17. 咳声不扬，痰稠色黄，不易咳出者，多属（　　　）
    A. 寒痰湿浊停聚于肺
    B. 久病肺气虚损
    C. 热邪犯肺
    D. 痰湿阻肺
    E. 阴虚肺燥

18. 下列不属于百日咳症状的是（　　　）
    A. 咳声短促　　　　B. 连续不断
    C. 咳声如犬吠　　　D. 咳后有鸡鸣样回声
    E. 反复发作

19. 下列不会导致实喘的是（　　　）
    A. 风寒袭肺　　　　B. 肺肾亏虚
    C. 痰热壅肺　　　　D. 痰饮停肺
    E. 水气凌心

20. 下列不属于虚喘症状的是（　　　）
    A. 呼吸短浅　　　　B. 急促难续
    C. 息微声低　　　　D. 以深吸为快
    E. 以呼出为快

21. 下列不属于因感受寒邪，引动伏痰，痰气相搏所致的哮喘症状是（　　　）
    A. 咳痰清稀　　　　B. 咳痰色白如泡沫
    C. 不能平卧　　　　D. 咳吐不利
    E. 喉间痰鸣如水鸡声

22. 下列不会导致短气、呼吸气粗的是（　　）
    A. 肾气虚　　　　　　B. 痰饮
    C. 胃肠积滞　　　　　D. 气滞
    E. 瘀阻

23. 下列不会导致短气、形瘦神疲、声低息微的是
    （　　）
    A. 肺气虚　　　　　　B. 失血
    C. 病后　　　　　　　D. 瘀阻
    E. 产后

24. 吐势较猛，声高有力，呕吐物为黏液、黄水，
    或酸或苦者，属（　　）
    A. 热伤胃津　　　　　B. 脾胃阳虚
    C. 头颅外伤　　　　　D. 食滞胃脘
    E. 食物中毒

25. 呕吐呈喷射状，属（　　）
    A. 热伤胃津　　　　　B. 脾胃阳虚
    C. 头颅外伤　　　　　D. 食滞胃脘
    E. 食物中毒

26. 呕吐酸腐味食糜，属（　　）
    A. 热伤胃津　　　　　B. 脾胃阳虚
    C. 头颅外伤　　　　　D. 食滞胃脘
    E. 食物中毒

27. 吐势徐缓，声音低微，呕吐物为清水、痰涎
    者，属（　　）
    A. 热伤胃津　　　　　B. 脾胃阳虚
    C. 头颅外伤　　　　　D. 食滞胃脘
    E. 食物中毒

28. 新病呃逆，声高而短，响亮有力者，属（　　）
    A. 寒邪或热邪客胃　　B. 胃气虚衰
    C. 食滞胃脘　　　　　D. 脾肾阳虚
    E. 胃阳亏虚

29. 久病、重病呃逆不止，声低气怯无力者，属
    （　　）
    A. 寒邪或热邪客胃　　B. 胃气虚衰
    C. 食滞胃脘　　　　　D. 脾肾阳虚
    E. 胃阳亏虚

30. 嗳气有酸腐味，兼脘腹胀满者，属（　　）
    A. 食滞胃脘　　　　　B. 肝气犯胃

C. 脾胃虚弱　　　　　D. 胃阳亏虚
E. 不属病态

31. 嗳气低频断续，兼纳呆食少者，属（　　）
    A. 食滞胃脘　　　　　B. 肝气犯胃
    C. 脾胃虚弱　　　　　D. 胃阳亏虚
    E. 不属病态

32. 嗳气频作而响亮，嗳气后脘腹胀减，且其发作
    常因情志变化而增减者，属（　　）
    A. 食滞胃脘　　　　　B. 肝气犯胃
    C. 脾胃虚弱　　　　　D. 胃阳亏虚
    E. 不属病态

33. 嗳气频繁，兼脘腹冷痛，得温症减者，属（　　）
    A. 食滞胃脘　　　　　B. 肝气犯胃
    C. 脾胃虚弱　　　　　D. 胃阳亏虚
    E. 不属病态

34. 饱食或饮用汽水后，偶有嗳气，无其他兼症
    者，属（　　）
    A. 食滞胃脘　　　　　B. 肝气犯胃
    C. 脾胃虚弱　　　　　D. 胃阳亏虚
    E. 不属病态

35. 下列不会造成患者张口散发臭秽之气的是
    （　　）
    A. 牙疳　　　　　　　B. 龋齿
    C. 蛀牙　　　　　　　D. 口腔不洁
    E. 宿食停滞

36. 下列不会造成口气酸臭的是（　　）
    A. 暴饮暴食　　　　　B. 过食伤脾
    C. 牙疳　　　　　　　D. 食滞胃脘
    E. 宿食停滞

37. 口气臭秽异常，难以与人面对面谈话，属（　　）
    A. 脏腑积热　　　　　B. 气血壅滞
    C. 水湿内停　　　　　D. 宿食停滞
    E. 胃阳亏虚

38. 口气腐臭，兼咳吐脓血者，属（　　）
    A. 脏腑积热　　　　　B. 气血壅滞
    C. 水湿内停　　　　　D. 宿食停滞
    E. 胃阳亏虚

39. 溃腐疮疡病证患者的病室气味是（　　）
    A. 酸腐臭秽气味　　　B. 血腥气味
    C. 尿臊气味　　　　　D. 烂苹果气味
    E. 臭秽气味

40. 瘟疫类疾病，脏腑气血受疫气熏蒸而败坏所致的病室气味为（　　）
    A. 酸腐臭秽气味　　　B. 血腥气味
    C. 尿臊气味　　　　　D. 烂苹果气味
    E. 臭秽气味

41. 大出血患者，病室气味多为（　　）
    A. 酸腐臭秽气味　　　B. 血腥气味
    C. 尿臊气味　　　　　D. 烂苹果气味
    E. 臭秽气味

42. 水气病晚期，脾肾衰败而湿热浊气内蕴，正衰邪恋患者的病室气味为（　　）
    A. 酸腐臭秽气味　　　B. 血腥气味
    C. 尿臊气味　　　　　D. 烂苹果气味
    E. 臭秽气味

43. 患者脏腑衰败，病属危重，其病室气味为（　　）
    A. 酸腐臭秽气味　　　B. 血腥气味
    C. 尿臊气味　　　　　D. 烂苹果气味
    E. 尸臭气味

44. 新病音哑或失音者，为外邪袭肺，或痰湿壅肺所致之证，被称为（　　）
    A. 金实不鸣　　　　　B. 金破不鸣
    C. 肺气虚证　　　　　D. 肺阴虚证
    E. 肺热壅盛证

45. 神志不清，语言重复，时断时续，语声低弱的症状，被称为（　　）
    A. 独语　　　　　　　B. 郑声
    C. 谵语　　　　　　　D. 错语
    E. 狂言

46. 神识清楚而语言时有错乱，语后自知言错的症状，被称为（　　）
    A. 狂言　　　　　　　B. 谵语
    C. 错语　　　　　　　D. 独语
    E. 郑声

47. 呼吸气急而短促，气短不足以息，数而不相接

续，似喘而不抬肩，气急而无痰声，似呻吟而无痛楚的症状，被称为（　　）
    A. 少气　　　　　　　B. 哮
    C. 喘　　　　　　　　D. 短气
    E. 咳嗽

48. 呼吸微弱而声低，气少不足以息，言语无力的症状，被称为（　　）
    A. 短气　　　　　　　B. 咳嗽
    C. 哮　　　　　　　　D. 喘
    E. 少气

49. 从咽喉部发出的一种不自主的冲击声，声短而频，呃呃作响的症状，被称为（　　）
    A. 呕吐　　　　　　　B. 嗳气
    C. 呃逆　　　　　　　D. 吞酸
    E. 嘈杂

50. 饮食物、痰涎从胃中上涌，由口中吐出的症状，称为（　　）
    A. 呃逆　　　　　　　B. 呕吐
    C. 嗳气　　　　　　　D. 太息
    E. 少气

51. 呼吸急促似喘，喉间有哮鸣音的病证，被称为（　　）
    A. 哮　　　　　　　　B. 喘
    C. 少气　　　　　　　D. 短气
    E. 嗳气

52. 下列说法错误的是（　　）
    A. 哮必兼喘　　　　　B. 喘必兼哮
    C. 哮喉间有哮鸣音　　D. 喘则鼻翼扇动
    E. 喘甚者不能平卧

53. 下列不属于哮的诱因的是（　　）
    A. 久居寒湿之地
    B. 过食酸咸
    C. 过食生冷
    D. 痰饮内伏，复感外邪
    E. 过食苦辛

54. 下列不会导致错语的是（　　）
    A. 心气虚弱，神气不足
    B. 痰湿
    C. 外感风寒

D. 瘀血

E. 气滞

55. 风邪与痰热搏结所致，常见于小儿的病证为（ ）

A. 哮　　　　　　　B. 喘

C. 顿咳　　　　　　D. 白喉

E. 嗳气

56. 下列会导致突发呃逆，呃声不高不低，且无其他病史及兼症的是（ ）

A. 偶感风寒　　　　B. 脾胃阳虚

C. 寒饮停胸　　　　D. 外感风热

E. 胃气虚弱

B1 型题

A. 口气酸臭　　　　B. 口气腥臭

C. 口气腐臭　　　　D. 口气臭秽

E. 口气臊臭

1. 胃肠积滞，口气多为（ ）

2. 体内有溃腐脓疡者，口气多为（ ）

A. 郑声　　　　　　B. 谵语

C. 独语　　　　　　D. 狂言

E. 错语

3. 神志不清，语无伦次，声高有力者为（ ）

4. 自言自语，喃喃不休，见人语止，首尾不续者为（ ）

A. 痰湿壅肺

B. 阴虚火旺，肺肾精气内伤

C. 气郁痰阻，蒙蔽心神

D. 风邪与痰热搏结

E. 心气虚弱，神气不足

5. 会导致"金破不鸣"的是（ ）

6. 会导致"金实不鸣"的是（ ）

A. 病室有烂苹果味（酮体味）

B. 病室有臭秽之气

C. 病室有尿臊气（氨气味）

D. 病室有酸腐臭秽气味

E. 病室有难闻的腐臭、尸臭气味

7. 瘟疫类疾病可见（ ）

8. 水气病晚期可见（ ）

第六节　脉　诊

A1 型题

1. 左寸脉洪数，主的是（ ）

A. 心火亢盛证　　　B. 表热证

C. 肺热壅滞证　　　D. 肝阳上亢证

E. 大肠湿热证

2. 下列不会出现迟脉的是（ ）

A. 正常人　　　　　B. 虚寒证

C. 实热证　　　　　D. 实寒证

E. 痰热证

3. 一般不会出现数脉的是（ ）

A. 虚热证　　　　　B. 实热证

C. 运动以后　　　　D. 气血不足证

E. 阳气将绝

4. 下列需重按始得的脉象是（ ）

A. 沉脉　　　　　　B. 浮脉

C. 弦脉　　　　　　D. 数脉

E. 迟脉

5. 下列不会出现滑脉的是（ ）

A. 气实血涌　　　　B. 阴虚火旺

C. 食滞胃脘　　　　D. 妊娠恶阻

E. 痰热壅肺

6. 下列具有缓而有歇止，止无规律特征的脉象是（ ）

A. 代脉　　　　　　B. 结脉

C. 动脉　　　　　　D. 促脉

E. 涩脉

7. 既主寒证，又主热证的脉是（ ）

A. 滑脉　　　　　　B. 洪脉

C. 迟脉　　　　　　D. 代脉

E. 弦脉

8. "有神"之脉主要是指（ ）

A. 从容和缓　　　　B. 不浮不沉

C. 沉取有力　　　　D. 柔和有力

E. 不大不小

9. 医师手指用力不轻不重，按至肌肉以体察脉象的方法，称（　　）
　　A. 浮取　　　　　　　B. 总按
　　C. 沉取　　　　　　　D. 中取
　　E. 单诊

10. 下列主气滞血瘀的脉象是（　　）
　　A. 滑脉　　　　　　　B. 虚脉
　　C. 涩脉　　　　　　　D. 数脉
　　E. 实脉

11. 主邪热内结的脉象是（　　）
　　A. 濡脉　　　　　　　B. 浮脉
　　C. 弦脉　　　　　　　D. 紧脉
　　E. 迟脉

12. 弦脉的脉象特征是（　　）
　　A. 端直以长　　　　　B. 脉来紧急
　　C. 沉按实大　　　　　D. 状如波涛
　　E. 脉体宽大

13. 下列除哪项外，均可见于正常人（　　）
　　A. 濡脉　　　　　　　B. 缓脉
　　C. 迟脉　　　　　　　D. 沉脉
　　E. 滑脉

14. 脉细小而缓，多提示（　　）
　　A. 湿邪阻遏　　　　　B. 阴血虚弱
　　C. 肠热腑实　　　　　D. 阴寒内盛
　　E. 邪盛正虚

15. 微脉的脉象特征是（　　）
　　A. 极细极软，按之欲绝，若有若无
　　B. 脉细如丝，应指明显
　　C. 细软而沉细
　　D. 浮而细软
　　E. 浮大无根，应指散漫

16. 脉象浮紧见于（　　）
　　A. 太阳中风　　　　　B. 风寒表证
　　C. 风热袭表　　　　　D. 燥邪犯肺
　　E. 阴寒内盛

17. 里热亢盛证，多见（　　）
　　A. 弦数　　　　　　　B. 浮数
　　C. 实脉　　　　　　　D. 洪数

E. 弦滑

18. 结脉、代脉和促脉的共同特征是（　　）
　　A. 脉来较数　　　　　B. 脉来时止
　　C. 止无定数　　　　　D. 脉来缓慢
　　E. 止有定数

19. 促脉的特征是（　　）
　　A. 脉来数而时一止，止无定数
　　B. 脉来缓而时一止，止有定数
　　C. 脉来一止，止有定数，良久方来
　　D. 脉来急疾，一息七八至
　　E. 脉形如豆，滑数有力

20. 下列各项中，不属于代脉所主疾病的是（　　）
　　A. 跌打损伤　　　　　B. 痛证
　　C. 脏气衰败　　　　　D. 惊恐
　　E. 宿食停滞

21. 下列不属于弦脉所主病证的是（　　）
　　A. 痛证　　　　　　　B. 疟疾
　　C. 胆病　　　　　　　D. 宿食
　　E. 痰饮

22. 医生用轻指力按在寸口脉搏跳动部位以体察脉象的方法叫（　　）
　　A. 举法　　　　　　　B. 按法
　　C. 寻法　　　　　　　D. 总按
　　E. 单按

23. 医生三个手指同时用大小相等的指力诊脉的方法叫（　　）
　　A. 举法　　　　　　　B. 按法
　　C. 寻法　　　　　　　D. 总按
　　E. 单按

24. 医生指力不轻不重，按至肌肉，并适当调节指力，或前后左右推寻，以细细体察脉象的方法叫（　　）
　　A. 举法　　　　　　　B. 按法
　　C. 寻法　　　　　　　D. 总按
　　E. 单按

25. 医生用重指力按至筋骨间以体察脉象的方法叫（　　）
　　A. 举法　　　　　　　B. 按法

C. 寻法　　　　　　　D. 总按

E. 单按

26. 医生用一个手指体察寸、关、尺某一部脉象的
　　方法叫（　　　）
　　A. 举法　　　　　　　B. 按法
　　C. 寻法　　　　　　　D. 总按
　　E. 单按

27. 下列不属于正常脉象的是（　　　）
　　A. 不浮不沉　　　　　B. 不大不小
　　C. 不快不慢　　　　　D. 一息四五至
　　E. 一息五六至

28. 轻取即得，重按稍减而不空，是（　　　）
　　A. 浮脉　　　　　　　B. 沉脉
　　C. 迟脉　　　　　　　D. 数脉
　　E. 滑脉

29. 脉来迟缓，一息不足四至，是（　　　）
　　A. 浮脉　　　　　　　B. 沉脉
　　C. 迟脉　　　　　　　D. 数脉
　　E. 滑脉

30. 轻取不应，重按始得，脉动明显，部位较深，
　　是（　　　）
　　A. 浮脉　　　　　　　B. 沉脉
　　C. 迟脉　　　　　　　D. 数脉
　　E. 滑脉

31. 往来流利，应指圆滑，如珠走盘，是（　　　）
　　A. 浮脉　　　　　　　B. 沉脉
　　C. 迟脉　　　　　　　D. 数脉
　　E. 滑脉

32. 脉来急促，一息脉来五六至，属（　　　）
　　A. 浮脉　　　　　　　B. 沉脉
　　C. 迟脉　　　　　　　D. 数脉
　　E. 滑脉

33. 主里虚证的是（　　　）
　　A. 脉浮紧　　　　　　B. 脉浮数
　　C. 脉浮无力　　　　　D. 脉沉有力
　　E. 脉沉无力

34. 主里实证的是（　　　）

A. 脉浮紧　　　　　　B. 脉浮数

C. 脉浮无力　　　　　D. 脉沉有力

E. 脉沉无力

35. 主风热表证的是（　　　）
　　A. 脉浮紧　　　　　　B. 脉浮数
　　C. 脉浮无力　　　　　D. 脉沉有力
　　E. 脉沉无力

36. 主虚人外感或邪盛正虚的是（　　　）
　　A. 脉浮紧　　　　　　B. 脉浮数
　　C. 脉浮无力　　　　　D. 脉沉有力
　　E. 脉沉无力

37. 脉迟有力，主（　　　）
　　A. 实寒证　　　　　　B. 虚寒证
　　C. 虚寒证　　　　　　D. 虚热证
　　E. 气血不足证

38. 脉迟有力，兼壮热、腹部胀满硬痛、大便秘
　　结、舌红苔黄燥者，属（　　　）
　　A. 实寒证　　　　　　B. 虚寒证
　　C. 肠热腑实证　　　　D. 虚热证
　　E. 气血不足证

39. 脉迟无力者，属（　　　）
　　A. 实寒证　　　　　　B. 虚寒证
　　C. 肠热腑实证　　　　D. 虚热证

40. 脉数无力，兼面白无华、神疲乏力、心悸气
　　短、唇舌淡白者，属（　　　）
　　A. 实寒证　　　　　　B. 虚寒证
　　C. 肠热腑实证　　　　D. 虚热证
　　E. 气血不足证

41. 下列不会出现紧脉的是（　　　）
　　A. 寒证　　　　　　　B. 胃痛
　　C. 痰饮　　　　　　　D. 痛经
　　E. 食积

42. 形细而行迟，往来艰涩不畅，脉势不均的是
　　（　　　）
　　A. 涩脉　　　　　　　B. 洪脉
　　C. 细脉　　　　　　　D. 弦脉
　　E. 紧脉

43. 脉来绷急，左右弹指，状如牵绳转索的是（　　）
　　A. 涩脉　　　　　　　B. 洪脉
　　C. 细脉　　　　　　　D. 弦脉
　　E. 紧脉

44. 脉体宽大，充实有力，来盛去衰，状若波涛汹涌的是（　　）
　　A. 涩脉　　　　　　　B. 洪脉
　　C. 细脉　　　　　　　D. 弦脉
　　E. 滑脉

45. 脉细如线，但应指明显的是（　　）
　　A. 涩脉　　　　　　　B. 洪脉
　　C. 细脉　　　　　　　D. 弦脉
　　E. 紧脉

46. 浮细而软的脉象是（　　）
　　A. 濡脉　　　　　　　B. 微脉
　　C. 结脉　　　　　　　D. 代脉
　　E. 促脉

47. 脉来一止，止有定数，良久方还的脉象是（　　）
　　A. 濡脉　　　　　　　B. 微脉
　　C. 结脉　　　　　　　D. 代脉
　　E. 促脉

48. 主寒证、痰证、瘀血证的脉象是（　　）
　　A. 脉结有力　　　　　B. 脉结无力
　　C. 脉代无力　　　　　D. 脉代有力
　　E. 脉促有力

49. 主跌打损伤、惊恐、疼痛的脉象是（　　）
　　A. 脉结有力　　　　　B. 脉结无力
　　C. 脉代无力　　　　　D. 脉代有力
　　E. 脉促有力

50. 主气血不足的脉象是（　　）
　　A. 脉结有力　　　　　B. 脉结无力
　　C. 脉代无力　　　　　D. 脉代有力
　　E. 脉促有力

51. 主脏气衰微的脉象是（　　）
　　A. 脉结有力　　　　　B. 脉结无力
　　C. 脉代无力　　　　　D. 脉代有力
　　E. 脉促有力

52. 主阳热亢盛、气滞血瘀、痰饮、食积的脉象是（　　）
　　A. 脉结有力　　　　　B. 脉结无力
　　C. 脉代无力　　　　　D. 脉代有力
　　E. 脉促有力

53. 主脏气虚弱、阴血衰少的脉象是（　　）
　　A. 脉结有力　　　　　B. 脉结无力
　　C. 脉促无力　　　　　D. 脉代有力
　　E. 脉促有力

54. 左关脉所候的脏腑是（　　）
　　A. 心　　　　　　　　B. 肝
　　C. 脾　　　　　　　　D. 肺
　　E. 肾

55. 举法又称为（　　）
　　A. 浮取　　　　　　　B. 沉取
　　C. 中取　　　　　　　D. 总按
　　E. 单按

56. 脉有胃气的特征是（　　）
　　A. 脉来和缓、从容、流利
　　B. 脉律整齐，柔和有力
　　C. 尺脉有力，沉取不绝
　　D. 往来流利，应指圆滑
　　E. 脉体宽大，充实有力

57. 真脏脉提示（　　）
　　A. 胃气充足，预后良好
　　B. 气血不足
　　C. 阴血虚使脉道不充
　　D. 失去胃气，病情危重
　　E. 气血痰食阻滞

58. 提示胃气充足的脉象是（　　）
　　A. 濡脉　　　　　　　B. 缓脉
　　C. 迟脉　　　　　　　D. 平脉
　　E. 滑脉

59. 轻取即得，重按稍减而不空，如水漂木的脉象是（　　）
　　A. 浮脉　　　　　　　B. 沉脉
　　C. 迟脉　　　　　　　D. 弦脉
　　E. 滑脉

60. 濡脉提示（　　）
    A. 寒痰血瘀　　　　B. 阳气暴脱
    C. 虚证、湿困　　　D. 气血两虚
    E. 胃气衰败

61. 寸口位于（　　）
    A. 头侧太阳穴
    B. 颈部人迎处
    C. 手腕掌后桡动脉处
    D. 腹股沟动脉处
    E. 脚背跌阳脉处

62. 右手寸口寸、关、尺三部一般候（　　）
    A. 心、肺、肝
    B. 肺、脾、命门
    C. 心、肝、肾
    D. 心、脾、肾
    E. 上、中、下三焦

63. 小儿寸口短小，故一般切脉时可采用（　　）
    A. 三指密布法　　　B. 二指切脉法
    C. 一指定关法　　　D. 遍诊法
    E. 望食指络脉法

64. 单主阳热亢盛的脉象是（　　）
    A. 数脉　　　　　　B. 实脉
    C. 滑脉　　　　　　D. 洪脉
    E. 促脉

65. 弦细脉的主病为（　　）
    A. 里寒证　　　　　B. 肝郁气滞
    C. 血虚肝郁　　　　D. 阴血亏虚
    E. 肝风夹痰

B1 型题

A. 心　　　　　　　B. 肝
C. 脾　　　　　　　D. 肺
E. 肾

1. 右寸脉所候的是（　　）
2. 左尺脉所候的是（　　）

A. 浮取　　　　　　B. 沉取
C. 中取　　　　　　D. 总按
E. 单按

3. 按法又称为（　　）

4. 寻法又称为（　　）

A. 邪热亢盛　　　　B. 阴寒阻遏阳气
C. 气血两虚　　　　D. 虚阳浮越于外
E. 湿邪困阻阳气

5. 洪脉的主病是（　　）
6. 濡脉的主病是（　　）

A. 脉象无冲和之意，应指坚搏
B. 脉象虚大无根或微弱不应指
C. 脉象散乱，脉弱无序
D. 脉来浮大中空，按之搏指如鼓皮
E. 脉细如线，应指明显

7. 无神之脉的脉象特征是（　　）
8. 无根之脉的脉象特征是（　　）

A. 促脉　　　　　　B. 代脉
C. 结脉　　　　　　D. 缓脉
E. 涩脉

9. 脉来时有一止，止有定数，良久方来的脉象是（　　）
10. 脉来缓而时止，止无定数的脉象是（　　）

A. 细脉　　　　　　B. 微脉
C. 紧脉　　　　　　D. 濡脉
E. 结脉

11. 久病见之为正气将绝，新病见之为阳气暴脱的脉象是（　　）
12. 阴盛气结常出现的脉象是（　　）

A. 迟脉　　　　　　B. 数脉
C. 滑脉　　　　　　D. 缓脉
E. 弦脉

13. 脉来迟缓，一息不足四至的脉象是（　　）
14. 脉来急促，一息脉来五六至的脉象是（　　）

第七节　按　诊

A1 型题

1. 下列方法可以诊断疼痛虚实的是（　　）
    A. 痛时姿势　　　　B. 疼痛部位
    C. 痛处喜按或拒按　D. 痛处的颜色
    E. 痛处皮肤温度

2. 下列不属于按诊内容的是（　　）

A. 皮肤寒热　　　　B. 皮肤颜色
C. 皮肤滑涩　　　　D. 腧穴
E. 尺肤

3. 下列不会出现虚里动高的是（　　　）
　　A. 热证　　　　　　B. 剧烈运动后
　　C. 心气衰竭　　　　D. 宗气内虚
　　E. 宗气外泄

4. 下列可以判断疮疡成脓与否的方法是（　　　）
　　A. 望之红肿　　　　B. 摸之有压痛
　　C. 问之疼痛剧烈　　D. 诊脉洪数
　　E. 按之疮疡边硬顶软

5. 身热初按热甚，久按热反轻者，多属（　　　）
　　A. 热在表　　　　　B. 热在里
　　C. 虚阳外越　　　　D. 阴虚证
　　E. 热在半表半里

6. 按肌肤凹而不起者，多为（　　　）
　　A. 热证　　　　　　B. 泄泻
　　C. 瘀血　　　　　　D. 鼓胀
　　E. 水肿

7. 疮疡根盘收束隆起者，属（　　　）
　　A. 实证　　　　　　B. 虚证
　　C. 寒证　　　　　　D. 热证
　　E. 表证

8. 疮疡处肿硬不热者，属（　　　）
　　A. 实证　　　　　　B. 热证
　　C. 寒证　　　　　　D. 阳证
　　E. 虚证

9. 腹部高度胀大，如鼓之状者，称为（　　　）
　　A. 水肿　　　　　　B. 内痈
　　C. 虫积　　　　　　D. 癥积
　　E. 鼓胀

10. 两手分置于腹部两侧相对位置，一手轻轻叩拍腹壁，另一手若有波动感，按之如囊裹水者，称为（　　　）
　　A. 水臌　　　　　　B. 虫积
　　C. 气臌　　　　　　D. 癥积
　　E. 内痈

11. 汗出如油而四肢肌肤尚温，脉躁疾无力者，称为（　　　）
　　A. 亡阳证　　　　　B. 实热证
　　C. 湿热证　　　　　D. 亡阴证
　　E. 真热假寒证

12. 下列属于正常生理表现的是（　　　）
　　A. 虚里动高，聚而不散
　　B. 虚里动高，片刻之后能平复如常
　　C. 虚里按之动而微弱
　　D. 虚里按之弹手，洪大而搏
　　E. 虚里按之搏动迟弱

13. 下列不属于虚里正常征象的是（　　　）
　　A. 搏动应手，缓而不怠
　　B. 动气聚而不散
　　C. 一息四五至
　　D. 动而不紧
　　E. 一息七八至

14. 下列属于气滞气闭表现的是（　　　）
　　A. 按之胀痛，病处按此连彼
　　B. 腹局部肿胀拒按
　　C. 按之疼痛，固定不移
　　D. 腹痛拒按，按之痛甚，腹部硬满
　　E. 腹痛喜按，按之痛减，腹壁柔软

B1 型题

A. 腹中结块，按之聚散不定，或形如筋状，久按转移不定
B. 腹中肿块，推之不移，痛有定处
C. 右少腹痛而拒按，有包块应手
D. 腹中肿块，推之可移，痛无定处
E. 腹内肿块，坚硬如石

1. 虫积常见（　　　）
2. 恶候常见（　　　）

A. 虚里搏动数急而时有一止
B. 虚里搏动迟弱
C. 虚里搏动微弱
D. 虚里搏动散漫而数，胸高而喘
E. 虚里按之弹手，洪大而搏

3. 心气绝者，见（　　　）
4. 宗气不守者，见（　　　）

A. 皮肤干燥　　　　　B. 肌肤甲错
C. 皮肤湿润　　　　　D. 肌肤干瘪
E. 肌肤滑润

5. 血虚失荣，多见（　　　）

6. 气血充盛，多见（　　　）

A. 虚里搏动，数急而时有一止
B. 虚里搏动迟弱
C. 虚里搏动微弱
D. 虚里搏动散漫而数，胸高而喘
E. 虚里按之弹手，洪大而搏指

7. 饮停心包之支饮者，可见（　　　）

8. 心阳不足者，可见（　　　）

A. 疮疡处肿硬不热
B. 肿处烙手而压痛
C. 疮疡根盘平塌漫肿
D. 疮疡根盘收束而隆起
E. 疮疡处坚硬

9. 虚证可见（　　　）

10. 热证可见（　　　）

A. 汗出如油而四肢肌肤尚温，脉躁疾无力
B. 肌肤厥冷而大汗淋漓、面色苍白、脉微欲绝
C. 身灼热而肢厥
D. 肌肤初摸时并不感觉很热，但按摸稍久后即感灼手
E. 肌肤寒冷，或伴体温偏低

11. 亡阳证，表现为（　　　）

12. 身热不扬，表现为（　　　）

A. 肌肤濡软，按之痛减
B. 肌肤硬痛拒按
C. 肌肤轻按即痛
D. 重按方痛
E. 按之不痛

13. 按肌肤，虚证可见（　　　）

14. 按肌肤，病在深部可见（　　　）

A. 寒热　　　　　　B. 润燥
C. 疮疡　　　　　　D. 光泽
E. 肿胀

15. 不属于按肌肤范畴的是（　　　）

16. 用于了解人体阴阳盛衰的是（　　　）

A. 肌肤滑润　　　　　B. 皮肤干燥

C. 肌肤枯涩　　　　　D. 肌肤干瘪
E. 皮肤湿润

17. 提示津液不足的是（　　　）

18. 提示气血不足的是（　　　）

A. 肿块推之可移，或痛无定处，聚散不定
B. 腹部虽然膨满，但按之手下虚软而缺乏弹性，无压痛
C. 肥胖之人，腹大如鼓，按之柔软，无脐突
D. 腹部按之手下饱满充实而有弹性，有压痛
E. 一手轻轻叩拍腹壁，另一手无波动感，以手叩击如击鼓之膨膨然

19. 不属于病态的是（　　　）

20. 属于虚满的是（　　　）

第八节　八纲辨证

A1 型题

1. 下列属于表证特点的是（　　　）
A. 病情较重　　　　　B. 病位在脏腑
C. 病程长　　　　　　D. 病位在骨髓
E. 病程短

2. 辨寒热的意义在于（　　　）
A. 辨病因　　　　　　B. 辨病性
C. 辨病位　　　　　　D. 辨邪正关系
E. 辨标本缓急

3. 下列不是寒证与热证鉴别要点的是（　　　）
A. 恶寒与发热　　　　B. 便秘与便溏
C. 口渴与不渴　　　　D. 头痛与不痛
E. 苔黄与苔白

4. 下列不属于阴证表现的是（　　　）
A. 恶寒畏冷　　　　　B. 倦怠无力
C. 腹痛喜按　　　　　D. 大便溏泄
E. 小便短赤

5. 下列不是表实寒证表现的是（　　　）
A. 恶寒重，发热轻　　B. 头身疼痛
C. 无汗　　　　　　　D. 汗出
E. 脉浮紧

6. 证候真假的"真"，主要是指（　　　）
A. 患者真实的临床表现

B. 临床上的常见证候

C. 与疾病内在本质相符的证候

D. 本病或久病之证

E. 患者的病情完全真实

7. 下列不是真热假寒证表现的是（　　　）

  A. 脉沉有力　　　　　B. 神志昏沉

  C. 高热肢厥　　　　　D. 面色浮红如妆

  E. 胸腹灼热

8. 真热假寒证与真寒假热证均可见（　　　）

  A. 口渴喜饮　　　　　B. 小便清长

  C. 下痢臭秽　　　　　D. 面红如妆

  E. 手足厥冷

9. 虚实在八纲辨证中用以辨别（　　　）

  A. 病变性质　　　　　B. 病变趋势

  C. 病变部位　　　　　D. 发病原因

  E. 邪正盛衰

10. 下列不属于热证临床特点的是（　　　）

  A. 恶热喜冷　　　　　B. 面赤

  C. 小便短黄　　　　　D. 大便干结

  E. 舌淡

11. 下列不属于八纲的是（　　　）

  A. 寒热　　　　　　　B. 阴阳

  C. 表里　　　　　　　D. 虚实

  E. 上下

12. 下列不属于里证范畴的是（　　　）

  A. 脏腑　　　　　　　B. 气

  C. 血　　　　　　　　D. 皮毛

  E. 骨髓

13. 新起恶风寒，或恶寒发热，头身疼痛，喷嚏，鼻塞，流涕，咽喉痒痛，微有咳嗽、气喘，舌淡红，苔薄，脉浮，辨证为（　　　）

  A. 里证　　　　　　　B. 表证

  C. 寒证　　　　　　　D. 热证

  E. 实证

14. 下列不属于寒证表现的是（　　　）

  A. 喜暖　　　　　　　B. 肢冷蜷卧

  C. 口渴喜饮　　　　　D. 大便稀溏

  E. 痰、涎、涕清稀

15. 证候真假的"假"，指的是（　　　）

  A. 患者不真实的临床表现

  B. 临床上不常见的证候

  C. 疾病表现出某些不符合常规认识的假象

  D. 继发病或新病之证

  E. 患者的病情不完全真实

16. 下列不属于里证特点的是（　　　）

  A. 恶寒发热并见　　　B. 脉象多不浮

  C. 起病可急可缓　　　D. 病程长

  E. 病位深

17. 以形寒肢冷、喜暖蜷卧、面白、排出物清稀、舌淡苔润为主要表现的证为（　　　）

  A. 虚证　　　　　　　B. 真热假寒证

  C. 热证　　　　　　　D. 寒证

  E. 真寒假热证

18. 下列属于热证表现的是（　　　）

  A. 神疲乏力

  B. 排出物黄稠、舌红苔黄、脉数

  C. 病程较长

  D. 疼痛剧烈拒按

  E. 病情变化较慢

19. 阴阳、气血、津液、精髓等正气亏虚，而邪气不盛，表现以不足、松弛、衰退为特征的各种证候，称为（　　　）

  A. 实证　　　　　　　B. 热证

  C. 虚证　　　　　　　D. 寒证

  E. 阴证

20. 下列不属于虚证特点的是（　　　）

  A. 舌嫩、苔少　　　　B. 神疲乏力

  C. 疼痛势缓喜按　　　D. 气短声低

  E. 痰涎壅盛

21. 疾病某一阶段，不仅表现为病位的表里同时受病，而且呈现寒、热、虚、实性质相反的证候，称为（　　　）

  A. 证候错杂　　　　　B. 证候相兼

  C. 真寒假热　　　　　D. 证候真假

  E. 真热假寒

22. 辨表虚证的主要依据是（　　　）。

  A. 恶寒　　　　　　　B. 发热

C. 汗出　　　　　　D. 恶风

E. 脉浮

23. 具有热深厥亦深特点的证为（　　　）

A. 真热假寒证　　　B. 真寒假热证

C. 热证　　　　　　D. 表证

E. 实证

24. 病久阳气虚衰，阴寒内盛，逼迫虚阳浮游于上、格越于外所致的证为（　　　）

A. 阳证　　　　　　B. 实证

C. 热证　　　　　　D. 真热假寒证

E. 真寒假热证

B1 型题

A. 淡红舌，薄白苔

B. 新起恶寒发热并见

C. 口渴，饮水量多

D. 咳嗽，吐稀白痰

E. 腹痛，下利清谷

1. 表证的临床表现是（　　　）

2. 热证的临床表现是（　　　）

A. 寒证　　　　　　B. 热证

C. 实证　　　　　　D. 虚证

E. 表证

3. 胸腹胀满，按之疼痛，胀满不减，其临床意义是（　　　）

4. 胸腹胀满，按之不痛，胀满时减，其临床意义是（　　　）

A. 表热证　　　　　B. 表实证

C. 表虚证　　　　　D. 里实证

E. 里虚证

5. 微有发热恶风，汗出，舌淡红，苔薄白，其临床意义是（　　　）

6. 腹内有块，腹痛拒按，便秘，苔黄，脉沉，其临床意义是（　　　）

A. 表热证　　　　　B. 表虚证

C. 实热证　　　　　D. 虚热证

E. 表寒证

7. 发热，口渴喜饮，咳喘痰黄，舌红苔黄，脉滑数，其临床意义是（　　　）

8. 发热，微恶寒，头痛咽痛，口微渴，脉浮数，其临床意义是（　　　）

A. 表实寒里虚热证

B. 表实热里虚寒证

C. 表实寒里虚寒证

D. 表实热里虚热证

E. 表里俱寒证

9. 平时常干咳、潮热、盗汗、颧红，现恶寒、低热、头痛、舌红苔白、脉浮细，其临床意义是（　　　）

10. 平时畏寒肢冷、腹痛喜温、下肢微肿，今起恶寒头痛、无汗、舌淡胖、脉濡缓，其临床意义是（　　　）

A. 面虽发红，但为面色苍白而泛红如妆

B. 肢虽厥而胸腹部必灼热，脉虽迟而按之必有力

C. 痰涎壅盛，舌老苔厚

D. 起病较缓，病程较长

E. 恶寒发热，脉浮

11. 属于真寒假热证的是（　　　）

12. 属于真热假寒证的是（　　　）

A. 抑制、沉静、衰退、晦暗

B. 兴奋、躁动、亢进、明亮

C. 胸腹胀满，疼痛剧烈拒按

D. 神疲乏力，气短声低

E. 外邪袭表，卫阳被郁

13. 阴证的特点是（　　　）

14. 阳证的特点是（　　　）

A. 表实寒里虚寒证　　B. 真热假寒证

C. 真寒假热证　　　　D. 表里虚寒证

E. 实证

15. 属于证候错杂的是（　　　）

16. 属于证候相兼的是（　　　）

A. 五心烦热，盗汗

B. 微热，神疲体倦

C. 虽自觉发热，但触之胸腹无灼热

D. 壮热面赤，口渴喜饮

E. 口虽渴，但欲热饮，且饮水不多

17. 属于虚热证的是（　　　）

18. 属于实热证的是（　　　）

A. 寒包火证　　　　　B. 戴阳证

C. 阳盛格阴证　　　D. 表实寒证

E. 里虚证

19. 属于真寒假热证的是（　　　）

20. 属于表里同病的是（　　　）

A. 风性开泄，腠理疏松

B. 外邪束表，卫阳被郁

C. 卫阳不固，腠理疏松

D. 阴阳气血失调，体内病理产物蓄积

E. 素体阳虚，寒自内生

21. 表证产生的病机是（　　　）

22. 实证产生的病机是（　　　）

第九节　病性辨证

A1 型题

1. 下列不属于气滞证疼痛特点的是（　　　）

A. 按之有形

B. 部位多不固定

C. 随情绪变化而增减

D. 症状时轻时重

E. 随"气行"觉舒

2. 下列不属于血瘀证疼痛特点的是（　　　）

A. 患处刺痛　　　　B. 时轻时重

C. 部位固定　　　　D. 夜间痛剧

E. 痛而拒按

3. 下列不属于血热证表现的是（　　　）

A. 月经量多而色淡

B. 身热面赤而发斑

C. 肌肤生疮、疖、疔、痈

D. 温热病之血分证

E. 迫血妄行而出血

4. 亡阳证的汗出特点是（　　　）

A. 汗出如珠　　　　B. 冷汗淋漓

C. 汗出蒸蒸　　　　D. 活动尤甚

E. 睡中汗出

5. 气虚证的临床意义是（　　　）

A. 脏腑经络的气机阻滞

B. 元气不足，功能减退

C. 元气亏虚已极，急骤外泄

D. 气虚固摄失职

E. 无力升举，清阳之气下陷

6. 下列不属于气虚证临床表现的是（　　　）

A. 脉无力　　　　B. 畏寒肢冷

C. 神疲乏力　　　　D. 少气懒言

E. 舌质淡嫩

7. 下列属于气虚证临床表现的是（　　　）

A. 内脏下垂，脱肛，阴挺

B. 自汗，或大便、小便、精血、精液、胎元不固等

C. 呼吸微弱而不规则，汗出不止，口开目合，全身瘫软

D. 气短声低，少气懒言，精神疲惫，体倦乏力

E. 胸胁、脘腹等处或损伤部位的胀闷疼痛

8. 气陷证的典型临床表现是（　　　）

A. 畏寒肢冷　　　　B. 动则汗出

C. 少气懒言　　　　D. 脘腹坠胀

E. 舌淡苔白

9. 气逆证的临床表现是（　　　）

A. 胸胁、脘腹等处或损伤部位的胀满疼痛

B. 呼吸微弱而不规则、汗出不止、口开目合、全身瘫软

C. 咳嗽频作、呼吸喘促、呃逆、嗳气不止，或呕吐、呕血

D. 妇女出现崩漏或滑胎

E. 遗尿、余沥不尽、小便失禁

10. 气滞证的典型临床表现是（　　　）

A. 头晕眼花　　　　B. 胀闷疼痛

C. 嗳气恶心　　　　D. 腹部坠胀

E. 手足发麻

11. 下列各项，不属于血虚证临床表现的是（　　　）

A. 面色淡白　　　　B. 唇甲色淡

C. 心悸多梦　　　　D. 手足发麻

E. 肢体浮肿

12. 血虚证的辨证要点是（　　　）

A. 心悸失眠　　　　B. 经少闭经

C. 肢体麻木　　　　D. 头昏眼花

E. 面色淡白，脉细

13. 血虚证的临床表现是（　　　）

A. 刺痛，痛处拒按，固定不移，夜间痛甚
B. 舌有紫色斑点，舌下脉络曲张
C. 出血反复不止或夹血块，舌紫暗
D. 颜面、眼睑、口唇、舌质、爪甲颜色淡白
E. 体表包块色青紫，腹内肿块质硬而推之不移

14. 下列不属于血瘀证特点的是（　　）
　　A. 患处刺痛　　　　B. 时轻时重
　　C. 部位固定　　　　D. 夜间剧痛
　　E. 痛而拒按

15. 头晕目眩，少气懒言，倦怠乏力，腹泻，腹部坠胀，脱肛，舌淡苔白，脉弱，多属于（　　）
　　A. 气虚证　　　　　B. 气血两虚证
　　C. 气逆证　　　　　D. 气陷证
　　E. 气滞证

16. 胸胁脘腹胀闷、疼痛，症状时轻时重，部位常不固定，或窜痛、攻痛，嗳气或矢气后胀痛减轻，舌淡红，脉弦，其证属（　　）
　　A. 血瘀证　　　　　B. 气滞证
　　C. 气滞血瘀证　　　D. 气逆证
　　E. 气虚血瘀证

17. 神倦乏力，少气懒言，自汗，胸胁刺痛固定不移，拒按，或胁下痞块，或肢体瘫痪、半身不遂，舌淡紫或有紫斑，脉涩，其证属（　　）
　　A. 气滞血瘀证　　　B. 气虚血瘀证
　　C. 血瘀证　　　　　D. 气虚证
　　E. 气血两虚证

18. 下列不属于痰证临床表现的是（　　）
　　A. 咳嗽痰多，痰质黏稠
　　B. 恶心纳呆，呕吐痰涎
　　C. 肤色紫暗发凉
　　D. 某些部位出现圆滑柔韧的包块
　　E. 舌苔腻，脉滑

19. 痰证最常见的临床表现是（　　）
　　A. 胸闷头晕目眩　　B. 舌苔白腻或滑
　　C. 咳喘咳痰　　　　D. 神昏或癫狂
　　E. 心悸肢肿

20. 阳虚证最主要的表现是（　　）
　　A. 口不渴　　　　　B. 大便稀溏
　　C. 畏寒肢冷　　　　D. 面色淡白

E. 无汗或少汗

21. 阴虚证的主要病机是（　　）
　　A. 阴液亏虚，虚热内生
　　B. 阴盛则寒
　　C. 阳气亏损，温煦功能减退
　　D. 阳盛则热
　　E. 阴液不足，阳气虚衰

22. 面色苍白，冷汗淋漓，四肢厥冷，呼吸微弱，精神疲惫，神情淡漠，甚至昏迷，舌淡润，脉微欲绝，证属（　　）
　　A. 亡阴证　　　　　B. 亡阳证
　　C. 阴阳两虚证　　　D. 阴虚证
　　E. 阳虚证

23. 形体消瘦，午后潮热，五心烦热，或骨蒸劳热，颧红盗汗，大便干燥，尿少色黄，舌红绛少苔或无苔，脉细数，证属（　　）
　　A. 阳虚证　　　　　B. 阳盛证
　　C. 阴虚证　　　　　D. 阴阳两虚证
　　E. 亡阴证

24. 下列不属于血寒证临床表现的是（　　）
　　A. 畏寒
　　B. 手足或少腹冷痛、拘急
　　C. 身热口渴
　　D. 疼痛处得温痛减
　　E. 苔白滑，脉沉迟弦涩

25. 下列不属于气逆证主要表现的是（　　）
　　A. 咳喘　　　　　　B. 呕吐
　　C. 呃逆　　　　　　D. 眩晕
　　E. 胀痛

B1 型题

A. 妇人月经量多色鲜红，常患疮痈，烦躁，舌绛，脉弦数
B. 手足冷痛，腹部拘急疼痛，月经延期，经色紫暗，夹有血块，舌淡紫，脉沉迟弦涩
C. 腹部可触及坚硬而推之不可移的肿块，痛如针刺而固定，夜间较重，肌肤甲错，舌紫暗，脉细涩
D. 大出血后出现面色苍白，眩晕，心悸，手足发麻，月经量少、色淡、延期，脉细无力

E. 颜面、口唇颜色淡白

1. 血热证可见（　　）
2. 血寒证可见（　　）

    A. 气陷证　　　　　　　B. 气虚证
    C. 气逆证　　　　　　　D. 气滞证
    E. 气脱证

3. 年老体弱，体倦乏力，神疲，气短，动则汗出，脉弦缓，属（　　）
4. 头晕眼花，神疲气短，脘腹坠胀感，大便稀溏，形体消瘦，属（　　）

    A. 气滞证　　　　　　　B. 气虚证
    C. 气逆证　　　　　　　D. 血瘀证
    E. 血热证

5. 突感左胸前区刺痛，痛引左上臂内侧，面色略暗，脉弦涩，属（　　）
6. 情志抑郁，善太息，近来少腹及乳房胀痛，苔薄白，脉弦，属（　　）

    A. 气滞证　　　　　　　B. 气逆证
    C. 气虚证　　　　　　　D. 血瘀证
    E. 血虚证

7. 神疲气短，动则汗出，舌淡，脉虚，属（　　）
8. 头痛，眩晕，甚至昏厥、咳血，气从少腹上冲于胸咽，舌苔白，脉弦，属（　　）

    A. 气短声低，懒言，神疲乏力，头晕目眩，自汗，舌淡嫩，脉虚弱
    B. 大小便失禁，遗精，滑胎，伴腰膝酸软
    C. 头晕眼花，耳鸣，疲乏，气短，腹部下坠，或有脱肛、阴挺
    D. 气短懒言，神疲乏力，自汗，易感外邪
    E. 情志抑郁，善太息，胁胀痛，脉弦

9. 气陷证的临床表现是（　　）
10. 气滞证的临床表现是（　　）

    A. 胸胁胀闷窜痛，胁下痞块，刺痛拒按，妇女闭经，舌紫暗或紫斑，脉涩
    B. 面色晦暗，神倦乏力，刺痛拒按不移，舌暗淡或有瘀斑，脉沉涩
    C. 头晕目眩，少气懒言，乏力自汗，面色萎黄，心悸失眠，舌暗淡，脉细弱
    D. 面色无华，倦怠乏力，崩漏，舌淡，脉细弱
    E. 面色苍白，四肢乏力

11. 气滞血瘀证的临床表现是（　　）

12. 气血两虚证的临床表现是（　　）

    A. 血虚证　　　　　　　B. 气陷证
    C. 血瘀证　　　　　　　D. 痰证
    E. 阴虚证

13. 皮肤干燥如鳞甲，舌有紫色斑点，脉弦细涩，属（　　）
14. 神志错乱而为癫、狂、痴、痫，属（　　）

    A. 血寒证　　　　　　　B. 阴虚证
    C. 阳虚证　　　　　　　D. 血热证
    E. 血瘀证

15. 月经先期十余天，量多质稠，经色深红，口渴心烦，舌绛，脉滑数，属（　　）
16. 因经期下水劳作，月经延迟，少腹冷痛、拒按，脉弦细，属（　　）

    A. 气虚血瘀证　　　　　B. 气阴两虚证
    C. 气滞血瘀证　　　　　D. 血虚夹瘀证
    E. 气血两虚证

17. 卧床年余，气短息弱，食少声低，面色淡白，舌淡，脉弱，属（　　）
18. 腹痛拒按，恶露夹血块，气短神疲，乏力声低，脉弱，属（　　）

    A. 气不摄血证　　　　　B. 气滞血瘀证
    C. 气虚血瘀证　　　　　D. 气血两虚证
    E. 气随血脱证

19. 性情急躁易怒，胸闷胁胀，月经后期、色紫暗，脉弦涩，证属（　　）
20. 消瘦乏力，纳少，面色萎黄，眩晕心悸，舌淡，脉弱，证属（　　）

    A. 气滞证　　　　　　　B. 气逆证
    C. 气闭证　　　　　　　D. 血寒证
    E. 血瘀证

21. 患者饮冰啤酒后，脘腹痞胀不适，呃声频作，嗳气，舌象无异，脉弦，证属（　　）
22. 患者冬季双手受寒，入水则瘙痒，麻木作痛，拘急不灵活，肢凉肤白，得温症减，舌淡紫苔白滑，脉沉迟或涩，证属（　　）

    A. 气血两虚证　　　　　B. 气滞血瘀证
    C. 气虚血瘀证　　　　　D. 气不摄血证
    E. 气随津脱证

23. 头晕目眩，少气懒言，乏力自汗，心悸失眠，

面色淡白或萎黄，口唇、爪甲淡白，舌淡嫩，脉细弱，证属（　　）

24. 胸胁胀满，或走窜疼痛，性情急躁，胁下痞块，刺痛拒按，入夜更甚，或妇女痛经，经色紫暗，夹有瘀块，舌紫暗或有瘀斑，脉弦涩，证属（　　）

　　A. 阴盛证　　　　　　B. 阳虚证
　　C. 阴虚证　　　　　　D. 亡阳证
　　E. 亡阴证

25. 恶寒，形寒肢冷，脘腹冷痛喜暖，口淡不渴，溲清，苔白，脉紧或迟，其证属（　　）

26. 面色白，少气懒言，畏寒肢冷，精神萎靡，口淡不渴，喜热饮，小便清长，大便溏泄，舌淡胖，苔白滑，脉沉弱，其证属（　　）

　　A. 虚脉　　　　　　　B. 滑脉
　　C. 紧脉　　　　　　　D. 迟脉
　　E. 涩脉

27. 气滞血瘀证常见（　　）
28. 痰证常见（　　）

　　A. 脉细数　　　　　　B. 滑脉
　　C. 脉沉迟无力　　　　D. 脉细无力
　　E. 脉弦

29. 阳虚证常见（　　）
30. 阴虚证常见（　　）

第十节　脏腑辨证

A1 型题

1. 下列不属于心病常见症状的是（　　）
　　A. 心悸怔忡　　　　　B. 咽喉肿痛
　　C. 神昏神乱　　　　　D. 心烦失眠
　　E. 胸闷心痛

2. 心脉痹阻证中，胸痛以闷痛为特点的是（　　）
　　A. 痰阻心脉　　　　　B. 气滞心脉
　　C. 寒凝心脉　　　　　D. 热郁心脉
　　E. 瘀阻心脉

3. 痰火扰神证应是神昏与下列哪项同见（　　）
　　A. 溲赤便秘　　　　　B. 渴喜冷饮
　　C. 舌红苔黄腻　　　　D. 高热抽搐
　　E. 脉细数

4. 心脉痹阻证以胸部刺痛为特点者，属于（　　）
　　A. 气滞心脉　　　　　B. 瘀阻心脉
　　C. 痰阻心脉　　　　　D. 热郁心脉
　　E. 寒凝心脉

5. 心脉痹阻证以胸部胀痛为特点者，属于（　　）
　　A. 气滞心脉　　　　　B. 热郁心脉
　　C. 瘀阻心脉　　　　　D. 寒凝心脉
　　E. 痰阻心脉

6. 下列不属于心气虚证临床表现的是（　　）
　　A. 脉结代　　　　　　B. 心悸气短
　　C. 心胸憋闷灼痛　　　D. 舌淡
　　E. 面色淡白

7. 下列不属于心血虚证临床表现的是（　　）
　　A. 眩晕健忘　　　　　B. 舌红脉数
　　C. 心悸怔忡　　　　　D. 唇舌淡白
　　E. 失眠多梦

8. 下列有关心脉痹阻证常见病因病机的叙述，错误的是（　　）
　　A. 痰阻　　　　　　　B. 寒凝
　　C. 热郁　　　　　　　D. 瘀阻
　　E. 气滞

9. 发病 3 天，咳嗽少痰，口咽干燥，微恶风寒，苔薄少津，证属（　　）
　　A. 肺热伤津证　　　　B. 肺阴亏虚证
　　C. 风热犯肺证　　　　D. 风寒犯肺证
　　E. 燥邪犯肺证

10. 咳嗽气粗，咳痰黏白或黄，咽痛或咳声嘶哑，或有发热，微恶风寒，口微渴，舌尖红，舌苔薄白或黄，脉浮数，证属（　　）
　　A. 风寒袭肺证　　　　B. 风热犯肺证
　　C. 痰热壅肺证　　　　D. 肝火犯肺证
　　E. 燥邪伤肺证

11. 病久咳声低微，咳而伴喘，咳痰清稀色白，食少，气短胸闷，神倦乏力，自汗畏寒，舌淡嫩，舌苔白，脉弱，证属（　　）
　　A. 肺阴亏虚证　　　　B. 风热犯肺证
　　C. 风寒袭肺证　　　　D. 肺气亏虚证
　　E. 痰湿蕴肺证

12. 下列对鉴别燥邪犯肺证和肺阴虚证最有意义的
是（ ）
　　A. 痰量的多少　　　B. 咳痰的难易
　　C. 有无口咽干燥　　D. 有无五心烦热
　　E. 舌色的红淡

13. 下列不属于寒痰阻肺证的是（ ）
　　A. 恶寒肢冷　　　　B. 咳嗽痰多
　　C. 胸闷气喘　　　　D. 舌苔白滑
　　E. 脉弦数

14. 脾病虚证的基础证型是（ ）
　　A. 脾虚气陷证　　　B. 脾阳虚证
　　C. 脾胃气虚证　　　D. 脾气虚证
　　E. 脾不统血证

15. 下列对鉴别寒湿困脾证与湿热蕴脾证最有意义
的是（ ）
　　A. 有无脘腹痞胀　　B. 有无纳呆呕恶
　　C. 黄疸鲜明或晦暗　D. 是否腹胀便溏
　　E. 是否肢体困重

16. 下列不属于脾病常见表现的是（ ）
　　A. 嗳气　　　　　　B. 脏器下垂
　　C. 便溏　　　　　　D. 腹胀
　　E. 出血

17. 肝病的特征性症状是（ ）
　　A. 烦躁易怒　　　　B. 胁肋疼痛
　　C. 口苦口干　　　　D. 头晕目眩
　　E. 苔白脉弦

18. 头晕耳鸣，两目干涩，胁肋灼痛，面部烘热，
脉弦细数，属（ ）
　　A. 肝火上炎证　　　B. 肝阳上亢证
　　C. 肝血虚证　　　　D. 肝阴虚证
　　E. 肝肾阴虚证

19. 肝阳上亢证的主要症状是（ ）
　　A. 眩晕头痛，痛如刀劈，面红目赤
　　B. 眩晕头痛，时作时止
　　C. 眩晕，头痛如裹
　　D. 眩晕，头痛不休，伴恶寒发热
　　E. 眩晕耳鸣，失眠多梦，腰膝酸软

20. 眩晕欲仆，头摇肢麻，言謇，舌红，脉弦细有

力，属（ ）
　　A. 肝阳上亢证　　　B. 血虚生风证
　　C. 阴虚动风证　　　D. 肝阳化风证
　　E. 热极生风证

21. 眩晕与下列哪项同见，对诊断肝阳上亢证最具
有意义（ ）
　　A. 头目胀痛，舌红苔黄
　　B. 急躁易怒，口苦
　　C. 失眠多梦
　　D. 口咽干燥，潮热盗汗
　　E. 腰膝酸软，头重足轻

22. 下列不是肝阳上亢证与肝火上炎证共有症状的
是（ ）
　　A. 头晕头痛　　　　B. 面红目赤
　　C. 急躁易怒　　　　D. 失眠多梦
　　E. 纳呆便溏

23. 对诊断食滞胃肠证最有意义的是（ ）
　　A. 里急后重　　　　B. 嗳腐吞酸
　　C. 恶心呕吐　　　　D. 苔腻脉弦
　　E. 大便秘结

24. 下列对诊断肠热腑实证最有意义的是（ ）
　　A. 壮热脉洪，汗出口渴
　　B. 舌质红，苔黄厚而燥
　　C. 神昏谵语，甚或狂乱
　　D. 脉沉数或沉实有力
　　E. 脐腹满痛，发热便秘

25. 下列对诊断胃热炽盛证最有意义的是（ ）
　　A. 便秘尿黄　　　　B. 齿衄
　　C. 舌红少苔　　　　D. 厌食
　　E. 胃脘灼痛

26. 脾气虚证与寒湿困脾证的鉴别要点是（ ）
　　A. 不思饮食　　　　B. 口淡不渴
　　C. 腹胀便溏　　　　D. 苔白厚腻
　　E. 脉缓

27. 五心烦热，潮热盗汗，失眠多梦，健忘耳鸣，
遗精腰酸，舌红少苔，脉细数，属（ ）
　　A. 肝肾阴虚证　　　B. 肾阴虚证
　　C. 心阴虚证　　　　D. 心肾不交证
　　E. 心火亢盛证

28. 腰膝酸软，小便频数而清，尿后余沥不尽，舌淡脉弱，属（　　　）
    A. 肾气不固证　　　　B. 肝肾阴虚证
    C. 肾阳虚证　　　　　D. 脾肾阳虚证
    E. 肾精不足证

29. 胃脘灼痛或痞满胀痛，吞酸嘈杂，心烦口渴，口苦口臭，牙龈肿痛，尿黄，舌红，舌苔黄腻，脉数，属（　　　）
    A. 肝胃气滞证　　　　B. 胃热炽盛证
    C. 食滞胃肠证　　　　D. 脾胃不和证
    E. 气滞胃肠证

30. 胃脘胀痛，痞闷厌食，嗳腐吞酸或呕吐不消化食物，吐后痛缓，肠鸣矢气，泻下不爽，臭如败卵，舌苔厚腻，脉滑或实，属（　　　）
    A. 寒邪犯肺证　　　　B. 肝胃气滞证
    C. 胃热炽盛证　　　　D. 脾胃不和证
    E. 食滞胃肠证

31. 头晕目眩，口苦呕恶，烦躁不寐，惊悸不安，胸闷善太息，苔黄腻，脉弦滑，属（　　　）
    A. 肝阳上亢证　　　　B. 肝胆湿热证
    C. 胆郁痰扰证　　　　D. 肝胃不和证
    E. 心火炽盛证

32. 下列对诊断心肾不交证最有意义的是（　　　）
    A. 心悸怔忡，肢肿尿少
    B. 心烦失眠，腰酸盗汗
    C. 心悸失眠，头晕目眩
    D. 嗜睡神疲，心悸肢肿
    E. 眩晕耳鸣，腰膝酸软

33. 下列哪项与失眠并见，对诊断心脾气血两虚证最有意义（　　　）
    A. 心悸怔忡，面白神疲
    B. 心烦而悸，脉象细数
    C. 食少腹胀，乏力便溏
    D. 烦热盗汗，舌质红绛
    E. 心悸善惊，多梦易醒

34. 下列对诊断肝火犯肺证最有意义的是（　　　）
    A. 舌红苔黄，脉象弦数
    B. 咳痰黄黏，甚则咳血
    C. 胸胁灼痛，咳痰带血
    D. 头晕头胀，急躁易怒

    E. 面红目赤，烦热口苦

35. 胁肋胀痛，胸闷太息，纳食减少，腹胀便溏，肠鸣矢气，可诊为（　　　）
    A. 肝气郁结证　　　　B. 肝胃不和证
    C. 食滞胃脘证　　　　D. 脾胃气虚证
    E. 肝郁脾虚证

36. 胸胁灼痛，急躁易怒，头晕口苦，咳嗽阵作，痰少而黄，舌红苔黄，脉弦数，属（　　　）
    A. 热邪壅肺证　　　　B. 胆郁痰扰证
    C. 肝火上炎证　　　　D. 肝胆湿热证
    E. 肝火犯肺证

37. 脘胁胀闷疼痛，嗳气呃逆，烦躁易怒，嘈杂纳少，舌红苔薄黄，脉弦数者，其辨证属（　　　）
    A. 肝脾不调证　　　　B. 肝胃不和证
    C. 食滞胃脘证　　　　D. 脾胃气虚证
    E. 胃实寒证

38. 腰膝酸冷，耳鸣，身体浮肿，腰以下尤甚，按之没指，小便短少，畏寒肢冷，腹部胀满，舌淡胖，苔白滑，脉沉迟无力，其辨证属（　　　）
    A. 肾虚水泛证　　　　B. 肾阳虚证
    C. 肾气不固证　　　　D. 肾精不足证
    E. 肾阴虚证

39. 肾阴虚证和肾阳虚证皆可见到的症状是（　　　）
    A. 小便清长　　　　　B. 五心烦热
    C. 尿少浮肿　　　　　D. 脉象细数
    E. 腰膝酸软

40. 腰膝酸冷，性欲减退，五更泄泻，完谷不化，或小便频数清长，夜尿频多，舌淡苔白，脉沉细无力，尺部尤甚，属（　　　）
    A. 肾阴虚证　　　　　B. 肾阳虚证
    C. 肾精不足证　　　　D. 肾气虚证
    E. 肾气不固证

41. 腰酸而痛，头晕耳鸣，遗精或月经量少，口咽干燥，形体消瘦，五心烦热，潮热盗汗，或骨蒸发热，午后颧红，小便短黄，舌红少津，少苔或无苔，脉细数，属（　　　）
    A. 肾精不足证　　　　B. 肾虚水泛证
    C. 肾阴虚证　　　　　D. 肾阳虚证

E. 肾气不固证

42. 眩晕，手足震颤、麻木，手足拘急，肌肉瞤动，皮肤瘙痒，爪甲不荣，面色无华，舌淡白，脉细或弱，属（　　）
　　A. 肝阳上亢证　　　B. 热极生风证
　　C. 肝阴虚证　　　　D. 肝血虚证
　　E. 血虚生风证

43. 阴虚动风证的主要症状是（　　）
　　A. 四肢麻木　　　　B. 手足蠕动
　　C. 颈项强直　　　　D. 角弓反张
　　E. 步履不正

44. 下列与肝血虚证无关的是（　　）
　　A. 肢麻　　　　　　B. 多梦
　　C. 手足震颤　　　　D. 脉细
　　E. 颈项强直

45. 下列不会造成肝风内动的是（　　）
　　A. 阴虚　　　　　　B. 血虚
　　C. 风阳　　　　　　D. 寒邪
　　E. 火热

46. 下列不属于肝风内动四大证的是（　　）
　　A. 肝阳化风证　　　B. 热极生风证
　　C. 肝阳上亢证　　　D. 阴虚动风证
　　E. 血虚生风证

47. 以水火既济失调为主要病机的证为（　　）
　　A. 心脾气血两虚证　B. 心肾不交证
　　C. 肾阴虚证　　　　D. 肾虚水泛证
　　E. 心阳虚证

48. 寒湿困脾证与湿热蕴脾证均可出现的是（　　）
　　A. 舌苔白腻　　　　B. 口淡不渴
　　C. 便溏尿黄　　　　D. 皮肤瘙痒
　　E. 脘腹痞闷

49. 湿热蕴结大肠，大便可见（　　）
　　A. 下利清稀，完谷不化
　　B. 泻下不爽，粪质腥臭
　　C. 溏结不调，时干时稀
　　D. 五更泄泻，泻后痛减
　　E. 便次增多，便质稀薄

50. 大便干结，数日一行，口干咽燥，舌红少津，脉细而涩，证属（　　）
　　A. 燥邪犯肺证　　　B. 阳明热结证
　　C. 大肠湿热证　　　D. 肠道津亏证
　　E. 小肠实热证

51. 以胃脘隐痛、饥不欲食为主症的是（　　）
　　A. 胃阴虚证　　　　B. 胃热证
　　C. 胃寒证　　　　　D. 食滞胃脘证
　　E. 肝胃不和证

52. 下列不属于肾阴虚证的是（　　）
　　A. 夜尿频多　　　　B. 五心烦热
　　C. 舌红少津　　　　D. 脉象细数
　　E. 口咽干燥

53. 下列属于热极生风证的是（　　）
　　A. 舌强不语　　　　B. 角弓反张
　　C. 手足蠕动　　　　D. 手足震颤
　　E. 四肢麻木

54. 下列属于胆郁痰扰证辨证要点的是（　　）
　　A. 胸胁胀痛　　　　B. 惊悸不安
　　C. 身目发黄　　　　D. 小便短黄
　　E. 口咽干燥

55. 下列与肾气不固证无关的是（　　）
　　A. 尿清量多　　　　B. 尿频灼痛
　　C. 小便失禁　　　　D. 余沥不尽
　　E. 遗尿

56. 心气虚证的主症是（　　）
　　A. 心悸　　　　　　B. 心痛
　　C. 气短　　　　　　D. 脉虚
　　E. 胸闷

57. 久婚不育，且发脱齿摇，证属（　　）
　　A. 肾阳虚证　　　　B. 肾气不固证
　　C. 肾精不足证　　　D. 肾阴虚证
　　E. 肝肾阴虚证

A2 型题

1. 患者，女，32 岁，3 天前出现食少便溏，畏寒肢冷，舌淡胖，脉沉迟无力。宜诊断为（　　）
　　A. 寒饮停胃证　　　B. 脾阳虚证

C. 脾气虚证　　　　　　D. 寒滞胃肠证

E. 寒湿困脾证

2. 患者，女，40岁，失眠3年余，面唇淡白无华，入睡困难，多梦健忘，心悸，月经量少，舌淡苔薄白，脉细无力。临床辨证为（　　　）

A. 心阴虚证　　　　　　B. 肝阴虚证

C. 心血虚证　　　　　　D. 肝血虚证

E. 胆郁痰扰证

3. 患者，女，52岁，心悸、胸闷2年。现心悸加剧，神疲自汗，面色淡白，舌淡，脉虚。临床诊断最可能是（　　　）

A. 心气虚证　　　　　　B. 心火炽盛证

C. 心脉痹阻证　　　　　D. 气虚血瘀证

E. 心血虚证

4. 患者，女，60岁，患高血压8年余。近来自感心前区憋闷疼痛，时有心悸气短，形体肥胖，舌淡苔白腻，脉沉弦。临床辨证为（　　　）

A. 心脉痹阻证　　　　　B. 痰阻心脉证

C. 肝气郁结证　　　　　D. 瘀阻心脉证

E. 心气虚证

5. 患者，女，55岁，心悸、胸闷、气短3年，活动后加剧，面色淡白，神疲乏力，语声低微，入夜不能安睡，舌淡苔白，脉弱。临床辨证为（　　　）

A. 心气虚证　　　　　　B. 心阳虚证

C. 气虚证　　　　　　　D. 血虚证

E. 心阴虚证

6. 患者，女，50岁，近来因工作劳累过度，时感气短乏力。近日与他人争吵后感到心前区胀痛，且放射至左肩背部，伴心悸失眠，舌暗红苔薄白，脉沉弦。临床辨证为（　　　）

A. 心气虚证　　　　　　B. 肝气郁结证

C. 气滞血瘀证　　　　　D. 气滞心脉证

E. 寒阻心脉证

7. 患者，男，60岁，心前区疼痛多年，每逢秋冬季加重。今年入冬以来，时感心前区刺痛，且放射至左肩背部，经常心悸，胸闷，舌质紫暗，脉沉涩。临床辨证为（　　　）

A. 痰迷心窍证　　　　　B. 瘀阻心脉证

C. 心阳虚证　　　　　　D. 气滞心脉证

E. 痰阻心脉证

8. 患者，男，74岁，1年前出现哮喘痰鸣，咳痰清稀，量多易咳，形寒肢冷，舌淡红苔白滑，脉沉迟。宜诊断为（　　　）

A. 饮停胸胁证　　　　　B. 寒痰阻肺证

C. 肺气虚证　　　　　　D. 肺阴虚证

E. 风寒犯肺证

9. 患者，男，15岁，昨夜起发热，体温38℃，微恶寒，口干微渴，头痛，汗出，咳嗽，咳痰黏稠，咽喉红肿疼痛，舌尖边红，脉浮数。临床辨证为（　　　）

A. 表热证　　　　　　　B. 表虚证

C. 半表半里证　　　　　D. 风寒束肺证

E. 表寒证

10. 患者，女，27岁，3天前受凉后发热，体温38℃，微恶风寒，咳嗽，痰少而黏，难咳，口唇、鼻咽干燥，舌淡红，苔薄黄，脉浮数。宜诊断为（　　　）

A. 痰热壅肺证　　　　　B. 风热犯肺证

C. 外感风寒证　　　　　D. 风邪袭肺证

E. 饮邪停肺证

11. 患者，男，60岁，3天前受凉，突然恶寒发热，无汗，咳嗽，夜间加剧，痰稀色白，舌苔薄白腻，脉浮紧。临床辨证为（　　　）

A. 寒邪客肺证　　　　　B. 风寒犯肺证

C. 外感风寒证　　　　　D. 风邪袭肺证

E. 饮邪停肺证

12. 患者，男，65岁，患冠心病6年余，常感心悸怔忡。今晨突起心胸剧痛，畏寒肢冷，舌淡苔白，脉沉紧。其辨证属（　　　）

A. 气滞心脉证　　　　　B. 寒凝心脉证

C. 心阳虚脱证　　　　　D. 痰阻心脉证

E. 瘀阻心脉证

13. 患者，男，68岁，患慢性气管炎多年，入冬以来，经常感冒，咳嗽，痰白清稀，神疲乏力，自汗，舌淡红，苔薄白少津，脉弱。临床辨证为（　　　）

A. 风寒束肺证　　　　　B. 寒邪客肺证

C. 燥邪犯肺证　　　　　D. 肝火犯肺证

E. 肺气虚证

14. 患者，女，33岁，入秋患感冒后，干咳不止，痰少而黏，心烦，口咽干燥，大便干，舌红苔少而干，脉细数。临床辨证为（　　）
    A. 风热犯肺证　　　B. 热邪壅肺证
    C. 肝火犯肺证　　　D. 燥邪犯肺证
    E. 肺阴虚证

15. 患者，男，38岁，高热不退10天余，口渴，咳嗽，气喘，鼻扇气灼，胸痛，咽喉红肿疼痛，小便短赤，大便秘结，舌红苔黄，脉数。临床辨证为（　　）
    A. 风热犯肺证　　　B. 肺热炽盛证
    C. 肝火犯肺证　　　D. 燥邪犯肺证
    E. 肺阴虚证

16. 患者，女，32岁，1年前出现心悸怔忡，胸闷气短，舌淡苔白，脉弱。辨证属（　　）
    A. 心血瘀阻证　　　B. 心脉闭阻证
    C. 心阴虚证　　　　D. 心血虚证
    E. 心气虚证

17. 患者，女，24岁，半月前感冒，咳嗽至今不愈，阵发性呛咳，痰少而黏，痰中偶有血丝，伴胸胁胀痛，头晕目赤，溲黄便干，舌苔薄黄，脉弦数。临床诊断是（　　）
    A. 热邪壅肺证　　　B. 风热犯肺证
    C. 肝火犯肺证　　　D. 燥邪犯肺证
    E. 肺阴虚证

18. 患者，女，52岁，患过敏性鼻炎近10年，每遇气温变化即鼻塞流清涕，喷嚏不断，平素怕冷，面白，气短，自汗，舌淡苔白，脉细沉。临床诊断是（　　）
    A. 热邪壅肺证　　　B. 风热犯肺证
    C. 肺气虚证　　　　D. 燥邪犯肺证
    E. 肺阴虚证

19. 患者，女，45岁，3天前食后受凉，腹泻不止，日行6~7次，水样便，腹微痛，纳呆恶心，小便短少，舌苔白厚腻，脉缓。临床诊断是（　　）
    A. 寒湿困脾证　　　B. 胃寒证
    C. 脾阳虚证　　　　D. 外感寒湿证
    E. 湿热蕴脾证

20. 患者，男，65岁，肛门脱出近3年，大便稍用力，肛门即脱出，面白，神疲，乏力，纳少，大便干，2~3日一行，舌淡苔少，脉沉细无力。临床诊断最可能的是（　　）
    A. 脾气虚证　　　　B. 脾阴虚证
    C. 脾气下陷证　　　D. 气陷证
    E. 肺气虚证

21. 患者，女，44岁，3年来月经量多，每次行经7~8日，经色先红后淡，经后小腹隐痛，面色淡白无华，纳少，稍多食即感脘腹胀满，气短，神疲乏力，大便正常，舌淡苔薄白，脉沉细无力。临床诊断是（　　）
    A. 气血两虚证　　　B. 脾不摄血证
    C. 心脾两虚证　　　D. 冲任虚寒证
    E. 脾肾气虚证

22. 患者，女，38岁，慢性腹泻5年余，大便每日2~3次，稀便不成形，纳呆，腹胀，周身乏力，消瘦，舌淡苔白，脉缓。临床诊断是（　　）
    A. 脾阳虚证　　　　B. 脾气虚证
    C. 大肠虚寒证　　　D. 寒湿困脾证
    E. 肾气虚证

23. 患者，男，8岁，平素喜欢吃甜食，近日消谷善饥，口气臭秽，脘腹胀满，矢气味臭，大便干，舌苔厚腻而黄，脉滑数。临床辨证为（　　）
    A. 湿热蕴脾证　　　B. 肝气犯胃证
    C. 气滞胃脘证　　　D. 大肠湿热证
    E. 胃热炽盛证

24. 患者，男，48岁，患慢性肝炎5年，近日常感胁肋胀痛，心烦易怒，食少，腹胀便稀，舌淡苔白，脉弦缓。临床辨证为（　　）
    A. 肝气郁结证　　　B. 肝胃不和证
    C. 肝郁脾虚证　　　D. 脾气虚证
    E. 脾阳虚证

25. 患者，女，20岁，因过食生冷后，胃脘剧烈疼痛，口吐清水，四肢不温，面白无华，大便稀薄，舌苔白滑，脉沉紧。临床辨证为（　　）
    A. 寒滞胃肠证　　　B. 脾阳虚证
    C. 脾气虚证　　　　D. 食滞胃脘证
    E. 脾肾阳虚证

26. 患者，男，34 岁，患神经性头痛 3 年，每月发作 2~3 次，每次头痛持续 1~2 日，头胀痛欲裂，耳鸣，目赤，口苦，烦躁易怒，溲赤便干，舌尖红苔薄黄，脉弦数。临床诊断是（　　）
    A. 肝经风热证　　　B. 肝火炽盛证
    C. 肝阳上亢证　　　D. 肝阴虚证
    E. 肝胆湿热证

27. 患者，男，25 岁，因饮食不洁，腹痛腹泻，下利黄糜味臭，肛门灼热，舌红苔黄腻，脉濡数。临床辨证为（　　）
    A. 肠道湿热证　　　B. 湿热蕴脾证
    C. 食积胃肠证　　　D. 肝郁乘脾证
    E. 胃热证

28. 患者，女，22 岁，期末复习考试以来自觉心胸烦闷，喜太息，并感咽喉部有异物堵塞，咳之不出，吞之不下，舌苔白，脉弦。临床辨证为（　　）
    A. 大肠湿热证　　　B. 湿热蕴脾证
    C. 食积胃肠证　　　D. 肝郁气滞证
    E. 胃热证

29. 患者，男，76 岁，患原发性高血压 10 年余。今春自觉经常头晕耳鸣，腰膝无力，走路发飘。今晨起床后突然眩晕扑倒，左半身无力，不能行走，口眼㖞斜，语言謇涩，舌红苔腻，脉弦滑。其辨证为（　　）
    A. 阴虚动风证　　　B. 血虚生风证
    C. 肝阳上亢证　　　D. 热极生风证
    E. 肝阳化风证

30. 患者，女，30 岁，新婚第 3 天即发热，腰痛，尿频尿急，尿道灼痛，小便黄少，舌红苔黄，脉数。临床诊断为（　　）
    A. 小肠实热证　　　B. 膀胱湿热证
    C. 热结膀胱证　　　D. 湿热下注证
    E. 热入营血证

B1 型题

A. 气滞心脉证　　　B. 寒凝心脉证
C. 心阳虚脱证　　　D. 痰阻心脉证
E. 瘀阻心脉证

1. 心悸怔忡，心胸闷痛，身重困倦，苔白腻，脉沉滑或沉涩，属（　　）
2. 心悸怔忡，心胸刺痛，舌暗或有青紫斑点，脉细涩或结代，属（　　）

A. 咳嗽，咳稀白痰
B. 恶热，汗出，口渴喜饮，气短神疲，肢体困重，溲黄，舌红苔黄，脉虚数
C. 干咳少痰，声音嘶哑，口燥咽干，五心烦热，舌红少苔乏津，脉细数
D. 微恶风，发热，干咳少痰，痰黏难咳，口、鼻、唇、咽干燥，皮肤脱屑
E. 壮热，恶热，口渴，溲黄，便秘，舌红苔黄，脉数有力

3. 寒邪客肺证可见（　　）
4. 燥邪犯肺证可见（　　）

A. 呃逆，嗳气，恶心，呕吐
B. 头痛眩晕，昏厥，呕血
C. 胸胁脘腹胀满疼痛，常随嗳气、肠鸣而疼痛减轻
D. 突发神昏或绞痛，息粗，大小便闭，脉沉弦有力
E. 咳嗽，喘促

5. 肝气上逆证可见（　　）
6. 胃气上逆证可见（　　）

A. 痰热壅肺证　　　B. 燥邪犯肺证
C. 风寒犯肺证　　　D. 肺热炽盛证
E. 风热犯肺证

7. 胸闷气喘，咳嗽，咳痰黄稠量多，舌红，苔黄腻，脉滑数，宜诊断为（　　）
8. 咳嗽，痰稠色黄，咽痛，发热微恶风寒，舌尖红，脉浮数，宜诊断为（　　）

A. 饮停胸胁证　　　B. 寒痰阻肺证
C. 肺气虚证　　　　D. 肺阴虚证
E. 风寒犯肺证

9. 干咳，痰少难咳，痰中带血，烦热，盗汗，舌红少津，宜诊断为（　　）
10. 咳痰清稀，喘息短气，自汗畏风，舌淡苔白，脉沉细，宜诊断为（　　）

A. 持续低热，手足蠕动，舌绛少苔
B. 突然昏扑，半身不遂，口眼㖞斜
C. 筋脉拘急，肌肉𥆧动，肢体麻木
D. 两目上视，角弓反张，高热神昏

E. 突然昏倒，手足抽搐，口吐涎沫

11. 肝阳化风证的临床表现是（　　）

12. 热极生风证的临床表现是（　　）

A. 肾虚水泛证　　　　　B. 肾阳虚证

C. 肾精不足证　　　　　D. 肾气不固证

E. 肾阴虚证

13. 腰膝酸软，神疲乏力，小便频数而清，尿后余沥不尽，证属（　　）

14. 疲乏无力，腰膝酸软，月经淋沥不尽，白带量多清稀，证属（　　）

A. 肾精不足证　　　　　B. 肾阴虚证

C. 肾虚水泛证　　　　　D. 肾气不固证

E. 肾阳虚证

15. 腰膝酸软，耳鸣耳聋，健忘恍惚，两足痿软，齿摇发脱，证属（　　）

16. 自然流产5年，腰膝酸软，神疲乏力，面白无华，证属（　　）

A. 寒饮停胃证　　　　　B. 胃阳虚证

C. 胃肠气滞证　　　　　D. 胃阴虚证

E. 脾阳虚证

17. 食少腹胀，腹痛绵绵，大便溏泄，形寒肢冷，面白神疲，脉沉迟无力，证属（　　）

18. 干呕呃逆，胃脘嘈杂，口干咽燥，舌红少苔，证属（　　）

A. 食滞胃肠证　　　　　B. 胃阴亏虚证

C. 肠热腑实证　　　　　D. 肠燥津亏证

E. 胃热炽盛证

19. 便秘，脘腹痞胀疼痛，嗳腐吞酸，大便酸臭，苔垢腻，宜诊断为（　　）

20. 便秘，脐腹硬满疼痛，日晡潮热，口渴，舌红苔黄腻，宜诊断为（　　）

A. 胃肠气滞证　　　　　B. 胃阴亏虚证

C. 肠燥津亏证　　　　　D. 肠热腑实证

E. 胃热炽盛证

21. 胃脘灼痛，消谷善饥，渴喜冷饮，舌红苔黄，脉滑数，宜诊断为（　　）

22. 大便干结，数日一行，舌红少津，舌苔黄燥，脉细涩，宜诊断为（　　）

A. 心肾不交证　　　　　B. 心肺气虚证

C. 心肝血虚证　　　　　D. 心脉痹阻证

E. 心肾阳虚证

23. 心悸怔忡，胸闷疼痛，脉象细涩，此属（　　）

24. 心悸失眠，遗精盗汗，脉象细数，此属（　　）

A. 心肺气虚证　　　　　B. 心脾气血两虚证

C. 心肾阳虚证　　　　　D. 心肝血虚证

E. 心脉痹阻证

25. 心悸少寐，食少便溏，脉象细弱，此属（　　）

26. 心悸怔忡，尿少浮肿，脉沉细微，属（　　）

A. 心肾不交　　　　　　B. 肝郁脾虚证

C. 肝火犯肺证　　　　　D. 肝胃不和证

E. 心脾气血两虚

27. 胃脘、胁肋胀满窜痛，呃逆嗳气，吞酸嘈杂，属（　　）

28. 胸胁胀满，情志抑郁，腹痛肠鸣，纳呆便溏，属（　　）

A. 肾阴不足，虚热内扰

B. 肝火犯肺，肺失清肃

C. 肾阳亏虚，水湿内停

D. 肝气郁滞，横逆犯胃

E. 脾气虚，心血虚

29. 心脾气血两虚证的主要病机为（　　）

30. 肾虚水泛证的主要病机为（　　）

第三章

中 药 学

第一节 药性理论

A1 型题

1. 药性理论包括（　　）
   A. 阴阳、表里、寒热、虚实八纲
   B. 四气、五味、归经
   C. 脏腑、归经
   D. 四气、五味、毒性
   E. 四气、五味、升降浮沉、归经、毒性

2. 药物寒热温凉的依据是（　　）
   A. 神农尝百草
   B.《黄帝内经素问》"寒者热之，热者寒之"
   C.《神农本草经》"疗寒以热药，疗热以寒药"
   D. 药物作用于人体的反应
   E. 口尝的滋味

3. 能够减轻或消除寒证的药物，其性一般多属于
   （　　）
   A. 热性　　　　　　B. 温性
   C. 平性　　　　　　D. 寒凉之性
   E. 温热之性

4. 所谓平性药主要是指（　　）
   A. 寒热之性不甚明显的药物
   B. 作用比较和缓的药物
   C. 升浮、沉降作用趋向不明显的药物
   D. 性味甘淡的药物
   E. 寒热界限不很明显、药性平和、作用较和缓
      的一类药物

5. 五味是指药物的（　　）
   A. 最基本的味道　　B. 五类基本作用
   C. 全部味道　　　　D. 五种作用趋势
   E. 部分味道

6. 甘味药可用于痛证，其作用是（　　）
   A. 温中止痛　　　　B. 活血止痛
   C. 缓急止痛　　　　D. 祛风止痛
   E. 行气止痛

7. 按照药性理论，苦味药擅长治疗的病证是（　　）
   A. 食积不化　　　　B. 咳喘气逆
   C. 气血亏虚　　　　D. 久泻久痢
   E. 风寒表证

8. 淡味药的作用是（　　）
   A. 能散能行　　　　B. 能补能缓
   C. 能燥能泻　　　　D. 能收能涩
   E. 能渗能利

9. 五味之中，兼有收涩作用的药味是（　　）
   A. 甘味　　　　　　B. 苦味
   C. 咸味　　　　　　D. 酸味
   E. 辛味

10. 具有清热燥湿功效的药物大多具有（　　）
    A. 甘味　　　　　　B. 咸味
    C. 苦味　　　　　　D. 酸味
    E. 辛味

11. 按照药性理论，辛味药临床一般用于治疗（　　）
    A. 表证及气血阻滞证
    B. 食积不化
    C. 久泻久痢
    D. 瘰疬、瘿瘤、痰核
    E. 水肿尿少

12. 按照药性理论，涩味药多用于治疗（　　）
    A. 热淋涩痛　　　　B. 水肿、小便不利
    C. 胸胁苦满　　　　D. 气血虚滞
    E. 虚汗、遗精、滑精

13. 按照药性理论，治疗筋脉拘急疼痛的药物多具有（　　）
    A. 辛味　　　　　　　B. 苦味
    C. 酸味　　　　　　　D. 甘味
    E. 咸味

14. 按照药性理论，具有收敛固涩作用的是（　　）
    A. 咸味　　　　　　　B. 淡味
    C. 苦味　　　　　　　D. 辛味
    E. 酸味

15. 咸味药的主要作用是（　　）
    A. 清热泻火　　　　　B. 引血下行
    C. 降逆止呕　　　　　D. 利水渗湿
    E. 泻下通便，软坚散结

16. 按照药性理论，可治疗水肿、脚气、小便不利等症的药物大多具有（　　）
    A. 淡味　　　　　　　B. 苦味
    C. 咸味　　　　　　　D. 酸味
    E. 辛味

17. 解表药多具有（　　）
    A. 甘味　　　　　　　B. 辛味
    C. 苦寒　　　　　　　D. 甘寒
    E. 辛凉

18. 咸味药临床一般用于治疗（　　）
    A. 阴虚火旺证　　　　B. 呕吐、呃逆
    C. 久痢久泻　　　　　D. 瘰疬、瘿瘤、痰核
    E. 食积不化

19. 下列药物的性味，其作用趋向于升浮的是（　　）
    A. 甘、辛，凉　　　　B. 辛、苦，热
    C. 辛、甘，温　　　　D. 甘、淡，寒
    E. 酸、咸，热

20. 作用趋向于沉降的药物，性味多是（　　）
    A. 苦、甘，温　　　　B. 酸、苦，寒
    C. 辛、苦，热　　　　D. 甘、咸，温
    E. 辛、甘，寒

21. 升浮药的作用趋向是（　　）
    A. 向上、向外　　　　B. 向下、向里
    C. 向气、向血　　　　D. 向阴、向阳
    E. 向脏、向腑

22. 具有沉降性质的药物，作用大多是（　　）
    A. 发散、上升　　　　B. 向气、向血
    C. 降逆、泻下　　　　D. 向阴、向阳
    E. 向下、向外

23. 肝火上炎时，宜选用的药性属（　　）
    A. 上浮　　　　　　　B. 发散
    C. 降逆　　　　　　　D. 升提
    E. 固涩

24. 具有沉降性质的性味是（　　）
    A. 苦温　　　　　　　B. 辛温
    C. 苦寒　　　　　　　D. 甘寒
    E. 咸温

25. 归经是指（　　）
    A. 药物具有的升降浮沉作用趋向
    B. 药物具有的寒热温凉四种性质
    C. 药物具有的辛甘酸苦咸五种滋味
    D. 药物对于机体某部分的选择性作用
    E. 药物对于机体有无毒副作用

26. 确定归经学说的理论基础是（　　）
    A. 阴阳学说　　　　　B. 脏腑经络理论
    C. 药性理论　　　　　D. 药味理论
    E. 五行学说

27. 治疗胁痛、易怒、抽搐、惊悸等症，当选用（　　）
    A. 归肝经的药物　　　B. 归心经的药物
    C. 归肺经的药物　　　D. 归肾经的药物
    E. 归脾经的药物

28. 酸枣仁具有较好的安神功效，能治疗失眠、心悸等，一般认为该药（　　）
    A. 归肝经　　　　　　B. 归心经
    C. 归肾经　　　　　　D. 归脾经
    E. 归肺经

29. 麻黄能发汗平喘，用以治疗外感风寒、喘咳等病证，一般认为该药（　　）
    A. 归肝经　　　　　　B. 归心经
    C. 归肾经　　　　　　D. 归脾经
    E. 归肺经

30. 药物具有毒性的原因，不包括（　　）

A. 贮存不当　　　　B. 药物本身具有副作用

C. 用量过大　　　　D. 给药途径错误

E. 使用时间过长

A2 型题

1. 患者，男，35 岁，咳嗽痰多，痰色白清稀，鼻塞，鼻流清涕。用药宜选（　　）

A. 归肝经的药物　　B. 归心经的药物

C. 归脾经的药物　　D. 归肺经的药物

E. 归肾经的药物

2. 患者，女，50 岁，素体多病，形体消瘦，气短乏力，纳食不香，头晕心慌，面色苍白，时有嗳气，腹胀，经查诊断为胃下垂。应选用的药物是（　　）

A. 味辛、升浮药　　B. 味甘、沉降药

C. 味甘、升浮药　　D. 味酸、沉降药

E. 味苦、沉降药

B1 型题

A. 软坚散结，泻下通便

B. 发汗解表，行气活血

C. 渗湿利水，利尿通淋

D. 补中益气，缓急止痛，调和药性，和中

E. 收敛固涩

1. 甘味药的作用是（　　）

2. 辛味药的作用是（　　）

A. 发散　　　　　　B. 固精

C. 坚阴　　　　　　D. 补益

E. 渗湿

3. 涩味药的作用为（　　）

4. 苦味药的作用为（　　）

A. 四气　　　　　　B. 五味

C. 归经　　　　　　D. 毒性

E. 升降浮沉

5. 表示药物作用趋势的是（　　）

6. 表示药物作用部位的是（　　）

A. 病势表现为向上，如呕吐、喘咳、呃逆

B. 病势表现为向下，如泄利、脱肛、子宫下垂

C. 病势表现为向外，如自汗、盗汗

D. 病势表现为向内，如表证不解

E. 病势表现为向内，入里化热

7. 具有降的作用趋向的药物能治疗（　　）

8. 具有升的作用趋向的药物能治疗（　　）

A. 苦　　　　　　　B. 甘

C. 辛　　　　　　　D. 咸

E. 酸

9. 五味中能缓、能和的是（　　）

10. 五味中能燥、能泄的是（　　）

第二节　中药的配伍

A1 型题

1. 中药配伍中，相畏指的是（　　）

A. 两种功效相似的药物配合应用，可以增强原有药物的疗效

B. 两种药物同用能产生或增强毒性或副作用

C. 一种药物的毒副作用能被另一种药物所抑制

D. 一种药物能够减轻或消除另一种药物的毒副作用

E. 两药合用，一药能够破坏另一药物的功效

2. 中药配伍中，相杀指的是（　　）

A. 两种药物同用能产生或增强毒性或副作用

B. 一种药物能减轻或消除另一种药物的毒性或副作用

C. 两种性能或功效相似的药物配伍，可以增强原有药物的疗效

D. 一种药物能使另一种药物的功效降低或消失的配伍

E. 两药合用，一药能够破坏另一药物功效的配伍

3. 相须、相使配伍，可产生（　　）

A. 拮抗作用，使疗效降低

B. 协同作用，使疗效增强

C. 减轻或消除毒副作用

D. 产生毒副作用

E. 两药合用，一药能够破坏另一药物的功效

4. 黄芪与茯苓配伍，茯苓能增强黄芪补气利水之功，此配伍关系属于（　　）

A. 相须　　　　　　B. 相使

C. 相畏　　　　　　D. 相杀

E. 相恶

5. 两种药物合用，一种药物能破坏另一种药物的功效，此配伍关系属于（　　）
   A. 相杀　　　　　　　B. 相使
   C. 相恶　　　　　　　D. 相须
   E. 相反

6. 两种药物配伍能产生或增强毒性反应或副作用，此配伍关系属于（　　）
   A. 相须　　　　　　　B. 相使
   C. 相反　　　　　　　D. 相杀
   E. 相恶

7. 人参配莱菔子，莱菔子能削弱人参的补气作用，此配伍关系属于（　　）
   A. 相须　　　　　　　B. 相使
   C. 相畏　　　　　　　D. 相恶
   E. 相杀

B1 型题

A. 性能功效相似的药物配合应用，可以增强原有药物的疗效
B. 一种药物能减轻或消除另一种药物毒性的配伍
C. 一种药物的毒副作用能被另一种药物减轻或消除
D. 一种药物为主，另一种药物为辅，两种药物合用，辅药可以提高主药的功效
E. 一种药物能使另一种药物的功效降低或消失

1. 相恶的定义是（　　）
2. 相须的定义是（　　）

A. 生南星与生姜　　　B. 石膏与知母
C. 黄芪与茯苓　　　　D. 人参与莱菔子
E. 附子与半夏

3. 相使的配伍是（　　）
4. 相恶的配伍是（　　）

A. 黄芪配知母　　　　B. 当归配桂枝
C. 乌头配半夏　　　　D. 干姜配细辛
E. 丁香配郁金

5. 属"十八反"内容的是（　　）
6. 属"十九畏"内容的是（　　）

A. 药物配伍时能产生协同作用而增进疗效
B. 药物配伍时互相拮抗而抵消、削弱原有功效

C. 药物配伍时能减轻或消除原有毒副作用
D. 药物配伍时能产生或增强毒副作用
E. 两药合用，一药能够提高另一药的功效

7. 在用药时应避免的是（　　）
8. 属于用药配伍禁忌的是（　　）

A. 大黄配芒硝　　　　B. 当归配桂枝
C. 枸杞子配菊花　　　D. 干姜配细辛
E. 南星配生姜

9. 属相须配伍的是（　　）
10. 属相畏配伍的是（　　）

A. 相须　　　　　　　B. 相使
C. 相畏　　　　　　　D. 相杀
E. 相恶

11. 全蝎与蜈蚣配伍，属于（　　）
12. 枸杞子与菊花配伍，属于（　　）

A. 相须　　　　　　　B. 相使
C. 相杀　　　　　　　D. 相反
E. 相恶

13. 麻黄与桂枝配伍属于（　　）
14. 生半夏与生姜配伍属于（　　）

第三节　中药的用药禁忌

A1 型题

1. 临床中药配伍应用，属禁忌的是（　　）
   A. 相使　　　　　　　B. 相畏
   C. 相杀　　　　　　　D. 相恶
   E. 单行

2. 下列属于配伍禁忌的是（　　）
   A. 甘草与芫花　　　　B. 大戟与海藻
   C. 贝母与半夏　　　　D. 大戟与芫花
   E. 白及与瓜蒌

3. 下列属于中药配伍禁忌的是（　　）
   A. 相畏　　　　　　　B. "十九畏"
   C. 相须　　　　　　　D. 相杀
   E. 相使

4. 与瓜蒌相反的药是（　　）
   A. 白术　　　　　　　B. 天南星
   C. 大戟　　　　　　　D. 甘草

E. 乌头

5. 属于"十九畏"配伍的是（　　）
　　A. 川乌与草乌　　　B. 桃仁与红花
　　C. 官桂与赤石脂　　D. 乌头与贝母
　　E. 甘草与甘遂

6. 下列不属于妊娠禁用药物的是（　　）
　　A. 牵牛　　　　　　B. 桃仁
　　C. 巴豆　　　　　　D. 砒霜
　　E. 雄黄

7. 下列不属于妊娠慎用药物的是（　　）
　　A. 牛膝　　　　　　B. 桃仁
　　C. 大黄　　　　　　D. 红花
　　E. 乌头

B1 型题

　　A. 陈皮配半夏　　　B. 石膏配牛膝
　　C. 乌头配半夏　　　D. 生姜配黄芩
　　E. 丁香配郁金
1. 属于"十八反"的是（　　）
2. 属于"十九畏"的是（　　）

　　A. 乌头　　　　　　B. 甘草
　　C. 三棱　　　　　　D. 芒硝
　　E. 藜芦
3. 不宜与瓜蒌同用的药是（　　）
4. 不宜与牙硝同用的药是（　　）

　　A. 海藻　　　　　　B. 贝母
　　C. 玄参　　　　　　D. 水银
　　E. 朴硝
5. 不宜与砒石同用的药物是（　　）
6. 不宜与硫黄同用的药物是（　　）

　　A. 川乌、草乌、三棱、莪术
　　B. 黄连、桂枝、党参、山药
　　C. 肉桂、附子、枳实、枳壳
　　D. 木香、香附、柴胡、前胡
　　E. 麦冬、玉竹、阿胶、杜仲
7. 妊娠慎用药是（　　）
8. 妊娠禁用药是（　　）

第四节　中药的剂量与用法

A1 型题

1. 细辛的用量是（　　）
　　A. 1～3g　　　　　　B. 1～6g
　　C. 3～9g　　　　　　D. 3～12g
　　E. 6～15g

2. 入汤剂需先煎的药物是（　　）
　　A. 薄荷、白豆蔻　　B. 磁石、牡蛎
　　C. 人参、阿胶　　　D. 蒲黄、海金沙
　　E. 附子、干姜

3. 入汤剂需后下的药物是（　　）
　　A. 磁石、牡蛎　　　B. 蒲黄、海金沙
　　C. 薄荷、砂仁　　　D. 人参、鹿茸
　　E. 芒硝、阿胶

4. 蒲黄、青黛等入煎剂宜（　　）
　　A. 包煎　　　　　　B. 后下
　　C. 先煎　　　　　　D. 烊化
　　E. 冲服

5. 胶类药应当（　　）
　　A. 先煎　　　　　　B. 后下
　　C. 包煎　　　　　　D. 烊化
　　E. 另煎

B1 型题

　　A. 代赭石、龙骨　　B. 大黄、番泻叶
　　C. 蒲黄、海金沙　　D. 阿胶、竹沥
　　E. 人参、白术
1. 宜先煎的药是（　　）
2. 当后下的药是（　　）

　　A. 先煎　　　　　　B. 后下
　　C. 包煎　　　　　　D. 另煎
　　E. 烊化
3. 辛夷入汤剂宜（　　）
4. 西洋参入汤剂宜（　　）

　　A. 先煎　　　　　　B. 后下
　　C. 包煎　　　　　　D. 另煎

E. 冲服

5. 细小而含黏液质多的种子类药入汤剂宜（　　）

6. 某些贵重药，用量较轻，为防止散失，常需要研成细末制成散剂后（　　）

第五节 解 表 药

A1 型题

1. 细辛的功效是（　　）
   A. 发散风寒，宣通鼻窍
   B. 散风除湿，通窍止痛
   C. 发散风寒，通窍止痛，温肺化饮
   D. 发散风寒，胜湿止痛
   E. 解表散风，通窍止痛，消肿排脓

2. 下列说法错误的是（　　）
   A. 解表药不宜久煎
   B. 夏天解表药用量宜小
   C. 冬天解表药用量宜大
   D. 表虚自汗、失血应慎用解表药
   E. 解表药作用效力不峻猛，用量无须注意

3. 既能发汗平喘，又具有利尿作用的药是（　　）
   A. 桂枝   B. 麻黄
   C. 防风   D. 荆芥
   E. 羌活

4. 治疗水肿兼表证当用（　　）
   A. 黄芪   B. 木通
   C. 麻黄   D. 茯苓
   E. 白术

5. 桂枝的功效是（　　）
   A. 发汗解表，宣肺平喘
   B. 发汗解表，温经通阳
   C. 发汗解表，温经止血
   D. 发汗解表，温补脾肾
   E. 解表散寒，行气宽中

6. 表虚有汗，恶风发热，当选用（　　）
   A. 麻黄   B. 桂枝
   C. 防风   D. 紫苏
   E. 黄芪

7. 风寒表证，兼胸脘满闷、恶心呕吐者，当选用

（　　）
   A. 生姜   B. 厚朴
   C. 砂仁   D. 紫苏
   E. 香薷

8. 紫苏的功效是（　　）
   A. 发汗平喘   B. 发汗利水
   C. 发表行气   D. 发汗通阳
   E. 祛风胜湿

9. 感受暑湿，发热恶寒，呕吐泄泻，当用（　　）
   A. 防风   B. 紫苏
   C. 生姜   D. 香薷
   E. 桂枝

10. 风寒、风热表证难辨时，当选用（　　）
    A. 桂枝   B. 紫苏
    C. 荆芥   D. 生姜
    E. 麻黄

11. 风寒外感，鼻渊者，可选用（　　）
    A. 防风   B. 羌活
    C. 桂枝   D. 白芷
    E. 荆芥

12. 尤善治上半身风湿的药是（　　）
    A. 白芷   B. 防风
    C. 荆芥   D. 羌活
    E. 独活

13. 能止血的药物是（　　）
    A. 荆芥炭   B. 紫苏叶
    C. 藁本   D. 麻黄
    E. 桂枝

14. 既能祛风解表，又能胜湿止痛、止痉的药物是（　　）
    A. 荆芥   B. 防风
    C. 香薷   D. 紫苏叶
    E. 桂枝

15. 可用于破伤风的药是（　　）
    A. 羌活   B. 防风
    C. 独活   D. 荆芥
    E. 桂枝

16. 具有通鼻窍、祛风止痛、燥湿止带作用的是
（　　　　）
 A. 荆芥   B. 防风
 C. 羌活   D. 白芷
 E. 苍术

17. 风寒感冒，时作呕吐，当用（　　　　）
 A. 羌活   B. 防风
 C. 生姜   D. 荆芥
 E. 独活

18. 生姜可用于（　　　　）
 A. 肺热咳嗽   B. 胃寒呕吐
 C. 胃热呕吐   D. 风热表证
 E. 肺燥干咳

19. 散风寒，通鼻窍，宜用（　　　　）
 A. 紫苏   B. 生姜
 C. 辛夷   D. 羌活
 E. 防风

20. 祛风湿，通鼻窍，止痛常用（　　　　）
 A. 羌活   B. 防风
 C. 独活   D. 苍耳子
 E. 紫苏

21. 发汗解表，兼有化湿和中、利水消肿的药是
（　　　　）
 A. 荆芥   B. 羌活
 C. 防风   D. 麻黄
 E. 香薷

22. 发散风热药的主要作用是（　　　　）
 A. 散风热   B. 清头目
 C. 利咽喉   D. 透麻疹
 E. 宣肺气

23. 疏散风热，疏肝行气的药物是（　　　　）
 A. 桑叶   B. 菊花
 C. 牛蒡子   D. 薄荷
 E. 蝉衣

24. 风热犯肺，痰黄，咳嗽，当首选（　　　　）
 A. 菊花   B. 桑叶
 C. 薄荷   D. 葛根
 E. 淡豆豉

25. 具有疏散风热、平肝作用的药是（　　　　）
 A. 牛蒡子   B. 蔓荆子
 C. 淡豆豉   D. 菊花
 E. 升麻

26. 温病初起，目赤肿痛，应选（　　　　）
 A. 牛蒡子   B. 淡豆豉
 C. 升麻   D. 葛根
 E. 菊花

27. 功能明目退翳的药是（　　　　）
 A. 牛蒡子   B. 淡豆豉
 C. 升麻   D. 葛根
 E. 蝉蜕

28. 功能息风止痉，用治破伤风、急慢惊风的药物
为（　　　　）
 A. 桑叶   B. 菊花
 C. 升麻   D. 葛根
 E. 蝉蜕

29. 具有清热解毒功效的疏散风热药是（　　　　）
 A. 葛根   B. 浮萍
 C. 木贼   D. 柴胡
 E. 升麻

30. 风热上攻，咽喉肿痛，多用（　　　　）
 A. 桑叶   B. 牛蒡子
 C. 葛根   D. 升麻
 E. 蔓荆子

31. 善于治疗颈项强痛的药物是（　　　　）
 A. 葛根   B. 薄荷
 C. 菊花   D. 蔓荆子
 E. 淡豆豉

32. 具有升举阳气、疏肝解郁功效的药物是（　　　　）
 A. 升麻   B. 葛根
 C. 柴胡   D. 桑叶
 E. 菊花

33. 具有升阳透疹功效的药物是（　　　　）
 A. 升麻   B. 柴胡
 C. 葛根   D. 牛蒡子
 E. 蔓荆子

34. 具有升阳生津功效的药物是（　　）
    A. 升麻　　　　　　　B. 葛根
    C. 柴胡　　　　　　　D. 桑叶
    E. 菊花

35. 治疗少阳证的药物是（　　）
    A. 桑叶　　　　　　　B. 菊花
    C. 薄荷　　　　　　　D. 牛蒡子
    E. 柴胡

36. 麻黄的性味是（　　）
    A. 辛、微温　　　　　B. 辛、甘，微温
    C. 辛、温、有小毒　　D. 辛、温
    E. 辛、微苦，温

37. 羌活的功效是（　　）
    A. 发散风寒，宣通鼻窍
    B. 散风除湿，通窍，止痛
    C. 散寒祛风，胜湿止痛
    D. 发散风寒，胜湿止痛，止痉，止泻
    E. 解表散风，通窍止痛，消肿排脓

38. 具有通窍止痛作用的药是（　　）
    A. 苍耳子　　　　　　B. 藁本
    C. 羌活　　　　　　　D. 桂枝
    E. 辛夷

39. 具有发汗解肌，温通经脉，助阳化气作用的药
    是（　　）
    A. 桂枝　　　　　　　B. 荆芥
    C. 防风　　　　　　　D. 麻黄
    E. 羌活

40. 生姜的功效是（　　）
    A. 发汗解表，宣肺平喘
    B. 发汗解表，温经通阳
    C. 发汗解表，温经止血
    D. 发汗解表，温中止呕
    E. 发汗解表，行气宽中

41. 外感风寒，恶寒发热，腹满腹胀，当选用（　　）
    A. 麻黄　　　　　　　B. 桂枝
    C. 防风　　　　　　　D. 紫苏
    E. 黄芪

42. 桂枝治痰饮、蓄水证是因为（　　）
    A. 温通经络作用　　　B. 温经散寒作用
    C. 温经通阳作用　　　D. 温通血脉作用
    E. 助阳化气作用

43. 外感风寒，脘腹冷痛，当首选（　　）
    A. 白芷　　　　　　　B. 香薷
    C. 羌活　　　　　　　D. 桂枝
    E. 郁金

44. 风寒表证兼水肿者，当选（　　）
    A. 生姜　　　　　　　B. 厚朴
    C. 桂枝　　　　　　　D. 苏叶
    E. 香薷

45. 羌活的功效是（　　）
    A. 发汗平喘　　　　　B. 发汗利水
    C. 发表行气　　　　　D. 发汗通阳
    E. 祛风胜湿

46. 发汗解表兼可解鱼蟹毒的药物是（　　）
    A. 麻黄　　　　　　　B. 桂枝
    C. 荆芥　　　　　　　D. 紫苏
    E. 防风

47. 感受暑湿，发热恶寒，呕吐泄泻，当用（　　）
    A. 荆芥　　　　　　　B. 紫苏
    C. 生姜　　　　　　　D. 香薷
    E. 白芷

48. 风寒、风热表证难辨时，当选用（　　）
    A. 桂枝　　　　　　　B. 紫苏
    C. 羌活　　　　　　　D. 麻黄
    E. 防风

49. 疮疡初起兼有表证者，当选用（　　）
    A. 白芷　　　　　　　B. 防风
    C. 荆芥　　　　　　　D. 羌活
    E. 紫苏

50. 感冒头痛，风疹瘙痒，当选用（　　）
    A. 细辛　　　　　　　B. 防风
    C. 白芷　　　　　　　D. 羌活
    E. 紫苏

51. 风寒感冒，气滞胸闷，当选用（　　）
    A. 白芷　　　　　　　B. 防风

C. 荆芥　　　　　　　　D. 羌活

E. 紫苏

52. 桂枝的性味是（　　　）

A. 辛，微温　　　　　B. 辛、甘，温

C. 辛，温，有小毒　　D. 辛，温

E. 辛、微苦，温

53. 紫苏的性味是（　　　）

A. 辛，微温　　　　　B. 辛、甘，温

C. 辛，温，有小毒　　D. 辛，温

E. 辛、微苦，温

54. 防风的性味是（　　　）

A. 辛、甘，微温　　　B. 辛、甘，温

C. 辛，温，有小毒　　D. 辛，温

E. 辛、微苦，温

55. 热泻热痢及脾虚泄泻者，可选用（　　　）

A. 葛根　　　　　　　B. 羌活

C. 柴胡　　　　　　　D. 防风

E. 薄荷

56. 肝郁气滞，月经不调，胸胁疼痛者，可选用
（　　　）

A. 葛根　　　　　　　B. 羌活

C. 柴胡　　　　　　　D. 防风

E. 薄荷

57. 风寒感冒、风寒咳嗽及胃寒呕吐者，可选用
（　　　）

A. 生姜　　　　　　　B. 香薷

C. 辛夷　　　　　　　D. 藁本

E. 苍耳子

58. 无论风寒头痛还是鼻渊头痛，均可选用（　　　）

A. 麻黄　　　　　　　B. 香薷

C. 辛夷　　　　　　　D. 藁本

E. 桂枝

59. 解表药主要归（　　　）

A. 肺、肾经　　　　　B. 肺、肝经

C. 肺、膀胱经　　　　D. 肺、脾经

E. 肺、大肠经

60. 麻疹初起，透发不畅，或风疹瘙痒，疮疡初起

兼有表证者，可选用（　　　）

A. 桂枝　　　　　　　B. 麻黄

C. 香薷　　　　　　　D. 紫苏

E. 荆芥

61. 在下列病证中，不宜使用麻黄的是（　　　）

A. 风寒感冒　　　　　B. 咳嗽气喘

C. 风水水肿　　　　　D. 风寒痹证

E. 阴虚气喘

62. 桂枝用治风寒表实证，常与其相须为用的药是
（　　　）

A. 荆芥　　　　　　　B. 防风

C. 细辛　　　　　　　D. 麻黄

E. 香薷

63. 既能外散风热，又能内解热毒的药物是（　　　）

A. 薄荷　　　　　　　B. 牛蒡子

C. 蝉蜕　　　　　　　D. 桑叶

E. 柴胡

64. 外感风寒兼胸痛胸闷者，宜选用（　　　）

A. 麻黄　　　　　　　B. 桂枝

C. 紫苏　　　　　　　D. 防风

E. 荆芥

65. 具有发汗解表、宣肺平喘、利水消肿作用的药
物是（　　　）

A. 香薷　　　　　　　B. 桂枝

C. 麻黄　　　　　　　D. 紫苏

E. 荆芥

66. 具有发汗解表、和中化湿、利水消肿作用的药
物是（　　　）

A. 香薷　　　　　　　B. 桂枝

C. 麻黄　　　　　　　D. 紫苏

E. 荆芥

A2 型题

1. 患者，女，30岁，恶寒发热，不渴，咳嗽气
喘，痰多清稀，无汗，浮肿，脉浮。治疗应首
选（　　　）

A. 桂枝　　　　　　　B. 白芥子

C. 麻黄　　　　　　　D. 细辛

E. 苏叶

2. 患者，男，20岁，发热头痛，汗出恶风，或鼻塞干呕，身痛，舌苔薄白，脉浮缓。解表应首选（　　）
A. 麻黄　　　　　　　B. 细辛
C. 桂枝　　　　　　　D. 柴胡
E. 薄荷

3. 患者，男，26岁，恶寒发热，头痛身痛，鼻塞，无汗而喘，舌苔薄白，脉浮紧。用解表法治疗，应首选（　　）
A. 桂枝　　　　　　　B. 麻黄
C. 薄荷　　　　　　　D. 羌活
E. 细辛

4. 患者，男，32岁，外感风寒，恶寒发热，不渴，无汗，身体疼痛沉重，胸痞，干呕，咳喘，脉浮。治疗此外感风寒，内停水饮证，常与麻黄配伍的是（　　）
A. 芍药　　　　　　　B. 细辛
C. 桂枝　　　　　　　D. 香薷
E. 葛根

5. 患者，男，40岁，恶寒发热，咳喘，眼睑浮肿，继则四肢及全身皆肿，小便不利，肢节酸楚，舌苔薄白，脉浮滑紧。宜首选（　　）
A. 黄芪配茯苓　　　　B. 麻黄配白术
C. 白术配茯苓　　　　D. 白术配桑白皮
E. 麻黄配连翘

6. 患者，男，30岁，恶寒发热，肌表无汗，头痛项强，肢体酸楚疼痛，口苦而渴，苔白，脉浮。宜首选（　　）
A. 紫苏叶配防风　　　B. 羌活配防风
C. 麻黄配防风　　　　D. 麻黄配桂枝
E. 香薷配桂枝

7. 患者，男，50岁，起居不慎，感受风寒，恶寒发热，无汗，头痛，身体疼痛，鼻塞流涕，舌苔薄白，脉浮紧。宜首选（　　）
A. 麻黄配桂枝　　　　B. 紫苏配荆芥
C. 白芷配防风　　　　D. 荆芥配防风
E. 桂枝配芍药

8. 患者，男，20岁，汗出不畅，微恶风，身热，头昏重胀痛，肢体酸痛，流浊涕，心烦，口中黏腻，胸闷，腹痛吐泻，舌苔薄黄而腻，脉濡数。宜首选（　　）
A. 麻黄　　　　　　　B. 薄荷
C. 香薷　　　　　　　D. 防风
E. 羌活

9. 患者，男，35岁，外感风寒，恶寒渐轻，无汗头痛，项背强痛，脉浮者。宜首选（　　）
A. 葛根　　　　　　　B. 桑叶
C. 菊花　　　　　　　D. 薄荷
E. 苏叶

10. 患者，女，18岁，发热，有汗，微恶风寒，头痛口渴，咽痒，咳嗽，舌苔微黄，脉浮数。不宜选用（　　）
A. 桑叶配菊花　　　　B. 桔梗配甘草
C. 杏仁配甘草　　　　D. 羌活配芦根
E. 连翘配薄荷

11. 患者，女，35岁，初起鼻塞，头痛，微寒，身热，咽喉干痛，痰少不易咳出，舌苔薄黄，脉浮数。宜选（　　）
A. 桑叶　　　　　　　B. 柴胡
C. 葛根　　　　　　　D. 香薷
E. 苏叶

12. 患者，女，60岁，少气倦怠，腹部坠胀，脱肛，头昏目花，舌淡苔白，脉弱。宜选（　　）
A. 柴胡　　　　　　　B. 香附
C. 苏叶　　　　　　　D. 羌活
E. 沙参

13. 患者，男，30岁，腹部坠胀，脱肛，少气倦怠，少言，头昏眼花，舌淡苔白，脉虚无力。宜用（　　）
A. 香附　　　　　　　B. 陈皮
C. 升麻　　　　　　　D. 沙参
E. 藁本

14. 患者，男，40岁，少气倦怠，腹部坠胀，脱肛，头昏目花，舌淡苔白，脉弱。宜选（　　）
A. 薄荷　　　　　　　B. 麻黄
C. 柴胡　　　　　　　D. 羌活
E. 藁本

15. 患者，女，33岁，微恶风，身热较著，汗出不

畅，头胀痛，咳嗽，痰黏，咽燥，鼻塞流涕，色黄浊，口渴欲饮，舌苔薄白微黄，舌边尖红，脉浮数。宜选（　　　）
A. 薄荷　　　　　　　B. 蔓荆子
C. 葛根　　　　　　　D. 防风
E. 香薷

16. 患者，女，35岁，身热盛，汗泄不畅，微恶风寒，咳嗽痰黄，咽喉乳蛾红肿疼痛，鼻塞，口渴，苔白微黄，脉浮数。宜选（　　　）
A. 薄荷　　　　　　　B. 蔓荆子
C. 葛根　　　　　　　D. 防风
E. 香薷

17. 患者，女，17岁，身热，少汗，微恶风，肢体疼痛，头昏重胀痛，咳嗽痰黏，流浊涕，心烦，口中黏腻，渴不多饮，胸闷，泛恶，苔薄黄而腻，脉濡数。宜选（　　　）
A. 香薷　　　　　　　B. 防风
C. 苏叶　　　　　　　D. 薄荷
E. 金银花

18. 患者，女，21岁，微恶风，汗少，肢体酸重，头昏重，咳吐黏痰，心烦，口渴，胸闷，小便短赤，苔薄黄而腻，脉濡数。宜选（　　　）
A. 防风　　　　　　　B. 苏叶
C. 薄荷　　　　　　　D. 香薷
E. 金银花

B1 型题

A. 既能发散风寒，又能利水消肿
B. 既能发散风寒，又能祛除风湿
C. 既能发散风寒，又能和中止呕
D. 既能发散风寒，又能温化痰饮
E. 既能发散风寒，又能宣通鼻窍
1. 麻黄、香薷都具有的功效是（　　　）
2. 白芷、细辛都具有的功效是（　　　）

A. 宣肺平喘　　　　　B. 助阳化气
C. 利水消肿　　　　　D. 行气宽中
E. 透疹消疮
3. 桂枝具有的功效是（　　　）
4. 荆芥具有的功效是（　　　）

A. 行气宽中　　　　　B. 化湿和中

C. 温经通阳　　　　　D. 宣肺平喘
E. 温中止呕
5. 生姜具有的功效是（　　　）
6. 香薷具有的功效是（　　　）

A. 桂枝　　　　　　　B. 麻黄
C. 防风　　　　　　　D. 升麻
E. 紫苏
7. 治疗痰饮病眩晕，宜选用（　　　）
8. 治疗破伤风，宜选用（　　　）

A. 息风止痉　　　　　B. 平肝明目
C. 和解退热　　　　　D. 清热解毒
E. 升阳止泻
9. 葛根具有的功效是（　　　）
10. 桑叶具有的功效是（　　　）

A. 先煎　　　　　　　B. 后下
C. 另煎　　　　　　　D. 包煎
E. 烊化
11. 薄荷入汤剂宜（　　　）
12. 辛夷入汤剂宜（　　　）

A. 疏肝解郁　　　　　B. 清热解毒
C. 清肺润燥　　　　　D. 息风止痉
E. 生津止渴
13. 柴胡具有的功效是（　　　）
14. 升麻具有的功效是（　　　）

A. 宜先煎　　　　　　B. 不宜久煎
C. 宜包煎　　　　　　D. 宜另煎
E. 宜后下
15. 香薷入汤剂（　　　）
16. 紫苏入汤剂（　　　）

A. 发表散风　　　　　B. 行气宽中
C. 温肺止咳　　　　　D. 通窍，止痛
E. 发汗解表，利水消肿
17. 麻黄、香薷都能（　　　）
18. 荆芥、防风都能（　　　）

A. 紫苏　　　　　　　B. 香薷
C. 防风　　　　　　　D. 桂枝
E. 白芷
19. 风寒、风热表证均可使用的药物是（　　　）
20. 风寒头痛、鼻渊头痛均可使用的药物是（　　　）

A. 桑叶　　　　　　B. 蝉蜕
C. 葛根　　　　　　D. 升麻
E. 柴胡

21. 肝郁气滞，月经不调，胸胁胀痛，常选用的药物是（　　）

22. 咽痛音哑，目赤肿痛，麻疹不透，常选用的药物是（　　）

第六节 清 热 药

A1 型题

1. 治疗疟疾寒热兼感暑邪的最佳药物是（　　）
A. 香薷　　　　　　B. 青蒿
C. 黄芩　　　　　　D. 白薇
E. 鸦胆子

2. 既能清热泻火，又能除烦止渴的药是（　　）
A. 夏枯草　　　　　B. 决明子
C. 蔓荆子　　　　　D. 石膏
E. 白薇

3. 鱼腥草除具有清热解毒消痈之功外，还能（　　）
A. 祛瘀　　　　　　B. 下乳
C. 利尿　　　　　　D. 除痹
E. 通便

4. 黄芩、黄连与黄柏三药功效的共同点是（　　）
A. 泻火解毒　　　　B. 清热凉血
C. 清热安胎　　　　D. 清热利湿
E. 清泻相火

5. 既能泻实火，又能退虚热的药是（　　）
A. 黄芩　　　　　　B. 秦艽
C. 黄柏　　　　　　D. 生地黄
E. 山栀

6. 银柴胡的功效是（　　）
A. 清血热，退虚热　B. 除湿热，清疳热
C. 退虚热，清肝热　D. 退虚热，清疳热
E. 清实热，除虚热

7. 生地黄除能清热凉血外，还能（　　）
A. 养阴生津　　　　B. 泻火解毒
C. 清热利尿　　　　D. 凉血止血
E. 退除虚热

8. 功能清热燥湿而长于泄肺经之热的药是（　　）
A. 黄连　　　　　　B. 黄芩
C. 黄柏　　　　　　D. 薄荷
E. 马勃

9. 长于清泻三焦火邪的药物是（　　）
A. 夏枯草　　　　　B. 石膏
C. 淡竹叶　　　　　D. 栀子
E. 知母

10. 治肝热、痰火郁结的要药是（　　）
A. 栀子　　　　　　B. 知母
C. 夏枯草　　　　　D. 菊花
E. 柴胡

11. 下列不属于栀子功效的是（　　）
A. 泻火除烦　　　　B. 清热解毒
C. 凉血止血　　　　D. 利湿退黄
E. 生津止渴

12. 芦根与天花粉都具有的功效是（　　）
A. 清热生津　　　　B. 清热利尿
C. 消肿排脓　　　　D. 止呕除烦
E. 除烦止渴

13. 治疗胃热呕逆，宜用（　　）
A. 栀子　　　　　　B. 竹叶
C. 石膏　　　　　　D. 知母
E. 芦根

14. 既能清肺胃实热，又能滋阴退虚热的药是（　　）
A. 知母　　　　　　B. 芦根
C. 石膏　　　　　　D. 黄连
E. 黄芩

15. 柴胡和银柴胡功效的共同点是（　　）
A. 解表泄热　　　　B. 疏肝解郁
C. 疏散风热　　　　D. 升举阳气
E. 退热

16. 黄柏与知母都具有的功效是（　　）
A. 清热燥湿　　　　B. 泻火解毒
C. 滋阴润燥　　　　D. 退虚热，泻相火
E. 清疳热，消积滞

17. 黄连与胡黄连功效的共同点是（　　）
    A. 退虚热　　　　　　B. 除疳热
    C. 清湿热　　　　　　D. 清心火
    E. 祛风湿

18. 长于清胃肠湿热及血分热毒，用于热毒血痢的药是（　　）
    A. 连翘　　　　　　　B. 败酱草
    C. 蒲公英　　　　　　D. 大青叶
    E. 白头翁

19. 肺痈咳吐脓血者，首选（　　）
    A. 鱼腥草　　　　　　B. 连翘
    C. 大青叶　　　　　　D. 红藤
    E. 败酱草

20. 不具有清热利咽作用的是（　　）
    A. 射干　　　　　　　B. 马勃
    C. 山豆根　　　　　　D. 板蓝根
    E. 鱼腥草

21. 不属于马齿苋主治病证的是（　　）
    A. 疟疾寒热　　　　　B. 湿热泻痢
    C. 赤白带下　　　　　D. 热淋血淋
    E. 火毒痈疖

22. "疮家圣药"是指（　　）
    A. 蒲公英　　　　　　B. 贯众
    C. 紫花地丁　　　　　D. 连翘
    E. 金银花

23. 治疗热毒血痢、疮痈肿毒，当用（　　）
    A. 蒲公英　　　　　　B. 连翘
    C. 紫花地丁　　　　　D. 金银花
    E. 白头翁

24. 功能清热解毒而兼有疏散风热作用的药物是（　　）
    A. 金银花　　　　　　B. 连翘
    C. 薄荷　　　　　　　D. 桑叶
    E. 紫草

25. 治疗热毒炽盛而致斑疹不畅或紫暗者，当用（　　）
    A. 浮萍　　　　　　　B. 赤芍
    C. 紫草　　　　　　　D. 生地黄

E. 红花

26. 连翘的性味是（　　）
    A. 苦，微寒　　　　　B. 辛，凉
    C. 苦、辛，凉　　　　D. 甘，微寒
    E. 甘、淡，凉

27. 牡丹皮与赤芍功效的不同点是（　　）
    A. 清血热　　　　　　B. 退虚热
    C. 凉血消斑　　　　　D. 活血散瘀
    E. 消痈肿

28. 既能清热凉血，又能祛瘀止痛的药物是（　　）
    A. 赤芍　　　　　　　B. 犀角
    C. 紫草　　　　　　　D. 玄参
    E. 连翘

29. 清解肺胃气分实热之要药，首推（　　）
    A. 石膏　　　　　　　B. 生地黄
    C. 黄连　　　　　　　D. 滑石
    E. 黄芩

30. 玄参的功效是（　　）
    A. 清热，凉血，生津
    B. 泻火，解毒，止血
    C. 清热，活血，滋阴
    D. 清热，解毒，养阴
    E. 凉血，定惊，消痈

31. 下列不属于玄参主治病证的是（　　）
    A. 热闭心包，神昏谵语
    B. 痰火郁结，瘰疬痰核
    C. 阴虚火旺，咽喉肿痛
    D. 热毒壅滞，痈肿疮毒
    E. 邪热亢盛，壮热烦渴

32. 下列不属于牡丹皮作用的是（　　）
    A. 清实热　　　　　　B. 退虚热
    C. 养阴　　　　　　　D. 凉血
    E. 活血

33. 清热解毒药中，可凉血、消肿、燥湿的药物是（　　）
    A. 蒲公英　　　　　　B. 连翘
    C. 紫花地丁　　　　　D. 金银花

E. 穿心莲

34. 治疗湿热、热毒泻痢的要药是（ ）
A. 黄芩
B. 苦参
C. 秦皮
D. 穿心莲
E. 白头翁

35. 玄参、山豆根均能治疗的病证是（ ）
A. 咽喉肿痛
B. 阴虚发热
C. 湿热带下
D. 感冒咳嗽
E. 血滞经闭

36. 既能清虚热，又能治血热毒盛之疮痈肿毒的药是（ ）
A. 白薇
B. 黄芩
C. 玄参
D. 白头翁
E. 瓜蒌

37. 既能清暑热，又能退虚热的药是（ ）
A. 青蒿
B. 秦艽
C. 黄柏
D. 银柴胡
E. 白薇

38. 既能清虚热凉血，又能利尿通淋的最佳药物是（ ）
A. 白薇
B. 青蒿
C. 黄芩
D. 柴胡
E. 鸦胆子

39. 治疗乳痈的要药是（ ）
A. 鱼腥草
B. 紫花地丁
C. 芦根
D. 蒲公英
E. 牡丹皮

40. 乳痈初起，红肿坚硬，应首选（ ）
A. 板蓝根
B. 金银花
C. 蒲公英
D. 紫花地丁
E. 鱼腥草

41. 功能清热解毒且善于清心热的药是（ ）
A. 金银花
B. 连翘
C. 大青叶
D. 蒲公英
E. 野菊花

42. 治疗皮肤瘙痒、脓疱疮、疥癣、麻风等常选用（ ）

A. 龙胆
B. 贯众
C. 苦参
D. 玄参
E. 黄柏

43. 苦参除能清热燥湿外，还能（ ）
A. 利尿
B. 凉血
C. 解毒
D. 泻火
E. 通便

44. 治肝胆实热所致的胁痛口苦、阴肿阴痒、带下、湿疹瘙痒，应首选（ ）
A. 黄柏
B. 龙胆
C. 夏枯草
D. 苦参
E. 白头翁

45. 下列不属于石膏主治病证的是（ ）
A. 实热消渴
B. 燥咳痰黏
C. 湿疹瘙痒
D. 胃火牙痛
E. 肺热喘咳

46. 石膏煅用可以（ ）
A. 活血
B. 滋阴
C. 止痢
D. 敛疮
E. 止呕

47. 知母的特点是（ ）
A. 清解
B. 清利
C. 清润
D. 清补
E. 清降

48. 里热甚而津已伤者，宜用（ ）
A. 石膏
B. 栀子
C. 地黄
D. 知母
E. 黄柏

49. 治胎热不安，首选（ ）
A. 黄柏
B. 桑寄生
C. 砂仁
D. 紫苏
E. 黄芩

50. 功能清热燥湿而长于泻心胃之火的药是（ ）
A. 龙胆
B. 黄连
C. 黄芩
D. 黄柏
E. 淡竹叶

51. 治胃肠湿热所致的腹泻、痢疾、呕吐等症，宜

首选（　　）
A. 大黄　　　　　　B. 葛根
C. 黄连　　　　　　D. 黄芩
E. 白头翁

52. 治疗热蕴胸膈，心烦懊恼之证，首选（　　）
A. 石膏　　　　　　B. 栀子
C. 竹叶　　　　　　D. 天花粉
E. 连翘

53. 夏枯草的功效是（　　）
A. 清肝火，散郁结　B. 清相火，止遗精
C. 清肺热，润肺燥　D. 清心火，除烦渴
E. 清胃火，养胃阴

54. 青黛善清（　　）
A. 心火　　　　　　B. 胃火
C. 相火　　　　　　D. 虚火
E. 肝胆郁火

55. 功效为清热解毒，凉血消肿的药物是（　　）
A. 蒲公英　　　　　B. 紫花地丁
C. 金银花　　　　　D. 大青叶
E. 重楼

56. 大青叶的功效是（　　）
A. 清热解毒，凉血消斑
B. 清热解毒，凉血止血
C. 清热解毒，凉血止痢
D. 清热解毒，凉血消肿
E. 清热解毒，凉肝定惊

57. 青黛内服时，一般作为散剂冲服，或入丸剂服用，是因为该品（　　）
A. 气味难闻　　　　B. 难溶于水
C. 味苦难服　　　　D. 容易挥发
E. 有毒

58. 地骨皮所治的病证是（　　）
A. 胃火牙痛　　　　B. 疮疡不敛
C. 骨蒸潮热　　　　D. 胃热呕吐
E. 津伤便秘

59. 下列均能治疗气分实热证烦躁口渴的药物是（　　）
A. 黄连、黄芩　　　B. 金银花、连翘

C. 石膏、知母　　　D. 生地黄、玄参
E. 苦参、玄参

60. 知母的性味是（　　）
A. 辛、甘，大寒　　B. 辛、咸，寒
C. 甘，寒　　　　　D. 苦、甘，寒
E. 苦、涩，寒

61. 既能清热燥湿，又能凉血止血的药物是（　　）
A. 黄连　　　　　　B. 夏枯草
C. 黄芩　　　　　　D. 栀子
E. 金银花

62. 既能清热燥湿，又能杀虫利尿的药物是（　　）
A. 秦皮　　　　　　B. 椿皮
C. 地骨皮　　　　　D. 苦参
E. 白鲜皮

63. 功能清热燥湿，清泻肝胆实火的药物是（　　）
A. 黄柏　　　　　　B. 龙胆
C. 夏枯草　　　　　D. 苦参
E. 贯众

64. 既能清热解毒，又能消痈散结、利湿通淋的药物是（　　）
A. 蒲公英　　　　　B. 穿心莲
C. 夏枯草　　　　　D. 大青叶
E. 野菊花

65. 既能清热解毒，又能消痈排脓、利尿通淋的药物是（　　）
A. 黄连　　　　　　B. 白鲜皮
C. 贯众　　　　　　D. 秦皮
E. 鱼腥草

66. 既能清虚热，又能解暑、截疟的药物是（　　）
A. 地骨皮　　　　　B. 银柴胡
C. 黄芩　　　　　　D. 青蒿
E. 白薇

67. 既能清泻肝火、消肿止痛，又能散郁结的药物是（　　）
A. 决明子　　　　　B. 地骨皮
C. 白薇　　　　　　D. 牡丹皮
E. 夏枯草

68. 味苦性寒清降，能清泻三焦火邪，又能凉血解毒的药物是（　　）
   A. 黄连　　　　　　B. 黄柏
   C. 栀子　　　　　　D. 夏枯草
   E. 龙胆

69. 既清热解毒、消痈散结，又疏散风热的药物是（　　）
   A. 白薇　　　　　　B. 芦根
   C. 连翘　　　　　　D. 菊花
   E. 蒲公英

70. 既能清热解毒，又能祛痰利咽的药物是（　　）
   A. 马勃　　　　　　B. 山豆根
   C. 射干　　　　　　D. 板蓝根
   E. 大青叶

71. 清热燥湿药的性味都为（　　）
   A. 苦寒　　　　　　B. 咸寒
   C. 甘寒　　　　　　D. 辛寒
   E. 酸寒

72. 既能清泻肝火，除血分郁热，又能散瘀止痛，可用于目赤翳障的药物是（　　）
   A. 赤芍　　　　　　B. 夏枯草
   C. 决明子　　　　　D. 牡丹皮
   E. 栀子

73. 甘寒益阴，清热凉血，退热而不苦泻，为退虚热、清疳热之佳品的是（　　）
   A. 胡黄连　　　　　B. 银柴胡
   C. 青蒿　　　　　　D. 鳖甲
   E. 玄参

74. 既能退虚热、除疳热，又有清湿热作用的药是（　　）
   A. 胡黄连　　　　　B. 地骨皮
   C. 青蒿　　　　　　D. 赤芍
   E. 银柴胡

75. 味辛、芳香而散，善解暑热，又能退虚热、除骨蒸的药物是（　　）
   A. 胡黄连　　　　　B. 银柴胡
   C. 野菊花　　　　　D. 白薇
   E. 青蒿

76. 既清热凉血，又能养阴生津的药物是（　　）
   A. 白头翁　　　　　B. 白薇
   C. 玄参　　　　　　D. 山豆根
   E. 生地黄

77. 功能清心降火、渗湿利尿，可用于口疮、尿赤的药物是（　　）
   A. 苦参　　　　　　B. 山豆根
   C. 淡竹叶　　　　　D. 胡黄连
   E. 知母

78. 功能清热解毒，既可疏散风热，又有凉血止痢之功的药物是（　　）
   A. 金银花　　　　　B. 连翘
   C. 蒲公英　　　　　D. 紫花地丁
   E. 野菊花

79. 退虚热，清实热，兼可滋阴的药物是（　　）
   A. 地骨皮　　　　　B. 胡黄连
   C. 银柴胡　　　　　D. 知母
   E. 黄连

A2 型题

1. 患者，女，19岁，身热，微恶风，少汗，肢体疼痛，头昏胀痛，咳痰黄稠，流黄浊涕，心烦，口中黏腻，渴不多饮，胸闷，泛恶，苔薄黄而腻，脉濡数。宜选（　　）
   A. 防风　　　　　　B. 苏叶
   C. 青蒿　　　　　　D. 薄荷
   E. 金银花

2. 患者，女，29岁，腹痛，便脓血，赤白相兼，里急后重，肛门灼热，小便短赤，舌苔黄腻，脉弦数。宜选（　　）
   A. 苦参　　　　　　B. 黄连
   C. 白薇　　　　　　D. 龙胆
   E. 夏枯草

3. 患者，女，29岁，阴肿，阴痒，阴汗，小便淋浊，带下黄臭，舌红苔黄腻，脉弦数有力。宜选（　　）
   A. 龙胆　　　　　　B. 知母
   C. 黄柏　　　　　　D. 黄连
   E. 夏枯草

4. 患者，男，28岁，身热较著，微恶风，汗泄不畅，头胀痛，咳嗽，痰黏而黄，咽燥，鼻塞流黄浊涕，口渴欲饮，舌苔薄白微黄，舌边红，脉浮数。宜选（　　）
   A. 大青叶　　　　　　B. 板蓝根
   C. 金银花　　　　　　D. 野菊花
   E. 薄荷

5. 患者，男，32岁，剧烈腹痛，发病急骤，痢下鲜紫脓血，里急后重，头痛烦躁，甚则神昏痉厥，舌质红绛，苔黄燥，脉滑数。宜选（　　）
   A. 蒲公英　　　　　　B. 金银花
   C. 连翘　　　　　　　D. 白头翁
   E. 紫花地丁

6. 患者，女，39岁，夜热早凉，热退无汗，久热不退，舌红少苔，脉细数。宜用（　　）
   A. 鳖甲配知母　　　　B. 鳖甲配青蒿
   C. 鳖甲配赤芍　　　　D. 鳖甲配苏叶
   E. 鳖甲配牡丹皮

7. 患者，男，32岁，壮热，烦渴引饮，面赤，汗出，恶热，脉洪大有力。宜选（　　）
   A. 石膏配栀子　　　　B. 石膏配知母
   C. 石膏配黄连　　　　D. 石膏配苦参
   E. 石膏配黄柏

B1 型题

A. 清热泻火药　　　　B. 清热燥湿药
C. 清热凉血药　　　　D. 清热解毒药
E. 退虚热药

1. 栀子、天花粉属于（　　）
2. 穿心莲、大青叶属于（　　）

A. 黄芩　　　　　　　B. 黄连
C. 黄柏　　　　　　　D. 苦参
E. 龙胆

3. 既能清热燥湿，又能安胎的药物是（　　）
4. 既能清热燥湿，又能利尿的药物是（　　）

A. 清热泻火，除烦止渴
B. 清热泻火，滋阴润燥
C. 清热除烦，生津利尿
D. 泻火除烦，清热利湿，凉血解毒
E. 清热生津，消肿排脓

5. 知母的功效是（　　）
6. 栀子的功效是（　　）

A. 泻肝火　　　　　　B. 泻心火
C. 泻胃火　　　　　　D. 泻肾火
E. 泻肺火

7. 龙胆长于（　　）
8. 黄柏长于（　　）

A. 清热除烦，通利小便
B. 清热泻火，凉血解毒
C. 清热生津，解毒消痈
D. 清热泻火，除烦止渴
E. 清热生津，除烦止呕

9. 石膏的功效是（　　）
10. 淡竹叶的功效是（　　）

A. 生地黄　　　　　　B. 玄参
C. 赤芍　　　　　　　D. 紫草
E. 紫花地丁

11. 清热凉血，滋阴泻火，宜用（　　）
12. 清热凉血，养阴生津，宜用（　　）

A. 黄连　　　　　　　B. 黄芩
C. 芦根　　　　　　　D. 黄柏
E. 秦皮

13. 善清泻下焦湿热的药是（　　）
14. 善清泻中焦湿热的药是（　　）

A. 清上焦火　　　　　B. 清相火，退虚热
C. 清胃火止呕　　　　D. 泻火凉血
E. 泻肝胆实火

15. 黄连功偏（　　）
16. 黄芩功偏（　　）

A. 青蒿　　　　　　　B. 白薇
C. 地骨皮　　　　　　D. 银柴胡
E. 胡黄连

17. 既能退虚热，又能清肺热的药是（　　）
18. 既能退虚热，又能清湿热的药是（　　）
19. 既能退虚热，又能清暑热的药是（　　）

A. 清热除烦，生津利尿
B. 清热生津，消肿排脓
C. 清热生津，除烦止呕
D. 清热泻火，除烦止渴

E. 清热泻火，凉血解毒

20. 石膏的功效是（　　　）
21. 天花粉的功效是（　　　）

A. 心、肝、胃、大肠
B. 心、肝、肺、胃、三焦
C. 肺、胃、胆、大肠
D. 肝、胆、膀胱
E. 肾、膀胱、大肠

22. 黄芩的归经是（　　　）
23. 黄柏的归经是（　　　）
24. 栀子的归经是（　　　）

第七节 泻 下 药

A1 型题

1. 泻下药中不具有毒性的是（　　　）
   A. 甘遂　　　　　　B. 芫花
   C. 商陆　　　　　　D. 牵牛子
   E. 大黄

2. 属于"十八反"配伍禁忌的药对是（　　　）
   A. 人参、商陆　　　B. 五灵脂、牵牛子
   C. 甘草、大戟　　　D. 瓜蒌、甘遂
   E. 贝母、芒硝

3. 属于"十九畏"配伍禁忌的药对是（　　　）
   A. 海藻、芫花　　　B. 甘草、芒硝
   C. 牵牛子、巴豆　　D. 人参、大黄
   E. 白蔹、千金子

4. 具有泻下、软坚、清热作用的药物是（　　　）
   A. 大黄　　　　　　B. 番泻叶
   C. 芒硝　　　　　　D. 火麻仁
   E. 郁李仁

5. 具有润下通便、利水消肿作用的药物是（　　　）
   A. 大黄　　　　　　B. 番泻叶
   C. 芒硝　　　　　　D. 火麻仁
   E. 郁李仁

6. 仅有润肠通便作用的药物是（　　　）
   A. 甘遂　　　　　　B. 商陆
   C. 巴豆　　　　　　D. 火麻仁
   E. 大黄

7. 单味泡服，小剂量缓泻，大剂量攻下，用治热结便秘、习惯性便秘及老年便秘的药是（　　　）
   A. 郁李仁　　　　　B. 火麻仁
   C. 番泻叶　　　　　D. 芒硝
   E. 芦荟

8. 下列不属于大黄主治病证的是（　　　）
   A. 积滞便秘　　　　B. 湿热痢疾
   C. 痈肿疔疮　　　　D. 痰饮喘咳
   E. 血热吐衄

9. 既能利水消肿，又能润肠通便，可用于治疗水肿胀满、脚气浮肿及肠燥便秘的药物是（　　　）
   A. 火麻仁　　　　　B. 郁李仁
   C. 桃仁　　　　　　D. 瓜蒌仁
   E. 柏子仁

10. 治疗温热病热结便秘、高热不退，甚则神昏谵语者，宜选用（　　　）
    A. 火麻仁、郁李仁　B. 石膏、知母
    C. 大戟、甘遂　　　D. 大黄、芒硝
    E. 黄柏、黄连

11. 功能泻下通便、清热消肿、润燥软坚的药物是（　　　）
    A. 大黄　　　　　　B. 巴豆
    C. 番泻叶　　　　　D. 芦荟
    E. 芒硝

A2 型题

1. 患者，男，18岁，口舌生疮，心烦失眠，面赤口渴，舌红，脉数。宜选（　　　）
   A. 地骨皮　　　　　B. 赤芍
   C. 大黄　　　　　　D. 连翘
   E. 金银花

2. 患者，男，60岁，腹胀，大便干结，小便清长，舌淡苔白，脉涩。宜选（　　　）
   A. 砂仁　　　　　　B. 火麻仁
   C. 杏仁　　　　　　D. 桃仁
   E. 薏苡仁

3. 患者，男，32岁，腹痛，开始于上腹部或脐周，随后转移至右下腹天枢穴附近，呈持续性隐痛，轻度阵发性加剧，有轻度发热，恶心，胃纳不

香，大便干结，小便微黄，苔白厚腻，脉弦滑。
宜选（　　　）

A. 芒硝   B. 番泻叶

C. 青黛   D. 郁李仁

E. 石膏

B1 型题

A. 泻下软坚   B. 泻下去积

C. 泻下清肝   D. 泻下逐水

E. 泻下消肿

1. 甘遂的主要功效是（　　　）

2. 番泻叶的主要功效是（　　　）

A. 甘草   B. 乌头

C. 巴豆   D. 贝母

E. 半夏

3. 配伍禁忌中，忌与甘遂配伍的药物是（　　　）

4. 配伍禁忌中，忌与牵牛子配伍的药物是（　　　）

A. 泻下通便，活血祛瘀

B. 泻下通便，利水消肿

C. 泻下通便，祛痰利咽

D. 泻下通便，软坚润下

E. 泻下通便，去积杀虫

5. 大黄具有的功效是（　　　）

6. 芒硝具有的功效是（　　　）

第八节　祛风湿药

A1 型题

1. 治疗风湿痹痛、筋脉拘急的要药是（　　　）

A. 独活   B. 木瓜

C. 豨莶草   D. 威灵仙

E. 川乌

2. 既能祛风湿，又能消骨鲠的药物是（　　　）

A. 防己   B. 威灵仙

C. 五加皮   D. 桑寄生

E. 秦艽

3. 善治风湿痹证属下部寒湿者的药物是（　　　）

A. 海风藤   B. 独活

C. 豨莶草   D. 威灵仙

E. 乌梢蛇

4. 功善祛风湿、温经止痛，尤宜治风寒湿痹寒邪偏盛的药物是（　　　）

A. 川乌   B. 豨莶草

C. 五加皮   D. 狗脊

E. 威灵仙

5. 治疗湿痹、筋脉拘挛、吐泻转筋，最宜选用的药物是（　　　）

A. 木瓜   B. 防己

C. 豨莶草   D. 秦艽

E. 五加皮

6. 既能祛风湿，又能退虚热的药物是（　　　）

A. 地骨皮   B. 青蒿

C. 胡黄连   D. 秦艽

E. 黄柏

7. 被称为"风药中之润剂"的药物是（　　　）

A. 威灵仙   B. 防己

C. 五加皮   D. 川乌

E. 秦艽

8. 均具有祛风湿、通络止痛功效的药组是（　　　）

A. 秦艽、五加皮   B. 威灵仙、秦艽

C. 桑寄生、秦艽   D. 狗脊、威灵仙

E. 秦艽、川乌

9. 秦艽的性味是（　　　）

A. 辛、苦，寒   B. 辛、苦，平

C. 辛、甘，热   D. 辛、咸，温

E. 辛、苦，热

10. 既能祛风湿，又能利水且性寒的药物是（　　　）

A. 五加皮   B. 秦艽

C. 防己   D. 豨莶草

E. 桑寄生

11. 肝肾不足所致之胎动不安，应首选（　　　）

A. 紫苏   B. 狗脊

C. 黄芩   D. 桑寄生

E. 五加皮

12. 五加皮的功效是（　　　）

A. 祛风湿，补肝肾，安胎

B. 祛风湿，补肝肾，强腰膝

C. 祛风湿，补肝肾，利水，强筋骨

D. 祛风湿，强筋骨，补肾阳，利水

E. 祛风湿，强筋骨，止血

13. 川乌内服一般应（　　　）

　　A. 生用，先煎　　　　B. 生用，浸酒

　　C. 炮制，久煎　　　　D. 生用，研末

　　E. 生用，熬膏

14. 既能祛风湿，又能解毒的药物是（　　　）

　　A. 桑枝　　　　　　　B. 豨莶草

　　C. 防己　　　　　　　D. 秦艽

　　E. 臭梧桐

15. 均可治水肿、脚气的药组是（　　　）

　　A. 防己、五加皮、独活

　　B. 防己、五加皮、木瓜

　　C. 五加皮、防己、威灵仙

　　D. 防己、威灵仙、木瓜

　　E. 桑寄生、防己、五加皮

A2 型题

1. 患者，男，45 岁，骨蒸潮热，肌肉消瘦，五心烦热，唇红颧赤，躁怒，困倦，盗汗，舌红少津，脉细数。治疗宜选（　　　）

　　A. 五加皮　　　　　　B. 桑寄生

　　C. 秦艽　　　　　　　D. 威灵仙

　　E. 狗脊

2. 患者，男，53 岁，口干咽燥，声音嘶哑，干咳短气，痰少黏稠，五心烦热，颧红躁怒，舌红少津，脉细数。治疗宜选（　　　）

　　A. 秦艽　　　　　　　B. 桑寄生

　　C. 五加皮　　　　　　D. 威灵仙

　　E. 狗脊

B1 型题

　　A. 祛风湿，止痛，解表

　　B. 祛风湿，止痛，利水消肿

　　C. 祛风湿，利关节，解毒

　　D. 祛风湿，通络止痛，消骨鲠

　　E. 祛风湿，活血通络，清肺化痰

1. 独活的功效是（　　　）

2. 威灵仙的功效是（　　　）

　　A. 既能祛风湿，又能利水消肿

　　B. 既能祛风湿，又能清肺化痰

　　C. 既能祛风湿，又能清热解毒

　　D. 既能祛风湿，又能杀虫解毒

　　E. 既能祛风湿，又能通络止痛

3. 防己、五加皮的共同功效是（　　　）

4. 威灵仙、秦艽的共同功效是（　　　）

　　A. 腰膝酸软　　　　　B. 吐泻转筋

　　C. 湿热痹痛　　　　　D. 寒湿痹痛

　　E. 四肢拘挛

5. 防己的适应证是（　　　）

6. 木瓜的适应证是（　　　）

　　A. 独活、五加皮　　　B. 威灵仙、豨莶草

　　C. 木瓜、威灵仙　　　D. 狗脊、木瓜

　　E. 桑寄生、五加皮

7. 均有祛风湿、通经络作用的药物是（　　　）

8. 均有祛风湿、强筋骨作用的药物是（　　　）

　　A. 腰膝酸痛　　　　　B. 周身疼痛

　　C. 下肢痹痛　　　　　D. 上肢痹痛

　　E. 拘急疼痛

9. 独活善治（　　　）

10. 木瓜善治（　　　）

　　A. 祛风湿，通经络，治骨鲠

　　B. 祛风湿，通经络，清虚热

　　C. 祛风湿，通经络，清热解毒

　　D. 祛风湿，强筋骨，安胎

　　E. 舒筋活络，和胃化湿

11. 秦艽的功效是（　　　）

12. 木瓜的功效是（　　　）

　　A. 祛风湿，补肝肾，强腰膝

　　B. 舒筋活络，祛风除湿

　　C. 舒筋活络，祛风除湿，止泻

　　D. 祛风通络，行血

　　E. 祛风湿，止痛，利水

13. 防己的功效是（　　　）

14. 狗脊的功效是（　　　）

　　A. 补肾，接骨，活血

　　B. 祛风湿，强筋骨，利水

　　C. 补肝肾，强筋骨，止血，安胎，通利血脉

　　D. 补肝肾，祛风湿，强筋骨，养血，安胎

E. 祛风湿，降血压

15. 桑寄生的功效是（　　　）

16. 五加皮的功效是（　　　）

    A. 独活、威灵仙、豨莶草

    B. 防己、川乌、豨莶草

    C. 川乌、独活、威灵仙

    D. 防己、豨莶草、秦艽

    E. 秦艽、防己、五加皮

17. 药性寒凉，用治风湿热痹的药物是（　　　）

18. 药性温热，用治风寒湿痹的药物是（　　　）

    A. 风寒湿痹、风寒表证

    B. 风湿痹证、骨鲠咽喉

    C. 风湿顽痹、麻风疥癣

    D. 风湿痹证、吐泻转筋

    E. 风湿痹证、骨蒸潮热

19. 秦艽治疗的病证有（　　　）

20. 木瓜治疗的病证有（　　　）

第九节　化　湿　药

A1 型题

1. 既可燥湿健脾，又能祛风散寒的药物是（　　　）

    A. 厚朴   B. 砂仁

    C. 苍术   D. 藿香

    E. 佩兰

2. 化湿药入汤剂时应（　　　）

    A. 另煎   B. 后下

    C. 先煎   D. 包煎

    E. 久煎

3. 既可化湿止呕，又能解暑的药物是（　　　）

    A. 藿香   B. 佩兰

    C. 砂仁   D. 白豆蔻

    E. 草豆蔻

4. 苍术的性味是（　　　）

    A. 辛、苦，温   B. 辛、甘，温

    C. 苦、甘，温   D. 辛、甘，寒

    E. 辛、苦，寒

5. 善于下气除满，为消除胀满要药的是（　　　）

    A. 苍术   B. 厚朴

    C. 砂仁   D. 白豆蔻

    E. 藿香

6. 厚朴最适于治疗（　　　）

    A. 寒疝腹痛   B. 两胁胀痛

    C. 少腹刺痛   D. 脘腹冷痛

    E. 脘腹胀满

7. 藿香尤其适宜于治疗（　　　）

    A. 胃虚呕吐   B. 胃寒呕吐

    C. 湿浊呕吐   D. 胃热呕吐

    E. 肝胃不和之呕吐

8. 具有安胎作用的化湿药是（　　　）

    A. 苍术   B. 紫苏

    C. 砂仁   D. 白豆蔻

    E. 厚朴

9. 既可化湿行气，又能温中止呕的药物是（　　　）

    A. 白豆蔻   B. 砂仁

    C. 藿香   D. 佩兰

    E. 厚朴

10. 下列不属于砂仁主治病证的是（　　　）

    A. 湿阻中焦   B. 痰饮喘咳

    C. 脾胃气滞   D. 虚寒吐泻

    E. 胎动不安

11. 藿香具有止呕的作用，善于治疗（　　　）

    A. 胃热呕吐   B. 湿阻中焦之呕吐

    C. 胃虚呕吐   D. 妊娠呕吐

    E. 寒饮呕吐

12. 治疗"梅核气"的良药是（　　　）

    A. 藿香   B. 苍术

    C. 厚朴   D. 砂仁

    E. 佩兰

13. 用治外有风寒表证内兼湿阻中焦证的药是（　　　）

    A. 藿香   B. 白豆蔻

    C. 五加皮   D. 砂仁

    E. 茯苓

14. 用治湿阻气滞之脘腹胀闷、腹痛及咳喘多痰，宜选（　　　）

A. 佩兰　　　　　　　B. 砂仁
C. 厚朴　　　　　　　D. 藿香
E. 白豆蔻

15. 用治风湿痹证兼夜盲者，宜选（　　）
A. 苍术　　　　　　　B. 砂仁
C. 木瓜　　　　　　　D. 白豆蔻
E. 厚朴

16. 用治外感暑湿内伤生冷病证，常选用（　　）
A. 青蒿　　　　　　　B. 砂仁
C. 厚朴　　　　　　　D. 藿香
E. 苍术

17. 既能化湿行气，又能温中止呕的药是（　　）
A. 藿香　　　　　　　B. 佩兰
C. 白豆蔻　　　　　　D. 厚朴
E. 苍术

A2 型题

1. 患者，男，50 岁，身体困重麻木，下肢浮肿，四肢痿软，足胫热气上腾，小便短赤涩痛，苔黄腻，脉细数。宜选（　　）
A. 白术　　　　　　　B. 苍术
C. 茯苓　　　　　　　D. 佩兰
E. 猪苓

2. 患者，男，27 岁，过食生冷瓜果，致寒湿内生，胸腹闷胀，泛恶欲吐，口淡不渴，腹痛溏泄，头重身重如裹，苔白腻，脉濡缓。宜选（　　）
A. 厚朴　　　　　　　B. 藿香
C. 苏叶　　　　　　　D. 甘草
E. 苍术

3. 患者，男，21 岁，冒雨涉水，寒湿内生，胸腹闷胀，不思饮食，泛恶欲吐，口淡不渴，腹痛溏泄，头重如裹，身肿，苔白腻，脉濡缓。宜选（　　）
A. 香薷　　　　　　　B. 苏叶
C. 苍术　　　　　　　D. 山药
E. 甘草

B1 型题

A. 藿香　　　　　　　B. 苍术

C. 厚朴　　　　　　　D. 砂仁
E. 白豆蔻

1. 治疗风湿痹证的药物是（　　）
2. 治疗痰饮咳喘的药物是（　　）

A. 湿滞中焦　　　　　B. 气滞胎动不安
C. 风湿痹证　　　　　D. 湿温初起
E. 湿热泄泻

3. 藿香善于治疗（　　）
4. 砂仁可用于治疗（　　）

A. 藿香　　　　　　　B. 佩兰
C. 白豆蔻　　　　　　D. 厚朴
E. 苍术

5. 功能化湿、止呕、解暑的药物是（　　）
6. 功能化湿行气、温中止呕的药物是（　　）

A. 苍术　　　　　　　B. 佩兰
C. 砂仁　　　　　　　D. 厚朴
E. 白豆蔻

7. 功能化湿行气、温中止呕，又能安胎的药物是（　　）
8. 功能化湿解暑的药物是（　　）

A. 化湿行气，温中止呕，止泻，安胎
B. 化湿，解暑，止呕
C. 化湿，解暑
D. 燥湿健脾，祛风散寒
E. 化湿行气，温中止呕

9. 砂仁的功效是（　　）
10. 苍术的功效是（　　）

A. 行气燥湿，消积平喘
B. 化湿，解暑，止呕
C. 化湿行气，温中止呕
D. 燥湿消痰，下气除满
E. 化湿行气，温中止泻

11. 厚朴的功效是（　　）
12. 白豆蔻的功效是（　　）

第十节　利水渗湿药

A1 型题

1. 茯苓的性味是（　　）
A. 甘，寒　　　　　　B. 甘、淡，凉

C. 甘、淡，平　　　　　D. 辛、苦，温

E. 甘、酸，平

2. 可治疗寒热虚实各种水肿，为利水消肿要药的是（　　）

A. 泽泻　　　　　　　B. 猪苓

C. 茯苓　　　　　　　D. 车前子

E. 香加皮

3. 治疗水肿、肺痈、肠痈，宜选（　　）

A. 猪苓　　　　　　　B. 茯苓

C. 薏苡仁　　　　　　D. 葫芦

E. 冬瓜皮

4. 功效利水渗湿、泄热的药物是（　　）

A. 茯苓　　　　　　　B. 泽泻

C. 薏苡仁　　　　　　D. 猪苓

E. 滑石

5. 利水消肿药物中，仅利水渗湿的药是（　　）

A. 茯苓　　　　　　　B. 泽泻

C. 冬瓜皮　　　　　　D. 薏苡仁

E. 猪苓

6. 能利水湿、分清浊而止泻，尤宜于小便不利之水泻的药是（　　）

A. 滑石　　　　　　　B. 木通

C. 茯苓　　　　　　　D. 车前子

E. 金钱草

7. 能利尿通淋、清热解暑、收湿敛疮的药是（　　）

A. 滑石　　　　　　　B. 车前子

C. 地肤子　　　　　　D. 木通

E. 石韦

8. 善清小肠、膀胱湿热，尤善止尿道疼痛，为治诸淋涩痛之要药的是（　　）

A. 地肤子　　　　　　B. 海金沙

C. 车前草　　　　　　D. 蝼蛄

E. 冬葵子

9. 能利湿退黄、解毒疗疮的药是（　　）

A. 鸡骨草　　　　　　B. 茵陈

C. 地肤子　　　　　　D. 薏苡仁

E. 萆薢

10. 治疗石淋，宜首选（　　）

A. 萆薢　　　　　　　B. 木通

C. 石韦　　　　　　　D. 滑石

E. 金钱草

11. 不需包煎的药是（　　）

A. 滑石　　　　　　　B. 茵陈

C. 车前子　　　　　　D. 海金沙

E. 辛夷

12. 猪苓的功效是（　　）

A. 利水消肿，化痰止咳

B. 利水消肿，解毒排脓

C. 利水通淋，清心除烦

D. 利水渗湿，止泻明目

E. 利水渗湿

13. 薏苡仁的最佳适应证是（　　）

A. 热性水肿　　　　　B. 阴虚水肿

C. 脾虚水肿　　　　　D. 寒性水肿

E. 阳虚水肿

14. 治湿热黄疸的要药是（　　）

A. 茯苓　　　　　　　B. 海金沙

C. 薏苡仁　　　　　　D. 茵陈

E. 虎杖

15. 利湿祛浊，祛风除痹的药是（　　）

A. 滑石　　　　　　　B. 石韦

C. 萹蓄　　　　　　　D. 萆薢

E. 泽漆

16. 石韦除能利水通淋外，还能（　　）

A. 止咳　　　　　　　B. 止泻

C. 止痒　　　　　　　D. 止吐

E. 止痛

17. 治疗淋证的常用药是（　　）

A. 茵陈蒿　　　　　　B. 地肤子

C. 海金沙　　　　　　D. 薏苡仁

E. 猪苓

18. 下列除哪项外，均为金钱草的适应证（　　）

A. 热淋、石淋　　　　B. 湿热黄疸

C. 肝胆结石　　　　　D. 恶疮肿毒

E. 肺热咳喘

19. 金钱草的最佳适应证是（　　）
　　A. 热淋、石淋　　　　B. 膏淋、石淋
　　C. 血淋、热淋　　　　D. 血淋、膏淋
　　E. 膏淋、热淋

20. 湿热黄疸又见热结便秘，可选用（　　）
　　A. 萹蓄　　　　　　　B. 茯苓
　　C. 滑石　　　　　　　D. 虎杖
　　E. 金钱草

21. 内服通淋解暑，外用清热收湿的药是（　　）
　　A. 滑石　　　　　　　B. 车前子
　　C. 枯矾　　　　　　　D. 木通
　　E. 石膏

22. 车前子入汤剂宜（　　）
　　A. 先煎　　　　　　　B. 后下
　　C. 包煎　　　　　　　D. 另煎
　　E. 打碎

23. 下列除哪项外，均为车前子的适应证（　　）
　　A. 小便不利、水肿、淋证
　　B. 暑湿泄泻
　　C. 目赤肿痛、视物昏暗
　　D. 肺热咳嗽痰多
　　E. 湿疹、疥癣

24. 利水渗湿药中的"清补淡渗之品"是指（　　）
　　A. 泽泻　　　　　　　B. 茯苓
　　C. 薏苡仁　　　　　　D. 车前子
　　E. 通草

25. 既能治疗肺痈，又能治疗肠痈的药是（　　）
　　A. 鱼腥草　　　　　　B. 薏苡仁
　　C. 桔梗　　　　　　　D. 牡丹皮
　　E. 紫花地丁

26. 茯苓与薏苡仁除能利水渗湿外，还可（　　）
　　A. 清肺　　　　　　　B. 排脓
　　C. 除痹　　　　　　　D. 安神
　　E. 健脾

27. 脾虚水肿，首选（　　）
　　A. 泽泻　　　　　　　B. 滑石
　　C. 猪苓　　　　　　　D. 茯苓
　　E. 车前子

A2 型题

1. 患者，女，52 岁，脾胃虚弱，气血化源不足，肢体痿软，渐渐加重，食少、便溏，腹胀，面浮，气短，神疲乏力，苔薄白，脉细。治疗宜选（　　）
　　A. 厚朴　　　　　　　B. 苍术
　　C. 薏苡仁　　　　　　D. 泽泻
　　E. 香薷

2. 患者，男，20 岁，食少、便溏，腹胀，面浮气短，四肢痿软无力，苔薄白，脉细。治疗宜选（　　）
　　A. 泽泻　　　　　　　B. 茯苓
　　C. 通草　　　　　　　D. 木通
　　E. 猪苓

3. 患者，男，25 岁，食少，腹胀少尿，面浮气短，神疲乏力，苔薄白，脉细。治疗宜选（　　）
　　A. 茵陈　　　　　　　B. 石韦
　　C. 灯心草　　　　　　D. 茯苓
　　E. 泽泻

4. 患者，男，52 岁，四肢乏力，皮肤发黄，腹满腹胀，食欲减退，大便溏，舌苔腻微黄，脉弦数。治疗宜选（　　）
　　A. 茵陈　　　　　　　B. 石韦
　　C. 灯心草　　　　　　D. 茯苓
　　E. 泽泻

5. 患者，男，30 岁，身目俱黄，头重身困，胸脘痞满，食欲减退，恶心呕吐，腹胀，大便溏垢，舌苔厚腻微黄，脉弦滑。治疗宜选（　　）
　　A. 萆薢　　　　　　　B. 茯苓
　　C. 猪苓　　　　　　　D. 茵陈
　　E. 薏苡仁

B1 型题

　　A. 萹蓄　　　　　　　B. 金钱草
　　C. 石韦　　　　　　　D. 瞿麦
　　E. 萆薢

1. 善治血淋的药物是（　　）
2. 善治石淋的药物是（　　）

　　A. 淋浊带下　　　　　B. 暑湿泄泻

C. 脾虚水肿　　　　　　D. 湿热黄疸

E. 热淋、石淋

3. 茯苓、薏苡仁都适宜治疗（　　）

4. 金钱草、茵陈都适宜治疗（　　）

A. 清热排脓　　　　　　B. 清肝明目

C. 清解暑热　　　　　　D. 清热利水

E. 清肺止咳

5. 车前子除有利水通淋作用外，还能（　　）

6. 石韦除有利水通淋作用外，还能（　　）

A. 车前子、滑石　　　B. 泽泻、猪苓

C. 石韦、瞿麦　　　　D. 海金沙、泽泻

E. 滑石、金钱草

7. 治疗暑湿泄泻，宜用（　　）

8. 治疗石淋，宜用（　　）

A. 利水渗湿，泄热

B. 利水渗湿

C. 利水渗湿，健脾安神

D. 利水渗湿，健脾除痹，清热排脓

E. 利水消肿

9. 泽泻的功效是（　　）

10. 薏苡仁的功效是（　　）

A. 利水通淋，清解暑热

B. 利水通淋，止痛

C. 利水通淋，止咳

D. 利水通淋，杀虫止痒

E. 利水通淋，下乳润肠

11. 海金沙的功效是（　　）

12. 滑石的功效是（　　）

A. 肺痈　　　　　　　　B. 湿热黄疸

C. 脾虚水肿　　　　　　D. 肠痈

E. 肺热咳嗽

13. 茵陈的主治病证是（　　）

14. 茯苓的主治病证是（　　）

A. 利水渗湿，泄热

B. 利水渗湿，健脾

C. 利尿通淋，止痛

D. 祛风湿，通经络

E. 清肺热，化痰止咳

15. 泽泻的功效是（　　）

16. 海金沙的功效是（　　）

A. 清热解暑　　　　　　B. 祛风除痹

C. 健脾宁心　　　　　　D. 通气下乳

E. 化痰止咳

17. 滑石的功效是（　　）

18. 虎杖的功效是（　　）

第十一节 温里药

A1 型题

1. 治疗睾丸偏坠、寒疝腹痛等，宜用（　　）

A. 肉桂　　　　　　　　B. 丁香

C. 沉香　　　　　　　　D. 小茴香

E. 高良姜

2. 丁香的功效为（　　）

A. 补火助阳，温通经脉

B. 温中散寒，温肺化饮

C. 温中止痛，降逆止呕

D. 散寒止痛，疏肝下气

E. 温中降逆，温肾助阳

3. 善暖肝，又疏肝的药是（　　）

A. 香附　　　　　　　　B. 丁香

C. 吴茱萸　　　　　　　D. 花椒

E. 肉桂

4. 既能温中散寒，又能疏肝下气的是（　　）

A. 吴茱萸　　　　　　　B. 乌药

C. 荜澄茄　　　　　　　D. 香附

E. 川楝子

5. 吴茱萸善治（　　）

A. 风寒头痛　　　　　　B. 血瘀头痛

C. 痰浊头痛　　　　　　D. 少阴头痛

E. 厥阴头痛

6. 入汤剂需后下的药是（　　）

A. 桂枝　　　　　　　　B. 细辛

C. 肉桂　　　　　　　　D. 苏合香

E. 小茴香

7. 引火归原最常用的药是（　　）

A. 杜仲　　　　　　　　B. 干姜

C. 肉桂　　　　　　　　D. 附子

E. 鹿茸

8. 干姜与高良姜都具有的功效是（ ）
   A. 温经　　　　　　B. 温肺
   C. 回阳　　　　　　D. 燥湿
   E. 温中

9. 治疗下元虚冷，虚阳上浮，应首选（ ）
   A. 附子　　　　　　B. 干姜
   C. 肉桂　　　　　　D. 吴茱萸
   E. 小茴香

10. 肉桂的归经是（ ）
    A. 十二经
    B. 肺、脾、肾经
    C. 心、脾、肾经
    D. 心、脾、肝、肾经
    E. 心、肝、脾、肺、肾经

11. 既能回阳温中，又能温肺化饮的药物是（ ）
    A. 肉桂　　　　　　B. 细辛
    C. 附子　　　　　　D. 干姜
    E. 高良姜

12. 治疗脘腹冷痛、呕吐泄泻的脾胃寒证，应首选
    （ ）
    A. 附子　　　　　　B. 肉桂
    C. 干姜　　　　　　D. 炮姜
    E. 丁香

13. 附子和肉桂都具有的功效是（ ）
    A. 回阳救逆　　　　B. 补火助阳
    C. 温经通脉　　　　D. 温肺化饮
    E. 益气温脾

14. "十九畏"中不能与郁金配伍的药物是（ ）
    A. 牵牛子　　　　　B. 乌头
    C. 官桂　　　　　　D. 丁香
    E. 牙硝

15. 附子入汤剂先煎的主要目的是（ ）
    A. 充分煎出有效成分
    B. 增强功效
    C. 降低毒性
    D. 减轻副作用
    E. 产生新作用

16. 温里药的共同作用是（ ）
    A. 温肾壮阳　　　　B. 温肺化痰
    C. 温胃止呕　　　　D. 温肝散寒
    E. 温里散寒

17. 治疗中焦受寒脘腹疼痛、寒疝腹痛、胃寒呕
    吐、泄泻，最宜选用（ ）
    A. 干姜　　　　　　B. 肉桂
    C. 高良姜　　　　　D. 吴茱萸
    E. 丁香

18. 花椒的功效是（ ）
    A. 温中散寒，祛风止痒
    B. 温中止呕，杀虫
    C. 温中止痛，杀虫止痒
    D. 散寒止痛，祛风止痒
    E. 散寒止痛，祛风杀虫

19. 吴茱萸主归（ ）
    A. 肝、脾、胃、肾经
    B. 脾、胃、肺、肝经
    C. 胃、肝、肾、大肠经
    D. 心、肝、脾、胃经
    E. 心、脾、肺经

20. 治疗蛔虫腹痛，宜用（ ）
    A. 花椒　　　　　　B. 丁香
    C. 干姜　　　　　　D. 吴茱萸
    E. 小茴香

21. 治疗久病体虚，阳气衰微，阴寒内盛，或大汗、
    大吐、大泻所致的亡阳证，宜首选（ ）
    A. 附子　　　　　　B. 干姜
    C. 肉桂　　　　　　D. 高良姜
    E. 丁香

22. 治疗中寒腹痛、寒湿吐泻及虫积腹痛、手足厥
    逆者，应首选（ ）
    A. 乌梅　　　　　　B. 高良姜
    C. 花椒　　　　　　D. 干姜
    E. 槟榔

A2 型题

1. 患者，男，59岁，腰痛脚软，半身以下常有冷
   感，少腹拘急，小便不利，阳痿早泄，舌淡而
   胖，脉虚弱，尺部沉细。治疗宜选（ ）

A. 高良姜　　　　　　B. 干姜
C. 小茴香　　　　　　D. 附子
E. 茯苓

2. 患者，女，30岁，呃声沉缓有力，膈间及胃脘不舒，得热则减，得寒则甚，食欲减退，口不渴，舌苔白润，脉迟缓。治疗宜选（　　　）
A. 川椒　　　　　　　B. 高良姜
C. 生姜　　　　　　　D. 附子
E. 小茴香

3. 患者，女，49岁，颠顶头痛，干呕吐涎沫，甚则四肢厥冷，苔白，脉弦。治疗宜选（　　　）
A. 附子　　　　　　　B. 肉桂
C. 干姜　　　　　　　D. 吴茱萸
E. 细辛

4. 患者，男，39岁，恶寒倦卧，四肢厥冷，吐泻腹痛，口不渴，神衰欲寐，舌淡苔白，脉沉微。治疗宜首选（　　　）
A. 吴茱萸　　　　　　B. 肉桂
C. 小茴香　　　　　　D. 高良姜
E. 细辛

5. 患者，女，52岁，四肢厥逆，恶寒倦卧，神衰欲寐，呕吐不渴，舌淡苔白滑，脉微。治疗宜选（　　　）
A. 细辛　　　　　　　B. 干姜
C. 吴茱萸　　　　　　D. 小茴香
E. 丁香

B1 型题

A. 既能散寒止痛，又能回阳
B. 既能散寒止痛，又能助阳
C. 既能散寒止痛，又能升阳
D. 既能散寒止痛，又能通阳
E. 既能散寒止痛，又能潜阳

1. 附子、干姜都具有的功效是（　　　）
2. 肉桂、丁香都具有的功效是（　　　）

A. 厥阴头痛　　　　　B. 风湿痹痛
C. 寒疝腹痛　　　　　D. 虫积腹痛
E. 脘腹冷痛

3. 吴茱萸尤善治（　　　）
4. 小茴香尤善治（　　　）

A. 温肺化饮　　　　　B. 理气和胃
C. 引火归原　　　　　D. 下气消痰
E. 杀虫止痒

5. 肉桂具有的功效是（　　　）
6. 花椒具有的功效是（　　　）

A. 元气暴脱，大汗淋漓
B. 气虚不足，倦怠乏力
C. 神志昏迷，不省人事
D. 亡阳欲脱，四肢厥逆
E. 肾阳不足，畏寒肢冷

7. 附子与干姜都可治疗的病证是（　　　）
8. 附子与肉桂都可治疗的病证是（　　　）

A. 寒饮喘咳　　　　　B. 肝寒气滞痛证
C. 寒疝腹痛　　　　　D. 亡阳证
E. 虚阳上浮

9. 附子可以治疗（　　　）
10. 吴茱萸可以治疗（　　　）

A. 附子　　　　　　　B. 吴茱萸
C. 肉桂　　　　　　　D. 小茴香
E. 丁香

11. 具有温中降逆、温肾助阳功效的药是（　　　）
12. 具有散寒止痛、理气和胃功效的药是（　　　）

A. 回阳通脉　　　　　B. 温中降逆
C. 补火助阳　　　　　D. 回阳救逆
E. 温通经脉

13. 附子与肉桂都具有的功效是（　　　）
14. 附子与干姜都具有的功效是（　　　）

A. 温中止痛，温中止呕
B. 温中止痛，杀虫止痒
C. 散寒止痛，理气和胃
D. 温中散寒，回阳通脉，温肺化饮
E. 回阳救逆，补火助阳，散寒止痛

15. 小茴香的功效是（　　　）
16. 高良姜的功效是（　　　）
17. 花椒的功效是（　　　）

第十二节　理　气　药

A1 型题

1. 既可用于胃肠气滞疼痛，又可用于胆绞痛，还

可醒脾开胃的药物是（　　　）
A. 香附　　　　　　B. 乌药
C. 木香　　　　　　D. 陈皮
E. 青皮

2. 擅长调中宣滞、行气止痛的药是（　　　）
A. 枳壳　　　　　　B. 木香
C. 香附　　　　　　D. 乌药
E. 青皮

3. 佛手的功效是（　　　）
A. 理气和胃，化湿止呕
B. 行气调中，散结化痰
C. 疏肝理气，和中化痰
D. 疏肝破气，散结消滞
E. 疏肝理气，调经止痛

4. 枳实的功效是（　　　）
A. 疏肝理气，和中化痰
B. 破气散结，疏肝行滞
C. 理气和中，燥湿化痰
D. 破气消积，化痰除痞
E. 通阳散结，行气导滞

5. 治疗胸痹兼心下痞满者，宜选用（　　　）
A. 陈皮　　　　　　B. 沉香
C. 枳实　　　　　　D. 木香
E. 佛手

6. 薤白的作用是（　　　）
A. 温阳　　　　　　B. 壮阳
C. 回阳　　　　　　D. 通阳
E. 升阳

7. 下列可治疗虫积腹痛的是（　　　）
A. 乌药　　　　　　B. 木香
C. 香附　　　　　　D. 川楝子
E. 青皮

8. 肝气郁滞，胁肋作痛偏于热者，当用（　　　）
A. 香附　　　　　　B. 柴胡
C. 川楝子　　　　　D. 佛手
E. 青皮

9. 青皮用于癥瘕积聚，是因其能（　　　）
A. 活血化瘀　　　　B. 破血逐瘀

C. 破气消积　　　　D. 软坚消癥
E. 行气活血

10. 功能疏肝而行气作用较强的药是（　　　）
A. 吴茱萸　　　　　B. 青皮
C. 佛手　　　　　　D. 香附
E. 柴胡

11. 青皮长于（　　　）
A. 行气　　　　　　B. 理气
C. 下气　　　　　　D. 顺气
E. 破气

12. 香附调经，适用于（　　　）
A. 气血虚亏之月经不调
B. 气滞血瘀之月经不调
C. 寒凝血滞之月经不调
D. 肝气郁结之月经不调
E. 冲任血少之月经不调

13. 理气药大多（　　　）
A. 气薄性平，其味甘、淡
B. 气厚性热，其味辛、甘
C. 气香性温，其味辛、苦
D. 气烈性燥，其味苦
E. 气厚性热，其味辛、苦

14. 具有行气止痛、降逆调中、温肾纳气功效的药物是（　　　）
A. 丁香　　　　　　B. 木香
C. 檀香　　　　　　D. 沉香
E. 茴香

15. 乌药的功效是（　　　）
A. 行气止痛，调中和胃
B. 行气止痛，疏肝调经
C. 行气止痛，温肺化痰
D. 行气止痛，温肾散寒
E. 行气止痛，通阳散结

16. 木香、乌药的共同功效是（　　　）
A. 疏肝理气　　　　B. 降气止呕
C. 行气导滞　　　　D. 行气止痛
E. 散结消肿

17. "气病之总司，女科之主帅"指的是（　　　）

A. 木香　　　　　　　B. 红花
C. 芍药　　　　　　　D. 当归
E. 香附

18. 治肝郁月经不调、痛经、乳房胀痛，最宜选用（　　　）
A. 乌药　　　　　　　B. 佛手
C. 香附　　　　　　　D. 沉香
E. 木香

19. 沉香治疗喘证，乃因其能（　　　）
A. 宣肺平喘　　　　　B. 纳气平喘
C. 降气平喘　　　　　D. 益气平喘
E. 温肺平喘

20. 佛手的功效是（　　　）
A. 理气和中，燥湿化痰，疏肝解郁
B. 化痰止咳，行气止痛，燥湿运脾
C. 芳香化湿，理气宽中，疏肝解郁
D. 行气消痞，燥湿化痰，理气健脾
E. 疏肝解郁，化痰止咳，理气宽中

21. 治疗胃肠气滞，腹满胀痛，宜首选（　　　）
A. 香附　　　　　　　B. 青皮
C. 乌药　　　　　　　D. 木香
E. 沉香

22. 功能破气除痞、化痰消积的药物是（　　　）
A. 橘皮　　　　　　　B. 佛手
C. 青皮　　　　　　　D. 枳实
E. 陈皮

A2 型题

1. 患者，男，26 岁，胃脘疼痛时作，进热食时疼痛加剧，心烦口干，舌红苔黄。最宜选用的药物是（　　　）
A. 木香　　　　　　　B. 香附
C. 川楝子　　　　　　D. 高良姜
E. 佛手

2. 患者，女，45 岁，胃脘冷痛，轻时绵绵不止，重时拘急剧痛，得温则减，口淡不渴，泛吐清水，呃逆呕吐，舌淡苔白腻，脉弦迟。宜选（　　　）
A. 生姜　　　　　　　B. 香附

C. 茯苓　　　　　　　D. 延胡索
E. 丹参

3. 患者，女，28 岁，胁肋疼痛，往来寒热，嗳气太息，食欲不振，苔薄，脉弦。治宜选用（　　　）
A. 煨姜　　　　　　　B. 香附
C. 川芎　　　　　　　D. 猪苓
E. 延胡索

4. 患者，男，26 岁，胃脘疼痛，脘腹胀满，嗳腐吞酸，呕吐不消化食物，大便不爽，舌苔厚腻，脉滑。用消积导滞法治疗，应首选（　　　）
A. 麦芽　　　　　　　B. 陈皮
C. 木香　　　　　　　D. 枳实
E. 山楂

5. 患者，女，41 岁，精神抑郁，情绪不宁，时常太息，胸胁胀痛，痛无定处，脘闷嗳气，月事不行，舌质淡，苔薄白，脉弦。用疏肝理气解郁法治疗，应首选（　　　）
A. 川楝子　　　　　　B. 香附
C. 沉香　　　　　　　D. 木香
E. 大腹皮

6. 患者，女，31 岁，胸满胸闷，咳痰色黄，不易咳出，舌红，苔黄腻，脉滑数。宜首选（　　　）
A. 白前　　　　　　　B. 前胡
C. 枳实　　　　　　　D. 木香
E. 青皮

7. 患者，男，23 岁，咳嗽反复发作，咳声重浊，痰多，痰出咳平，胸闷脘痞，舌苔白腻，脉濡滑。治宜选用（　　　）
A. 枳实　　　　　　　B. 木香
C. 香附　　　　　　　D. 陈皮
E. 青皮

B1 型题

A. 陈皮　　　　　　　B. 佛手
C. 枳实　　　　　　　D. 青皮
E. 荔枝核

1. 功能破气除痞、化痰消积的药物是（　　　）
2. 功能疏肝破气、消积化滞的药物是（　　　）

A. 香附　　　　　　　B. 枳实

C. 陈皮　　　　　　　D. 乌药

E. 木香

3. 治湿热泻痢，里急后重，最宜与黄连配伍应用的是（　　　）

4. 治痰湿闭阻，胸阳不振之胸痹疼痛，最宜与薤白配伍的是（　　　）

A. 行气止痛，杀虫　　B. 行气止痛，化痰

C. 行气止痛，调经　　D. 行气导滞，利水

E. 行气散结，消食

5. 香附具有的功效是（　　　）

6. 川楝子具有的功效是（　　　）

A. 川楝子　　　　　　B. 香附

C. 沉香　　　　　　　D. 小茴香

E. 乌药

7. 下元虚冷，肾不纳气之虚喘，宜用（　　　）

8. 肝郁胁痛而兼有热象者，宜用（　　　）

A. 行气止痛　　　　　B. 疏肝理气

C. 降逆止呕　　　　　D. 温肾纳气

E. 理气调中

9. 木香、乌药都具有的功效是（　　　）

10. 香附、佛手都具有的功效是（　　　）

A. 行气止痛，温中止呕，纳气平喘

B. 降气止呃

C. 行气止痛，杀虫疗癣

D. 行气止痛，温肾散寒

E. 行气止痛，化痰

11. 乌药的功效是（　　　）

12. 沉香的功效是（　　　）

13. 柿蒂的功效是（　　　）

第十三节　消　食　药

A1 型题

1. 山楂的归经是（　　　）

A. 脾、胃、肝经　　　B. 脾、胃、肾经

C. 肝、胃、肾经　　　D. 脾、胃、肺经

E. 肺、肝、胃经

2. 能消食和胃的药是（　　　）

A. 山楂　　　　　　　B. 神曲

C. 麦芽　　　　　　　D. 鸡内金

E. 莱菔子

3. 主治米面薯芋类积滞的药是（　　　）

A. 山楂　　　　　　　B. 神曲

C. 麦芽　　　　　　　D. 鸡内金

E. 莱菔子

4. 治疗食积气滞，应首选的药是（　　　）

A. 山楂　　　　　　　B. 神曲

C. 麦芽　　　　　　　D. 鸡内金

E. 莱菔子

5. 临床可广泛用治各种食积及小儿疳积的药是（　　　）

A. 山楂　　　　　　　B. 神曲

C. 麦芽　　　　　　　D. 鸡内金

E. 莱菔子

6. 山楂的性味是（　　　）

A. 辛、甘、酸，温　　B. 酸、苦，微温

C. 酸、甘，微温　　　D. 酸、苦，温

E. 酸、苦、咸，温

7. 莱菔子的功效是（　　　）

A. 消食和中，健脾开胃

B. 消食开胃，运脾调中

C. 消食化积，行气导滞

D. 消食除胀，降气化痰

E. 消食化积，纳气平喘

8. 下列不宜用麦芽的是（　　　）

A. 行经期　　　　　　B. 妊娠期

C. 哺乳期　　　　　　D. 更年期

E. 青春期

9. 消食药中长于降气化痰的是（　　　）

A. 山楂　　　　　　　B. 神曲

C. 麦芽　　　　　　　D. 鸡内金

E. 莱菔子

10. 鸡内金入药最宜（　　　）

A. 先煎　　　　　　　B. 研末冲服

C. 后下　　　　　　　D. 包煎

E. 另下

11. 山楂除能消食外，还可治（　　　）

A. 咳嗽、痰多　　　B. 经闭、痛经
C. 蛔虫腹痛　　　　D. 遗尿、遗精
E. 泻痢腹痛

12. 治疗肉积不消，脘腹胀满之证，应首选（　　）
A. 谷芽　　　　　B. 神曲
C. 山楂　　　　　D. 莱菔子
E. 麦芽

13. 消食药中长于活血化瘀的是（　　）
A. 神曲　　　　　B. 鸡内金
C. 莱菔子　　　　D. 麦芽
E. 山楂

14. 鸡内金的性味是（　　）
A. 甘、酸，温　　　B. 甘，平
C. 酸、苦，温　　　D. 酸、甘，微温
E. 辛、酸，温

15. 鸡内金入消食药的最佳剂型是（　　）
A. 汤剂　　　　　B. 丸剂
C. 丹剂　　　　　D. 膏剂
E. 散剂

16. 善助金石类药物消化吸收的药是（　　）
A. 山楂　　　　　B. 神曲
C. 莱菔子　　　　D. 鸡内金
E. 麦芽

A2 型题

1. 患者，男，37岁，昨晚赴宴，饱食油腻之品，半夜忽觉腹痛难忍，随后出现腹泻、里急后重。最宜用的药物是（　　）
A. 橘皮　　　　　B. 山楂
C. 鸡内金　　　　D. 薤白
E. 麦芽

2. 患者，男，20岁，脘腹痞满胀痛，嗳腐吞酸，恶食呕吐，泄泻，舌苔厚腻，脉滑。宜选（　　）
A. 麦芽　　　　　B. 谷芽
C. 山楂　　　　　D. 白术
E. 生甘草

3. 患者，女，26岁，产后20天，乳房胀痛，乳漏不止。要求回乳，用药应选择（　　）

A. 炒麦芽　　　　B. 莱菔子
C. 炒神曲　　　　D. 炒山楂
E. 炒槟榔

B1 型题

A. 既消食，又回乳　　B. 既消食，又活血
C. 既消食，又化痰　　D. 既消食，又催乳
E. 既消食，又止遗
1. 莱菔子的功效是（　　）
2. 麦芽的功效是（　　）

A. 食积兼血瘀胸痛　　B. 食积兼外感表证
C. 食积兼肝郁胁痛　　D. 食积兼胆结石
E. 食积兼咳喘胸闷
3. 山楂主治（　　）
4. 麦芽主治（　　）

A. 消食和中，健脾开胃
B. 消食化积，降气化痰
C. 消食健胃，涩精止遗
D. 消食化积，活血散瘀
E. 消食和中，回乳
5. 鸡内金的功效是（　　）
6. 麦芽的功效是（　　）

A. 神曲　　　　　B. 莱菔子
C. 麦芽　　　　　D. 谷芽
E. 鸡内金
7. 不宜与人参同用的药物是（　　）
8. 善于治疗砂石淋证的药物是（　　）

A. 白芥子　　　　B. 莱菔子
C. 山茱萸　　　　D. 鸡内金
E. 乌药
9. 消食药中长于降气化痰的药物是（　　）
10. 消食药中长于涩精止遗的药物是（　　）

第十四节　驱　虫　药

A1 型题

1. 具有杀虫消积作用，可炒香嚼服的药物是（　　）
A. 使君子　　　　B. 南瓜子
C. 槟榔　　　　　D. 雷丸
E. 芜荑

2. 既能杀虫消积，又能行气利水的药物是（　　）
   A. 使君子　　　　　　　B. 苦楝皮
   C. 川楝子　　　　　　　D. 槟榔
   E. 大腹皮

3. 既能驱杀肠寄生虫，又能用于疟疾的药物是
   （　　）
   A. 鹤草芽　　　　　　　B. 雷丸
   C. 南瓜子　　　　　　　D. 槟榔
   E. 柴胡

4. 既能杀虫，又可疗癣的药物是（　　）
   A. 使君子　　　　　　　B. 苦楝皮
   C. 南瓜子　　　　　　　D. 鹤虱
   E. 鹤草芽

5. 使君子宜于驱杀（　　）
   A. 蛔虫　　　　　　　　B. 绦虫
   C. 钩虫　　　　　　　　D. 姜片虫
   E. 血吸虫

6. 即可杀虫，又可用治食积气滞、泻痢后重的药
   物是（　　）
   A. 山楂　　　　　　　　B. 使君子
   C. 雷丸　　　　　　　　D. 槟榔
   E. 白头翁

7. 下列不属于槟榔主治的是（　　）
   A. 食积腹胀　　　　　　B. 风湿痹痛
   C. 泻痢后重　　　　　　D. 脚气肿痛
   E. 肠道寄生虫病

8. 驱虫药的服药时间是（　　）
   A. 饭前服　　　　　　　B. 空腹服
   C. 睡前服　　　　　　　D. 饭后服
   E. 不拘时服

9. 槟榔最善驱（　　）
   A. 绦虫　　　　　　　　B. 蛔虫
   C. 钩虫　　　　　　　　D. 蛲虫
   E. 姜片虫

A2 型题

患者，女，11岁，不思饮食，食则吐蛔，伴有
烦躁，面赤，舌红，脉数。治宜选用（　　）

A. 五味子　　　　　　　B. 槟榔
C. 五倍子　　　　　　　D. 益智
E. 赤石脂

B1 型题

A. 使君子　　　　　　　B. 槟榔
C. 苦楝皮　　　　　　　D. 五味子
E. 益智

1. 能够治疗小儿疳积的驱虫药是（　　）
2. 能够治疗水肿、脚气肿痛的驱虫药是（　　）

第十五节 止 血 药

A1 型题

1. 既能治肺胃出血，又能生肌敛疮的药物是（　　）
   A. 黄芪　　　　　　　　B. 生地黄
   C. 仙鹤草　　　　　　　D. 白及
   E. 血余炭

2. 既能止血止痢，又能截疟补虚的药物是（　　）
   A. 党参　　　　　　　　B. 沙苑子
   C. 侧柏叶　　　　　　　D. 仙鹤草
   E. 三七

3. 内服能治下焦血热出血，外用能疗烫伤、湿疹
   的药物是（　　）
   A. 穿心莲　　　　　　　B. 垂盆草
   C. 白敛　　　　　　　　D. 地榆
   E. 白及

4. 治血热出血，尤宜治疗下焦血热便血的药物是
   （　　）
   A. 黄连　　　　　　　　B. 生地黄
   C. 牡丹皮　　　　　　　D. 大蓟
   E. 地榆

5. 既能温经止血、散寒止痛，又能安胎的药物是
   （　　）
   A. 苏子　　　　　　　　B. 洋金花
   C. 平地木　　　　　　　D. 艾叶
   E. 款冬花

6. 具有收敛止血、化瘀利尿功效的药物是（　　）
   A. 茜草　　　　　　　　B. 三七

C. 棕榈炭　　　　　　D. 血余炭

E. 蒲黄炭

7. 既能凉血，又能收敛止血、化痰止咳的药物是（　　）

A. 大蓟　　　　　　B. 紫珠叶

C. 侧柏叶　　　　　D. 槐角

E. 三七

8. 肺胃出血，当选用（　　）

A. 大蓟　　　　　　B. 仙鹤草

C. 白及　　　　　　D. 白茅根

E. 槐花

9. 常用于尿血及血淋的药物是（　　）

A. 白茅根　　　　　B. 板蓝根

C. 小蓟　　　　　　D. 仙鹤草

E. 漏芦

10. 药性寒凉而涩，能解毒敛疮的止血药是（　　）

A. 大蓟　　　　　　B. 小蓟

C. 地榆　　　　　　D. 槐花

E. 白茅根

11. 具有"止血而不留瘀，化瘀而不伤正"特点的药物是（　　）

A. 白及　　　　　　B. 三七

C. 茜草　　　　　　D. 五灵脂

E. 蒲黄

12. 在下列药物中，既能凉血止血，又能解毒敛疮的是（　　）

A. 大蓟　　　　　　B. 地榆

C. 侧柏叶　　　　　D. 白茅根

E. 苎麻根

13. 功能凉血止血，尤善治尿血、血淋的药物是（　　）

A. 大蓟　　　　　　B. 小蓟

C. 侧柏叶　　　　　D. 槐花

E. 地榆

14. 治疗血热夹瘀之出血证，宜选用（　　）

A. 地榆　　　　　　B. 艾叶

C. 仙鹤草　　　　　D. 茜草

E. 降香

15. 蒲黄入汤剂宜（　　）

A. 先煎　　　　　　B. 后下

C. 包煎　　　　　　D. 烊化

E. 另煎

16. 治疗血热之痔血、便血，宜首选（　　）

A. 小蓟　　　　　　B. 艾叶

C. 地榆　　　　　　D. 灶心土

E. 白及

17. 素有"伤科要药"之称的药物是（　　）

A. 大蓟　　　　　　B. 艾叶

C. 三七　　　　　　D. 花蕊石

E. 棕榈炭

18. 既能化瘀止血，又能补虚的药物是（　　）

A. 三七　　　　　　B. 仙鹤草

C. 白及　　　　　　D. 炮姜

E. 艾叶

19. 治疗虚寒性崩漏下血宜首选（　　）

A. 地榆　　　　　　B. 槐花

C. 灶心土　　　　　D. 炮姜

E. 艾叶

20. 三七研末吞服，常用量是（　　）

A. 1 ～ 1.5g　　　　B. 3 ～ 10g

C. 10 ～ 15g　　　　D. 15 ～ 30g

E. 30 ～ 60g

21. 止血药中有小毒的是（　　）

A. 三七　　　　　　B. 蒲黄

C. 花蕊石　　　　　D. 艾叶

E. 侧柏叶

22. 下列药物中，能清肝泻火的药物是（　　）

A. 白茅根　　　　　B. 侧柏叶

C. 槐花　　　　　　D. 炮姜

E. 灶心土

A2 型题

1. 患者，男，34 岁，大便不畅或稀溏，或有腹痛，便血鲜红，口苦，苔黄腻，脉濡数。治宜选用（　　）

A. 地榆　　　　　　B. 大蓟

C. 小蓟　　　　　　　D. 白茅根

E. 羊蹄

2. 患者，男，20岁，小便黄赤灼热，尿血鲜红，心烦口渴，面赤口疮，夜寐不安，舌红，脉数。治宜选用（　　）

A. 花蕊石　　　　　　B. 小蓟

C. 降香　　　　　　　D. 藕节根

E. 地榆

3. 患者，男，34岁，心烦口渴，面赤口疮，夜寐不安，小便黄赤灼热，尿血鲜红，舌红，脉数。治宜选用（　　）

A. 丹参　　　　　　　B. 延胡索

C. 川芎　　　　　　　D. 蒲黄

E. 姜黄

B1 型题

A. 大蓟　　　　　　　B. 小蓟

C. 侧柏叶　　　　　　D. 槐花

E. 白茅根

1. 可凉血止血、生发乌发的药物是（　　）

2. 可凉血止血、清肝泻火的药物是（　　）

A. 蒲黄　　　　　　　B. 茜草

C. 大蓟　　　　　　　D. 小蓟

E. 三七

3. 具有化瘀止血、利尿功效的药物是（　　）

4. 具有化瘀止血、凉血通经功效的药物是（　　）

A. 凉血止血，解毒敛疮

B. 凉血止血，清肝泻火

C. 凉血止血，清热解毒

D. 凉血止血，生发乌发

E. 凉血止血，清热安胎

5. 地榆具有的功效是（　　）

6. 槐花具有的功效是（　　）

A. 尿血、血淋　　　　B. 便血、痔血

C. 崩漏下血　　　　　D. 吐血、咳血

E. 外伤出血

7. 艾叶善治（　　）

8. 白及善治（　　）

A. 止血，利尿　　　　B. 止血，解毒

C. 止血，安胎　　　　D. 止血，调经

E. 止血，补虚

9. 仙鹤草、三七具有的功效是（　　）

10. 血余炭、蒲黄具有的功效是（　　）

A. 水火烫伤　　　　　B. 胎热不安

C. 手足皲裂　　　　　D. 须发早白

E. 胃热呕吐

11. 地榆善治（　　）

12. 侧柏叶善治（　　）

A. 大便秘结　　　　　B. 月经不调

C. 疟疾寒热　　　　　D. 目赤头痛

E. 跌打损伤

13. 槐花善治（　　）

14. 仙鹤草善治（　　）

第十六节　活血化瘀药

A1 型题

1. 具有活血止痛、消肿生肌功效的药物是（　　）

A. 延胡索　　　　　　B. 牡丹皮

C. 赤芍　　　　　　　D. 乳香

E. 姜黄

2. 既能活血祛瘀以调经，又能行气开郁而止痛的药物是（　　）

A. 三七　　　　　　　B. 川芎

C. 茜草　　　　　　　D. 鸡血藤

E. 桃仁

3. 常用于活血调经、祛瘀止痛、凉血消痈、除烦安神的药物是（　　）

A. 川芎　　　　　　　B. 五味子

C. 丹参　　　　　　　D. 垂盆草

E. 虎杖

4. 常用于经产诸证及小便不利、水肿、疮痈肿毒、皮肤痒疹等症的药物是（　　）

A. 川芎　　　　　　　B. 红花

C. 益母草　　　　　　D. 当归

E. 石韦

5. 既能活血，又能补血，且有舒筋活络之功的药物是（　　）

A. 川芎　　　　　　　B. 龙眼肉
C. 鸡血藤　　　　　　D. 女贞子
E. 血竭

6. 常用于痛经、癥瘕、关节疼痛，以及热郁血滞所致之斑疹色暗的药物是（　　　）
A. 紫草　　　　　　　B. 大青叶
C. 红花　　　　　　　D. 五灵脂
E. 牛膝

7. 具有活血行气、通经止痛之功的药物是（　　　）
A. 桂枝　　　　　　　B. 丁香
C. 姜黄　　　　　　　D. 三棱
E. 莪术

8. 郁金不但能活血止痛、行气解郁，还能（　　　）
A. 利水通淋，清心除烦
B. 通经络，止痹痛
C. 强筋健骨
D. 凉血清心，利胆退黄
E. 消肿排脓

9. 常与茵陈、山栀配伍以增强利胆退黄作用的药物是（　　　）
A. 生地黄　　　　　　B. 泽泻
C. 郁金　　　　　　　D. 姜黄
E. 川芎

10. 活血化瘀药不宜用于（　　　）
A. 表寒证　　　　　　B. 血虚证
C. 血崩证　　　　　　D. 气虚证
E. 阴虚证

11. 为了增强行血散瘀的作用，使用活血化瘀药时常配合（　　　）
A. 温里药　　　　　　B. 解表药
C. 行气药　　　　　　D. 补气药
E. 补血药

12. 胃弱者慎用（　　　）
A. 乳香　　　　　　　B. 茜草
C. 雄黄　　　　　　　D. 藜芦
E. 金樱子

13. 既能用于血滞经闭，又能用于肺痈、肠痈及肠燥便秘的药物是（　　　）

A. 芒硝　　　　　　　B. 芦根
C. 玄参　　　　　　　D. 桃仁
E. 瓜蒌仁

14. 延胡索具有良好的止痛功效，适用于（　　　）
A. 头部　　　　　　　B. 胸部
C. 腹部　　　　　　　D. 腰背部
E. 身体各部位

15. 既能破血祛瘀，又能行气消积的药物是（　　　）
A. 枳实　　　　　　　B. 香橼
C. 薤白　　　　　　　D. 三棱
E. 莪术

16. 丹参不但具有活血祛瘀、凉血消痈之功，还能（　　　）
A. 行气止痛　　　　　B. 养血安神
C. 安胎　　　　　　　D. 补脾益肺
E. 化湿和胃

17. 孕妇禁用的药物是（　　　）
A. 丹参　　　　　　　B. 红花
C. 桃仁　　　　　　　D. 马钱子
E. 川芎

18. 既能治疗跌打损伤，又能治疗气滞血瘀痛证的药物是（　　　）
A. 郁金　　　　　　　B. 姜黄
C. 川芎　　　　　　　D. 乳香
E. 没药

19. 能"行血中气滞，气中血滞，专治一身上下诸痛"的药物是（　　　）
A. 川芎　　　　　　　B. 延胡索
C. 郁金　　　　　　　D. 乳香
E. 丹参

20. 下列除哪项外，均为红花的主治病证（　　　）
A. 血瘀经闭　　　　　B. 血瘀痛经
C. 产后瘀滞腹痛　　　D. 血热崩漏
E. 少腹癥积

21. 益母草最宜治疗的水肿是（　　　）
A. 风水证　　　　　　B. 脾虚水肿
C. 肾虚水肿　　　　　D. 水瘀互阻之水肿
E. 寒湿水肿

22. 能引血下行，治疗腰膝酸痛的药物是（　　）
  A. 丹参　　　　　　　B. 鸡血藤
  C. 益母草　　　　　　D. 牛膝
  E. 红花

23. 马钱子须炮制后入药，其炮制的目的为（　　）
  A. 提高药效　　　　　B. 改变药性
  C. 减缓毒性　　　　　D. 便于贮藏
  E. 利于制剂

24. 下列药物中，善"上行头目"，为治疗头痛要
  药的是（　　）
  A. 羌活　　　　　　　B. 川芎
  C. 细辛　　　　　　　D. 白芷
  E. 吴茱萸

25. 既能活血，又能凉血，还能养血的药物是
  （　　）
  A. 丹参　　　　　　　B. 大黄
  C. 鸡血藤　　　　　　D. 郁金
  E. 生地黄

26. 桃仁既能活血祛瘀，又能润肠通便，还能
  （　　）
  A. 行气止痛　　　　　B. 止咳平喘
  C. 利水消肿　　　　　D. 凉血消痈
  E. 化瘀止血

27. 活血祛瘀药中可以回乳的药物是（　　）
  A. 红花　　　　　　　B. 益母草
  C. 丹参　　　　　　　D. 鸡血藤
  E. 桃仁

28. 具有活血调经、利尿消肿、清热解毒功效的药
  物是（　　）
  A. 丹参　　　　　　　B. 益母草
  C. 乳香　　　　　　　D. 红花
  E. 川芎

29. 骨碎补的功效是（　　）
  A. 散瘀止痛，接骨疗伤
  B. 活血疗伤，祛瘀通经
  C. 破血续伤，补肾强骨
  D. 祛风湿，强筋骨，止血
  E. 活血定痛，化瘀止血

30. 红花的归经是（　　）
  A. 归心、脾经
  B. 归心、肝经
  C. 归肝、胆、脾经
  D. 归肝、脾经
  E. 归肝、胆、心经

31. 在"十八反"中，与丹参不宜同用的药物是
  （　　）
  A. 五灵脂　　　　　　B. 莱菔子
  C. 藜芦　　　　　　　D. 甘草
  E. 甘遂

A2 型题

1. 患者，男，38岁，高热烦渴，抽搐项强，两目
  上翻，神志昏迷，舌红苔黄，脉弦数。治疗宜
  选（　　）
  A. 红花　　　　　　　B. 丹参
  C. 桃仁　　　　　　　D. 郁金
  E. 延胡索

2. 患者，女，27岁，胁肋胀痛，腹痛，攻窜不定，
  时轻时重，生气之后加重，苔白，脉弦。治疗
  宜选（　　）
  A. 延胡索　　　　　　B. 沉香
  C. 木香　　　　　　　D. 川芎
  E. 青皮

3. 患者，女，18岁，少腹急结，小便自利，甚则
  谵语烦躁，其人如狂，至夜发热。治疗宜首选
  （　　）
  A. 桃仁　　　　　　　B. 乳香
  C. 没药　　　　　　　D. 延胡索
  E. 苏木

4. 患者，女，20岁，血瘀经闭，痛经，脉沉实而
  涩。治疗宜首选（　　）
  A. 没药　　　　　　　B. 乳香
  C. 桃仁　　　　　　　D. 延胡索
  E. 苏木

5. 患者，男，47岁，胸痛、头痛日久，痛如针刺
  而有定处，肠燥便秘，咳嗽气喘，唇暗，舌暗
  红或有瘀斑，脉涩。治疗宜首选（　　）
  A. 苏木　　　　　　　B. 鸡血藤

C. 桃仁   D. 乳香

E. 玄参

6. 患者，男，40岁，心腹疼痛，腿痛，臂痛，跌打瘀肿，舌紫，脉涩。治疗宜选（   ）

A. 延胡索   B. 丹参

C. 益母草   D. 甘松

E. 木香

7. 患者，女，39岁，头痛时作，痛连项背，恶风畏寒，遇风尤剧，口不渴，苔薄白，脉浮。治疗宜选（   ）

A. 郁金   B. 延胡索

C. 没药   D. 牛膝

E. 川芎

B1 型题

A. 既能活血通经，又能利尿消肿

B. 既能活血调经，又能通络止痛

C. 既能活血通经，又能消散痈肿

D. 既能活血调经，又能祛瘀止痛

E. 既能活血调经，又能补益肝肾

1. 牛膝具有的功效是（   ）

2. 丹参、红花均具有的功效是（   ）

A. 既能活血行气，又能祛风止痒

B. 既能活血行气，又能消肿生肌

C. 既能活血行气，又能通经止痛

D. 既能活血行气，又能清心凉血

E. 既能活血行气，又能消肿解毒

3. 乳香的功效是（   ）

4. 姜黄的功效是（   ）

A. 气火上逆之倒经、吐血、衄血

B. 风湿顽痹

C. 寒凝瘀滞出血

D. 肺痈、肠痈

E. 水肿、小便不利

5. 郁金善治（   ）

6. 桃仁善治（   ）

A. 解毒生肌   B. 托毒生肌

C. 消肿生肌   D. 凉血消痈

E. 养血生肌

7. 丹参能（   ）

8. 乳香能（   ）

A. 既治癥瘕积聚，又治食积腹痛

B. 既治癥瘕积聚，又治风湿痹痛

C. 既治癥瘕积聚，又治痈疽疮毒

D. 既治癥瘕积聚，又治骨折筋伤

E. 既治癥瘕积聚，又治风疹皮癣

9. 莪术的适应证是（   ）

10. 土鳖虫的适应证是（   ）

第十七节　化痰止咳平喘药

A1 型题

1. 化痰药治痰证时最常配伍（   ）

A. 平肝、安神药   B. 健脾、泻下药

C. 健脾、理气药   D. 补气、消食药

E. 补肺、健脾药

2. 善治脏腑湿痰的药物是（   ）

A. 白前   B. 禹白附

C. 半夏   D. 白芥子

E. 皂荚

3. 具有燥湿化痰、祛风解痉功效的药物是（   ）

A. 半夏   B. 胆南星

C. 天南星   D. 白芥子

E. 皂荚

4. 白芥子的功效为（   ）

A. 温化寒痰，解毒散结

B. 温肺化痰，利气散结

C. 燥湿化痰，消痞散结

D. 温化寒痰，消肿散结

E. 燥湿化痰，祛风解痉

5. 桔梗可用治癃闭、便秘，主要是因其（   ）

A. 有利尿通便之功

B. 有通淋润肠之功

C. 有开宣肺气之功

D. 有肃降肺气之功

E. 有加强肾与膀胱气化之功

6. 川贝母与浙贝母药性、功效的主要区别为（   ）

A. 川贝母偏于甘润，浙贝母偏于苦泄

B. 川贝母润肺化痰，浙贝母利气散结

C. 川贝母质优效佳，浙贝母质次效逊
D. 川贝母益气润肺，浙贝母化痰散结
E. 川贝母清热化痰，浙贝母润燥化痰

7. 治疗痰热咳嗽兼便秘者，宜首选（   ）
   A. 川贝母　　　　　B. 浙贝母
   C. 瓜蒌　　　　　　D. 前胡
   E. 竹茹

8. 竹茹治呕吐最宜于（   ）
   A. 胃阴虚呕吐　　　B. 胃气虚呕吐
   C. 食积呕吐　　　　D. 胃热呕吐
   E. 胃寒呕吐

9. 百部偏于（   ）
   A. 宣肺止咳　　　　B. 化痰止咳
   C. 清肺止咳　　　　D. 润肺止咳
   E. 温肺止咳

10. 旋覆花入煎剂宜（   ）
   A. 后下　　　　　　B. 先煎
   C. 另煎　　　　　　D. 包煎
   E. 冲服

11. 能降气化痰、止咳平喘的药物是（   ）
   A. 桔梗　　　　　　B. 紫苏子
   C. 百部　　　　　　D. 紫菀
   E. 白果

12. 紫菀的功效为（   ）
   A. 清肺化痰止咳　　B. 温肺化饮平喘
   C. 敛肺止咳平喘　　D. 润肺化痰止咳
   E. 宣肺止咳平喘

13. 桑白皮最宜用于（   ）
   A. 水肿兼恶寒发热、汗出
   B. 全身水肿、咳喘
   C. 脾虚水肿、便溏
   D. 肾虚水肿、下身肿甚
   E. 全身水肿、面目发黄

14. 治疗痰涎壅盛，喘息不得平卧的首选药物为
   （   ）
   A. 苏子　　　　　　B. 葶苈子
   C. 白芥子　　　　　D. 桑白皮
   E. 白果

15. 具有敛肺定喘化痰之功的药物为（   ）
   A. 紫苏子　　　　　B. 葶苈子
   C. 桑白皮　　　　　D. 马兜铃
   E. 白果

16. 下列除哪项外，均为半夏与天南星的共同点
   （   ）
   A. 均为天南星科植物的块茎
   B. 均辛温、有毒
   C. 均能燥湿化痰
   D. 均能消肿止痛
   E. 均能祛风解痉

17. 被誉为"舟楫之剂"，能载药上行的是（   ）
   A. 柴胡　　　　　　B. 升麻
   C. 桔梗　　　　　　D. 前胡
   E. 葛根

18. 具有降气化痰、降逆止呕作用的药物为（   ）
   A. 半夏　　　　　　B. 天南星
   C. 禹白附　　　　　D. 白芥子
   E. 旋覆花

19. 治疗痰浊痹阻之胸痹，首选（   ）
   A. 白芥子　　　　　B. 天南星
   C. 浙贝母　　　　　D. 川贝母
   E. 瓜蒌

20. 半夏内服的功效为（   ）
   A. 温化寒痰，温肺化饮，降逆止呕
   B. 燥湿化痰，降逆止呕，消痞散结
   C. 燥湿化痰，祛风解痉，降逆止呕
   D. 温化寒痰，燥湿化痰，消肿散结
   E. 温化寒痰，消痞散结，祛风解痉

21. 下列除哪项外，均为天南星的主治病证（   ）
   A. 湿痰、寒痰证　　B. 风痰眩晕证
   C. 破伤风　　　　　D. 痈疽肿毒
   E. 心下痞、结胸

A2 型题

1. 患者，男，45 岁，胸膈满闷，咳喘短气，痰涎壅盛，肢体浮肿，舌苔白腻，脉弦滑。治疗宜首选（   ）
   A. 瓜蒌　　　　　　B. 胆南星

C. 半夏　　　　　　D. 关白附

E. 桔梗

2. 患者，女，39岁，寒热互结，心下痞，但满而不痛，或呕吐，肠鸣下利，舌苔腻而微黄。治疗宜首选（　　）

A. 竹茹　　　　　　B. 半夏

C. 贝母　　　　　　D. 茯苓

E. 旋覆花

3. 患者，男，38岁，咳嗽反复发作，咳声重浊，痰多，痰出咳平，痰黏腻色白，每天早晨或食后加重，胸闷呕恶食少，体倦，大便时溏，舌苔白腻，脉濡滑。治疗宜首选（　　）

A. 瓜蒌　　　　　　B. 桑白皮

C. 苍术　　　　　　D. 半夏

E. 关白附

4. 患者，女，20岁，头痛，咳喘痰黄，胸膈满闷，脉浮数。治疗宜首选（　　）

A. 半夏　　　　　　B. 竹茹

C. 防风　　　　　　D. 前胡

E. 荆芥

5. 患者，男，27岁，胸膈痞闷，痰稠色黄，咳之不爽，甚则气急呕恶，舌质红，苔黄腻，脉滑数。治疗宜首选（　　）

A. 前胡　　　　　　B. 浙贝母

C. 海蛤壳　　　　　D. 瓜蒌

E. 白前

6. 患者，男，23岁，胸中闷痛，甚至胸痛彻背，喘息咳唾，短气，舌苔白腻，脉沉弦。治疗宜首选（　　）

A. 瓜蒌　　　　　　B. 前胡

C. 旋覆花　　　　　D. 海蛤壳

E. 浙贝母

7. 患者，女，28岁，胸闷脘痞，呕恶食少，体倦，咳嗽痰多，声音重浊，痰色白黏腻，大便时溏，舌苔白腻，脉濡滑。治疗宜首选（　　）

A. 白前　　　　　　B. 桔梗

C. 竹茹　　　　　　D. 前胡

E. 半夏

B1 型题

A. 半夏　　　　　　B. 天南星

C. 皂荚　　　　　　D. 白芥子

E. 白附子

1. 温肺化痰、利气散结的药物是（　　）

2. 燥湿化痰、祛风解痉的药物是（　　）

A. 清化热痰，开郁散结

B. 清化热痰，润肺止咳，散结消肿

C. 清化热痰，宽胸散结，润肠通便

D. 清化热痰，除烦止呕

E. 清化热痰，定惊利窍

3. 川贝母的功效是（　　）

4. 瓜蒌的功效是（　　）

A. 宣肺　　　　　　B. 润肺

C. 清肺　　　　　　D. 敛肺

E. 泻肺

5. 百部止咳平喘的机理是（　　）

6. 桔梗止咳平喘的机理是（　　）

A. 清化热痰，除烦止呕

B. 清化热痰，宽胸散结

C. 清化热痰，定惊利窍

D. 泻肺平喘，利水消肿

E. 清肺化痰，止咳平喘

7. 桑白皮的功效是（　　）

8. 葶苈子的功效是（　　）

A. 旋覆花　　　　　B. 桔梗

C. 白前　　　　　　D. 前胡

E. 半夏

9. 既降肺气，又降胃气的药物是（　　）

10. 既降肺气，又宣散风热的药物是（　　）

第十八节　安　神　药

A1 型题

1. 朱砂内服的用量是（　　）

A. 0.1 ~ 0.5g　　　　B. 1 ~ 3g

C. 1.5 ~ 3g　　　　　D. 10 ~ 15g

E. 15 ~ 30g

2. 磁石可用治（　　）

　　A. 肺气壅遏之咳喘

　　B. 寒饮伏肺之咳喘

　　C. 痰壅气逆之咳喘

　　D. 肺热壅盛之咳喘

　　E. 肾不纳气之虚喘

3. 龙骨入煎剂，应（　　　）

　　A. 先煎　　　　　　B. 后下

　　C. 另煎　　　　　　D. 包煎

　　E. 冲服

4. 琥珀不宜（　　　）

　　A. 入丸剂　　　　　B. 入煎剂

　　C. 入散剂　　　　　D. 外用

　　E. 研末冲服

5. 治疗心悸失眠、健忘多梦、体虚多汗，宜用
（　　　）

　　A. 朱砂　　　　　　B. 酸枣仁

　　C. 柏子仁　　　　　D. 合欢皮

　　E. 远志

6. 治疗痰阻心窍所致的癫痫抽搐、惊风发狂，宜
选用（　　　）

　　A. 朱砂　　　　　　B. 磁石

　　C. 龙骨　　　　　　D. 远志

　　E. 琥珀

7. 酸枣仁的性味是（　　　）

　　A. 甘、平　　　　　B. 甘、酸，平

　　C. 甘、涩，平　　　D. 甘、辛，平

　　E. 甘、苦，平

8. 朱砂内服的用法是（　　　）

　　A. 先煎、久煎　　　B. 单煎

　　C. 泡酒服　　　　　D. 包煎

　　E. 入丸、散服

9. 既能治疗耳鸣耳聋，又能镇心安神的药物是
（　　　）

　　A. 酸枣仁　　　　　B. 五味子

　　C. 浮小麦　　　　　D. 牡蛎

　　E. 磁石

10. 心悸、失眠、汗出者，当选用（　　　）

　　A. 朱砂　　　　　　B. 磁石

　　C. 琥珀　　　　　　D. 酸枣仁

　　E. 柏子仁

11. 既能养心安神，又能润肠通便的药物是（　　　）

　　A. 龙骨　　　　　　B. 牡蛎

　　C. 朱砂　　　　　　D. 柏子仁

　　E. 石菖蒲

12. 能宁心安神、祛痰开窍、消散痈肿的药是（　　　）

　　A. 夜交藤　　　　　B. 远志

　　C. 酸枣仁　　　　　D. 柏子仁

　　E. 朱砂

A2 型题

1. 患者，男，53 岁，心悸失眠，腰膝酸软，舌质
暗红，少苔，脉细。治疗宜选（　　　）

　　A. 磁石　　　　　　B. 朱砂

　　C. 石决明　　　　　D. 珍珠母

　　E. 琥珀

2. 患者，男，23 岁，头晕目眩，手足心热，心烦
少寐，心悸不宁，耳鸣腰酸，舌质红，少苔，
脉细数。治疗宜选（　　　）

　　A. 丹参　　　　　　B. 朱砂

　　C. 川芎　　　　　　D. 茯神

　　E. 琥珀

3. 患者，女，25 岁，头目眩晕，咽干口燥，虚烦
不安，自汗，失眠心悸，舌红，脉弦细。治疗
宜选（　　　）

　　A. 朱砂　　　　　　B. 远志

　　C. 琥珀　　　　　　D. 酸枣仁

　　E. 合欢花

4. 患者，女，35 岁，心悸不宁，少寐，血淋，舌
有瘀斑，少苔，脉细。治疗宜选（　　　）

　　A. 远志　　　　　　B. 磁石

　　C. 琥珀　　　　　　D. 合欢花

　　E. 酸枣仁

5. 患者，男，45 岁，心悸失眠，虚烦神疲，便秘，
手足心热，口舌生疮，舌红少苔，脉细数。治
疗宜选（　　　）

　　A. 合欢皮　　　　　B. 柏子仁

　　C. 龙骨　　　　　　D. 磁石

E. 远志

6. 患者，女，48 岁，阴血亏虚，精神恍惚，惊悸怔忡，夜寐多梦，健忘盗汗，舌红少苔，脉细数。治疗宜选（　　）
   A. 合欢皮　　　　　　　B. 远志
   C. 龙骨　　　　　　　　D. 柏子仁
   E. 琥珀

B1 型题

A. 宁心安神　　　　　　B. 潜阳安神
C. 补气安神　　　　　　D. 解郁安神
E. 养血安神

1. 合欢皮的功效是（　　）
2. 磁石的功效是（　　）

A. 归心经
B. 归心、肝经
C. 归心、肝、肾经
D. 归心、肝、胆经
E. 归心、肾、大肠经

3. 磁石的归经是（　　）
4. 酸枣仁的归经是（　　）

A. 既能安神，又能平肝
B. 既能安神，又能利尿通淋
C. 既能安神，又能祛痰开窍
D. 既能安神，又能润肠通便
E. 既能安神，又能收敛固涩

5. 琥珀的功效是（　　）
6. 远志的功效是（　　）

A. 朱砂　　　　　　　　B. 磁石
C. 龙骨　　　　　　　　D. 酸枣仁
E. 柏子仁

7. 具有清心安神、清热解毒功效的药物是（　　）
8. 具有养心安神、收敛止汗功效的药物是（　　）

A. 龙骨　　　　　　　　B. 远志
C. 磁石　　　　　　　　D. 合欢皮
E. 柏子仁

9. 痰阻心窍，惊痫癫狂，当选用（　　）
10. 情志抑郁，心神不宁，当选用（　　）

第十九节　平肝息风药

A1 型题

1. 治疗热病高热、热极生风、惊痫抽搐的要药是（　　）
   A. 地龙　　　　　　　　B. 羚羊角
   C. 钩藤　　　　　　　　D. 天麻
   E. 全蝎

2. 功似石决明，又能镇惊安神的药物是（　　）
   A. 琥珀　　　　　　　　B. 龙骨
   C. 珍珠母　　　　　　　D. 牡蛎
   E. 磁石

3. 既能清热平肝，又能息风止痉的药物是（　　）
   A. 夏枯草　　　　　　　B. 刺蒺藜
   C. 钩藤　　　　　　　　D. 白菊花
   E. 决明子

4. 性平，治疗肝风内动、惊痫抽搐，无论寒热虚实皆可配伍应用的药物是（　　）
   A. 钩藤　　　　　　　　B. 天麻
   C. 牛黄　　　　　　　　D. 地龙
   E. 蜈蚣

5. 功似龙骨，又能软坚散结的药物是（　　）
   A. 磁石　　　　　　　　B. 牡蛎
   C. 琥珀　　　　　　　　D. 珍珠母
   E. 玄参

6. 治疗惊风、痉挛抽搐，常与蜈蚣同用的药物是（　　）
   A. 天麻　　　　　　　　B. 钩藤
   C. 地龙　　　　　　　　D. 全蝎
   E. 僵蚕

7. 治疗眩晕头痛，无论虚证、实证皆可应用的药物是（　　）
   A. 全蝎　　　　　　　　B. 蜈蚣
   C. 天麻　　　　　　　　D. 钩藤
   E. 僵蚕

8. 既能平肝潜阳，又能凉血止血的药物是（　　）
   A. 石决明　　　　　　　B. 代赭石

C. 磁石　　　　　　D. 珍珠母
E. 牡蛎

9. 既能平肝潜阳，又能清肝明目的药物是（　　）
A. 石决明　　　　　B. 羚羊角
C. 磁石　　　　　　D. 僵蚕
E. 地龙

10. 既能平抑肝阳，又能疏肝解郁的药物是（　　）
A. 柴胡　　　　　　B. 香附
C. 刺蒺藜　　　　　D. 郁金
E. 佛手

11. 既能息风止痉，又能化痰开窍的药物是（　　）
A. 羚羊角　　　　　B. 天麻
C. 钩藤　　　　　　D. 牛黄
E. 僵蚕

12. 治疗中风后气虚血滞，经络不利之半身不遂，宜选用（　　）
A. 天麻　　　　　　B. 全蝎
C. 蜈蚣　　　　　　D. 地龙
E. 僵蚕

13. 既能息风止痉，又能攻毒散结、通络止痛的药物是（　　）
A. 天麻　　　　　　B. 地龙
C. 全蝎　　　　　　D. 僵蚕
E. 钩藤

14. 既能平息内风，又能祛除外风的药物是（　　）
A. 羚羊角　　　　　B. 天麻
C. 钩藤　　　　　　D. 刺蒺藜
E. 地龙

15. 羚羊角片入汤剂时应（　　）
A. 先煎　　　　　　B. 后下
C. 另煎　　　　　　D. 包煎
E. 与诸药同煎

16. 具有清热息风、平喘、通络、利尿作用的药物是（　　）
A. 蜈蚣　　　　　　B. 全蝎
C. 地龙　　　　　　D. 僵蚕
E. 白花蛇

17. 治疗风湿顽痹及顽固性头痛的药物是（　　）
A. 僵蚕　　　　　　B. 钩藤
C. 羌活　　　　　　D. 全蝎
E. 蜈蚣

18. 既能息风止痉，又能化痰散结的药物是（　　）
A. 全蝎　　　　　　B. 蜈蚣
C. 僵蚕　　　　　　D. 地龙
E. 牛黄

19. 既能平肝潜阳，又能清肝明目的药物是（　　）
A. 夏枯草　　　　　B. 决明子
C. 石决明　　　　　D. 刺蒺藜
E. 青葙子

20. 入汤剂宜后下的药物是（　　）
A. 羚羊角　　　　　B. 天麻
C. 钩藤　　　　　　D. 全蝎
E. 地龙

21. 治疗肝火上攻或肝阳上亢之眩晕头痛，宜选用（　　）
A. 天麻　　　　　　B. 钩藤
C. 珍珠母　　　　　D. 龙胆
E. 夏枯草

22. 下列药物中，孕妇慎用的是（　　）
A. 石决明　　　　　B. 牡蛎
C. 龙骨　　　　　　D. 代赭石
E. 紫贝齿

A2 型题

1. 患者，男，50岁，头痛眩晕，手足蠕动，肢体麻木、震颤，语言不利，步履不稳，舌红，脉弦细。治疗宜选（　　）
A. 代赭石　　　　　B. 当归
C. 玄参　　　　　　D. 川芎
E. 丹参

2. 患者，男，61岁，猝然昏仆，舌强不语，口眼㖞斜，半身不遂，舌红，脉弦细。治疗宜选（　　）
A. 当归　　　　　　B. 生地黄
C. 牛黄　　　　　　D. 川芎
E. 丹参

3. 患者，女，12 岁，高热烦渴，神昏，两目上翻，
抽搐，舌红苔黄，脉弦数。治疗宜首选（　　）
A. 钩藤　　　　　　　B. 生地黄
C. 夏枯草　　　　　　D. 蒲公英
E. 玄参

4. 患者，女，49 岁，眩晕耳鸣，头痛且胀，烦劳
则加剧，面色潮红，急躁易怒，少寐多梦，口
苦，舌红苔黄，脉弦。治疗宜选（　　）
A. 生地黄　　　　　　B. 夏枯草
C. 钩藤　　　　　　　D. 蒲公英
E. 紫花地丁

B1 型题

A. 既能平肝潜阳，又能息风止痉
B. 既能平肝潜阳，又能软坚散结
C. 既能平肝潜阳，又能重镇降逆
D. 既能平肝潜阳，又能清肝明目
E. 既能平肝潜阳，又能清热解毒

1. 代赭石的功效是（　　）
2. 牡蛎的功效是（　　）

A. 既能息风，又能平肝潜阳
B. 既能息风，又能清肝明目
C. 既能息风，又能清热解毒
D. 既能息风，又能攻毒散结
E. 既能息风，又能化痰散结

3. 羚羊角、牛黄都具有的功效是（　　）
4. 全蝎、蜈蚣都具有的功效是（　　）

A. 既能平肝潜阳，又能重镇安神
B. 既能平肝潜阳，又能软坚散结
C. 既能平肝潜阳，又能息风止痉
D. 既能平肝潜阳，又能清肝明目
E. 既能平肝潜阳，又能祛风通络

5. 石决明、珍珠母都有的功效是（　　）
6. 天麻、钩藤都有的功效是（　　）

A. 石决明　　　　　　B. 羚羊角
C. 天麻　　　　　　　D. 龙骨
E. 全蝎

7. 治疗热极生风宜选用（　　）
8. 治疗急、慢惊风皆宜选用（　　）

A. 全蝎　　　　　　　B. 蜈蚣

C. 地龙　　　　　　　D. 僵蚕
E. 刺蒺藜

9. 既能息风，又能平喘的药物是（　　）
10. 既能息风，又能化痰的药物是（　　）

A. 石决明　　　　　　B. 牡蛎
C. 代赭石　　　　　　D. 珍珠母
E. 龙骨

11. 治疗胃气上逆之呕吐、呃逆、噫气，宜用（　　）
12. 治疗痰火郁结之痰核、瘰疬、瘿瘤，宜用（　　）

A. 息风止痉，通络止痛
B. 息风止痉，通络利尿
C. 息风止痉，祛风明目
D. 息风止痉，祛风止痒
E. 息风止痉，祛风通络

13. 全蝎的功效是（　　）
14. 天麻的功效是（　　）

A. 全蝎　　　　　　　B. 芒硝
C. 僵蚕　　　　　　　D. 牡蛎
E. 鳖甲

15. 具有化痰散结之效的息风止痉药是（　　）
16. 具有软坚散结之效的平抑肝阳药是（　　）

第二十节　开　窍　药

A1 型题

1. 具有开窍醒神、活血通经作用的药物是（　　）
A. 苏合香　　　　　　B. 冰片
C. 麝香　　　　　　　D. 石菖蒲
E. 牛黄

2. 治疗痰湿蒙蔽清窍所致的神志昏迷，宜首选
（　　）
A. 石菖蒲　　　　　　B. 冰片
C. 天竺黄　　　　　　D. 竹茹
E. 郁金

3. 具有开窍、辟秽、止痛之功，用治冠心病心绞
痛的首选药物是（　　）
A. 石菖蒲　　　　　　B. 冰片
C. 苏合香　　　　　　D. 丹参
E. 红花

4. 外用有清热止痛、消肿之功，为五官科常用药的是（　　）
   A. 苏合香　　　　　　B. 石菖蒲
   C. 菊花　　　　　　　D. 冰片
   E. 生石膏

5. 孕妇禁用的是（　　）
   A. 麝香　　　　　　　B. 苏合香
   C. 牛黄　　　　　　　D. 冰片
   E. 石菖蒲

6. 麝香用治疮痈肿毒，因其具有（　　）
   A. 清热解毒之效　　　B. 化腐拔毒之效
   C. 解毒排脓之效　　　D. 生肌敛疮之效
   E. 活血消肿之效

7. 治疗热闭神昏，常与麝香配伍相须为用的药物是（　　）
   A. 苏合香　　　　　　B. 郁金
   C. 石膏　　　　　　　D. 冰片
   E. 黄连

8. 既芳香开窍，又具芳香化湿之效的药物是（　　）
   A. 麝香　　　　　　　B. 藿香
   C. 冰片　　　　　　　D. 石菖蒲
   E. 砂仁

9. 冰片的作用是（　　）
   A. 开窍醒神，活血散结
   B. 开窍醒神，清热止痛
   C. 开窍醒神，辟秽止痛
   D. 开窍醒神，祛痰行气
   E. 开窍醒神，清热解毒

10. 配清热药，属凉开之剂；配祛寒药，属温开之剂的是（　　）
   A. 麝香　　　　　　　B. 冰片
   C. 苏合香　　　　　　D. 石菖蒲
   E. 犀角

11. 开窍药的用法为（　　）
   A. 包煎　　　　　　　B. 先煎
   C. 后下　　　　　　　D. 单煎
   E. 入丸、散

A2 型题

1. 患者，男，53 岁，突然昏倒，不省人事，牙关紧闭，两手握固，四肢厥冷，胸膈喘满，呼吸气粗，脉沉弦。依据药性特点，不宜选用（　　）
   A. 麝香　　　　　　　B. 冰片
   C. 石菖蒲　　　　　　D. 苏合香
   E. 细辛

2. 患者，男，56 岁，突然昏倒，不省人事，牙关紧闭，两手握固，胸膈喘满，呼吸气粗，脉弦有力。治疗宜选（　　）
   A. 麝香　　　　　　　B. 皂荚
   C. 石菖蒲　　　　　　D. 藿香
   E. 细辛

3. 患者，男，28 岁，高热烦躁，神昏谵语，口干舌燥，痰涎壅盛，舌红，脉数。治疗宜选（　　）
   A. 麝香　　　　　　　B. 苏合香
   C. 石菖蒲　　　　　　D. 朱砂
   E. 远志

4. 患者，男，30 岁，高热神昏，烦躁谵语，惊厥，口渴引饮，唇焦齿燥，尿赤便秘，舌绛苔干黄，脉数有力。治疗宜选（　　）
   A. 朱砂　　　　　　　B. 石菖蒲
   C. 苏合香　　　　　　D. 远志
   E. 麝香

5. 患者，男，39 岁，突然昏倒，牙关紧闭，不省人事，苔白，脉迟。治疗宜选（　　）
   A. 丁香　　　　　　　B. 苏合香
   C. 檀香　　　　　　　D. 龙脑香
   E. 远志

B1 型题

   A. 麝香　　　　　　　B. 石菖蒲
   C. 乳香　　　　　　　D. 桃仁
   E. 冰片

1. 既用于心腹暴痛，又用于跌打损伤疼痛的药物是（　　）

2. 既用于目赤肿痛，又用于疮疡、水火烫伤的药物是（　　）

A. 开窍醒神，平肝潜阳
B. 开窍宁神，化湿和胃
C. 开窍醒神，清热止痛
D. 开窍醒神，辟秽止痛
E. 安神益智，祛痰开窍

3. 石菖蒲的功效是（   ）
4. 苏合香的功效是（   ）

A. 开窍醒神，安神定志
B. 开窍醒神，化湿和胃
C. 开窍醒神，清热止痛
D. 开窍醒神，辟秽止痛
E. 开窍醒神，活血通经

5. 麝香的功效是（   ）
6. 冰片的功效是（   ）

第二十一节 补虚药

A1 型题

1. 补脾肺肾、益气养阴的药物是（   ）
A. 山药   B. 白术
C. 白扁豆   D. 薏苡仁
E. 莲子

2. "补气健脾第一要药"是指（   ）
A. 山药   B. 白术
C. 白扁豆   D. 薏苡仁
E. 莲子

3. 熟地黄性质黏腻，应用时常配伍（   ）
A. 健脾药   B. 补气药
C. 行气药   D. 消导药
E. 泻下药

4. 能补肝肾、益精血、乌须发，且不寒、不燥、不腻，为滋补良药的是（   ）
A. 阿胶   B. 当归
C. 何首乌   D. 熟地黄
E. 生地黄

5. 具有补血、滋阴、止血功效的药物是（   ）
A. 当归   B. 阿胶
C. 生地黄   D. 墨旱莲
E. 三七

6. 既能补肺胃之阴，又能清心除烦的是（   ）
A. 沙参   B. 天冬
C. 麦冬   D. 石斛
E. 玉竹

7. 欲补肺胃之气阴，宜选用（   ）
A. 北沙参、人参   B. 黄精、天冬
C. 墨旱莲、女贞子   D. 龟甲、鳖甲
E. 百合、龟甲胶

8. 既能养血敛阴，又能平抑肝阳、柔肝止痛的药物是（   ）
A. 天麻   B. 石决明
C. 白芍   D. 钩藤
E. 生地黄

9. 熟地黄的作用是（   ）
A. 补血行血，舒筋活络
B. 补血调经，活血止痛，润肠通便
C. 补血养阴，填精益髓
D. 补血益精，补肝肾，通便，解毒
E. 补血养阴，益精明目

10. 当归的作用是（   ）
A. 补血行血，舒筋活络
B. 补血调经，活血止痛，润肠通便
C. 补血止血，滋阴润肺
D. 补血益精，补肝肾，通便，解毒
E. 补血养阴，益精明目

11. 下列清肺生津药中，兼补肾阴的是（   ）
A. 沙参   B. 麦冬
C. 芦根   D. 天冬
E. 天花粉

12. 何首乌的作用是（   ）
A. 补血行血，舒筋活络
B. 补血调经，活血止痛，润肠通便
C. 补血止血，滋阴润肺
D. 补血益精，固肾乌须
E. 补血养阴，益精明目

13. 滋补肝肾之阴、益精明目的药物是（   ）
A. 沙苑子   B. 决明子
C. 枸杞子   D. 桑椹子
E. 菟丝子

14. 百合的功效是（　　）
    A. 清肺降火，滋阴润燥
    B. 养胃生津，滋阴除热
    C. 滋补肝肾，明目润肺
    D. 养阴润肺，清心安神
    E. 润肺养阴，补脾益气

15. 具有补气利水功效的药物是（　　）
    A. 黄芪　　　　　B. 太子参
    C. 党参　　　　　D. 饴糖
    E. 甘草

16. 治疗肝肾阴虚之腰膝酸软、头晕目眩、视力减退，下列不适宜的滋补肝肾药是（　　）
    A. 黄精　　　　　B. 鹿茸
    C. 枸杞子　　　　D. 龟甲
    E. 阿胶

17. 阴虚体质，感受风热而发热咳嗽、咽痛、口渴，常与解表药配伍的滋阴药是（　　）
    A. 生地黄　　　　B. 天冬
    C. 玉竹　　　　　D. 玄参
    E. 黄精

18. 治疗气虚津亏，食少口干，最适宜的药物是（　　）
    A. 黄芪　　　　　B. 白术
    C. 太子参　　　　D. 白扁豆
    E. 莲子

19. 下列不宜使用黄芪的一组证候是（　　）
    A. 中气下陷，久泻脱肛
    B. 卫气不固，表虚自汗
    C. 气虚浮肿，小便不利
    D. 气血不足，痈疽不溃
    E. 大肠湿热，里急后重

20. 治疗肾阳不足，精血亏虚所致诸症作用最强的药物是（　　）
    A. 巴戟天　　　　B. 淫羊藿
    C. 鹿茸　　　　　D. 肉苁蓉
    E. 仙茅

21. 杜仲的作用是（　　）
    A. 补肾，收敛固涩
    B. 补肾，强筋骨，安胎

    C. 补肾，强筋骨，益精血
    D. 补肾，强筋骨，祛风湿
    E. 补肾，强筋骨，温脾祛寒

22. 具有补气养阴功效的药物是（　　）
    A. 黄芪　　　　　B. 西洋参
    C. 党参　　　　　D. 饴糖
    E. 甘草

23. 具有滋阴潜阳、益肾健骨、养血补心作用的药物是（　　）
    A. 鳖甲　　　　　B. 龟甲
    C. 阿胶　　　　　D. 杜仲
    E. 续断

24. 具有滋阴潜阳、软坚散结作用的药物是（　　）
    A. 龟甲　　　　　B. 牡蛎
    C. 鳖甲　　　　　D. 珍珠
    E. 珍珠母

25. 北沙参的作用是（　　）
    A. 养阴清热，润肺滋肾
    B. 养阴益胃，润肺清心
    C. 养阴润肺，益胃生津
    D. 养阴清肺，益胃生津
    E. 养阴生津，润肺止咳

26. 玉竹的作用是（　　）
    A. 养阴清热，润肺滋肾
    B. 养阴益胃，润肺清心
    C. 养阴润燥，生津止渴
    D. 养阴清热，益胃生津
    E. 养阴生津，润肺止咳

27. 天冬的作用是（　　）
    A. 养阴清热，润肺滋肾
    B. 养阴益胃，润肺清心
    C. 养阴润肺，益胃生津
    D. 养阴清热，益胃生津
    E. 养阴润燥，清肺生津

28. 巴戟天的作用是（　　）
    A. 补肾，强筋骨，安胎
    B. 补肾，强筋骨，和络止血
    C. 补肾，强筋骨，养血
    D. 补肾，助阳，祛风湿

E. 补肾，固精明目

29. 白术的作用是（　　）
    A. 补脾益气，生津安神
    B. 补脾益气，升阳固表，利水消肿，托毒生肌
    C. 补脾益气，燥湿利尿，止汗，安胎
    D. 补脾益气，益肺肾
    E. 补脾益气，清热解毒

30. 黄芪的作用是（　　）
    A. 补脾益气，生津安神
    B. 补脾益气，升阳固表，利水消肿，托毒生肌
    C. 补脾燥湿利水，固表止汗
    D. 补脾益气，益肺肾
    E. 补脾益气，清热解毒，止咳化痰

31. 下列属补气药中"清补之品"的是（　　）
    A. 人参　　　　　B. 黄芪
    C. 太子参　　　　D. 白术
    E. 山药

32. 大补元气的药物首推（　　）
    A. 黄芪　　　　　B. 人参
    C. 党参　　　　　D. 太子参
    E. 白术

33. 气虚自汗首选（　　）
    A. 白术　　　　　B. 太子参
    C. 黄芪　　　　　D. 山药
    E. 人参

34. 补气健脾燥湿应首选（　　）
    A. 苍术　　　　　B. 白术
    C. 山药　　　　　D. 白扁豆
    E. 黄芪

35. 具有益气养阴、补脾肺肾功效的药物是（　　）
    A. 山药　　　　　B. 人参
    C. 党参　　　　　D. 白术
    E. 太子参

36. 既能补肝肾，又能安胎的药物是（　　）
    A. 续断　　　　　B. 骨碎补
    C. 杜仲　　　　　D. 狗脊
    E. 女贞子

37. 具有温脾开胃摄唾、暖肾固精缩尿作用的药物是（　　）
    A. 益智　　　　　B. 补骨脂
    C. 杜仲　　　　　D. 蛤蚧
    E. 冬虫夏草

38. 治疗阳痿、腰膝冷痛、滑精、遗尿、尿频，首选（　　）
    A. 杜仲　　　　　B. 补骨脂
    C. 益智　　　　　D. 胡芦巴
    E. 狗脊

39. 既能补中缓急、润肺止咳，又能滑肠通便的药物是（　　）
    A. 甘草　　　　　B. 大枣
    C. 饴糖　　　　　D. 蜂蜜
    E. 白术

40. 具有补脾和中化湿作用的药物是（　　）
    A. 白术　　　　　B. 苍术
    C. 白扁豆　　　　D. 山药
    E. 黄芪

41. 性偏温燥，阴虚不宜用的是（　　）
    A. 白扁豆　　　　B. 白术
    C. 山药　　　　　D. 甘草
    E. 黄芪

42. 治疗精血亏虚，须发早白，多选用（　　）
    A. 生地黄　　　　B. 熟地黄
    C. 荆芥　　　　　D. 防风
    E. 何首乌

43. 人参的作用是（　　）
    A. 大补元气，补脾益肺，生津，安神
    B. 大补元气，补脾益肺，升阳固表，利水消肿，托毒生肌
    C. 大补元气，补脾益肺，燥湿利水，固表止汗
    D. 大补元气，补脾益肺
    E. 大补元气，补脾益肺，清热解毒，止咳化痰

44. 可治一切血虚血滞引起的病证，而以血分有寒者最为适用的药物是（　　）
    A. 何首乌　　　　B. 当归
    C. 熟地黄　　　　D. 生地黄
    E. 阿胶

45. 续断的作用是（　　）
    A. 补肝肾，强筋骨，安胎
    B. 补肝肾，强筋骨，祛风湿
    C. 补肝肾，益精血，通便解毒
    D. 补肝肾，明目
    E. 补肝肾，凉血止血

46. 枸杞子的作用是（　　）
    A. 补肝肾，强筋骨，安胎
    B. 补肝肾，强筋骨，祛风湿
    C. 补肝肾，益精血，通便解毒
    D. 补肝肾，明目
    E. 补肝肾，凉血止血

47. 石斛的作用是（　　）
    A. 养阴益胃，润肺清心
    B. 养阴清热，润肺滋肾
    C. 养阴清热，益胃生津
    D. 补气生津，润肺益胃
    E. 润肺，滋肾，补脾

48. 麦冬的作用是（　　）
    A. 养阴益胃，润肺清心
    B. 养阴清热，润肺滋肾
    C. 养阴清热，益胃生津
    D. 补气生津，润肺益胃
    E. 润肺，滋肾，补脾

49. 鹿茸的作用是（　　）
    A. 补肾，收敛固涩
    B. 补肾，强筋骨，降压安胎
    C. 补肾，强筋骨，益精血，调冲任
    D. 补肾，强筋骨，祛风湿
    E. 补肾，强筋骨，温脾阳祛寒

50. 中气虚寒，食少多唾，首选（　　）
    A. 干姜　　　　　　B. 党参
    C. 陈皮　　　　　　D. 益智
    E. 茯苓

51. 对于精血亏虚所致的腰酸脚软、头晕眼花、耳鸣、耳聋、须发早白等症，最宜选用（　　）
    A. 当归　　　　　　B. 熟地黄
    C. 玉竹　　　　　　D. 山药
    E. 龟甲

52. 下列药物中，纯属补阳药的是（　　）
    A. 鹿茸、补骨脂、阿胶
    B. 鹿茸、杜仲、续断
    C. 杜仲、益智、熟地黄
    D. 淫羊藿、蛇床子、甘草
    E. 巴戟天、仙茅、山茱萸

53. 清肺火，滋肾阴，润燥止咳，治宜选用（　　）
    A. 天冬、麦冬
    B. 麦冬、阿胶
    C. 沙参、杏仁
    D. 天冬、枇杷叶
    E. 款冬花、紫菀

54. 天冬的作用是（　　）
    A. 养阴润燥，清肺生津
    B. 养阴益胃，润肺清心
    C. 养阴润肺，益胃生津
    D. 养阴清热，益胃生津
    E. 养阴生津，润肺止咳

55. 下列除哪项外，均为山药的适应证（　　）
    A. 脾虚泄泻　　　　B. 肺虚咳喘
    C. 肾虚遗精　　　　D. 阴虚消渴
    E. 肝虚失眠

56. 用治脾肾阳虚、五更泄泻的最佳药物是（　　）
    A. 党参　　　　　　B. 白术
    C. 补骨脂　　　　　D. 砂仁
    E. 白扁豆

57. 下列不属于白芍功效的是（　　）
    A. 平抑肝阳　　　　B. 清肝明目
    C. 柔肝止痛　　　　D. 养血调经
    E. 敛阴止汗

58. 能大补元气，复脉固脱的药物是（　　）
    A. 党参　　　　　　B. 人参
    C. 西洋参　　　　　D. 太子参
    E. 黄芪

59. 能托疮生肌的药物是（　　）
    A. 人参　　　　　　B. 党参
    C. 西洋参　　　　　D. 黄芪
    E. 白术

60. 能补肾阳，温脾阳，暖脾止泻的药物是（　　）
    A. 淫羊藿　　　　　　B. 补骨脂
    C. 巴戟天　　　　　　D. 续断
    E. 肉苁蓉

61. 用治肾阳不足，精血亏虚之肠燥便秘，宜选
    （　　）
    A. 巴戟天　　　　　　B. 淫羊藿
    C. 肉苁蓉　　　　　　D. 菟丝子
    E. 沙苑子

62. 能补血活血调经的药物是（　　）
    A. 当归　　　　　　　B. 白芍
    C. 熟地黄　　　　　　D. 制首乌
    E. 阿胶

63. 血虚、血滞而兼有寒凝的疼痛，宜选（　　）
    A. 白芍　　　　　　　B. 何首乌
    C. 当归　　　　　　　D. 阿胶
    E. 熟地黄

64. 治疗肾虚骨痿、小儿囟门不合、齿迟行迟，宜
    选（　　）
    A. 熟地黄　　　　　　B. 白芍
    C. 龟甲　　　　　　　D. 枸杞子
    E. 女贞子

65. 宜醋淬先煎的药物是（　　）
    A. 龟甲　　　　　　　B. 玉竹
    C. 石斛　　　　　　　D. 天冬
    E. 麦冬

A2 型题

1. 患者，女，35 岁，腹胀，食少，便溏，气短，
   神疲乏力，面浮而色不华，肢体痿软无力，逐
   渐加重，苔薄白，脉细。治疗宜选（　　）
   A. 苍术　　　　　　　B. 白术
   C. 猪苓　　　　　　　D. 泽泻
   E. 车前子

2. 患者，男，42 岁，口干口渴，目昏目暗，遗精
   盗汗，腰膝酸软，舌红少苔，脉细数。治疗宜
   选（　　）
   A. 石决明　　　　　　B. 牡丹皮
   C. 枸杞子　　　　　　D. 当归

   E. 地骨皮

3. 患者，男，47 岁，干咳短气，痰少且稠，甚或
   痰中带血，口干咽燥，声音嘶哑，五心烦热，
   失眠，颧红躁怒，舌红少津，脉细数。治疗宜
   选（　　）
   A. 牡丹皮　　　　　　B. 地骨皮
   C. 柴胡　　　　　　　D. 百合
   E. 连翘

4. 患者，女，49 岁，干咳短气，痰少且稠，口干
   咽燥，头晕目眩，声音嘶哑，骨蒸潮热，五心
   烦热，舌淡少津，脉细数。治疗宜选（　　）
   A. 牡丹皮　　　　　　B. 地骨皮
   C. 青蒿　　　　　　　D. 鳖甲
   E. 麦冬

5. 患者，女，31 岁，烦渴不止，口干舌燥，小
   便频数，舌边尖红，脉洪数无力。治疗宜选
   （　　）
   A. 北沙参　　　　　　B. 太子参
   C. 党参　　　　　　　D. 麦冬
   E. 玉竹

6. 患者，女，28 岁，惊悸，失眠，健忘，舌红，
   五心烦热，崩漏。治疗宜选（　　）
   A. 川芎　　　　　　　B. 当归
   C. 龟甲　　　　　　　D. 白芍
   E. 赤芍

7. 患者，男，30 岁，全身瘦削，阳痿遗精，两目
   昏花，腰膝酸软。治疗宜选（　　）
   A. 当归　　　　　　　B. 白芍
   C. 补骨脂　　　　　　D. 川芎
   E. 赤芍

8. 患者，女，18 岁，小便频数，遗尿不止，流涎，
   舌淡，脉沉弱。治疗宜选（　　）
   A. 覆盆子　　　　　　B. 五味子
   C. 益智　　　　　　　D. 莲子肉
   E. 龙骨

9. 患者，女，31 岁，夜热早凉，热退无汗，久热
   不退，舌红少苔，脉细数。治疗宜选（　　）
   A. 五加皮　　　　　　B. 鳖甲
   C. 地骨皮　　　　　　D. 千年健

E. 威灵仙

10. 患者，男，39 岁，咳嗽咯血，心烦易怒，骨蒸潮热，足膝疼热，盗汗，遗精，舌红少苔，尺脉数而有力。治疗宜选（　　）
A. 生地黄　　　　　B. 当归
C. 白芍　　　　　　D. 熟地黄
E. 赤芍

11. 患者，女，31 岁，腰酸如折，小腹冷感，崩漏，小便频数清长，夜间尤甚，舌质淡，苔薄白，脉沉迟。治疗宜选（　　）
A. 肉苁蓉　　　　　B. 菟丝子
C. 淫羊藿　　　　　D. 补骨脂
E. 鹿茸

12. 患者，女，49 岁，突然血崩，色鲜红，面色苍白，四肢厥逆，甚至昏厥，虚脱，舌质淡无苔，脉细数。治疗宜选（　　）
A. 党参　　　　　　B. 人参
C. 白术　　　　　　D. 西洋参
E. 黄芪

13. 患者，女，37 岁，心动悸，虚羸少气，舌光少苔，脉结代。治疗宜选（　　）
A. 甘草　　　　　　B. 党参
C. 黄芪　　　　　　D. 白术
E. 山药

14. 患者，女，38 岁，咳嗽声重，气急咽痒，咳痰稀薄色白，恶寒发热，鼻塞流涕，头痛，肢体酸楚，无汗，舌苔薄白，脉浮紧。治疗宜选（　　）
A. 甘草　　　　　　B. 党参
C. 黄芪　　　　　　D. 茯苓
E. 白术

15. 患者，女，50 岁，面色不华，倦怠无力，健忘，失眠多梦，舌质淡。治疗宜选（　　）
A. 人参　　　　　　B. 党参
C. 黄芪　　　　　　D. 山药
E. 沙参

16. 患者，男，41 岁，腹痛肢冷，神疲乏力，不思饮食，食不消化，五更泄泻，舌淡苔薄白，脉沉迟无力。治疗宜选（　　）

A. 巴戟天　　　　　B. 补骨脂
C. 锁阳　　　　　　D. 肉苁蓉
E. 骨碎补

17. 患者，女，55 岁，肢体痿软无力，逐渐加重，食少，便溏，腹胀，面浮而色华，气短，神疲乏力，苔薄白，脉细。辨属脾胃亏虚，精微不运。治疗宜首选（　　）
A. 党参　　　　　　B. 太子参
C. 南沙参　　　　　D. 北沙参
E. 苦参

18. 患者，男，30 岁，久病，出现少气懒言，自汗，口干，倦怠乏力，伴头晕目眩，舌淡，脉虚无力。治疗宜选（　　）
A. 党参　　　　　　B. 白术
C. 茯苓　　　　　　D. 甘草
E. 饴糖

19. 患者，女，38 岁，每因气候变化而诱发感冒，发时打喷嚏，自汗怕风，鼻塞流清涕，气短声低，喉中常有轻度哮鸣音，咳痰色白，清稀，舌淡苔白，脉虚细。治疗宜选（　　）
A. 党参　　　　　　B. 沙参
C. 西洋参　　　　　D. 太子参
E. 黄芪

20. 患者，女，40 岁，神疲乏力，面色不华，气短面浮，食少便溏，腹胀，肢体痿软，渐渐加重，苔薄，脉细。治疗宜选（　　）
A. 通草　　　　　　B. 滑石
C. 车前子　　　　　D. 芦根
E. 白扁豆

21. 患者，男，50 岁，咳吐浊唾涎沫，并且较黏稠，咳声不畅，甚则喑哑，气急喘促，咽燥口渴，午后潮热，皮毛干枯，形体消瘦，舌红而干，脉虚数。治疗宜选（　　）
A. 杏仁　　　　　　B. 紫菀
C. 款冬花　　　　　D. 桔梗
E. 麦冬

B1 型题

A. 人参　　　　　　B. 西洋参
C. 党参　　　　　　D. 黄芪

E. 山药

1. 能补脾肺之气，又益心气的药物是（　　　）
2. 能补脾肺之气，又滋阴清热的药物是（　　　）
3. 能补脾肺之气，又养血生津的药物是（　　　）
4. 能补脾肺之气，又补肾涩精的药物是（　　　）
5. 能补脾肺之气，又升阳固表的药物是（　　　）

   A. 白术　　　　　　　B. 太子参
   C. 山药　　　　　　　D. 甘草
   E. 大枣

6. 治疗气虚自汗宜选用的药物是（　　　）
7. 治疗脾虚水肿宜选用的药物是（　　　）

   A. 肺、胃经
   B. 脾、肝、肾经
   C. 脾、胃经
   D. 肝、肾经
   E. 胃、肺、心经

8. 续断的主要归经是（　　　）
9. 菟丝子的主要归经是（　　　）
10. 鳖甲的主要归经是（　　　）

   A. 补脾益气，润肠通便
   B. 补肾助阳，润肠通便
   C. 补肾助阳，祛风除湿
   D. 补血养阴，润肠通便
   E. 滋补肝肾，祛风除湿

11. 肉苁蓉的功效是（　　　）
12. 巴戟天的功效是（　　　）

   A. 淫羊藿　　　　　　B. 益智
   C. 沙苑子　　　　　　D. 蛤蚧
   E. 山药

13. 能补肾助阳，祛风除湿的药物是（　　　）
14. 能温脾摄唾，暖肾固精的药物是（　　　）

   A. 补肝肾，安胎，止泻
   B. 补肝肾，强筋骨，安胎
   C. 活血补血，舒筋络
   D. 补血活血，润肠
   E. 补肾阳，祛风湿

15. 淫羊藿的功效是（　　　）
16. 续断的功效是（　　　）

   A. 血虚肠燥　　　　　B. 血虚精亏
   C. 阴虚肺燥　　　　　D. 阴虚阳亢

E. 心脾两虚

17. 熟地黄主治（　　　）
18. 白芍主治（　　　）

   A. 党参　　　　　　　B. 西洋参
   C. 山药　　　　　　　D. 黄芪
   E. 白术

19. 可补气养阴、固精止带的药物是（　　　）
20. 可补气养阴、清火生津的药物是（　　　）

第二十二节　收　涩　药

A1 型题

1. 可用于心悸、失眠、多梦的药物是（　　　）
   A. 山茱萸　　　　　　B. 五味子
   C. 金樱子　　　　　　D. 覆盆子
   E. 桑螵蛸

2. 既能敛肺止咳，又能涩肠止泻的药物是（　　　）
   A. 乌梅　　　　　　　B. 金樱子
   C. 白果　　　　　　　D. 肉豆蔻
   E. 赤石脂

3. 具有敛汗、除热作用的药物是（　　　）
   A. 麻黄根　　　　　　B. 五味子
   C. 浮小麦　　　　　　D. 山茱萸
   E. 金樱子

4. 可用于久咳、失音的药物是（　　　）
   A. 苏子　　　　　　　B. 罂粟壳
   C. 白芥子　　　　　　D. 诃子
   E. 川贝母

5. 上能敛肺气，下能滋肾阴的药物是（　　　）
   A. 诃子　　　　　　　B. 五味子
   C. 乌梅　　　　　　　D. 五倍子
   E. 覆盆子

6. 既能益肾固精，又能补脾止泻的药物是（　　　）
   A. 山茱萸　　　　　　B. 覆盆子
   C. 枸杞子　　　　　　D. 金樱子
   E. 莲子

7. 既能涩肠止泻，又能安蛔止痛的药物是（　　　）
   A. 五味子　　　　　　B. 金樱子

C. 诃子　　　　　　　D. 肉豆蔻

E. 乌梅

8. 虚寒久泻，腹胀食少，宜选（　　　）

　　A. 乌梅　　　　　　　B. 诃子

　　C. 肉豆蔻　　　　　　D. 赤石脂

　　E. 金樱子

9. 既能敛汗，又能补肾宁心安神的药物是（　　　）

　　A. 酸枣仁　　　　　　B. 五味子

　　C. 浮小麦　　　　　　D. 牡蛎

　　E. 龙骨

10. 既能敛肺止咳，又能利咽开音的药物是（　　　）

　　A. 桔梗　　　　　　　B. 薄荷

　　C. 射干　　　　　　　D. 诃子

　　E. 五倍子

11. 既能健脾止泻，又能除湿止带的药物是（　　　）

　　A. 芡实　　　　　　　B. 椿皮

　　C. 鸡冠花　　　　　　D. 白芷

　　E. 白果

12. 诃子的作用是（　　　）

　　A. 涩肠止泻，固崩止遗，生肌敛疮

　　B. 涩肠止泻，温中行气

　　C. 涩肠止泻，敛肺下气，开音

　　D. 涩肠止泻，敛肺止咳，止痛

　　E. 涩肠止泻，敛肺止咳，和胃安蛔，固崩止血，生津止渴

13. 具有敛肺、涩肠、生津、安蛔作用的药物是（　　　）

　　A. 五味子　　　　　　B. 乌梅

　　C. 椿皮　　　　　　　D. 石榴皮

　　E. 罂粟壳

14. 赤石脂的作用是（　　　）

　　A. 涩肠止泻，收敛止血，生肌敛疮

　　B. 涩肠止泻，温中行气

　　C. 涩肠止泻，敛肺下气，开音

　　D. 涩肠止泻，敛肺止咳，止痛

　　E. 涩肠止泻，敛肺止咳，和胃安蛔，固崩止血，生津止渴

15. 肉豆蔻的作用是（　　　）

　　A. 涩肠止泻，固崩止遗，生肌敛疮

　　B. 涩肠止泻，温中行气

　　C. 涩肠止泻，敛肺下气，开音

　　D. 涩肠止泻，敛肺止咳，止痛

　　E. 涩肠止泻，敛肺止咳，和胃安蛔，固崩止血，生津止渴

A2 型题

1. 患者，男，63 岁，小便频数、清长，尿有余沥，遗尿，或小便点滴不爽，排出无力，舌润苔薄，脉沉细。宜选（　　　）

　　A. 桑螵蛸　　　　　　B. 五味子

　　C. 五倍子　　　　　　D. 乌梅

　　E. 芡实

2. 患者，男，31 岁，面色淡白，腰背酸软，听力减退，小便频频而清，甚则不禁，滑精早泄，尿后余沥，舌淡苔薄白，脉细弱。宜选（　　　）

　　A. 五味子　　　　　　B. 山茱萸

　　C. 莲子　　　　　　　D. 五倍子

　　E. 乌梅

3. 患者，男，16 岁，胃脘嘈杂，甚或不思饮食，脐周腹痛，时作时止，便虫，面黄肌瘦，鼻孔作痒，睡中龂齿流涎。宜选（　　　）

　　A. 五倍子　　　　　　B. 乌梅

　　C. 五味子　　　　　　D. 益智

　　E. 灶心土

4. 患者，男，13 岁，面黄肌瘦，鼻孔作痒，胃脘嘈杂，不思饮食，脐周腹痛，时作时止，舌苔薄白，脉虚缓。宜选（　　　）

　　A. 五味子　　　　　　B. 五倍子

　　C. 乌梅　　　　　　　D. 肉豆蔻

　　E. 覆盆子

5. 患者，女，39 岁，腹痛肢冷，神疲乏力，食少呕吐，五更泄泻，舌淡苔薄白，脉沉迟无力。宜选（　　　）

　　A. 肉豆蔻　　　　　　B. 诃子

　　C. 莲子　　　　　　　D. 五倍子

　　E. 乌梅

6. 患者，男，55 岁，脾胃虚弱，肢体痿软逐渐加重，腹胀，食少，便溏，气弱乏力，面浮肿，

苔薄白，脉细。宜选（　　　）

A. 五味子　　　　　　B. 五倍子
C. 乌梅　　　　　　　D. 莲子
E. 山茱萸

7. 患者，女，45岁，心悸失眠，虚烦神疲，梦遗健忘，手足心热，口舌生疮，舌红少苔，脉细数。宜选（　　　）

A. 五味子　　　　　　B. 肉豆蔻
C. 桑螵蛸　　　　　　D. 芡实
E. 莲子

B1 型题

A. 煅牡蛎　　　　　　B. 桑螵蛸
C. 巴戟天　　　　　　D. 海螵蛸
E. 金樱子

1. 既能固精，又能补肾助阳的药物是（　　　）
2. 既能固精，又能收敛止血的药物是（　　　）

A. 五味子　　　　　　B. 山茱萸
C. 龙骨　　　　　　　D. 柏子仁
E. 菟丝子

3. 既能收敛固涩，又能宁心安神的药物是（　　　）
4. 既能收敛固涩，又能补益肝肾的药物是（　　　）

A. 心悸、失眠　　　　B. 自汗、盗汗
C. 带下、泄泻　　　　D. 崩漏下血
E. 久咳虚喘

5. 五味子、莲子均可治（　　　）

6. 金樱子、椿皮均可治（　　　）

A. 镇惊安神　　　　　B. 平肝潜阳
C. 固精止带　　　　　D. 补益肝肾
E. 补脾止泻

7. 桑螵蛸、海螵蛸的共同功效是（　　　）
8. 莲子、芡实的共同功效是（　　　）

A. 敛肺止咳　　　　　B. 固精缩尿
C. 固精止带　　　　　D. 固表止汗
E. 生津止渴

9. 五味子、乌梅的共同功效是（　　　）
10. 麻黄根、浮小麦的共同功效是（　　　）

第二十三节　攻毒杀虫止痒药

A1 型题

1. 外用解毒杀虫止痒，内服补火助阳通便的药物是（　　　）

A. 硫黄　　　　　　　B. 芒硝
C. 朱砂　　　　　　　D. 石决明
E. 磁石

2. 功效杀虫止痒、燥湿祛风、温肾助阳的药物是（　　　）

A. 苦楝皮　　　　　　B. 蛇床子
C. 贯众　　　　　　　D. 白蔹
E. 车前子

第四章

方 剂 学

第一节 总 论

A1 型题

1. 下列不属于程钟龄《医学心悟》"八法"的是（　　）
   - A. 汗法、补法
   - B. 吐法、消法
   - C. 下法、清法
   - D. 温法、散法
   - E. 和法、清法

2. 下列属于"消法"范畴的是（　　）
   - A. 分消上下
   - B. 发汗解肌
   - C. 消食导滞
   - D. 通导大便
   - E. 调和阴阳

3. "透达膜原"的治法，属于"八法"中的（　　）
   - A. 汗法
   - B. 和法
   - C. 清法
   - D. 消法
   - E. 温法

4. 下列方剂中不属于"补法"范畴的是（　　）
   - A. 四君子汤
   - B. 四物汤
   - C. 四逆汤
   - D. 归脾汤
   - E. 炙甘草汤

5. 方剂组成中不可缺少的药物是（　　）
   - A. 君药
   - B. 臣药
   - C. 佐药
   - D. 使药
   - E. 引经药

6. 下列各项中符合方剂组成要求的是（　　）
   - A. 每首方剂中必须要有一味反佐药来防止药病格拒
   - B. 君药必须在全方中用量最大
   - C. 每首方剂中必须君臣佐使药物俱全
   - D. 方剂中至少要配伍一味引经药来引导药物到达病所
   - E. 辨证审因，随证立法，依法制方

7. 汤剂的特点是（　　）
   - A. 吸收快，能迅速发挥药效，且能根据病情的需要加减
   - B. 药效持久，节省药材，便于患者携带
   - C. 制作简单，吸收较快，节省药材
   - D. 体积小，含量高，便于服用
   - E. 性质柔润，作用持久，口味甘甜

8. 决定方剂功用的主要因素是（　　）
   - A. 药物
   - B. 配伍
   - C. 剂型
   - D. 药量
   - E. 服法

B1 型题

- A. 汗法
- B. 吐法
- C. 下法
- D. 温法
- E. 和法

1. 中焦虚寒，首选的治疗方法为（　　）
2. 邪犯少阳，首选的治疗方法为（　　）

- A. 病位居上，病势急暴
- B. 燥屎内结，热结旁流
- C. 肝脾不和，肠寒胃热
- D. 心经火热，肝胆实火
- E. 水湿内停，痰饮不化

3. 吐法的适应证是（　　）
4. 清法的适应证是（　　）

- A. 君药
- B. 臣药
- C. 佐药
- D. 使药
- E. 调和药

5. 用以消除或减弱君、臣药的毒性，或能制约其峻烈之性的药物是（　　）

6. 病重邪盛出现拒药时，配伍用以防止药病格拒的药物是（　　）

   A. 蜜丸　　　　　　　B. 水丸
   C. 糊丸　　　　　　　D. 浓缩丸
   E. 胶丸

7. 将药物细粉用炼制的蜂蜜赋型而制成的丸剂是（　　）

8. 将药物细粉用米糊、面糊、曲糊等赋型制成的丸剂是（　　）

第二节　解　表　剂

A1 型题

1. 麻黄汤中杏仁的作用是（　　）
   A. 发汗解表　　　　　B. 解肌发表
   C. 降利肺气　　　　　D. 调和诸药
   E. 润肠通便

2. 麻黄汤的功效是（　　）
   A. 发汗解表，宣肺平喘
   B. 解肌发表，调和营卫
   C. 解表散寒，温肺化饮
   D. 疏风止咳，宣降肺气
   E. 疏风清热，宣肺止咳

3. 桂枝汤中桂枝、芍药的比例是（　　）
   A. 1 ∶ 1　　　　　　B. 1 ∶ 2
   C. 2 ∶ 1　　　　　　D. 2 ∶ 3
   E. 3 ∶ 2

4. 桂枝汤的主治病证是（　　）
   A. 外感风寒表虚证　　B. 外感风寒表实证
   C. 外寒里饮证　　　　D. 风邪犯肺证
   E. 外感风湿证

5. 麻黄汤和桂枝汤的共同组成药物有（　　）
   A. 麻黄、桂枝　　　　B. 麻黄、杏仁
   C. 桂枝、甘草　　　　D. 芍药、大枣
   E. 杏仁、桂枝

6. 小青龙汤的君药是（　　）
   A. 麻黄、芍药　　　　B. 麻黄、桂枝
   C. 细辛、半夏　　　　D. 桂枝、芍药
   E. 桂枝、细辛

7. 下列属于止嗽散药物组成的是（　　）
   A. 苏叶、杏仁　　　　B. 桔梗、大枣
   C. 荆芥、紫菀　　　　D. 桂枝、芍药
   E. 芍药、杏仁

8. 止嗽散中君药是（　　）
   A. 紫菀、百部　　　　B. 荆芥、桔梗
   C. 百部、桔梗　　　　D. 白前、陈皮
   E. 桔梗、陈皮

9. 银翘散药物组成中，属于辛温药的是（　　）
   A. 金银花、连翘　　　B. 桔梗、薄荷
   C. 荆芥穗、淡豆豉　　D. 芦根、竹叶
   E. 竹叶、连翘

10. 银翘散中除金银花、连翘、淡豆豉、甘草、竹叶、荆芥外，还有（　　）
    A. 桔梗、杏仁、薄荷、牛蒡子
    B. 桔梗、芦根、薄荷、牛蒡子
    C. 桔梗、前胡、薄荷、牛蒡子
    D. 桔梗、紫苏、薄荷、牛蒡子
    E. 桔梗、芍药、薄荷、牛蒡子

11. 桑菊饮中除桑叶、菊花、连翘、甘草外，还有（　　）
    A. 杏仁、薄荷、桔梗、芦根
    B. 桃仁、薄荷、前胡、芦根
    C. 杏仁、桔梗、淡竹叶、芦根
    D. 桃仁、前胡、前胡、桔梗
    E. 桃仁、杏仁、前胡、芦根

12. 银翘散和桑菊饮共同含有的药物是（　　）
    A. 金银花、桔梗、薄荷、甘草、荆芥
    B. 连翘、桔梗、薄荷、牛蒡子、竹叶
    C. 连翘、桔梗、薄荷、甘草、芦根
    D. 金银花、桔梗、荆芥、甘草、芦根
    E. 连翘、薄荷、荆芥、栀子、甘草

13. 败毒散和桑菊饮组成中均含有的药物是（　　）
    A. 桔梗、甘草　　　　B. 羌活、独活
    C. 柴胡、川芎　　　　D. 木香、枳壳
    E. 柴胡、枳壳

14. 小青龙汤的主治病证是（　　）
    A. 温病初起　　　　　B. 外感风寒表实证
    C. 外寒里热证　　　　D. 外寒里饮证

E. 外感风寒表虚证

15. 止嗽散的功效是（　　）
　　A. 散寒解表，止咳平喘
　　B. 发汗解表，调和营卫
　　C. 宣利肺气，疏风止咳
　　D. 散寒祛湿，降气平喘
　　E. 辛凉解表，止咳平喘

16. 下列具有调和营卫作用的方剂是（　　）
　　A. 麻黄汤　　　　　B. 小青龙汤
　　C. 银翘散　　　　　D. 桂枝汤
　　E. 麻杏石甘汤

17. 下列具有温肺化饮作用的方剂是（　　）
　　A. 麻黄汤　　　　　B. 桑菊饮
　　C. 止嗽散　　　　　D. 小青龙汤
　　E. 败毒散

18. 下列具有散寒祛湿、益气解表作用的方剂是
　　（　　）
　　A. 桑菊饮　　　　　B. 小青龙汤
　　C. 麻杏石甘汤　　　D. 败毒散
　　E. 银翘散

19. 下列具有辛凉疏表、清肺平喘作用的方剂是
　　（　　）
　　A. 小青龙汤　　　　B. 银翘散
　　C. 麻杏石甘汤　　　D. 桂枝汤
　　E. 止嗽散

20. 桂枝汤中桂枝和芍药配伍的作用是（　　）
　　A. 温肺散寒　　　　B. 调和营卫
　　C. 温脾散寒　　　　D. 温肺化饮
　　E. 宣降肺气

21. 败毒散中的君药是（　　）
　　A. 柴胡、前胡　　　B. 羌活、川芎
　　C. 羌活、独活　　　D. 桔梗、人参
　　E. 柴胡、人参

22. 用于风温初起，表热轻证的方剂是（　　）
　　A. 银翘散　　　　　B. 麻杏甘石汤
　　C. 桂枝汤　　　　　D. 止嗽散
　　E. 桑菊饮

23. 适宜采用解表剂的情况是（　　）
　　A. 麻疹已透　　　　B. 温病初起
　　C. 疮疡已溃　　　　D. 虚证水肿
　　E. 邪气入里

A2 型题

1. 患者恶寒发热，无汗，咳喘，肢体疼痛，鼻塞，脉浮紧。治宜选用（　　）
　　A. 小青龙汤　　　　B. 桂枝汤
　　C. 麻黄汤　　　　　D. 败毒散
　　E. 麻杏石甘汤

2. 患者发热恶风，身体酸痛，无汗，鼻塞，咳嗽有痰，脉浮而无力。治宜选用（　　）
　　A. 麻黄汤　　　　　B. 桂枝汤
　　C. 银翘散　　　　　D. 败毒散
　　E. 小青龙汤

3. 患者发热恶寒，时而有汗，时而无汗，口渴，咳嗽咽痛，舌苔薄白，脉浮数。治宜选用（　　）
　　A. 桂枝汤　　　　　B. 银翘散
　　C. 麻杏石甘汤　　　D. 败毒散
　　E. 小青龙汤

4. 患者发热恶寒，无汗，咳喘，咳痰清稀量多，舌苔白滑，脉浮。治宜选用（　　）
　　A. 麻杏石甘汤　　　B. 止嗽散
　　C. 桑菊饮　　　　　D. 小青龙汤
　　E. 桂枝汤

5. 患者发热，身热不解，咳嗽，时而有汗，时而无汗，口渴，舌苔薄黄，脉浮数。治宜选用（　　）
　　A. 麻杏石甘汤　　　B. 止嗽散
　　C. 小青龙汤　　　　D. 银翘散
　　E. 败毒散

6. 患者素有寒饮，复感风寒，恶寒发热，无汗，喘咳痰多而稀，身体重痛，头面四肢浮肿，舌苔白滑，脉浮紧。治宜选用（　　）
　　A. 小青龙汤　　　　B. 败毒散
　　C. 止嗽散　　　　　D. 桑菊饮
　　E. 银翘散

7. 患者，男，50 岁，平素脾弱食少，昨日发病，始恶风寒。今见憎寒壮热，头项强痛，肢体酸

痛，无汗，鼻塞声重，咳嗽有痰，胸膈痞闷，舌淡苔白，脉浮而按之无力。治宜选用（　　）

A. 麻黄汤　　　　　　B. 桂枝汤

C. 银翘散　　　　　　D. 败毒散

E. 麻杏石甘汤

8. 骆某，男，50岁，盛暑仍着棉衣棉裤，极畏风寒，自汗时时，越出汗越畏风，脱去棉衣即感风吹透骨，遍身冷汗，因而虽盛暑亦不敢脱去棉衣，脉浮缓。治宜选用（　　）

A. 麻杏石甘汤　　　　B. 桂枝汤

C. 小柴胡汤　　　　　D. 止嗽散

E. 麻黄汤

B1 型题

A. 发汗解肌，调和营卫

B. 辛凉透表，清热解毒

C. 疏风清热，宣肺止咳

D. 散寒祛湿，益气解表

E. 宣利肺气，疏风止咳

1. 桂枝汤的功效是（　　）

2. 败毒散的功效是（　　）

A. 桂枝汤　　　　　　B. 麻黄汤

C. 银翘散　　　　　　D. 桑菊饮

E. 败毒散

3. 具有发汗解表，宣肺平喘功用的方剂是（　　）

4. 具有辛凉透表，清热解毒功用的方剂是（　　）

A. 益气扶正　　　　　B. 降利肺气

C. 调和诸药　　　　　D. 化痰止咳

E. 清热解毒

5. 败毒散中配伍人参的主要用意是（　　）

6. 麻黄汤中配伍杏仁的主要用意是（　　）

A. 银翘散　　　　　　B. 桂枝汤

C. 麻黄汤　　　　　　D. 桑菊饮

E. 小青龙汤

7. 头痛身热，微恶风寒，有汗不多，口渴咽干，舌尖红，脉浮数。治宜选用（　　）

8. 咳嗽，身热不甚，口微渴，脉浮数。治宜选用（　　）

A. 败毒散　　　　　　B. 小青龙汤

C. 银翘散　　　　　　D. 麻杏石甘汤

E. 桑菊饮

9. 外感风寒湿邪，症见憎寒壮热，头项强痛，肢体酸痛，无汗，鼻塞声重，咳嗽有痰，胸膈痞满，舌淡苔白，脉浮而按之无力者，宜选用（　　）

10. 身热不解，咳逆气急，甚则鼻扇，口渴，无汗或有汗，舌苔薄白或黄，脉浮而数者，宜选用（　　）

A. 相须为用　　　　　B. 相使为用

C. 相杀为用　　　　　D. 相畏为用

E. 相制为用

11. 麻黄汤中麻黄与桂枝的配伍，属于（　　）

12. 小青龙汤中麻黄与芍药的配伍，属于（　　）

A. 桂枝与甘草、大枣

B. 桂枝与生姜、大枣

C. 芍药与甘草、大枣

D. 桂枝与芍药、大枣

E. 芍药与生姜、大枣

13. 桂枝汤中辛甘化阳的药对是（　　）

14. 桂枝汤中酸甘化阴的药对是（　　）

第三节　泻　下　剂

A1 型题

1. 大承气汤的药物组成中，除大黄外，还有（　　）

A. 厚朴、杏仁、番泻叶

B. 厚朴、枳壳、芒硝

C. 桃仁、干姜、芒硝

D. 厚朴、枳实、芒硝

E. 厚朴、干姜、芒硝

2. 下列不属于大承气汤主治病证的是（　　）

A. 阳明腑实证　　　　B. 热结旁流

C. 里实热证　　　　　D. 肠痈初起

E. 大便秘结

3. 大黄牡丹汤药物组成中，除大黄、牡丹皮、芒硝外，还有（　　）

A. 桃仁、薏苡仁

B. 薏苡仁、杏仁

C. 桃仁、冬瓜仁

D. 冬瓜仁、杏仁

E. 薏苡仁、火麻仁

4. 温脾汤药物组成中，除大黄、芒硝、甘草外，还有（　　）
　　A. 当归、干姜、附子、人参
　　B. 当归、干姜、杏仁、党参
　　C. 当归、生姜、附子、人参
　　D. 川芎、干姜、附子、党参
　　E. 干姜、黄芪、附子、川芎

5. 下列不是麻子仁丸药物组成的是（　　）
　　A. 芍药　　　　　　　B. 厚朴
　　C. 芒硝　　　　　　　D. 杏仁
　　E. 枳实

6. 下列不是济川煎药物组成的是（　　）
　　A. 大黄　　　　　　　B. 升麻
　　C. 泽泻　　　　　　　D. 牛膝
　　E. 枳壳

7. 下列属于攻逐水饮方剂的是（　　）
　　A. 济川煎　　　　　　B. 麻子仁丸
　　C. 温脾汤　　　　　　D. 十枣汤
　　E. 大承气汤

8. 功用是峻下热结的方剂是（　　）
　　A. 温脾汤　　　　　　B. 麻子仁丸
　　C. 济川煎　　　　　　D. 大承气汤
　　E. 大黄牡丹汤

9. 大黄牡丹汤的功效是（　　）
　　A. 温中健脾，行气除满
　　B. 泄热破瘀，散结消肿
　　C. 温脾散寒，消食止泻
　　D. 峻下热结，凉血消肿
　　E. 润肠泄热，行气通便

10. 温脾汤的功效是（　　）
　　A. 温中健脾，行气除满
　　B. 泄热破瘀，散结消肿
　　C. 攻下冷积，温补脾阳
　　D. 通肠泄热，分利二便
　　E. 润肠泄热，行气通便

11. 右少腹疼痛拒按，按之其痛如淋，小便自调，或时时发热，自汗恶寒，舌苔薄白而黄，脉滑数，治宜选用（　　）
　　A. 大承气汤　　　　　B. 大黄牡丹汤

C. 温脾汤　　　　　　D. 十枣汤
E. 济川煎

12. 腹痛便秘，脐下绞痛，绕脐不止，手足不温，苔白不渴，脉沉弦而迟，治宜选用（　　）
　　A. 温脾汤　　　　　　B. 麻子仁丸
　　C. 济川煎　　　　　　D. 大黄牡丹汤
　　E. 大承气汤

13. 大便秘结，小便清长，腰膝酸软，头晕目眩，舌淡苔白，脉沉迟，治宜选用（　　）
　　A. 大承气汤　　　　　B. 麻子仁丸
　　C. 济川煎　　　　　　D. 温脾汤
　　E. 十枣汤

14. 济川煎方中加入当归的作用是（　　）
　　A. 温肾益精　　　　　B. 润肠通便
　　C. 升清降浊　　　　　D. 渗湿泄浊
　　E. 补养气血

15. 下列不是十枣汤中加入大枣作用的是（　　）
　　A. 顾护脾胃　　　　　B. 培土制水
　　C. 缓解毒性　　　　　D. 健脾补血
　　E. 调和诸药

16. 泻下剂一般不宜用于（　　）
　　A. 表证未解　　　　　B. 肠燥便秘
　　C. 热实风动　　　　　D. 水热互结
　　E. 邪实正虚

17. 十枣汤的组成中含有（　　）
　　A. 大黄、芒硝、甘遂
　　B. 芒硝、甘遂、大戟
　　C. 甘遂、大戟、芫花
　　D. 大戟、芫花、大黄
　　E. 芫花、大黄、牵牛子

A2 型题

1. 患者腹痛便秘，脐下疼痛，手足不温，苔白不渴，脉沉微弦而迟。治宜选用（　　）
　　A. 大承气汤　　　　　B. 温脾汤
　　C. 麻子仁丸　　　　　D. 济川煎
　　E. 十枣汤

2. 患者大便秘结，小便清长，面色无华，舌淡苔

白，脉沉迟。治宜选用（　　）
A. 济川煎　　　　　　B. 大承气汤
C. 麻子仁丸　　　　　D. 大黄牡丹汤
E. 小承气汤

3. 患者发热，腹痛，按之硬，烦躁发狂，舌苔黄燥。治宜选用（　　）
A. 温脾汤　　　　　　B. 麻子仁丸
C. 大黄牡丹汤　　　　D. 济川煎
E. 大承气汤

4. 患者痞硬胀满，干呕短气，头晕，咳引肩背痛，大小便不利，苔滑，脉沉弦。治宜选用（　　）
A. 小青龙汤　　　　　B. 大承气汤
C. 麻杏甘石汤　　　　D. 十枣汤
E. 防风通圣丸

5. 患者，男，65岁，腰膝酸软，大便干燥，艰涩难解，甚则秘结不通，小便清长，舌淡苔白，脉沉迟而弱。治宜选用（　　）
A. 桂枝汤　　　　　　B. 大承气汤
C. 大黄牡丹汤　　　　D. 济川煎
E. 麻子仁丸

6. 患者一身悉肿，尤以身半以下为重，腹胀喘满，二便不利，脉沉实有力。治宜选用（　　）
A. 十枣汤　　　　　　B. 大黄牡丹汤
C. 大承气汤　　　　　D. 麻子仁丸
E. 济川煎

B1 型题

A. 附子、人参　　　　B. 桃仁、杏仁
C. 桃仁、冬瓜仁　　　D. 牛膝、当归
E. 杏仁、大黄
1. 大黄牡丹汤中含有的药物是（　　）
2. 济川煎中含有的药物是（　　）

A. 附子、人参　　　　B. 桃仁、杏仁
C. 杏仁、大黄　　　　D. 泽泻、升麻
E. 甘遂、大枣
3. 温脾汤中含有的药物是（　　）
4. 麻子仁丸中含有的药物是（　　）

A. 大黄牡丹汤　　　　B. 麻子仁丸
C. 温脾汤　　　　　　D. 济川煎

E. 十枣汤
5. 具有温肾益精、润肠通便作用的方剂是（　　）
6. 具有攻逐水饮作用的方剂是（　　）

A. 相须增效　　　　　B. 相使协同
C. 相反相成　　　　　D. 相杀相制
E. 相反增毒
7. 温脾汤中的大黄与附子的配伍属于（　　）
8. 济川煎中的肉苁蓉与当归的配伍属于（　　）

第四节　和　解　剂

A1 型题

1. 小柴胡汤药物组成中除了柴胡、甘草、大枣外，还有（　　）
A. 黄芩、人参、半夏、生姜
B. 黄连、人参、半夏、干姜
C. 黄芩、人参、半夏、干姜
D. 黄连、人参、半夏、生姜
E. 黄芩、黄连、半夏、人参

2. 大柴胡汤药物组成中除了柴胡、生姜、大枣、芍药，还有（　　）
A. 黄芩、半夏、枳实、人参
B. 黄连、半夏、枳实、人参
C. 黄芩、半夏、枳实、大黄
D. 黄连、半夏、枳壳、人参
E. 黄连、半夏、枳壳、党参

3. 蒿芩清胆汤的药物组成中不含有（　　）
A. 陈皮　　　　　　　B. 半夏
C. 枳壳　　　　　　　D. 芍药
E. 竹茹

4. 逍遥散的药物组成中不含有（　　）
A. 陈皮　　　　　　　B. 茯苓
C. 芍药　　　　　　　D. 柴胡
E. 当归

5. 痛泻要方的功效是（　　）
A. 和解少阳，内泻热结
B. 清胆利湿，和胃化痰
C. 补脾柔肝，祛湿止泻
D. 寒热平调，消痞散结
E. 和解少阳

6. 下列不是小柴胡汤主治病证的是（　　）
　　A. 伤寒少阳证　　　　B. 热入血室
　　C. 黄疸　　　　　　　D. 脾虚肝旺证
　　E. 疟疾

7. 小柴胡汤中柴胡的作用是（　　）
　　A. 疏透气机　　　　　B. 降逆止呕
　　C. 调和诸药　　　　　D. 补气健脾
　　E. 清热解毒

8. 痛泻要方中防风的作用是（　　）
　　A. 补脾和胃　　　　　B. 理气醒脾
　　C. 缓急止痛　　　　　D. 疏肝止泻
　　E. 祛风固表

9. 心下痞，但满而不痛，或呕吐，肠鸣下利，舌苔腻而微黄。治宜选用（　　）
　　A. 小柴胡汤　　　　　B. 逍遥散
　　C. 痛泻要方　　　　　D. 半夏泻心汤
　　E. 大柴胡汤

10. 两胁作痛，头晕目眩，口燥咽干，神疲食少，或月经不调，乳房胀痛，脉弦而虚。治宜选用（　　）
　　A. 小柴胡汤　　　　　B. 逍遥散
　　C. 痛泻要方　　　　　D. 半夏泻心汤
　　E. 大柴胡汤

11. 逍遥散中配伍薄荷的用意是（　　）
　　A. 疏肝散热　　　　　B. 疏散风热
　　C. 疏肝解郁　　　　　D. 解毒利咽
　　E. 清利头目

A2 型题

1. 患者胸胁苦满，郁郁微烦，心下满痛，大便不解，舌苔黄，脉弦有力。治宜选用（　　）
　　A. 小柴胡汤　　　　　B. 大柴胡汤
　　C. 大承气汤　　　　　D. 半夏泻心汤
　　E. 葛根芩连汤

2. 患者头晕，口干，神疲食少，两胁微痛，月经不调，乳房胀痛，脉弦虚。治宜选用（　　）
　　A. 逍遥散　　　　　　B. 半夏泻心汤
　　C. 归脾汤　　　　　　D. 八珍汤
　　E. 小柴胡汤

3. 患者自觉胃胀满，阻塞不通，经常肠鸣下利，苔腻微黄。治宜选用（　　）
　　A. 小柴胡汤　　　　　B. 葛根芩连汤
　　C. 半夏泻心汤　　　　D. 温脾汤
　　E. 痛泻要方

4. 患者常于情绪紧张时出现肠鸣腹痛，大便溏泄，泻后痛减，脉左弦右缓。治宜选用（　　）
　　A. 葛根芩连汤　　　　B. 半夏泻心汤
　　C. 大柴胡汤　　　　　D. 逍遥散
　　E. 痛泻要方

5. 患者寒热往来，寒轻热重，胸胁胀痛，呕吐黄涎，小便黄少，舌红苔黄腻，脉弦滑数。治宜选用（　　）
　　A. 达原饮　　　　　　B. 小柴胡汤
　　C. 蒿芩清胆汤　　　　D. 大柴胡汤
　　E. 逍遥散

6. 患者，男，43 岁，患乙型肝炎半年余，症见两胁胀满，食欲不振，有时欲呕，口苦咽干，舌苔薄白，脉弦。治宜选用（　　）
　　A. 四逆散　　　　　　B. 逍遥散
　　C. 小柴胡汤　　　　　D. 大柴胡汤
　　E. 当归芍药散

B1 型题

　　A. 柴胡、人参　　　　B. 柴胡、枳实
　　C. 柴胡、当归　　　　D. 芍药、陈皮
　　E. 黄连、半夏
1. 小柴胡汤药物组成中含有（　　）
2. 半夏泻心汤药物组成中含有（　　）

　　A. 柴胡、枳实　　　　B. 柴胡、当归
　　C. 芍药、陈皮　　　　D. 竹茹、半夏
　　E. 黄连、半夏
3. 逍遥散药物组成中含有（　　）
4. 痛泻要方药物组成中含有（　　）

　　A. 小柴胡汤　　　　　B. 大柴胡汤
　　C. 逍遥散　　　　　　D. 痛泻要方
　　E. 半夏泻心汤
5. 和解少阳，内泻热结的方剂是（　　）
6. 寒热平调，消痞散结的方剂是（　　）

A. 枳实、半夏　　　　B. 甘草、大枣
C. 白术、当归　　　　D. 香附、柴胡
E. 枳壳、陈皮

7. 小柴胡汤组成中含有的药物是（　　　）

8. 蒿芩清胆汤组成中含有的药物是（　　　）

第五节　清　热　剂

A1 型题

1. 下列属于清营汤药物组成的是（　　　）
   A. 生地黄、竹茹　　　B. 石膏、丹参
   C. 生地黄、丹参　　　D. 黄芩、玄参
   E. 党参、生地黄

2. 下列不属于黄连解毒汤药物组成的是（　　　）
   A. 黄连　　　　　　　B. 生地黄
   C. 黄柏　　　　　　　D. 栀子
   E. 黄芩

3. 清瘟败毒饮药物组成中不含有（　　　）
   A. 栀子　　　　　　　B. 赤芍
   C. 连翘　　　　　　　D. 黄连
   E. 生地黄

4. 仙方活命饮药物组成中含有（　　　）
   A. 石膏　　　　　　　B. 生地黄
   C. 玄参　　　　　　　D. 皂角刺
   E. 木通

5. 下列不属于泻白散药物组成的是（　　　）
   A. 地骨皮　　　　　　B. 桑白皮
   C. 薤白　　　　　　　D. 甘草
   E. 粳米

6. 下列不属于清胃散药物组成的是（　　　）
   A. 生地黄　　　　　　B. 牡丹皮
   C. 石膏　　　　　　　D. 当归
   E. 升麻

7. 玉女煎中不含有的药物是（　　　）
   A. 熟地黄　　　　　　B. 麦冬
   C. 牛膝　　　　　　　D. 玄参
   E. 知母

8. 下列不属于芍药汤药物组成的是（　　　）

A. 牡丹皮　　　　　　B. 当归
C. 槟榔　　　　　　　D. 木香
E. 大黄

9. 当归六黄汤中的"六黄"除黄连、黄芩、黄柏外，还有（　　　）
   A. 生地黄、熟地黄、黄芪
   B. 生地黄、黄芪、大黄
   C. 生地黄、鸡子黄、大黄
   D. 生地黄、蒲黄、黄芪
   E. 熟地黄、大黄、蒲黄

10. 功用是清热生津的方剂是（　　　）
    A. 白虎汤　　　　　　B. 白虎加石膏汤
    C. 清胃散　　　　　　D. 玉女煎
    E. 泻白散

11. 功用是清热解毒、疏风散邪的方剂是（　　　）
    A. 银翘散　　　　　　B. 仙方活命饮
    C. 普济消毒饮　　　　D. 清瘟败毒饮
    E. 龙胆泻肝汤

12. 功用是清热解毒、凉血止痢的方剂是（　　　）
    A. 芍药汤　　　　　　B. 葛根芩连汤
    C. 白头翁汤　　　　　D. 当归六黄汤
    E. 痛泻要方

13. 体现"火郁发之"的方剂是（　　　）
    A. 仙方活命饮　　　　B. 芍药汤
    C. 当归六黄汤　　　　D. 清胃散
    E. 白虎汤

14. 竹叶石膏汤原方中麦冬与半夏的用量比例是（　　　）
    A. 5：1　　　　　　　B. 4：1
    C. 3：1　　　　　　　D. 2：1
    E. 1：1

15. 龙胆泻肝汤中具有渗湿泄热作用的药物是（　　　）
    A. 泽泻、车前子、茯苓
    B. 茯苓、车前子、木通
    C. 泽泻、车前子、木通
    D. 猪苓、茯苓、木通
    E. 茯苓、泽泻、猪苓

A2 型题

1. 患者头痛，眼睛发红，口苦，小便发黄，舌红苔黄，脉弦有力。治宜选用（　　）
   A. 逍遥散　　　　　　B. 小柴胡汤
   C. 导赤散　　　　　　D. 龙胆泻肝汤
   E. 黄连解毒汤

2. 患者入夜发热汗出，手心热，口干心烦，经常大便干结，舌红苔黄，脉数。治宜选用（　　）
   A. 青蒿鳖甲汤　　　　B. 当归六黄汤
   C. 白头翁汤　　　　　D. 大承气汤
   E. 泻白散

3. 患者发热咳嗽，下午 3 时加重，舌红苔黄，脉细数。治宜选用（　　）
   A. 泻白散　　　　　　B. 止嗽散
   C. 麻杏石甘汤　　　　D. 小青龙汤
   E. 葛根芩连汤

4. 患者腹痛，便脓血，里急后重，小便短赤，舌红苔黄腻，脉弦数。治宜选用（　　）
   A. 白头翁汤　　　　　B. 葛根芩连汤
   C. 芍药汤　　　　　　D. 导赤散
   E. 黄土汤

5. 患者身热汗出，心胸烦闷，口渴喜饮凉水，舌红，脉虚数。治宜选用（　　）
   A. 白虎汤　　　　　　B. 竹叶石膏汤
   C. 清营汤　　　　　　D. 黄连解毒汤
   E. 青蒿鳖甲汤

6. 患者烦躁，口干，身热下利，舌红苔黄，脉数有力。治宜选用（　　）
   A. 白虎汤　　　　　　B. 清营汤
   C. 泻白散　　　　　　D. 葛根芩连汤
   E. 黄连解毒汤

7. 患者头面红肿，咽喉不利，舌燥口渴，脉浮数有力。治宜选用（　　）
   A. 普济消毒饮　　　　B. 黄连解毒汤
   C. 当归六黄汤　　　　D. 泻白散
   E. 仙方活命饮

8. 患者脚踝部忽然红肿热痛，肿毒初起，舌苔黄，脉数有力。治宜选用（　　）
   A. 普济消毒饮　　　　B. 仙方活命饮
   C. 黄连解毒汤　　　　D. 导赤散
   E. 龙胆泻肝汤

9. 患者牙痛牙宣，时有出血，面颊发热，口气热臭，口干舌燥，舌红苔黄，脉滑数。治宜选用（　　）
   A. 清胃散　　　　　　B. 白虎汤
   C. 清营汤　　　　　　D. 黄连解毒汤
   E. 葛根芩连汤

10. 心胸烦热，口渴面赤，意欲冷饮，口舌生疮，或心热下移小肠，小便赤涩刺痛，舌红，脉数。治宜选用（　　）
    A. 白虎汤　　　　　　B. 导赤散
    C. 泻白散　　　　　　D. 白头翁汤
    E. 清胃散

11. 汪某，男，54 岁，因感冒发热，入住某医院，在治疗中身热逐步上升达 38℃以上，曾屡进西药退热剂，旋退旋起，8 天后仍持续高热达38.8℃，口渴，汗出，咽微痛，舌苔薄黄，脉洪大。治宜选用（　　）
    A. 银翘散　　　　　　B. 麻杏甘石汤
    C. 白虎汤　　　　　　D. 桂枝汤
    E. 泻黄散

12. 患者，35 岁，近 1 周感冒发热，咽喉痛，咳嗽时有少量痰，医院诊断为支原体感染，注射阿奇霉素 1 周，基本已不咳嗽，但每晚 12 时左右仍发热 38.5℃，晨起热退无汗，脉细微数，舌微红有齿印，苔白水滑。治宜选用（　　）
    A. 泻白散　　　　　　B. 普济消毒饮
    C. 竹叶石膏汤　　　　D. 当归六黄汤
    E. 青蒿鳖甲汤

B1 型题

A. 知母、鳖甲　　　　B. 生地黄、熟地黄
C. 石膏、知母　　　　D. 芍药、黄连
E. 葛根、黄连

1. 玉女煎药物组成中含有（　　）
2. 当归六黄汤药物组成中含有（　　）

A. 芍药汤　　　　　　B. 白虎汤
C. 青蒿鳖甲汤　　　　D. 白头翁汤

E. 当归六黄汤

3. 体现"行血则便脓自愈，调气则厚重自除"原则的方剂是（　　　）

4. 体现"有先入后出之妙"的方剂是（　　　）

A. 仙方活命饮　　　　B. 白虎汤
C. 龙胆泻肝汤　　　　D. 葛根芩连汤
E. 白头翁汤

5. 功效为清泻肝胆实火、清利肝胆湿热的方剂是（　　　）

6. 功效为解表清里的方剂是（　　　）

A. 黄连解毒汤　　　　B. 普济消毒饮
C. 清瘟败毒饮　　　　D. 导赤散
E. 泻白散

7. 功效是泻火解毒的方剂是（　　　）

8. 功效是清心利水养阴的方剂是（　　　）

A. 仙方活命饮　　　　B. 龙胆泻肝汤
C. 当归六黄汤　　　　D. 清营汤
E. 芍药汤

9. 红肿热痛或身热凛寒，苔薄白或黄，脉数有力，治宜选用（　　　）

10. 腹痛，便脓血，赤白相兼，里急后重，肛门灼热，小便短赤，舌苔黄腻，脉弦数，治宜选用（　　　）

A. 半夏泻心汤　　　　B. 犀角地黄汤
C. 黄连解毒汤　　　　D. 清营汤
E. 白虎汤

11. 方药配伍体现"辛寒清气"法的方剂是（　　　）

12. 方药配伍体现"苦寒直折"法的方剂是（　　　）

第六节　祛　暑　剂

A1 型题

1. 不属于新加香薷饮药物组成的是（　　　）
A. 金银花　　　　B. 厚朴
C. 连翘　　　　　D. 滑石
E. 香薷

2. 香薷散的功效是（　　　）
A. 清暑益气，养阴生津
B. 清暑益气，和胃止呕
C. 祛暑解表，化湿和中

D. 清暑利湿，益气和胃
E. 清热解毒，化湿和中

3. 清暑益气汤中不含有的药物是（　　　）
A. 石斛　　　　　B. 知母
C. 荷梗　　　　　D. 石膏
E. 甘草

4. 六一散的功效是（　　　）
A. 清暑利湿　　　　B. 疏风解暑
C. 清暑益气　　　　D. 清热解暑
E. 清心解暑

5. 下列方剂中，主治阴暑证的是（　　　）
A. 杏苏散　　　　　B. 桑杏汤
C. 参苏饮　　　　　D. 香薷散
E. 益元散

A2 型题

1. 发热汗出过多，口渴心烦，体倦少气，精神不振，脉虚数。治宜选用（　　　）
A. 竹叶石膏汤　　　　B. 清暑益气汤
C. 六一散　　　　　　D. 香薷散
E. 新加香薷饮

2. 患者头痛发热，恶寒无汗，口渴面赤，胸闷不舒，舌苔白腻，脉浮而数。治宜选用（　　　）
A. 新加香薷饮　　　　B. 补中益气汤
C. 生脉饮　　　　　　D. 清暑益气汤
E. 白虎汤

3. 感受暑热，身热心烦，体倦少气，汗多口渴，脉虚数。治宜选用（　　　）
A. 香薷饮　　　　　B. 六一散
C. 清暑益气汤　　　D. 银翘散
E. 清营汤

B1 型题

A. 香薷、厚朴　　　　B. 石膏、知母
C. 石斛、麦冬　　　　D. 枳实、西洋参
E. 荷叶、金银花

1. 香薷散药物组成中含有（　　　）

2. 清暑益气汤药物组成中含有（　　　）

第七节 温 里 剂

A1 型题

1. 下列适合用温里剂的是（　　）
    A. 真热假寒　　　　B. 素体阴虚
    C. 失血过多　　　　D. 素体阳虚
    E. 阴虚发热

2. 具有温中祛寒、补气健脾功效的方剂是（　　）
    A. 理中丸　　　　　B. 小建中汤
    C. 吴茱萸汤　　　　D. 四逆汤
    E. 回阳救急汤

3. 不属于理中丸药物组成的是（　　）
    A. 干姜　　　　　　B. 人参
    C. 白术　　　　　　D. 茯苓
    E. 甘草

4. 理中汤的主治病证不包括（　　）
    A. 阳明寒呕　　　　B. 厥阴头痛
    C. 胃寒腹痛　　　　D. 阳微肢厥
    E. 少阴下利

5. 小建中汤是由桂枝汤怎样加减变化而来的（　　）
    A. 去桂枝
    B. 去芍药加饴糖
    C. 倍用甘草，加饴糖
    D. 倍用甘草、芍药
    E. 倍用芍药，加饴糖

6. 小建中汤中的君药是（　　）
    A. 桂枝　　　　　　B. 芍药
    C. 饴糖　　　　　　D. 饴糖和桂枝
    E. 饴糖和芍药

7. 芍药在小建中汤中的功效是（　　）
    A. 敛阴和营　　　　B. 调和气血
    C. 缓急益阴　　　　D. 缓急止痛
    E. 温胃散寒

8. 下列不属于吴茱萸汤主治病证的是（　　）
    A. 食后泛泛欲吐，呕吐酸水
    B. 颠顶头痛
    C. 胸满脘痛，畏寒肢冷

D. 大便泄泻，舌淡苔白
E. 四肢厥逆，神衰欲寐

9. 下列不属于吴茱萸汤药物组成的是（　　）
    A. 生姜　　　　　　B. 吴茱萸
    C. 人参　　　　　　D. 甘草
    E. 大枣

10. 四逆汤的功效是（　　）
    A. 回阳救逆
    B. 破阴回阳，通达内外
    C. 回阳救逆，益气固脱
    D. 破阴回阳，宣通上下
    E. 益气回阳固脱

11. 四逆汤的主治为（　　）
    A. 少阴病，阴盛格阳
    B. 少阴病，气脱阴伤
    C. 阳气暴脱
    D. 心肾阳衰之寒厥证
    E. 阴盛戴阳

12. 当归四逆汤的主治是（　　）
    A. 虚劳里急证　　　B. 脾胃虚寒证
    C. 虚寒腹痛证　　　D. 血虚寒厥证
    E. 阴疽

13. 当归四逆汤的药物组成中不包含（　　）
    A. 桂枝　　　　　　B. 附子
    C. 芍药　　　　　　D. 细辛
    E. 通草

14. 治疗血痹的方剂是（　　）
    A. 当归四逆汤　　　B. 阳和汤
    C. 黄芪桂枝五物汤　D. 小建中汤
    E. 理中丸

15. 治疗阴疽的方剂是（　　）
    A. 黄芪桂枝五物汤
    B. 当归四逆汤
    C. 仙方活命饮
    D. 阳和汤
    E. 败毒散

16. 属于阳和汤药物组成的是（　　）
    A. 生姜　　　　　　B. 桂枝

C. 生甘草　　　　　　D. 炙甘草

E. 当归

17. 下列方剂中重用生姜的是（　　　）

A. 吴茱萸汤　　　　　B. 小建中汤

C. 当归四逆汤　　　　D. 黄芪桂枝五物汤

E. 阳和汤

18. 吴茱萸汤和理中丸两方中均含有的药物是（　　　）

A. 人参　　　　　　　B. 大枣

C. 白术　　　　　　　D. 甘草

E. 干姜

19. 下列方剂中，可用治阳虚失血证的方剂是（　　　）

A. 吴茱萸汤　　　　　B. 大建中汤

C. 小建中汤　　　　　D. 理中丸

E. 四逆汤

20. 下列各项，不属于四逆汤证临床表现的是（　　　）

A. 四肢厥逆　　　　　B. 腹痛下利

C. 面色苍白　　　　　D. 神衰欲寐

E. 脉弦而紧

A2 型题

1. 患者手足厥逆，畏寒蜷卧，神衰欲寐，面色苍白，腹痛下利，呕吐不渴，舌苔白滑，脉微细。治宜选用（　　　）

A. 当归补血汤　　　　B. 当归四逆汤

C. 四逆散　　　　　　D. 四逆汤

E. 白通汤

2. 患者倦怠乏力，腹痛绵绵，喜温喜按，食少便溏，畏寒肢冷，舌淡苔白，脉沉细。治宜选用（　　　）

A. 参苓白术散　　　　B. 四君子汤

C. 理中丸　　　　　　D. 补中益气汤

E. 小建中汤

3. 患者，女，34 岁，头痛以颠顶为主，头痛时烦躁欲死，伴有恶心呕吐，畏寒喜热，手足不温，口不渴，舌淡苔白，脉沉弦迟。治宜选用（　　　）

A. 九味羌活汤　　　　B. 大秦艽汤

C. 小活络丹　　　　　D. 吴茱萸汤

E. 川芎茶调散

4. 患者，男，26 岁，素体阳气不足，汗出当风，肌肤麻木不仁，脉微涩而紧。治宜选用（　　　）

A. 当归四逆汤　　　　B. 玉屏风散

C. 桂枝加葛根汤　　　D. 阳和汤

E. 黄芪桂枝五物汤

5. 患者，女，平素经期延迟，月经期间小腹疼痛，喜温喜按，入冬后手足厥冷，舌淡苔白，脉沉细。治宜选用（　　　）

A. 四物汤　　　　　　B. 阳和汤

C. 理中丸　　　　　　D. 当归四逆汤

E. 四逆汤

6. 患者胃脘冷痛，胸膈满闷，食后欲呕，吞酸嘈杂，四肢不温，舌淡苔白滑，脉沉迟。治宜选用（　　　）

A. 大建中汤　　　　　B. 小建中汤

C. 理中丸　　　　　　D. 吴茱萸汤

E. 芍药散

7. 患者，男，44 岁，脘腹拘急时痛、喜温喜按三年余，并伴有面色无华，神疲乏力，心悸气短，手足烦热，咽干口燥，舌淡苔白，脉弦细。治宜选用（　　　）

A. 生脉饮　　　　　　B. 半夏泻心汤

C. 理中丸　　　　　　D. 阳和汤

E. 小建中汤

8. 患者，女，58 岁，腰酸痛、右侧肢体疼痛数年，遇冷加重，语声低微，舌质淡，苔薄白腻，脉细沉，二便可。自述上下肢酸痛，腰臀部冷痛，非常怕冷，冬天需要坐在火炉边。治宜选用（　　　）

A. 理中丸　　　　　　B. 黄芪桂枝五物汤

C. 小建中汤　　　　　D. 阳和汤

E. 四逆汤

9. 患者，女，27 岁，经期食冷后吹风着凉，此后稍有劳累则腿部刺痛（诊断为坐骨神经痛），遇寒加重，足底发冷，舌淡苔白，脉细。治宜选用（　　　）

A. 小建中汤　　　　　B. 理中丸

C. 阳和汤　　　　　　D. 当归四逆汤

E. 黄芪桂枝五物汤

10. 患者，女，24 岁，每天清晨起床后呕吐清痰三

年余，遇疲劳或受凉加重，甚则呕酸水，早上胃纳差，勉强可进食，有饥饿感。某医辨证为脾虚，服中药未效。治宜选用（　　）

A. 当归四逆汤　　　B. 桂枝汤

C. 吴茱萸汤　　　　D. 阳和汤

E. 四逆汤

B1 型题

A. 人参、白术　　　B. 白术、茯苓

C. 茯苓、干姜　　　D. 干姜、甘草

E. 甘草、生姜

1. 四逆汤和理中丸均有的药物是（　　）
2. 理中丸和四君子汤均有的药物是（　　）

A. 理中丸　　　　　B. 小建中汤

C. 吴茱萸汤　　　　D. 四逆汤

E. 当归四逆汤

3. 具有温中补虚、降逆止呕功效的方剂是（　　）
4. 具有温中补虚、和里缓急功效的方剂是（　　）

A. 当归四逆汤　　　B. 阳和汤

C. 黄芪桂枝五物汤　D. 回阳救急汤

E. 四逆汤

5. 具有温经散寒、养血通脉功效的方剂是（　　）
6. 具有益气温经、和血通痹功效的方剂是（　　）

A. 理中丸　　　　　B. 小建中汤

C. 吴茱萸汤　　　　D. 四逆汤

E. 当归四逆汤

7. 主治虚劳里急的方剂是（　　）
8. 主治肝胃虚寒，浊阴上逆的方剂是（　　）

A. 温中补虚，和里缓急

B. 温里解表，益气健脾

C. 温中散寒，补气健脾

D. 温中补虚，降逆止痛

E. 温中补虚，降逆止呕

9. 理中丸的功效是（　　）
10. 小建中汤的功效是（　　）

A. 吴茱萸汤　　　　B. 十枣汤

C. 小建中汤　　　　D. 当归四逆汤

E. 桂枝汤

11. 生姜用量最大的是（　　）
12. 大枣用量最大的是（　　）

A. 和里缓急　　　　B. 解表散寒

C. 养血温经　　　　D. 温中祛寒

E. 回阳救逆

13. 当归配干姜主要用于（　　）
14. 附子配干姜主要用于（　　）

A. 温通胸阳，通行血脉

B. 温中阳，祛寒邪

C. 温阳化气行水

D. 温经散寒，温通血脉

E. 解肌发表

15. 桂枝在小建中汤中的作用是（　　）
16. 桂枝在当归四逆汤中的作用是（　　）

第八节 补 益 剂

A1 型题

1. 补益剂属于"八法"中的（　　）

A. 和法　　　　　　B. 温法

C. 补法　　　　　　D. 消法

E. 清法

2. 四君子汤的功效是（　　）

A. 益气养阴　　　　B. 健脾养胃

C. 补益肝肾　　　　D. 补气养血

E. 益气健脾

3. 不属于四君子汤药物组成的是（　　）

A. 人参　　　　　　B. 茯苓

C. 白术　　　　　　D. 炙甘草

E. 桂枝

4. 参苓白术散的主治是（　　）

A. 脾胃气虚　　　　B. 脾虚湿盛

C. 脾胃虚寒　　　　D. 脾阳不足

E. 脾虚气陷

5. 参苓白术散中宣肺利气、通调水道、载药上行的药物是（　　）

A. 升麻　　　　　　B. 柴胡

C. 葛根　　　　　　D. 桔梗

E. 人参

6. 参苓白术散体现的治法是（　　）

A. 培土生金　　　　B. 培土抑木

C. 培土制水　　　　D. 益火补土

E. 滋水涵木

7. 由黄芪、人参、白术、柴胡、升麻、当归、橘皮、炙甘草组成的方剂是（　　　）

A. 参苓白术散　　　B. 补中益气汤

C. 升阳益胃汤　　　D. 玉屏风散

E. 白带汤

8. 补中益气汤中的君药是（　　　）

A. 人参　　　　　　B. 升麻

C. 白术　　　　　　D. 当归

E. 黄芪

9. 补中益气汤的功效是（　　　）

A. 益气健脾

B. 益气健脾，渗湿止泻

C. 补中益气，升阳举陷

D. 益气生津，敛阴止汗

E. 益气固表止汗

10. 甘温除大热的代表方剂是（　　　）

A. 参苓白术散　　　B. 温中汤

C. 当归四逆汤　　　D. 补中益气汤

E. 生脉散

11. 由人参、麦冬、五味子组成的方剂是（　　　）

A. 四君子汤　　　　B. 四物汤

C. 生脉散　　　　　D. 玉屏风散

E. 补中益气汤

12. 生脉散中的君药是（　　　）

A. 人参　　　　　　B. 麦冬

C. 五味子　　　　　D. 黄芪

E. 当归

13. 生脉散中人参的作用是（　　　）

A. 益气生津，补养肺气

B. 养阴清热，润肺生津

C. 敛肺止汗，生津止渴

D. 健脾益气，固表止汗

E. 补中益气，升阳举陷

14. 玉屏风散的组成是（　　　）

A. 黄芪、白术、甘草

B. 白术、防风、黄芪

C. 茯苓、白术、黄芪

D. 黄芪、白术、人参

E. 茯苓、白术、甘草

15. 玉屏风散中的君药是（　　　）

A. 防风　　　　　　B. 黄芪

C. 白术　　　　　　D. 人参

E. 茯苓

16. 防风在玉屏风散中的作用是（　　　）

A. 祛风止痉　　　　B. 祛风散寒

C. 祛风透疹　　　　D. 祛风御邪

E. 祛风止痛

17. 治疗表虚自汗宜选用（　　　）

A. 牡蛎散　　　　　B. 桂枝汤

C. 玉屏风散　　　　D. 青蒿鳖甲汤

E. 清骨汤

18. 玉屏风散中配伍黄芪的意义是（　　　）

A. 大补元气，气旺血行

B. 益气固表，行气消肿

C. 补气健脾，化气生血

D. 补益脾肺，固表止汗

E. 补中益气，升阳举陷

19. 完带汤的功效是（　　　）

A. 补脾疏肝，化湿止带

B. 固冲摄血，益气健脾

C. 滋阴清热，固经止血

D. 健脾除湿，清热止带

E. 温补脾肾，收敛止带

20. 主治营血虚滞证的是（　　　）

A. 四物汤　　　　　B. 当归补血汤

C. 桃红四物汤　　　D. 温经汤

E. 八珍汤

21. 当归补血汤和四物汤共同含有的药物是（　　　）

A. 熟地黄　　　　　B. 黄芪

C. 芍药　　　　　　D. 当归

E. 川芎

22. 当归补血汤中黄芪与当归的用量之比为（　　　）

A. 3：1　　　　　　B. 6：1

C. 5：1　　　　　　D. 4：1

E. 1 : 5

23. 治疗心脾气血两虚证的方剂是（　　）
　　A. 四物汤　　　　　B. 八珍汤
　　C. 炙甘草汤　　　　D. 归脾汤
　　E. 归脾丸

24. 归脾汤中辛香走散、理气醒脾的药物是（　　）
　　A. 黄芪　　　　　　B. 远志
　　C. 木香　　　　　　D. 菖蒲
　　E. 酸枣仁

25. 炙甘草汤的功效是（　　）
　　A. 益气滋阴，通阳复脉
　　B. 益气补血，通阳复脉
　　C. 益气补血，健脾养心
　　D. 益气补血，养心安神
　　E. 益气健脾，滋阴养血

26. 炙甘草汤中的君药是（　　）
　　A. 炙甘草、生地黄
　　B. 生姜、炙甘草
　　C. 生地黄、桂枝
　　D. 熟地黄、桂枝
　　E. 阿胶、生地黄

27. 炙甘草汤的典型脉象是（　　）
　　A. 脉沉细　　　　　B. 脉弦细
　　C. 脉结代　　　　　D. 脉沉弱
　　E. 脉短促

28. 属于六味地黄汤中"三补"的药物是（　　）
　　A. 熟地黄、干姜、附子
　　B. 生地黄、熟地黄、山药
　　C. 熟地黄、山药、山茱萸
　　D. 茯苓、泽泻、丹皮
　　E. 山茱萸、泽泻、山药

29. 六味地黄丸中的君药是（　　）
　　A. 生地黄　　　　　B. 熟地黄
　　C. 干地黄　　　　　D. 山萸肉
　　E. 山药

30. 六味地黄丸的主治病证是（　　）
　　A. 肝肾阴虚　　　　B. 真阴不足
　　C. 肺肾两虚　　　　D. 骨蒸潮热

E. 肾阳不足

31. 下列不属于一贯煎药物组成的是（　　）
　　A. 沙参　　　　　　B. 枸杞子
　　C. 川楝子　　　　　D. 麦冬
　　E. 熟地黄

32. 一贯煎的功效是（　　）
　　A. 滋补肝肾　　　　B. 滋阴清热
　　C. 滋阴凉血　　　　D. 滋阴降火
　　E. 滋阴疏肝

33. 一贯煎中配伍少量川楝子的作用是（　　）
　　A. 疏肝泄热，理气止痛
　　B. 滋水涵木
　　C. 养血滋阴柔肝
　　D. 滋养肺胃，养阴生津
　　E. 佐金平木

34. 下列不属于肾气丸主治病证的是（　　）
　　A. 腰部寒冷、小便不利
　　B. 阳痿早泄、腰痛脚软
　　C. 小便反多、舌白淡胖
　　D. 痰饮、水肿、转胞
　　E. 骨蒸潮热、盗汗遗精

35. 配伍中体现"少火生气"的方剂是（　　）
　　A. 六味地黄丸　　　B. 肾气丸
　　C. 左归丸　　　　　D. 大补阴丸
　　E. 地黄饮子

36. 肾气丸是在六味地黄丸的基础上加（　　）
　　A. 芍药、山茱萸　　B. 山药、泽泻
　　C. 桂枝、附子　　　D. 肉桂、附子
　　E. 丹皮、泽泻

37. 具有滋肾阴、补肾阳、开窍化痰功效的方剂是
　　（　　）
　　A. 炙甘草汤　　　　B. 六味地黄丸
　　C. 肾气丸　　　　　D. 地黄饮子
　　E. 当归六黄汤

38. 主要治疗喑痱的方剂是（　　）
　　A. 六味地黄丸　　　B. 肾气丸
　　C. 生脉饮　　　　　D. 炙甘草汤
　　E. 地黄饮子

39. 下列不属于地黄饮子药物组成的是（　　）
    A. 熟干地黄　　　　　B. 巴戟天
    C. 肉苁蓉　　　　　　D. 官桂
    E. 锁阳

40.《金匮》肾气丸方中用量最大的药物是（　　）
    A. 附子　　　　　　　B. 桂枝
    C. 山茱萸　　　　　　D. 山药
    E. 生地黄

41. 归脾汤和补中益气汤两方均具有的功效是（　　）
    A. 升阳举陷　　　　　B. 养心安神
    C. 补脾养心　　　　　D. 健脾益气
    E. 益气退热

42. 复脉汤中用量最大的药物是（　　）
    A. 生地黄　　　　　　B. 大枣
    C. 桂枝　　　　　　　D. 阿胶
    E. 炙甘草

43. 四君子汤的组方配伍所体现的特点是（　　）
    A. 补气之中有燥湿助运之功
    B. 补气之中有固表止汗之力
    C. 补气之中有升阳举陷之力
    D. 补气之中有养阴生津之力
    E. 补气之中有生血之功

44.《金匮》肾气丸的主治病证中，不包括（　　）
    A. 痰饮　　　　　　　B. 霍乱
    C. 脚气　　　　　　　D. 消渴
    E. 妇人转胞

45. 与六味地黄丸和《金匮》肾气丸两方主治证候
    均不吻合的病证是（　　）
    A. 消渴　　　　　　　B. 遗精
    C. 大汗亡阳　　　　　D. 腰痛脚弱
    E. 小儿囟门迟闭

A2 型题

1. 饮食不化，胸脘痞闷，肠鸣泄泻，四肢乏力，
   面色萎黄，舌淡苔白腻，脉虚缓。治宜选用
   （　　）
   A. 六味地黄丸　　　　B. 四神丸
   C. 真人养脏汤　　　　D. 参苓白术散
   E. 补中益气汤

2. 身热自汗，渴喜热饮，气短乏力，舌淡，脉虚
   大无力。治宜选用（　　）
   A. 白虎汤　　　　　　B. 补中益气汤
   C. 参苓白术散　　　　D. 当归补血汤
   E. 桂枝汤

3. 汗多神疲，体倦乏力，气短懒言，咽干口渴，
   舌干红少苔，脉虚数。治宜选用（　　）
   A. 生脉散　　　　　　B. 补中益气汤
   C. 玉屏风散　　　　　D. 炙甘草汤
   E. 四君子汤

4. 心悸怔忡，健忘失眠，盗汗，体倦食少，面色萎
   黄，舌淡，苔薄白，脉细弱。治宜选用（　　）
   A. 四物汤　　　　　　B. 归脾丸
   C. 酸枣仁汤　　　　　D. 天王补心丹
   E. 归脾汤

5. 腰膝酸软，头晕目眩，耳鸣耳聋，骨蒸潮热，手
   足心热，舌红少苔，脉细数。治宜选用（　　）
   A. 六味地黄丸　　　　B. 肾气丸
   C. 左归丸　　　　　　D. 右归丸
   E. 地黄饮子

6. 月经不调，量少，经行不畅，色淡有时带有血
   块，脐腹作痛，舌淡、口唇、爪甲色淡，脉细
   涩。治宜选用（　　）
   A. 四物汤　　　　　　B. 当归补血汤
   C. 桃核承气汤　　　　D. 温经汤
   E. 八珍汤

7. 腰膝酸软，胁脘胀痛，吞酸口苦，咽干口燥，
   脉细虚弦。治宜选用（　　）
   A. 逍遥散　　　　　　B. 四逆散
   C. 龙胆泻肝汤　　　　D. 一贯煎
   E. 天台乌药散

8. 体弱少气，心悸怔忡，虚烦不眠，舌体瘦小，
   舌淡苔光剥，脉结代。治宜选用（　　）
   A. 归脾汤　　　　　　B. 当归补血汤
   C. 天王补心丹　　　　D. 炙甘草汤
   E. 一贯煎

9. 大出血后出现肌热面赤，烦渴欲饮，舌质淡，
   脉洪大而虚。治宜选用（　　）
   A. 补中益气汤　　　　B. 当归补血汤

C. 炙甘草汤　　　　D. 八珍汤

E. 四逆汤

10. 腰痛脚软，身半以下常自觉发凉，小便不利，舌淡而胖，脉虚弱，尺部沉细。治宜选用（　　）

A. 六味地黄丸　　　B. 八珍汤

C. 炙甘草汤　　　　D. 肾气丸

E. 地黄饮子

11. 某冠心病患者，症见体羸少气，心悸怔忡，虚烦不眠，舌体瘦小，舌质淡红，苔光剥，脉代。治宜选用（　　）

A. 归脾汤　　　　　B. 一贯煎

C. 炙甘草汤　　　　D. 大补阴丸

E. 生脉散

12. 患者，女，晨起低热，面色㿠白，体倦少气，动辄汗出，怯风形寒，容易感冒，伴食少便溏，子宫中度下垂，舌淡苔薄白，脉虚。治宜选用（　　）

A. 归脾汤　　　　　B. 八珍汤

C. 四君子汤　　　　D. 参苓白术散

E. 补中益气汤

13. 张某，女，34岁，白带过多两年余。刻下症见带下色白如涕，无臭，面色无华，四肢不温，少气懒言，神疲乏力，腹部有坠胀感，纳少，便溏，两下肢轻度浮肿，舌质淡，苔薄白腻，脉缓弱。治宜选用（　　）

A. 完带汤　　　　　B. 四物汤

C. 桃核承气汤　　　D. 固冲汤

E. 温经汤

14. 陈某，男，64岁，患者反复咳喘5年，每遇天气变化发作。10天前不慎受凉后出现咳嗽，气促，咳白稀痰，活动后加重，经西药治疗收效不显。刻下症见咳嗽、咳痰、气促，腹胀纳差，四肢倦怠，少气懒言，舌质淡，苔白腻，脉缓。治宜选用（　　）

A. 沙参麦冬汤　　　B. 参苓白术散

C. 炙甘草汤　　　　D. 大补阴丸

E. 生脉散

15. 王某，男，47岁，患肾盂肾炎，旋即治愈。今春以来经常出现全身浮肿，时起时退。检查发现尿蛋白（++），经中西药治疗无明显改善。刻下症见腹皮增厚，腹胀，头晕，腰酸，食欲减退，小便频，量少，口不干，脉细涩，舌体胖有齿印，质淡，苔白较厚，血压正常。治宜选用（　　）

A. 归脾汤　　　　　B. 四君子汤

C. 一贯煎　　　　　D. 肾气丸

E. 六味地黄丸

16. 患者，76岁，右侧肢体乏力，站立行走欠稳，伴言语含糊，至当地医院住院治疗，行颅脑CT检查提示多发性脑梗死、脑白质病、脑萎缩，右侧肢体轻乏力，言语表达欠佳。近1年来出现记忆力减退，以近期记忆力下降为主，反应迟钝，认人不准，伴生活能力下降，舌质白滑，脉沉细弱。治宜选用（　　）。

A. 一贯煎　　　　　B. 地黄饮子

C. 六味地黄丸　　　D. 肾气丸

E. 炙甘草汤

B1 型题

A. 麦冬　　　　　　B. 桔梗

C. 升麻　　　　　　D. 五味子

E. 桂枝

1. 补中益气汤含有的药物是（　　）

2. 参苓白术散含有的药物是（　　）

A. 滋水涵木　　　　B. 佐金平木

C. 补火生土　　　　D. 培土生金

E. 金水相生

3. 参苓白术散加用桔梗体现的原理有（　　）

4. 一贯煎重用生地黄体现的原理有（　　）

A. 补中益气汤　　　B. 炙甘草汤

C. 地黄饮子　　　　D. 六味地黄丸

E. 肾气丸

5. 具有"壮水之主，以制阳光"作用的方剂是（　　）

6. 具有"益火之源，以消阴翳"作用的方剂是（　　）

A. 表虚自汗证

B. 脾胃气虚下陷证

C. 脾胃气虚夹湿证

D. 血虚阳浮发热证

E. 心脾气血两虚证

7. 玉屏风散的主治是（　　）

8. 补中益气汤的主治是（　　　）

　　A. 四君子汤　　　　　B. 四物汤
　　C. 补中益气汤　　　　D. 当归补血汤
　　E. 生脉散

9. 治疗气虚发热的代表方剂是（　　　）

10. 治疗血虚发热的代表方剂是（　　　）

　　A. 熟地黄　　　　　　B. 肉桂
　　C. 桂枝　　　　　　　D. 麦冬
　　E. 当归

11. 六味地黄丸中含有的药物是（　　　）

12. 肾气丸中含有的药物是（　　　）

　　A. 人参　　　　　　　B. 黄芪
　　C. 熟地黄　　　　　　D. 当归
　　E. 生地黄

13. 四君子汤中的君药是（　　　）

14. 四物汤中的君药是（　　　）

　　A. 生地黄　　　　　　B. 石膏
　　C. 麦冬　　　　　　　D. 当归
　　E. 枸杞子

15. 一贯煎中的君药是（　　　）

16. 玉女煎中的君药是（　　　）

　　A. 阳中求阴　　　　　B. 填精化血
　　C. 补气生血　　　　　D. 壮水制火
　　E. 少火生气

17. 当归补血汤的制方原理为（　　　）

18. 肾气丸的制方原理为（　　　）

第九节　固　涩　剂

A1 型题

1. 下列不属于固涩剂分类的是（　　　）
　　A. 固表止汗　　　　　B. 敛肺止咳
　　C. 涩肠固脱　　　　　D. 固崩止带
　　E. 升阳举陷

2. 下列属于固涩剂适用范畴的是（　　　）
　　A. 血热崩漏　　　　　B. 火动遗精
　　C. 中风汗出　　　　　D. 肺虚久咳
　　E. 热结旁流

3. 牡蛎散中主要用于止汗的药物是（　　　）
　　A. 黄芪　　　　　　　B. 麻黄根
　　C. 浮小麦　　　　　　D. 牡蛎
　　E. 龙骨

4. 具有敛阴止汗、益气固表功效的是（　　　）
　　A. 牡蛎散　　　　　　B. 生脉饮
　　C. 玉屏风散　　　　　D. 当归六黄汤
　　E. 六味地黄丸

5. 真人养脏汤的主治是（　　　）
　　A. 五更泄泻　　　　　B. 久泻久痢
　　C. 脾虚泄泻　　　　　D. 气虚下陷所致的泄泻
　　E. 湿热痢疾

6. 真人养脏汤含有的药物有（　　　）
　　A. 乌梅　　　　　　　B. 罂粟壳
　　C. 山茱肉　　　　　　D. 五味子
　　E. 赤石脂

7. 下列不属于四神丸药物组成的是（　　　）
　　A. 补骨脂　　　　　　B. 吴茱萸
　　C. 肉豆蔻　　　　　　D. 五倍子
　　E. 五味子

8. 四神丸的功效为（　　　）
　　A. 温肾暖脾，固肠止泻
　　B. 益气升阳，固肠止泻
　　C. 扶土抑木，固肠止泻
　　D. 温中散寒，固肠止泻
　　E. 温补肾阳，固肠止泻

9. 四神丸中重用补骨脂的意义是（　　　）
　　A. 温中涩肠　　　　　B. 涩肠止泻
　　C. 益火补土　　　　　D. 泻南补北
　　E. 虚则补母

10. 桑螵蛸散的主治病证是（　　　）
　　A. 肾虚不固　　　　　B. 心脾两虚
　　C. 心肾两虚　　　　　D. 脾肾两虚
　　E. 肺肾两虚

11. 固冲汤的功效是（　　　）
　　A. 滋阴清热，固经止血
　　B. 固冲摄血，清热祛湿
　　C. 固冲摄血，益气健脾

D. 固冲摄血，疏肝解郁

E. 固冲摄血，温肾补阳

12. 肉桂在真人养脏汤中的功效是（　　）

　　A. 温经散寒　　　　B. 温肾纳气

　　C. 温通经脉　　　　D. 温阳化气

　　E. 温肾暖脾

13. 固冲汤中用量最大的药物是（　　）

　　A. 生黄芪　　　　　B. 炒白术

　　C. 煅龙骨　　　　　D. 煅牡蛎

　　E. 棕榈炭

A2 型题

1. 自汗盗汗，心悸惊惕，短气烦倦，舌淡红，脉细弱。治宜选用（　　）

　　A. 牡蛎散　　　　　B. 生脉散

　　C. 玉屏风散　　　　D. 当归六黄汤

　　E. 桂枝汤

2. 五更泄泻，不思饮食，食不消化，腹痛喜温，腰酸肢冷，神疲乏力，舌淡，苔薄白，脉沉迟无力。治宜选用（　　）

　　A. 参苓白术散　　　B. 补中益气汤

　　C. 肾气丸　　　　　D. 四神丸

　　E. 真人养脏汤

3. 患者，男，43 岁，小便频数，尿如米泔色，心神恍惚，健忘失眠，舌淡苔白，脉细弱。治宜选用（　　）

　　A. 金锁固精丸　　　B. 桑螵蛸散

　　C. 缩泉丸　　　　　D. 肾气丸

　　E. 萆薢分清饮

4. 患者，女，46 岁，突然血崩，漏下不止，色淡质稀，头晕肢冷，心悸气短，神疲乏力，腰膝酸软，舌淡，脉微弱。治宜选用（　　）

　　A. 固冲汤　　　　　B. 固经丸

　　C. 当归补血汤　　　D. 四物汤

　　E. 归脾汤

5. 患者，男，45 岁，泻痢日久，滑脱不禁，脐腹疼痛，食少神疲，舌淡苔白，脉迟细。治宜选用（　　）

　　A. 四神丸　　　　　B. 理中丸

C. 参苓白术散　　　D. 真人养脏汤

E. 补中益气汤

B1 型题

　　A. 生黄芪　　　　　B. 麻黄根

　　C. 浮小麦　　　　　D. 煅牡蛎

　　E. 龙骨

1. 牡蛎散中君药是（　　）

2. 牡蛎散中臣药是（　　）

　　A. 补骨脂　　　　　B. 吴茱萸

　　C. 肉豆蔻　　　　　D. 五味子

　　E. 黄芪

3. 四神丸中君药是（　　）

4. 四神丸中臣药是（　　）

　　A. 牡蛎散　　　　　B. 桑螵蛸散

　　C. 真人养脏汤　　　D. 四神丸

　　E. 固冲汤

5. 主治脾肾亏虚，冲脉不固证的是（　　）

6. 主治脾肾阳虚之肾泄的是（　　）

　　A. 涩肠固脱，温中补虚

　　B. 涩肠固脱，温补脾肾

　　C. 温中补虚，固肠止泻

　　D. 涩肠止痢，温中散寒

　　E. 温肾暖脾，固肠止泻

7. 真人养脏汤的功效是（　　）

8. 四神丸的功效是（　　）

第十节 安 神 剂

A1 型题

1. 朱砂安神丸的主治是（　　）

　　A. 阴虚血少，神志不安

　　B. 阴血亏虚，心肾失调

　　C. 肝血不足，虚热内扰

　　D. 心肾不交，烦躁不安

　　E. 心火亢盛，阴血不足

2. 下列不属于朱砂安神丸药物组成的是（　　）

　　A. 黄芩　　　　　　B. 黄连

　　C. 生地黄　　　　　D. 当归

　　E. 炙甘草

3. 天王补心丹的主治是（　　）
   A. 气虚血少，神志不安
   B. 阴虚血少，神志不安
   C. 肝血不足，虚热内扰
   D. 阳虚血少，神志不安
   E. 阴阳两虚，神志不安

4. 由知母、茯苓、川芎、酸枣仁、甘草组成的方剂是（　　）
   A. 朱砂安神丸　　　B. 酸枣仁汤
   C. 天王补心丹　　　D. 甘麦大枣汤
   E. 柏子养心丹

5. 川芎在酸枣仁汤中的作用是（　　）
   A. 养血补肝
   B. 滋阴润燥
   C. 调肝血，疏肝气
   D. 活血祛瘀
   E. 祛风行血

6. 朱砂安神丸中配伍黄连的意义是（　　）
   A. 清心泻火　　　B. 清热燥湿
   C. 泻火解毒　　　D. 清热解毒
   E. 清胃泻火

A2 型题

1. 失眠多梦，惊悸怔忡，心烦神乱，舌尖红，脉细数。治宜选用（　　）
   A. 柏子养心丹　　　B. 朱砂安神丸
   C. 酸枣仁汤　　　D. 天王补心丹
   E. 甘麦大枣汤

2. 心悸怔忡，虚烦失眠，神疲健忘，手足心热，口舌生疮，舌红少苔，脉细数。治宜选用（　　）
   A. 柏子养心丹　　　B. 朱砂安神丸
   C. 酸枣仁汤　　　D. 天王补心丹
   E. 甘麦大枣汤

3. 虚烦失眠，心悸不安，头目眩晕，咽干口燥，舌红，脉弦细。治宜选用（　　）
   A. 朱砂安神丸　　　B. 天王补心丹
   C. 酸枣仁汤　　　D. 甘麦大枣汤
   E. 磁朱丸

4. 患者，男，45 岁，因操劳过度，心神憔悴，久

之酿成失眠之疾。今年以来，失眠愈加严重，服西药虽可取眠数小时，但梦魂颠倒，过后益增疲乏。现失眠难寐，心悸怔忡，遗精健忘，午后手足心热，大便干结，口舌生疮，舌红少苔，脉细数。治宜选用（　　）
   A. 左归丸　　　　B. 知柏地黄丸
   C. 朱砂安神丸　　D. 甘麦大枣汤
   E. 天王补心丹

5. 患者，女，40 岁，农民，夜间每值 11 时至翌日凌晨 3 时，即感惊恐不安，如被捕逐，难以入睡，移时即安，一如常人，每夜届时而作，已逾旬日，服用镇静催眠类药物不效。刻下面色苍晦，头晕目眩，神疲乏力，纳呆，舌边尖红，少苔，脉弦细数无力。治宜选用（　　）
   A. 柏子养心丹　　　B. 朱砂安神丸
   C. 酸枣仁汤　　　D. 天王补心丹
   E. 甘麦大枣汤

B1 型题

   A. 心火亢盛，阴血不足之失眠
   B. 心肾不交之失眠
   C. 阴虚血少之失眠
   D. 肝血不足，虚热内扰之失眠
   E. 脏躁

1. 天王补心丹主要治疗（　　）
2. 酸枣仁汤主要治疗（　　）

   A. 生地黄、当归　　B. 生地黄、丹参
   C. 知母、茯苓　　　D. 小麦、大枣
   E. 麦冬、枸杞子

3. 酸枣仁汤中含有（　　）
4. 朱砂安神丸中含有（　　）

第十一节　开　窍　剂

A1 型题

1. 开窍剂均含有芳香类药物，下列用法不正确的是（　　）
   A. 煎煮的时候宜后下
   B. 只宜暂服，不能久服
   C. 中病即止
   D. 孕妇慎用
   E. 宜温开水化服

2. 下列不适宜使用开窍剂的是（　　　）
   A. 邪陷心包　　　　B. 痰热蒙窍
   C. 汗出肢冷　　　　D. 口噤不开
   E. 两手握固

3. 安宫牛黄丸的主治是（　　　）
   A. 邪热内陷心包证
   B. 湿热闭阻证
   C. 热盛动风证
   D. 痰热蒙蔽心包证
   E. 寒闭证

4. 紫雪的功效是（　　　）
   A. 清热解毒，开窍醒神
   B. 清热开窍，息风止痉
   C. 化浊开窍，清热解毒
   D. 芳香开窍，行气止痛
   E. 化痰开窍，消肿止痛

5. 至宝丹的功效是（　　　）
   A. 化痰开窍，消肿止痛
   B. 化浊开窍，清热解毒
   C. 清热开窍，息风止痉
   D. 清热解毒，开窍醒神
   E. 芳香开窍，行气止痛

6. 苏合香丸的功效是（　　　）
   A. 化痰开窍，辟秽解毒
   B. 芳香开窍，行气止痛
   C. 开窍定惊，清热化痰
   D. 清热开窍，化浊解毒
   E. 清热开窍，镇惊安神

A2 型题

1. 高热烦躁，神昏谵语，痉厥，口渴唇焦，尿赤便秘，舌红苔黄，脉数有力。治宜选用（　　　）
   A. 安宫牛黄丸　　　B. 紫雪
   C. 至宝丹　　　　　D. 苏合香丸
   E. 紫金锭

2. 患者，男，29岁，高热烦躁，口干舌燥，痰涎壅盛，舌绛，脉数。治宜选用（　　　）
   A. 安宫牛黄丸　　　B. 紫雪
   C. 至宝丹　　　　　D. 苏合香丸
   E. 紫金锭

3. 患者，心腹猝痛，突然昏倒，牙关紧闭，不省人事，苔白，脉迟。治宜选用（　　　）
   A. 安宫牛黄丸　　　B. 至宝丹
   C. 紫雪　　　　　　D. 苏合香丸
   E. 牛黄清心丸

B1 型题

　A. 化痰开窍，消肿止痛
　B. 化浊开窍，清热解毒
　C. 清热开窍，息风止痉
　D. 清热解毒，开窍醒神
　E. 芳香开窍，行气止痛
1. 紫雪的功效是（　　　）
2. 至宝丹的功效是（　　　）

　A. 安宫牛黄丸　　　B. 紫雪
　C. 至宝丹　　　　　D. 苏合香丸
　E. 紫金锭
3. 上述方剂中清热解毒之力最好的是（　　　）
4. 上述方剂中长于芳香开窍、化浊辟秽的是（　　　）

第十二节 理 气 剂

A1 型题

1. 半夏厚朴汤药物组成中含有（　　　）
   A. 白术　　　　　　B. 杏仁
   C. 茯苓　　　　　　D. 陈皮
   E. 前胡

2. 下列不属于苏子降气汤药物组成的是（　　　）
   A. 生姜、苏叶　　　B. 前胡、甘草
   C. 杏仁、白前　　　D. 半夏、厚朴
   E. 当归、肉桂

3. 下列不属于旋覆代赭汤药物组成的是（　　　）
   A. 丁香、厚朴　　　B. 大枣、炙甘草
   C. 生姜、半夏　　　D. 人参、炙甘草
   E. 生姜、大枣

4. 旋覆代赭汤的功效是（　　　）
   A. 行气疏肝，散寒止痛
   B. 行气消痞，降逆止呕
   C. 降逆化痰，益气和胃
   D. 降逆和胃，散寒止痛

E. 温中和胃，降逆止呕

5. 苏子降气汤的功效是（　　　）
    A. 温肺散寒，降气平喘
    B. 祛痰散结，行气消痞
    C. 通阳散结，散寒止痛
    D. 降气平喘，祛痰止咳
    E. 通阳散寒，祛痰下气

6. 半夏厚朴汤的功效是（　　　）
    A. 行气降逆，燥湿化痰
    B. 降逆止呕，下气除满
    C. 行气散结，降逆化痰
    D. 行气消痞，燥湿除满
    E. 行气降逆，除满宽胸

7. 越鞠丸的功效是（　　　）
    A. 行气散结   B. 行气活血
    C. 行气消痞   D. 行气解郁
    E. 行气止痛

8. 具有通阳散结、祛痰下气功用的方剂是（　　　）
    A. 越鞠丸   B. 吴茱萸汤
    C. 半夏厚朴汤   D. 苏子降气汤
    E. 枳实薤白桂枝汤

9. 以降气平喘、祛痰止咳为主要功用的方剂是（　　　）
    A. 旋覆代赭汤   B. 苏子降气汤
    C. 半夏厚朴汤   D. 小青龙汤
    E. 瓜蒌薤白白酒汤

10. 以降逆化痰、益气和胃为主要功用的方剂是（　　　）
    A. 半夏厚朴汤   B. 半夏泻心汤
    C. 苏子降气汤   D. 旋覆代赭汤
    E. 吴茱萸汤

11. 苏子降气汤中配伍肉桂的主要用意是（　　　）
    A. 温阳散寒   B. 温通经脉
    C. 鼓舞气血   D. 温肾纳气
    E. 散寒止痛

12. 天台乌药散的功用，不包括（　　　）
    A. 散寒   B. 行气
    C. 止痛   D. 疏肝

E. 活血

13. 暖肝煎的功效是（　　　）
    A. 温脾   B. 温肾
    C. 温肺   D. 温经
    E. 温胃

14. 下列不属于暖肝煎药物组成的是（　　　）
    A. 乌药、小茴香
    B. 肉桂、沉香
    C. 当归、枸杞子
    D. 茯苓、生姜
    E. 甘草、大枣

15. 越鞠丸中的君药是（　　　）
    A. 神曲   B. 川芎
    C. 香附   D. 栀子
    E. 苍术

16. 下列不是越鞠丸组成药物的是（　　　）
    A. 香附   B. 白术
    C. 神曲   D. 川芎
    E. 栀子

17. 下列除哪项外，均属于半夏厚朴汤的主治证候（　　　）
    A. 咽中如有物阻   B. 恶心呕吐
    C. 胸膈满闷   D. 苔白润
    E. 脉细数

18. 下列不是天台乌药散组成药物的是（　　　）
    A. 木香   B. 青皮
    C. 槟榔   D. 高良姜
    E. 香附

19. 苏子降气汤的组成药物含有（　　　）
    A. 苏叶、生姜   B. 桂枝、杏仁
    C. 枳壳、桔梗   D. 白前、紫菀
    E. 百部、桑叶

20. 具有降逆化痰、益气和胃功用的是（　　　）
    A. 半夏厚朴汤   B. 半夏泻心汤
    C. 丁香柿蒂汤   D. 旋覆代赭汤
    E. 橘皮竹茹汤

A2 型题

1. 患者症见胃脘痞闷，按之不痛，频频嗳气，纳差，舌苔白腻，脉滑。治宜选用（　　）
   - A. 半夏厚朴汤
   - B. 半夏泻心汤
   - C. 苏子降气汤
   - D. 旋覆代赭汤
   - E. 吴茱萸汤

2. 患者症见痰涎壅盛，胸膈满闷，喘咳短气，呼多吸少，舌苔白滑，脉弦滑。治宜选用（　　）
   - A. 半夏厚朴汤
   - B. 半夏泻心汤
   - C. 苏子降气汤
   - D. 旋覆代赭汤
   - E. 吴茱萸汤

3. 患者，女，症见咽中如物阻塞，咯吐不出，吞咽不下，胸膈满闷，舌苔白滑，脉弦滑。治宜选用（　　）
   - A. 半夏厚朴汤
   - B. 半夏泻心汤
   - C. 苏子降气汤
   - D. 旋覆代赭汤
   - E. 吴茱萸汤

4. 患者症见胸满疼痛，胸痛彻背，背痛彻胸，喘息短气，气从胁下上攻心胸，舌苔白腻，脉沉弦。治宜选用（　　）
   - A. 半夏厚朴汤
   - B. 枳实薤白桂枝汤
   - C. 苏子降气汤
   - D. 旋覆代赭汤
   - E. 吴茱萸汤

5. 患者胸膈痞闷，脘腹胀痛，嗳腐吞酸，饮食不消，脉弦滑。治宜选用（　　）
   - A. 四磨汤
   - B. 越鞠丸
   - C. 枳实消痞丸
   - D. 厚朴温中汤
   - E. 保和丸

6. 患者胃脘部痞硬不舒，噫气频作，时有呕吐涎沫，舌淡，苔白滑，脉弦而虚。治宜选用（　　）
   - A. 吴茱萸汤
   - B. 枳实消痞丸
   - C. 橘皮竹茹汤
   - D. 旋覆代赭汤
   - E. 半夏厚朴汤

7. 患者腰膝酸软，睾丸及小腹疼痛，畏寒喜暖，得温痛减，舌淡苔白，脉沉迟，治宜选用（　　）
   - A. 良附丸
   - B. 肾气丸
   - C. 暖肝煎
   - D. 橘核丸
   - E. 右归丸

B1 型题

- A. 干姜、茯苓
- B. 生姜、茯苓
- C. 芍药、甘草
- D. 厚朴、枳实
- E. 干姜、肉桂

1. 半夏厚朴汤的药物组成中有（　　）
2. 枳实薤白桂枝汤的药物组成中有（　　）

- A. 干姜、茯苓
- B. 肉桂、干姜
- C. 半夏、生姜
- D. 柴胡、苏叶
- E. 干姜、半夏

3. 旋覆代赭汤的药物组成中包含（　　）
4. 苏子降气汤的药物组成中包含（　　）

- A. 疏肝解郁，行气止痛
- B. 行气散结，降逆化痰
- C. 通阳散结，祛痰下气
- D. 行气疏肝，祛寒止痛
- E. 疏肝泄热，活血止痛

5. 枳实薤白桂枝汤的功效是（　　）
6. 半夏厚朴汤的功效是（　　）

- A. 苏子降气汤
- B. 暖肝煎
- C. 天台乌药散
- D. 柴胡疏肝散
- E. 半夏厚朴汤

7. 具有行气散结、降逆化痰功用的方剂是（　　）
8. 具有行气疏肝、散寒止痛功用的方剂是（　　）

- A. 肺痈
- B. 肺痿
- C. 胸痹
- D. 白喉
- E. 梅核气

9. 枳实薤白桂枝汤主治（　　）
10. 半夏厚朴汤主治（　　）

- A. 暖肝煎
- B. 苏子降气汤
- C. 旋覆代赭汤
- D. 越鞠丸
- E. 天台乌药散

11. 主治肝肾不足，寒滞肝脉证的方剂是（　　）
12. 主治痰涎壅盛，上实下虚喘咳证的方剂是（　　）

- A. 旋覆代赭汤
- B. 苏子降气汤
- C. 暖肝煎
- D. 天台乌药散
- E. 枳实薤白桂枝汤

13. 主治肝经气滞寒凝证的方剂是（　　）
14. 主治胃虚痰阻气逆证的方剂是（　　）

第十三节 理 血 剂

A1 型题

1. 理血剂属于"八法"中的（　　）
    A. 和法　　　　　　B. 消法
    C. 清法　　　　　　D. 补法
    E. 下法

2. 桃核承气汤的药物组成中含有（　　）
    A. 大承气汤　　　　B. 小承气汤
    C. 调胃承气汤　　　D. 增液承气汤
    E. 复方大承气汤

3. 桃核承气汤的药物组成中不包含（　　）
    A. 桃仁　　　　　　B. 桃核
    C. 大黄　　　　　　D. 芒硝
    E. 桂枝

4. 血府逐瘀汤的主治病证是（　　）
    A. 少腹血瘀证　　　B. 胸中血瘀证
    C. 膈下血瘀证　　　D. 两胁血瘀证
    E. 头部血瘀证

5. 血府逐瘀汤中的君药是（　　）
    A. 当归、川芎　　　B. 川芎、柴胡
    C. 桃仁、红花　　　D. 柴胡、枳壳
    E. 生地黄、赤芍

6. 补阳还五汤原书中黄芪的用量是（　　）
    A. 一两　　　　　　B. 二两
    C. 三两　　　　　　D. 四两
    E. 五两

7. 药物组成中含有地龙的方剂是（　　）
    A. 血府逐瘀汤　　　B. 补阳还五汤
    C. 复元活血汤　　　D. 温经汤
    E. 膈下逐瘀汤

8. 补阳还五汤的功效是（　　）
    A. 补气活血养血　　B. 补气活血通络
    C. 补气活血行气　　D. 补气疏肝通络
    E. 补气止痛活血

9. 复元活血汤的功效是（　　）

A. 活血祛瘀，疏肝通络
B. 温经散寒，养血祛瘀
C. 养血祛瘀，温经止痛
D. 活血化瘀，行气止痛
E. 活血化瘀，逐瘀泄热

10. 温经汤的功效是（　　）
    A. 活血祛瘀，疏肝通络
    B. 温经散寒，养血祛瘀
    C. 养血祛瘀，温经止痛
    D. 活血化瘀，行气止痛
    E. 活血化瘀，逐瘀泄热

11. 生化汤的功效是（　　）
    A. 活血祛瘀，疏肝通络
    B. 温经散寒，养血祛瘀
    C. 养血祛瘀，温经止痛
    D. 活血化瘀，行气止痛
    E. 活血化瘀，逐瘀泄热

12. 复元活血汤中不包含（　　）
    A. 柴胡　　　　　　B. 当归
    C. 红花　　　　　　D. 穿山甲
    E. 芒硝

13. 温经汤中包含（　　）
    A. 柴胡　　　　　　B. 当归
    C. 红花　　　　　　D. 穿山甲
    E. 干姜

14. 生化汤中包含（　　）
    A. 柴胡　　　　　　B. 人参
    C. 红花　　　　　　D. 穿山甲
    E. 干姜

15. 咳血方主治证的病机是（　　）
    A. 血热妄行，损伤血络
    B. 阴虚火旺，损伤脉络
    C. 肝火犯肺，灼伤肺络
    D. 脾阳不足，统摄失常
    E. 心脾两虚，气血不足

16. 咳血方的药物组成中含有（　　）
    A. 瓜蒌仁　　　　　B. 桔梗
    C. 杏仁　　　　　　D. 白茅根
    E. 生地黄

17. 黄土汤的功效是（　　　）
    A. 温阳健脾，益气止血
    B. 温阳健脾，养血止血
    C. 温中散寒，养血和血
    D. 温阳健脾，补气摄血
    E. 补气养血，收涩止血

18. 黄土汤主治证的病机是（　　　）
    A. 脾气不足，统摄失职
    B. 心脾两虚，气血不足
    C. 脾阳不足，统摄无权
    D. 热邪炽盛，迫血妄行
    E. 冲任虚寒，瘀血阻滞

19. 具有凉血止血、利水通淋功效的方剂是（　　　）
    A. 八正散　　　　　B. 小蓟饮子
    C. 导赤散　　　　　D. 五苓散
    E. 槐花散

20. 小蓟饮子的药物组成中含有（　　　）
    A. 栀子　　　　　　B. 荆芥
    C. 枳壳　　　　　　D. 白术
    E. 阿胶

21. 槐花散的药物组成中不含有（　　　）
    A. 槐花　　　　　　B. 侧柏叶
    C. 荆芥穗　　　　　D. 枳壳
    E. 地榆

22. 十灰散的功效是（　　　）
    A. 凉血活血　　　　B. 凉血补血
    C. 补血调血　　　　D. 凉血止血
    E. 凉血清热

23. 不宜使用十灰散治疗的出血证是（　　　）
    A. 吐血　　　　　　B. 便血
    C. 咯血　　　　　　D. 咳血
    E. 衄血

24. 大黄、桂枝同用的方剂是（　　　）
    A. 温经汤　　　　　B. 十灰散
    C. 复元活血汤　　　D. 桂枝茯苓丸
    E. 桃核承气汤

25. 温经汤的组成药物中不包含（　　　）
    A. 半夏、甘草　　　B. 丹皮、麦冬

    C. 人参、阿胶　　　D. 干姜、肉桂
    E. 当归、芍药

26. 下列不是生化汤组成药物的是（　　　）
    A. 全当归　　　　　B. 川芎
    C. 桃仁　　　　　　D. 桂枝
    E. 炙甘草

27. 下列不是十灰散组成药物的是（　　　）
    A. 大黄、牡丹皮
    B. 黄芩、仙鹤草
    C. 大蓟、侧柏叶
    D. 小蓟、棕榈皮
    E. 山栀、荷叶

28. 血府逐瘀汤的组成中除桃红四物汤外，其余的药物是（　　　）
    A. 官桂、干姜、蒲黄、五灵脂
    B. 乌药、香附、枳壳、延胡索
    C. 柴胡、桔梗、枳壳、牛膝
    D. 香附、牛膝、没药、五灵脂
    E. 葱白、麝香、大枣、黄酒

A2 型题

1. 患者症见大便下血，先便后血，血色暗淡，四肢不温，面色萎黄，舌淡苔白，脉沉细无力。治宜选用（　　　）
   A. 黄土汤　　　　　B. 归脾汤
   C. 槐花散　　　　　D. 小蓟饮子
   E. 咳血方

2. 患者症见咳嗽，痰稠带血，咳吐不爽，心烦易怒，胸胁作痛，咽干口苦，舌红苔黄，脉弦数。治宜选用（　　　）
   A. 黄土汤　　　　　B. 归脾汤
   C. 槐花散　　　　　D. 小蓟饮子
   E. 咳血方

3. 患者症见尿中带血，小便频数，赤涩热痛，舌红，脉数。治宜选用（　　　）
   A. 黄土汤　　　　　B. 归脾汤
   C. 槐花散　　　　　D. 小蓟饮子
   E. 咳血方

4. 患者症见漏下不止，血暗且带有血块，淋沥不

畅，经期延后，伴见少腹里急，腹满，手心烦热，唇口干燥，舌质暗红，脉细而涩。治宜选用（　　）
A. 黄土汤　　　　　　B. 归脾汤
C. 生化汤　　　　　　D. 温经汤
E. 复元活血汤

5. 患者产后，恶露不行，小腹冷痛，舌质暗淡，脉涩。治宜选用（　　）
A. 黄土汤　　　　　　B. 归脾汤
C. 生化汤　　　　　　D. 温经汤
E. 复元活血汤

6. 患者症见胁肋部疼痛，痛有定处，痛不可忍，舌暗红，脉弦紧。治宜选用（　　）
A. 黄土汤　　　　　　B. 归脾汤
C. 生化汤　　　　　　D. 温经汤
E. 复元活血汤

7. 患者症见半身不遂，口眼㖞斜，语言謇涩，口角流涎，小便频数，舌暗淡，苔白，脉缓无力。治宜选用（　　）
A. 补阳还五汤　　　　B. 归脾汤
C. 生化汤　　　　　　D. 温经汤
E. 复元活血汤

8. 患者症见胸痛、头痛，日久不愈，痛如针刺有定处，失眠多梦，烦躁易怒，舌质暗红，脉涩。治宜选用（　　）
A. 桃核承气汤　　　　B. 血府逐瘀汤
C. 生化汤　　　　　　D. 温经汤
E. 复元活血汤

9. 患者半年前进行人工流产，此后月经量大，淋沥不尽，血色暗淡，四肢不温，面色萎黄，舌淡苔白，脉沉细无力。治宜选用（　　）
A. 固经丸　　　　　　B. 固冲汤
C. 四物汤　　　　　　D. 温经汤
E. 黄土汤

B1 型题

A. 桃核承气汤　　　　B. 血府逐瘀汤
C. 复元活血汤　　　　D. 温经汤
E. 黄土汤
1. 具有逐瘀泄热功用的方剂是（　　）

2. 具有活血化瘀、行气止痛功用的方剂是（　　）
A. 桃核承气汤　　　　B. 血府逐瘀汤
C. 复元活血汤　　　　D. 温经汤
E. 黄土汤
3. 主治冲任虚寒，瘀血阻滞的方剂是（　　）
4. 主治脾阳不足，脾不统血的方剂是（　　）

A. 黄芪、当归、赤芍、地龙、川芎、红花、桃仁
B. 桃仁、大黄、桂枝、甘草、芒硝
C. 桃仁、红花、当归、生地黄、川芎、赤芍、牛膝、桔梗、柴胡、枳壳、甘草
D. 桃仁、红花、柴胡、瓜蒌根、当归、大黄、甘草
E. 桃仁、当归、川芎、干姜、甘草
5. 桃核承气汤的药物组成是（　　）
6. 补阳还五汤的药物组成是（　　）

A. 黄芪、当归、赤芍、地龙、川芎、红花、桃仁
B. 桃仁、大黄、桂枝、甘草、芒硝
C. 桃仁、红花、当归、生地黄、川芎、赤芍、牛膝、桔梗、柴胡、枳壳、甘草
D. 桃仁、红花、柴胡、瓜蒌根、当归、大黄、甘草
E. 桃仁、当归、川芎、干姜、甘草
7. 生化汤的药物组成是（　　）
8. 复元活血汤的药物组成是（　　）

A. 青黛　　　　　　　B. 生地黄
C. 当归　　　　　　　D. 木通
E. 桃仁
9. 咳血方中的君药是（　　）
10. 生化汤中的君药是（　　）

A. 生化汤　　　　　　B. 四物汤
C. 当归四逆汤　　　　D. 温经汤
E. 黄土汤
11. 具有养血祛瘀、温经止痛功效的方剂是（　　）
12. 具有温经散寒、养血祛瘀功效的方剂是（　　）

A. 血府逐瘀汤　　　　B. 复元活血汤
C. 桂枝茯苓丸　　　　D. 桃核承气汤
E. 温经汤
13. 主治下焦蓄血的方剂是（　　）
14. 主治胸中血瘀的方剂是（　　）

第十四节 治风剂

A1 型题

1. 下列不属于川芎茶调散药物组成的是（　　）
   A. 薄荷叶　　　　　　B. 细辛
   C. 白芷　　　　　　　D. 防风
   E. 天麻

2. 下列不属于消风散药物组成的是（　　）
   A. 当归　　　　　　　B. 防风
   C. 羌活　　　　　　　D. 知母
   E. 牛蒡子

3. 下列不属于羚角钩藤汤药物组成的是（　　）
   A. 枇杷叶　　　　　　B. 白芍
   C. 生地黄　　　　　　D. 川贝母
   E. 桑叶

4. 下列属于镇肝息风汤药物组成的是（　　）
   A. 天麻　　　　　　　B. 钩藤
   C. 栀子　　　　　　　D. 川楝子
   E. 羚羊角

5. 下列不属于天麻钩藤饮药物组成的是（　　）
   A. 杜仲　　　　　　　B. 益母草
   C. 栀子　　　　　　　D. 怀牛膝
   E. 石决明

6. 川芎茶调散的功效是（　　）
   A. 疏风清热　　　　　B. 疏风除湿
   C. 疏风散寒　　　　　D. 疏风止痛
   E. 凉肝息风

7. 消风散中体现"治风先治血，血行风自灭"之意的药物是（　　）
   A. 生地黄、当归
   B. 苦参、防风
   C. 知母、苍术
   D. 胡麻仁、牛蒡子
   E. 石膏、生地黄

8. 下列不是川芎茶调散中大剂量使用薄荷用意的是（　　）
   A. 清热解毒　　　　　B. 疏风解表
   C. 制药温燥　　　　　D. 防邪化热
   E. 疏风止痛

9. 镇肝息风汤中使用茵陈、川楝子、麦芽的含义是（　　）
   A. 消食健脾　　　　　B. 理气和胃
   C. 疏肝清热　　　　　D. 镇肝息风
   E. 清热活血

10. 天麻钩藤饮中应用川牛膝的作用是（　　）
    A. 平肝息风　　　　　B. 清热活血
    C. 补益肝肾　　　　　D. 引血下行
    E. 滋阴潜阳

11. 下列不属于大定风珠药物组成的是（　　）
    A. 白芍　　　　　　　B. 鳖甲
    C. 阿胶　　　　　　　D. 石决明
    E. 生牡蛎

12. 下列除哪项外，均属治疗外风证的方剂（　　）
    A. 天麻钩藤饮　　　　B. 玉真散
    C. 牵正散　　　　　　D. 小活络丹
    E. 川芎茶调散

13. 消风散的功效是（　　）
    A. 疏风养血，清热除湿
    B. 祛风清热，养血活血
    C. 祛风除湿，活血止痛
    D. 祛风胜湿，益气养血
    E. 清热活血，补益肝肾

14. 羚角钩藤汤与天麻钩藤饮两方功用的主要相同之处是（　　）
    A. 凉肝息风　　　　　B. 增液舒筋
    C. 滋阴潜阳　　　　　D. 清热活血
    E. 滋阴息风

15. 桑叶、菊花同用的方剂（　　）
    A. 桑杏汤　　　　　　B. 清燥救肺汤
    C. 银翘散　　　　　　D. 羚角钩藤汤
    E. 天麻钩藤饮

16. 下列方剂组成药物中不含有白芍的是（　　）
    A. 羚角钩藤汤　　　　B. 镇肝息风汤
    C. 大秦艽汤　　　　　D. 天麻钩藤饮
    E. 大定风珠

A2 型题

1. 患者出现偏头痛，颠顶痛，恶风发热，舌苔白，脉浮。治宜选用（　　）
   A. 吴茱萸汤　　　　　　B. 银翘散
   C. 桂枝汤　　　　　　　D. 川芎茶调散
   E. 九味羌活汤

2. 患者血压升高，头目昏眩，目胀耳鸣，心中烦热，肢体渐渐觉得不利，脉弦长有力。治宜选用（　　）
   A. 羚角钩藤汤　　　　　B. 镇肝息风汤
   C. 天麻钩藤饮　　　　　D. 川芎茶调散
   E. 大定风珠

3. 患者头痛，头晕，失眠多梦，舌红苔黄，脉弦数。治宜选用（　　）
   A. 大定风珠　　　　　　B. 镇肝息风汤
   C. 天麻钩藤饮　　　　　D. 羚角钩藤汤
   E. 消风散

4. 患者手足瘛疭，形体消瘦，神疲乏力，舌红少苔，脉气欲脱。治宜选用（　　）
   A. 大定风珠　　　　　　B. 镇肝息风汤
   C. 天麻钩藤饮　　　　　D. 羚角钩藤汤
   E. 川芎茶调散

5. 患者皮肤瘙痒，遍身云片状斑点，抓破后流水，苔白，脉浮数。治宜选用（　　）
   A. 川芎茶调散　　　　　B. 葛根芩连汤
   C. 银翘散　　　　　　　D. 消风散
   E. 镇肝息风汤

6. 患者高热不退，烦闷躁扰，手足抽搐，发为痉厥，甚者神昏，舌绛而干，脉弦而数。治宜选用（　　）
   A. 镇肝息风汤　　　　　B. 羚角钩藤汤
   C. 大承气汤　　　　　　D. 黄连解毒汤
   E. 天麻钩藤饮

B1 型题

A. 凉肝息风，增液舒筋
B. 疏风除湿，清热养血
C. 镇肝息风，滋阴潜阳
D. 滋阴息风

E. 平肝息风，清热活血，补益肝肾
1. 天麻钩藤饮的功效是（　　）
2. 镇肝息风汤的功效是（　　）

   A. 痰浊上逆之头痛
   B. 瘀血阻络之头痛
   C. 风邪外袭之头痛
   D. 血不上承之头痛
   E. 肝阳上亢之头痛
3. 天麻钩藤饮的主治是（　　）
4. 川芎茶调散的主治是（　　）

   A. 荆芥、防风、牛蒡子
   B. 荆芥、白芷、牛蒡子
   C. 荆芥、薄荷、牛蒡子
   D. 荆芥、白芷、薄荷
   E. 防风、薄荷、牛蒡子
5. 川芎茶调散中含有（　　）
6. 消风散中含有（　　）

   A. 祛风除湿，行痹止痛
   B. 祛风清热，养血活血
   C. 祛风除湿，化痰通络
   D. 祛风除湿，化痰止痉
   E. 疏风除湿，清热养血
7. 大秦艽汤的功效是（　　）
8. 消风散的功效是（　　）

第十五节　治　燥　剂

A1 型题

1. 药物组成中含有苏叶、茯苓、前胡、桔梗的方剂是（　　）
   A. 杏苏散　　　　　　　B. 桑杏汤
   C. 清燥救肺汤　　　　　D. 麦门冬汤
   E. 增液汤

2. 下列方剂药物组成中含有石膏的是（　　）
   A. 杏苏散　　　　　　　B. 桑杏汤
   C. 清燥救肺汤　　　　　D. 麦门冬汤
   E. 百合固金汤

3. 清燥救肺汤的功效是（　　）
   A. 清宣凉燥，理肺化痰
   B. 清宣温燥，润肺止咳

C. 清燥救肺，益气养阴

D. 清养肺胃，降逆下气

E. 养阴清肺，解毒利咽

4. 药物组成中含有熟地黄、玄参、贝母的方剂是（　　）

A. 杏苏散　　　　B. 百合固金汤

C. 清燥救肺汤　　D. 麦门冬汤

E. 增液汤

5. 下列方剂中用于治疗"白喉"的是（　　）

A. 杏苏散　　　　B. 百合固金汤

C. 清燥救肺汤　　D. 麦门冬汤

E. 养阴清肺汤

6. 体现"增水行舟"治疗原则的方剂是（　　）

A. 杏苏散　　　　B. 增液汤

C. 百合固金汤　　D. 清燥救肺汤

E. 麦门冬汤

7. 麦门冬汤中麦冬和半夏的用量比例是（　　）

A. 1∶1　　　　　B. 2∶1

C. 5∶1　　　　　D. 7∶1

E. 6∶1

8. 下列方剂中体现"金水相生"治疗原则的是（　　）

A. 杏苏散　　　　B. 增液汤

C. 百合固金汤　　D. 清燥救肺汤

E. 麦门冬汤

9. 治疗外感温燥证宜选用（　　）

A. 麻黄汤　　　　B. 桂枝汤

C. 桑杏汤　　　　D. 杏苏散

E. 桑菊饮

10. 清燥救肺汤中用量最大的药物是（　　）

A. 石膏　　　　　B. 麦冬

C. 人参　　　　　D. 阿胶

E. 桑叶

11. 下列不属于杏苏散组成药物的是（　　）

A. 半夏、茯苓　　B. 橘皮、前胡

C. 荆芥、防风　　D. 枳壳、生姜

E. 桔梗、大枣、甘草

12. 与清燥救肺汤主证不符的症状是（　　）

A. 头痛身热，胸膈满闷

B. 干咳无痰，气逆而喘

C. 咽喉干燥，口渴鼻燥

D. 烦渴引饮，小便频数

E. 舌红少苔，脉虚大而数

13. 养阴清肺汤的君药是（　　）

A. 麦冬　　　　　B. 丹皮

C. 生地黄　　　　D. 玄参

E. 白芍

14. 养阴清肺汤中少佐薄荷的主要意义是（　　）

A. 疏肝解郁　　　B. 清利头目

C. 芳香避秽　　　D. 散邪利咽

E. 清热透疹

A2 型题

1. 患者恶寒无汗，头微痛，咳嗽，咳痰稀，鼻塞咽干，苔白，脉弦。治宜选用（　　）

A. 杏苏散　　　　B. 麻黄汤

C. 桂枝汤　　　　D. 桑杏汤

E. 银翘散

2. 患者发热头痛，干咳无痰，咽喉干燥，口渴心烦，脉虚数。治宜选用（　　）

A. 杏苏散　　　　B. 增液汤

C. 百合固金汤　　D. 清燥救肺汤

E. 麦门冬汤

3. 患者呕吐，呃逆，口渴咽干，舌红少苔，脉虚数。治宜选用（　　）

A. 杏苏散　　　　B. 增液汤

C. 百合固金汤　　D. 清燥救肺汤

E. 麦门冬汤

4. 患者大便秘结，口渴，舌干红，脉细数。治宜选用（　　）

A. 大承气汤　　　B. 小承气汤

C. 增液汤　　　　D. 调胃承气汤

E. 黄龙汤

5. 患者咳嗽，咳痰，痰中带血，咽喉燥痛，头晕目眩，午后潮热。治宜选用（　　）

A. 小柴胡汤　　　B. 养阴清肺汤

C. 百合固金汤　　D. 麦门冬汤

E. 清燥救肺汤

B1 型题

A. 杏苏散　　　　B. 增液汤
C. 百合固金汤　　D. 清燥救肺汤
E. 麦门冬汤

1. 主治虚热肺痿，胃阴不足的方剂是（　　）
2. 主治肺肾阴虚，虚火上炎的方剂是（　　）

A. 杏苏散　　　　B. 桑杏汤
C. 百合固金汤　　D. 清燥救肺汤
E. 麦门冬汤

3. 体现"培土生金"治疗原则的方剂是（　　）
4. 体现"治上焦如羽，非轻不举"治疗原则的方剂是（　　）

A. 肺胃阴虚，虚火上炎
B. 肺肾阴虚，虚火上炎
C. 肺肾阴虚，虚火上炎，复感疫毒
D. 肝肾阴亏，虚火上炎
E. 燥热伤肺，气阴两伤

5. 养阴清肺汤的病因病机是（　　）
6. 百合固金汤的病因病机是（　　）

第十六节　祛　湿　剂

A1 型题

1. 祛湿剂属于"八法"中的（　　）
   A. 消法　　　　B. 和法
   C. 汗法　　　　D. 温法
   E. 下法

2. 下列不属于平胃散药物组成的是（　　）
   A. 苍术　　　　B. 白术
   C. 厚朴　　　　D. 陈皮
   E. 炙甘草

3. 平胃散的功效是（　　）
   A. 解表化湿，和胃止呕
   B. 和解少阳，祛湿和胃
   C. 解表化湿，理气和中
   D. 祛暑化湿，健脾和胃
   E. 燥湿运脾，行气和胃

4. 藿香正气散的主治证候是（　　）
   A. 湿滞脾胃证
   B. 外感风寒，内伤湿滞
   C. 湿热黄疸
   D. 湿温初起，暑温夹湿证
   E. 湿温时疫，湿热并重

5. 藿正气散中藿香的作用是（　　）
   A. 理气燥湿，和胃降逆止呕
   B. 散在表风寒，化在里湿浊
   C. 健脾运湿止泻
   D. 行气化湿，畅中行滞
   E. 宣肺利膈，解表化湿

6. 平胃散和藿香正气散中共有的药物是（　　）
   A. 陈皮、厚朴、甘草
   B. 苍术、白术、甘草
   C. 厚朴、陈皮、藿香
   D. 苍术、厚朴、甘草
   E. 苍术、藿香、白术

7. 由茵陈、栀子、大黄组成的方剂是（　　）
   A. 栀子柏皮汤　　B. 茵陈四逆汤
   C. 茵陈蒿汤　　　D. 八正散
   E. 三仁汤

8. 茵陈蒿汤中大黄的功效是（　　）
   A. 邪热攻积，导积滞下行
   B. 清热泻火，导火热下行
   C. 泻下攻积，清热解毒
   D. 泄热逐瘀，通利大便
   E. 活血祛瘀，导瘀血下行

9. 茵陈蒿汤主治的病证是（　　）
   A. 湿热下注证　　B. 寒湿困脾证
   C. 痰湿阻滞证　　D. 湿热壅滞证
   E. 湿阻经络证

10. 由车前子、瞿麦、萹蓄、滑石、栀子、木通、大黄、甘草组成的方剂是（　　）
    A. 藿香正气散　　B. 甘露消毒丹
    C. 连朴饮　　　　D. 八正散
    E. 三仁汤

11. 八正散中栀子的作用是（　　）
    A. 利水通淋　　　B. 渗湿利水

C. 清利湿热　　　　D. 清热凉血

E. 清热解毒

12. 三仁汤中体现"宣上"作用的代表药物是（　　）

　　A. 白蔻仁　　　　　B. 薏苡仁

　　C. 杏仁　　　　　　D. 桃仁

　　E. 麻子仁

13. 三仁汤的功效是（　　）

　　A. 解表化湿，和胃止呕

　　B. 和解少阳，祛湿和胃

　　C. 解表化湿，理气和中

　　D. 祛暑化湿，健脾和胃

　　E. 宣畅气机，清利湿热

14. 具有利湿化浊、清热解毒功效的方剂是（　　）

　　A. 茵陈蒿汤　　　　B. 三仁汤

　　C. 甘露消毒丹　　　D. 藿香正气散

　　E. 导赤散

15. 甘露消毒丹中木通的作用是（　　）

　　A. 利水渗湿，清热解暑

　　B. 清热燥湿，泻火解毒

　　C. 行气化湿，醒脾和中

　　D. 清热利湿通淋

　　E. 清热解毒，散结消肿

16. 五苓散的主治病机是（　　）

　　A. 下焦虚寒，小便不利

　　B. 湿滞脾胃

　　C. 太阳经腑同病，水蓄膀胱

　　D. 脾虚湿盛

　　E. 中阳不足，饮停心下

17. 具有利水渗湿，温阳化气功效的方剂是（　　）

　　A. 三仁汤　　　　　B. 五苓散

　　C. 猪苓散　　　　　D. 防己黄芪汤

　　E. 实脾散

18. 五苓散中桂枝的作用是（　　）

　　A. 利水渗湿　　　　B. 温阳化气

　　C. 通行血脉　　　　D. 温阳化气利水，散表邪

　　E. 通经络，解肌发表

19. 下列不属于五苓散药物组成的是（　　）

　　A. 茯苓　　　　　　B. 猪苓

C. 泽泻　　　　　　D. 白术

E. 阿胶

20. 具有利水、养阴、清热功效的方剂是（　　）

　　A. 真武汤　　　　　B. 实脾散

　　C. 猪苓汤　　　　　D. 防己黄芪汤

　　E. 秦艽鳖甲汤

21. 阿胶在猪苓汤中的功效是（　　）

　　A. 淡渗利水　　　　B. 健脾运湿

　　C. 滋阴润燥　　　　D. 清热止血

　　E. 滋阴润肺

22. 防己黄芪汤的功效是（　　）

　　A. 益气祛风，健脾利水

　　B. 利水，养阴，清热

　　C. 利水渗湿，温阳化气

　　D. 利水消肿，理气健脾

　　E. 温阳化饮，健脾利湿

23. 防己黄芪汤中用于益气固表利水的药物是（　　）

　　A. 白术　　　　　　B. 桂枝

　　C. 防己　　　　　　D. 黄芪

　　E. 甘草

24. 苓桂术甘汤的主治是（　　）

　　A. 中阳不足之痰饮

　　B. 脾肾阳虚之水饮

　　C. 脾气虚弱之水饮

　　D. 风水水肿

　　E. 水热互结之水饮

25. 苓桂术甘汤中的君药是（　　）

　　A. 茯苓　　　　　　B. 桂枝

　　C. 白术　　　　　　D. 甘草

　　E. 茯苓、白术

26. 苓桂术甘汤中体现温阳化气、利水平冲的药物组合是（　　）

　　A. 茯苓、白术　　　B. 茯苓、桂枝

　　C. 茯苓、甘草　　　D. 白术、桂枝

　　E. 白术、甘草

27. 真武汤的药物组成中不包含（　　）

　　A. 茯苓　　　　　　B. 芍药

　　C. 附子　　　　　　D. 生姜

E. 干姜

28. 真武汤的功效是（　　）
A. 温脾利水　　　　B. 温阳利水
C. 温阳健脾　　　　D. 行气利水
E. 温中散寒

29. 下列不属于真武汤中配伍白芍意义的是（　　）
A. 利小便，行水气
B. 敛阴，解肌肉眴动
C. 防止附子燥热伤阴
D. 柔肝缓急，止腹痛
E. 与甘草配伍酸甘化阴

30. 实脾散中的君药是（　　）
A. 附子　　　　　　B. 茯苓
C. 茯苓、白术　　　D. 干姜
E. 附子、干姜

31. 实脾散和真武汤中均含有的药物是（　　）
A. 茯苓、白术、木香
B. 白术、茯苓、附子
C. 干姜、白术、附子
D. 白术、芍药、甘草
E. 干姜、附子、芍药

32. 独活寄生汤中含有的方剂是（　　）
A. 肾气丸　　　　　B. 四物汤
C. 四君子汤　　　　D. 八珍汤
E. 桂枝汤

33. 具有祛风湿、止痹痛、益肝肾、补气血功效的方剂是（　　）
A. 九味羌活汤　　　B. 大秦艽汤
C. 羌活胜湿汤　　　D. 独活寄生汤
E. 三痹汤

34. 实脾散的药物组成中含有（　　）
A. 乌梅　　　　　　B. 五味子
C. 木瓜　　　　　　D. 芍药
E. 百合

A2 型题

1. 患者脘腹胀满，不思饮食，口淡无味，恶心呕吐，嗳气吞酸，肢体沉重，倦怠嗜卧，舌苔白腻，脉缓。治宜选用（　　）
A. 藿香正气散　　　B. 三仁汤
C. 平胃散　　　　　D. 益胃汤
E. 参苓白术散

2. 患者小便不利，头痛微热，烦渴欲饮，脐下动悸，吐涎沫，头目眩晕，舌苔白，脉浮。治宜选用（　　）
A. 五苓散　　　　　B. 猪苓汤
C. 防己黄芪汤　　　D. 真武汤
E. 实脾散

3. 患者汗出恶风，身重微肿，小便不利，舌淡苔白，脉浮。治宜选用（　　）
A. 五苓散　　　　　B. 猪苓汤
C. 防己黄芪汤　　　D. 真武汤
E. 实脾散

4. 患者胸胁支满，目眩心悸，短气而咳，舌苔白滑，脉弦滑。治宜选用（　　）
A. 猪苓汤　　　　　B. 真武汤
C. 实脾散　　　　　D. 苓桂术甘汤
E. 五苓散

5. 患者畏寒肢冷，小便不利，心下悸动，头晕目眩，站立不稳，浮肿，腰以下为甚，舌质淡胖，边有齿痕，脉沉细。治宜选用（　　）
A. 五苓散　　　　　B. 猪苓汤
C. 实脾散　　　　　D. 防己黄芪汤
E. 真武汤

6. 患者尿频尿急，溺时涩痛，淋沥不畅，尿色浑赤，口燥咽干，舌苔黄腻，脉滑数。治宜选用（　　）
A. 茵陈蒿汤　　　　B. 导赤散
C. 小蓟饮子　　　　D. 八正散
E. 萆薢分清饮

7. 患者腰膝酸痛、痿软，肢节屈伸不利，畏寒喜温，心悸气短，舌淡苔白，脉细弱。治宜选用（　　）
A. 大秦艽汤　　　　B. 九味羌活汤
C. 小活络丹　　　　D. 济生肾气丸
E. 独活寄生汤

8. 患者脘腹胀满，不思饮食，口淡无味，恶心呕

吐，嗳气吞酸，脉缓。治宜选用（　　）
- A. 藿香正气散　　　B. 平胃散
- C. 连朴饮　　　　　D. 甘露消毒丹
- E. 茵陈蒿汤

9. 患者发热恶寒，头痛，胸膈满闷，或恶心呕吐，或肠鸣泄泻，舌苔白腻，脉濡或缓。治宜选用（　　）
- A. 九味羌活汤　　　B. 麻黄汤
- C. 三仁汤　　　　　D. 平胃散
- E. 藿香正气散

10. 患者下半身水肿尤甚，手足不温，口中不渴，胸腹胀满，大便溏薄，舌苔厚腻，脉沉迟。治宜选用（　　）
- A. 苓桂术甘汤　　　B. 五苓散
- C. 猪苓汤　　　　　D. 实脾散
- E. 防己茯苓汤

B1 型题

- A. 燥湿运脾，行气和胃
- B. 解表化湿，理气和中
- C. 清热利湿，清热退黄
- D. 清热泻火，利水通淋
- E. 宣畅气机，清利湿热

1. 三仁汤的功效是（　　）
2. 八正散的功效是（　　）

- A. 湿滞脾胃证
- B. 外感风寒，内伤湿滞证
- C. 湿热黄疸
- D. 湿热淋证
- E. 湿温时疫

3. 藿香正气散主治（　　）
4. 平胃散主治（　　）

- A. 萆薢分清饮　　　B. 导赤散
- C. 平胃散　　　　　D. 茵陈蒿汤
- E. 八正散

5. 可以治疗湿热淋证的方剂是（　　）
6. 可以治疗湿热黄疸的方剂是（　　）

- A. 五苓散　　　　　B. 猪苓汤
- C. 防己黄芪汤　　　D. 真武汤
- E. 实脾散

7. 含有滑石的方剂是（　　）
8. 含有木香的方剂是（　　）

- A. 五苓散　　　　　B. 猪苓汤
- C. 防己黄芪汤　　　D. 真武汤
- E. 实脾散

9. 兼能养阴的方剂是（　　）
10. 兼能解表的方剂是（　　）

- A. 八正散　　　　　B. 小蓟饮子
- C. 导赤散　　　　　D. 六一散
- E. 五苓散

11. 湿热淋证，尿频尿急，淋沥不畅，尿色浑赤，甚者癃闭不通，舌苔黄腻，脉滑数，治宜选用（　　）
12. 下焦瘀热，损伤膀胱血络，尿中带血，赤色热痛，舌红，脉数，治宜选用（　　）

- A. 苍术、黄柏　　　B. 苍术、厚朴
- C. 苍术、白术　　　D. 苍术、羌活
- E. 苍术、川芎

13. 平胃散中含有（　　）
14. 越鞠丸中含有（　　）

第十七节　祛　痰　剂

A1 型题

1. 由半夏、橘红、茯苓、甘草、乌梅、生姜组成的方剂是（　　）
- A. 乌梅丸　　　　　B. 导痰汤
- C. 半夏白术天麻汤　D. 二陈汤
- E. 金水六君煎

2. 二陈汤中的"二陈"指的是（　　）
- A. 半夏、橘红　　　B. 半夏、茯苓
- C. 橘红、茯苓　　　D. 半夏、甘草
- E. 生姜、乌梅

3. 二陈汤中乌梅的配伍意义是（　　）
- A. 安蛔止痛　　　　B. 生津止渴
- C. 收敛止血　　　　D. 收敛肺气
- E. 涩肠止泻

4. 二陈汤的功效是（　　）
- A. 理气化痰，利胆和胃

B. 益气养血，化痰宁心

C. 燥湿行气，软坚化痰

D. 清热化痰，理气止咳

E. 燥湿化痰，理气和中

5. 温胆汤的药物组成中，不包括（　　　）
　　A. 半夏　　　　　　　　B. 竹茹
　　C. 枳实　　　　　　　　D. 黄芩
　　E. 陈皮

6. 主治胆郁痰扰证的是（　　　）
　　A. 导痰汤　　　　　　　B. 二陈汤
　　C. 蒿芩清胆汤　　　　　D. 清气化痰汤
　　E. 温胆汤

7. 清气化痰汤的功效是（　　　）
　　A. 清热化痰，和胃利胆
　　B. 清热化痰，理气止咳
　　C. 清热化痰，宽胸散结
　　D. 清金降火，化痰止咳
　　E. 润肺清热，理气化痰

8. 功效润肺清热、理气化痰的方剂是（　　　）
　　A. 贝母瓜蒌散　　　　　B. 三子养亲汤
　　C. 温胆汤　　　　　　　D. 二陈汤
　　E. 半夏白术天麻汤

9. 下列属于半夏白术天麻汤药物组成的是（　　　）
　　A. 贝母　　　　　　　　B. 白芥子
　　C. 橘红　　　　　　　　D. 竹沥
　　E. 瓜蒌

10. 半夏白术天麻汤主治的病机是（　　　）
　　A. 胆胃不和，痰浊内扰
　　B. 脾湿生痰，风痰上扰
　　C. 脾虚生痰，痰饮内停
　　D. 脾阳不足，痰湿壅盛
　　E. 邪热内陷，痰热结胸

11. 温胆汤的功效是（　　　）
　　A. 理气化痰，清胆和胃
　　B. 清热和胃，利气止咳
　　C. 清热化痰，宽胸散结
　　D. 燥湿化痰，理气和中
　　E. 燥湿行气，软坚散结

12. 清气化痰丸的功效是（　　　）
　　A. 理气化痰，清胆和胃
　　B. 清热化痰，理气止咳
　　C. 清热化痰，宽胸散结
　　D. 燥湿化痰，理气和中
　　E. 燥湿行气，软坚散结

13. 二陈汤的主治是（　　　）
　　A. 风痰上扰证
　　B. 燥痰咳嗽
　　C. 痰热咳嗽
　　D. 胆胃不和，痰热内扰证
　　E. 湿痰证

14. 贝母瓜蒌散的功效是（　　　）
　　A. 涤痰息风
　　B. 燥湿化痰，平肝息风
　　C. 温肺化饮
　　D. 泻火逐痰
　　E. 润肺清热，理气化痰

15. 半夏白术天麻汤的功效是（　　　）
　　A. 涤痰息风
　　B. 燥湿化痰，平肝息风
　　C. 温肺化饮
　　D. 泻火逐瘀
　　E. 润肺清热，理气化痰

A2 型题

1. 患者眩晕头痛，胸膈痞满，恶心呕吐，舌苔白腻，脉弦滑。治宜选用（　　　）
　　A. 二陈汤　　　　　　　B. 温胆汤
　　C. 半夏白术天麻汤　　　D. 贝母瓜蒌散
　　E. 清气化痰丸

2. 患者咳嗽气喘，咳痰黄稠，胸膈痞满，烦躁不安，舌红苔黄腻，脉滑数。治宜选用（　　　）
　　A. 温胆汤　　　　　　　B. 半夏白术天麻汤
　　C. 清气化痰丸　　　　　D. 二陈汤
　　E. 贝母瓜蒌散

3. 患者咳嗽痰多，色白易咳，恶心呕吐，胸膈痞满，肢体困重，舌苔白滑，脉滑。治宜选用（　　　）
　　A. 二陈汤　　　　　　　B. 温胆汤

C. 半夏白术天麻汤　　D. 贝母瓜蒌散

E. 清气化痰汤

4. 患者胆胃不和，痰热内扰，胆怯易惊，虚烦不宁，失眠多梦，呕吐呃逆，或癫痫。治宜选用（　　）

A. 温胆汤　　　　　　B. 二陈汤

C. 滚痰丸　　　　　　D. 定痫丸

E. 贝母瓜蒌散

B1 型题

A. 半夏　　　　　　　B. 竹茹

C. 枳实　　　　　　　D. 陈皮

E. 茯苓

1. 二陈汤中的君药是（　　）

2. 温胆汤中的君药是（　　）

A. 半夏、天麻　　　　B. 胆南星、瓜蒌仁

C. 贝母、瓜蒌　　　　D. 白术、半夏

E. 橘红、茯苓

3. 半夏白术天麻汤中的君药是（　　）

4. 清气化痰丸中的君药是（　　）

A. 痰湿　　　　　　　B. 风痰

C. 燥痰　　　　　　　D. 热痰

E. 寒痰

5. 半夏白术天麻汤主治（　　）

6. 清气化痰汤主治（　　）

A. 清气化痰丸　　　　B. 止嗽散

C. 小青龙汤　　　　　D. 败毒散

E. 贝母瓜蒌散

7. 咳痰不爽，胸膈痞闷，气急呕恶，舌质红，脉滑数，治宜选用（　　）

8. 咳嗽咽痒，咳痰难出，咽喉干燥，苔白而干，治宜选用（　　）

A. 润燥生津，清热化痰

B. 消瘀血，续绝伤，清热散结消肿

C. 理气宽胸，涤痰散结

D. 清热化痰，理气宽胸

E. 清肺化痰，止咳平喘

9. 天花粉在贝母瓜蒌散中的作用是（　　）

10. 天花粉在复元活血汤中的作用是（　　）

第十八节 消 食 剂

A1 型题

1. 下列能够消食和胃的方剂是（　　）

A. 枳实导滞丸　　　　B. 健脾丸

C. 保和丸　　　　　　D. 枳实消痞丸

E. 乌梅丸

2. 保和丸中配伍连翘的意义是（　　）

A. 清热散结　　　　　B. 清热解毒

C. 清泻心火　　　　　D. 辛凉透表

E. 透热转气

3. 枳实导滞丸中用于消食化滞的药物是（　　）

A. 大黄　　　　　　　B. 神曲

C. 白术　　　　　　　D. 山楂

E. 莱菔子

4. 用于健脾和胃、消食止泻的方剂是（　　）

A. 保和丸　　　　　　B. 枳术丸

C. 健脾丸　　　　　　D. 枳实导滞丸

E. 枳实消痞丸

5. 健脾丸和保和丸共有的药物是（　　）

A. 木香、麦芽　　　　B. 神曲、山楂

C. 黄连、白术　　　　D. 砂仁、莱菔子

E. 人参、茯苓

6. 山楂六两，神曲二两，半夏、茯苓各三两，陈皮、连翘、莱菔子各一两，共为末，炊饼为丸，如梧桐子大。该古方是（　　）

A. 保和丸　　　　　　B. 枳实导滞丸

C. 木香槟榔丸　　　　D. 健脾丸

E. 肥儿丸

7. 枳实导滞丸的组成中不含有的药物是（　　）

A. 大黄、泽泻　　　　B. 枳实、黄芩

C. 神曲、茯苓　　　　D. 黄连、白术

E. 胆南星、制半夏

8. 下列不属于健脾丸药物组成的是（　　）

A. 白术、木香　　　　B. 黄连、甘草

C. 白茯苓、人参　　　D. 半夏、黄芪

E. 神曲、陈皮

9. 由木香、槟榔、青皮、陈皮、莪术、黄连、黄柏、大黄、香附、牵牛子组成的方剂是（　　）
　　A. 木香槟榔丸　　　　B. 枳实导滞丸
　　C. 肥儿丸　　　　　　D. 健脾丸
　　E. 保和丸

A2 型题

1. 患者食少难消，脘腹痞闷，大便溏薄，倦怠乏力，苔腻微黄，脉虚弱。治宜选用（　　）
　　A. 保和丸　　　　　　B. 枳术丸
　　C. 健脾丸　　　　　　D. 木香槟榔丸
　　E. 枳实导滞丸

2. 患者脘腹痞满，赤白痢疾，里急后重，舌苔黄腻，脉沉实。治宜选用（　　）
　　A. 保和丸　　　　　　B. 枳术丸
　　C. 健脾丸　　　　　　D. 木香槟榔丸
　　E. 枳实导滞丸

3. 患者脘腹痞满，嗳腐吞酸，恶食呕逆，舌苔厚腻，脉滑。治宜选用（　　）
　　A. 木香槟榔丸　　　　B. 健脾丸
　　C. 保和丸　　　　　　D. 枳术丸
　　E. 枳实导滞丸

B1 型题

　　A. 莱菔子　　　　　　B. 神曲
　　C. 大黄　　　　　　　D. 山楂
　　E. 茯苓
1. 保和丸中的君药是（　　）
2. 枳实导滞丸中的君药是（　　）

　　A. 消食和胃
　　B. 消食化积，清热利湿
　　C. 行气导滞，攻积泄热
　　D. 健脾和胃，消食止泻
　　E. 消痞除满，健脾和胃

3. 木香槟榔丸的功效是（　　）
4. 健脾丸的功效是（　　）

第十九节　驱　虫　剂

A1 型题

1. 脏寒蛔厥证治宜选用（　　）
　　A. 芍药汤　　　　　　B. 白头翁汤
　　C. 四神丸　　　　　　D. 乌梅丸
　　E. 理中安蛔丸

2. 下列不属于乌梅丸药物组成的是（　　）
　　A. 细辛　　　　　　　B. 干姜
　　C. 黄连　　　　　　　D. 桂枝
　　E. 肉桂

A2 型题

患者心烦呕吐，时发时止，食入吐蛔，手足厥冷。治宜选用（　　）
　　A. 理中汤　　　　　　B. 半夏泻心汤
　　C. 四逆汤　　　　　　D. 乌梅丸
　　E. 藿香正气散

B1 型题

　　A. 乌梅　　　　　　　B. 附子
　　C. 细辛　　　　　　　D. 当归
　　E. 蜀椒、细辛
1. 乌梅丸中的君药是（　　）
2. 乌梅丸中的臣药是（　　）

　　A. 乌梅　　　　　　　B. 附子
　　C. 干姜　　　　　　　D. 当归
　　E. 蜀椒、细辛
3. 乌梅丸中体现"蛔得酸则静"的药物是（　　）
4. 乌梅丸中体现"蛔得辛则伏"的药物是（　　）

第五章

中医内科学

第一节 感冒

A1 型题

1. 感冒的病位在（ ）
   A. 脾　　　　　　　　B. 肝
   C. 心　　　　　　　　D. 大肠
   E. 肺卫

2. 感冒的基本病机是（ ）
   A. 素体阴虚，卫表失和
   B. 外邪犯肺，肺失清肃
   C. 卫表不和，肺失宣降
   D. 风热犯表，卫表失和
   E. 风寒外束，卫阳郁遏

3. 下列各项，不属于感冒临床表现的是（ ）
   A. 恶寒发热　　　　　B. 鼻塞流涕
   C. 咳嗽喷嚏　　　　　D. 全身不适
   E. 脉沉

4. 风温早期与感冒的不同点是（ ）
   A. 起病急骤，热势鸱张
   B. 热势较轻
   C. 无入里传变
   D. 汗出热退
   E. 病程短

5. 治疗风热犯表的首选方剂是（ ）
   A. 银翘散　　　　　　B. 加减葳蕤汤
   C. 新加香薷饮　　　　D. 荆防败毒散
   E. 参苏饮

6. 感冒的治疗原则是（ ）
   A. 解表达邪　　　　　B. 辛温发汗
   C. 辛凉清解　　　　　D. 清暑祛湿

   E. 扶正解表

A2 型题

1. 患者恶寒重，发热轻，无汗，鼻流清涕，咳嗽，痰白清稀，头痛，骨节酸痛，体温 38.5℃，舌苔薄白，脉浮紧。其诊断为（ ）
   A. 风热感冒　　　　　B. 风寒感冒
   C. 暑湿感冒　　　　　D. 阴虚感冒
   E. 气虚感冒

2. 患者身热，微恶风寒，少汗，头昏，心烦，口干咽燥，干咳少痰，舌红少苔，脉细数。其治疗应首选的方剂是（ ）
   A. 银翘散　　　　　　B. 加减葳蕤汤
   C. 新加香薷饮　　　　D. 参苏饮
   E. 荆防败毒散

3. 李某，男，40 岁，发热 2 天，肢体酸重，头昏胀痛，咳嗽痰黏，鼻流浊涕，脘腹胀满且便溏，舌苔黄微腻，脉濡数。其治疗应首选的方剂是（ ）
   A. 银翘散　　　　　　B. 加减葳蕤汤
   C. 新加香薷饮　　　　D. 参苏饮
   E. 荆防败毒散

4. 王某，女，20 岁，恶寒较重，发热无汗，头痛，四肢酸楚疼痛，咳嗽痰白，倦怠乏力，平时恶风汗出，反复易感，舌质淡，脉浮无力。其证候是（ ）
   A. 风寒束表证　　　　B. 暑湿伤表证
   C. 风热犯表证　　　　D. 气虚感冒
   E. 阴虚感冒

B1 型题

   A. 恶寒重，发热轻，痰涕色白清稀，咽喉不痛

B. 身热不扬，恶风少汗，头昏，身体酸楚疼痛，脘腹胀满

C. 恶寒轻，发热重，痰涕色黄黏稠，咽喉疼痛

D. 感冒症状伴有倦怠乏力、神疲气短、脉浮无力

E. 感冒症状伴有口渴咽干、干咳少痰、脉细数

1. 平人感冒风寒束表证的主症特点是（　　　）

2. 平人风热感冒的主症特点是（　　　）

A. 藿香、厚朴　　　　B. 麻黄、桂枝

C. 沙参、天冬　　　　D. 五味子、乌梅

E. 黄芪、炒白术

3. 感冒暑湿伤表证，舌苔厚腻，脘腹胀满明显，应重用（　　　）

4. 感冒风寒束表证，恶寒重，周身冷痛明显，应重用（　　　）

第二节　咳　嗽

A1 型题

1. 咳嗽的基本病机是（　　　）

A. 邪犯于肺，气逆于上

B. 风热犯肺，肺失清肃

C. 痰热壅肺，肺失肃降

D. 肝郁化火，肺气上逆

E. 肾虚痰犯，气冲于上

2. 下列不属于咳嗽病因的是（　　　）

A. 六淫之邪　　　　B. 饮食不调

C. 情志不遂　　　　D. 肺脏自病

E. 禀赋不足

3. 内伤咳嗽的主要病理因素是（　　　）

A. 瘀、痰　　　　B. 痰、火

C. 痰、湿　　　　D. 风、燥

E. 风、寒

4. 下列关于咳嗽的叙述，不正确的是（　　　）

A. 有声无痰为咳

B. 有痰无声为嗽

C. 咳嗽并见，难以区分

D. 基本病机是邪犯于肺，气逆于上

E. 病位只在肺，与其他脏腑无关

5. 不属外感咳嗽与内伤咳嗽鉴别要点的是（　　　）

A. 是否有外感　　　　B. 是否反复发作

C. 痰液的颜色　　　　D. 起病的缓急

E. 病程的长短

6. 治疗咳嗽之风热犯肺证，应首选的方剂是（　　　）

A. 清金化痰汤　　　　B. 桑菊饮

C. 桑杏汤　　　　　　D. 沙参麦冬汤

E. 加减泻白散

7. 治咳嗽风燥伤肺证，应首选的治法是（　　　）

A. 疏风散寒，宣肺止咳

B. 疏风清热，宣肺止咳

C. 疏风清肺，润燥止咳

D. 清肺泻肝，顺气降火

E. 滋阴润肺，化痰止咳

A2 型题

1. 患者，男，30岁，咳嗽声重，气急咽痒，流清涕，恶寒发热，舌苔薄白，脉浮紧。治疗应首选的方剂是（　　　）

A. 桑菊饮　　　　　　B. 三拗汤合止嗽散

C. 桑杏汤　　　　　　D. 清金化痰汤

E. 沙参麦冬汤

2. 患者，女，23岁，平素急躁易怒，阵发性咳嗽，口苦咽干，胸胁胀满，干咳少痰，舌红苔薄黄，脉弦数。治疗应首选的方剂是（　　　）

A. 桑菊饮

B. 桑杏汤

C. 清金化痰汤

D. 加减泻白散合黛蛤散

E. 沙参麦冬汤

3. 患者，女，50岁，干咳，咳声短促，痰少而黏，痰中带血，口燥咽干，舌质红，少苔，脉细数。其证候诊断是（　　　）

A. 肝火犯肺证　　　　B. 痰湿蕴肺证

C. 肺阴亏耗证　　　　D. 痰热郁肺证

E. 风燥犯肺证

4. 患者反复咳嗽，咳声重浊，痰多色白而黏，痰出则咳缓，脘腹胀满，时有便溏，舌苔白腻，脉濡缓。治疗应首选的方剂是（　　　）

A. 二陈平胃散合三子养亲汤

B. 桑菊饮

C. 桑杏汤

D. 清金化痰汤

E. 沙参麦冬汤

B1 型题

A. 干咳，连声作呛，恶寒发热

B. 咳声重浊，痰多色白，晨间咳痰尤甚

C. 阵发性咳嗽，口苦咽干，胸胁胀满

D. 咳嗽声高气促，痰黄黏腻，舌红苔黄腻

E. 干咳，咳声短促，潮热盗汗

1. 咳嗽肺阴亏耗证的主症特点是（　　　）

2. 咳嗽风燥伤肺证的主症特点是（　　　）

A. 早晨咳嗽，阵发加剧，咳嗽连声重浊，痰出咳减

B. 午后、黄昏咳嗽加重，或夜间有单声咳嗽，咳声轻微短促

C. 夜卧咳嗽较剧，持续不已，少气或伴气喘

D. 饮食肥甘、生冷加重

E. 情志郁怒加重

3. 阴虚肺燥咳嗽的临床表现是（　　　）

4. 虚寒咳嗽的临床表现是（　　　）

第三节　哮　病

A1 型题

1. 下列不属于哮病发作病因的是（　　　）

 A. 外邪侵袭　　　　　B. 饮食不当

 C. 病后体虚　　　　　D. 咳喘日久

 E. 跌仆损伤

2. 哮病的主要病位和涉及脏腑是（　　　）

 A. 肺、脾、肾　　　　B. 心、脾、肾

 C. 肺、心、肾　　　　D. 肺、脾、心

 E. 肺、肝、脾

3. 哮病的主要治疗原则（　　　）

 A. 发时治其标，平时治其本

 B. 标本兼治

 C. 治其标

 D. 治其本

 E. 宣肺，降逆，化痰

4. 哮病的"夙根"是（　　　）

 A. 瘀血　　　　　　　B. 伏痰

C. 风寒　　　　　　　D. 体虚

E. 水饮

5. 热哮的治疗方法是（　　　）

 A. 清热宣肺，化痰定喘

 B. 宣肺散寒，化痰平喘

 C. 健脾益气，补土生金

 D. 补肺益肾，化痰平喘

 E. 解表清里，化痰平喘

A2 型题

1. 患者，男，60岁，吸气不利，动则加重，头晕耳鸣，腰膝酸软，五心烦热，口干，舌红少苔，脉细数；或舌质淡，脉沉细，面色苍白。其诊断是（　　　）

 A. 哮病，缓解期，肺肾两虚证

 B. 哮病，缓解期，脾肺气虚证

 C. 哮病，发作期，风寒犯肺证

 D. 喘证，肾不摄纳证

 E. 哮病，发作期，风痰哮证

2. 周某，男，45岁，外出着单衣遇冷风后，呼吸急促，喉中痰鸣如水鸡声，色白泡沫多，形寒肢冷，舌苔白滑，脉弦紧。治疗宜首选的方剂是（　　　）

 A. 定喘汤　　　　　　B. 射干麻黄汤

 C. 三子养亲汤　　　　D. 平喘固本汤

 E. 苏子降气汤

B1 型题

A. 射干麻黄汤

B. 三子养亲汤

C. 六君子汤

D. 生脉地黄汤合金水六君煎

E. 定喘汤

1. 治疗热哮首选的方剂是（　　　）

2. 治疗哮病肺肾两虚证首选的方剂是（　　　）

A. 葶苈子、苏子

B. 生石膏、芦根

C. 附子、鹿角片

D. 沙参、玉竹

E. 炙黄芪、浮小麦、大枣

3. 哮病发作期冷哮证，痰涌气逆，不得平卧，应

加（　　）

4. 哮病缓解期脾肺气虚证，表虚自汗，应加（　　）

第四节　喘　证

A1 型题

1. 下列不属于喘证病因的是（　　）
   A. 外邪侵袭　　　　B. 饮食不当
   C. 情志失调　　　　D. 久病劳欲
   E. 跌仆损伤

2. 喘证的主要病位在（　　）
   A. 心、肝　　　　B. 肝、脾
   C. 肺、肾　　　　D. 肺、肝
   E. 肺、脾

3. 下列对哮与喘的描述，正确的是（　　）
   A. 哮以气息言　　　B. 喘以声响言
   C. 喘必兼哮　　　　D. 哮必兼喘
   E. 哮喘相兼

4. 下列不属于实喘与虚喘鉴别要点的是（　　）
   A. 病程长短　　　　B. 病势急缓
   C. 脉势强弱　　　　D. 呼吸深浅
   E. 有无外感

5. 治疗实喘痰浊阻肺证首选的方剂是（　　）
   A. 三子养亲汤
   B. 三子养亲汤合二陈汤
   C. 三子养亲汤合苏子降气汤
   D. 二陈汤
   E. 六君子汤

6. 治疗实喘表寒肺热证的首选方剂是（　　）
   A. 桑白皮汤　　　　B. 定喘汤
   C. 越婢加半夏汤　　D. 清金化痰汤
   E. 麻杏石甘汤

7. 治疗虚喘肾虚不纳证的首选方剂是（　　）
   A. 生脉散合补肺汤
   B. 五磨饮子
   C. 金匮肾气丸合参蛤散
   D. 二陈汤合三子养亲汤
   E. 麻黄汤合华盖散

8. 下列关于喘证治疗的描述，正确的是（　　）
   A. 实喘以培补摄纳为主
   B. 虚喘以祛邪利气为主
   C. 实喘难治，虚喘亦难治
   D. 虚喘或宣肺，或活血，或祛痰
   E. 实喘可用温化宣肺、清化肃肺、理气化痰之法

A2 型题

1. 刘某，男，28 岁，因与人争吵突发呼吸短促，胸闷疼痛，咽中如室，平素多抑郁，心悸，舌苔薄白，脉弦。其首选的治疗方剂是（　　）
   A. 麻黄汤　　　　　B. 四七汤
   C. 柴胡疏肝散　　　D. 五磨饮子
   E. 四逆散

2. 患者喘息咳逆，呼吸急促，胸部胀闷，痰多稀薄而带泡沫，色白质黏，常有头痛，恶寒，或有发热，口不渴，无汗，舌苔薄白而滑，脉浮紧。其首选的治疗方剂是（　　）
   A. 麻黄汤合华盖散
   B. 麻杏石甘汤
   C. 二陈汤合三子养亲汤
   D. 五磨饮子
   E. 生脉散合补肺汤

3. 患者喘促短气，气怯声低，咳声低弱，自汗畏风，易感冒，舌淡，脉细弱。其诊断是（　　）
   A. 喘证，虚喘，肺气虚证
   B. 喘证，虚喘，肾气虚证
   C. 喘证，虚喘，正虚喘脱证
   D. 喘证，实喘，肝气犯肺证
   E. 哮病，缓解期，脾肺气虚证

B1 型题

   A. 喘促日久，动则喘甚，呼多吸少
   B. 喘逆上气，息粗鼻扇，伴形寒、身热
   C. 喘而胸满闷塞，甚则胸盈仰息
   D. 喘促症状每遇情志刺激而诱发
   E. 喘促短气，气怯声低，喉有鼾声

1. 实喘痰浊阻肺证的特点是（　　）
2. 虚喘肾虚不纳证的特点是（　　）

   A. 木香、乌药、青皮
   B. 胡桃肉、紫河车

C. 麦冬、天冬、玉竹

D. 丹参、远志、石菖蒲

E. 百合、合欢皮、酸枣仁

3. 实喘肺气郁痹证，伴见失眠，应加（　　　）

4. 虚喘肾气虚证，善后调理，应加（　　　）

第五节　肺　痈

A1 型题

1. 肺痈的病因是（　　　）

　A. 感受风热，痰热素盛

　B. 情志所伤

　C. 正气内虚

　D. 感受风湿

　E. 食积化热

2. 肺痈成痈期的治法是（　　　）

　A. 清热解毒，化瘀消痈

　B. 排脓解毒

　C. 疏风清热，清肺散邪

　D. 清热解毒，排脓祛瘀

　E. 益气养阴清肺

3. 下列不属于肺痈分期的是（　　　）

　A. 初期　　　　　　B. 成痈期

　C. 溃脓期　　　　　D. 恢复期

　E. 消散期

4. 治疗肺痈溃脓期首选的方剂是（　　　）

　A. 银翘散

　B. 苇茎汤合如金解毒散

　C. 加味桔梗汤

　D. 清金化痰汤

　E. 沙参麦冬汤

5. 治疗肺痈初期首选的方剂是（　　　）

　A. 银翘散

　B. 千金苇茎汤合如金解毒散

　C. 加味桔梗汤

　D. 沙参麦冬汤

　E. 竹叶石膏汤

A2 型题

1. 患者 5 天前因外出淋雨，出现高热，时时振寒，汗出燥热，咳嗽痰多。现胸满作痛，转侧不利，咳吐浊痰，呈黄绿色，自觉喉间有腥味，口干咽燥，舌苔黄腻，脉滑数。治疗的首选方剂是（　　　）

　A. 银翘散

　B. 千金苇茎汤合如金解毒散

　C. 加味桔梗汤

　D. 沙参麦冬汤

　E. 竹叶石膏汤

2. 刘某，女，23 岁，咳吐大量脓痰，痰血相兼，腥臭异常，胸中烦满而痛，身热面赤，烦渴喜饮，舌质红，脉滑数。其诊断是（　　　）

　A. 肺痈，初期

　B. 肺痈，成痈期

　C. 肺痈，溃脓期

　D. 肺痈，恢复期

　E. 咳嗽，痰热蕴肺证

3. 周某，女，28 岁，咳吐脓痰后，咳吐脓血减少，臭味亦减，潮热，盗汗，心烦，脉细无力。其治法是（　　　）

　A. 益气养阴清肺

　B. 排脓解毒

　C. 清热解毒，化瘀消痈

　D. 疏散风热，宣肺平喘

　E. 疏散风热，清肺散邪

B1 型题

A. 恶寒，发热，咳嗽，痰多

B. 高热，振寒，咳嗽，气急，胸痛，咳痰黄黏有腥味

C. 咳吐大量腥臭脓血痰

D. 身热减退，咳嗽减轻，咳痰减少，臭味亦淡

E. 气短，口咽干燥，面色无华，形体消瘦

1. 肺痈溃脓期的特点是（　　　）

2. 肺痈成痈期的特点是（　　　）

第六节　心　悸

A1 型题

1. 下列选项中，不属于心悸虚证的是（　　　）

　A. 心虚胆怯　　　　B. 心血不足

　C. 阴虚火旺　　　　D. 心阳不振

E. 心肝血虚

2. 下列不是导致心悸的病理因素的是（　　）
   A. 痰浊　　　　　　　B. 水饮
   C. 瘀血　　　　　　　D. 火邪
   E. 气滞

3. 心悸的治疗应首先分辨（　　）
   A. 阴阳　　　　　　　B. 虚实
   C. 表里　　　　　　　D. 寒热
   E. 舌象

4. 下列不属于心悸的基本治则的是（　　）
   A. 补气，养血　　　　B. 滋阴，温阳
   C. 清热，解毒　　　　D. 祛瘀，化饮
   E. 清火，行瘀

5. 治疗心悸心血不足证，应首选的方剂是（　　）
   A. 归脾汤
   B. 天王补心丹合朱砂安神丸
   C. 苓桂术甘汤
   D. 生脉饮合炙甘草汤
   E. 黄连温胆汤

6. 心悸心阳不振证的基本治则是（　　）
   A. 振奋心阳，化气行水，宁心安神
   B. 活血化瘀，理气通络
   C. 温补心阳，安神定悸
   D. 补养心血，益气安神
   E. 补气养阴，活血通脉

A2 型题

1. 董某，男，50 岁，1 年来心悸不宁，平素善惊易恐，坐卧不安，不寐多梦，食少纳呆，苔薄白，脉细略数或细弦。其诊断是（　　）
   A. 心悸，痰湿中阻证
   B. 心悸，水饮凌心证
   C. 心悸，心虚胆怯证
   D. 心悸，心血不足证
   E. 心悸，阴虚火旺证

2. 患者心悸不安，胸闷气短，动则尤甚，面色苍白，形寒肢冷，舌淡苔白，脉虚弱或沉细无力。治疗应首选的方剂是（　　）
   A. 桂枝甘草龙骨牡蛎汤合参附汤

B. 归脾汤
   C. 苓桂术甘汤
   D. 黄连温胆汤
   E. 天王补心丹合朱砂安神丸

3. 邓某，男，38 岁，时感心中悸动，动则尤甚，头晕目眩，面色无华，舌淡红，脉细弱。此病证的治法是（　　）
   A. 镇惊定志，养心安神
   B. 滋阴清火，养心安神
   C. 温补心阳，安神定悸
   D. 补血养心，益气安神
   E. 活血化瘀，理气通络

4. 宫某，男，49 岁，平素喜饮冷。现自我感觉心中剧烈跳动，头晕目眩，渴不欲饮，小便短少，下肢浮肿，形寒肢冷，口角流涎，舌淡胖，脉沉细而滑。治疗应首选的方剂是（　　）
   A. 归脾汤　　　　　　B. 苓桂术甘汤
   C. 黄连温胆汤　　　　D. 安神定志丸
   E. 天王补心丹合朱砂安神丸

B1 型题

   A. 黄连温胆汤　　　　B. 归脾汤
   C. 生脉散　　　　　　D. 炙甘草汤
   E. 安神定志丸

1. 心悸心血不足证，若舌红少苔、脉细数或结代，治疗应选（　　）

2. 心悸心血不足证，若热病后期损及心阴，治疗应选（　　）

   A. 肉桂、附子　　　　B. 阿胶、龙眼肉
   C. 柴胡、郁金　　　　D. 柏子仁、酸枣仁
   E. 地骨皮、白薇

3. 治疗心悸心阳不振证，若形寒肢冷者，应加（　　）

4. 治疗心悸心虚胆怯证，若见心血不足，应加（　　）

第七节　胸　痹

A1 型题

1. 下列不是导致胸痹的病因的是（　　）
   A. 瘀血内阻　　　　　B. 寒邪内侵

C. 饮食不节　　　　D. 情志失调

E. 劳逸失度

2. 胸痹的辨证要点是（　　　）

A. 气血阴阳　　　　B. 标本虚实

C. 寒热虚实　　　　D. 舌象变化

E. 脉象变化

3. 下列不属于胸痹典型症状的是（　　　）

A. 胸部闷痛　　　　B. 喘息不得卧

C. 胸痛彻背　　　　D. 胸闷如窒

E. 心悸气短

4. 胸痹病机总属本虚标实，下列不属于标实的是（　　　）

A. 气滞　　　　　　B. 痰浊

C. 血瘀　　　　　　D. 火邪

E. 阴寒

5. 下列不属于胸痹治法的是（　　　）

A. 活血化瘀，通脉止痛

B. 疏肝理气，活血通络

C. 辛温散寒，宣通心阳

D. 通阳泄浊，豁痰宣痹

E. 清热豁痰，通络止痛

6. 胸痹心血瘀阻证，治疗的首选方剂是（　　　）

A. 血府逐瘀汤　　　B. 少腹逐瘀汤

C. 膈下逐瘀汤　　　D. 复元活血汤

E. 身痛逐瘀汤

7. 下列不属于胸痹与胃脘痛主要鉴别点的是（　　　）

A. 疼痛部位　　　　B. 疼痛性质

C. 疼痛时间　　　　D. 伴随症状

E. 服用针对药物是否缓解

8. 胸痹寒凝心脉证治疗的首选方剂是（　　　）

A. 枳实薤白桂枝汤合当归四逆汤

B. 瓜蒌薤白半夏汤合涤痰汤

C. 参附汤合右归饮

D. 生脉散合人参养荣汤

E. 乌头赤石脂丸

A2 型题

1. 患者为老年男性，胸痛反复发作半年，现心痛彻背，背痛彻心，疼痛剧烈，身寒肢冷，喘不能卧，舌苔白，脉沉紧。此病治疗的首选方剂是（　　　）

A. 瓜蒌薤白半夏汤

B. 参附汤

C. 丹参饮

D. 乌头赤石脂丸合苏合香丸

E. 生脉饮

2. 患者，女，63 岁，胸痛发作 1 小时，心胸闷痛，气短喘促，痰黄且黏，形体肥胖，舌质暗红苔黄腻，脉滑数。治疗此病的首选方剂是（　　　）

A. 黄连温胆汤　　　B. 小陷胸汤

C. 瓜蒌薤白白酒汤　D. 丹参饮

E. 苏合香丸

3. 李某，女，30 岁，因长期熬夜，近来心胸隐痛，时发时止，心悸气短，动则益甚，倦怠乏力，声音低微，舌淡红胖大，边有齿痕，少苔，脉细弱。治疗应首选的方剂是（　　　）

A. 参附汤合右归饮

B. 人参养荣汤合桃红四物汤

C. 生脉散合人参养荣汤

D. 天王补心丹合炙甘草汤

E. 枳实薤白桂枝汤合当归四逆汤

4. 患者近来心痛胸闷，心悸自汗，面色㿠白，腰膝酸软，四肢欠温，舌淡胖，脉沉迟。此病证的治法是（　　　）

A. 温补阳气，振奋心阳

B. 滋阴清火，养心和络

C. 益气养阴，活血通脉

D. 宣痹通阳，散寒止痛

E. 通阳泄浊，豁痰宣痹

B1 型题

A. 寒凝心脉证　　　B. 痰浊闭阻证

C. 气滞心胸证　　　D. 心血瘀阻证

E. 心肾阳虚证

1. 心胸疼痛，如刺如绞，痛有定处，入夜为甚，其证候是（　　　）

2. 胸闷重而心痛微，痰多气短，肢体沉重，形体肥胖，其证候是（　　　）

A. 寒凝心脉证　　　B. 痰浊闭阻证

C. 气滞心胸证　　　D. 心肾阴虚证

E. 心肾阳虚证

3. 心胸闷痛，疼痛阵发，遇情志不遂易诱发，脉弦细，其证候是（　　）

4. 胸闷气短，心悸而痛，面色㿠白，四肢不温，唇甲色淡，舌质淡胖，脉沉细，其证候是（　　）

第八节　不　寐

A1 型题

1. 不寐的病理特点是（　　）

A. 阴盛阳衰，阴阳失交

B. 阳盛阴衰，阴阳失交

C. 胃气失和，夜卧不安

D. 阳不交阴，心肾不交

E. 心脾两虚，心神不安

2. 下列不是不寐主要病因的是（　　）

A. 饮食不节　　　　B. 情志失常

C. 思虑过度　　　　D. 年迈体虚

E. 瘀血阻络

3. 不寐的治疗原则为（　　）

A. 补虚泻实，调整阴阳

B. 益气养血，补益肝肾

C. 补益心脾，养血安神

D. 清热化痰，安神定志

E. 填补肝肾，充髓养脑

4. 下列与虚证不寐的病机有关的是（　　）

A. 心脾两虚　　　　B. 脾胃虚弱

C. 阴血不足　　　　D. 胆虚痰热

E. 阳虚内寒

5. 不寐痰热扰心证的治法是（　　）

A. 清化痰热，和中安神

B. 疏肝泻火，镇心安神

C. 补益心脾，养血安神

D. 滋阴降火，交通心肾

E. 益气镇惊，安神定志

A2 型题

1. 患者，女，50岁，失眠多梦，易醒，心悸健忘，头晕目眩，肢体疲倦，面色少华，舌淡苔薄，脉细弱。治疗首选的方剂是（　　）

A. 朱砂安神丸　　　B. 天王补心丹

C. 归脾汤　　　　　D. 酸枣仁汤

E. 安神定志丸

2. 患者心烦不寐，胸闷脘痞，泛恶嗳气，伴口苦，头重，目眩，舌偏红，苔黄腻，脉滑数。治疗首选的方剂是（　　）

A. 柴胡疏肝散　　　B. 丹栀逍遥散

C. 黄连温胆汤　　　D. 龙胆泻肝汤

E. 滋水清肝饮

3. 孙某，男，36岁，近日失眠，心烦不寐，入睡困难，心悸多梦，伴有头晕耳鸣，腰膝酸软，潮热盗汗，五心烦热，舌红少苔，脉细数。其证候是（　　）

A. 心肾不交证　　　B. 心胆气虚证

C. 心脾两虚证　　　D. 痰热扰心证

E. 肝火扰心证

4. 王某，男，20岁，进入大学后经常出现虚烦不寐，触事易惊，胆怯心悸，伴有气短自汗，倦怠乏力，舌淡，脉弦细。此病证的治法是（　　）

A. 滋阴降火，交通心肾

B. 益气镇惊，安神定志

C. 补益心脾，养血安神

D. 清化热痰，和中安神

E. 疏肝泄热，镇心安神

B1 型题

A. 黄连温胆汤

B. 天王补心丹

C. 六味地黄丸合交泰丸

D. 安神定志丸合酸枣仁汤

E. 归脾汤

1. 不寐心胆气虚证，可用（　　）

2. 不寐心肾不交证，可用（　　）

第九节　癫　狂

A1 型题

1. 下列属于癫狂常见病因的是（　　）

A. 跌仆损伤　　　　B. 外感六淫

C. 年老体弱　　　　D. 病后体虚

E. 禀赋不足

2. 癫狂的主要病位在（　　　）
　　A. 心、脑　　　　　　B. 心、肝
　　C. 心、脾　　　　　　D. 心、肾
　　E. 心、肺

3. 下列不属于癫狂主要病理因素的是（　　　）
　　A. 气　　　　　　　　B. 火
　　C. 湿　　　　　　　　D. 痰
　　E. 瘀

4. 下列不属于癫狂治疗原则的是（　　　）
　　A. 理气解郁　　　　　B. 化瘀通窍
　　C. 补益心脾　　　　　D. 调整阴阳
　　E. 清热解毒

5. 下列不是癫证主症的是（　　　）
　　A. 精神抑郁　　　　　B. 表情淡漠
　　C. 沉默痴呆　　　　　D. 语无伦次
　　E. 狂躁不安

6. 下列可以区分郁证和癫证的是（　　　）
　　A. 心情抑郁　　　　　B. 心悸失眠
　　C. 急躁易怒　　　　　D. 神志清晰
　　E. 情绪不宁

7. 狂证痰火扰神证的治疗方法是（　　　）
　　A. 清心泻火，涤痰醒神
　　B. 育阴潜阳，交通心肾
　　C. 豁痰化瘀，调畅气血
　　D. 健脾益气，养心安神
　　E. 理气解郁，化痰醒神

A2 型题

1. 患者精神抑郁，表情淡漠，沉默痴呆，时时太息，言语无序，或喃喃自语，多疑多虑，喜怒无常，秽洁不分，不思饮食，舌红苔腻而白，脉弦滑。其证候是（　　　）
　　A. 癫证，痰气郁结证
　　B. 癫证，心脾两虚证
　　C. 狂证，痰火扰神证
　　D. 狂证，火盛阴伤证
　　E. 狂证，痰热瘀结证

2. 患者，男，56 岁，神思恍惚，心悸胆怯，常自觉悲伤欲哭，倦怠乏力，肢体困倦，纳差，舌淡苔白，脉沉细无力。此病证的治法是（　　　）
　　A. 理气解郁，化痰醒神
　　B. 健脾益气，养心安神
　　C. 豁痰化瘀，调畅气血
　　D. 清心泻火，涤痰醒神
　　E. 滋阴降火，安神定志

3. 患者，男，40 岁，平素性情急躁易怒，近日工作压力增大，突然头痛，两目怒视，面红耳赤，突然狂乱无知，不避亲疏，不食不眠，舌红绛，苔黄腻，脉弦大滑数。治宜选用的方剂是（　　　）
　　A. 礞石滚痰丸　　　　B. 涤痰汤
　　C. 生铁落饮　　　　　D. 黄连温胆汤
　　E. 龙胆泻肝汤

4. 患者癫狂日久不愈，面色晦滞而秽，情绪躁扰不安，多言不序，恼怒不休，甚至登高而歌，弃衣而走，妄见妄闻，妄思离奇，头痛，心悸而烦，舌质紫暗，有瘀斑，少苔或薄黄苔干，脉弦细或细涩。此病宜选用的治法是（　　　）
　　A. 清心泻火，涤痰醒神
　　B. 清肝泻火，涤痰醒神
　　C. 健脾化痰，开窍醒神
　　D. 豁痰化瘀，调畅气血
　　E. 理气解郁，化痰醒神

B1 型题

　　A. 二阴煎合琥珀养心丹
　　B. 朱砂安神丸
　　C. 癫狂梦醒汤
　　D. 礞石滚痰丸
　　E. 安宫牛黄丸

1. 狂证痰热瘀结证，应首选的方剂是（　　　）
2. 狂证火盛伤阴证，应首选的方剂是（　　　）

　　A. 二阴煎合琥珀养心丹
　　B. 逍遥散合顺气导痰汤
　　C. 癫狂梦醒汤
　　D. 礞石滚痰丸
　　E. 养心汤合越鞠丸

3. 癫证心脾两虚证，首选的治疗方剂是（　　　）
4. 癫证痰气郁结证，首选的治疗方剂是（　　　）

第十节 痫 病

A1 型题

1. 痫病的病位除脑外，还涉及（　　）
   A. 心、肺、肾　　　　B. 肺、脾、肾
   C. 肝、脾、肾　　　　D. 心、肝、肺
   E. 心、胆、肾

2. 下列不属于痫病病理因素的是（　　）
   A. 风　　　　　　　　B. 火
   C. 痰　　　　　　　　D. 瘀
   E. 气

3. 下列不属于痫病病因的是（　　）
   A. 禀赋不足　　　　　B. 七情所伤
   C. 饮食失节　　　　　D. 外伤
   E. 劳欲过度

4. 下列不是痫病症状的是（　　）
   A. 口吐涎沫　　　　　B. 两目上视
   C. 口中怪叫　　　　　D. 强直抽搐
   E. 口眼㖞斜

5. 痫病痰火扰神证的治法是（　　）
   A. 涤痰息风，开窍定痫
   B. 清热泻火，化痰开窍
   C. 活血化瘀，息风通络
   D. 补益气血，健脾宁心
   E. 补益心肾，潜阳安神

6. 治疗痫病瘀阻脑络证，首选的方剂是（　　）
   A. 定痫丸
   B. 龙胆泻肝汤合涤痰汤
   C. 通窍活血汤
   D. 六君子汤合归脾汤
   E. 左归丸合天王补心丹

7. 痫病风痰闭阻证的治法是（　　）
   A. 涤痰息风，开窍定痫
   B. 清热泻火，化痰开窍
   C. 活血化瘀，息风通络
   D. 补益气血，健脾宁心
   E. 补益心肾，潜阳安神

A2 型题

1. 孙某，男，30岁，既往有痫病病史，痫病频发，神思恍惚，面色晦暗，头晕目眩，两目干涩，耳轮焦枯，失眠健忘，腰膝酸软，大便干燥，舌红，苔薄白少津，脉沉而细数。其证候是（　　）
   A. 风痰闭阻证　　　　B. 痰火扰神证
   C. 瘀阻脑络证　　　　D. 心脾两虚证
   E. 心肾亏虚证

2. 患者平素喜饮酒且急躁易怒，口苦咽干，今日突然昏倒，不省人事，喉中痰鸣，四肢抽搐，口吐白沫，舌红，苔黄腻，脉数。此病首选的治疗方剂是（　　）
   A. 龙胆泻肝汤合涤痰汤
   B. 通窍活血汤
   C. 六君子汤
   D. 大补元煎
   E. 五生饮合二陈汤

3. 患者痫病反复发作不愈，神疲乏力，心悸气短，失眠多梦，面色苍白，体瘦纳呆，大便溏薄，舌质淡，苔白腻，脉沉细而弱。此病证的治法是（　　）
   A. 涤痰息风，开窍定痫
   B. 清热泻火，化痰开窍
   C. 活血化瘀，息风通络
   D. 补益气血，健脾宁心
   E. 补益心肾，潜阳安神

4. 患者突然昏倒，神志不清，抽搐时作，口吐涎沫，两目上视，二便失禁，舌质红，苔白腻，脉弦滑有力。此病证应选用的治疗方剂是（　　）
   A. 定痫丸　　　　　　B. 龙胆泻肝汤合涤痰汤
   C. 通窍活血汤　　　　D. 六君子汤
   E. 大补元煎

B1 型题

   A. 定痫丸
   B. 龙胆泻肝汤合涤痰汤
   C. 通窍活血汤
   D. 六君子汤合归脾汤
   E. 左归丸合天王补心丹

1. 痫病心肾亏虚证，首选的治疗方剂是（　　　）
2. 痫病心脾两虚证，首选的治疗方剂是（　　　）

    A. 开窍，醒神，定痫

    B. 祛邪，补虚

    C. 健脾化痰，滋补肝肾

    D. 活血化瘀，宁心安神

    E. 清肝泻火，豁痰息风

3. 痫病急性发作期的治法是（　　　）
4. 痫病日久缓解期的治法是（　　　）

第十一节　胃　痛

A1 型题

1. 下列不属于导致胃痛病因的是（　　　）

    A. 外邪犯胃　　　　B. 饮食伤胃

    C. 情志不畅　　　　D. 脾胃素虚

    E. 年老体衰

2. 与胃痛密切相关的脏腑是（　　　）

    A. 肝、肾　　　　　B. 肝、脾

    C. 肝、心　　　　　D. 脾、肺

    E. 脾、肾

3. 下列不是胃痛与真心痛主要鉴别点的是（　　　）

    A. 疼痛程度　　　　B. 病变部位

    C. 脉象变化　　　　D. 伴随症状

    E. 疼痛部位

4. 胃痛的辨证要点是（　　　）

    A. 虚实寒热　　　　B. 表里寒热

    C. 表里阴阳　　　　D. 脏腑阴阳

    E. 气血阴阳

5. 胃痛的基本治疗原则是（　　　）

    A. 温胃散寒止痛　　B. 理气和胃止痛

    C. 温胃理气止痛　　D. 疏肝理气止痛

    E. 健脾和胃止痛

6. 治疗胃痛寒邪客胃证，首选的方剂是（　　　）

    A. 香苏散　　　　　B. 良附丸

    C. 柴胡疏肝散　　　D. 保和丸

    E. 失笑散

7. 治疗胃痛湿热中阻证，首选的方剂是（　　　）

    A. 清中汤　　　　　B. 香苏散

    C. 良附丸　　　　　D. 保和丸

    E. 失笑散

A2 型题

1. 患者冬日外出活动，归家时胃痛暴作，恶寒喜暖，口淡不渴，舌苔薄白，脉弦紧。其诊断是（　　　）

    A. 胃痛，寒邪客胃证

    B. 胃痛，肝气犯胃证

    C. 胃痛，饮食伤胃证

    D. 胃痛，脾胃湿热证

    E. 胃痛，脾胃阴虚证

2. 患者就诊前因家庭聚餐，饮食甚多，胃脘疼痛，胀满拒按，口中酸腐，矢气频频，气臭如败卵，舌苔黄腻且厚，脉滑。其首选的治疗方剂是（　　　）

    A. 大承气汤　　　　B. 保和丸

    C. 逍遥散　　　　　D. 二陈丸

    E. 清中汤

3. 患者患慢性胃炎 3 年，胃脘反复节律性隐痛，饥不欲食，口燥咽干，喜饮冷，大便干结，小便黄，舌红少苔，脉细数。其主要治法是（　　　）

    A. 温胃散寒，行气止痛

    B. 消食导滞，和胃止痛

    C. 养阴益胃，和中止痛

    D. 温中健脾，和胃止痛

    E. 疏肝解郁，理气止痛

4. 患者入冬后长期胃痛隐隐，绵绵不休，喜温喜按，空腹痛甚，得食则缓，手足不温，大便溏薄，舌淡苔白，脉虚弱。此病首选的治疗方剂是（　　　）

    A. 良附丸　　　　　B. 小建中汤

    C. 大建中汤　　　　D. 黄芪建中汤

    E. 桂枝加芍药汤

B1 型题

    A. 失笑散合丹参饮　B. 保和丸

    C. 柴胡疏肝散　　　D. 良附丸

    E. 香苏散

1. 胃痛瘀血停胃证，治宜选用（　　　）

2. 胃痛肝气犯胃证，治宜选用（   ）

  A. 石斛、知母、黄连

  B. 半夏、黄芩、黄连

  C. 枳实、砂仁、槟榔

  D. 神曲、鸡内金、鸡矢藤

  E. 延胡索、木香、郁金

3. 胃痛饮食伤胃证，若患者脘腹胀甚，可加（   ）

4. 胃痛寒邪客胃证，若寒邪郁久化热，寒热错杂者，可加（   ）

第十二节 呕 吐

A1 型题

1. 下列不属于呕吐病因的是（   ）
  A. 外邪犯胃   B. 饮食不节
  C. 情志失调   D. 禀赋不足
  E. 跌仆损伤

2. 下列与呕吐有密切关系的脏腑是（   ）
  A. 肝、胆、脾   B. 肝、胆、肺
  C. 胆、脾、心   D. 胆、脾、肾
  E. 肝、胆、心

3. 呕吐发病的基本病机是（   ）
  A. 气机不利，升降失职
  B. 胃失和降，胃气上逆
  C. 胃失和降，不通则痛
  D. 痰饮内停，胃气上逆
  E. 瘀血内停，升降失职

4. 呕吐的治疗原则是（   ）
  A. 攻逐肠胃   B. 和胃解表
  C. 活血和胃   D. 和胃降逆
  E. 舒肝和胃

5. 治疗呕吐肝气犯胃证的首选方剂是（   ）
  A. 藿香正气散
  B. 香砂六君子汤
  C. 麦门冬汤
  D. 小半夏汤合苓桂术甘汤
  E. 四七汤

6. 下列不属于胃阴不足呕吐主症的是（   ）
  A. 呕吐反复发作，或时作干呕
  B. 饥不欲食
  C. 嗳气吞酸
  D. 口干咽燥
  E. 舌红少津

7. 治疗呕吐食滞内停证的首选方剂是（   ）
  A. 藿香正气散
  B. 香砂六君子汤
  C. 保和丸
  D. 小半夏汤合苓桂术甘汤
  E. 四七汤

A2 型题

1. 患者胃病多年，近日呕吐，吐物多为清水样，脘腹满闷，头晕心悸，脉滑，苔白腻。治宜选用（   ）
  A. 藿香正气散
  B. 香砂六君子汤
  C. 小半夏汤加茯苓汤
  D. 小半夏汤合苓桂术甘汤
  E. 胃苓汤

2. 青年男性，突发呕吐，伴有发热恶寒，头身疼痛，胸脘满闷，苔白，脉濡。治疗首选的方剂是（   ）
  A. 荆防败毒散   B. 新加香薷饮
  C. 藿香正气散   D. 半夏厚朴汤
  E. 保和丸

3. 患者，男，40岁，昨日出现呕吐酸腐，脘腹胀满，嗳气厌食，吐后减轻，大便酸臭，舌苔厚腻，脉滑数。其诊断为（   ）
  A. 呕吐，脾胃虚寒证
  B. 呕吐，饮食停滞证
  C. 呕吐，痰饮内停证
  D. 呕吐，肝气犯胃证
  E. 呕吐，外邪犯胃证

4. 患者近日反复呕吐，饥不欲食，口燥咽干，舌红少津，脉细数。其治法是（   ）
  A. 滋养胃阴，降逆止呕
  B. 温中健脾，和胃降逆
  C. 健脾益气，和胃降逆
  D. 疏肝理气，和胃降逆
  E. 温中化饮，和胃降逆

B1 型题

A. 突然呕吐   B. 呕吐酸腐

C. 呕吐清水痰涎   D. 似饥而不欲食

E. 饮食稍多即吐

1. 呕吐脾胃阳虚证的特点是（   ）

2. 呕吐胃阴不足证的特点是（   ）

第十三节 腹 痛

A1 型题

1. 下列不属于腹痛病因的是（   ）

    A. 饮食不节   B. 情志失调

    C. 阳气素虚   D. 禀赋不足

    E. 外感时邪

2. 下列不属于腹痛的病理因素的是（   ）

    A. 寒凝   B. 火郁

    C. 食积   D. 痰浊

    E. 血瘀

3. 腹痛的首要辨证要点是（   ）

    A. 缓急   B. 标本

    C. 虚实   D. 部位

    E. 性质

4. 腹痛发生的基本病机是（   ）

    A. 外邪入里，阻滞气机

    B. 气机郁滞，脉络痹阻，经脉失养

    C. 瘀血内停，经脉失养

    D. 肝经湿热，脉络失和

    E. 饮食内停，阻塞不通

5. 治疗腹痛寒邪内阻证，首选的方剂是（   ）

    A. 良附丸合天香正气散

    B. 小建中汤

    C. 枳实导滞丸

    D. 柴胡疏肝散

    E. 大承气汤

6. 因饮食不慎，脘腹胀痛，嗳气频作，嗳后稍舒，痛甚欲便，便后痛减者，多为（   ）

    A. 热痛   B. 气滞痛

    C. 寒痛   D. 瘀血痛

    E. 伤食痛

7. 治疗腹痛湿热壅滞证，首选的方剂是（   ）

    A. 小承气汤   B. 大承气汤

    C. 调味承气汤   D. 清中汤

    E. 三仁汤

A2 型题

1. 患者，女，42 岁，腹痛病史 3 年，腹痛剧烈，痛处不移，伴有月经不调，舌紫暗，脉涩。治宜选用的方剂是（   ）

    A. 少腹逐瘀汤   B. 血府逐瘀汤

    C. 膈下逐瘀汤   D. 身痛逐瘀汤

    E. 大黄䗪虫丸

2. 患者腹痛胀闷，痛无定处，连及两胁，得嗳气则痛减，舌淡红，苔薄白，脉弦。此病的治法是（   ）

    A. 活血化瘀，和络止痛

    B. 疏肝解郁，理气止痛

    C. 消食导滞，理气止痛

    D. 温中补虚，缓急止痛

    E. 温里散寒，理气止痛

3. 患者腹痛拒按，烦渴引饮，大便秘结，或溏滞不爽，潮热汗出，小便短黄，舌质红，苔黄燥或黄腻，脉滑数。此病的诊断是（   ）

    A. 腹痛，寒邪内阻证

    B. 腹痛，湿热壅滞证

    C. 腹痛，饮食停滞证

    D. 腹痛，肝气郁滞证

    E. 腹痛，瘀血阻滞证

4. 患者腹痛绵绵，时作时止，喜温喜按，饥饿、劳累后加重，伴神疲乏力，气短懒言，形寒肢冷，面色无华，纳差，舌淡苔白，脉缓弱。此病的处方是（   ）

    A. 桂枝加芍药汤   B. 黄芪建中汤

    C. 大建中汤   D. 小建中汤

    E. 附子理中汤

B1 型题

A. 胁腹疼痛   B. 大腹疼痛

C. 脐腹疼痛   D. 脐以下小腹痛

E. 两侧少腹痛

1. 腹痛脾胃病证的特点是（   ）

2. 腹痛大小肠病证的特点是（　　　）

第十四节　泄　泻

A1 型题

1. 下列不属于泄泻临床表现的是（　　　）
   A. 排便次数增多　　　B. 粪质稀薄如水
   C. 完谷不化　　　　　D. 便下脓血
   E. 腹痛

2. 下列不属于泄泻病因的是（　　　）
   A. 感受外邪　　　　　B. 饮食所伤
   C. 情志失调　　　　　D. 跌仆损伤
   E. 病后体虚

3. 泄泻的主要病理因素是（　　　）
   A. 风　　　　　　　　B. 寒
   C. 暑　　　　　　　　D. 湿
   E. 火

4. 泄泻的基本病机是（　　　）
   A. 脾虚湿盛，肠道失司
   B. 肝气郁结，横逆犯土
   C. 肝脾湿热，下注肠道
   D. 气机阻滞，升降失司
   E. 气血瘀滞，传化失司

5. 下列不是痢疾与泄泻鉴别要点的是（　　　）
   A. 有无里急后重
   B. 有无因情志不舒诱发
   C. 有无排便次数增多
   D. 有无脓血便
   E. 有无赤白黏冻

6. "治泻九法"出自（　　　）
   A.《黄帝内经》　　　B.《医宗必读》
   C.《伤寒论》　　　　D.《医贯》
   E.《医学三字经》

7. 治疗缓泻脾胃虚弱证应首选（　　　）
   A. 参苓白术散　　　　B. 良附丸
   C. 正气天香散　　　　D. 附子理中丸
   E. 香砂六君子汤

8. 泄泻的治疗大法是（　　　）
   A. 淡渗利湿　　　　　B. 升提祛湿
   C. 运脾化湿　　　　　D. 温脾燥湿
   E. 收涩燥湿

A2 型题

1. 老年男性，昨日泄泻清稀，甚如水样，肠鸣腹痛，纳少，肢体倦怠，舌苔白腻，脉濡缓。首选的治疗方剂是（　　　）
   A. 葛根芩连汤　　　　B. 藿香正气散
   C. 正气天香散　　　　D. 苓桂术甘汤
   E. 附子理中丸

2. 患者腹痛而泻，腹中雷鸣，攻窜作痛，矢气频作，每因抑郁恼怒或情绪紧张而作，素有胸胁胀闷，嗳气食少，舌淡红，脉弦。其证候是（　　　）
   A. 肝气乘脾证　　　　B. 食滞肠胃证
   C. 寒湿内盛证　　　　D. 湿热伤中证
   E. 脾胃虚弱证

3. 八旬老人，患五更泻 2 年未痊愈，近 2 个月久泻不止，完谷不化，形寒肢冷，腰膝酸软，舌淡苔白，脉沉细。治疗宜优先使用的方剂是（　　　）
   A. 痛泻要方　　　　　B. 胃苓汤
   C. 平胃散　　　　　　D. 藿香正气散
   E. 四神丸

4. 患者大便时溏时泄，迁延反复，食少，食后脘闷不舒，稍进油腻食物，则大便次数增加，面色萎黄，神疲倦怠，舌质淡，苔白，脉细弱。首选的治法是（　　　）
   A. 温肾健脾，固涩止泻
   B. 健脾益气，化湿止泻
   C. 消食导滞，和中止泻
   D. 芳香化湿，解表散寒
   E. 清热燥湿，分利止泻

B1 型题

A. 神曲、山楂、麦芽
B. 柴胡、木香、郁金
C. 党参、茯苓、白扁豆
D. 藿香、厚朴、茯苓
E. 荆芥、防风

1. 泄泻湿热伤中证，若夹食滞者，应加（　　）
2. 泄泻肝气乘脾证，若胸胁脘腹胀满疼痛、嗳气者，应加（　　）

 A. 胃苓汤   B. 枳实导滞丸
 C. 补中益气汤 D. 附子理中丸
 E. 乌梅丸

3. 泄泻寒湿内盛证，若湿偏重，腹满肠鸣，小便不利，可用（　　）
4. 泄泻食滞肠胃证，若食积较重，脘腹胀满，可用（　　）

第十五节　痢　疾

A1 型题

1. 痢疾的病位在（　　）
 A. 胃   B. 肠
 C. 脾   D. 肾
 E. 肝

2. 下列不属于痢疾辨证要点的是（　　）
 A. 久暴   B. 虚实
 C. 寒热   D. 气血
 E. 标本

3. 痢疾的主要病理因素是（　　）
 A. 湿热疫毒 B. 实火
 C. 瘀浊   D. 痰湿
 E. 气滞

4. 下列不是痢疾主症的是（　　）
 A. 腹痛   B. 里急后重
 C. 泻下赤白脓血 D. 大便次数增多
 E. 恶寒发热

5. 提出"调气则后重自除，行血则便脓自愈"治法的医家是（　　）
 A. 刘河间   B. 李东垣
 C. 朱丹溪   D. 张子和
 E. 王清任

6. 下列不属于痢疾治法的是（　　）
 A. 湿盛则分利 B. 初痢宜通
 C. 久痢宜涩   D. 赤多重用血药
 E. 白多重用气药

7. 下列是疫毒痢主症的是（　　）
 A. 痢下白多赤少 B. 痢下赤多白少
 C. 痢下鲜紫脓血 D. 痢下赤白清稀
 E. 下痢时发时止

A2 型题

1. 患者，男，55 岁，痢疾时发时止，日久不愈，腹胀食少，倦怠嗜卧，脘腹不舒，大便夹有赤白黏冻，舌质淡苔腻，脉濡软。治宜选用的方剂是（　　）
 A. 香连丸   B. 乌梅丸
 C. 温脾汤   D. 连理汤
 E. 附子理中丸

2. 患者，女，40 岁，下痢赤白脓血，脐腹灼痛，饮食减少，口咽干燥，舌质红少苔，脉细数。治宜选用的方剂是（　　）
 A. 驻车丸   B. 连理汤
 C. 香连丸   D. 芍药汤
 E. 桃花汤

3. 患者下痢赤白脓血，白多赤少，腹痛，里急后重，头身困重，舌淡苔白腻，脉濡缓。此证属于（　　）
 A. 寒湿痢   B. 休息痢
 C. 噤口痢   D. 虚寒痢
 E. 阴虚痢

4. 患者下痢月余不止，现下痢稀薄，带白冻，甚则滑脱不禁，腹部隐痛，口淡不渴，食少神疲，腰酸肢冷，舌淡苔白，脉沉细微弱。其治法是（　　）
 A. 温补脾肾，收涩固脱
 B. 温中清肠，调气化滞
 C. 养阴和营，清肠化湿
 D. 温中燥湿，调气和血
 E. 清肠化湿，调气和血

B1 型题

 A. 白头翁汤 B. 芍药汤
 C. 驻车丸   D. 桃花汤
 E. 连理汤

1. 治疗疫毒痢的首选方剂是（　　）
2. 治疗湿热痢的首选方剂是（　　）

A. 疫毒痢　　　　　　B. 噤口痢

C. 湿热痢　　　　　　D. 寒湿痢

E. 休息痢

3. 疫毒上冲于胃，可使胃气逆而不降，成为（　　）

4. 痢疾治疗不当，收涩太早，关门留寇，酿成正虚邪恋，可发展为（　　）

第十六节　便　秘

A1 型题

1. 下列不属于便秘主要病因的是（　　）

　　A. 饮食不节　　　　　B. 情志失调

　　C. 年老体虚　　　　　D. 感受外邪

　　E. 禀赋不足

2. 下列不属于便秘病理性质的是（　　）

　　A. 瘀　　　　　　　　B. 寒

　　C. 热　　　　　　　　D. 虚

　　E. 实

3. 便秘的基本病机是（　　）

　　A. 肺失宣降　　　　　B. 大肠传导失常

　　C. 脾失健运　　　　　D. 肝气郁滞

　　E. 脾胃不和

4. 下列不是便秘和肠结鉴别要点的是（　　）

　　A. 大便秘结不通　　　B. 病情缓急

　　C. 矢气　　　　　　　D. 肠鸣音

　　E. 恶心欲吐

5. 用麻子仁丸治疗的是（　　）

　　A. 气秘　　　　　　　B. 冷秘

　　C. 热秘　　　　　　　D. 气虚秘

　　E. 血虚秘

6. 冷秘的治法是（　　）

　　A. 养血润燥　　　　　B. 顺气导滞

　　C. 益气润肠　　　　　D. 温里散寒，通便止痛

　　E. 泄热导滞，润肠通便

A2 型题

1. 患者大便干结，面色苍白，头晕目眩，心悸气短，失眠健忘，或口干，耳鸣，腰膝酸软，舌淡苔白，脉细。其诊断是（　　）

A. 冷秘　　　　　　　B. 热秘

C. 血虚秘　　　　　　D. 阴虚秘

E. 阳虚秘

2. 患者反复便秘 1 个月，便不干燥，临厕需用力，难以排出，便后乏力，汗出气短，面白神疲，倦怠乏力懒言，舌淡胖，苔薄白，脉细弱。治宜选用（　　）

　　A. 黄芪汤　　　　　　B. 更衣丸

　　C. 六磨汤　　　　　　D. 麻子仁丸

　　E. 大承气汤

3. 患者反复便秘 2 个月，大便干结，欲便不得出，肠鸣矢气，腹中胀痛，嗳气频作，纳食减少，胁肋胀满，舌苔薄，脉弦。此病的治法是（　　）

　　A. 养血润燥　　　　　B. 顺气导滞

　　C. 益气润肠　　　　　D. 温阳通便

　　E. 泄热导滞，润肠通便

4. 患者大便排出困难，面色㿠白，四肢不温，喜热怕冷，小便清长，腰膝酸冷，舌淡，脉沉弱。治宜选用的方剂是（　　）

　　A. 润肠丸　　　　　　B. 黄芪汤

　　C. 六磨汤　　　　　　D. 济川煎

　　E. 麻子仁丸

B1 型题

A. 热秘　　　　　　　B. 冷秘

C. 阴虚秘　　　　　　D. 阳虚秘

E. 血虚秘

1. 大便干结，如羊屎状，属（　　）

2. 排便困难，小便清长，属（　　）

A. 麻子仁丸　　　　　B. 温脾汤

C. 润肠丸　　　　　　D. 半硫丸

E. 黄芪汤

3. 冷秘应选（　　）

4. 血虚秘应选（　　）

第十七节　胁　痛

A1 型题

1. 下列不属于胁痛病因的是（　　）

A. 情志不遂 B. 跌仆损伤

C. 饮食所伤 D. 外感湿热

E. 年老体虚

2. 胁痛的病位是（ ）

A. 肝、胆 B. 脾

C. 肾 D. 心

E. 肺

3. 胁痛的基本病机是（ ）

A. 肝气郁滞 B. 瘀血停滞

C. 肝络失养 D. 肝络失和

E. 湿热蕴结

4. 胁痛的辨证要点，当首辨（ ）

A. 肝胆 B. 在气在血

C. 虚实 D. 表里

E. 阴阳

5. 胁痛的治疗原则是（ ）

A. 疏肝和络止痛 B. 疏肝理气止痛

C. 活血化瘀止痛 D. 清热化湿利胆

E. 养血柔肝止痛

6. 下列不是胁痛肝络失养证主症的是（ ）

A. 头晕目眩 B. 胁肋隐痛

C. 心中烦热 D. 舌红少苔

E. 胸胁胀痛

7. 治疗胁痛瘀血阻络证的方剂是（ ）

A. 血府逐瘀汤 B. 少腹逐瘀汤

C. 膈下逐瘀汤 D. 身痛逐瘀汤

E. 桂枝茯苓丸

A2 型题

1. 患者胁肋胀痛，走窜不定，疼痛因情志变化而减轻，嗳气则胀痛稍舒，胸闷腹胀，纳少口苦，舌苔薄白，脉弦。治宜选用的方剂是（ ）

A. 柴胡疏肝散 B. 四逆散

C. 龙胆泻肝汤 D. 一贯煎

E. 血府逐瘀汤

2. 患者胁肋刺痛，痛有定处，痛处拒按，入夜痛甚，舌紫暗，脉涩。此病的诊断是（ ）

A. 胁痛，瘀血阻络证

B. 胁痛，肝郁气滞证

C. 胁痛，肝胆湿热证

D. 胸痹，气滞心胸证

E. 胁痛，肝络失养证

3. 患者胁肋隐痛，遇劳加重，头晕目眩，舌红少苔，脉细而弦数。其治法是（ ）

A. 疏肝理气 B. 清热利湿

C. 祛瘀通络 D. 养阴柔肝

E. 活血化瘀

4. 患者近来多食油腻，今胁肋疼痛，痛有定处，口苦而黏，纳呆恶心，小便黄赤，舌红苔黄腻，脉弦滑数。此病首选的方剂是（ ）

A. 一贯煎 B. 龙胆泻肝汤

C. 柴胡疏肝散 D. 左金丸

E. 血府逐瘀汤

B1 型题

A. 隐痛 B. 刺痛

C. 重痛 D. 灼痛

E. 牵掣痛

1. 胁痛瘀血阻络证的疼痛特点是（ ）

2. 胁痛肝络失养证的疼痛特点是（ ）

A. 半夏、生姜 B. 穿山甲、瓜蒌根

C. 柴胡、香附 D. 郁金、姜黄

E. 乳香、没药

3. 胁痛肝郁气滞证，若兼见胃失和降，恶心呕吐，应加（ ）

4. 胁痛瘀血阻络证，若因跌打损伤而致，局部症见瘀积肿痛，应加（ ）

第十八节 黄 疸

A1 型题

1. 下列不属于黄疸病因的是（ ）

A. 外感湿热疫毒 B. 饮食不节

C. 劳倦伤脾 D. 病后续发

E. 禀赋不足

2. 黄疸的辨证纲领是（ ）

A. 阴阳 B. 肝胆

C. 气血 D. 虚实

E. 表里

3. 下列是诊断黄疸重要依据的是（　　　）
   A. 齿垢黄　　　　　　B. 爪甲黄
   C. 小便黄　　　　　　D. 目黄
   E. 身黄

4. 下列为治疗黄疸重要原则的是（　　　）
   A. 通便泄热　　　　　B. 清泄热邪
   C. 清热解毒　　　　　D. 祛湿邪，利小便
   E. 温化寒湿

5. 与黄疸的发生关系最密切的邪气是（　　　）
   A. 风　　　　　　　　B. 寒
   C. 暑　　　　　　　　D. 湿
   E. 热

6. 下列不是黄疸病理因素的是（　　　）
   A. 水饮　　　　　　　B. 热邪
   C. 寒邪　　　　　　　D. 疫毒
   E. 瘀血

7. 黄疸消退后，湿热留恋，余邪未清者，治应选用（　　　）
   A. 小柴胡汤　　　　　B. 甘露消毒丹
   C. 大柴胡汤　　　　　D. 茵陈四苓散
   E. 茵陈蒿汤

A2 型题

1. 患者 3 天前身目发黄，其色鲜明，发热口渴，心中懊憹，恶心呕吐，小便短少而黄，大便秘结，舌苔黄腻，脉弦数。治疗的首选方剂是（　　　）
   A. 茵陈五苓散　　　　B. 茵陈蒿汤
   C. 甘露消毒丹　　　　D. 麻黄连翘赤小豆汤
   E. 大柴胡汤

2. 患者身目发黄，黄色鲜明，上腹、右胁胀闷疼痛，牵引肩背，身热不退，或寒热往来，口苦咽干，呕吐呃逆，尿黄赤，大便秘，舌红苔黄，脉弦滑数。其诊断为（　　　）
   A. 热重于湿证　　　　B. 胆腑郁热证
   C. 寒湿阻遏证　　　　D. 萎黄
   E. 急黄

3. 患者皮肤发黄，黄色晦暗不泽，脘腹痞满，纳

食减少，大便溏薄，神疲畏寒，口淡不渴，舌质淡苔腻，脉濡缓。治疗的首选方剂是（　　　）
   A. 黄芪建中汤　　　　B. 归芍六君子汤
   C. 茵陈术附汤　　　　D. 逍遥散合鳖甲煎丸
   E. 茵陈四苓散

B1 型题

   A. 清热解毒，凉血开窍
   B. 疏肝泄热，利胆退黄
   C. 利湿化浊
   D. 逐瘀退黄
   E. 清热利湿

1. 黄疸胆腑郁热证的主要治法是（　　　）
2. 急黄的主要治法是（　　　）

   A. 逍遥散合鳖甲煎丸
   B. 柴胡疏肝散或归芍六君子汤
   C. 茵陈术附汤
   D. 大柴胡汤
   E. 犀角散

3. 黄疸疫毒炽盛证，首选的方剂是（　　　）
4. 黄疸消退后，若肝脾不调，运化失职，脘腹痞闷，倦怠乏力，胁肋隐痛，饮食欠佳，舌苔薄白，脉弦细，首选的方剂是（　　　）

第十九节　鼓　胀

A1 型题

1. 下列不是鼓胀病因的是（　　　）
   A. 酒食不节　　　　　B. 情志失调
   C. 虫毒感染　　　　　D. 病后续发
   E. 禀赋不足

2. 鼓胀的病位是（　　　）
   A. 肝、脾　　　　　　B. 肝、胆
   C. 肝、肾　　　　　　D. 心、肝
   E. 肝、肺

3. 下列不是鼓胀与水肿鉴别要点的是（　　　）
   A. 肿胀部位
   B. 肿胀的先后次序
   C. 胸颈有无血痣赤缕
   D. 有无腹部青筋暴露
   E. 小便通利与否

4. 鼓胀的辨证要点中，应首辨（　　）
   A. 虚实　　　　　　B. 阴阳
   C. 表里　　　　　　D. 寒热
   E. 气血

5. 下列不属于鼓胀主要特征的是（　　）
   A. 腹大如鼓　　　　B. 四肢枯瘦
   C. 皮色苍黄　　　　D. 胁下或腹部痞块
   E. 下肢水肿

6. 鼓胀水湿困脾证的治法是（　　）
   A. 温中健脾，行气利水
   B. 疏肝理气，运脾利湿
   C. 清热利湿，攻下逐水
   D. 活血化瘀，行气利水
   E. 温补脾肾，化气利水

7. 治疗鼓胀气滞湿阻证首选的方剂是（　　）
   A. 柴胡疏肝散合胃苓汤
   B. 实脾饮
   C. 中满分消丸
   D. 附子理苓汤
   E. 济生肾气丸

8. 治疗鼓胀水湿困脾证首选的方剂是（　　）
   A. 柴胡疏肝散合胃苓汤
   B. 中满分消丸
   C. 实脾饮
   D. 附子理苓汤
   E. 济生肾气丸

A2 型题

1. 患者原有肝硬化病史，近 3 个月来腹大坚满，脘腹胀大，烦热口苦，渴不欲饮，面肤发黄，小便赤涩，大便秘结，舌边尖红，舌苔黄腻，脉象弦数。其诊断是（　　）
   A. 鼓胀，气滞湿阻证
   B. 鼓胀，水湿困脾证
   C. 鼓胀，水热蕴结证
   D. 鼓胀，瘀结水留证
   E. 鼓胀，阳虚水盛证

2. 患者诊断为肝癌 2 月余，全腹胀大，青筋显露，胁下坚硬，面色黧黑，可见腹部蜘蛛痣，口干不欲饮，大便色黑，舌质紫暗，脉细涩。其首

选治法是（　　）
   A. 活血化瘀，行气利水
   B. 清热利湿，攻下逐水
   C. 温补脾肾，化气利水
   D. 滋肾柔肝，养阴利水
   E. 疏肝理气，运脾利湿

3. 患者，男，80 岁，诊断为肝硬化腹水，腹大胀满，形似蛙腹，面色苍黄，神倦怯寒，肢冷浮肿，小便短少不利，舌体淡胖，脉沉细无力。此病首选的治疗方剂是（　　）
   A. 调营饮　　　　　B. 附子理苓汤
   C. 中满分消丸　　　D. 六味地黄丸
   E. 一贯煎

4. 患者肝癌晚期，腹大胀满，青筋暴露，面色晦暗，唇紫，口干烦躁，心烦失眠，牙龈出血，小便短少，舌质红绛少津，脉细数。首选的治疗方剂是（　　）
   A. 调营饮
   B. 中满分消丸合茵陈蒿汤
   C. 实脾饮
   D. 六味地黄丸合一贯煎
   E. 柴胡疏肝散合胃苓汤

B1 型题

   A. 肉桂、猪苓
   B. 黄芪、山药
   C. 益母草、泽兰
   D. 栀子炭、血余炭
   E. 大蓟、小蓟

1. 鼓胀水湿困脾证，若浮肿较甚，小便短少，可加（　　）
2. 鼓胀阳虚水盛证，偏于脾阳虚弱，神疲乏力，少气懒言，纳少，便溏，可加（　　）

   A. 穿山甲、土鳖虫
   B. 石斛、玄参
   C. 沉香、木香
   D. 莪术、丹参
   E. 肉桂、淫羊藿

3. 鼓胀瘀结水留证，胁下癥积肿大明显，可加（　　）
4. 鼓胀阴虚水停证，津伤口干明显，可加（　　）

第二十节 头 痛

A1 型题

1. 下列不属于头痛病因的是（　　）
   A. 外感六淫　　　　　B. 情志失调
   C. 饮食劳倦　　　　　D. 头部外伤
   E. 年老体衰

2. 头痛的病理因素是（　　）
   A. 痰湿、风火、血瘀
   B. 风毒、水湿、气滞
   C. 气滞、血瘀、痰阻
   D. 血瘀、寒湿、气滞
   E. 风火、水湿、气滞

3. 头痛以前额部及眉棱骨痛为主，归属于（　　）
   A. 阳明经　　　　　　B. 太阳经
   C. 少阳经　　　　　　D. 少阴经
   E. 厥阴经

4. 下列不属于内伤头痛特点的是（　　）
   A. 隐痛　　　　　　　B. 空痛
   C. 痛势悠悠　　　　　D. 遇劳加重
   E. 掣痛

5. 治疗风湿头痛，首选的方剂是（　　）
   A. 川芎茶调散　　　　B. 芎芷石膏汤
   C. 半夏白术天麻汤　　D. 通窍活血汤
   E. 羌活胜湿汤

6. 治疗风寒头痛，首选的方剂是（　　）
   A. 川芎茶调散　　　　B. 芎芷石膏汤
   C. 半夏白术天麻汤　　D. 通窍活血汤
   E. 羌活胜湿汤

7. 治疗风热头痛，首选的方剂是（　　）
   A. 川芎茶调散　　　　B. 芎芷石膏汤
   C. 半夏白术天麻汤　　D. 通窍活血汤
   E. 羌活胜湿汤

A2 型题

1. 患者时常感到头痛，头痛隐隐，时时眩晕，心悸失眠，面色少华，神疲乏力，遇劳加重，舌淡苔白，脉细弱。最佳的治疗方剂是（　　）
   A. 川芎茶调散　　　　B. 芎芷石膏汤
   C. 加味四物汤　　　　D. 大补元煎
   E. 通窍活血汤

2. 患者头胀头痛，两侧为重，脾气暴躁，心烦不宁，口苦面红，胁肋疼痛，舌红苔黄，脉弦数。其诊断是（　　）
   A. 痰浊头痛　　　　　B. 瘀血头痛
   C. 肾虚头痛　　　　　D. 肝阳头痛
   E. 风寒头痛

3. 患者头痛且空，眩晕耳鸣，腰膝酸软，神疲乏力，滑精，舌红少苔，脉细无力。其最佳治法是（　　）
   A. 养阴补肾，填精生髓
   B. 活血化瘀，通窍止痛
   C. 平肝潜阳，息风止痛
   D. 祛风胜湿，通窍止痛
   E. 益气养血，活络止痛

4. 患者头晕头痛，胸脘满闷，纳呆呕吐，舌苔白腻，脉弦滑。最佳的治疗方剂是（　　）
   A. 川芎茶调散　　　　B. 芎芷石膏汤
   C. 半夏白术天麻汤　　D. 通窍活血汤
   E. 羌活胜湿汤

B1 型题

   A. 头痛且空，腰膝酸软
   B. 头痛绵绵，神疲乏力
   C. 头痛且胀
   D. 头痛如裹
   E. 头刺痛，部位固定不移

1. 肾虚头痛的特点是（　　）
2. 血虚头痛的特点是（　　）

   A. 苍术、厚朴　　　　B. 黄芩、竹茹
   C. 夏枯草、龙胆　　　D. 山茱萸、枸杞子
   E. 炒白术、炙甘草

3. 风湿头痛，若胸闷脘痞，腹胀便溏显著，应加（　　）
4. 痰浊头痛，若痰湿久郁化热，口苦便秘，舌红苔黄腻，脉滑数，应加（　　）

   A. 川芎茶调散　　　　B. 芎芷石膏汤

C. 加味四物汤　　　　D. 天麻钩藤饮

E. 通窍活血汤

5. 血瘀头痛的治疗方剂是（　　　）

6. 肝阳头痛的治疗方剂是（　　　）

第二十一节　眩　晕

A1 型题

1. 下列不属于眩晕病因的是（　　　）

　　A. 情志内伤　　　　B. 饮食不节

　　C. 年高肾亏　　　　D. 跌仆损伤

　　E. 外感六淫

2. 眩晕的病理因素是（　　　）

　　A. 风、火、痰、虚

　　B. 风、火、痰、瘀

　　C. 风、痰、湿、瘀

　　D. 风、痰、瘀、虚

　　E. 痰、湿、虚、瘀

3. 与眩晕的发生密切相关的脏腑有（　　　）

　　A. 肺、脾、肾　　　B. 心、肝、肾

　　C. 肝、肾、脾　　　D. 肺、胃、肾

　　E. 心、脾、肾

4. 眩晕最早见于（　　　）

　　A.《黄帝内经》　　　B.《医学正传》

　　C.《丹溪心法》　　　D.《景岳全书》

　　E.《伤寒论》

5. 下列关于眩晕的论述，不正确的是（　　　）

　　A. 眩即眼花，晕即头晕

　　B. 重者如坐车船

　　C. 轻者闭目即止

　　D. 甚则晕倒

　　E. 本病实证为多

6. 下列不属于眩晕治疗原则的是（　　　）

　　A. 滋养肝肾　　　　B. 补益气血

　　C. 平肝潜阳　　　　D. 清肝泻火

　　E. 疏肝解郁

7. 治疗眩晕肝阳上亢证的首选方剂是（　　　）

　　A. 左归丸　　　　　B. 半夏白术天麻汤

　　C. 归脾汤　　　　　D. 天麻钩藤饮

E. 半夏厚朴汤

8. 治疗眩晕痰浊上扰证的首选方剂是（　　　）

　　A. 左归丸

　　B. 半夏白术天麻汤

　　C. 归脾汤

　　D. 天麻钩藤饮

　　E. 半夏厚朴汤

A2 型题

1. 患者眩晕，耳鸣，头目胀痛，口苦，失眠多梦，遇烦劳郁怒而加重，甚则仆倒，颜面潮红，急躁易怒，肢麻震颤，舌红苔黄，脉弦或数。其治疗方法为（　　　）

　　A. 平肝潜阳，清火息风

　　B. 补益气血，调养心脾

　　C. 滋养肝肾，益精填髓

　　D. 化痰祛湿，健脾和胃

　　E. 补虚泻实，调整阴阳

2. 患者眩晕，日久不愈，精神萎靡，腰酸膝软，少寐多梦，健忘，两目干涩，视力减退，或遗精滑泄，耳鸣齿摇；或颧红咽干，五心烦热，舌红少苔，脉细数；或面色㿠白，形寒肢冷，舌淡嫩，苔白，脉弱尺甚。其治疗的主方是（　　　）

　　A. 天麻钩藤饮　　　B. 归脾汤

　　C. 补中益气丸　　　D. 左归丸

　　E. 右归丸

3. 患者，女，21岁，崩漏1月余。现眩晕，动则加重，面色苍白，唇甲不华，心悸少寐，倦怠乏力，舌淡，脉细弱。其辨证属（　　　）

　　A. 肝阳上亢证　　　B. 气血亏虚证

　　C. 肾精不足证　　　D. 痰浊中阻证

　　E. 外邪阻窍证

4. 患者眩晕时作，头重昏蒙，胸闷恶心，呕吐痰涎，食少多寐，舌苔白腻，脉弦滑。其治法是（　　　）

　　A. 平肝潜阳，滋养肝肾

　　B. 化痰祛湿，健脾和胃

　　C. 活血化瘀，通窍活络

　　D. 补气养血，健运脾胃

　　E. 补肾填精

B1 型题

A. 代赭石、竹茹　　B. 防风、浮小麦
C. 柏子仁、合欢皮　D. 知母、黄柏
E. 淫羊藿、肉桂

1. 眩晕气血亏虚证，若自汗时出，易于感冒，可加（　　）

2. 眩晕痰湿中阻证，若眩晕较甚，呕吐频作，视物旋转，可加（　　）

A. 补脾益气，和胃化湿
B. 补脾益肾，益气和营
C. 补益气血，调养心脾
D. 益气养阴，健脾和胃
E. 滋养肝肾，益精填髓

3. 眩晕动则加剧，面色淡白，唇甲不华，心悸少寐，饮食减少，舌质淡，脉细弱，其治法是（　　）

4. 眩晕日久不愈，精神萎靡，腰酸膝软，少寐多梦，健忘，其治法是（　　）

第二十二节　中　风

A1 型题

1. 下列选项中，不属于中风病因的是（　　）
   A. 内积损伤　　　B. 情志过极
   C. 禀赋不足　　　D. 饮食不节
   E. 气虚邪中

2. 中风的基本病机是（　　）
   A. 阴阳失调，气血逆乱
   B. 阴阳失调，神机逆乱
   C. 瘀血阻络，脑窍失养
   D. 脑髓空虚，清窍失养
   E. 痰火上扰，扰动清窍

3. 下列属于中风病理因素的是（　　）
   A. 风、火、痰、气、瘀
   B. 风、火、痰、气、湿
   C. 风、火、痰、湿、瘀
   D. 风、火、痰、湿、毒
   E. 风、火、痰、瘀、毒

4. 中风病位在脑，其他相关的脏腑是（　　）
   A. 心、肺、肝、脾

B. 心、脾、肺、肾
C. 肝、脾、肺、肾
D. 心、肝、脾、肾
E. 心、肺、肝、肾

5. 下列不是中风主症的是（　　）
   A. 猝然昏倒，不省人事
   B. 口眼㖞斜
   C. 语言不利
   D. 半身不遂
   E. 醒后如常人

6. 下列不属于中风与痫病鉴别要点的是（　　）
   A. 突然昏仆倒地　　B. 猪羊啼叫
   C. 口吐白沫　　　　D. 四肢抽搐
   E. 后遗症

7. 下列不是辨别中风闭证与脱证依据的是（　　）
   A. 口开目合与口噤不开
   B. 手撒肢冷与两手握固
   C. 二便自遗与大小便闭
   D. 躁动不安与静而不烦
   E. 肢体瘫痪与肢体强痉

8. 中风中经络与中脏腑的区别在于（　　）
   A. 有无神志不清　　B. 有无后遗症
   C. 外风与内风　　　D. 夹痰与夹瘀
   E. 邪浅与邪深

9. 中风阴虚动风证治疗首选的方剂是（　　）
   A. 半夏白术天麻汤　B. 天麻钩藤饮
   C. 星蒌承气汤　　　D. 补阳还五汤
   E. 镇肝息风汤

10. 中风风阳上扰证治疗首选的方剂是（　　）
    A. 半夏白术天麻汤　B. 天麻钩藤饮
    C. 星蒌承气汤　　　D. 补阳还五汤
    E. 镇肝熄风汤

A2 型题

1. 患者突然昏仆，不省人事，口眼㖞斜，牙关紧闭，肢体强直而不温，喉中痰声，静卧不烦，苔白腻，脉沉滑。治疗的首选方剂是（　　）
   A. 至宝丹　　　　　B. 菖蒲郁金汤
   C. 涤痰汤　　　　　D. 牵正散

E. 礞石滚痰丸

2. 患者突然昏仆，不省人事，目合口张，手撒肢冷，肢体瘫痪，汗出甚多，二便自遗，脉微欲绝。治疗的首选方剂是（　　）
   A. 独参汤　　　　　　B. 参附汤
   C. 生脉散　　　　　　D. 四味回阳饮
   E. 参附汤合生脉散

3. 患者中风后偏枯不用，肢体乏力，面色萎黄，肢体麻木，舌淡紫，苔白，脉细涩。治疗的首选方剂是（　　）
   A. 桃仁红花煎　　　　B. 补阳还五汤
   C. 天麻钩藤饮　　　　D. 当归四逆汤
   E. 黄芪桂枝五物汤

4. 患者昏倒后半身不遂，口眼㖞斜，偏身麻木，腹胀，便秘而干，头晕目眩，痰多，舌质紫暗，苔黄腻，脉弦滑而大。其辨证属（　　）
   A. 痰热腑实证　　　　B. 风痰入络证
   C. 气虚血瘀证　　　　D. 阴虚风动证
   E. 风阳上扰证

5. 患者半身不遂，患肢僵硬，拘挛变形，舌强不语，或偏瘫，肢体肌肉萎缩，舌红脉细，或舌淡红，脉沉细。其治法是（　　）
   A. 化痰通腑　　　　　B. 燥湿化痰
   C. 息风化痰　　　　　D. 益气活血
   E. 滋养肝肾

B1 型题

A. 解语丹
B. 羚角钩藤汤合安宫牛黄丸
C. 天麻钩藤饮
D. 半夏白术天麻汤
E. 补阳还五汤

1. 中风后期，若言语不利，伸舌多偏，脉象多滑，首选（　　）
2. 中风中脏腑痰火瘀闭证，首选（　　）

A. 回阳固脱
B. 益气活血
C. 清热化痰，开窍醒神
D. 温阳化痰，开窍醒神
E. 滋养肝肾，潜阳息风

3. 中风中脏腑阴闭证的治法是（　　）
4. 中风中脏腑阳闭证的治法是（　　）

第二十三节　水　　肿

A1 型题

1. 下列不属于水肿病因的是（　　）
   A. 风邪袭表　　　　　B. 年老体衰
   C. 疮毒内犯　　　　　D. 外感水湿
   E. 饮食所伤

2. 水肿的发病病机中，其表在肺，其制在脾，其本在（　　）
   A. 三焦　　　　　　　B. 膀胱
   C. 肾　　　　　　　　D. 心
   E. 肝

3. 下列不属于水肿的病理因素的是（　　）
   A. 风邪　　　　　　　B. 水湿
   C. 疮毒　　　　　　　D. 瘀血
   E. 痰湿

4. 治疗水肿的基本原则是（　　）
   A. 发汗，利小便　　　B. 发汗，活血
   C. 疏风，胜湿　　　　D. 活血，利水
   E. 健脾，温肾

5. 下列不是阳水特点的是（　　）
   A. 皮肤绷急光亮　　　B. 按之凹陷即起
   C. 多从头面开始　　　D. 大便溏薄
   E. 多见表、实、热证

6. 水肿风水相搏证，若风热偏盛，应加用（　　）
   A. 连翘、桔梗　　　　B. 石膏、知母
   C. 茯苓、猪苓　　　　D. 泽泻、滑石
   E. 泽泻、车前子

7. 下列不是水肿湿热壅盛证主症的是（　　）
   A. 皮紧光亮　　　　　B. 发热恶风
   C. 小便短赤　　　　　D. 大便干结
   E. 脉濡数

A2 型题

1. 患者遍身浮肿光亮，伴胸腹痞闷，烦热口渴，

尿短赤，便干结，脉沉数。治应选用（　　）
A. 五皮饮合五苓散
B. 疏凿饮子
C. 五皮饮合胃苓汤
D. 猪苓汤
E. 麻黄连翘赤小豆合五苓散

2. 患者身发疮痍，甚者溃烂，患病半年，久治不效。近1周眼睑突然浮肿，遍及全身，伴恶风发热，小便不利，舌质红，苔薄黄，脉浮数。其辨证属（　　）
A. 风水相搏证　　　　B. 湿毒浸淫证
C. 水湿浸渍证　　　　D. 湿热壅盛证
E. 脾阳虚衰证

3. 老年患者，水肿10年，反复发作，下肢肿甚，腰膝酸软，畏寒肢冷，呼吸急促，张口抬肩，舌淡胖有齿痕。其治法是（　　）
A. 温肾助阳，化气行水
B. 活血祛瘀，化气行水
C. 健脾温阳，利水消肿
D. 分利湿热，疏理气机
E. 运脾化湿，通阳利水

4. 患者反复肢体浮肿5年，腰以下为甚，按之凹陷不易恢复，纳少便溏，神疲乏力，四肢倦怠乏力，小便短少，舌苔白腻，脉沉缓。治应选用（　　）
A. 附子理中丸　　　　B. 真武汤
C. 实脾饮　　　　　　D. 济生肾气丸
E. 桂附地黄丸

B1 型题

A. 发汗　　　　　　B. 攻逐
C. 利小便　　　　　D. 通腑
E. 涌吐

1. 水肿腰以上肿，当（　　）
2. 水肿腰以下肿，当（　　）

A. 越婢加术汤
B. 济生肾气丸合真武汤
C. 实脾饮
D. 疏凿饮子
E. 五皮饮合胃苓汤

3. 治疗水肿风水相搏证首选的方剂是（　　）

4. 治疗水肿肾阳衰微证首选的方剂是（　　）

第二十四节　淋　　证

A1 型题

1. 下列不属于淋证病因的是（　　）
A. 外感湿热　　　　B. 饮食不节
C. 情志失调　　　　D. 年老体衰
E. 禀赋不足

2. 淋证发生的主要病机是（　　）
A. 肝肾阴虚　　　　B. 气机不利
C. 气滞血瘀　　　　D. 脾肾阳虚
E. 湿热蕴结下焦，膀胱气化不利

3. 淋证的病位在（　　）
A. 膀胱　　　　　　B. 肾
C. 膀胱和肾　　　　D. 肝
E. 脾

4. 血淋与尿血的主要鉴别点是（　　）
A. 属虚属实　　　　B. 在表在里
C. 属寒属热　　　　D. 尿痛与不痛
E. 血在尿前、尿后

5. 下列不是淋证主症的是（　　）
A. 小便频数
B. 小便淋沥不尽
C. 小便量少或点滴不出
D. 少腹拘急
E. 痛引腰腹

6. 下列不属于淋证辨证要点的是（　　）
A. 六淋　　　　　　B. 虚实
C. 转化　　　　　　D. 兼夹
E. 寒热

7. 治疗热淋首选的方剂是（　　）
A. 小蓟饮子　　　　B. 补中益气汤
C. 八正散　　　　　D. 石韦散
E. 萆薢分清饮

8. 淋证石淋首选的方剂是（　　）
A. 小蓟饮子　　　　B. 补中益气汤
C. 八正散　　　　　D. 石韦散
E. 萆薢分清饮

A2 型题

1. 年轻女性，小便热涩刺痛，尿色鲜红，夹有血色，甚则尿急尿痛，舌苔黄，脉滑数。主方选用（　　）
   A. 八正散　　　　　　B. 导赤散
   C. 小蓟饮子　　　　　D. 石韦散
   E. 知柏地黄丸

2. 患者尿液浑浊反复发作 3 个月，小便浑浊如米泔水，且尿道热涩疼痛，小便频数，腰腹疼痛，舌红苔黄腻，脉濡数。治疗当用（　　）
   A. 膏淋汤　　　　　　B. 无比山药丸
   C. 四妙散　　　　　　D. 萆薢分清饮
   E. 八正散

3. 患者平素急躁易怒，1 周来自觉胸胁胀满疼痛，小便不畅，尿道热涩疼痛，舌红苔黄，脉弦。首选的治法是（　　）
   A. 理气疏导，通淋利尿
   B. 清热利湿，分清泻浊
   C. 清热通淋，凉血止血
   D. 清热利湿，排石通淋
   E. 清热利湿通淋

4. 患者小便频数短涩，灼热刺痛，少腹拘急胀痛，口苦，大便秘结，苔黄腻，脉滑数。其诊断是（　　）
   A. 热淋　　　　　　　B. 石淋
   C. 血淋　　　　　　　D. 膏淋
   E. 气淋

B1 型题

   A. 无比山药丸　　　　B. 补中益气汤
   C. 萆薢分清饮　　　　D. 沉香散
   E. 小蓟饮子
1. 治疗劳淋最佳的方剂是（　　）
2. 治疗气淋，若中气下陷者，最佳的方剂是（　　）

   A. 三七、桃仁　　　　B. 青皮、乌药
   C. 阿胶、藕节炭　　　D. 仙鹤草、琥珀粉
   E. 续断、桑寄生
3. 若血淋瘀血征象明显者，应加（　　）
4. 若血淋出血不止者，应加（　　）

第二十五节　郁　　证

A1 型题

1. 郁证的主要病因是（　　）
   A. 正气亏虚　　　　　B. 饮食所伤
   C. 外感寒湿　　　　　D. 情志失调
   E. 外感湿热

2. 对郁证影响最大的脏腑是（　　）
   A. 肝　　　　　　　　B. 心
   C. 脾　　　　　　　　D. 肺
   E. 肾

3. 郁证总的治则是（　　）
   A. 行气化痰　　　　　B. 利湿清热
   C. 理气开郁　　　　　D. 益气养血
   E. 消食行气

4. 下列不是郁证的临床特点的是（　　）
   A. 失眠多梦　　　　　B. 情绪不宁
   C. 急躁易怒　　　　　D. 胸胁胀痛
   E. 四肢厥冷

5. 下列不属于六郁的是（　　）
   A. 气　　　　　　　　B. 血
   C. 痰　　　　　　　　D. 火
   E. 寒

6. 治疗郁证心脾两虚证首选的方剂是（　　）
   A. 归脾汤　　　　　　B. 四逆散
   C. 丹栀逍遥散　　　　D. 逍遥散
   E. 半夏厚朴汤

7. 治疗郁证痰气郁结证首选的方剂是（　　）
   A. 柴胡疏肝散　　　　B. 四逆散
   C. 丹栀逍遥散　　　　D. 逍遥散
   E. 半夏厚朴汤

A2 型题

1. 患者神志恍惚，心神不宁，多疑易惊，悲忧善哭，喜怒无常，或时时欠伸，或手舞足蹈，骂詈喊叫，舌质淡，脉弦。首选的方剂是（　　）

A. 养心汤

B. 温胆汤

C. 桂枝加龙骨牡蛎汤

D. 甘麦大枣汤

E. 安神定志丸

2. 患者中年女性，生气后咽中不适，如有炙脔，胸中窒闷，舌苔白腻，脉弦滑。其治法是（　　）

　　A. 疏肝解郁，理气畅中

　　B. 行气开郁，化痰散结

　　C. 疏肝解郁，清肝泻火

　　D. 甘润缓急，养心安神

　　E. 健脾养心，补益气血

3. 患者近来情绪低落，心悸胆怯，多思虑，失眠健忘，面色无华，头晕神疲，食欲不振，舌淡苔薄白，脉细弱。其诊断是（　　）

　　A. 郁证，心脾两虚证

　　B. 郁证，心肾阴虚证

　　C. 郁证，心神失养证

　　D. 郁证，痰气郁结证

　　E. 郁证，肝气郁结证

4. 患者精神抑郁，情绪不宁，胸部满闷，胁肋胀痛，痛无定处，不思饮食，大便不调，苔薄腻，脉弦。首选的方剂是（　　）

　　A. 归脾汤　　　　　B. 酸枣仁汤

　　C. 柴胡疏肝散　　　D. 麦味地黄丸

　　E. 知柏地黄丸

B1 型题

A. 滋养心肾

B. 健脾养心，补益气血

C. 甘润缓急，养心安神

D. 疏肝解郁，理气畅中

E. 行气开郁，化痰散结

1. 郁证肝气郁结证的治法为（　　）

2. 郁证心神失养证的治法为（　　）

　　A. 肝气郁结证　　　B. 心神失养证

　　C. 痰气郁结证　　　D. 心脾两虚证

　　E. 心肾不交证

3.《金匮要略》中称为"脏躁"的证候是（　　）

4.《金匮要略》中称为"梅核气"的证候是（　　）

第二十六节　血　证

A1 型题

1. 下列不属于血证病因的是（　　）

　　A. 感受外邪　　　　B. 酒食不节

　　C. 情志过极　　　　D. 年老体衰

　　E. 久病热病

2. 下列不是吐血和咳血鉴别要点的是（　　）

　　A. 血色鲜红还是紫暗

　　B. 是否经口而出

　　C. 混有痰液还是食物残渣

　　D. 是否伴黑便

　　E. 经咳嗽而出还是经呕吐而出

3. 尿血与血淋的鉴别要点是（　　）

　　A. 尿色深浅　　　　B. 尿中有无血色

　　C. 排尿是否疼痛　　D. 是否发热

　　E. 是否尿急

4. 下列属于血证治疗原则的是（　　）

　　A. 治气、治火、治瘀

　　B. 治火、治气、治血

　　C. 治血、治瘀、治气

　　D. 补虚、治血、治瘀

　　E. 治瘀、治血、治气

5. 治疗鼻衄热邪犯肺证，首选的方剂是（　　）

　　A. 桑菊饮　　　　　B. 龙胆泻肝汤

　　C. 银翘散　　　　　D. 玉女煎

　　E. 归脾汤

6. 治疗吐血肝火犯胃证，首选的方剂是（　　）

　　A. 桑菊饮　　　　　B. 龙胆泻肝汤

　　C. 银翘散　　　　　D. 玉女煎

　　E. 归脾汤

7. 便血肠道湿热证的治法是（　　）

　　A. 温阳健脾，养血止血

　　B. 清肝泻火，凉血止血

　　C. 清化湿热，凉血止血

　　D. 清热泻火，凉血止血

　　E. 益气摄血

8. 治疗尿血下焦湿热证，首选的方剂是（　　）
　　A. 四妙散　　　　　　 B. 小蓟饮子
　　C. 地榆槐角丸　　　　 D. 知柏地黄丸
　　E. 归脾汤

A2 型题

1. 患者高热后齿衄，齿龈红肿疼痛，头痛，口臭，
　 便秘，舌质红，苔薄黄，脉洪数有力。其主方
　 是（　　）
　　A. 加味清胃散合泻心汤
　　B. 茜根散
　　C. 知柏地黄丸
　　D. 犀角地黄汤
　　E. 归脾汤

2. 患者鼻衄，或兼齿衄，血色鲜红，口渴欲饮，
　 鼻干，口干臭秽，烦躁，便秘，舌红，苔黄，
　 脉数。其诊断是（　　）
　　A. 鼻衄，热邪犯肺证
　　B. 鼻衄，胃热炽盛证
　　C. 鼻衄，下焦湿热证
　　D. 鼻衄，肝火上炎证
　　E. 鼻衄，气血亏虚证

3. 患者年轻时曾出现尿血，年事高后偶发。近来
　 尿血频繁，日久不愈，头晕目眩，腰酸耳鸣，
　 舌淡，脉弱。其治法是（　　）
　　A. 补脾摄血
　　B. 滋阴降火，凉血止血
　　C. 补益肾气，固摄止血
　　D. 清热泻火，凉血止血
　　E. 清热化湿，凉血止血

B1 型题

　　A. 补中益气汤　　　　 B. 归脾汤
　　C. 黄土汤　　　　　　 D. 理中汤
　　E. 四君子汤

1. 便血气虚不摄证，宜选用的方剂是（　　）
2. 便血脾胃虚寒证，宜选用的方剂是（　　）

　　A. 清胃泻肝，凉血止血
　　B. 滋阴润肺，降火止血
　　C. 清泄胃热，凉血止血
　　D. 清热化湿，凉血止血

　　E. 益气摄血
3. 吐血肝火犯胃证的治法是（　　）
4. 咳血阴虚肺热证的治法是（　　）

第二十七节　消　渴

A1 型题

1. 下列不属于消渴病因的是（　　）
　　A. 禀赋不足　　　　　 B. 饮食失节
　　C. 情志失调　　　　　 D. 劳逸失调
　　E. 年老体衰

2. 消渴的主要病位在（　　）
　　A. 肺、脾、肾　　　　 B. 肺、胃、肾
　　C. 肝、脾、肾　　　　 D. 肺、心、肾
　　E. 肺、肝、肾

3. 下列属于消渴病机特点的是（　　）
　　A. 阴虚为本，燥热为标
　　B. 气阴两虚，阴阳俱损
　　C. 正气不足，瘀血内生
　　D. 痰火内阻，湿热瘀阻
　　E. 脏腑虚损，变证百出

4. 下列不是消渴典型症状的是（　　）
　　A. 多饮　　　　　　　 B. 多食
　　C. 多尿　　　　　　　 D. 雀盲、耳聋
　　E. 身体消瘦

5. 下列不是消渴常见变证的是（　　）
　　A. 肺痨　　　　　　　 B. 雀盲、耳聋
　　C. 疮疖、痈疽　　　　 D. 中风偏瘫
　　E. 黄疸

6. 消渴上消肺热津伤证首选的方剂是（　　）
　　A. 桑菊饮　　　　　　 B. 桑杏汤
　　C. 消渴方　　　　　　 D. 白虎加人参汤
　　E. 六味地黄丸

A2 型题

1. 患者多食易饥，口干多饮，尿量增多，形体消
　 瘦，大便干结，苔黄，脉实有力。治疗的首选
　 方剂是（　　）
　　A. 消渴方　　　　　　 B. 白虎加人参汤

C. 玉女煎　　　　D. 生脉散

E. 七味白术散

2. 患者口渴多饮，口舌干燥，尿频量多，烦热多汗，舌边尖红，苔薄黄，脉洪数。其诊断是（　　）

A. 上消，肺热津伤证

B. 中消，气阴两虚证

C. 中消，胃热炽盛证

D. 下消，肾阴亏虚证

E. 下消，阴阳两虚证

3. 患者消渴日久，尿量频多，浑浊如膏脂，腰膝酸软，乏力，头晕耳鸣，口干咽燥，皮肤干燥、瘙痒，舌红少苔，脉细数。其治法是（　　）

A. 滋阴固肾

B. 清热润肺，生津止渴

C. 清泻胃火，养阴增液

D. 健脾益气，生津养胃

E. 温肾助阳

4. 患者，男，80岁，患糖尿病30年，近来小便频数，饮一溲一，浑浊，面容憔悴，耳轮干枯，腰膝酸软，畏寒肢冷，舌淡白而干，脉沉细无力。治疗应首选的方剂是（　　）

A. 六味地黄丸　　　B. 知柏地黄丸

C. 麦味地黄丸　　　D. 金匮肾气丸

E. 归芍地黄丸

B1 型题

A. 知母、黄柏

B. 益智、桑螵蛸

C. 党参、黄芪

D. 淫羊藿、肉苁蓉

E. 天花粉、葛根

1. 消渴肾阴亏虚证，阴虚火旺而烦躁，五心烦热，盗汗，失眠者，可加（　　）

2. 消渴阴阳两虚证，尿量多而浑浊者，可加（　　）

A. 杞菊地黄丸　　　B. 五味消毒饮

C. 四物汤　　　　D. 阳和汤

E. 六君子汤

3. 消渴后期出现雀盲、耳聋，应使用（　　）

4. 消渴晚期，下肢出现痈疽脱疽，热壅血瘀，除滋补肝肾外，还应使用（　　）

第二十八节　痹　证

A1 型题

1. 下列不属于痹证病因的是（　　）

A. 感受风寒湿邪　　B. 感受风湿热邪

C. 劳逸不当　　　D. 年老久病

E. 饮食不节

2. 下列不属于痹证病理因素的是（　　）

A. 风　　　　　　B. 燥

C. 湿　　　　　　D. 寒

E. 热

3. 下列属于行痹典型症状的是（　　）

A. 疼痛游走不定　　B. 痛甚，遇寒加重

C. 关节酸楚疼痛　　D. 关节肿胀，皮肤色红

E. 关节疼痛反复消长

4. 下列属于痹证与痿证鉴别要点的是（　　）

A. 有无疼痛　　　B. 有无酸楚

C. 有无重着　　　D. 有无萎软无力

E. 有无麻木

5. 痹证的治疗原则是（　　）

A. 祛邪通络　　　B. 养血活血

C. 宣痹通络　　　D. 健脾益气

E. 温阳补火

6. 着痹的首选治疗方剂是（　　）

A. 羌活胜湿汤　　B. 独活寄生汤

C. 薏苡仁汤　　　D. 防风汤

E. 当归四逆汤

7. 行痹的首选治疗方剂是（　　）

A. 乌头汤　　　　B. 四妙散

C. 防风汤　　　　D. 薏苡仁汤

E. 独活寄生汤

8. 痹证风湿热痹的首选治疗方剂是（　　）

A. 白虎加人参汤　　B. 白虎加桂枝汤

C. 四妙散　　　　D. 蠲痹汤

E. 独活寄生汤

A2 型题

1. 患者近 2 个月来，肢体关节疼痛，痛势剧烈，部位固定，遇寒加重，得热痛缓，关节屈伸不利，恶风寒，肢体沉重，舌淡，脉弦紧。首选的治疗方剂是（　　　）
   A. 乌头汤
   B. 防风汤
   C. 薏苡仁汤
   D. 独活寄生汤
   E. 蠲痹汤

2. 患者平素喜食辛辣，近日左手掌指关节出现红肿热痛，痛不可触，得冷则舒，伴有恶风，发热，汗出，口渴，烦躁，小便黄，舌红苔黄腻，脉滑数。其诊断是（　　　）
   A. 痹证，肝肾两虚证
   B. 痹证，痰瘀痹阻证
   C. 痹证，风寒湿痹
   D. 痹证，风湿热痹
   E. 痹证，着痹

3. 患者关节、肌肉疼痛、屈伸不利 20 年。现症见肌肉关节刺痛，固定不移，夜间痛甚，关节僵硬变形，有硬结，舌质紫暗，舌苔白腻，脉弦涩。此病的治法是（　　　）
   A. 除湿通络，祛风散寒
   B. 培补肝肾，舒筋止痛
   C. 化痰行瘀，蠲痹通络
   D. 清热通络，祛风除湿
   E. 散寒通络，祛风除湿

4. 患者痹证日久，关节肿胀畸形，屈伸不利，肌肉消瘦，腰膝酸软，畏寒肢冷，遗精，头晕目眩，舌质淡红，舌苔薄白，脉沉细数。治疗应首选的方剂是（　　　）
   A. 双合汤
   B. 桂附地黄丸
   C. 地黄饮子
   D. 独活寄生汤
   E. 右归丸

B1 型题

   A. 五味消毒饮合犀黄丸
   B. 炙甘草汤
   C. 蠲痹汤
   D. 独活寄生汤
   E. 桃仁红花饮

1. 风湿热痹日久，热毒炽盛，化火伤津，当选用（　　　）

2. 痹证日久，内舍于心，见心悸气短，当选用（　　　）

   A. 桃仁、红花
   B. 蜈蚣、全蝎
   C. 附子、巴戟天、仙茅
   D. 熟地黄、白芍
   E. 木瓜、伸筋草

3. 痹证日久，痰瘀交结，痹阻经络，应加（　　　）

4. 痹证日久，损伤肾阳，畏寒肢冷，腰部尤甚，应加（　　　）

第六章

中医外科学

第一节　中医外科疾病命名、基本术语

A1 型题

1. "乳痈"的命名原则是（　　）
   A. 以脏腑命名　　　　B. 以颜色命名
   C. 以形态命名　　　　D. 以部位命名
   E. 以病因命名

2. "疖""痈"的命名原则是（　　）
   A. 以形态命名　　　　B. 以范围大小命名
   C. 以病程长短命名　　D. 以传染性命名
   E. 以穴位命名

3. 凡肛门、耳道、鼻孔等人之九窍中，有小肉突起者，古代均称为（　　）
   A. 胬肉　　　　　　　B. 痔
   C. 瘘　　　　　　　　D. 痈
   E. 疽

4. 下列以病因命名的是（　　）
   A. 子痈　　　　　　　B. 委中毒
   C. 漆疮　　　　　　　D. 千日疮
   E. 白驳风

5. 气血被邪毒壅聚而发生的化脓性疾病是（　　）
   A. 疽　　　　　　　　B. 肿疡
   C. 痔　　　　　　　　D. 根盘
   E. 痈

6. 护场是指（　　）
   A. 在疮疡的正邪交争中，正气能够约束邪气，使之不至于深陷或扩散所形成的局部作肿范围
   B. 溃后疮口缩小，或切口不当，致使空腔较大，有如口袋之形，脓液不易排出而蓄积袋底
   C. 溃口处脓水淋漓不止

   D. 发于皮里膜外、筋肉骨节之间，或软或硬，或按之有囊性感的包块
   E. 导致机体阴阳平衡失调，对机体产生不利影响的因素

A2 型题

1. 患者，男，32 岁，小腿部皮肉急性化脓，临床诊断为阳证疮疡。初起疮顶平塌，根脚散漫，不痛不热；脓成疮顶软陷，肿硬紫暗，不脓不腐；溃后皮烂肉坚无脓，时流血水，肿痛不减；收口期脓稀淋漓，新肉不生，色败臭秽，疮口难敛。这种在发展过程中不以顺序而出现不良的症状者，称为（　　）
   A. 七恶　　　　　　　B. 五善
   C. 顺证　　　　　　　D. 逆证
   E. 坏证

2. 患者，女，62 岁，阳证疮疡表现为初起疮顶高突，红肿疼痛，根脚不散；脓成顶高根收，皮薄光亮，易脓易腐；溃后脓稠色鲜，腐肉易脱，肿消痛减；收口期疮面红活，新肉易生，疮口易敛。这种在发展过程中按着顺序出现应有的症状者，称为（　　）
   A. 坏证　　　　　　　B. 五善
   C. 七恶　　　　　　　D. 逆证
   E. 顺证

B1 型题

   A. 心恶　　　　　　　B. 肝恶
   C. 脾恶　　　　　　　D. 肺恶
   E. 肾恶

1. 身体强直，目难正视，疮流血水，惊悸时作，属（　　）

2. 时渴引饮，面容惨黑，咽喉干燥，阴囊内缩，属（　　）

A. 结核 B. 痰

C. 痈 D. 疽

E. 溃疡

3. 一切外科疾病溃破的创面，称为（ ）

4. 气血被毒邪阻滞而发于皮肉筋骨的疾病，称为（ ）

A. 心善 B. 肝善

C. 肺善 D. 脾善

E. 肾善

5. 精神爽快，言语清亮，舌润不渴，寝寐安宁，属于（ ）

6. 唇色滋润，饮食知味，脓黄而稠，大便和润，属于（ ）

第二节 中医外科疾病病因病机

A1 型题

1. 情志内伤所致外疡的好发部位是（ ）

A. 乳房、胸胁 B. 颜面

C. 背部 D. 臀部

E. 手足四肢

2. 下列不属于中医外科疾病发病机理的是（ ）

A. 邪正盛衰 B. 气血凝滞

C. 经络阻塞 D. 脏腑失和

E. 劳伤虚损

3. 由毒致病的特点有（ ）

A. 一般发病迅速，有的可具有传染性

B. 侵袭人体易导致局部气血凝滞

C. 多侵犯人体上部

D. 易损伤人体阴液

E. 好发于人体下部

4. 下列有关气血与外科疮疡关系的叙述，错误的是（ ）

A. 外疡的发生与否与气血盛衰有密切关系

B. 外疡的转归预后与气血盛衰有密切关系

C. 气旺者则外疡易于起发、破溃

D. 局部气血凝滞在病理过程中可转化

E. 血虚者则外疡难以生肌长肉而愈合

5. 导致外科疾病的发生，最为常见的是（ ）

A. 风邪 B. 寒邪

C. 暑邪 D. 燥邪

E. 火毒

6. 下列属于脏腑功能失调的病理产物的是（ ）

A. 热盛肉腐 B. 痰饮

C. 便秘 D. 蛇毒

E. 气血亏虚

7. 能够决定疾病证候，影响疾病预后与转归的是（ ）

A. 邪正盛衰 B. 气血凝滞

C. 经络阻塞 D. 脏腑失和

E. 阴阳失调

8. 体表的毒邪，可由外传里，内攻脏腑；脏腑内在病变，可由里达表，其传导的通路是（ ）

A. 脏腑 B. 气血

C. 络脉 D. 经络

E. 正气

9. 直接关系着外科疮疡的起发、破溃、收口等，对整个病程长短有着一定影响的是（ ）

A. 气血盛衰 B. 邪正盛衰

C. 经络阻塞 D. 脏腑失和

E. 痰饮瘀血

10. 下列关于经络的说法，错误的是（ ）

A. 经络不传导毒邪

B. 经络具有运行气血、联络人体内外各组织器官的作用

C. 经络与外科疾病的发生、变化有着密切的联系

D. 局部经络阻塞是外科疾病总的发病机理之一

E. 身体经络的局部虚弱，也能成为外科疾病发病的条件

B1 型题

A. 外感六淫 B. 情志内伤

C. 饮食不节 D. 外来伤害

E. 痰饮血瘀

1.《素问·生气通天论》中"高粱之变，足生大丁"，体现的致病因素是（ ）

2.《外科启玄》所载"天地有六淫之气，乃风寒暑湿燥火，人感受之则营气不从，逆于肉理，变生痈肿疔疖"，体现的致病因素是（ ）

A. 脱肛

B. 皮肤干燥

C. 疮疡难以生肌收口

D. 疮疡难于起发、破溃

E. 疼痛

3. 血虚不润者，可致（　　　）

4. 血虚者，可致（　　　）

第三节　中医外科疾病辨证

A1 型题

1. 下列有关辨外疡阴证、阳证的主要依据，不正确的是（　　　）

   A. 发病的缓急　　　B. 温度的高低

   C. 脓液的有无　　　D. 病位的深浅

   E. 疼痛的剧缓

2. 外疡发于多血少气之经时，下列说法正确的是（　　　）

   A. 凝滞必甚，外发较缓

   B. 凝滞必甚，收敛较难

   C. 易溃易敛，实证居多

   D. 注重行气，注重滋养

   E. 注重行气，注重活血

3. 湿肿的特点是（　　　）

   A. 肿如结核

   B. 重按如烂绵不起

   C. 肿势软如棉，或硬如馒

   D. 皮紧内软，按之内陷

   E. 肿而胀急

4. 脓肿的疼痛表现为（　　　）

   A. 隐痛、胀痛，皮色暗褐

   B. 痛而酸胀，肢体沉重

   C. 攻痛无常，时感抽掣

   D. 皮色不红不热，酸痛

   E. 剧烈跳痛，按之应指

5. 寒痛的特点为（　　　）

   A. 皮色不红，不热，酸痛

   B. 皮色焮红，灼热疼痛

   C. 疼痛轻微或隐隐作痛

   D. 攻痛无常，时感抽掣

   E. 痛无定处，忽彼忽此

6. 石淋发生时的疼痛特点为（　　　）

   A. 裂痛　　　　　　B. 酸痛

   C. 啄痛　　　　　　D. 钝痛

   E. 绞痛

7. 辨疼痛性质，病变在皮肤者多表现为（　　　）

   A. 灼痛　　　　　　B. 酸痛

   C. 裂痛　　　　　　D. 胀痛

   E. 刺痛

8. 下列关于辨脓的方法，错误的是（　　　）

   A. 点压法　　　　　B. 穿刺法

   C. 按触法　　　　　D. 切开法

   E. 透光法

9. 外科疾病辨病的关键是（　　　）

   A. 重点诊察局部特征

   B. 详询病史

   C. 全面体检

   D. 选用新技术和必要的辅助检查

   E. 综合分析

10. 手太阳经的引经药是（　　　）

    A. 黄柏　　　　　　B. 羌活

    C. 升麻　　　　　　D. 石膏

    E. 柴胡

11. 皮肉之间热盛肉腐蒸酿而成的是（　　　）

    A. 痰　　　　　　　B. 瘀

    C. 溃疡　　　　　　D. 脓

    E. 肿

12. 疼痛滞缓，病变多在骨与关节间，属于（　　　）

    A. 裂痛　　　　　　B. 绞痛

    C. 刺痛　　　　　　D. 钝痛

    E. 啄痛

A2 型题

1. 患者，10 岁，其右手拇指肿，肿势高突，皮肤光亮，焮红灼热，剧烈跳痛，按之应指。判断为（　　　）

   A. 虚肿　　　　　　B. 脓肿

   C. 痰肿　　　　　　D. 气肿

   E. 风肿

2. 患者，76 岁，长期卧病在床，臀部有溃疡，颜色暗黑，脓液有臭味。判断为（ ）
A. 化脓性溃疡　　　　B. 疮痨性溃疡
C. 岩性溃疡　　　　　D. 梅毒性溃疡
E. 压迫性溃疡

3. 患者，女，42 岁，皮下血肿，肿而胀急，病程较快，色初暗褐，后转青紫，逐渐变黄至消退。可辨别为（ ）
A. 风肿　　　　　　　B. 湿肿
C. 痰肿　　　　　　　D. 气肿
E. 瘀血肿

4. 患者，女，35 岁，患乳癖，攻痛无常，时感抽掣，喜缓怒甚。可判断其痛为（ ）
A. 热痛　　　　　　　B. 化脓痛
C. 气痛　　　　　　　D. 瘀血痛
E. 风痛

5. 患者，男，43 岁，患有梅毒，皮损部位成半月形，边缘整齐，坚硬削直如凿，略微内凹，基底面高低不平，存有稀薄臭秽分泌物。判断为（ ）
A. 化脓性溃疡　　　　B. 梅毒性溃疡
C. 岩性溃疡　　　　　D. 疮痨性溃疡
E. 压迫性溃疡

B1 型题

A. 风肿　　　　　　　B. 痰肿
C. 气肿　　　　　　　D. 热肿
E. 脓肿

1. 肿势软如棉或硬如馒，大小不一，形态各异，无处不生，不红不热，为（ ）
2. 发病急骤，漫肿宣浮，或游走不定，不红微热，或轻微疼痛，为（ ）

A. 裂痛　　　　　　　B. 钝痛
C. 酸痛　　　　　　　D. 胀痛
E. 啄痛

3. 病变多在关节间，如鹤膝痰等，多见（ ）
4. 病变多在皮肉，如肛裂、手足皲裂较深者，多见（ ）

A. 风胜　　　　　　　B. 湿胜
C. 热胜　　　　　　　D. 虫淫

E. 血虚

5. 皮肤瘾疹，焮红灼热作痒，甚则糜烂滋水淋漓，结痂成片，其原因多为（ ）
6. 皮肤变厚、干燥、脱屑，很少糜烂流滋水，其原因多为（ ）

A. 化脓性溃疡　　　　B. 压迫性溃疡
C. 疮痨性溃疡　　　　D. 岩性溃疡
E. 梅毒性溃疡

7. 疮口多呈凹陷性或潜行空洞或漏管，疮面肉色不鲜，脓水清稀且伴有败絮状物，多判断为（ ）
8. 疮面翻花如岩穴，有的在溃疡底部见有珍珠样结节，内有紫黑色坏死组织，伴有腥臭味，多判断为（ ）

A. 肿块　　　　　　　B. 脓肿
C. 结节　　　　　　　D. 溃疡
E. 疬

9. 体内比较大的或体表显而易见的肿物，称为（ ）
10. 大小不一，多呈圆形、卵圆形、扁圆形等局限性隆起，亦可相互融合成片或相连成串，亦有发于皮下，不易察觉，用手才能触及者，称为（ ）

第四节　中医外科疾病治法

A1 型题

1. 一切肿疡初起的治法总则为（ ）
A. 消法　　　　　　　B. 补法
C. 托法　　　　　　　D. 清法
E. 散法

2. 适用于尚未成脓的初期肿疡和非化脓性肿块性疾病的治法为（ ）
A. 补法　　　　　　　B. 托法
C. 消法　　　　　　　D. 下法
E. 和法

3. 下列不是清热法适应证的是（ ）
A. 局部红、肿、热、痛
B. 皮肤焮红灼热，脓疱，糜烂
C. 皮肤病出现红斑、瘀点，灼热
D. 疮性平塌，根盘散漫，难溃难腐
E. 疔疮走黄，疽毒内陷

4. 邪热侵入营血，症见局部焮红灼热的外科疾病，治疗应采用（　　）
   A. 五味消毒饮　　　　B. 黄连解毒汤
   C. 犀角地黄汤　　　　D. 知柏八味丸
   E. 清骨散

5. 补托法适用于（　　）
   A. 肿疡已成，毒盛正气不虚
   B. 肿疡毒势方盛，正气已虚
   C. 经络阻隔，气血凝滞
   D. 烦躁不安，神昏谵语
   E. 瘀血凝聚，闭阻经络

6. 疮疡的半阴半阳证，外用药物宜选用（　　）
   A. 冲和膏　　　　　　B. 金黄膏
   C. 回阳玉龙膏　　　　D. 生肌玉红膏
   E. 黄连膏

7. 下列说法错误的是（　　）
   A. 提脓去腐药是处理溃疡早期的一种基本方法
   B. 平胬药能使疮口增生的胬肉回缩
   C. 脓毒未清，若早用生肌收口药，则不仅无益反增溃烂
   D. 凡属于小络损伤出血都可以使用止血药
   E. 清热收涩药多适用于表皮糜烂、渗液较多的皮损处

8. 挂线法常用于治疗（　　）
   A. 瘘管、窦道　　　　B. 痔、脱疽
   C. 瘤、赘疣　　　　　D. 疖肿、脱肛
   E. 痈、疽

9. 脓腔较深，脓液不易畅流的附骨疽，应采用（　　）
   A. 药线引流法　　　　B. 导管引流法
   C. 扩创引流法　　　　D. 冷冻疗法
   E. 激光疗法

10. 下列疾病不适合使用挑治疗法的是（　　）
    A. 内痔出血　　　　　B. 肛裂
    C. 肛门瘙痒　　　　　D. 颈部多发性疖肿
    E. 乳痈

11. 外科疾病内治的三大法则为（　　）
    A. 消、清、补　　　　B. 消、托、补
    C. 汗、托、补　　　　D. 汗、清、补

E. 消、托、和

12. 下列对于补法的叙述，不正确的是（　　）
    A. 补法是用补养的药物，恢复其正气，助养其新生，使疮口早日愈合的治疗法则
    B. 补法适用于外疡中期
    C. 补法是治疗虚证的法则
    D. 外科疾病只要有虚的证候存在，特别是疮疡的生肌收口期，均可应用
    E. 毒邪未尽之时，切勿遽用补法

13. 多因"营气不从，逆于肉理"而成的外科痈疡的治法为（　　）
    A. 清热法　　　　　　B. 内托法
    C. 消法　　　　　　　D. 益气托毒法
    E. 和营法

14. 适用于风寒湿痰凝滞筋骨肌肉等证，以及乳痈的初起或回乳的外治法为（　　）
    A. 熨法　　　　　　　B. 冷冻疗法
    C. 激光疗法　　　　　D. 熏法
    E. 垫棉法

A2 型题

1. 患者面部下颌处有一米粒大小脓包，局部红、肿、热、痛，发热烦躁，口咽干燥，舌红苔黄，脉数。其治法为（　　）
   A. 清热解毒
   B. 清热利湿，泻下通便
   C. 清心开窍，化痰消肿
   D. 清热解毒，和营托毒
   E. 清热解毒，和营消肿

2. 患者，男，23岁，溃疡脓出不畅，有袋脓。治宜选用（　　）
   A. 扩创法　　　　　　B. 垫棉法
   C. 引流法　　　　　　D. 针灸法
   E. 溻渍法

3. 患者疮形漫肿无头，疮色灰暗不泽，化脓迟缓，伴自汗肢冷，腹痛便泄，精神萎靡，脉沉细，舌质淡胖。其治法为（　　）
   A. 益气托毒　　　　　B. 活血化瘀
   C. 清热解毒　　　　　D. 温阳托毒
   E. 活血逐瘀

4. 患者手指脓肿，其切开的要求是（　　）
   A. 放射状切口　　　B. 沿皮肤的自然纹理切开
   C. 侧方切开　　　　D. 横切口
   E. "S" 形切口

5. 患者溃疡腐肉已脱，肉芽灰白，新肉不长，应用（　　）
   A. 月白珍珠散　　　B. 回阳生肌散
   C. 黄芪六一散　　　D. 回阳玉龙散
   E. 拔毒生肌散

B1 型题

   A. 透托法　　　　　B. 补托法
   C. 和营法　　　　　D. 清热法
   E. 养阴法

1. 肿疡溃后脓水稀少，坚肿不消，伴有精神不振、面色无华、脉数无力，治宜选用（　　）
2. 肿疡或溃后肿硬疼痛不减，结块，色红较淡或不红或青紫，治宜选用（　　）

   A. 砭镰法　　　　　B. 挑治法
   C. 挂线法　　　　　D. 结扎法
   E. 引流法

3. 急性阳证痈疡，如下肢丹毒、红丝疗、痔疮肿痛等，治宜选用（　　）
4. 溃疡疮口过小，脓水不易排出者，治宜选用（　　）

   A. 托里消毒散　　　B. 神功内托散
   C. 仙方活命饮　　　D. 黄连解毒汤
   E. 清肝解郁汤

5. 温阳托毒法的代表方剂是（　　）
6. 益气托毒法的代表方剂是（　　）

   A. 消散药　　　　　B. 提脓去腐药
   C. 平胬药　　　　　D. 祛腐生肌药
   E. 生肌收口药

7. 适用于肿疡初起而肿势局限尚未成脓者的是（　　）
8. 适用于疮口僵硬，胬肉突出，腐肉不脱等妨碍疮疡收口的是（　　）

   A. 太乙膏　　　　　B. 千捶膏
   C. 阳和解凝膏　　　D. 咬头膏
   E. 金黄膏

9. 适用于疮形不红不热、漫肿无头之阴证疮疡未溃者的是（　　）
10. 适用于肿疡脓成，不能自破，以及患者不愿接受手术切开排脓者的是（　　）

第五节 疮　疡

A1 型题

1. 下列关于疖的病因病机的说法，错误的是（　　）
   A. 内郁湿火，外感风邪，两相搏结，蕴阻肌肤
   B. 夏秋季节感受暑毒所致
   C. 营卫不和，气血凝滞，经络壅遏，化火成毒
   D. 天气闷热，汗出不畅，暑湿蕴蒸肌肤
   E. 痱子经搔抓，破伤染毒

2. 皮肤上有一红色结块，范围约 3cm，无脓头，表面灼热，触之疼痛，可诊断为（　　）
   A. 有头疖　　　　　B. 无头疖
   C. 蝼蛄疖　　　　　D. 疖病
   E. 有头疽

3. 治疗热毒蕴结型疖，宜选用（　　）
   A. 仙方活命饮　　　B. 清暑汤
   C. 五神汤　　　　　D. 普济消毒饮
   E. 五味消毒饮

4. 疖病好发的部位是（　　）
   A. 项后发际　　　　B. 手足部
   C. 小腿部　　　　　D. 儿童头部
   E. 额前

5. 下列属于疔的病理特点的是（　　）
   A. 灼热疼痛，突起根浅，中心有一脓头，出脓即愈
   B. 局部光软无头，红肿疼痛
   C. 疮形小，根脚坚
   D. 粟粒样脓头，掀热红肿胀痛，迅速向深部及周围扩散
   E. 局部皮肤忽然变赤，色如丹涂脂染，掀热肿胀，边界清楚

6. 颜面部疖和疔的鉴别要点是（　　）
   A. 发病缓急　　　　B. 红肿的范围
   C. 有无全身症状　　D. 根脚的浅深
   E. 热势的高低

7. 最易引起"走黄"的疔是（ ）
　　A. 颜面疔　　　　　B. 蛇头疔
　　C. 托盘疔　　　　　D. 足底疔
　　E. 红丝疔

8. 发生"走黄"的主要原因是（ ）
　　A. 邪盛　　　　　　B. 正虚
　　C. 外感　　　　　　D. 津伤
　　E. 腑实

9. 好发于四肢内侧，皮肤呈红丝显露，迅速向上走窜的急性感染性疾病是（ ）
　　A. 有头疖　　　　　B. 蛇头疔
　　C. 有头疽　　　　　D. 足底疔
　　E. 红丝疔

10. 下列关于痈的病因病机，说法错误的是（ ）
　　A. 皮肤受外来伤害感染毒邪
　　B. 过食膏粱厚味，聚湿生痰
　　C. 忧思愤怒，肝气郁结
　　D. 邪毒湿浊，留阻肌肤，郁结不散
　　E. 气血凝滞，经络壅遏，化火成毒

11. 治疗气血两虚型痈，宜选用的方剂是（ ）
　　A. 仙方活命饮　　　B. 五味消毒饮
　　C. 黄连解毒汤　　　D. 犀角地黄汤
　　E. 托里消毒散

12. 相当于西医学颈部急性化脓性淋巴结炎的是（ ）
　　A. 无头疖　　　　　B. 蛇眼疔
　　C. 瘰疬　　　　　　D. 颈痈
　　E. 抱头火丹

13. 有头疽好发于（ ）
　　A. 全身　　　　　　B. 颜面和手足
　　C. 躯干　　　　　　D. 颈部两侧
　　E. 项后、背部等皮肤厚韧之处

14. 有头疽的内治分型中，不包括（ ）
　　A. 火毒凝结证　　　B. 湿热壅滞证
　　C. 阴虚火炽证　　　D. 胎火蕴毒证
　　E. 气虚毒滞证

15. 湿热蕴毒型有头疽，适宜的治疗方法是（ ）
　　A. 清热泻火，和营托毒

　　B. 清热化湿，和营托毒
　　C. 滋阴生津，清热托毒
　　D. 补气养血，扶正托毒
　　E. 疏肝解郁，清热泻火

16. 脓液畅泄，腐肉逐渐脱落，红肿热痛随之减轻，此为有头疽的（ ）
　　A. 一、二候　　　　B. 二、三候
　　C. 三、四候　　　　D. 四、五候
　　E. 五、六候

17. 有头疽初起未溃，外治宜选用（ ）
　　A. 金黄膏　　　　　B. 红油膏
　　C. 白玉膏　　　　　D. 八二丹
　　E. 九一丹

18. 患部皮肤突然发红成片、色如涂丹的急性感染性疾病是（ ）
　　A. 痈　　　　　　　B. 疽
　　C. 疔　　　　　　　D. 疡
　　E. 丹毒

19. 丹毒总的病机为（ ）
　　A. 血热火毒　　　　B. 风热蕴结
　　C. 湿热蕴结　　　　D. 肝胆火旺
　　E. 气血不和

20. 发于小腿足部的丹毒，称为（ ）
　　A. 内发丹毒　　　　B. 抱头火丹
　　C. 流火　　　　　　D. 赤游丹毒
　　E. 缠腰火丹

21. 丹毒发于胸腹腰胯部者，多夹（ ）
　　A. 风热　　　　　　B. 肝脾郁火
　　C. 湿热　　　　　　D. 胎热火毒
　　E. 血瘀

22. 抱头火丹，内治宜选用（ ）
　　A. 化斑解毒汤　　　B. 黄连解毒汤
　　C. 普济消毒饮　　　D. 萆薢渗湿汤
　　E. 犀角地黄汤

23. 下列有关瘰疬初期的临床表现，不正确的是（ ）
　　A. 皮色不变
　　B. 按之坚实，推之能动

C. 不痛不热

D. 颈项耳后肿物如豆，数目不清

E. 破溃后疮面如石榴样

24. 治疗瘰疬的总则是（　　）

A. 扶正祛邪　　　　B. 益气养血

C. 滋养降火　　　　D. 疏肝理气

E. 化痰散结

25. 下列关于瘰疬的说法，错误的是（　　）

A. 瘰疬是一种发生于颈部的慢性化脓性疾病

B. 其特点是多见于老年人，好发于颈部两侧，病程进展缓慢

C. 初起时结核如豆，不红不痛，缓缓增大，窜生多个，相互融合成串

D. 本病多由忧思恚怒，肝气郁结，气郁伤脾，脾失健运，痰湿内生，结于颈项而成

E. 中期结核增大，皮核粘连，有时相邻的结核可互相融合成块，推之不动，渐感疼痛

26. 下列有关窦道的说法，错误的是（　　）

A. 窦道是一种只有外口而无内孔相通的病理性盲管

B. 其特点是管道由深部组织通向体表，有一个或多个外口，管道或长或短，或直或弯，一般不与内脏相通

C. 疮周皮肤可呈潮红、丘疹、糜烂等表现，瘙痒不适

D. 腐蚀法用五五丹或千金散蚀管拔毒，红油膏或太乙膏盖贴

E. 垫棉法适用于管道狭长，药线无法引流到位，又不宜做扩创者

27. 窦道的外治法，不包括（　　）

A. 腐蚀法　　　　　B. 冲洗法

C. 灌注法　　　　　D. 外敷法

E. 扩创法

A2 型题

1. 患者，男，18 岁，右上肢红肿疼痛，局部光软无头，结块范围 6~9cm，发病迅速，易肿、易脓、易溃、易敛，伴有恶寒、发热、口渴等症状。其诊断为（　　）

A. 痈　　　　　　　B. 疽

C. 疔　　　　　　　D. 疮

E. 疖

2. 患者，女，32 岁，初起整个手掌肿胀高突，失去正常的掌心凹陷或凸起，然后延及手臂，疼痛剧烈，伴有恶寒、发热、纳呆。其诊断为（　　）

A. 蛇眼疔　　　　　B. 蛇头疔

C. 蛇肚疔　　　　　D. 托盘疔

E. 足底疔

3. 患者皮肤上有一红色结块，范围约 3cm，灼热疼痛，突起根浅，中心有一脓头。其诊断为（　　）

A. 有头疖　　　　　B. 无头疖

C. 蝼蛄疖　　　　　D. 无头疽

E. 有头疽

4. 患者皮肤红热明显，肿势高突，疼痛剧烈，痛如鸡啄，溃后脓出肿痛消退，舌红，苔黄，脉数。其诊断为热盛肉腐型痈，治法为（　　）

A. 清热解毒，行瘀活血

B. 和营清热，透脓托毒

C. 益气养血，托毒生肌

D. 清热泻火，和营祛湿

E. 滋阴生津，清热托毒

5. 患者，男，23 岁，病起突然，恶寒发热，小腿局部皮肤忽然变赤，色如丹涂，焮热肿胀，边界清楚，迅速扩大。其诊断为（　　）

A. 有头疽　　　　　B. 痈

C. 丹毒　　　　　　D. 失荣

E. 烂疔

6. 新生儿患者，臀部皮肤局部红肿灼热，呈游走性，伴有壮热烦躁，神昏谵语，恶心呕吐。治宜选用（　　）

A. 普济消毒饮

B. 柴胡清肝汤合龙胆泻肝汤

C. 五神汤合草薢渗湿汤

D. 犀角地黄汤合黄连解毒汤

E. 化斑解毒汤

7. 患者，男，68 岁，疖肿泛发全身各处，成脓、收口时间长，脓水稀薄，伴有面色萎黄，神疲乏力，纳少便溏，舌淡，苔白，脉细弱。其治法为（　　）

A. 清热解毒　　　　B. 清暑化湿解毒
C. 养阴清热解毒　　D. 清热解毒，行瘀活血
E. 健脾和胃，清化湿热

8. 患者患消渴 10 年，背部有一个脓肿，肿势平塌，根脚散漫，皮色紫滞，脓腐难化，疼痛剧烈，伴有发热烦躁，口干唇燥，大便干结，小便短赤，舌红苔黄燥，脉细弦数。其治疗方剂首选（　　　）
A. 黄连解毒汤　　　B. 仙方活命饮
C. 竹叶黄芪汤　　　D. 八珍汤
E. 开郁散

9. 患者，女，27 岁，颈部下结核成串，累累如串珠状，不红不痛，肿块坚实，无明显全身症状。其诊断为（　　　）
A. 颈痈　　　　　　B. 瘰疬
C. 失荣　　　　　　D. 疖病
E. 发颐

10. 患者，男，50 岁，皮肤上有一红色结块，范围约 3cm，无脓头，表面灼热，触之疼痛。可判断为（　　　）
A. 有头疽　　　　　B. 无头疽
C. 蝼蛄疖　　　　　D. 疔
E. 痈

11. 患者，女，36 岁，局部突然肿胀，光软无头，迅速结块，皮肤焮红，后逐渐扩大，高肿发硬，恶寒发热，头痛，泛恶，口渴，舌苔黄腻，脉洪数。可判断为（　　　）
A. 疖，热毒蕴结证
B. 疖，暑热浸淫证
C. 痈，火毒凝结证
D. 痈，热盛肉腐证
E. 有头疽，火毒凝结证

12. 患者，男，26 岁，项后局部红肿高突，灼热疼痛，根脚收束，迅速化脓脱腐，脓出黄稠，伴发热，口渴，尿赤，舌苔黄，脉数有力。其治法为（　　　）
A. 清热泻火，和营托毒
B. 清热化湿，和营托毒
C. 滋阴生津，清热托毒
D. 扶正托毒
E. 疏风清热解毒

13. 患者，女，42 岁，下肢局部红赤肿胀、灼热疼痛，有水疱，发热，胃纳不香，舌红，苔黄腻，脉滑数。其治疗方剂为（　　　）
A. 普济消毒饮
B. 犀角地黄汤合黄连解毒汤
C. 柴胡清肝汤
D. 五神汤合萆薢渗湿汤
E. 龙胆泻肝汤

14. 患者，男，72 岁，皮肤上疮面肿势平塌，根脚散漫，皮色灰暗不泽，化脓迟缓，腐肉难脱，脓液稀少，伴高热，或身热不扬，小便频数，口渴喜热饮，精神萎靡，面色少华，舌质淡红，苔白或微黄，脉数无力。治宜选用（　　　）
A. 仙方活命饮合五味消毒饮
B. 黄连解毒汤合仙方活命饮
C. 仙方活命饮
D. 竹叶黄芪汤
E. 八珍汤合仙方活命饮

15. 患者，男，21 岁，初起足底部疼痛，不能着地，按之坚硬，3~5 天后有啄痛，修去老皮后，可见到白色脓点。可辨病为（　　　）
A. 蛇头疔　　　　　B. 足底疔
C. 托盘疔　　　　　D. 蛇肚疔
E. 蛇眼疔

B1 型题

A. 疖　　　　　　　B. 疔
C. 痈　　　　　　　D. 有头疽
E. 丹毒

1. 发生在肌肤浅表部位、范围较小的急性化脓性疾病是（　　　）
2. 发于体表皮肉之间的急性化脓性疾病是（　　　）

A. 蛇眼疔　　　　　B. 蛇头疔
C. 蛇肚疔　　　　　D. 托盘疔
E. 足底疔

3. 初起时多局限于指甲一侧边缘的近端，有轻微红肿疼痛的是（　　　）
4. 发于指腹部，整个患指红肿疼痛，关节轻度屈曲，不能伸展的是（　　　）

A. 内发丹毒　　　　B. 抱头火丹
C. 流火　　　　　　D. 赤游丹毒

E. 缠腰火丹

5. 丹毒生于躯干部者，多称（　　　）

6. 丹毒发于头面部者，多称（　　　）

    A. 仙方活命饮合增液汤

    B. 黄连解毒汤

    C. 清暑汤

    D. 五神汤合参苓白术散

    E. 托里消毒散

7. 疖肿阴虚内热证，治宜选用（　　　）

8. 疖肿脾胃虚弱证，治宜选用（　　　）

    A. 血热火毒

    B. 忧思恚怒，肝气郁结

    C. 外感风温、湿热，内有脏腑蕴毒，内外邪毒互相搏结

    D. 过食膏粱厚味，聚湿生浊，邪毒湿浊留阻肌肤，郁结不散

    E. 内郁湿火，外感风邪，两相搏结，蕴阻肌肤

9. 有头疽的病因病机为（　　　）

10. 疖的病因病机为（　　　）

    A. 八二丹，外敷金黄膏

    B. 七三丹，外敷金黄膏

    C. 九一丹，外敷红油膏

    D. 生肌散，外敷白玉膏

    E. 金黄散，外敷红油膏

11. 有头疽酿脓期，如脓水稀薄而带灰绿色，疮口宜用（　　　）

12. 有头疽收口期，疮口宜用（　　　）

第六节　乳房疾病

A1 型题

1. 下列关于乳痈的成因，不正确的是（　　　）

    A. 乳汁淤积，乳络阻塞

    B. 情志不畅，肝气郁结

    C. 产后饮食不节，阳明热壅

    D. 产妇体虚汗出受风，乳络淤滞不通

    E. 产妇乳头皲裂

2. 下列关于乳痈的说法，错误的是（　　　）

    A. 患乳肿块逐渐增大，有雀啄样疼痛

    B. 若溃后脓出不畅，肿势不消，疼痛不减，身热不退，可能形成袋脓

    C. 在成脓期大量使用抗生素或过用寒凉中药，常可见肿块消散缓慢，或形成僵硬肿块，迁延难愈

    D. 气滞热壅证治以疏肝清胃，通乳消肿

    E. 热毒炽盛证选用瓜蒌牛蒡汤

3. 乳痈初期，皮色不变或微红，肿胀疼痛者，治宜选用（　　　）

    A. 疏肝清胃，通乳消肿

    B. 清热解毒，托里透脓

    C. 益气和营托毒

    D. 调摄冲任，理气散结

    E. 调补气血，清热解毒

4. 下列关于乳癖的说法，错误的是（　　　）

    A. 乳癖是乳腺组织的炎症性良性增生性疾病

    B. 其病因多为情志不遂，忧郁不解，久郁伤肝

    C. 乳痛和肿块与月经周期及情志变化密切相关

    D. 好发年龄在 25～45 岁

    E. 止痛和消块是治疗本病的要点

5. 下列不属于乳癖病因病机的是（　　　）

    A. 肝气郁结   B. 冲任失调

    C. 阳虚痰湿内结   D. 痰凝血瘀

    E. 肝脾湿热

6. 治疗乳癖的要点是（　　　）

    A. 疏肝解郁   B. 化痰散结

    C. 止痛消块   D. 通乳消肿

    E. 益气和营

7. 乳核多见于（　　　）

    A. 15～20 岁女性   B. 20～25 岁女性

    C. 25～45 岁女性   D. 45～50 岁女性

    E. 50～60 岁女性

8. 下列关于乳岩的说法，错误的是（　　　）

    A. 发病年龄一般在 40～60 岁，绝经期妇女发病率相对较高

    B. 常为乳房内无痛肿块，边界不清，质地坚硬，表面不光滑，不易推动

    C. 常与皮肤粘连，出现病灶中心酒窝征，个别可伴乳头溢液

    D. 皮肤可呈橘皮样水肿、变色

    E. 相当于西医的乳腺纤维腺瘤

9. 乳岩肿块的特点是（　　）
　　A. 焮红灼热　　　　　B. 活动度好
　　C. 表面光滑　　　　　D. 质地坚硬
　　E. 红肿疼痛

A2 型题

1. 患者，女，30 岁，产后 1 个月乳房胀痛，皮肤焮红灼热，肿块软，有应指感。其诊断为乳痈，对其进行切开排脓治疗，切口应该是（　　）
　　A. 顺皮纹方向切开　　B. 循经切开
　　C. 纵切口　　　　　　D. 横切口
　　E. 放射状切口

2. 患者，女，38 岁，右乳房有肿块，质地不硬，推之可移，且月经前加重，经后减缓，月经不调，伴有腰酸乏力，神疲倦怠，舌淡，苔白，脉沉细。其中医诊断及证型考虑为（　　）
　　A. 乳痈，气滞热壅证
　　B. 乳癖，冲任失调证
　　C. 乳核，肝气郁结证
　　D. 乳岩，冲任失调证
　　E. 乳痨，肝肾不足证

3. 患者，女，25 岁，乳中结核，形如丸卵，质地坚实，边界清楚，表面光滑，推之活动，不红不热，不觉疼痛，伴有胸闷叹息，舌淡苔白，脉弦。治宜选用（　　）
　　A. 二仙汤合四物汤　　B. 透脓散
　　C. 逍遥散　　　　　　D. 人参养荣汤
　　E. 八珍汤

4. 患者，女，48 岁，乳房内有多个肿块，边界不清，质地较硬，表面不光滑，易推动，经事紊乱，平素经前乳房胀痛，舌淡，苔薄，脉弦细。中医诊断为（　　）
　　A. 乳痈　　　　　　　B. 乳癖
　　C. 乳漏　　　　　　　D. 乳岩
　　E. 乳核

5. 患者，女，52 岁，乳房部肿块，皮色不变，质硬而边界不清，情志抑郁，或性情急躁，胸闷胁胀，苔薄，脉弦。其用方为（　　）
　　A. 二仙汤合开郁散
　　B. 八珍汤
　　C. 神效瓜蒌散合开郁散

D. 人参养荣汤
E. 理中汤

6. 患者，女，33 岁，乳房肿块随喜怒消长，伴胸闷胁胀，善郁易怒，失眠多梦，心烦口苦，苔薄黄，脉弦滑。其治法为（　　）
　　A. 疏肝解郁，化痰散结
　　B. 疏肝活血，化痰散结
　　C. 调摄冲任，理气散结
　　D. 调补气血，清热解毒
　　E. 补益气血，宁心安神

7. 患者哺乳期见乳房脓肿，溃脓后肿痛减轻，但疮口脓水不断，脓汁清稀，愈合缓慢或形成乳漏，全身乏力，面色少华，或低热不退，饮食减少，舌淡，苔薄，脉弱无力。其用方是（　　）
　　A. 瓜蒌牛蒡汤
　　B. 透脓散
　　C. 托里消毒散
　　D. 逍遥蒌贝散
　　E. 二仙汤合四物汤

8. 患者，女，23 岁，乳房肿块较大，坚硬木实，重坠不适，伴胸闷牵痛，烦闷急躁，痛经，舌质暗红，苔薄腻，脉弦滑。可辨证为（　　）
　　A. 乳岩，肝郁痰凝证
　　B. 乳岩，冲任失调证
　　C. 乳核，肝气郁结证
　　D. 乳核，血瘀痰凝证
　　E. 乳癖，肝郁痰凝证

9. 患者，女，55 岁，乳房出现癌肿，手术且化疗后，形体消瘦，面色萎黄或白，头晕目眩，神倦乏力，少气懒言，术后切口皮瓣坏死糜烂，时流渗液，皮肤灰白，腐肉色暗不鲜，舌质淡，苔薄白，脉沉细。其治法为（　　）
　　A. 调摄冲任，理气散结
　　B. 补益气血，宁心安神
　　C. 调补气血，清热解毒
　　D. 健脾和胃
　　E. 补血和营

10. 患者，女，51 岁，乳房肿块溃烂，疮口边缘不整齐，中央凹陷似岩穴，有时外翻似菜花，时渗紫红血水，恶臭难闻，锁骨上也有少量肿物。可判断为（　　）

A. 乳痈　　　　　B. 乳岩
C. 乳癖　　　　　D. 乳核
E. 乳漏

B1 型题

A. 乳痈　　　　　B. 乳癖
C. 乳漏　　　　　D. 乳岩
E. 乳核

1. 因肝气郁结而形成的乳腺疾病是（　　　）
2. 因肝胃壅热而形成的乳腺疾病是（　　　）

A. 乳腺增生症
B. 乳腺纤维腺瘤
C. 乳腺癌
D. 浆细胞性乳腺炎
E. 乳房结核

3. 中医的乳癖相当于西医的（　　　）
4. 中医的乳岩相当于西医的（　　　）

A. 乳痈　　　　　B. 乳癖
C. 乳漏　　　　　D. 乳岩
E. 乳核

5. 乳房肿块大小不等，形态不一，边界不清，质地不硬，活动度好，常与月经周期变化密切相关的是（　　　）
6. 乳房肿块溃烂，疮口边缘不整齐，中央凹陷，外翻似菜花，渗紫红血水，恶臭难闻的是（　　　）

A. 气滞热壅证
B. 冲任失调证
C. 脾虚胃弱证
D. 气血两亏证
E. 正虚毒留证

7. 乳癖和乳岩均有的证型为（　　　）
8. 乳痈和乳岩均有的证型为（　　　）

A. 乳核　　　　　B. 乳痈
C. 乳癖　　　　　D. 乳岩
E. 乳漏

9. 多见于产后 3~4 周的哺乳期妇女的疾病是（　　　）
10. 绝经期妇女发病率相对较高的疾病是（　　　）

A. 瓜蒌牛蒡汤
B. 透脓散
C. 二仙汤合四物汤

D. 逍遥散合桃红四物汤
E. 逍遥散

11. 乳痈气滞热壅证，治宜选用（　　　）
12. 乳核血瘀痰凝证，治宜选用（　　　）

第七节　瘿

A1 型题

1. 下列不属于瘿病致病因素的是（　　　）
   A. 气滞　　　　　B. 风寒
   C. 痰凝　　　　　D. 血瘀
   E. 冲任失调

2. 下列不属于气瘿特点的是（　　　）
   A. 腺体表面较平坦，质软不痛
   B. 皮色如常
   C. 随喜怒消长
   D. 可呈下垂状，自觉沉重感
   E. 能引起梗阻症状

3. 气瘿多出现于（　　　）
   A. 婴儿期　　　　B. 幼儿期
   C. 青春期　　　　D. 中年期
   E. 老年期

4. 下列属于肉瘿特点的是（　　　）
   A. 柔韧而圆　　　B. 红肿热痛
   C. 肿块坚硬　　　D. 高低不平
   E. 漫肿质软

5. 下列为肉瘿内治法分型的是（　　　）
   A. 气滞痰凝证
   B. 热毒炽盛证
   C. 脾虚湿盛证
   D. 肾虚水泛证
   E. 肝郁脾虚证

6. 下列关于石瘿的表述，正确的是（　　　）
   A. 好发于 40 岁以上中年人
   B. 相当于西医的甲状腺腺瘤
   C. 属于甲状腺良性肿瘤
   D. 可由平素饮水或食物中含碘不足引起
   E. 宜先保守治疗

7. 石瘿的血行转移多出现在（　　　）

A. 肺和脑   B. 肺和骨

C. 脑和骨   D. 肺和肝

E. 肝和骨

A2 型题

1. 患者，女，26 岁，颈部弥漫性肿大，边缘不清，随喜怒消长，皮色如常，质软无压痛，肿块随吞咽动作上下移动，伴有急躁易怒，善太息，舌淡红，苔薄，脉沉弦。其诊断为（　　　）

A. 气瘿   B. 肉瘿

C. 筋瘿   D. 血瘿

E. 石瘿

2. 患者，女，46 岁，颈部肿块柔韧，随吞咽动作上下移动，常伴有急躁易怒，汗出心悸，失眠多梦，消谷善饥，形体消瘦，月经不调，舌红，苔薄，脉弦。其辨证为（　　　）

A. 肝郁气滞证   B. 气滞痰凝证

C. 气阴两虚证   D. 肝肾不足证

E. 冲任失调证

3. 患者，男，68 岁，颈部长肉瘿 6 年，现质地坚硬如石，表面凹凸不平，推之不移，并出现吞咽时移动受限。其诊断为（　　　）

A. 肉瘿   B. 石瘿

C. 失荣   D. 肉瘤

E. 气瘿

4. 患者，女，55 岁，既往有肉瘿病史，颈前多年存在的肿块生长迅速，质地坚硬如石，表面凹凸不平，推之不移，并出现吞咽时移动受限，耳、枕、肩部剧痛。可判断为（　　　）

A. 瘰疬   B. 气瘿

C. 肉瘿   D. 石瘿

E. 甲状腺肿大

5. 患者，女，33 岁，颈部两侧肿块呈卵圆形，不红不热，随吞咽动作上下移动，无明显全身症状，吞咽不利，苔薄腻，脉弦滑。治宜选用（　　　）

A. 逍遥散合海藻玉壶汤

B. 生脉散合海藻玉壶汤

C. 四海舒郁丸

D. 人参养荣汤

E. 开郁散

6. 患者，女，27 岁，产后颈部弥漫性肿大，边缘不清，随喜怒消长，皮色如常，质软无压痛，肿块随吞咽动作上下移动。其治法为（　　　）

A. 益气养阴，软坚散结

B. 疏肝解郁，化痰软坚

C. 补血和营，软坚散结

D. 活血化瘀，化痰软坚

E. 清热解毒，化痰散结

B1 型题

A. 肉瘿   B. 石瘿

C. 失荣   D. 肉瘤

E. 气瘿

1. 西医的甲状腺癌相当于中医的（　　　）

2. 西医的甲状腺腺瘤或囊肿相当于中医的（　　　）

A. 情志不畅   B. 脾气虚弱

C. 肾阳亏虚   D. 饮食缺碘

E. 外感风温

3. 引起气瘿的外因主要是（　　　）

4. 引起气瘿的内因主要是（　　　）

A. 气瘿，肝郁气滞证

B. 肉瘿，气滞痰凝证

C. 气瘿，脾气亏虚证

D. 肉瘿，气阴两虚证

E. 石瘿，痰湿凝结证

5. 颈部一侧肿块呈圆形，不红不热，随吞咽动作上下移动，苔薄滑腻，脉弦滑，可诊断为（　　　）

6. 颈部肿块柔韧，伴见急躁易怒，形体消瘦，汗出心悸，五心烦热，舌红苔薄，脉弦，可诊断为（　　　）

A. 内服四海舒郁丸   B. 内服逍遥散

C. 内服生脉饮   D. 内服海藻玉壶汤

E. 早期手术切除

7. 石瘿一旦确诊，治疗应采取的措施是（　　　）

8. 气瘿肝郁气滞证，治疗应采取的措施是（　　　）

A. 气管   B. 食管

C. 颈深部大动脉   D. 颈深部大静脉

E. 喉返神经

9. 气瘿出现颈部和胸前表浅静脉的明显扩张，压迫的部位是（　　　）

10. 气瘿出现声音嘶哑，压迫的部位是（　　　）

A. 柴胡疏肝散合海藻玉壶汤

B. 逍遥散合海藻玉壶汤

C. 生脉散合海藻玉壶汤

D. 补中益气汤合海藻玉壶汤

E. 四海舒郁丸

11. 肉瘿气滞痰凝证的主方为（　　　　）

12. 肉瘿气阴两虚证的主方为（　　　　）

A. 气瘿　　　　　　B. 石瘿

C. 肉瘿　　　　　　D. 瘰疬

E. 梅核气

13. 颈前喉结一侧或两侧结块，柔韧而圆，如肉之团，随吞咽动作而上下移动，为（　　　　）

14. 甲状腺呈弥漫性肿大，腺体表面较平坦，质软不痛，皮色如常，腺体随吞咽动作而上下移动，为（　　　　）

第八节　瘤、岩

A1 型题

1. 体表血络扩张，纵横丛集而形成的肿瘤是（　　　　）

A. 血瘤　　　　　　B. 气瘤

C. 肉瘤　　　　　　D. 筋瘤

E. 骨瘤

2. 下列关于血瘤的叙述，错误的是（　　　　）

A. 可发生于身体任何部位，多数为先天性的

B. 局部色泽鲜红或紫暗

C. 肿块柔软，边界不清，触之如海绵

D. 常见的有毛细血管瘤和海绵状血管瘤

E. 相当于西医的脂肪瘤

3. 下列属于肉瘤特点的是（　　　　）

A. 软似棉，肿似馒　　B. 红肿热痛

C. 橘皮样变　　　　　D. 色泽鲜红

E. 高低不平

4. 失荣相当于西医的（　　　　）

A. 脂肪瘤　　　　　　B. 血管瘤

C. 阴茎癌　　　　　　D. 颈部淋巴结转移癌

E. 甲状腺癌

5. 治疗血瘤心肾火毒证，应选用（　　　　）

A. 五味消毒饮合二陈汤

B. 丹栀逍遥散合清肝芦荟丸

C. 顺气归脾丸

D. 芩连二母丸合凉血地黄汤

E. 化痰开郁方

6. 《医宗金鉴·外科心法要诀》中将生于体表的肿瘤分为六种，分别为（　　　　）

A. 气瘤、血瘤、筋瘤、肠瘤、骨瘤、脂瘤

B. 气瘤、血瘤、筋瘤、肉瘤、骨瘤、肠瘤

C. 气瘤、血瘤、筋瘤、肉瘤、骨瘤、脂瘤

D. 气瘤、血瘤、筋瘤、肉瘤、脊瘤、脂瘤

E. 气瘤、血瘤、筋瘤、肉瘤、骨瘤、脊瘤

7. 瘤、岩病因病机的特点为（　　　　）

A. 标本皆虚　　　　　B. 标本皆实

C. 本虚标实　　　　　D. 阴虚阳盛

E. 阴盛阳虚

8. 与失荣的发生关系密切的脏腑为（　　　　）

A. 肝、胆　　　　　　B. 脾、胃

C. 心、肾　　　　　　D. 肾与膀胱

E. 小肠

9. 下列关于失荣的说法，错误的是（　　　　）

A. 多见于 40 岁以上的男性

B. 相当于西医的颈部淋巴结转移癌和原发性恶性肿瘤

C. 属古代外科四大绝症之一

D. 其肿痛波及范围可向面部、胸部、肩背部扩展

E. 一般表现为颈部淋巴结肿大，生长较慢，质地坚硬

10. 血瘤心肾火毒证，治以（　　　　）

A. 清心泻火，祛瘀解毒

B. 温阳散寒，化痰散结

C. 清肝泻火，祛瘀解毒

D. 健脾益气，化湿解毒

E. 清心泻火，凉血解毒

11. 下列不属于肾岩病因病机的是（　　　　）

A. 湿浊瘀结　　　　　B. 火毒炽盛

C. 阴虚火旺　　　　　D. 气血凝滞

E. 脾虚湿盛

A2 型题

1. 患者，男，肿块发于大腿部，呈丘疹状，表面

呈红色，易出血，边界不清，触之如海绵状。其诊断为（　　）

A. 血瘤　　　　　　　　B. 气瘤

C. 肉瘤　　　　　　　　D. 筋瘤

E. 骨瘤

2. 患者，女，1岁，面部下颌处有红斑，逐渐长大，界限清楚，大小不等，质软可压缩，色泽鲜红，压之可褪色，抬手复原。其诊断为（　　）

A. 毛细血管瘤　　　　　B. 海绵状血管瘤

C. 蔓状血管瘤　　　　　D. 曲张静脉团

E. 冠状动脉瘤

3. 患者，男，69岁，颈部肿块较大聚结成团，与周围组织粘连而固定，有轻度刺痛，活动转侧不利，皮色暗红微热，伴胸闷胁痛，心烦口苦，舌红，苔黄，脉弦滑。其辨证为（　　）

A. 阴毒结聚证　　　　　B. 瘀毒化热证

C. 气郁痰结证　　　　　D. 气血两亏证

E. 气滞血瘀证

4. 患者，男，72岁，阴茎出现肿块、结节，结节溃烂、翻花，形如去皮之石榴。其诊断为（　　）

A. 失荣　　　　　　　　B. 肾岩

C. 石瘿　　　　　　　　D. 肉瘤

E. 血瘤

5. 患者，男，6岁，右腿有肿物，质地柔软似海绵，常呈局限性半球形隆起物，肿物有很大压缩性，随患肢抬高而缩小，在瘤内有时可扪及颗粒状的静脉石硬结。可诊断为（　　）

A. 脂肪瘤

B. 海绵状血管瘤

C. 毛细血管瘤

D. 原发性恶性肿瘤

E. 颈部淋巴结转移癌

6. 患者，男，22岁，头部肿块呈丘疹状，表面呈红色，易出血，常因情志不遂或郁怒而发生胀痛，伴心烦易怒，咽干口苦，舌质红，苔微黄，脉弦细数。其主方为（　　）

A. 阳和汤

B. 丹栀逍遥散合清肝芦荟丸

C. 顺气归脾丸

D. 芩连二母丸合凉血地黄汤

E. 化痰开郁方

7. 患者，男，62岁，颈部肿块坚硬，不痛不胀，尚可推动，患部初起皮色如常，后呈橘皮样变，伴畏寒肢冷，纳呆便溏，舌质淡，苔白腻，脉沉细。其治法为（　　）

A. 温阳散寒，化痰散结

B. 补益气血，解毒化瘀

C. 理气解郁，化痰散结

D. 清热解毒，化痰散瘀

E. 健脾益气，化湿解毒

8. 患者，男，45岁，初起时在尿道口处可见丘疹，逐渐增大，刺痒，甚至破溃，后出现发热、消瘦。可判断为（　　）

A. 失荣　　　　　　　　B. 肾岩

C. 肉瘤　　　　　　　　D. 血瘤

E. 脂瘤

9. 患者，男，12岁，下肢有肿瘤，体积不大，边界不清，表面色红，质地柔软易出血，无疼痛，伴肢软乏力、面色萎黄，舌质淡，苔白或白腻，脉细。其主方为（　　）

A. 凉血地黄汤　　　　　B. 芩连二母丸

C. 清肝芦荟丸　　　　　D. 丹栀逍遥散

E. 顺气归脾丸

10. 患者，男，44岁，腹部有一肿瘤，软似棉，肿似馒，皮色不变，不紧不宽，如肉之隆起。可判断为（　　）

A. 血瘤　　　　　　　　B. 肉瘤

C. 气瘤　　　　　　　　D. 骨瘤

E. 筋瘤

B1 型题

A. 肉瘿　　　　　　　　B. 石瘿

C. 失荣　　　　　　　　D. 肉瘤

E. 气瘿

1. 发生于皮里膜外，由脂肪组织过度增生形成的是（　　）

2. 发于颈部及耳之前后的岩肿是（　　）

A. 心肾火毒证　　　　　B. 肝经火旺证

C. 脾统失司证　　　　　D. 气郁痰结证

E. 瘀毒化热证

3. 血瘤体积不大，边界不清，色红，无疼痛，伴肢软乏力，面色萎黄，纳食不佳，舌淡苔白，

脉细，其证属（　　）

4. 颈部岩肿迁延日久，肿块迅速增大，溃后渗流血水，状如翻花，伴疼痛、发热、消瘦，舌红苔黄，脉数，其证属（　　）

 A. 内服中药　　　　B. 注射治疗
 C. 手术疗法　　　　D. 冷冻疗法
 E. 放射疗法

5. 浅表较小的血瘤，宜采用（　　）
6. 范围较大的血瘤，宜采用（　　）

 A. 瘤　　　　　　B. 岩
 C. 癥　　　　　　D. 瘿
 E. 痈

7. 瘀血、痰滞、浊气停留于机体组织间而产生的结块，称为（　　）
8. 发生于体表的恶性肿物，统称为（　　）

 A. 八珍汤合四妙勇安汤
 B. 化痰开郁方
 C. 阳和汤
 D. 五味消毒饮
 E. 化坚二陈丸

9. 失荣气血两亏证的主方是（　　）
10. 失荣阴毒结聚证的主方是（　　）

 A. 脾、胃　　　　B. 肝、肾
 C. 肝、胆　　　　D. 心、肝
 E. 肾、膀胱

11. 与失荣的发生关系密切的脏腑为（　　）
12. 与肾岩的发生关系密切的脏腑为（　　）

第九节　皮肤及性传播疾病

A1 型题

1. 皮肤病的外因主要是（　　）
 A. 风、痰、热、虫、毒
 B. 风、寒、热、虫、毒
 C. 风、湿、热、虫、寒
 D. 风、湿、热、瘀、毒
 E. 风、湿、热、虫、毒

2. 色素减退斑的病机为（　　）
 A. 肝肾不足　　　B. 热毒炽盛
 C. 气血凝滞　　　D. 湿热壅滞

 E. 风盛内热

3. 黄褐斑属于（　　）
 A. 色素沉着斑　　B. 色素减退斑
 C. 风团　　　　　D. 脓疱
 E. 疱疹

4. 下列关于蛇串疮的说法，错误的是（　　）
 A. 累累如串珠，排列成带状
 B. 痛如火燎的急性疱疹性皮肤病
 C. 相当于西医的带状疱疹
 D. 好发于胸胁部，具有对称性
 E. 又叫缠腰火丹、火带疮、蛇丹等

5. 发生于颜面、手背、前臂等处的良性赘生物，称为（　　）
 A. 跖疣　　　　　B. 鼠乳
 C. 尖锐湿疣　　　D. 扁瘊
 E. 丝状疣

6. 头皮有圆形或不规则的覆盖灰白鳞屑的斑片，称为（　　）
 A. 白秃疮　　　　B. 肥疮
 C. 黄癣　　　　　D. 花斑癣
 E. 圆癣

7. 疥疮的主要治法为（　　）
 A. 清热解毒　　　B. 杀虫止痒
 C. 透脓止痛　　　D. 生肌敛疮
 E. 杀虫解毒

8. 下列关于湿疮的说法，错误的是（　　）
 A. 湿疮是一种过敏性炎症性皮肤病
 B. 相当于西医的湿疹
 C. 对称性分布，多形性损害
 D. 反复发作，易成慢性
 E. 急性者多与脾虚湿恋有关

9. 下列对于接触性皮炎的认识，正确的是（　　）
 A. 中医文献中统一用接触性皮炎这一病名来概括
 B. 一个时期内可以呈现出不同的皮损
 C. 传染性极强，应对患者实行隔离
 D. 本病以清热祛湿止痒为主要治法
 E. 皮损边界不清楚，呈大片状分布

10. 皮损可以发生在任何部位，形态不一，边缘清

楚，时隐时现，病程较短，消退后不留痕迹的是（　　　）

A. 瘾疹　　　　　　　B. 接触性皮炎

C. 湿疮　　　　　　　D. 体癣

E. 白疕

11. 治疗瘾疹血虚风燥证应选用（　　　）

A. 麻黄桂枝各半汤　　B. 麻黄二桂枝一汤

C. 消风散　　　　　　D. 防风通圣散

E. 当归饮子

12. 白疕的皮损特点为（　　　）

A. 边界清楚，表面覆盖多层干燥银白色鳞屑

B. 可以挤出白色或淡黄色脂栓

C. 成批出现，时隐时现

D. 稀疏或密集分布，有自上而下的顺序

E. 发病前有明显的接触史

13. 治疗尖锐湿疣湿热毒蕴证，应选用（　　　）

A. 萆薢化毒汤　　　　B. 黄连解毒汤

C. 犀角地黄汤　　　　D. 瓜蒌贝母散

E. 清骨散

A2 型题

1. 患者，女，23 岁，月经来潮后外阴长疱疹，灼热痛痒，伴有发热，尿赤，尿频，尿痛，苔黄，脉数。其诊断为（　　　）

A. 热疮，肺胃热盛证

B. 热疮，湿热下注证

C. 热疮，阴虚内热证

D. 尖锐湿疣，湿毒下注证

E. 尖锐湿疣，湿热毒蕴证

2. 患者，男，32 岁，右胁肋部出现成簇水疱，痛如火燎，累累如串珠，排列成带状。其诊断为（　　　）

A. 瘾疹　　　　　　　B. 白疕

C. 蛇串疮　　　　　　D. 热疮

E. 黄水疮

3. 患者湿疹反复发作，皮损潮红，丘疹，瘙痒，抓后糜烂渗出，伴有纳少，腹胀便溏，易疲乏，舌淡胖，苔白腻，脉弦缓。其辨证为（　　　）

A. 湿热蕴肤证　　　　B. 湿热浸淫证

C. 脾虚湿盛证　　　　D. 血虚风燥证

E. 风热蕴肤证

4. 患者，男，1 岁，皮肤潮红，红斑水疱，抓痒流滋，黄水淋漓，大便干，小便黄赤，苔黄腻，脉滑数。治疗应选（　　　）

A. 消风导赤汤　　　　B. 小儿化湿汤

C. 当归饮子　　　　　D. 四物消风饮

E. 除湿胃苓汤

5. 患者疹起突然，颜色鲜红，灼热巨痒，遇热加重，得冷则减，伴有恶寒，发热，咽喉肿痛，舌红，苔薄黄，脉浮数。其诊断为（　　　）

A. 瘾疹，风寒束表证

B. 瘾疹，风热犯表证

C. 瘾疹，胃肠湿热证

D. 瘾疹，血虚风燥证

E. 瘾疹，血热内蕴证

6. 患者白疕，皮损反复不愈，皮疹呈斑块状，鳞屑较厚，颜色暗红，舌质紫暗，脉涩。治疗应选用（　　　）

A. 犀角地黄汤　　　　B. 当归饮子

C. 桃红四物汤　　　　D. 萆薢渗湿汤

E. 清瘟败毒饮

7. 患者患艾滋病多年，低热，形体极度消瘦，神情倦怠，心悸气短，腰膝酸软，四肢厥逆，腹泻剧烈，面色苍白，毛发枯槁，舌淡，苔白，脉弱。其辨证为（　　　）

A. 肺肾阴虚证　　　　B. 脾胃虚弱证

C. 脾肾亏虚证　　　　D. 气虚血瘀证

E. 窍闭痰蒙证

8. 患者，女，24 岁，患湿疮 5 年，皮损色暗，剧痒难忍，遇热或肥皂水后瘙痒加重，伴有口干不欲饮，纳差，腹胀，舌淡，苔白，脉弦细。治宜选用（　　　）

A. 龙胆泻肝汤合萆薢渗湿汤

B. 龙胆泻肝汤合五味消毒饮

C. 参苓白术散

D. 除湿胃苓汤

E. 四物消风饮

9. 患者，男，21 岁，皮损多发生在腋窝、腹股沟等皱褶部位，红斑糜烂，痂屑黏厚，瘙痒剧烈，伴下肢沉重，舌质红，苔黄腻，脉滑。治宜选

用（　　）
A. 清瘟败毒饮　　　　B. 萆薢渗湿汤
C. 桃红四物汤　　　　D. 当归饮子
E. 犀角地黄汤

10. 患者，男，16岁，面部丘疹色红痒痛，伴口渴喜饮，大便秘结，小便短赤，舌质红，苔薄黄，脉弦滑。其治法为（　　）
A. 清热除湿解毒　　　B. 除湿化痰
C. 活血散结　　　　　D. 解毒通络
E. 疏风清肺

11. 患者，男，54岁，红斑多发于鼻翼，压之褪色，常嗜酒，口干，便秘，舌红，苔薄黄，脉弦滑。治宜选用（　　）
A. 枇杷清肺饮　　　　B. 黄连解毒汤
C. 凉血四物汤　　　　D. 通窍活血汤
E. 茵陈蒿汤

12. 患者，女，33岁，面部蝶形红斑，色鲜艳，皮肤紫斑，关节肌肉疼痛，伴高热，烦躁口渴，抽搐，大便干结，小便短赤，舌红绛，苔黄腻，脉细数。可辨证为（　　）
A. 气滞血瘀证　　　　B. 脾虚肝旺证
C. 阴虚火旺证　　　　D. 热毒炽盛证
E. 脾肾阳虚证

B1 型题

A. 斑疹　　　　　　　B. 丘疹
C. 疱疹　　　　　　　D. 结节
E. 风团

1. 局部皮肤明显的颜色变化，不隆起，也不凹陷，面积较大成片的是（　　）
2. 内有腔隙，含有液体，高出皮面的是（　　）

A. 蛇串疮　　　　　　B. 疣
C. 癣　　　　　　　　D. 疥疮
E. 湿疮

3. 具有极强传染性的是（　　）
4. 属于过敏性炎症性皮肤病的是（　　）

A. 麻黄桂枝各半汤　　B. 消风散
C. 防风通圣散　　　　D. 当归饮子
E. 犀角地黄汤

5. 瘾疹风寒束表证，应该选用（　　）

6. 瘾疹胃肠湿热证，应该选用（　　）

A. 麻黄桂枝各半汤　　B. 消风散
C. 防风通圣散　　　　D. 当归饮子
E. 犀角地黄汤

7. 瘾疹风热犯表证，应该选用（　　）
8. 白疕血热内蕴证，应该选用（　　）

A. 龙胆泻肝汤合萆薢渗湿汤
B. 龙胆泻肝汤合五味消毒饮
C. 除湿胃苓汤合参苓白术散
D. 当归饮子合四物消风饮
E. 龙胆泻肝汤合化斑解毒汤

9. 湿疹湿热蕴肤证，宜选用（　　）
10. 湿疹湿热浸淫证，宜选用（　　）

A. 茵陈蒿汤
B. 二陈汤合桃红四物汤
C. 黄连解毒汤合凉血四物汤
D. 通窍活血汤
E. 犀角地黄汤合黄连解毒汤

11. 粉刺肠胃湿热证的主方为（　　）
12. 酒齄鼻热毒蕴肤证的主方为（　　）

A. 牛蒡子、野菊花
B. 水牛角粉、牡丹皮
C. 牛膝、黄柏
D. 制乳香、制没药
E. 土茯苓、萆薢、车前草

13. 蛇串疮肝经郁热证，若发于头面者，加（　　）
14. 蛇串疮脾虚湿蕴证，若发于下肢者，加（　　）

A. 儿童　　　　　　　B. 老年人
C. 多汗体质青年　　　D. 青壮年男性
E. 20～40 岁的女性

15. 花斑癣，常发于（　　）
16. 体癣，常发于（　　）

第十节　肛门直肠疾病

A1 型题

1. 下列不属于肛门直肠疾病常见病因病机的是（　　）
A. 风　　　　　　　　B. 湿
C. 热　　　　　　　　D. 燥

E. 寒

2. 肛门直肠疾病最常见的症状为（　　）
　　A. 便血　　　　　　　　B. 肿痛
　　C. 脱垂　　　　　　　　D. 流脓
　　E. 便秘

3. 下列关于痔的说法，错误的是（　　）
　　A. 痔是直肠末端黏膜下和肛管皮下的静脉丛发生扩大曲张所形成的静脉团
　　B. 分为内痔、外痔和混合痔
　　C. 内痔的发生主要是由于先天性静脉壁薄弱
　　D. 外痔可分为静脉曲张性、血栓性、结缔组织和炎性四种
　　E. 混合痔多发于截石位6、12点处，以12点处最为多见

4. 血栓外痔好发于（　　）
　　A. 截石位3、7、11点处
　　B. 截石位6、12点处
　　C. 截石位3、9点处
　　D. 截石位6、9点处
　　E. 截石位5、11点处

5. 混合痔好发于（　　）
　　A. 截石位3、7、11点处
　　B. 截石位6、12点处
　　C. 截石位3、9点处
　　D. 截石位6点处
　　E. 截石位5、11点处

6. 内痔，痔核较大，大便时可脱出肛外，便后自行回纳，便血或多或少者，分期是（　　）
　　A. 内痔Ⅰ期　　　　　　B. 内痔Ⅱ期
　　C. 内痔Ⅲ期　　　　　　D. 内痔Ⅳ期
　　E. 内痔Ⅴ期

7. 内痔的主要症状是（　　）
　　A. 脱出、便血、疼痛
　　B. 便血、脱出
　　C. 便血、便秘、疼痛
　　D. 脱出、嵌顿、疼痛
　　E. 便血、嵌顿、疼痛

8. 混合痔的临床特点是（　　）
　　A. 既有内痔又有外痔

B. 内痔合并外痔
C. 内痔、外痔、肛裂都有
D. 内痔和外痔融为一个整体
E. Ⅲ期内痔合并结缔组织外痔

9. 治疗内痔风热肠燥证，应选用（　　）
　　A. 凉血地黄汤　　　　　B. 脏连丸
　　C. 止痛如神汤　　　　　D. 补中益气汤
　　E. 仙方活命饮

10. 直肠内黏膜上的赘生物，属于常见的直肠良性肿瘤的是（　　）
　　A. 内痔　　　　　　　　B. 息肉痔
　　C. 肛隐窝炎　　　　　　D. 肛痈
　　E. 锁肛痔

11. 肛周化脓性疾病的重要诱因为（　　）
　　A. 肛隐窝炎　　　　　　B. 肛痈
　　C. 肛漏　　　　　　　　D. 肛裂
　　E. 息肉痔

12. 肛裂好发于（　　）
　　A. 截石位3、11点处
　　B. 截石位6、9点处
　　C. 截石位3、9点处
　　D. 截石位6、12点处
　　E. 截石位5、11点处

13. 肛裂的疼痛主要是（　　）
　　A. 周期性疼痛　　　　　B. 持续性疼痛
　　C. 间断性疼痛　　　　　D. 反射性疼痛
　　E. 一过性疼痛

14. 肛漏，漏管在外括约肌深层以下，有两个以上外口，或两条以上管道，内口在肛窦部位，其类型属于（　　）
　　A. 低位单纯性肛漏
　　B. 低位复杂性肛漏
　　C. 高位单纯性肛漏
　　D. 高位复杂性肛漏
　　E. 低位多发性肛漏

15. 脱肛，直肠黏膜脱出，脱出物淡红色，长3~5cm，触之柔软，无弹性，不易出血，便后可自行回纳，此为（　　）
　　A. 一度脱垂　　　　　　B. 二度脱垂

C. 三度脱垂   D. 四度脱垂

E. 五度脱垂

16. 大便出血，同时伴有黏液，呈持续状，肛门坠胀，多为（   ）

A. 息肉痔   B. 内痔

C. 混合痔   D. 脱肛

E. 锁肛痔

17. 肛管的皮肤全层纵行裂开并形成感染性溃疡者，称为（   ）

A. 肛漏   B. 肛痈

C. 内痔   D. 脱肛

E. 肛裂

18. 治疗脱肛脾虚气陷证，应选用（   ）

A. 凉血地黄汤   B. 脏连丸

C. 萆薢渗湿汤   D. 补中益气汤

E. 仙方活命饮

19. 锁肛痔最常见的早期症状为（   ）

A. 贫血   B. 食欲不振

C. 排便习惯改变   D. 大便变形

E. 便血

A2 型题

1. 患者，男，24 岁，肛内肿物脱出，便后可自行回纳，肛管紧缩，坠胀，手纸带血。可能的诊断为（   ）

A. 内痔   B. 外痔

C. 混合痔   D. 息肉痔

E. 锁肛痔

2. 患者内痔，痔核脱出，不能及时回纳，嵌顿于外，肛缘水肿。其诊断为（   ）

A. 内痔 I 期   B. 内痔 II 期

C. 内痔 III 期   D. 内痔 IV 期

E. 内痔 V 期

3. 患者，男，45 岁，肛门周围反复流脓，检查肛周仅有一条漏管，漏管穿过外括约肌深层以上，内口位于肛窦部。其诊断为（   ）

A. 低位单纯性肛漏   B. 低位复杂性肛漏

C. 高位单纯性肛漏   D. 高位复杂性肛漏

E. 低位多发性肛漏

4. 患者，女，23 岁，有习惯性便秘，大便二三日一行，质干硬，便时肛门疼痛，便时滴血或手纸染血，截石位 12 点处见纵行梭形裂口，边缘整齐无凸起。其诊断为（   ）

A. 内痔   B. 外痔

C. 混合痔   D. 肛裂

E. 肛漏

5. 患者，男，65 岁，便后有黏膜从肛门脱出，便后能自行回纳，色淡红，伴有肛门坠胀，大便带血，神疲乏力，食欲不振，偶尔头昏耳鸣，舌淡，苔白，脉细弱。其诊断为（   ）

A. 内痔，气滞血瘀证

B. 内痔，脾虚气陷证

C. 肛裂，气滞血瘀证

D. 脱肛，脾虚气陷证

E. 脱肛，湿热下注证

6. 患者，男，67 岁，大便带血，直肠和部分乙状结肠脱出，长达 10cm，呈圆柱形，触之很厚，肛门松弛无力。可能的诊断为（   ）

A. 脱肛（一度脱垂）

B. 脱肛（二度脱垂）

C. 脱肛（三度脱垂）

D. 肛漏（单纯性）

E. 肛漏（复杂性）

7. 患者，女，61 岁，大便带血，常伴有黏液，并有特殊臭味，便意频繁，有便不尽感，大便形状变细、变扁。其诊断为（   ）

A. 内痔   B. 外痔

C. 混合痔   D. 息肉痔

E. 锁肛痔

8. 患者，女，23 岁，大便出血，便时肛门疼痛，检查仅在肛管皮肤见一个小的溃疡，疮面浅而色鲜红，边缘整齐而有弹性。其诊断为（   ）

A. 混合痔   B. 单纯性肛漏

C. 早期肛裂   D. 陈旧性肛裂

E. 一度脱肛

9. 患者肛周肿痛剧烈，持续加重，痛如鸡啄，难以入眠，伴有恶寒发热，口干便秘，小便困难，肛周红肿，按之有波动感，舌红，苔黄，脉弦滑。其诊断为（   ）

A. 内痔，风热肠燥证

B. 内痔，湿热下注证

C. 肛痈，火毒炽盛证

D. 锁肛痔，湿热蕴结证

E. 肛痈，阴虚毒恋证

10. 患者，男，26岁，大便秘结，便时带血，滴血或喷射状出血，血色鲜红，肛门瘙痒，舌红，苔薄黄，脉数。其诊断为内痔风热肠燥证，治宜选用（   ）

A. 凉血地黄汤　　　　B. 脏连丸

C. 止痛如神汤　　　　D. 补中益气汤

E. 黄连解毒汤

11. 患者，女，57岁，肛周肿物隆起，触之坚硬如石，疼痛拒按，大便带血，色紫暗，里急后重，舌紫暗，脉涩。其诊断为锁肛痔气滞血瘀证，治宜选用（   ）

A. 六磨汤

B. 补中益气汤

C. 地榆槐角丸

D. 桃红四物汤合失笑散

E. 四君子汤合增液汤

12. 患者，男，55岁，面色无华，消瘦乏力，排便困难，便中带血，色泽紫暗，肛门坠胀，伴心烦口干，夜间盗汗，舌绛苔少，脉细数。可辨证为（   ）

A. 脱肛，脾虚气陷证

B. 锁肛痔，气滞血瘀证

C. 锁肛痔，气阴两虚证

D. 脱肛，湿热下注证

E. 内痔，脾虚气陷证

13. 患者，女，35岁，肛内肿物脱出，色紫暗，表面溃破、糜烂，肛门坠胀，肛内指检有灼热感，舌红，苔黄腻，脉弦数。治宜选用（   ）

A. 萆薢渗湿汤　　　　B. 补中益气汤

C. 六磨汤　　　　　　D. 润肠汤

E. 凉血地黄汤

14. 患者，男，54岁，大便干结，数日一行，便时疼痛，点滴下血，裂口深红，口干咽燥，五心烦热，舌红，苔少或无苔，脉细数。其治法是（   ）

A. 清热润肠通便

B. 养阴清热润肠

C. 理气活血，润肠通便

D. 补气升提，收敛固涩

E. 清热利湿

15. 患者，男，22岁，肛周肿痛，皮色暗红，成脓时间长，溃后脓出稀薄，疮口难敛，伴有午后潮热，心烦口干，盗汗，舌红，苔少，脉细数。治宜选用（   ）

A. 透脓散

B. 青蒿鳖甲汤合三妙丸

C. 仙方活命饮

D. 黄连解毒汤

E. 脾约麻仁丸

16. 患者，男，44岁，肛内肿物脱出，肛管紧缩，坠胀疼痛，内有血栓形成，肛缘水肿，触痛明显，舌质红，苔白，脉弦细涩。治宜选用（   ）

A. 止痛如神汤　　　　B. 凉血地黄汤

C. 脏连丸　　　　　　D. 补中益气汤

E. 仙方活命饮

17. 患者肛门周围不适，且潮湿有分泌物，可判断为（   ）

A. 肛痈　　　　　　　B. 肛隐窝炎

C. 肛漏　　　　　　　D. 肛裂

E. 脱肛

B1 型题

A. 便血，肛门潮湿

B. 便血，肛门异物脱出

C. 肛周持续流脓

D. 便血，便秘，周期性疼痛

E. 肛门坠胀，疼痛，有异物感

1. 内痔的表现是（   ）

2. 外痔的表现是（   ）

A. 混合痔　　　　　　B. 息肉痔

C. 肛裂　　　　　　　D. 锁肛痔

E. 内痔

3. 便血，排便习惯改变，大便变形的是（   ）

4. 便血，无疼痛感，纸上带血，滴血或喷射状出血的是（   ）

A. 地榆槐角丸　　　　B. 脏连丸

C. 补中益气汤　　　D. 仙方活命饮

E. 六磨汤

5. 脱肛脾虚气陷证，治宜选用（　　）

6. 锁肛痔湿热蕴结证，治宜选用（　　）

A. 肛痈　　　　　　B. 肛裂

C. 锁肛痔　　　　　D. 脱肛

E. 肛漏

7. 相当于西医的肛门直肠周围脓肿的疾病为（　　）

8. 相当于西医的直肠脱垂的疾病为（　　）

A. 内湿　　　　　　B. 火燥

C. 肠风　　　　　　D. 气虚

E. 血虚

9. 《证治要诀》称"血清而色鲜者"，为（　　）

10. 《医宗金鉴》所载"肛门围绕，折纹破裂，便结者"，为（　　）

A. 透脓散　　　　　B. 黄连解毒汤

C. 青蒿鳖甲汤　　　D. 六磨汤

E. 润肠汤

11. 肛痈热毒蕴结证的主方为（　　）

12. 肛裂气滞血瘀证的主方为（　　）

第十一节　泌尿男性疾病

A1 型题

1. 《外科真诠》中将玉茎（阴茎）划分属（　　）

A. 肝　　　　　　　B. 心

C. 脾　　　　　　　D. 肺

E. 肾

2. 睾丸及附睾的化脓性疾病，称为（　　）

A. 慢性前列腺炎　　B. 前列腺增生症

C. 子痈　　　　　　D. 子痰

E. 囊痈

3. 下列是尿石症典型临床特点的是（　　）

A. 尿后余沥不尽

B. 疼痛、尿血

C. 尿频、尿急、尿痛

D. 尿线变细

E. 尿频、排尿困难

4. 阴虚火旺型慢性前列腺炎，治宜选用（　　）

A. 八正散合龙胆泻肝汤

B. 前列腺汤

C. 知柏地黄汤

D. 济生肾气丸

E. 十全大补汤

5. 湿热下注型前列腺增生症，治宜选用（　　）

A. 八正散　　　　　B. 补中益气汤

C. 沉香散　　　　　D. 知柏地黄丸

E. 济生肾气丸

6. 相当于西医的泌尿系结石的疾病为（　　）

A. 尿石症　　　　　B. 子痈

C. 男性不育症　　　D. 肾岩

E. 慢性前列腺炎

7. 尿石症的病位在（　　）

A. 肾、肝、溺窍

B. 肾、膀胱、溺窍

C. 肝、膀胱、溺窍

D. 肾、膀胱、小肠

E. 肾、膀胱、三焦

8. 膀胱结石的典型症状为（　　）

A. 发热　　　　　　B. 尿痛

C. 尿急　　　　　　D. 排尿困难

E. 排尿中断

9. 前列腺增生症多见于（　　）

A. 青少年　　　　　B. 20～40岁男性

C. 儿童　　　　　　D. 青壮年

E. 55岁以上的老年患者

A2 型题

1. 患者，男，27岁，睾丸和附睾肿大疼痛，阴囊皮肤红肿，焮热疼痛，少腹抽痛，局部触痛明显，伴有恶寒发热，苔黄腻，脉滑数。治宜选用（　　）

A. 枸橘汤或龙胆泻肝汤

B. 橘核丸

C. 三金排石汤

D. 石韦散

E. 柴胡疏肝散

2. 患者，男，65岁，结石日久，留滞不去，腰部

胀痛，时发时止，遇劳加重，疲乏无力，尿少或频数不爽，舌淡苔薄，脉细无力。治宜选用（　　）

A. 三金排石汤　　　　B. 金铃子散合石韦散

C. 济生肾气丸　　　　D. 十全大补汤

E. 知柏地黄丸

3. 患者，男，30岁，近日尿频、尿急、尿痛，尿道有灼热感，自述排尿终末偶有白浊，会阴、腰骶、睾丸、少腹坠胀疼痛，苔黄腻，脉滑数。治宜选用（　　）

A. 清热利湿　　　　　B. 活血祛瘀

C. 行气止痛　　　　　D. 滋阴降火

E. 补肾助阳

4. 患者，男，72岁，尿频，滴沥不畅，尿线细甚，夜间遗尿，神疲乏力，纳谷不香，面色无华，舌淡，苔白，脉细无力。其治法为（　　）

A. 清热利湿，消癃通闭

B. 补脾益气，温肾利尿

C. 行气活血，通窍利尿

D. 滋补肾阴，通窍利尿

E. 温补肾阳，通窍利尿

5. 患者，男，64岁，小便不畅，尿线变细，尿道涩痛，闭塞不通，小腹胀满隐痛，偶有血尿，舌质暗，苔白薄黄，脉弦。可辨证为（　　）

A. 前列腺增生症，湿热下注证

B. 前列腺增生症，气滞血瘀证

C. 前列腺增生症，肾阴亏虚证

D. 尿石症，气血瘀滞证

E. 尿石症，肾气不足证

6. 患者，男，55岁，少腹、睾丸坠胀不适、疼痛，有排尿不净之感，舌暗有瘀斑，苔薄黄，脉沉涩。治宜选用（　　）

A. 八正散　　　　　　B. 前列腺汤

C. 龙胆泻肝汤　　　　D. 知柏地黄汤

E. 济生肾气丸

7. 患者，男，35岁，性欲减退，阳事不兴，或精子数少，成活率低，活动力弱，伴神疲力倦，面色无华，舌质淡，苔薄白，脉沉细无力。治宜选用（　　）

A. 十全大补汤　　　　B. 萆薢分清饮

C. 柴胡疏肝散　　　　D. 五子衍宗丸

E. 左归丸

8. 患者，男，42岁，发病急骤，腰腹绞痛，疼痛向外阴部放射，尿频，尿急，尿黄，舌暗红有瘀斑，脉弦数。其治法为（　　）

A. 理气活血，通淋排石

B. 清热利湿，通淋排石

C. 补肾益气，通淋排石

D. 疏肝解郁，温肾益精

E. 滋补肾阴，益精养血

B1 型题

A. 橘核丸　　　　　　B. 三金排石汤

C. 金匮肾气丸　　　　D. 十全大补汤

E. 沉香散

1. 子痈气滞痰凝证，治宜选用（　　）

2. 尿石症湿热蕴结证，治宜选用（　　）

A. 十全大补汤　　　　B. 补中益气汤

C. 龙胆泻肝汤　　　　D. 左归丸

E. 济生肾气丸

3. 慢性前列腺炎，症见小便淋沥，腰膝酸痛，阳痿早泄，形寒肢冷，舌淡胖，苔白，脉沉细，治宜选用（　　）

4. 前列腺增生症，症见小便频数，夜间尤甚，精神萎靡，面色无华，畏寒肢冷，舌淡，苔薄白，脉沉细，治宜选用（　　）

A. 肾虚、湿热、瘀滞

B. 湿热、瘀滞、血热

C. 湿热、气滞、痰凝

D. 肾虚、气虚、血虚

E. 劳累、肾虚、湿热

5. 慢性前列腺炎的病机是（　　）

6. 子痈的病机是（　　）

A. 补脾益气，温肾利尿

B. 滋补肾阴，通窍利尿

C. 温补肾阳，通窍利尿

D. 行气活血，温补肾阳

E. 行气活血，滋补肾阴

7. 前列腺增生症肾阴亏虚证的治法为（　　）

8. 前列腺增生症肾阳不足证的治法为（　　）

A. 小肠　　　　　　　B. 肝

C. 心　　　　　　　　D. 肾

E. 膀胱

9.《外科真诠》中载"阴囊"属（　　　）

10.《外科真诠》中载"尿道"属（　　　）

A. 上尿路结石　　　　B. 膀胱结石

C. 尿道结石　　　　　D. 慢性前列腺炎

E. 前列腺增生症

11. 突然发作的肾或输尿管绞痛和血尿，为（　　　）

12. 逐渐出现进行性尿频，以夜间为甚，并伴排尿困难，尿线变细，为（　　　）

第十二节　周围血管疾病

A1 型题

1. 慢性动脉功能不全的重要体征是（　　　）

A. 肢端寒冷　　　　　B. 运动性疼痛

C. 自觉麻木　　　　　D. 萎缩

E. 皮色改变

2. 血液在深静脉血管内发生异常凝固，而引起静脉阻塞、血液回流障碍的疾病是（　　　）

A. 血栓性浅静脉炎　　B. 筋瘤

C. 臁疮　　　　　　　D. 脱疽

E. 股肿

3. 下列不属于股肿四大症状的是（　　　）

A. 肿胀　　　　　　　B. 疼痛

C. 局部皮温升高　　　D. 有条索状物

E. 浅静脉怒张

4. 筋瘤的临床表现是（　　　）

A. 下午自觉患肢沉重作胀

B. 质地柔软或因发炎而硬结

C. 青筋垒垒，盘曲如蚯蚓聚结

D. 有条索状硬结，按之则痛

E. 间歇性跛行

5. 股肿血脉瘀阻证，治宜选用（　　　）

A. 四妙勇安汤　　　　B. 活血通脉汤

C. 参苓白术散　　　　D. 二妙散

E. 复元活血汤

6. 脱疽寒湿阻络证，治宜选用（　　　）

A. 阳和汤　　　　　　B. 桃红四物汤

C. 四妙勇安汤　　　　D. 顾步汤

E. 黄芪鳖甲煎

7. 足趾紫红肿胀，溃烂坏死，发黑干瘪，可能的诊断为（　　　）

A. 脱疽，局部缺血期

B. 脱疽，营养障碍期

C. 脱疽，坏死期

D. 臁疮，初期

E. 臁疮，后期

8. 周围血管疾病的肤温变化，主要取决于（　　　）

A. 静脉回流　　　　　B. 肢体的血流量

C. 外界温度　　　　　D. 肢体肿胀程度

E. 疼痛情况

9. 下列不属于周围血管疾病的常见症状与体征的是（　　　）

A. 疼痛　　　　　　　B. 皮肤温度异常

C. 感觉异常　　　　　D. 皮肤颜色异常

E. 全身发热

10. 血栓性浅静脉炎的病因病机，不包括（　　　）

A. 湿热蕴结　　　　　B. 寒湿凝滞

C. 痰浊瘀阻　　　　　D. 脾虚失运

E. 外感寒邪

11. 临床表现为初起患肢末端发凉、怕冷、苍白、麻木，可伴间歇性跛行，继则疼痛剧烈，日久患趾（指）坏死变黑，甚至趾（指）节脱落，此疾病为（　　　）

A. 脱疽　　　　　　　B. 臁疮

C. 筋瘤　　　　　　　D. 血栓性浅静脉炎

E. 股肿

A2 型题

1. 患者，女，32岁，产后长期卧床，现小腿部肿胀，行走时加重，休息或卧床后减轻，腓肠肌压痛，无明显全身症状，霍夫曼征阳性。其诊断为（　　　）

A. 股肿　　　　　　　B. 血栓性浅静脉炎

C. 筋瘤　　　　　　　D. 臁疮

E. 坏疽初期

2. 患者右侧胸腹部出现一条索状硬物，长10～

15cm，皮肤发红，轻度刺痛，肢体活动时局部有牵掣痛，用手按压条索两端，皮肤上可出现一条凹陷浅沟，无全身症状。其诊断为（　　）

A. 股肿　　　　　　　　B. 血栓性浅静脉炎

C. 筋瘤　　　　　　　　D. 臁疮

E. 血瘤

3. 患者，男，36 岁，吸烟史 15 年，初期右脚末端发凉、麻木，现患趾酸胀疼痛加重，夜难入寐，步履艰难，皮色暗红，肌肉萎缩，趺阳脉搏动消失，舌暗红有瘀斑，苔薄白，脉弦涩。治宜选用（　　）

A. 阳和汤　　　　　　　B. 桃红四物汤

C. 四妙勇安汤　　　　　D. 顾步汤

E. 黄芪鳖甲煎

4. 患者，男，73 岁，糖尿病史 30 年，现双下肢剧烈疼痛，行走艰难，局部皮色苍白，双膝以下皮温偏低，双下肢股动脉消失。初步诊断为（　　）

A. 股肿　　　　　　　　B. 臁疮

C. 脱疽　　　　　　　　D. 筋瘤

E. 深静脉炎

5. 患者，女，36 岁，前台接待人员，小腿筋脉色紫、盘曲 10 年，现自觉久站久行后加重，伴见气短乏力，脘腹坠胀，腰酸，舌淡，苔薄白，脉细缓无力。治宜选用（　　）

A. 补中益气汤　　　　　B. 暖肝煎

C. 当归四逆汤　　　　　D. 活血散瘀汤

E. 补阳还五

6. 患者初起下肢末端发凉、怕冷、麻木，现患趾剧痛，日轻夜重，局部肿胀，皮肤紫暗，浸淫蔓延，溃破腐烂，肉色不鲜，身热口干，便秘馊赤，舌红，苔黄腻，脉弦数。其辨证为（　　）

A. 股肿，湿热下注证

B. 筋瘤，寒湿凝筋证

C. 臁疮，湿热下注证

D. 脱疽，湿热毒盛证

E. 脱疽，热毒伤阴证

7. 股肿患者，突然发病，一侧肢体增粗，皮肤发红，自觉患肢肿胀疼痛，活动受限，舌红，苔黄腻，脉弦滑。其治法为（　　）

A. 清热利湿，活血化瘀

B. 活血化瘀，和营消肿

C. 益气健脾，祛湿通络

D. 暖肝散寒，益气通脉

E. 补中益气，活血舒筋

8. 患者，男，55 岁，平素久立，小腿青筋怒张，局部发痒，红肿疼痛，继则破溃，伴口渴便秘，小便黄赤，苔黄腻，脉滑数。治宜选用（　　）

A. 阳和汤

B. 补阳还五汤合四妙汤

C. 二妙丸合五神汤

D. 桃红四物汤

E. 顾步汤

9. 患者，女，62 岁，双腿青筋盘曲，状如蚯蚓，表面色青紫，肿胀疼痛，舌有瘀点，脉细涩。治宜选用（　　）

A. 活血散瘀汤　　　　　B. 暖肝煎

C. 当归四逆汤　　　　　D. 补中益气汤

E. 复元活血汤

10. 患者，女，66 岁，下肢一条浅静脉出现疼痛、红肿、灼热感，常可扪及结节或硬索状物，有明显压痛。可判断为（　　）

A. 筋瘤

B. 游走性血栓性浅静脉炎

C. 肢体血栓性深静脉炎

D. 肢体血栓性浅静脉炎

E. 臁疮

B1 型题

A. 溃疡流脓　　　　　　B. 肺栓塞

C. 下肢坏死　　　　　　D. 患肢色紫

E. 肢体疼痛

1. 深静脉血栓形成的最大危险性是（　　）

2. 小腿深静脉血栓形成的主要临床症状是（　　）

A. 四妙勇安汤

B. 活血通脉汤

C. 参苓白术散

D. 阳和汤

E. 桃红四物汤

3. 股肿湿热下注证的主方为（　　）

4. 脱疽血脉瘀阻证的主方为（　　）

A. 创伤或产后长期卧床

B. 外感温毒邪气

C. 久站久行

D. 受冷，嗜烟

E. 多食肥甘厚味

5. 股肿的病因，常为（　　　）

6. 筋瘤的病因，常为（　　　）

A. 四妙勇安汤　　　　B. 补阳还五汤

C. 参苓白术散　　　　D. 阳和汤

E. 桃核四物汤

7. 股肿气虚湿阻证，治宜选用（　　　）

8. 臁疮气虚血瘀证，治宜选用（　　　）

A. 寒湿凝筋证　　　　B. 热毒伤阴证

C. 气阴两虚证　　　　D. 气虚湿阻证

E. 肝郁气滞证

9. 胸腹部有条索状物，胀痛，伴胸闷，嗳气，脉弦，可辨证为（　　　）

10. 下肢肿胀，皮色略暗，倦怠乏力，舌淡，苔白腻，脉沉，可辨证为（　　　）

A. 上肢　　　　　　　B. 下肢

C. 胸腹　　　　　　　D. 头部

E. 臀部

11. 血栓性浅静脉炎多见于（　　　）

12. 筋瘤多见于（　　　）

第十三节　其他外科疾病

A1 型题

1. 烧伤深度的计算，分为（　　　）

A. Ⅰ度、Ⅱ度、Ⅲ度

B. Ⅰ度、Ⅱ度（浅Ⅱ度、深Ⅱ度）、Ⅲ度

C. Ⅰ度、Ⅱ度（轻Ⅱ度、重Ⅱ度）、Ⅲ度

D. Ⅰ度（浅Ⅰ度、深Ⅰ度）、Ⅱ度、Ⅲ度

E. Ⅰ度、Ⅱ度、Ⅲ度（浅Ⅲ度、深Ⅲ度）

2. 常用于小面积或散在烧伤的面积计算方法为（　　　）

A. 手掌法

B. 中国九分法

C. 儿童烧伤面积计算法

D. 三度四分法

E. 中国七分法

3. 深Ⅱ度烧伤的局部损害，深达（　　　）

A. 表皮角化层

B. 真皮浅层，部分生发层健在

C. 真皮深层，有皮肤附件残留

D. 皮肤全层

E. 皮下组织层

4. 下列不是重度烧伤火毒伤津证治疗主方的是（　　　）

A. 黄连解毒汤　　　　B. 银花甘草汤

C. 犀角地黄汤　　　　D. 清营汤

E. 参附汤

5. 毒蛇咬伤的神经毒，表现为中医的（　　　）

A. 风火热证　　　　　B. 湿毒证

C. 热毒证　　　　　　D. 火毒证

E. 风火毒证

6. 下列对于肠痈病因病机的说法，错误的是（　　　）

A. 饮食不节

B. 饱食后急剧奔走或跌仆损伤

C. 寒温不适

D. 情志所伤

E. 外感温热

7. 肠痈常见的重要体征是（　　　）

A. 脐周疼痛　　　　　B. 板状腹

C. 小腹疼痛　　　　　D. 上腹部压痛

E. 右下腹压痛

8. 肠痈的变证，不包括（　　　）

A. 慢性肠痈　　　　　B. 腹部包块

C. 湿热黄疸　　　　　D. 内外瘘

E. 肛痈

9. 肠痈最典型的疼痛部位是（　　　）

A. 左上腹　　　　　　B. 左下腹

C. 右上腹　　　　　　D. 右下腹

E. 右少腹

A2 型题

1. 患者，男，33岁，小面积Ⅰ度烧伤。不必用（　　　）

A. 京万红烫伤药膏　　B. 清凉膏

C. 紫草膏　　　　　　D. 万花油

E. 虎地酊

2. 患者，男，24岁，烧伤后期，不发热，精神疲倦，气短懒言，形体消瘦，面色无华，食欲不振，自汗，盗汗，创面肉芽色淡，愈合迟缓，舌淡，苔薄白，脉细弱。可选用（　　）
   A. 八珍汤　　　　　　B. 清营汤
   C. 黄连解毒汤　　　　D. 四逆汤
   E. 生脉散

3. 患者转移性右下腹疼痛，呈持续性、进行性加剧，右下腹拒按，伴有恶心、纳差、轻度发热，苔白腻，脉弦滑。治宜选用（　　）
   A. 大黄牡丹汤合红藤煎剂
   B. 复方大柴胡汤
   C. 透脓散
   D. 黄连解毒汤
   E. 仙方活命饮

4. 患者腹痛严重，右下腹压痛明显，皮肤挛急，右下腹可触及包块。其诊断为肠痈，治疗关键是（　　）
   A. 透脓消肿　　　　　B. 清热解毒
   C. 活血化瘀　　　　　D. 行气导滞
   E. 通腑泄热

5. 患者，女，57岁，转移性右下腹痛，拒按，呈持续性、进行性加剧，伴恶心纳差，有轻度发热，苔白腻，脉弦滑。其治法为（　　）
   A. 行气活血，通腑泄热
   B. 通腑泄热，解毒利湿透脓
   C. 通腑排脓，养阴清热
   D. 补气养血，兼清余毒
   E. 清营凉血解毒

B1 型题

   A. 银环蛇　　　　　　B. 竹叶青蛇
   C. 眼镜蛇　　　　　　D. 水蛇
   E. 丝带蛇
1. 主要含有神经毒的蛇是（　　）
2. 主要含有混合毒的蛇是（　　）

   A. 清营汤
   B. 犀角地黄汤
   C. 大黄牡丹汤合红藤煎剂
   D. 复方大柴胡汤
   E. 大黄牡丹汤合透脓散
3. 肠痈湿热证，治宜选用（　　）
4. 肠痈热毒证，治宜选用（　　）

   A. 包扎疗法　　　　　B. 封闭疗法
   C. 暴露疗法　　　　　D. 冷冻疗法
   E. 激光疗法
5. 一般肢体部位中小面积烧伤创面处理，多采用（　　）
6. 头面、颈部、会阴部和大面积烧伤创面，多采用（　　）

第七章

中医妇科学

第一节 女性的生理特点

A1 型题

1. 下列关于月经初潮，说法错误的是（　　）
   - A. 初潮年龄多在 13 ~ 14 岁
   - B. 早可至 11 ~ 12 岁
   - C. 迟可至 16 岁
   - D. 最迟不超过 20 岁
   - E. 营养不良者，初潮可推迟

2. 下列不是月经形成机理的是（　　）
   - A. 脏腑　　　　　B. 气血
   - C. 天癸　　　　　D. 阴阳
   - E. 经络

3. 下列不是妊娠期生理现象的是（　　）
   - A. 早孕反应　　　B. 乳房变化
   - C. 腹胀便秘　　　D. 子宫增大
   - E. 下腹膨隆

4. 浆液性恶露持续的时间为（　　）
   - A. 1 ~ 2 天　　　　B. 3 ~ 4 天
   - C. 7 ~ 10 天　　　D. 2 ~ 3 周
   - E. 1 ~ 2 个月

5. 断乳的最佳时间为（　　）
   - A. 产后半年
   - B. 产后 6 ~ 8 个月
   - C. 产后 10 ~ 12 个月
   - D. 产后 1 年半
   - E. 产后 2 年

6. 下列有关月经与经络关系的叙述，不正确是（　　）
   - A. 冲、任、督、带均起于胞中

   - B. 带脉约束诸经
   - C. 冲为血海
   - D. 任脉为阴脉之海
   - E. 督脉为阳脉之海

A2 型题

患者 2017 年 10 月 1 日于妇科门诊就诊，主诉停经 2 个月，末次月经 2017 年 7 月 20 日，平素月经规律，血 HCG 阳性。患者的预产期为（　　）
- A. 2018 年 4 月 27 日
- B. 2018 年 3 月 27 日
- C. 2018 年 4 月 30 日
- D. 2018 年 7 月 8 日
- E. 2018 年 6 月 20 日

B1 型题

- A. 心　　　　　B. 肝
- C. 脾　　　　　D. 肾
- E. 肺

1. 月经的产生，起主导作用的是（　　）
2. "胃中水谷盛，则冲脉之血盛，月事以时下"，说明与月经产生有关的是（　　）

- A. 并月　　　　B. 季经
- C. 避年　　　　D. 暗经
- E. 激经

3. 身体无病而月经定期两个月一潮者，称为（　　）
4. 身体无病而月经定期三个月一潮者，称为（　　）

第二节 妇科疾病的病因病机

A1 型题

1. 六淫中与妇科疾病关系密切的是（　　）
   - A. 风、暑、湿　　　B. 寒、热、湿

C. 寒、暑、湿　　　　D. 风、热、湿

E. 寒、热、风

2. 情志因素中与妇科病关系尤为密切的是（　　）

A. 怒、思、恐　　　　B. 怒、思、忧

C. 怒、思、悲　　　　D. 怒、思、惊

E. 喜、思、恐

3. 下列各项中，不属于妇科病因中生活失度的是（　　）

A. 房事所伤　　　　B. 饮食失宜

C. 劳逸失常　　　　D. 跌仆损伤

E. 情志所伤

4. 女子先天肾气不足，在更年期易出现（　　）

A. 多囊卵巢综合征　B. 月经过少

C. 潮热盗汗　　　　D. 早发绝经

E. 崩漏

5. 下列各项中，与寒邪致病无关的是（　　）

A. 崩漏　　　　　　B. 痛经

C. 不孕症　　　　　D. 月经过少

E. 产后身痛

6. 热邪易导致的病证是（　　）

A. 月经先期　　　　B. 月经后期

C. 月经量少　　　　D. 闭经

E. 痛经

7. 情志因素最易导致哪个脏腑功能失调而发生妇科疾病（　　）

A. 心　　　　　　　B. 肝

C. 脾　　　　　　　D. 肺

E. 肾

8. "逸则气滞"会导致的病证是（　　）

A. 崩漏　　　　　　B. 月经不调

C. 不孕症　　　　　D. 胎动不安

E. 流产

9. 与肝郁气滞无关的妇科疾病是（　　）

A. 月经后期　　　　B. 月经先后无定期

C. 不孕症　　　　　D. 胎动不安

E. 闭经

10. 肾阴虚，精血不足，冲任血虚，血海不能按时满溢，可致（　　）

A. 不孕症　　　　　B. 月经后期

C. 月经先期　　　　D. 月经过多

E. 崩漏

11. 脾失统摄会导致的妇科病证是（　　）

A. 月经量少　　　　B. 闭经

C. 痛经　　　　　　D. 月经先后无定期

E. 产后恶露不绝

12. 病机与心无关的妇科疾病是（　　）

A. 闭经　　　　　　B. 经间期出血

C. 脏躁　　　　　　D. 产后抑郁

E. 妊娠心烦

13. 肝阳上亢会导致的妇科病证是（　　）

A. 月经先期　　　　B. 月经后期

C. 子痫　　　　　　D. 闭经

E. 经间期出血

14. 热病伤阴，肝阴不足，冲任亏虚，血海不盈，会出现的妇科病证是（　　）

A. 月经过少　　　　B. 月经过多

C. 崩漏　　　　　　D. 经间期出血

E. 胎动不安

15. 脾虚下陷会导致的妇科病证（　　）

A. 月经过少　　　　B. 闭经

C. 经间期出血　　　D. 产后抑郁

E. 阴挺

16. 冲任亏虚会出现的病证是（　　）

A. 月经先期　　　　B. 月经后期

C. 月经过多　　　　D. 崩漏

E. 痛经

17. 督脉阴阳平衡失调可致（　　）

A. 月经先期　　　　B. 月经后期

C. 痛经　　　　　　D. 不孕症

E. 闭经

18. 带脉失约可致（　　）

A. 带下病　　　　　B. 胎漏

C. 月经先期　　　　D. 月经后期

E. 痛经

19. 下列不属于血热所致病证的是（　　）
　　A. 月经先期　　　　B. 崩漏
　　C. 月经后期　　　　D. 胎动不安
　　E. 产后发热

20. 下列不属于血虚所致病证的是（　　）
　　A. 月经过多　　　　B. 月经后期
　　C. 不孕症　　　　　D. 月经过少
　　E. 闭经

21. 下列不属于血寒所致疾病的是（　　）
　　A. 月经先期　　　　B. 月经后期
　　C. 产后身痛　　　　D. 痛经
　　E. 闭经

22. 肾阳虚，气化失常，水湿下注任、带，使任脉不固，带脉失约，可导致的妇科疾病是（　　）
　　A. 盆腔炎　　　　　B. 阴痒
　　C. 带下病　　　　　D. 闭经
　　E. 崩漏

23. 下列不属于肝经湿热所致疾病的是（　　）
　　A. 子肿　　　　　　B. 带下病
　　C. 阴痒　　　　　　D. 盆腔炎
　　E. 癥瘕

24. 下列属于气陷所导致疾病的是（　　）
　　A. 崩漏　　　　　　B. 产后自汗
　　C. 月经先期　　　　D. 月经过多
　　E. 胎漏

A2 型题

某患者长期处于惊恐状态，易导致的妇科疾病是（　　）
　　A. 经间期出血　　　B. 月经先期
　　C. 月经后期　　　　D. 崩漏
　　E. 月经过少

B1 型题

　　A. 崩漏　　　　　　B. 月经过多
　　C. 闭经　　　　　　D. 胎动不安
　　E. 月经先期
1. 血热，不会导致（　　）
2. 血瘀，不会导致（　　）

　　A. 产后自汗　　　　B. 月经过少
　　C. 月经后期　　　　D. 胎动不安
　　E. 不孕症
3. 气虚，会导致（　　）
4. 气滞，会导致（　　）

　　A. 妊娠腹痛　　　　B. 痛经
　　C. 产后恶露不绝　　D. 滑胎
　　E. 不孕症
5. 血虚，不会导致（　　）
6. 血热，会导致（　　）

　　A. 经行头痛　　　　B. 经行鼻衄
　　C. 带下病　　　　　D. 产后身痛
　　E. 经期延长
7. 内寒常导致的妇科疾病是（　　）
8. 外寒常导致的妇科疾病是（　　）

第三节　月　经　病

A1 型题

1. 下列不属于月经病的是（　　）
　　A. 月经先期　　　　B. 月经过多
　　C. 子痫　　　　　　D. 崩漏
　　E. 痛经

2. 下列对于月经病的治疗，说法不正确的是（　　）
　　A. 重在治本以调经
　　B. 调经以补肾为主
　　C. 急则治其标，缓则治其本
　　D. 对于先天体质因素导致子宫发育不良的疾病，治当调治冲任
　　E. 补肾法用药时注意"阴中求阳""阳中求阴"

3. 月经先期的病因病机是（　　）
　　A. 气虚和阴虚　　　B. 气虚和阳虚
　　C. 气虚和血热　　　D. 血虚和阴虚
　　E. 血虚和阳虚

4. 下列属于月经先期脾气虚证临床表现的是（　　）
　　A. 经色深红　　　　B. 经量多，色淡红
　　C. 面色晦暗　　　　D. 腰膝酸软
　　E. 面红目赤

5. 下列不属于月经先期肾气虚证临床表现的是

（　　　）

A. 月经先期　　　　B. 腰膝酸软

C. 头晕耳鸣　　　　D. 色红质稠

E. 舌淡暗，苔白润

6. 月经先期脾气虚证的首选方剂是（　　　）

A. 补中益气汤　　　　B. 参苓白术散

C. 四君子汤　　　　D. 大补元煎

E. 举元煎

7. 月经先期肾气虚证的治法是（　　　）

A. 益气养血，止血调经

B. 补益肾气，固冲调经

C. 补脾益气，摄血调经

D. 补益脾肾，摄血调经

E. 补益肾气，调经止血

8. 月经先期肾气虚证的首选方剂是（　　　）

A. 固阴煎　　　　B. 举元煎

C. 金匮肾气丸　　　　D. 济生肾气丸

E. 两地汤

9. 月经先期肝郁血热证的首选方剂是（　　　）

A. 逍遥散　　　　B. 丹栀逍遥散

C. 保阴煎　　　　D. 龙胆泻肝汤

E. 清经散

10. 丹栀逍遥散和清经散的组成中，相同的药物是（　　　）

A. 牡丹皮、栀子　　　　B. 牡丹皮、地骨皮

C. 牡丹皮、茯苓　　　　D. 牡丹皮、熟地黄

E. 牡丹皮、柴胡

11. 治疗月经先期阴虚血热证的方剂是（　　　）

A. 两地汤　　　　B. 清经散

C. 丹栀逍遥散　　　　D. 补中益气汤

E. 固阴煎

12. 下列不是月经后期与早孕的区别的是（　　　）

A. 有早孕反应

B. 月经逾期未至

C. 子宫体增大、变软

D. B 超检查子宫内有孕囊

E. 妊娠试验阳性

13. 下列不属于月经后期常见病因病机的是（　　　）

A. 肾虚　　　　B. 血虚

C. 血寒　　　　D. 气滞

E. 脾虚

14. 月经后期肾虚证的首选治疗方剂是（　　　）

A. 当归地黄饮　　　　B. 金匮肾气丸

C. 六味地黄丸　　　　D. 济生肾气丸

E. 地黄饮子

15. 月经后期血虚证的首选治疗方剂是（　　　）

A. 四物汤　　　　B. 八珍汤

C. 十全大补汤　　　　D. 大补元煎

E. 温经汤

16. 月经后期气滞证的首选治疗方剂是（　　　）

A. 乌药汤　　　　B. 吴茱萸汤

C. 天台乌药散　　　　D. 当归四逆汤

E. 四逆汤

17. 下列属于月经后期血虚证的临床表现的是（　　　）

A. 舌淡暗，苔白

B. 月经量少、色暗、有块

C. 小腹绵绵作痛

D. 胸胁乳房胀痛

E. 畏寒肢冷

18. 月经后期虚寒证的经血特点是（　　　）

A. 色红，质黏稠　　　　B. 色淡，质黏

C. 色淡暗，质清稀　　　　D. 色淡红，质清稀

E. 色暗红，有血块

19. 温经汤（《金匮要略》）治疗月经后期的适应证是（　　　）

A. 虚寒证　　　　B. 实寒证

C. 肾虚证　　　　D. 血瘀证

E. 气滞证

20. 乌药汤治疗月经后期的适应证是（　　　）

A. 肾虚证　　　　B. 血虚证

C. 虚寒证　　　　D. 实寒证

E. 气滞证

21. 下列与月经先后无定期发病机理有关的是（　　　）

A. 心肾不交　　　　B. 阴阳两虚

C. 冲任失调　　　　D. 气血两虚

E. 肝脾不和

22. 下列不属于月经先后无定期肾虚证的主要症状的是（　　）
    A. 小腹冷痛拒按
    B. 月经量少色淡
    C. 头晕，腰酸如折
    D. 舌质淡，脉细弱
    E. 经行或先或后

23. 治疗月经先后无定期肾虚证，应首选的方剂是（　　）
    A. 逍遥散　　　　　B. 固阴煎
    C. 两地汤　　　　　D. 六味地黄丸
    E. 大补元煎

24. 月经先后无定期，经量或多或少，经前乳房胀痛，舌苔薄白，脉细弦，方选（　　）
    A. 逍遥散　　　　　B. 调肝汤
    C. 定经汤　　　　　D. 安冲汤
    E. 固阴煎

25. 下列不属于月经先后无定期肝郁证的主要症状的是（　　）
    A. 色暗红或紫红
    B. 胸胁、乳房、少腹胀痛
    C. 脘闷不舒，时叹息
    D. 腰骶酸痛
    E. 嗳气食少

26. 治疗月经先后无定期肝郁证，应首选的方剂是（　　）
    A. 逍遥散　　　　　B. 丹栀逍遥散
    C. 痛泻要方　　　　D. 半夏厚朴汤
    E. 麻子仁丸

27. 月经过多的常见病因是（　　）
    A. 气虚、血热、血瘀
    B. 气虚、阴虚、血热
    C. 气虚、肾虚、阴虚
    D. 气虚、血瘀、肾虚
    E. 气虚、肝郁、血热

28. 月经过多血热证的经血特点是（　　）
    A. 色紫暗，有血块
    B. 色淡红，质清稀
    C. 色淡暗，质清稀
    D. 色深红，有血块

E. 色鲜红，质黏稠

29. 月经过多血热证的治法是（　　）
    A. 益气养血，清热止血
    B. 清热凉血，养血调经
    C. 清热凉血，固冲止血
    D. 活血化瘀，止血调经
    E. 凉血止血，固冲调经

30. 治疗月经过多气虚证，应首选的方剂是（　　）
    A. 四君子汤　　　　B. 八珍汤
    C. 补中益气汤　　　D. 举元煎
    E. 六味地黄丸

31. 治疗月经过多血热证，应首选的方剂是（　　）
    A. 加味逍遥散　　　B. 保阴煎
    C. 举元煎　　　　　D. 清经散
    E. 两地汤

32. 治疗月经过多血瘀证，应首选的方剂是（　　）
    A. 血府逐瘀汤　　　B. 桃红四物汤
    C. 少腹逐瘀汤　　　D. 失笑散
    E. 止痛如神汤

33. 下列属于举元煎药物组成的是（　　）
    A. 人参、黄芪、白术
    B. 人参、黄芪、白芍
    C. 人参、升麻、葛根
    D. 人参、甘草、茜草
    E. 党参、黄芪、甘草

34. 下列不属于保阴煎药物组成的是（　　）
    A. 生地黄　　　　　B. 熟地黄
    C. 黄连　　　　　　D. 黄芩
    E. 黄柏

35. 下列关于月经过少，说法正确的是（　　）
    A. 月经周期不正常
    B. 月经量少于 40mL
    C. 月经量少于 30mL
    D. 月经量少于 20mL
    E. 经行时间正常

36. 下列各项中，不属于月经过少常见病因病机的是（　　）
    A. 肾虚　　　　　　B. 血瘀

C. 血虚   D. 痰湿

E. 气虚

37. 月经过少血虚证的经血特点是（　　）

    A. 色暗红，质黏稠

    B. 色淡红，质清稀

    C. 色淡暗，质清稀

    D. 色淡红，质黏腻

    E. 色暗红，有血块

38. 治疗月经过少肾虚证，应首选的方剂是（　　）

    A. 归肾丸   B. 六味地黄丸

    C. 济生肾气丸   D. 补中益气汤

    E. 大补元煎

39. 下列不属于归肾丸药物组成的是（　　）

    A. 菟丝子   B. 枸杞子

    C. 山茱萸   D. 石斛

    E. 当归

40. 治疗月经过少血虚证，应首选的方剂是（　　）

    A. 四物汤   B. 八珍汤

    C. 温经汤   D. 滋血汤

    E. 桃红四物汤

41. 治疗月经过少血瘀证，应首选的方剂是（　　）

    A. 桃红四物汤   B. 少腹逐瘀汤

    C. 血府逐瘀汤   D. 通瘀煎

    E. 小营煎

42. 治疗月经过少痰湿证，应首选的方剂是（　　）

    A. 二陈汤   B. 半夏白术天麻汤

    C. 开郁二陈汤   D. 苍附导痰丸

    E. 越鞠丸

43. 桃红四物汤治疗月经过少的适应证是（　　）

    A. 血虚证   B. 血瘀证

    C. 肾虚证   D. 痰湿证

    E. 虚寒证

44. 下列各项，需与经间期出血相鉴别的是（　　）

    A. 月经后期   B. 月经过多

    C. 崩漏   D. 赤带

    E. 经期延长

45. 下列各项，属于经间期出血常见病因病机的是

（　　）

    A. 气虚   B. 阳虚

    C. 血虚   D. 血瘀

    E. 气滞

46. 治疗经间期出血肾阴虚证，应首选的方剂是

（　　）

    A. 六味地黄丸   B. 左归丸

    C. 两地汤合二至丸 D. 清肝止淋汤

    E. 逐瘀止血汤

47. 治疗经间期出血湿热证，应首选的方剂是（　　）

    A. 清热调血汤   B. 清热固经汤

    C. 两地汤合二至丸 D. 清肝止淋汤

    E. 逐瘀止血汤

48. 治疗经间期出血血瘀证，应首选的方剂是（　　）

    A. 桃红四物汤   B. 失笑散

    C. 少腹逐瘀汤   D. 膈下逐瘀汤

    E. 逐瘀止血汤

49. 经间期出血肾阴虚证的治法是（　　）

    A. 滋肾养阴，固冲止血

    B. 清利湿热，固冲止血

    C. 补气摄血，固冲止血

    D. 补肾益气，固冲止血

    E. 养阴清热，固冲止血

50. 崩漏的主要病机是（　　）

    A. 瘀血内阻，新血不守

    B. 冲任损伤，不能制约经血

    C. 脾虚气弱，统摄无权

    D. 热伤冲任，迫血妄行

    E. 肾气亏虚，封藏失职

51. 治崩三法指的是（　　）

    A. 止血、固脱、调经

    B. 调经、固本、善后

    C. 补肾、扶脾、调肝

    D. 塞流、澄源、复旧

    E. 补气、养血、疏肝

52. 崩漏的治疗原则是（　　）

    A. 固气摄血，调理冲任

    B. 求因治本，正本清源

    C. 急则治标，缓则治本

D. 益肾固冲，止血调经
E. 辨证论治，止血为先

53. 崩漏的常见病因病机是（　　　　）
A. 脾虚、肾虚、血热、血瘀
B. 脾虚、肾虚、血热、肝郁
C. 脾虚、肾虚、血热、气滞
D. 脾虚、肾虚、血热、气虚
E. 脾虚、肾虚、血热、阴虚

54. 经血非时而下，量多势急，色红质稠，便干溲黄，心烦潮热，舌苔薄黄，脉细数，辨证属（　　　　）
A. 虚热证　　　　　　B. 实热证
C. 肾阴虚证　　　　　D. 肝郁化火证
E. 湿热证

55. 治疗崩漏肾气虚证，应首选的方剂是（　　　　）
A. 固本止崩汤　　　　B. 加减苁蓉菟丝子丸
C. 右归丸　　　　　　D. 上下相资汤
E. 清热固经汤

56. 治疗崩漏脾气虚证，应首选的方剂是（　　　　）
A. 固本止崩汤　　　　B. 加减苁蓉菟丝子丸
C. 右归丸　　　　　　D. 上下相资汤
E. 清热固经汤

57. 治疗崩漏肾阳虚证，应首选的方剂是（　　　　）
A. 固本止崩汤　　　　B. 加减苁蓉菟丝子丸
C. 右归丸　　　　　　D. 上下相资汤
E. 清热固经汤

58. 治疗崩漏虚热证，应首选的方剂是（　　　　）
A. 保阴煎　　　　　　B. 清经散
C. 左归丸　　　　　　D. 上下相资汤
E. 知柏地黄丸

59. 下列不属于清热固经汤药物组成的是（　　　　）
A. 黄芩　　　　　　　B. 黄芪
C. 生地黄　　　　　　D. 地骨皮
E. 阿胶

60. 下列不属于闭经常见病因病机特点的是（　　　　）
A. 气血虚弱　　　　　B. 气滞血瘀
C. 痰湿阻滞　　　　　D. 肾气亏虚
E. 跌仆损伤

61. 需与闭经相鉴别的是（　　　　）
A. 月经过少　　　　　B. 月经后期
C. 妊娠　　　　　　　D. 月经先后无定期
E. 崩漏

62. 闭经的治疗原则是（　　　　）
A. 急则治其标，缓则治其本
B. 虚者补而通之，实者泻而通之
C. 补肾活血
D. 益气养血
E. 活血化瘀

63. 下列属于闭经气血虚弱证特点的是（　　　　）
A. 月经量少色红，渐至闭经
B. 口干咽燥，五心烦热
C. 潮热汗出，两颧潮红
D. 舌红少苔，脉象细数
E. 月经量少，色淡质稀

64. 闭经阴虚血燥证的治法是（　　　　）
A. 补肾益气调经　　　B. 养阴清热调经
C. 益气养血调经　　　D. 理气活血调经
E. 燥湿化痰调经

65. 治疗闭经气血虚弱证的首选方剂是（　　　　）
A. 人参养荣汤　　　　B. 加减苁蓉菟丝子丸
C. 八珍汤　　　　　　D. 四君子汤
E. 加减一阴煎

66. 治疗闭经阴虚血燥证的首选方剂是（　　　　）
A. 百合地黄汤　　　　B. 加减苁蓉菟丝子丸
C. 六味地黄丸　　　　D. 左归丸
E. 加减一阴煎

67. 治疗闭经气滞血瘀证的首选方剂是（　　　　）
A. 膈下逐瘀汤　　　　B. 少腹逐瘀汤
C. 血府逐瘀汤　　　　D. 桃红四物汤
E. 失笑散

68. 治疗闭经肾气亏损证的首选方剂是（　　　　）
A. 固阴煎　　　　　　B. 加减苁蓉菟丝子丸
C. 归肾丸　　　　　　D. 大补元煎
E. 补肾地黄汤

69. 治疗闭经痰湿阻滞证的首选方剂是（　　　　）
A. 二陈汤　　　　　　B. 漏芦散

C. 启宫丸　　　　　　D. 四君子汤合苍附导痰丸

E. 半夏白术天麻汤

70. 痛经的主要病机是（　　　）

A. 不通则痛，不荣则痛

B. 气血虚弱，肾气亏虚

C. 肝气郁滞，气滞血瘀

D. 寒邪内犯，寒凝血滞

E. 肾气亏虚，精血不足

71. 下列各项，不属于痛经常见病因病机的是（　　　）

A. 气滞血瘀　　　　　B. 寒凝血瘀

C. 湿热瘀阻　　　　　D. 气血虚弱

E. 痰湿阻滞

72. 痛经肾气亏损证的腹痛特点是（　　　）

A. 冷痛拒按　　　　　B. 灼痛不适

C. 隐隐作痛　　　　　D. 胀痛拒按

E. 绵绵作痛

73. 痛经气血虚弱证的腹痛特点是（　　　）

A. 冷痛拒按　　　　　B. 灼痛不适

C. 隐隐作痛　　　　　D. 胀痛拒按

E. 绵绵作痛

74. 治疗痛经气滞血瘀证，应首选的方剂是（　　　）

A. 膈下逐瘀汤　　　　B. 少腹逐瘀汤

C. 清热调血汤　　　　D. 圣愈汤

E. 益肾调经汤

75. 治疗痛经寒凝血瘀证，应首选的方剂是（　　　）

A. 膈下逐瘀汤　　　　B. 少腹逐瘀汤

C. 清热调血汤　　　　D. 圣愈汤

E. 益肾调经汤

76. 治疗痛经湿热瘀阻证，应首选的方剂是（　　　）

A. 膈下逐瘀汤　　　　B. 少腹逐瘀汤

C. 清热调血汤　　　　D. 圣愈汤

E. 益肾调经汤

77. 治疗痛经气血虚弱证，应首选的方剂是（　　　）

A. 八珍汤　　　　　　B. 人参养荣汤

C. 清热调血汤　　　　D. 圣愈汤

E. 益肾调经汤

78. 治疗痛经肾气亏损证，应首选的方剂是（　　　）

A. 固阴煎

B. 肾气丸

C. 加减苁蓉菟丝子丸

D. 圣愈汤

E. 益肾调经汤

79. 下列各项，属于痛经肾气亏损证临床表现的是（　　　）

A. 小腹胀痛拒按　　　B. 经血量多

C. 血色紫暗，有块　　D. 腰膝酸软

E. 舌质淡暗，脉沉细

80. 下列各项，属于经行泄泻常见病因病机的是（　　　）

A. 脾肾两虚　　　　　B. 气滞血瘀

C. 阴阳两虚　　　　　D. 气血两虚

E. 湿热内蕴

81. 治疗经行泄泻脾虚证的首选方剂是（　　　）

A. 参苓白术散　　　　B. 健固汤

C. 健脾丸　　　　　　D. 四物汤

E. 八珍汤

82. 治疗经行泄泻肾虚证的首选方剂是（　　　）

A. 参苓白术散　　　　B. 健固汤

C. 健脾丸　　　　　　D. 四物汤

E. 八珍汤

83. 下列各项，属于经行浮肿常见病因病机的是（　　　）

A. 肝肾两虚　　　　　B. 气滞血瘀

C. 阴阳两虚　　　　　D. 气血两虚

E. 湿热内蕴

84. 治疗经行浮肿脾肾阳虚证的首选方剂是（　　　）

A. 参苓白术散

B. 大补元煎

C. 肾气丸合苓桂术甘汤

D. 四物汤

E. 八珍汤

85. 治疗经行浮肿气滞血瘀证的首选方剂是（　　　）

A. 参苓白术散

B. 肾气丸

C. 肾气丸合苓桂术甘汤

D. 血府逐瘀汤

E. 八物汤

86. 下列各项，属于经行吐衄常见病因病机的是
（　　）
A. 脾肾两虚　　　　B. 气滞血瘀
C. 阴阳两虚　　　　D. 气血两虚
E. 肺肾阴虚

87. 经行吐衄肝经郁火证的治法是（　　）
A. 疏肝理气　　　　B. 补肾调经
C. 清肝调经　　　　D. 滋阴养肺
E. 清热调经

88. 治疗经行吐衄肝经郁火证的首选方剂是（　　）
A. 丹栀逍遥散　　　B. 龙胆泻肝汤
C. 清肝引经汤　　　D. 清热调血汤
E. 顺经汤

89. 治疗经行吐衄肺肾阴虚证的首选方剂是（　　）
A. 丹栀逍遥散　　　B. 百合固金汤
C. 清肝引经汤　　　D. 沙参麦冬汤
E. 顺经汤

90. 下列各项，属于顺经汤药物组成的是（　　）
A. 当归、熟地黄、沙参、白芍、茯苓、黑荆
芥、牡丹皮
B. 当归、熟地黄、沙参、白芍、茯苓、黑荆
芥、丹参
C. 当归、熟地黄、沙参、白芍、茯苓、黑荆
芥、党参
D. 当归、熟地黄、沙参、白芍、茯苓、黑荆
芥、玄参
E. 当归、生地黄、沙参、白芍、茯苓、黑荆
芥、牡丹皮

91. 下列各项中，属于绝经前后诸证常见病因病机
的是（　　）
A. 气血两虚　　　　B. 肾阴阳俱虚
C. 肾精不足　　　　D. 脾肾阴虚
E. 脾阳不足

92. 治疗绝经前后诸证肾阴虚证的首选方剂是
（　　）
A. 六味地黄丸　　　B. 左归丸合二至丸
C. 知柏地黄丸　　　D. 右归丸
E. 二仙汤合二至丸

93. 治疗绝经前后诸证肾阳虚证的首选方剂是
（　　）
A. 肾气丸　　　　　B. 左归丸合二至丸
C. 济生肾气丸　　　D. 右归丸
E. 二仙汤合二至丸

94. 治疗绝经前后诸证肾阴阳虚证的首选方剂是
（　　）
A. 肾气丸　　　　　B. 左归丸合二至丸
C. 二至丸　　　　　D. 右归丸
E. 二仙汤合二至丸

95. 下列各项中，不属于经断复来常见病因病机的
是（　　）
A. 脾虚肝郁　　　　B. 肾阴虚
C. 肾阳虚　　　　　D. 湿热下注
E. 湿毒瘀结

96. 治疗经断复来脾虚肝郁证的方剂是（　　）
A. 安老汤　　　　　B. 知柏地黄丸
C. 易黄汤　　　　　D. 萆薢渗湿汤
E. 萆薢渗湿汤合桂枝茯苓丸

97. 治疗经断复来肾阴虚证的方剂是（　　）
A. 安老汤　　　　　B. 知柏地黄丸
C. 易黄汤　　　　　D. 萆薢渗湿汤
E. 萆薢渗湿汤合桂枝茯苓丸

98. 治疗经断复来湿热下注证的方剂是（　　）
A. 安老汤　　　　　B. 知柏地黄丸
C. 易黄汤　　　　　D. 萆薢渗湿汤
E. 萆薢渗湿汤合桂枝茯苓丸

99. 治疗经断复来湿毒瘀结证的方剂是（　　）
A. 安老汤　　　　　B. 知柏地黄丸
C. 易黄汤　　　　　D. 萆薢渗湿汤
E. 萆薢渗湿汤合桂枝茯苓丸

A2 型题

1. 患者月经提前8天，量多色深质稠，有血块，
时少腹胀痛，乳房胀痛，口苦咽干，经期烦躁
易怒，舌红，苔薄黄，脉弦数。应首先考虑的
诊断是（　　）
A. 经行乳房胀痛　　B. 痛经
C. 经行情志异常　　D. 月经先期

E. 月经过多

2. 患者月经先期，量多色深质稠，心烦，面红口干，小便黄，大便干，舌红，苔黄，脉数。其证候是（ ）
   A. 脾气虚证　　　　　B. 肾气虚证
   C. 肝郁血热证　　　　D. 阳盛血热证
   E. 阴虚血热证

3. 患者月经先期，量多色深质稠，有血块，时有少腹胀痛，乳房胀痛，口苦咽干，经期烦躁易怒，舌红，苔薄黄，脉弦数。治疗应首选的方剂是（ ）
   A. 丹栀逍遥散　　　　B. 保阴煎
   C. 举元煎　　　　　　D. 龙胆泻肝汤
   E. 清经散

4. 患者月经先期，量少，色淡暗，质稀，腰膝酸软，头晕眼花，面色晦暗，色淡暗，苔白润，脉沉细。其证候是（ ）
   A. 脾气虚证　　　　　B. 肾气虚证
   C. 阳盛血热证　　　　D. 阴虚血热证
   E. 肝郁血热证

5. 患者月经 50 天一行，量少色淡，无块，头晕眼花，心悸少寐，舌淡，脉细弱。治疗应首选的方剂是（ ）
   A. 大补元煎　　　　　B. 归脾汤
   C. 四物汤　　　　　　D. 八珍汤
   E. 十全大补汤

6. 患者月经周期延后，量少色暗有块，小腹冷痛喜暖，畏寒肢冷，舌淡暗，苔白，脉沉紧。其辨证属（ ）
   A. 虚寒证　　　　　　B. 实寒证
   C. 血瘀证　　　　　　D. 气虚证
   E. 阳虚证

7. 患者月经每 33～35 天一行，经期 3 天，量中，轻微小腹胀痛。其诊断为（ ）
   A. 月经后期　　　　　B. 月经过少
   C. 经行腹痛　　　　　D. 崩漏
   E. 正常生理现象

8. 患者月经周期延后，经色暗红，有血块，小腹胀痛，胸胁乳房胀痛，舌红，苔微黄，脉弦数。

治疗应首选的方剂是（ ）
   A. 血府逐瘀汤　　　　B. 逍遥散
   C. 少腹逐瘀汤　　　　D. 柴胡疏肝散
   E. 乌药汤

9. 患者月经 20～38 天一行，量或多或少，经期 4～5 天，或有乳房、少腹胀痛。其诊断为（ ）
   A. 月经过多　　　　　B. 崩漏
   C. 月经先期　　　　　D. 月经先后无定期
   E. 经行乳房胀痛

10. 患者月经先后无定期，量少，色淡暗，质清稀，腰骶酸痛，头晕耳鸣，舌淡苔白，脉细弱。其证候是（ ）
    A. 气虚证　　　　　　B. 脾虚证
    C. 血虚证　　　　　　D. 肾虚证
    E. 阴虚证

11. 患者月经先后无定期，量少，色淡暗，质清稀，腰骶酸痛，头晕耳鸣，舌淡苔白，脉细弱。治疗首选的方剂是（ ）
    A. 肾气丸　　　　　　B. 六味地黄丸
    C. 固阴煎　　　　　　D. 两地汤
    E. 济生肾气丸

12. 患者月经过多，色淡红，质清稀，神疲乏力，少气懒言，小腹空坠，舌淡，苔薄，脉细弱。治疗应首选的方剂是（ ）
    A. 肾气丸　　　　　　B. 补中益气汤
    C. 四君子汤　　　　　D. 举元煎
    E. 大补元煎

13. 患者月经过多，色鲜红，质黏稠，口渴心烦，尿黄便结，舌红，苔黄，脉滑数。其证候是（ ）
    A. 气滞证　　　　　　B. 肾虚证
    C. 肝郁证　　　　　　D. 血热证
    E. 血瘀证

14. 患者月经量多，色紫暗，有血块，经行腹痛，舌紫暗，脉涩。其证候是（ ）
    A. 气滞证　　　　　　B. 肾虚证
    C. 肝郁证　　　　　　D. 血热证
    E. 血瘀证

15. 患者月经周期为 24～25 天，经量点滴即净，

伴腰膝足跟疼痛，头晕耳鸣，舌淡，脉沉弱。其诊断为（　　）

A. 月经先期　　　　B. 经行身痛

C. 月经过少　　　　D. 经行眩晕

E. 闭经

16. 患者经量素少，色暗淡，质稀，腰膝酸软，头晕耳鸣，足跟痛，舌淡，脉沉迟。治疗应首选的方剂是（　　）

A. 归肾丸　　　　　B. 滋血汤

C. 桃红四物汤　　　D. 六味地黄丸

E. 大补元煎

17. 患者经来血量渐少，色淡，质稀，头晕眼花，心悸，舌淡红，脉细。其证候是（　　）

A. 血瘀证　　　　　B. 阳虚证

C. 阴虚证　　　　　D. 血虚证

E. 气虚证

18. 患者经量素少，色暗淡，质稀，腰膝酸软，头晕耳鸣，足跟痛，小腹冷，舌淡，脉沉弱。其治法是（　　）

A. 养血益气调经

B. 补肾益精，养血调经

C. 活血化瘀调经

D. 化痰燥湿调经

E. 滋肾养阴，固冲止血

19. 患者两次月经中间，阴道少量出血，色鲜红，质稍稠，头晕腰酸，夜寐不宁，五心烦热，便干尿黄，舌红，脉细数。其证候是（　　）

A. 肾阴虚证　　　　B. 肾气虚证

C. 肝阴虚证　　　　D. 血热证

E. 湿热证

20. 患者经间期出血，色深红，质黏腻，无血块，平时带下量多色黄，小腹时痛，口苦咽干，小便短赤，舌红，苔黄腻，脉细弦。治疗首选的方剂是（　　）

A. 两地汤　　　　　B. 二至丸

C. 两地汤合二至丸　D. 清肝止淋汤

E. 逐瘀止血汤

21. 患者经间期出血，色紫黑，少腹两侧胀痛，情志抑郁，胸闷烦躁，舌紫，脉细弦。治疗首选的方剂是（　　）

A. 两地汤　　　　　B. 二至丸

C. 两地汤合二至丸　D. 清肝止淋汤

E. 逐瘀止血汤

22. 患者月经周期先后不定，量多如注，持续 10 余天不净，婚后 1 年半，未避孕未孕。可诊断为（　　）

A. 不孕症　　　　　B. 崩漏

C. 月经过多　　　　D. 经期延长

E. 月经先后无定期

23. 患者初期月经先后无定期，量或多或少，曾停经 3 个半月后突然阴道大量出血，治疗后经量减少，但仍淋沥不净，色紫黑有块，小腹疼痛拒按。其诊断为（　　）

A. 痛经　　　　　　B. 崩漏

C. 闭经　　　　　　D. 崩中

E. 月经先后无定期

24. 患者经乱无期，出血量多，色淡红质稀，肢冷畏寒，腰膝酸软，小便清长，舌淡暗，苔白润，脉沉细无力。治疗应首选的方剂是（　　）

A. 固本止崩汤　　　B. 加减苁蓉菟丝子丸

C. 右归丸　　　　　D. 上下相资汤

E. 清热固经汤

25. 患者经来无期，经血突然暴崩如注，血色深红，质稠，口渴烦热，便秘尿黄，舌红，苔黄，脉滑数。其证候是（　　）

A. 虚热证　　　　　B. 实热证

C. 肾阴虚证　　　　D. 肝郁化火证

E. 湿热证

26. 患者 16 岁尚未行经，体质虚弱，全身发育欠佳，腰膝酸软，头晕耳鸣，夜尿频多，舌淡暗，苔薄白，脉沉细。治疗应首选的方剂是（　　）

A. 人参养荣汤　　　B. 加减苁蓉菟丝子丸

C. 血府逐瘀汤　　　D. 四君子汤

E. 加减一阴煎

27. 患者未婚，月经 9 个月未行，心悸气短，头晕眼花，面色萎黄，神疲肢倦，舌淡，苔薄，脉沉缓。治疗应首选的方剂是（　　）

A. 人参养荣汤　　　B. 加减苁蓉菟丝子丸

C. 血府逐瘀汤　　　D. 四君子汤

E. 加减一阴煎

28. 患者月经停闭 6 个月，形体肥胖，胸闷泛恶，纳少痰多，带下量多、色白，苔腻，脉滑。其证候是（　　）
    A. 气血虚弱证　　　　B. 肾气亏损证
    C. 阴虚血燥证　　　　D. 气滞血瘀证
    E. 痰湿阻滞证

29. 患者月经周期延后，经量减少渐至月经停闭，五心烦热，颧红唇干，骨蒸劳热，干咳，舌红苔少，脉细数。治疗应首选的方剂是（　　）
    A. 人参养荣汤　　　　B. 加减苁蓉菟丝子丸
    C. 血府逐瘀汤　　　　D. 四君子汤
    E. 加减一阴煎

30. 患者月经 7 个月未行，乳房胀痛，精神抑郁，少腹胀痛拒按，烦躁易怒，舌紫暗，有瘀点，脉沉弦。治疗应首选的方剂是（　　）
    A. 人参养荣汤　　　　B. 加减苁蓉菟丝子丸
    C. 血府逐瘀汤　　　　D. 四君子汤
    E. 加减一阴煎

31. 患者经期小腹隐痛，喜温喜按，阴部空坠不适，月经量少，色淡，质清稀，面色无华，头晕心悸，神疲乏力，舌质淡，脉细无力。其证候是（　　）
    A. 气滞血瘀证　　　　B. 寒凝血瘀证
    C. 湿热瘀阻证　　　　D. 气血虚弱证
    E. 肾气亏损证

32. 患者经前小腹胀痛拒按，经血量少，血色紫暗有块，胸胁、乳房胀痛不适，舌质暗，有瘀点，脉弦。治疗应首选的方剂是（　　）
    A. 膈下逐瘀汤　　　　B. 少腹逐瘀汤
    C. 清热调血汤　　　　D. 圣愈汤
    E. 益肾调经汤

33. 患者经后 1～2 天内小腹绵绵作痛，伴腰骶酸痛，经色暗淡，量少，质稀薄，头晕耳鸣，面色晦暗，健忘失眠，舌质淡红，苔薄，脉沉细。治疗应首选的方剂是（　　）
    A. 膈下逐瘀汤　　　　B. 少腹逐瘀汤
    C. 清热调血汤　　　　D. 圣愈汤
    E. 益肾调经汤

34. 患者经期小腹冷痛拒按，得热痛减，月经量少，经色暗而有瘀块，面色青白，肢冷畏寒，舌暗苔白，脉沉紧。治疗应首选的方剂是（　　）
    A. 膈下逐瘀汤　　　　B. 少腹逐瘀汤
    C. 清热调血汤　　　　D. 圣愈汤
    E. 益肾调经汤

35. 患者经前小腹灼热胀痛不适，时痛连腰骶，经量偏多，血色暗红，质稠黏，平素带下量多，色黄稠，有臭气，小便黄热，舌质红，苔黄腻，脉滑数。其治法是（　　）
    A. 理气行滞，化瘀止痛
    B. 温经散寒，化瘀止痛
    C. 清热除湿，化瘀止痛
    D. 益气养血，调经止痛
    E. 补肾益精，养血止痛

36. 患者每逢月经前后，大便溏泄，经行量多，色淡质薄，脘腹胀满，神疲肢软，舌淡红，苔白，脉濡缓。其治法是（　　）
    A. 健脾渗湿，理气调经
    B. 疏肝健脾，理气调经
    C. 温补脾肾，健脾止泻
    D. 温阳补肾，健脾止泻
    E. 补益气血，健脾止泻

37. 患者月经期间，大便溏泄，经色淡，质清稀，腰膝酸软，头晕耳鸣，畏寒肢冷，舌淡，苔白，脉沉迟。其治法是（　　）
    A. 健脾渗湿，理气调经
    B. 疏肝健脾，理气调经
    C. 温补脾肾，健脾止泻
    D. 温阳补肾，健脾止泻
    E. 补益气血，健脾止泻

38. 患者经行面浮肢肿，按之没指，晨起头面肿甚，月经推迟，经行量多，色淡质薄，腹胀纳减，腰膝酸软，大便溏薄，舌淡，苔白腻，脉沉缓。治疗应首选的方剂是（　　）
    A. 参苓白术散
    B. 肾气丸
    C. 肾气丸合苓桂术甘汤
    D. 四物汤
    E. 八珍汤

39. 患者经行肢体肿胀，按之随手而起，色暗有

块，脘闷胁胀，善叹息，舌紫暗，苔薄白，脉弦涩。治疗应首选的方剂是（　　）
A. 参苓白术散
B. 肾气丸
C. 肾气丸合苓桂术甘汤
D. 四物汤
E. 八物汤

40. 患者经前衄血，量较多，色鲜红，月经量少，心烦易怒，两胁胀痛，口苦咽干，头晕耳鸣，尿黄便结，舌红苔黄，脉弦数。治疗应首选的方剂是（　　）
A. 参苓白术散　　　B. 肾气丸
C. 清肝引经汤　　　D. 四物汤
E. 顺经汤

41. 患者经期衄血，量少，色暗红，月经先期，量少，平素头晕耳鸣，手足心热，两颧潮红，咽干口渴，舌红，无苔，脉细数。其证候是（　　）
A. 脾肾两虚证　　　B. 气滞血瘀证
C. 阴阳两虚证　　　D. 气血两虚证
E. 肺肾阴虚证

42. 患者绝经前后，月经紊乱，月经提前量少，经色鲜红，头晕目眩，耳鸣，五心烦热，腰膝酸痛，足跟疼痛，皮肤干燥，口干便结，尿少色黄，舌红少苔，脉细数。治疗应首选的方剂是（　　）
A. 左归丸　　　　　B. 左归丸合二至丸
C. 二至丸　　　　　D. 右归丸
E. 二仙汤合二至丸

43. 患者经断前后，经行量多，经色淡暗，精神萎靡，面色晦暗，腰背冷痛，小便清长，夜尿频数，舌淡，有齿痕，苔薄白，脉沉细弱。治疗应首选的方剂是（　　）
A. 左归丸　　　　　B. 左归丸合二至丸
C. 二至丸　　　　　D. 右归丸
E. 二仙汤合二至丸

44. 患者经断前后，月经紊乱，量多，乍寒乍热，烘热汗出，头晕耳鸣，健忘，腰背冷痛，舌淡，苔薄，脉沉弱。治疗应首选的方剂是（　　）
A. 左归丸　　　　　B. 左归丸合二至丸
C. 二至丸　　　　　D. 右归丸

E. 二仙汤合二至丸

45. 患者经断后阴道出血，量少，色淡，质稀，气短懒言，神疲肢倦，食少腹胀，胁肋胀满，舌苔薄白，脉弦无力。其证候是（　　）
A. 脾虚肝郁证　　　B. 肾阴虚证
C. 肾阳虚证　　　　D. 湿热下注证
E. 湿毒瘀结证

46. 患者经断后阴道出血，量少，色鲜红，质稍稠，腰膝酸软，潮热盗汗，头晕耳鸣，口咽干燥，舌质偏红，苔少，脉细数。其证候是（　　）
A. 脾虚肝郁证　　　B. 肾阴虚证
C. 肾阳虚证　　　　D. 湿热下注证
E. 湿毒瘀结证

47. 患者绝经后阴道出血，色红，量较多，平时带下色黄有臭气，外因瘙痒，口苦咽干，疲惫无力，纳谷不馨，大便不爽，小便短赤，舌质偏红，苔黄腻，脉弦细数。治疗应首选的方剂是（　　）
A. 安老汤
B. 知柏地黄丸
C. 易黄汤
D. 萆薢渗湿汤
E. 萆薢渗湿汤合桂枝茯苓丸

48. 某女，月经半年未行，烦躁易怒，少腹胀痛拒按，舌暗有瘀点，脉沉涩。其治法是（　　）
A. 活血化瘀，行气止痛
B. 疏肝解郁，清热除烦
C. 理气活血，祛瘀通经
D. 疏肝解郁，养血调经
E. 疏肝解郁，行气止痛

B1 型题

A. 脾气虚证　　　　B. 肾气虚证
C. 阳盛血热证　　　D. 阴虚血热证
E. 肝郁血热证

1. 患者月经先期，量多色深质稠，心烦，面红口干，小便黄，大便干，舌红，苔黄，脉数，其证候是（　　）
2. 患者月经先期，量少色淡暗质稀，腰膝酸软，头晕眼花，面色晦暗，色淡暗，苔白润，脉沉

细，其证候是（　　　）

A. 补中益气汤　　　　B. 固阴煎
C. 保元煎　　　　　　D. 参苓白术散
E. 丹栀逍遥散

3. 月经先期脾气虚证，首选治疗方剂是（　　　）

4. 月经先期肝郁血热证，首选治疗方剂是（　　　）

A. 丹栀逍遥散　　　　B. 当归地黄饮
C. 大补元煎　　　　　D. 温经汤（《金匮要略》）
E. 温经汤（《妇人大全良方》）

5. 治疗月经后期虚寒证，应首选的方剂是（　　　）

6. 治疗月经后期实寒证，应首选的方剂是（　　　）

A. 丹栀逍遥散　　　　B. 当归地黄饮
C. 大补元煎　　　　　D. 温经汤（《金匮要略》）
E. 温经汤（《妇人大全良方》）

7. 治疗月经后期肾虚证，应首选的方剂是（　　　）

8. 治疗月经后期血虚证，应首选的方剂是（　　　）

A. 补肾养血调经　　　B. 补血益气调经
C. 温经散寒调经　　　D. 扶阳祛寒调经
E. 理气行滞调经

9. 月经后期虚寒证的治法是（　　　）

10. 月经后期实寒证的治法是（　　　）

A. 两地汤　　　　　　B. 固阴煎
C. 逍遥散　　　　　　D. 大补元煎
E. 八珍汤

11. 治疗月经先后无定期肝郁证，应首选的方剂是（　　　）

12. 治疗月经先后无定期肾虚证，应首选的方剂是（　　　）

A. 肝郁证　　　　　　B. 脾虚证
C. 肾虚证　　　　　　D. 气滞证
E. 痰湿证

13. 患者月经先后无定期，量少，色淡暗，质清稀，腰骶酸痛，头晕耳鸣，舌淡苔白，脉细弱，其证候是（　　　）

14. 患者月经 20～38 天一行，量或多或少，经期 4～5 天，或有乳房、少腹胀痛，脘闷不舒，时叹息，嗳气食少，苔薄白，脉弦，其证候是（　　　）

A. 两地汤　　　　　　B. 清经散
C. 保阴煎　　　　　　D. 失笑散

E. 少腹逐瘀汤

15. 治疗月经过多血瘀证，应首选的方剂是（　　　）

16. 治疗月经过多血热证，应首选的方剂是（　　　）

A. 人参　　　　　　　B. 白术
C. 熟地黄　　　　　　D. 黄芪
E. 升麻

17. 举元煎中没有的药物是（　　　）

18. 保阴煎中含有的药物是（　　　）

A. 归肾丸　　　　　　B. 六味地黄丸
C. 大补元煎　　　　　D. 八珍汤
E. 滋血汤

19. 治疗月经过少肾虚证，应首选的方剂是（　　　）

20. 治疗月经过少血虚证，应首选的方剂是（　　　）

A. 肾虚证　　　　　　B. 血虚证
C. 血瘀证　　　　　　D. 痰湿证
E. 气滞证

21. 患者月经周期为 24～25 天，经量点滴即净，伴腰膝足跟疼痛，头晕耳鸣，舌淡，脉沉弱，其证候是（　　　）

22. 患者经来血量渐少，色淡，质稀，头晕眼花，心悸，舌淡红，脉细，其证候是（　　　）

A. 两地汤　　　　　　B. 二至丸
C. 两地汤合二至丸　　D. 清肝止淋汤
E. 逐瘀止血汤

23. 治疗经间期出血肾阴虚证的首选方剂是（　　　）

24. 治疗经间期出血血瘀证的首选方剂是（　　　）

A. 妊娠初期
B. 每次性生活后
C. 基础体温高低温交替时
D. 基础体温低高温交替时
E. 基础体温波动时

25. 经间期出血的发生时间是（　　　）

26. 月经先期出血的发生时间是（　　　）

A. 固本止崩汤　　　　B. 加减苁蓉菟丝子丸
C. 右归丸　　　　　　D. 上下相资汤
E. 清热固经汤

27. 治疗崩漏虚热证的首选方剂是（　　　）

28. 治疗崩漏肾阳虚证的首选方剂是（　　　）

A. 固本止崩汤　　　　B. 加减苁蓉菟丝子丸

C. 右归丸　　　　　　D. 左归丸合二至丸

E. 逐瘀止血汤

29. 治疗崩漏血瘀证的首选方剂是（　　　）

30. 治疗崩漏肾阴虚证的首选方剂是（　　　）

A. 人参养荣汤　　　　B. 加减苁蓉菟丝子丸

C. 加减一阴煎　　　　D. 血府逐瘀汤

E. 四君子汤合苍附导痰丸

31. 治疗闭经气血虚弱证，应首选的方剂是（　　　）

32. 治疗闭经阴虚血燥证，应首选的方剂是（　　　）

A. 人参养荣汤　　　　B. 加减苁蓉菟丝子丸

C. 加减一阴煎　　　　D. 血府逐瘀汤

E. 四君子汤合苍附导痰丸

33. 治疗闭经肾气亏虚证，应首选的方剂是（　　　）

34. 治疗闭经痰湿阻滞证，应首选的方剂是（　　　）

A. 人参养荣汤　　　　B. 加减苁蓉菟丝子丸

C. 加减一阴煎　　　　D. 血府逐瘀汤

E. 四君子汤合苍附导痰丸

35. 治疗闭经气滞血瘀证，应首选的方剂是（　　　）

36. 治疗闭经阴虚血燥证，应首选的方剂是（　　　）

A. 膈下逐瘀汤　　　　B. 少腹逐瘀汤

C. 清热调血汤　　　　D. 圣愈汤

E. 益肾调经汤

37. 治疗痛经湿热瘀阻证，应首选的方剂是（　　　）

38. 治疗痛经肾气亏损证，应首选的方剂是（　　　）

A. 气滞血瘀证　　　　B. 寒凝血瘀证

C. 湿热瘀阻证　　　　D. 气血虚弱证

E. 肾气亏损证

39. 患者经前小腹胀痛拒按，经血量少，血色紫暗有块，胸胁、乳房胀痛不适，舌质暗，有瘀点，脉弦，其证候是（　　　）

40. 患者经期小腹冷痛拒按，得热痛减，月经量少，经色暗而有瘀块，面色青白，肢冷畏寒，舌暗苔白，脉沉紧，其证候是（　　　）

A. 参苓白术散　　　　B. 健固汤

C. 健脾丸　　　　　　D. 四物汤

E. 八珍汤

41. 治疗经行泄泻脾虚证的首选方剂是（　　　）

42. 治疗经行泄泻肾虚证的首选方剂是（　　　）

A. 参苓白术散

B. 肾气丸

C. 肾气丸合苓桂术甘汤

D. 四物汤

E. 八物汤

43. 治疗经行浮肿脾肾阳虚证的方剂是（　　　）

44. 治疗经行浮肿气滞血瘀证的方剂是（　　　）

A. 脾肾两虚证　　　　B. 气滞血瘀证

C. 肝经郁火证　　　　D. 气血两虚证

E. 肺肾阴虚证

45. 患者经前衄血，量较多，色鲜红，月经量少，心烦易怒，两胁胀痛，口苦咽干，头晕耳鸣，尿黄便结，舌红苔黄，脉弦数，其证候是（　　　）

46. 患者经期吐血，量少，色暗红，月经每先期，量少，平素头晕耳鸣，手足心热，两颧潮红，潮热咳嗽，咽干口渴，舌红，无苔，脉细数，其证候是（　　　）

A. 左归丸　　　　　　B. 左归丸合二至丸

C. 二至丸　　　　　　D. 右归丸

E. 二仙汤合二至丸

47. 治疗绝经前后诸证肾阴虚证的首选方剂是（　　　）

48. 治疗绝经前后诸证肾阳虚证的首选方剂是（　　　）

A. 安老汤　　　　　　B. 知柏地黄丸

C. 易黄汤　　　　　　D. 萆薢渗湿汤

E. 萆薢渗湿汤合桂枝茯苓丸

49. 治疗经断复来肾阴虚证的方剂是（　　　）

50. 治疗经断复来湿热下注证的方剂是（　　　）

A. 桂枝、芍药　　　　B. 吴茱萸、生姜

C. 附子、当归　　　　D. 人参、牛膝

E. 川芎、红花

51. 属于温经汤（《金匮要略》）药物组成的是（　　　）

52. 属于温经汤（《妇人大全良方》）药物组成的是（　　　）

A. 月经量少，色淡质清

B. 月经量少，色紫暗有块

C. 月经量多，色淡质稀

D. 月经量多或经期长，色暗红，质稠或夹较多黏液

E. 月经量多，色暗有块

53. 痛经气血虚弱证的月经特点是（　　　）

54. 痛经湿热瘀阻证的月经特点是（　　　）

第四节 带 下 病

A1 型题

1. 下列不属于带下过多常见病因病机的是（　）
   A. 脾虚　　　　　　　B. 肾阳虚
   C. 阴虚血燥　　　　　D. 湿热下注
   E. 热毒蕴结

2. 治疗带下过多脾虚证的首选方剂是（　）
   A. 完带汤　　　　　　B. 内补丸
   C. 知柏地黄汤　　　　D. 止带方
   E. 五味消毒饮

3. 治疗带下过多阴虚夹湿证的首选方剂是（　）
   A. 完带汤　　　　　　B. 内补丸
   C. 知柏地黄汤　　　　D. 止带方
   E. 五味消毒饮

4. 治疗带下过多肾阳虚证的首选方剂是（　）
   A. 完带汤　　　　　　B. 内补丸
   C. 知柏地黄汤　　　　D. 止带方
   E. 五味消毒饮

5. 治疗带下过多湿热下注证的首选方剂是（　）
   A. 完带汤　　　　　　B. 内补丸
   C. 知柏地黄汤　　　　D. 止带方
   E. 五味消毒饮

6. 治疗带下过多热毒蕴结证的首选方剂是（　）
   A. 完带汤　　　　　　B. 内补丸
   C. 知柏地黄汤　　　　D. 止带方
   E. 五味消毒饮

7. 带下过多热毒蕴结证带下的特点是（　）
   A. 带下色白或淡黄，质稀薄
   B. 带下绵绵不断，质清稀如水
   C. 带下色黄或赤白相兼，质稠
   D. 带下色白质黏，呈豆渣样
   E. 带下黄绿如脓，臭秽难闻

A2 型题

1. 患者带下量多，绵绵不断，质清稀如水，腰酸如折，畏寒肢冷，小腹冷感，面色晦暗，小便清长，大便溏薄，舌质淡，苔白润，脉沉迟。其治疗首选的方剂是（　）
   A. 完带汤　　　　　　B. 内补丸
   C. 知柏地黄汤　　　　D. 止带方
   E. 五味消毒饮

2. 患者带下量多，色黄，质稠，有气味，阴部灼热感，腰酸腿软，头晕耳鸣，五心烦热，咽干口燥，失眠多梦，舌质红，苔少，脉细数。其治疗首选的方剂是（　）
   A. 完带汤　　　　　　B. 内补丸
   C. 知柏地黄汤　　　　D. 止带方
   E. 五味消毒饮

3. 患者带下量多，黄绿如脓，质黏腻，臭秽难闻，小腹疼痛，腰骶酸痛，烦热头晕，口苦咽干，小便短赤，大便干结，舌红，苔黄，脉滑数。其治疗首选的方剂是（　）
   A. 完带汤　　　　　　B. 内补丸
   C. 知柏地黄汤　　　　D. 止带方
   E. 五味消毒饮

4. 患者，女，32 岁，自诉 3 天来带下量多，色黄，质黏稠，呈豆渣样，外阴瘙痒，胸闷口苦，小便短赤，舌红，苔黄腻，脉滑数。其治法是（　）
   A. 健脾益气，升阳除湿
   B. 温肾培元，固涩止带
   C. 滋肾益阴，清热利湿
   D. 清利湿热，佐以解毒杀虫
   E. 清热解毒

5. 患者带下量多，色白，如豆渣样，阴部瘙痒，脘闷纳差，舌红，苔黄腻，脉滑数。治疗应选用的方剂是（　）
   A. 萆薢渗湿汤　　　　B. 止带方
   C. 五味消毒饮　　　　D. 完带汤
   E. 知柏地黄汤

B1 型题

   A. 完带汤　　　　　　B. 内补丸
   C. 知柏地黄汤　　　　D. 止带方
   E. 五味消毒饮

1. 治疗带下过多脾虚证，首选的方剂是（　）
2. 治疗带下过多肾阳虚证，首选的方剂是（　）

A. 清利湿热，佐以解毒杀虫

B. 滋肾益阴，清热利湿

C. 健脾益气，升阳除湿

D. 温肾培元，固涩止带

E. 清热解毒

3. 带下过多阴虚夹湿证的治法是（　　　　）

4. 带下过多热毒蕴结证的治法是（　　　　）

第五节　妊　娠　病

A1 型题

1. 下列属于胎元正常之妊娠病治疗原则的是（　　　）

A. 治病与安胎并举

B. 重在治病，病去则胎自安

C. 重在安胎，胎安则病自愈

D. 补肾健脾，调理气血

E. 从速下胎以益母

2. 下列不属于妊娠病常见病因病机的是（　　　）

A. 阴血亏虚　　　　B. 脾肾两虚

C. 冲气上逆　　　　D. 气机阻滞

E. 肝肾阴虚

3. 下列各项，不属于妊娠期间应慎用或禁用的药物是（　　　）

A. 峻下药　　　　　B. 滑利药

C. 祛瘀药　　　　　D. 活血药

E. 散气药

4. 下列各项中，属于妊娠恶阻常见病因病机的是（　　　）

A. 肝脾不和　　　　B. 肝胃不和

C. 心肾不交　　　　D. 脾肾气虚

E. 心肝血虚

5. 治疗妊娠恶阻脾胃虚弱证的首选方剂是（　　　）

A. 参苓白术散　　　B. 香砂六君子汤

C. 四君子汤　　　　D. 橘皮竹茹汤

E. 生脉散合增液汤

6. 治疗妊娠恶阻肝胃不和证的首选方剂是（　　　）

A. 参苓白术散　　　B. 香砂六君子汤

C. 四君子汤　　　　D. 橘皮竹茹汤

E. 生脉散合增液汤

7. 下列各项中，不属于妊娠腹痛常见病因病机的是（　　　）

A. 血虚　　　　　　B. 气滞

C. 气虚　　　　　　D. 虚寒

E. 血瘀

8. 凡妊娠 12 周内，胚胎自然殒堕着，称为（　　　）

A. 胎漏　　　　　　B. 胎动不安

C. 堕胎　　　　　　D. 小产

E. 暗产

9. 下列各项中，不属于胎漏、胎动不安常见病因病机的是（　　　）

A. 肾虚　　　　　　B. 血虚

C. 血热　　　　　　D. 气血虚弱

E. 血瘀

10. 下列各项中，不属于胎漏、胎动不安四大主症的是（　　　）

A. 阴道出血　　　　B. 腰酸

C. 腹痛　　　　　　D. 下坠

E. 头晕

11. 治疗胎漏、胎动不安肾虚证的首选方剂是（　　　）

A. 寿胎丸　　　　　B. 保阴煎

C. 胎元饮　　　　　D. 桂枝茯苓丸合寿胎丸

E. 一阴煎

12. 治疗胎漏、胎动不安血热证的首选方剂是（　　　）

A. 寿胎丸　　　　　B. 保阴煎

C. 胎元饮　　　　　D. 桂枝茯苓丸合寿胎丸

E. 一阴煎

13. 治疗胎漏、胎动不安气血虚弱证的首选方剂是（　　　）

A. 寿胎丸　　　　　B. 保阴煎

C. 胎元饮　　　　　D. 桂枝茯苓丸合寿胎丸

E. 一阴煎

14. 治疗胎漏、胎动不安血瘀证的首选方剂是（　　　）

A. 寿胎丸　　　　　B. 保阴煎

C. 胎元饮　　　　　D. 桂枝茯苓丸合寿胎丸

E. 一阴煎

15. 保阴煎治疗胎漏、胎动不安的证候是（　　）
    A. 肾虚证　　　　　　B. 血虚证
    C. 血热证　　　　　　D. 气血虚弱证
    E. 血瘀证

16. 下列不属于寿胎丸药物组成的是（　　）
    A. 菟丝子　　　　　　B. 桑寄生
    C. 川续断　　　　　　D. 阿胶
    E. 白芍

17. 下列不属于胎元饮药物组成的是（　　）
    A. 人参　　　　　　　B. 白术
    C. 当归　　　　　　　D. 白芍
    E. 生地黄

18. 治疗子肿脾虚证的首选方剂是（　　）
    A. 白术散　　　　　　B. 真武汤
    C. 参苓白术散　　　　D. 四君子汤
    E. 四物汤

19. 治疗子肿肾虚证的首选方剂是（　　）
    A. 白术散　　　　　　B. 真武汤
    C. 参苓白术散　　　　D. 四君子汤
    E. 四物汤

20. 下列各项中，属于妊娠小便淋痛常见病因病机的是（　　）
    A. 气血两虚　　　　　B. 心火偏旺
    C. 肝郁气滞　　　　　D. 脾肾气虚
    E. 脾虚湿盛

21. 治疗妊娠小便淋痛阴虚津亏证的首选方剂是（　　）
    A. 知柏地黄丸　　　　B. 导赤散
    C. 加味五苓散　　　　D. 参苓白术散
    E. 增液汤

22. 治疗妊娠小便淋痛心火偏亢证的首选方剂是（　　）
    A. 知柏地黄丸　　　　B. 导赤散
    C. 加味五苓散　　　　D. 参苓白术散
    E. 增液汤

23. 治疗妊娠小便淋痛湿热下注证的首选方剂是（　　）
    A. 知柏地黄丸　　　　B. 导赤散

C. 加味五苓散　　　　D. 参苓白术散
E. 增液汤

24. 妊娠期间，小便不通，甚至小腹胀急疼痛，心烦不得卧，称为（　　）
    A. 胎漏　　　　　　　B. 胎动不安
    C. 堕胎　　　　　　　D. 转胞
    E. 暗产

25. 妊娠期间阴道有少量出血，时出时止，或淋沥不断，无腰酸、腹痛、小腹下坠者，称为（　　）
    A. 胎动不安　　　　　B. 转胞
    C. 胎漏　　　　　　　D. 暗产
    E. 堕胎

26. 妊娠期间出现腰酸、腹痛、小腹下坠，或伴有少量阴道出血者，称为（　　）
    A. 胎动不安　　　　　B. 转胞
    C. 胎漏　　　　　　　D. 暗产
    E. 堕胎

A2 型题

1. 患者，女，妊娠 3 个月，小腹冷痛，面色苍白，形寒肢冷，舌淡苔薄白，脉细弱。其诊断为（　　）
    A. 月经病　　　　　　B. 带下病
    C. 妊娠病　　　　　　D. 产后病
    E. 妇科杂病

2. 患者妊娠早期，恶心呕吐不食，甚则食入即吐，呕吐清涎，头晕体倦，脘痞腹胀，舌淡苔白，脉缓滑无力。治疗应首选的方剂是（　　）
    A. 参苓白术散
    B. 香砂六君子汤
    C. 四君子汤
    D. 橘皮竹茹汤
    E. 生脉散合增液汤

3. 患者妊娠早期，恶心，呕吐酸水，恶闻油腻，烦渴，口干口苦，头胀而晕，胸满胁痛，嗳气叹息，舌淡红，苔微黄，脉弦滑。其证候是（　　）
    A. 肝脾不和证　　　　B. 肝胃不和证
    C. 心肾不交证　　　　D. 脾肾气虚证
    E. 心肝血虚证

4. 患者妊娠期间，小腹时有疼痛。其病属于（　　）
   A. 胎漏　　　　　　　B. 胎动不安
   C. 胞阻　　　　　　　D. 恶阻
   E. 异位妊娠

5. 患者妊娠期阴道少量出血，色淡暗，腰酸，腹痛，下坠，头晕耳鸣，夜尿多，舌淡暗，苔白，脉沉细滑。治疗应首选的方剂是（　　）
   A. 寿胎丸
   B. 保阴煎
   C. 胎元饮
   D. 桂枝茯苓丸合寿胎丸
   E. 一阴煎

6. 患者妊娠期阴道少量出血，色鲜红，质稠，口苦咽干，心烦不安，便结溺黄，舌质红，苔黄，脉滑数。治疗应首选的方剂是（　　）
   A. 寿胎丸
   B. 保阴煎
   C. 胎元饮
   D. 桂枝茯苓丸合寿胎丸
   E. 一阴煎

7. 患者妊娠期阴道少量出血，色淡红，质清稀，小腹空坠而痛，腰酸，面色白，心悸气短，神疲肢倦，舌质淡，苔薄白，脉细弱略滑。其证候是（　　）
   A. 肾虚证　　　　　　B. 血虚证
   C. 血热证　　　　　　D. 气血虚弱证
   E. 血瘀证

8. 患者妊娠三四月，肢体肿胀，始于两足，渐延及腿，皮色不变，随按随起，胸闷胁胀，头晕胀痛，苔薄腻，脉弦滑。治疗应首选的方剂是（　　）
   A. 白术散　　　　　　B. 真武汤
   C. 参苓白术散　　　　D. 四君子汤
   E. 天仙藤散

9. 患者妊娠期间，突感尿频、尿急、尿痛，尿意不尽，欲解不能，小便短赤，小腹坠胀，胸闷纳少，带下黄稠量多，舌红苔黄腻，脉弦滑数。其证候是（　　）
   A. 气血两虚证　　　　B. 心火偏旺证
   C. 肝郁气滞证　　　　D. 脾肾气虚证
   E. 湿热下注证

B1 型题

   A. 治病与安胎并举
   B. 重在治病，病去则胎自安
   C. 重在安胎，胎安则病自愈
   D. 补肾健脾，调理气血
   E. 从速下胎以益母
1. 妊娠病胎不安而致母病的治法是（　　）
2. 妊娠病胎堕难留的治法是（　　）

   A. 肝脾不和证　　　　B. 肝胃不和证
   C. 心肾不交证　　　　D. 脾胃虚弱证
   E. 心肝血虚证
3. 患者妊娠早期，恶心，呕吐酸水，恶闻油腻，烦渴，口干口苦，头胀而晕，胸满胁痛，嗳气叹息，舌淡红，苔微黄，脉弦滑。其证候是（　　）
4. 患者妊娠早期，恶心呕吐不食，甚则食入即吐，呕吐清涎，头晕体倦，脘痞腹胀，舌淡苔白，脉缓滑无力。其证候是（　　）

   A. 胎漏　　　　　　　B. 胎动不安
   C. 胞阻　　　　　　　D. 恶阻
   E. 漏胎
5. 患者妊娠期小腹时有疼痛，其病属于（　　）
6. 患者妊娠早期出现恶心呕吐，其病属于（　　）

   A. 胎漏　　　　　　　B. 胎动不安
   C. 堕胎　　　　　　　D. 小产
   E. 暗产
7. 妊娠 12 ~ 28 周内，胎儿已成形而自然殒堕者，称为（　　）
8. 怀孕一月不知其已受孕而殒堕者，称为（　　）

   A. 白术散　　　　　　B. 真武汤
   C. 参苓白术散　　　　D. 四君子汤
   E. 天仙藤散
9. 治疗子肿脾虚证的首选方剂是（　　）
10. 治疗子肿气滞证的首选方剂是（　　）

   A. 气血两虚证　　　　B. 心火偏旺证
   C. 肝郁气滞证　　　　D. 阴虚津亏证
   E. 湿热下注证
11. 知柏地黄丸治疗妊娠小便淋痛的适应证是（　　）
12. 加味五苓散治疗妊娠小便淋痛的适应证是（　　）

第六节 产后病

A1 型题

1. 下列各项，属于产后"三病"的是（　　）
   A. 病痉、病郁冒、大便难
   B. 冲心、冲胃、冲肺
   C. 呕吐、盗汗、泄泻
   D. 产后血晕、产后发热、产后腹痛
   E. 产后小便不通、产后恶露不绝、产后小便淋痛

2. 下列各项中，不属于产后病常见病因病机的是（　　）
   A. 亡血伤津
   B. 元气受损
   C. 瘀血内阻
   D. 外感六淫或饮食房劳所伤
   E. 气血两虚

3. 产后病的治疗原则是（　　）
   A. 补气养血为主
   B. 活血化瘀为主
   C. 勿拘于产后，勿忘于产后
   D. 疏肝健脾为主
   E. 滋补肝肾为主

4. 下列不属于产后血晕特点的是（　　）
   A. 分娩后突然头晕眼花
   B. 不能起坐
   C. 半身不遂
   D. 泛恶欲吐
   E. 甚至昏厥，不省人事

5. 治疗产后血晕血虚气脱证的首选方剂是（　　）
   A. 参附汤
   B. 夺命散
   C. 一阴煎
   D. 四物汤
   E. 八珍汤

6. 治疗产后血晕瘀阻气闭证的首选方剂是（　　）
   A. 参附汤
   B. 夺命散
   C. 一阴煎
   D. 四物汤
   E. 八珍汤

7. 下列各项中，不属于产后发热常见病因病机的是（　　）
   A. 感染邪毒
   B. 外感
   C. 血瘀
   D. 血虚
   E. 气虚

8. 治疗产后发热感染邪毒证的首选方剂是（　　）
   A. 五味消毒饮合失笑散
   B. 荆穗四物汤
   C. 生化汤
   D. 补中益气汤
   E. 八珍汤

9. 治疗产后发热外感证的首选方剂是（　　）
   A. 五味消毒饮合失笑散
   B. 荆穗四物汤
   C. 生化汤
   D. 补中益气汤
   E. 八珍汤

10. 治疗产后发热血瘀证的首选方剂是（　　）
    A. 五味消毒饮合失笑散
    B. 荆穗四物汤
    C. 生化汤
    D. 补中益气汤
    E. 八珍汤

11. 治疗产后发热血虚证的首选方剂是（　　）
    A. 五味消毒饮合失笑散
    B. 荆穗四物汤
    C. 生化汤
    D. 补中益气汤
    E. 八珍汤

12. 下列属于产后腹痛常见病因病机的是（　　）
    A. 气血两虚
    B. 阴阳两虚
    C. 脾肾气虚
    D. 肝血不足
    E. 肾精不足

13. 治疗产后腹痛气血两虚证的方剂是（　　）
    A. 肠宁汤
    B. 生化汤
    C. 温经汤
    D. 补中益气汤
    E. 八珍汤

14. 治疗产后腹痛瘀滞子宫证的方剂是（　　）
    A. 肠宁汤
    B. 生化汤
    C. 温经汤
    D. 补中益气汤
    E. 八珍汤

15. 下列有关产后恶露不绝的发病机制，说法错误的是（　　）
    A. 瘀血内阻，冲任失畅，血不归经
    B. 肝郁化热，热扰冲任，迫血妄行
    C. 脾虚气陷，冲任不固，不能摄血
    D. 阴虚内热，下扰冲任，迫血妄行
    E. 阳虚内寒，冲任不固

16. 治疗产后恶露不绝气虚证的方剂是（　　）
    A. 举元煎　　　　　B. 补中益气汤加味
    C. 生化汤加味　　　D. 保阴煎加味
    E. 胶艾汤

17. 治疗产后恶露不绝血瘀证的方剂是（　　）
    A. 举元煎　　　　　B. 补中益气汤加味
    C. 生化汤加味　　　D. 保阴煎加味
    E. 胶艾汤

18. 治疗产后恶露不绝血热证的方剂是（　　）
    A. 举元煎　　　　　B. 补中益气汤加味
    C. 生化汤加味　　　D. 保阴煎加味
    E. 胶艾汤

19. 产后发热血虚证的治法是（　　）
    A. 补血益气，和营退热
    B. 活血化瘀，和营退热
    C. 养血祛风，疏解表邪
    D. 清热解毒，凉血化瘀
    E. 养血祛风，清热解毒

20. 下列不属于生化汤药物组成的是（　　）
    A. 川芎　　　　　　B. 桃仁
    C. 甘草　　　　　　D. 人参
    E. 炮干姜

A2 型题

1. 患者分娩后突感头晕眼花，不能起坐，恶心呕吐，继而神昏，不省人事。其诊断为（　　）
    A. 产后痉证　　　　B. 产后血晕
    C. 产后昏迷　　　　D. 产后郁证
    E. 产后中风

2. 患者产后出现恶寒发热，鼻流清涕，头痛，肢体酸痛，无汗，舌苔薄白，脉浮紧。治疗应首选的方剂是（　　）

    A. 五味消毒饮合失笑散
    B. 荆穗四物汤
    C. 生化汤
    D. 补中益气汤
    E. 八珍汤

3. 患者产后低热不退，腹痛绵绵，喜按，恶露量多，色淡质稀，自汗，头晕心悸，舌质淡，苔薄白，脉细数。治疗应首选的方剂是（　　）
    A. 五味消毒饮合失笑散
    B. 荆穗四物汤
    C. 生化汤
    D. 补中益气汤
    E. 八珍汤

4. 患者产后小腹隐隐作痛，数日不止，喜按喜揉，恶露量少，色淡红，质稀无块，面色苍白，头晕眼花，心悸怔忡，大便干结，舌质淡，苔薄白，脉细弱。治疗应首选的方剂是（　　）
    A. 肠宁汤　　　　　B. 生化汤
    C. 温经汤　　　　　D. 补中益气汤
    E. 八珍汤

5. 患者产后小腹疼痛，拒按，得热痛缓，恶露量少，涩滞不畅，色紫暗有块，块下痛减，面色青白，四肢不温，舌质紫暗，脉沉紧。治疗应首选的方剂是（　　）
    A. 肠宁汤　　　　　B. 生化汤
    C. 温经汤　　　　　D. 补中益气汤
    E. 八珍汤

6. 患者产后 28 天，恶露不止，量多，色淡质稀，小腹空坠，神倦面白，舌淡，脉细弱。治疗应选（　　）
    A. 举元煎　　　　　B. 补中益气汤加味
    C. 生化汤加味　　　D. 保阴煎加味
    E. 胶艾汤

7. 患者产后 29 天，恶露不止，量较多，色深红，质黏稠有臭味，面色潮红，口燥咽干，舌质红，脉细数。治疗应选（　　）
    A. 生化汤　　　　　B. 保阴煎
    C. 五味消毒饮　　　D. 丹栀逍遥散
    E. 以上均不可

8. 患者产后 30 天，恶露淋沥不止，量少色暗有

块，小腹疼痛拒按，舌紫暗，脉弦涩。治疗应选（　　）

A. 桃红四物汤　　　　B. 血府逐瘀汤

C. 少腹逐瘀汤　　　　D. 生化汤

E. 膈下逐瘀汤

9. 患者，女，32岁，已婚，产后30天，恶露不尽，量时少或时多，色暗有块，小腹疼痛拒按，舌有瘀点，脉沉涩。其证型是（　　）

A. 气虚证　　　　　　B. 血瘀证

C. 血热证　　　　　　D. 血虚证

E. 气血两虚证

10. 患者，女，27岁，分娩后小腹隐隐作痛数日，喜按喜揉，恶露量少，色淡红，质稀无块，面色苍白，头晕眼花，心悸怔忡，大便干结，舌质淡，苔薄白，脉细弱。其治法是（　　）

A. 活血化瘀，温经止痛

B. 清热解毒，活血止痛

C. 补血益气，缓急止痛

D. 理气行滞，化瘀止痛

E. 温经散寒，化瘀止痛

B1 型题

A. 病痉、病郁冒、大便难

B. 冲心、冲胃、冲肺

C. 呕吐、盗汗、泄泻

D. 产后血晕、产后发热、产后腹痛

E. 产后小便不通、产后恶露不绝、产后小便淋痛

1. 产后"三急"，是指（　　）

2. 产后"三冲"，是指（　　）

A. 产后腹痛　　　　　B. 产后痉证

C. 产后身痛　　　　　D. 产后发热

E. 产后血晕

3. 产妇分娩后，突然头晕眼花，不能起坐，甚至昏厥不省人事，应诊为（　　）

4. 新产后，发生手足抽搐，项背强直，甚至口噤，角弓反张，应诊为（　　）

A. 月经淋沥不净，腹痛拒按

B. 小腹绵绵作痛，恶露量少

C. 月经将至，小腹胀痛

D. 寒热时作，腹痛拒按，恶露量少

E. 小腹疼痛拒按，恶露量少

5. 产后腹痛瘀滞子宫证的主症是（　　）

6. 产后发热血瘀证的主症是（　　）

A. 产后发热外感证

B. 产后发热血虚证

C. 产后发热血瘀证

D. 产后发热感染邪毒证

E. 产后蒸乳发热

7. 产后高热寒战，小腹疼痛拒按，恶露量较多，色紫暗如败酱，有臭味，多属（　　）

8. 产后寒热时作，恶露量少，色暗有块，小腹疼痛拒按，多属（　　）

A. 肠宁汤　　　　　　B. 生化汤

C. 温经汤　　　　　　D. 补中益气汤

E. 八珍汤

9. 治疗产后腹痛气血两虚证的首选方剂是（　　）

10. 治疗产后腹痛瘀滞子宫证的首选方剂是（　　）

A. 举元煎　　　　　　B. 补中益气汤加味

C. 生化汤加味　　　　D. 保阴煎加味

E. 胶艾汤

11. 治疗产后恶露不绝气虚证的方剂是（　　）

12. 治疗产后恶露不绝血瘀证的方剂是（　　）

A. 行气活血化瘀　　　B. 补气摄血固冲

C. 养阴清热止血　　　D. 活血化瘀止血

E. 活血化瘀止痛

13. 产后恶露不绝血瘀证的治法是（　　）

14. 产后恶露不绝血热证的治法是（　　）

第七节　妇科杂病

A1 型题

1. 下列不属于妇科杂病的是（　　）

A. 盆腔炎　　　　　　B. 阴挺

C. 阴痒　　　　　　　D. 阴疮

E. 转胞

2. 下列不属于癥瘕常见病因病机的是（　　）

A. 气滞血瘀　　　　　B. 痰湿瘀结

C. 湿热瘀阻　　　　　D. 肾虚血瘀

E. 气血两虚

3. 治疗癥瘕气滞血瘀证的代表方剂是（　　）

A. 血府逐瘀汤　　　　B. 佛手散
C. 膈下逐瘀汤　　　　D. 桃红四物汤
E. 香棱丸

4. 治疗癥瘕痰湿瘀结证的代表方剂是（　　　）
   A. 血府逐瘀汤
   B. 佛手散
   C. 苍附导痰汤合桂枝茯苓丸
   D. 桃红四物汤
   E. 香棱丸

5. 治疗癥瘕湿热瘀阻证的代表方剂是（　　　）
   A. 血府逐瘀汤
   B. 佛手散
   C. 苍附导痰汤合桂枝茯苓丸
   D. 大黄牡丹汤
   E. 香棱丸

6. 下列各项中，不属于慢性盆腔炎常见病因病机
   的是（　　　）
   A. 湿热瘀结　　　　B. 热毒炽盛
   C. 气滞血瘀　　　　D. 寒湿凝滞
   E. 气虚血瘀

7. 治疗急性盆腔炎热毒炽盛证的首选方剂是（　　　）
   A. 五味消毒饮合大黄牡丹汤
   B. 仙方活命饮
   C. 银甲丸
   D. 膈下逐瘀汤
   E. 慢盆汤

8. 治疗急性盆腔炎湿热瘀结证的首选方剂是（　　　）
   A. 五味消毒饮合大黄牡丹汤
   B. 仙方活命饮
   C. 银甲丸
   D. 膈下逐瘀汤
   E. 慢盆汤

9. 治疗慢性盆腔炎湿热瘀结证的首选方剂是（　　　）
   A. 五味消毒饮合大黄牡丹汤
   B. 仙方活命饮
   C. 银甲丸
   D. 膈下逐瘀汤
   E. 慢盆汤

10. 治疗慢性盆腔炎气滞血瘀证的首选方剂是（　　　）

A. 五味消毒饮合大黄牡丹汤
B. 仙方活命饮
C. 银甲丸
D. 膈下逐瘀汤
E. 慢盆汤

11. 下列不属于不孕症常见病因病机的是（　　　）
    A. 肾虚　　　　　　B. 肝气郁结
    C. 瘀滞胞宫　　　　D. 痰湿内阻
    E. 气滞血瘀

12. 治疗不孕症肾气虚证的首选方剂是（　　　）
    A. 毓麟珠　　　　　B. 温胞饮
    C. 开郁种玉汤　　　D. 少腹逐瘀汤
    E. 苍附导痰汤

13. 治疗不孕症肾阳虚证的方剂是（　　　）
    A. 毓麟珠　　　　　B. 温胞饮
    C. 开郁种玉汤　　　D. 少腹逐瘀汤
    E. 苍附导痰汤

14. 治疗不孕症肝气郁结证的首选方剂是（　　　）
    A. 毓麟珠　　　　　B. 温胞饮
    C. 开郁种玉汤　　　D. 少腹逐瘀汤
    E. 苍附导痰汤

15. 治疗不孕症瘀阻胞宫证的首选方剂是（　　　）
    A. 毓麟珠　　　　　B. 温胞饮
    C. 开郁种玉汤　　　D. 少腹逐瘀汤
    E. 苍附导痰汤

16. 治疗不孕症痰湿内阻证的首选方剂是（　　　）
    A. 毓麟珠　　　　　B. 温胞饮
    C. 开郁种玉汤　　　D. 少腹逐瘀汤
    E. 苍附导痰汤

17. 下列不属于毓麟珠药物组成的是（　　　）
    A. 人参　　　　　　B. 白术
    C. 白芍　　　　　　D. 生地黄
    E. 当归

18. 下列属于阴痒常见病因病机的是（　　　）
    A. 肾虚　　　　　　B. 肝气郁结
    C. 瘀滞胞宫　　　　D. 肝经湿热
    E. 气滞血瘀

19. 治疗阴痒肝经湿热证的方剂是（　　）
    A. 龙胆泻肝汤　　　　B. 知柏地黄汤
    C. 六味地黄汤　　　　D. 五味消毒饮
    E. 苍附导痰汤

20. 治疗阴痒肝肾阴虚证的首选方剂是（　　）
    A. 龙胆泻肝汤　　　　B. 知柏地黄汤
    C. 六味地黄汤　　　　D. 五味消毒饮
    E. 苍附导痰汤

21. 下列属于子宫脱垂常见病因病机的是（　　）
    A. 气虚　　　　　　　B. 血虚
    C. 阴虚　　　　　　　D. 阳虚
    E. 阴阳两虚

22. 治疗子宫脱垂气虚证的首选方剂是（　　）
    A. 补中益气汤　　　　B. 大补元煎
    C. 四物汤　　　　　　D. 八珍汤
    E. 保元煎

23. 治疗子宫脱垂肾虚证的首选方剂是（　　）
    A. 补中益气汤　　　　B. 大补元煎
    C. 四物汤　　　　　　D. 八珍汤
    E. 保元煎

24. 治疗慢性盆腔炎寒湿凝滞证的代表方剂是
    （　　）
    A. 慢盆汤　　　　　　B. 五味消毒饮
    C. 膈下逐瘀汤　　　　D. 理冲汤
    E. 仙方活命饮

25. 治疗慢性盆腔炎气虚血瘀证的代表方剂是
    （　　）
    A. 慢盆汤　　　　　　B. 五味消毒饮
    C. 膈下逐瘀汤　　　　D. 理冲汤
    E. 仙方活命饮

A2 型题

1. 患者小腹部有一包块，坚硬固定，小腹胀满，
   月经先后不定，面色晦暗，经量多有块，舌质
   紫暗，有瘀点，脉沉弦涩。其治法为（　　）
   A. 清热利湿，破瘀消癥
   B. 行气活血，化瘀消癥
   C. 活血散结，破瘀消癥
   D. 理气化痰，破瘀消癥

E. 补肾活血，破瘀消癥

2. 患者小腹部有积块，按之痛或不痛，小腹胀满，
   胸闷不舒，舌质紫暗，苔薄润，脉沉弦。治疗
   宜选（　　）
   A. 香棱丸　　　　　　B. 开郁二陈汤
   C. 加味逍遥丸　　　　D. 大黄牡丹汤
   E. 桂枝茯苓丸

3. 患者近 1 个月来下腹部疼痛拒按，热势起伏，
   寒热往来，带下量多色黄，质稠，气味臭秽，
   经量增多，经期延长，大便溏，小便短赤，舌
   红有瘀点，苔黄厚，脉弦滑。治疗应首选的方
   剂是（　　）
   A. 五味消毒饮合大黄牡丹汤
   B. 仙方活命饮
   C. 银甲丸
   D. 膈下逐瘀汤
   E. 慢盆汤

4. 患者少腹部隐痛，痛连腰骶，低热起伏，劳累
   时加重，带下量多，色黄，质黏稠，胸闷纳呆，
   口干不欲饮，大便溏，小便黄赤，舌体胖大，
   色红，苔黄腻，脉弦数。治疗应首选的方剂是
   （　　）
   A. 五味消毒饮合大黄牡丹汤
   B. 仙方活命饮
   C. 银甲丸
   D. 膈下逐瘀汤
   E. 慢盆汤

5. 患者，女，结婚 3 年未孕，月经 50～60 天一行，
   量少色淡，腰酸腿软，性欲淡漠，小便清长，大
   便不实，舌淡苔白，脉沉细。可诊断为（　　）
   A. 不孕症，血瘀证
   B. 不孕症，肾阳虚证
   C. 不孕症，肝郁气滞证
   D. 不孕症，痰湿阻滞证
   E. 不孕症，肝肾阴虚证

6. 患者，女，结婚 7 年未孕，月经 20 天一行，量
   少色红，无血块，形体消瘦，腰酸软，头晕眼
   花，心悸失眠，五心烦热。治疗宜首选（　　）
   A. 启宫丸　　　　　　B. 毓麟珠
   C. 开郁种玉汤　　　　D. 少腹逐瘀汤
   E. 养精种玉汤

7. 患者阴部瘙痒难忍，坐卧不安，粗糙增厚，有抓痕，黏膜充血破溃，带下量多，色黄如脓，味腥臭，心烦易怒，口苦口腻，小便黄赤，舌体胖大，色红，苔黄腻，脉弦数。其治疗的方剂是（　　）
A. 龙胆泻肝汤　　　　B. 知柏地黄汤
C. 六味地黄汤　　　　D. 五味消毒饮
E. 苍附导痰汤

8. 患者阴部瘙痒难忍，干涩灼热，夜间加重，皮肤粗糙，眩晕耳鸣，五心烦热，烘热汗出，腰腿酸软，口干不欲饮，舌红苔少，脉细数无力。治疗应首选的方剂是（　　）
A. 龙胆泻肝汤　　　　B. 知柏地黄汤
C. 六味地黄汤　　　　D. 五味消毒饮
E. 苍附导痰汤

9. 患者子宫下移，阴道壁松弛膨出，劳则加重，小腹下坠，神倦懒言，面色不华，四肢乏力，小便频数，带下量多，质稀色淡，舌淡苔薄，脉缓弱。其治疗的方剂是（　　）
A. 补中益气汤　　　　B. 大补元煎
C. 四物汤　　　　　　D. 八珍汤
E. 保元煎

10. 患者子宫下脱，日久不愈，头晕耳鸣，腰膝酸软冷痛，小腹下坠，小便频数，入夜尤甚，带下清稀，舌淡红，脉沉弱。其治疗的方剂是（　　）
A. 补中益气汤　　　　B. 大补元煎
C. 四物汤　　　　　　D. 八珍汤
E. 保元煎

11. 患者，女，29岁，久婚未怀孕，月经或前或后，经量多少不一，经前烦躁易怒，胸胁乳房胀痛，精神抑郁，喜太息，舌边有瘀斑，质暗红，脉弦细。其诊断为（　　）
A. 不孕症，肾虚证
B. 不孕症，肾虚肝郁证
C. 不孕症，肝气郁结证
D. 不孕症，瘀滞胞宫证
E. 不孕症，痰湿内阻证

B1 型题

A. 香棱丸
B. 苍附导痰汤合桂枝茯苓丸
C. 大黄牡丹汤
D. 益肾调经汤
E. 补中益气汤
1. 治疗癥瘕湿热瘀阻证的首选方剂是（　　）
2. 治疗癥瘕肾虚血瘀证的首选方剂是（　　）

A. 五味消毒饮合大黄牡丹汤
B. 仙方活命饮
C. 银甲丸
D. 膈下逐瘀汤
E. 慢盆汤
3. 治疗慢性盆腔炎湿热瘀结证的首选方剂是（　　）
4. 治疗急性盆腔炎湿热瘀结证的首选方剂是（　　）

A. 启宫丸　　　　　　B. 毓麟珠
C. 开郁种玉汤　　　　D. 少腹逐瘀汤
E. 苍附导痰汤
5. 治疗不孕症肝气郁结证的首选方剂是（　　）
6. 治疗不孕症痰湿内阻证的首选方剂是（　　）

A. 龙胆泻肝汤　　　　B. 知柏地黄汤
C. 六味地黄汤　　　　D. 五味消毒饮
E. 苍附导痰汤
7. 治疗阴痒肝经湿热证的方剂是（　　）
8. 治疗阴痒肝肾阴虚证的方剂是（　　）

A. 补中益气汤　　　　B. 大补元煎
C. 四物汤　　　　　　D. 八珍汤
E. 保元煎
9. 治疗子宫脱垂气虚证的方剂是（　　）
10. 治疗子宫脱垂肾虚证的方剂是（　　）

A. 清热利湿，化瘀止痛
B. 活血化瘀，理气止痛
C. 清热解毒，利湿排脓
D. 益气健脾，化瘀散结
E. 祛寒除湿，活血化瘀
11. 急性盆腔炎热毒炽盛证的治法是（　　）
12. 慢性盆腔炎气滞血瘀证的治法是（　　）

第八章

中医儿科学

第一节　小儿生长发育

A1 型题

1. 幼儿期是指（　　　）
   A. 从出生后脐带结扎到出生后 28 天
   B. 出生后 28 天到 1 周岁
   C. 1～3 周岁
   D. 3～7 周岁
   E. 7～12 周岁

2. 正常新生儿出生时体重约为（　　　）
   A. 1kg　　　　　　　B. 2kg
   C. 3kg　　　　　　　D. 4kg
   E. 5kg

3. 正常新生儿出生的身长约为（　　　）
   A. 40cm　　　　　　B. 50cm
   C. 55cm　　　　　　D. 60cm
   E. 65cm

4. 6 个月以内的婴儿平均每月体重增长约（　　　）
   A. 0.2kg　　　　　　B. 0.4kg
   C. 0.5kg　　　　　　D. 0.7kg
   E. 1kg

5. 1 周岁以后的小儿平均每年体重增长约（　　　）
   A. 1kg　　　　　　　B. 2kg
   C. 3kg　　　　　　　D. 4kg
   E. 5kg

6. 小儿营养不良的诊断标准是体重低于正常均值的（　　　）
   A. 50%　　　　　　　B. 60%
   C. 75%　　　　　　　D. 85%
   E. 90%

7. 按照公式计算，4 岁小儿的正常身高应是（　　　）
   A. 80cm　　　　　　B. 90cm
   C. 98cm　　　　　　D. 100cm
   E. 108cm

8. 按照公式计算，3 月龄婴儿的正常体重是（　　　）
   A. 4.2kg　　　　　　B. 5.1kg
   C. 6.5kg　　　　　　D. 7.0kg
   E. 8.5kg

9. 按照公式计算，5 岁小儿的正常体重是（　　　）
   A. 10kg　　　　　　B. 15kg
   C. 18kg　　　　　　D. 20kg
   E. 25kg

10. 小儿前囟正常闭合的时间是（　　　）
    A. 3～6 个月　　　　B. 6～12 个月
    C. 12～18 个月　　　D. 18～22 个月
    E. 22～24 个月

11. 小儿后囟正常闭合的时间是（　　　）
    A. 2～4 个月　　　　B. 4～6 个月
    C. 6～8 个月　　　　D. 8～10 个月
    E. 10～12 个月

12. 前囟的大小是指（　　　）
    A. 囟门的长边长度
    B. 囟门的短边长度
    C. 囟门长边与短边长度的乘积
    D. 囟门对边中点间连线的距离
    E. 囟门对角连线的距离

13. 小儿乳牙正常萌出的时间是（　　　）
    A. 2～4 个月　　　　B. 5～6 个月
    C. 4～10 个月　　　　D. 8～12 个月
    E. 12～18 个月

14. 小儿恒牙正常萌出的时间是（　　）
    A. 5 岁　　　　　　　B. 6 岁
    C. 7 岁　　　　　　　D. 8 岁
    E. 9 岁

15. 12 个月大婴儿正常乳牙的数量是（　　）
    A. 2 ~ 4 颗　　　　　B. 4 ~ 6 颗
    C. 6 ~ 8 颗　　　　　D. 8 ~ 10 颗
    E. 10 ~ 12 颗

16. 新生儿正常的脉搏次数为（　　）
    A. 70 ~ 90 次 / 分钟
    B. 80 ~ 100 次 / 分钟
    C. 100 ~ 120 次 / 分钟
    D. 110 ~ 130 次 / 分钟
    E. 120 ~ 140 次 / 分钟

17. 3 岁小儿的正常收缩压是（　　）
    A. 70mmHg　　　　　B. 86mmHg
    C. 95mmHg　　　　　D. 100mmHg
    E. 110mmHg

18. 随着小儿的生长发育，能发出"爸爸""妈妈"
    等单词，并且有呼唤亲人之意，最开始的时间
    约为（　　）
    A. 出生后第 4 个月
    B. 出生后第 7 个月
    C. 出生后第 10 个月
    D. 出生后第 12 个月
    E. 出生后第 15 个月

A2 型题

1. 患儿，女，12 个月，精神萎靡，眼眶微陷，囟
   门凹陷。其诊断为（　　）
   A. 解颅　　　　　　　B. 佝偻病
   C. 脱水　　　　　　　D. 小儿痴呆
   E. 脑膜炎

2. 患儿，男，5 岁，身高 105cm，体重 14kg，食欲
   差，挑食，易感冒。首先考虑的诊断是（　　）
   A. 感冒　　　　　　　B. 营养不良
   C. 肥胖症　　　　　　D. 侏儒症
   E. 佝偻病

B1 型题

A. 新生儿期　　　　　B. 婴儿期
C. 幼儿期　　　　　　D. 学龄期
E. 青春期
1. 人的第一个生长发育高峰期是（　　）
2. 人的第二个生长发育高峰期是（　　）

A. 16　　　　　　　　B. 20
C. 24　　　　　　　　D. 28
E. 32
3. 小儿乳牙的颗数为（　　）
4. 小儿恒牙的颗数为（　　）

A. 扶坐或侧卧时抬头
B. 扶手能坐，能握持玩具
C. 能站立，能爬
D. 能独走，弯腰拾东西
E. 能跑，跳过障碍物或侧卧时抬头
5. 在小儿运动发育的进程中，8 个月时（　　）
6. 在小儿运动发育的进程中，12 个月时（　　）

第二节　小儿生理、病因、病理特点

A1 型题

1. 下列不属于小儿生理特点的是（　　）
   A. 脏腑娇嫩　　　　　B. 形气未充
   C. 生机蓬勃　　　　　D. 发育迅速
   E. 传变迅速

2. 下列不属于小儿病理特点的是（　　）
   A. 脏腑娇嫩　　　　　B. 脏气清灵
   C. 易趋康复　　　　　D. 发病容易
   E. 传变迅速

3. 清代医家吴鞠通将小儿的生理特点概括为（　　）
   A. 纯阳之体
   B. 稚阳未充，稚阴未长
   C. 肝常有余
   D. 脾常不足
   E. 易虚易实

4. 下列有关"凡孩子三岁以下，呼为纯阳"中
   "纯阳"一词的说法，正确的是（　　）
   A. 小儿纯阳无阴

B. 小儿脏腑娇嫩，形气未充
C. 小儿生机蓬勃，发育迅速
D. 小儿阳热之体，易患热病
E. 以上说法都正确

5. 小儿常有余的脏腑是（　　　）
　　A. 心、肝　　　　　　B. 心、肺
　　C. 肺、脾　　　　　　D. 肝、脾、肾
　　E. 肺、脾、肾

6. 小儿常不足的脏腑是（　　　）
　　A. 心、肝、肺　　　　B. 心、肺、脾
　　C. 肺、脾、肝　　　　D. 肝、脾、肾
　　E. 肺、脾、肾

7. 儿科最常见的一类疾病是（　　　）
　　A. 肝系疾病　　　　　B. 心系疾病
　　C. 脾系疾病　　　　　D. 肺系疾病
　　E. 肾系疾病

8. 下列不属于小儿脾胃病发病原因的是（　　　）
　　A. 感受外邪　　　　　B. 不能自控
　　C. 喂养不当　　　　　D. 饮食不洁
　　E. 脾胃虚弱

9. 小儿出现先天性疾病，多由于妊娠妇女（　　　）
　　A. 饮食失节　　　　　B. 情志不调
　　C. 劳逸过度　　　　　D. 感受外邪
　　E. 以上都是

A2 型题

患儿，女，7 个月。其母诉其因突然听闻爆竹声后，出现夜间啼哭不休、睡眠不实。其病机为（　　　）
　　A. 肝风内动　　　　　B. 肾气不足
　　C. 心胆气虚　　　　　D. 惊扰心神
　　E. 忧思伤脾

B1 型题

　　A. 心常有余　　　　　B. 肝常有余
　　C. 脾常不足　　　　　D. 肺常不足
　　E. 肾常亏虚

1. 小儿高热易伴随惊风抽搐，其主要病因病机为（　　　）

2. 小儿在生长发育过程中，可见五迟、五软、解颅等病证，其主要病因病机为（　　　）

第三节　四诊概要

A1 型题

1. 古今儿科医家应用小儿四诊时，最重要的诊法是（　　　）
　　A. 望诊　　　　　　　B. 闻诊
　　C. 问诊　　　　　　　D. 脉诊
　　E. 触诊

2. 面呈白色，其证为（　　　）
　　A. 热证　　　　　　　B. 虚证
　　C. 实证　　　　　　　D. 痛证
　　E. 水饮证

3. 小儿面色萎黄，常见于（　　　）
　　A. 肺系疾病　　　　　B. 脾系疾病
　　C. 肝系疾病　　　　　D. 心系疾病
　　E. 肾系疾病

4. 下列不属于面色青主证的是（　　　）
　　A. 寒证　　　　　　　B. 虚证
　　C. 痛证　　　　　　　D. 瘀证
　　E. 惊痫

5. 下列不属于面色黑主证的是（　　　）
　　A. 痛证　　　　　　　B. 寒证
　　C. 热证　　　　　　　D. 瘀证
　　E. 水饮证

6. 《小儿药证直诀·面上证》最早记载了小儿面部"五部配五脏"的望诊方法，以下相关内容错误的是（　　　）
　　A. 左腮为肝　　　　　B. 右腮为肺
　　C. 额上为心　　　　　D. 鼻为胃
　　E. 颏为肾

7. 小儿舌体胖嫩，舌边齿痕明显，其病机为（　　　）
　　A. 心火上炎　　　　　B. 心肝血虚
　　C. 脾肾阳虚　　　　　D. 脾胃湿热
　　E. 肝气郁滞

8. 舌体肿大，板硬麻木，转动不灵，甚则肿塞满

口，称为（ ）

A. 连舌   B. 重舌

C. 木舌   D. 吐舌

E. 弄舌

9. 小儿舌体上起粗大红刺，状如草莓者，常见于（ ）

A. 风疹   B. 麻疹

C. 水痘   D. 猩红热

E. 鹅口疮

10. 舌苔花剥，状如地图，时隐时现，经久不愈，病机多为（ ）

A. 饮食内停   B. 脾胃湿热

C. 胃之气阴不足   D. 心之气血两虚

E. 高热阴伤津亏

11. 患儿两目直视，瞪目不能灵活转动，多为（ ）

A. 肝风内动   B. 风热上攻

C. 惊风先兆   D. 脾胃气虚

E. 肾精不足

12. 患儿长期鼻流浊涕，气味腥臭，多为（ ）

A. 外感风寒   B. 外感风热

C. 肺经郁热   D. 肺气郁闭

E. 肺经燥热

13. 狐疝的表现为（ ）

A. 阴囊潮湿

B. 阴囊松弛

C. 阴囊水肿

D. 阴囊中睾丸肿大，透亮不红

E. 阴囊中有物下坠，可移动

14. 小儿指纹色鲜红浮露，多为（ ）

A. 外感风寒   B. 外感风热

C. 瘀热内结   D. 气血亏虚

E. 内有虚寒

15. 小儿指纹青紫，多为（ ）

A. 外感风寒   B. 外感风热

C. 瘀热内结   D. 气血亏虚

E. 内有虚寒

16. 小儿夜卧啼哭，睡眠不安，白天如常者，为（ ）

A. 饥饿   B. 困倦

C. 腹痛   D. 夜啼

E. 失眠

17. 咳嗽频频，痰稠难咳，喉中痰鸣，多为（ ）

A. 风热犯肺   B. 风寒犯肺

C. 燥邪犯肺   D. 痰热蕴肺

E. 肝气犯肺

18. 下列不属于儿科问诊中个人史内容的是（ ）

A. 胎产史   B. 喂养情况

C. 生长发育   D. 预防接种

E. 大便情况

19. 小儿出现弦脉，多为（ ）

A. 脾胃虚弱   B. 痰食中阻

C. 心气不调   D. 肝气旺盛

E. 肺气不足

20. 婴幼儿的颅骨按之不坚而有弹性感，可见于（ ）

A. 囟填

B. 解颅

C. 流行性脑膜炎

D. 乙型脑炎

E. 维生素 D 缺乏性佝偻病

A2 型题

1. 患儿，女，3 岁，发热 2 天，出现以左侧耳垂为中心的腮部漫肿，并伴有局部疼痛。其诊断为（ ）

A. 猩红热   B. 鹅口疮

C. 流行性腮腺炎   D. 白喉

E. 马牙

2. 患儿，男，11 个月，发热，啼哭不休，察口时发现咽部微红，有灰白色假膜，不易拭去。其诊断为（ ）

A. 猩红热   B. 鹅口疮

C. 流行性腮腺炎   D. 白喉

E. 马牙

3. 患儿，男，4 岁，长期挑食，食量少，形体瘦弱，大便稀溏，含有不消化食物，臭味不明显，

舌淡，边有齿痕。其辨证为（　　）
A. 饮食积滞　　　　B. 脾胃湿热
C. 胃火炽盛　　　　D. 脾胃虚寒
E. 肾气不固

4. 患儿，女，1岁，近3天来发热，喜凉饮，腹痛腹泻，大便中含有大量赤白黏冻。其诊断为（　　）
A. 腹泻　　　　　　B. 痢疾
C. 肠梗阻　　　　　D. 肠套叠
E. 胆道梗阻

B1 型题

A. 脾经伏热　　　　B. 心气不足
C. 心经有热　　　　D. 心气将绝
E. 气血瘀滞

1. 将舌体吐出唇外，又缓缓收回，多为（　　）
2. 用舌舔口唇，以致口唇四周色红，或有脱屑、作痒，多因（　　）

A. 麻疹　　　　　　B. 风疹
C. 荨麻疹　　　　　D. 猩红热
E. 水痘

3. 患儿皮肤上丘疹、疱疹、结痂并见，疱疹内有水液色清，常见于（　　）
4. 患儿皮肤上出现浅红色细小皮疹，身热不甚，常见于（　　）

第四节　儿科治法概要

A1 型题

1. 下列不属于儿科用药原则的是（　　）
A. 治疗及时　　　　B. 处方轻灵
C. 顾护脾胃　　　　D. 必投补益
E. 先证而治

2. 下列有关小儿用药剂量的说法，正确的是（　　）
A. 新生儿中药用量是成人量的1/5
B. 乳婴儿中药用量是成人量的1/4
C. 幼儿中药用量是成人量的1/3
D. 学龄儿童中药用量是成人量的2/3
E. 青春期少年的中药用量是成人量的1/2

3. 下列不属于儿科常见内治给药法的是（　　）
A. 口服给药法　　　B. 鼻饲给药法

C. 直肠给药法　　　D. 吹鼻法
E. 敷贴法

4. 将新鲜马齿苋捣碎，调敷于腮部，治疗流行性腮腺炎的方法，属于（　　）
A. 敷贴法　　　　　B. 熏洗法
C. 罨包法　　　　　D. 涂敷法
E. 擦拭法

5. 在儿科外治法中，将丁香、肉桂等药打粉并制作成药饼，再用普通膏药将其敷贴于肚脐，常用于治疗的疾病是（　　）
A. 咳嗽　　　　　　B. 寒性哮喘
C. 寒证泄泻　　　　D. 便秘
E. 鹅口疮

6. 下列不属于捏脊疗法适用疾病的是（　　）
A. 食积　　　　　　B. 厌食
C. 泄泻　　　　　　D. 痿证
E. 哮喘

7. 下列有关刺四缝疗法操作的描述，错误的是（　　）
A. 选取五指中节横纹中点
B. 皮肤局部消毒
C. 手持三棱针
D. 刺入约1分深
E. 挤出少许黄白色黏液

A2 型题

患儿，7岁，外感发热、咳嗽1周，经治疗后无发热，但仍有咳嗽咳痰，甚至喘憋，夜卧不安，伴食少纳呆，形体瘦弱，平素易患感冒。其目前应采取的治疗方法是（　　）
A. 疏风解表法　　　B. 止咳平喘法
C. 消食导滞法　　　D. 健脾益气法
E. 培元补肾法

B1 型题

A. 口服给药法　　　B. 鼻饲给药法
C. 直肠给药法　　　D. 吹鼻法
E. 气雾吸入法

1. 对于昏迷或吞咽困难的患儿，可采用的给药方法（　　）
2. 对于外感发热伴大便秘结、口服药物困难的患

儿，可采用的给药方法是（　　　）

A. 涂敷法　　　　　　B. 熏洗法

C. 擦拭法　　　　　　D. 热熨法

E. 罨包法

3. 常用于小儿口疮的外治法是（　　　）

4. 常用于小儿盗汗的外治法是（　　　）

第五节　喂养与保健

A1 型题

1. 下列不属于新生儿期保健的主要措施的是（　　　）

   A. 拭口洁眼　　　　　B. 断脐护脐

   C. 预防缺氧　　　　　D. 祛除胎毒

   E. 生后开乳

2. 新生儿断脐时不注意消毒与清洁，最容易导致的新生儿疾病是（　　　）

   A. 脐疮　　　　　　　B. 脐风

   C. 脐湿　　　　　　　D. 胎毒

   E. 胎黄

3. 下列不属于新生儿祛除胎毒传统方法的是（　　　）

   A. 银花甘草法　　　　B. 豆豉法

   C. 黄连法　　　　　　D. 肉桂法

   E. 大黄法

4. 一般在小儿 10～12 个月时断奶，但不适合断奶的时节是（　　　）

   A. 春季　　　　　　　B. 夏季

   C. 秋季　　　　　　　D. 冬季

   E. 秋、冬季

5. 下列有关小儿添加辅食的原则，说法错误的是（　　　）

   A. 由少到多　　　　　B. 由稀到稠

   C. 由细到粗　　　　　D. 由一种到多种

   E. 婴幼儿生病时更需添加

6. 下列关于婴儿喂养与母乳喂养，说法错误的是（　　　）

   A. 母乳营养丰富，最适合婴儿的生理需要

   B. 母乳易为婴儿消化吸收

   C. 母乳含优质蛋白质、必需氨基酸等，有利于婴儿脑的发育

D. 哺乳的妇女发生乳腺癌、卵巢癌的概率较大

E. 因母乳不足而添加牛、羊乳，称为混合喂养

A2 型题

患儿出生时面红目赤，啼哭不休，哭声响亮，1 天后仍未排出胎便。可诊为（　　　）

A. 脐风　　　　　　　B. 胎惊

C. 胎毒　　　　　　　D. 胎黄

E. 胎寒

B1 型题

A. 果汁、青菜水　　　B. 蛋黄、水果泥

C. 肉末、饼干　　　　D. 稠粥、豆制品

E. 海带、虾

1. 可作为 5 个月婴儿辅食的是（　　　）

2. 可作为 12 个月婴儿辅食的是（　　　）

第六节　胎　怯

A1 型题

1. 下列不属于胎怯诊断要点的是（　　　）

   A. 早产　　　　　　　B. 出生身材矮小

   C. 出生哭声微弱　　　D. 出生体重低下

   E. 脏腑形气不充实

2. 胎怯的主要病因病机是（　　　）

   A. 后天失养，肺脾气虚

   B. 后天失养，心脾两虚

   C. 先天不足，肝肾阴虚

   D. 先天不足，肾脾两虚

   E. 心肾不交，水火失济

3. 胎怯儿先天不足，各脏腑形态、功能均不成熟，如果出现形体瘦弱矮小、头发稀黄、头大囟张、肌肤不温、指甲软短等，其证候是（　　　）

   A. 心气不足证　　　　B. 肺气不足证

   C. 肝血亏虚证　　　　D. 脾阳不足证

   E. 肾精薄弱证

A2 型题

患儿早产，出生时 2.4kg。现形体羸弱，啼哭无力，吮乳乏力，肌肉单薄，皮肤欠温，腹胀腹

泻，指甲软短，指纹淡。辨为胎怯之脾肾两虚证，方用（　　）

A. 六味地黄丸　　　　B. 补肾地黄丸
C. 肾气丸　　　　　　D. 补中益气汤
E. 保元汤

B1 型题

A. 心气不足　　　　　B. 肺气不足
C. 肝气不足　　　　　D. 脾气不足
E. 肾气不足

1. 胎怯儿出现肌肉不生、手足如削，其病机为（　　）

2. 胎怯儿出现皮薄怯寒、毛发不生，其病机为（　　）

第七节 胎 黄

A1 型题

1. 胎黄的诊断要点是（　　）
A. 发热　　　　　　　B. 啼哭不休
C. 皮肤面目发黄　　　D. 肚腹鼓胀
E. 大便干结

2. 生理性胎黄出现的时间一般是在出生后（　　）
A. 1 天之内　　　　　B. 2～3 天
C. 4～6 天　　　　　　D. 7～8 天
E. 9～10 天

3. 病理性胎黄出现的时间一般是在出生后（　　）
A. 12 小时内　　　　　B. 24 小时内
C. 36 小时内　　　　　D. 48 小时内
E. 72 小时内

4. 下列有关病理性胎黄的说法，错误的是（　　）
A. 常在出生后 24 小时内出现
B. 黄疸可消退后复出
C. 足月儿血清总胆红素超过 205μmol/L
D. 早产儿血清总胆红素超 156μmol/L
E. 患儿出现精神萎靡、发热、皮肤面目发黄等症状

5. 下列不属于胎黄病因病机的是（　　）
A. 肝失疏泄　　　　　B. 胆汁外溢
C. 脾胃湿热　　　　　D. 脾胃虚弱
E. 气滞血瘀

6. 孕母素体湿热内盛，遗于胎儿，新生儿出现皮肤与双目发黄，鲜黄如橘皮，此为胎黄（　　）
A. 湿热郁蒸证　　　　B. 寒湿阻滞证
C. 气滞血瘀证　　　　D. 肝脾不和证
E. 脾胃气虚证

A2 型题

1. 患儿出生后 24 小时内出现面目周身皮肤发黄，黄色鲜明，哭声响亮，口渴唇干，小便深黄。治疗首选的方剂为（　　）
A. 三仁汤　　　　　　B. 理中汤
C. 茵陈蒿汤　　　　　D. 茵陈理中汤
E. 血府逐瘀汤

2. 患儿，出生后 3 周出现面目皮肤发黄，色泽晦暗，持久不退，精神萎靡，四肢不温，纳呆，腹泻，舌淡，苔白腻。治宜选用（　　）
A. 三仁汤　　　　　　B. 理中汤
C. 茵陈蒿汤　　　　　D. 茵陈理中汤
E. 小建中汤

3. 患儿，出生后 6 周面目皮肤发黄，颜色逐渐加深，晦暗无华，右胁下按之有痞块，质硬，肚腹鼓胀，其上有青筋、瘀斑，舌暗红，有瘀点，苔薄黄。其治法为（　　）
A. 温中化湿　　　　　B. 清热利湿
C. 清热解毒　　　　　D. 行气导滞
E. 化瘀消积

B1 型题

A. 出生后 2 天内出现
B. 出生后 2～3 天达到高峰
C. 足月儿血清总胆红素超过 155μmol/L
D. 可引起胆红素脑病
E. 黄疸较轻

1. 属于生理性胎黄特点的是（　　）
2. 属于病理性胎黄特点的是（　　）

第八节 感 冒

A1 型题

1. 小儿感冒一年四季均可发病，但最常见于（　　）

A. 春、夏　　　　　　B. 秋、冬

C. 冬、春　　　　　　D. 冬、夏

E. 春、秋

2. 小儿感冒时，邪气入侵的脏腑，首选是（　　　）

A. 肺　　　　　　　　B. 肝

C. 心　　　　　　　　D. 脾

E. 肾

3. 小儿感冒常常出现的兼证是（　　　）

A. 夹风、夹痰、夹食

B. 夹痰、夹滞、夹惊

C. 夹火、夹痰、夹瘀

D. 夹风、夹惊、夹滞

E. 夹食、夹滞、夹惊

4. 小儿感受邪气后，稍有饮食不节，即导致乳食停积，腹胀便秘等，其病机为（　　　）

A. 肺脏娇嫩　　　　　B. 心常有余

C. 肝常有余　　　　　D. 脾常不足

E. 肾精不足

5. 小儿风寒感冒和风热感冒的鉴别要点是（　　　）

A. 有无恶寒发热　　　B. 有无咽红肿痛

C. 有无咳嗽痰多　　　D. 有无头痛无汗

E. 有无不思饮食

6. 小儿暑邪感冒的治法是（　　　）

A. 辛温解表　　　　　B. 辛凉解表

C. 清暑解表　　　　　D. 清热解毒

E. 清热祛湿

7. 感冒夹滞证的治疗应该在疏风解表的基础上，加上（　　　）

A. 二陈汤　　　　　　B. 三拗汤

C. 保和丸　　　　　　D. 小儿回春丹

E. 香砂六君子汤

A2 型题

1. 患儿，2岁，发热，体温38.6℃，有汗，头痛，鼻塞，流浊涕，咳嗽，咽喉肿痛，舌尖红，苔薄黄，指纹紫。其辨证为（　　　）

A. 风寒感冒　　　　　B. 风热感冒

C. 暑邪感冒　　　　　D. 时疫感冒

E. 感冒夹惊

2. 患儿，2岁6个月，发热37.9℃，恶寒重，无汗，头痛，流清涕，鼻塞，打喷嚏，咳嗽，口不渴，舌淡红，苔薄白，指纹浮红。其诊断为（　　　）

A. 风寒感冒　　　　　B. 风热感冒

C. 暑邪感冒　　　　　D. 时疫感冒

E. 感冒夹惊

3. 患儿，2岁3个月，发热，体温39.5℃，恶风，汗出，鼻塞流涕，10分钟前突起四肢抽搐，舌红，有点刺，脉弦。其诊断为（　　　）

A. 风寒感冒　　　　　B. 风热感冒

C. 感冒夹痰　　　　　D. 感冒夹滞

E. 感冒夹惊

4. 患儿，3岁，急起高热恶寒，汗出热不解，头痛心烦，目赤咽痛，肌肉酸痛，全身症状重。其诊断为（　　　）

A. 风寒感冒　　　　　B. 风热感冒

C. 暑邪感冒　　　　　D. 时疫感冒

E. 感冒夹惊

5. 患儿，2岁，发热重，体温38.8℃，少汗，头痛，咳嗽，口干口渴，鼻塞打喷嚏，咽红肿痛，舌质红，苔薄黄，指纹浮紫。其治法为（　　　）

A. 辛温解表，疏风散热

B. 辛温解表，宣肺止咳

C. 辛凉解表，疏风清热

D. 清暑解表，化湿和中

E. 清热解毒，凉血活血

6. 患儿，3岁，发热1天，体温38.3℃，恶寒无汗，头身疼痛，鼻塞，流清涕，咳嗽，舌淡红，苔薄白，指纹浮红。治疗应首选的方剂是（　　　）

A. 桑菊饮　　　　　　B. 银翘散

C. 新加香薷饮　　　　D. 荆防败毒散

E. 桑杏汤

7. 患儿，5岁，盛夏外出游玩，现高热无汗，头痛胸闷，身重困倦，纳呆，鼻塞流涕，苔白腻，脉数。治疗首选方剂是（　　　）

A. 荆防败毒散　　　　B. 银翘散

C. 新加香薷饮　　　　D. 杏苏散

E. 桑菊饮

8. 患儿，7 岁，发热 3 天，头痛，咳嗽，咳痰，喉中痰鸣，鼻流清涕，舌淡红，苔薄白，脉浮滑。治疗首选方剂是（　　　）
   A. 葱豉汤　　　　　　　B. 三拗汤
   C. 桑杏汤　　　　　　　D. 桑菊饮
   E. 荆防败毒散

B1 型题

A. 咳嗽喉痒，喷嚏流涕
B. 咳嗽较剧，声重痰鸣
C. 惊惕啼叫，睡卧不宁
D. 身重困倦，胸闷泛恶
E. 脘腹胀满，不思饮食

1. 感冒夹痰，多见（　　　）
2. 感冒夹滞，多见（　　　）

A. 桑菊饮　　　　　　　B. 银翘散
C. 白虎汤　　　　　　　D. 荆防败毒散
E. 新加香薷饮

3. 小儿风寒感冒，首选的方剂是（　　　）
4. 小儿风热感冒，首选的方剂是（　　　）

第九节　咳　　嗽

A1 型题

1. 小儿咳嗽发生的主要外因是感受（　　　）
   A. 寒邪　　　　　　　　B. 风邪
   C. 热邪　　　　　　　　D. 湿邪
   E. 燥邪

2. 小儿咳嗽发生的主要内因是（　　　）
   A. 心脾两虚　　　　　　B. 肝肾不足
   C. 肺脾两虚　　　　　　D. 肝肺失调
   E. 肺肾两虚

3. 小儿咳嗽的主要病机是（　　　）
   A. 肺失宣肃　　　　　　B. 肺气不足
   C. 肾不纳气　　　　　　D. 肺脾两虚
   E. 肺肾两虚

4. 下列不属于风寒咳嗽症状的是（　　　）
   A. 咳嗽咳痰　　　　　　B. 鼻塞流涕
   C. 口渴咽痛　　　　　　D. 发热头痛
   E. 全身酸痛

5. 小儿痰热咳嗽的主要特点是（　　　）
   A. 咳声重浊，痰白而稀
   B. 咳而无力，痰白清稀
   C. 咳嗽不爽，痰黄黏稠
   D. 干咳无痰，咽痒声嘶
   E. 咳嗽频频，痰中带血

6. 风寒咳嗽的治法是（　　　）
   A. 疏风解热，宣肺止咳
   B. 疏风散寒，宣肺止咳
   C. 养阴润肺，兼清余热
   D. 益气敛肺止咳
   E. 清肺化痰止咳

7. 治疗痰热咳嗽的首选方剂是（　　　）
   A. 桑菊饮　　　　　　　B. 二陈汤
   C. 清金化痰汤　　　　　D. 金沸草散
   E. 止嗽散

8. 治疗阴虚咳嗽的首选方剂是（　　　）
   A. 桑菊饮　　　　　　　B. 桑杏汤
   C. 沙参麦冬汤　　　　　D. 麦门冬汤
   E. 百合固金汤

A2 型题

1. 患儿，6 岁，咳嗽 3 天，痰白清稀，咽痒，鼻塞流涕，恶寒无汗，苔薄白，脉浮紧。其诊断为（　　　）
   A. 风寒咳嗽　　　　　　B. 风热咳嗽
   C. 痰热咳嗽　　　　　　D. 阴虚咳嗽
   E. 肺虚久咳

2. 患儿，6 岁，咳嗽 1 个月，干咳无痰，口干口渴，咽痒声嘶，心烦，手足心热，舌红少苔，脉细数。其诊断为（　　　）
   A. 风寒咳嗽　　　　　　B. 风热咳嗽
   C. 痰热咳嗽　　　　　　D. 阴虚咳嗽
   E. 肺虚久咳

3. 患儿，5 岁，咳嗽 3 天，发热恶风，微汗，口渴喜冷饮，咽红，舌红，苔薄黄。治疗应首选的方剂是（　　　）
   A. 桑菊饮　　　　　　　B. 银翘散
   C. 杏苏散　　　　　　　D. 止嗽散
   E. 桑杏汤

4. 患儿，2岁，咳嗽5天，咳嗽痰多，色黄黏稠，不易咳出，喉中痰鸣，发热，体温38.2℃，口渴，烦躁，大便干，舌红苔黄腻，指纹暗紫。治疗首选方剂为（　　）
   A. 金沸草散　　　　　B. 桑菊饮
   C. 止嗽散　　　　　　D. 沙参麦冬汤
   E. 清金化痰汤

5. 患儿，4岁，咳嗽3天，咳声重浊，咳痰色白质稀，咽痒，鼻塞流涕，恶寒无汗，头痛，全身酸痛，舌淡苔薄白，脉浮紧。其治疗方剂首选（　　）
   A. 金沸草散　　　　　B. 桑菊饮
   C. 止嗽散　　　　　　D. 沙参麦冬汤
   E. 清金化痰汤

6. 患儿，5岁，咳嗽5天，咳嗽痰多，色黄质稠，鼻塞，流黄稠涕，口渴喜冷饮，烦躁不安，睡眠不实，尿少色黄，大便干结，舌质红，有点刺，苔黄腻，脉弦滑。下列不适合该患儿使用的药物是（　　）
   A. 黄芩、栀子　　　　B. 桑白皮、浙贝母
   C. 瓜蒌仁、制大黄　　D. 桑叶、菊花
   E. 前胡、款冬花

B1 型题

A. 宣通肺气　　　　　B. 疏风解表
C. 清热解表　　　　　D. 清肺化痰
E. 润肺止咳

1. 感冒的治疗原则是（　　）
2. 咳嗽的治疗原则是（　　）

第十节　肺炎喘嗽

A1 型题

1. 下列不属于小儿肺炎喘嗽症状的是（　　）
   A. 发热　　　　　　　B. 咳嗽
   C. 痰壅　　　　　　　D. 哮鸣音
   E. 鼻扇

2. 小儿肺炎喘嗽的主要外因是（　　）
   A. 寒邪　　　　　　　B. 热邪
   C. 风邪　　　　　　　D. 湿邪
   E. 燥邪

3. 小儿肺炎喘嗽的主要病位是（　　）
   A. 心　　　　　　　　B. 肺
   C. 肝　　　　　　　　D. 脾
   E. 肾

4. 小儿肺炎喘嗽的主要病机是（　　）
   A. 心气不足　　　　　B. 肝气郁滞
   C. 肺气闭郁　　　　　D. 肺气不降
   E. 肾不纳气

5. 小儿肺炎喘嗽的变证是（　　）
   A. 痰热蕴肺　　　　　B. 热毒闭肺
   C. 肺脾气虚　　　　　D. 肺肾两虚
   E. 心阳虚衰

6. 下列不属于肺炎喘嗽一般治疗方法的是（　　）
   A. 开肺化痰　　　　　B. 清热涤痰
   C. 止咳平喘　　　　　D. 调和肝脾
   E. 补肺健脾

7. 下列不属于肺炎喘嗽变证病机的是（　　）
   A. 邪气壅盛　　　　　B. 正气虚弱
   C. 气滞血瘀　　　　　D. 心阳虚衰
   E. 肾阳虚衰

8. 治疗痰热闭肺型肺炎喘嗽的首选方是葶苈大枣泻肺汤合（　　）
   A. 三拗汤　　　　　　B. 银翘散
   C. 桑菊饮　　　　　　D. 麻杏石甘汤
   E. 五虎汤

9. 下列不属于毒热闭肺型肺炎喘嗽症状的是（　　）
   A. 恶寒发热　　　　　B. 气急鼻扇
   C. 胸闷喘憋　　　　　D. 烦躁口渴
   E. 溲赤便秘

A2 型题

1. 肺炎喘嗽患儿，出现呛咳气急，痰黄黏稠，伴燥热、口渴、咽红，苔薄黄，脉浮数。其治疗首选方剂为银翘散合（　　）
   A. 二陈汤　　　　　　B. 三拗汤
   C. 麻杏石甘汤　　　　D. 麻黄汤
   E. 葶苈大枣泻肺汤

2. 患儿，7岁，恶寒发热，无汗，呛咳不爽，呼

吸气急，痰白而稀，口不渴，舌质淡，苔薄白，脉浮紧，指纹浮红。其辨证为（　　）

A. 风热郁肺证　　　　B. 风寒郁肺证

C. 痰热闭肺证　　　　D. 热毒闭肺证

E. 阴虚肺热证

3. 患儿，5岁，诊断为肺炎喘嗽，现高热持续，咳嗽剧烈，气急鼻扇，面赤唇红，涕泪俱无，烦躁口渴，溲赤便秘，舌红干，脉滑。中医辨证为（　　）

A. 风寒闭肺证　　　　B. 风热闭肺证

C. 痰热闭肺证　　　　D. 毒热闭肺证

E. 邪陷心肝证

4. 患儿，4岁，发热咳嗽5天，喘咳持久，现低热盗汗，手足心热，干咳少痰，面色潮红，口干便结，舌红少津，苔少，脉细数。治疗应首选的方剂是（　　）

A. 百合固金汤

B. 沙参麦冬汤

C. 麻杏石甘汤

D. 葶苈大枣泻肺汤

E. 人参五味子汤

5. 患儿，2岁5个月，发热3天，体温38.9℃，现发热烦躁，咳嗽喘促，呼吸困难，气急鼻扇，喉间痰鸣，口唇发绀，面赤口渴，胸部胀满，泛吐痰涎，舌质红，舌苔黄，脉弦滑。其治法为（　　）

A. 辛温宣肺，化痰止咳

B. 清热解毒，泻肺开闭

C. 清热涤痰，开肺定喘

D. 养阴清肺，润肺止咳

E. 补肺健脾，益气化痰

6. 患儿，6岁，发热咳嗽10天，咳喘持久，低热盗汗，手足心热，干咳少痰，面色潮红，口干便秘，舌红少津，舌苔花剥，脉细数。其证候为（　　）

A. 风热郁肺证　　　　B. 风寒郁肺证

C. 痰热闭肺证　　　　D. 阴虚肺热证

E. 肺脾气虚证

7. 患儿，4岁，胸闷喘憋5天，现咳喘不息，呼吸急促，鼻翼扇动，咳吐大量黄痰，喉间痰鸣，发热烦躁，口唇发绀，面赤口渴，舌红有点刺，

苔黄腻，脉弦滑。其治疗宜选用（　　）

A. 白虎汤

B. 苏子降气汤

C. 银翘散合麻杏石甘汤

D. 黄连解毒汤合三拗汤

E. 五虎汤合葶苈大枣泻肺汤

8. 患儿，4岁，低热喘息半月余，现低热起伏不定，面白少华，动则汗出，咳嗽无力，纳差便溏，神疲乏力，平素易感，舌质淡，苔薄白，脉沉细无力。治疗应首选的方剂是（　　）

A. 补中益气汤　　　　B. 人参蛤蚧散

C. 人参五味子汤　　　D. 玉屏风散

E. 百合固金汤

B1 型题

A. 清肺　　　　　　　B. 泻肺

C. 润肺　　　　　　　D. 补肺

E. 肃肺

1. 阴虚肺热型肺炎喘嗽的治疗，除养阴清热止咳外，还应（　　）

2. 肺脾气虚型肺炎喘嗽的治疗，除健脾益气化痰外，还应（　　）

A. 三拗汤　　　　　　B. 二陈汤

C. 麻杏石甘汤　　　　D. 葶苈大枣泻肺汤

E. 华盖散

3. 痰热闭肺型肺炎喘嗽的首选方是五虎汤合（　　）

4. 毒热闭肺型肺炎喘嗽的首选方是黄连解毒汤合（　　）

A. 华盖散　　　　　　B. 麻黄汤

C. 小青龙汤　　　　　D. 麻杏石甘汤

E. 金沸草散

5. 治疗咳嗽风寒证，首选的方剂是（　　）

6. 治疗肺炎喘嗽风寒闭肺证，首选的方剂是（　　）

第十一节　哮　喘

A1 型题

1. 哮喘的主要内因是（　　）

A. 感受外邪　　　　　B. 接触异物

C. 痰饮留伏　　　　　D. 饮食不节

E. 情绪失调

2. 下列不属于哮喘外因的是（　　　）
　　A. 痰饮留伏　　　　　B. 感受外邪
　　C. 接触异物　　　　　D. 闻及异味
　　E. 嗜食咸酸

3. 哮喘发作期的病机是（　　　）
　　A. 肺、脾、肾三脏不足
　　B. 内有痰饮留伏，外受邪气引动
　　C. 肺失宣肃，肺气不利
　　D. 外感病未治愈，邪气遗留
　　E. 嗜食肥甘厚味

4. 哮喘缓解期的病机是（　　　）
　　A. 肺、脾、肾三脏不足
　　B. 内有痰饮留伏，外受邪气引动
　　C. 肺失宣肃，肺气不利
　　D. 外感病未治愈，邪气遗留
　　E. 嗜食肥甘厚味

5. 下列不属于儿童哮喘诊断标准的是（　　　）
　　A. 突然发作，发作之前多有喷嚏、咳嗽等先兆
　　B. 发作时喘促，气急，喉间痰鸣，咳嗽阵作，甚至不能平卧
　　C. 发作时两肺可闻及哮鸣音，呼气时明显，呼气相延长，甚至可闻及湿啰音
　　D. 多有家族哮喘史
　　E. 白细胞计数升高

6. 下列不属于热性哮喘临床表现的是（　　　）
　　A. 咳嗽哮鸣　　　　　B. 痰稠色黄
　　C. 形寒肢冷　　　　　D. 渴喜冷饮
　　E. 舌红苔黄

7. 治疗寒性哮喘发作期的首选方剂是（　　　）
　　A. 麻黄汤
　　B. 麻杏石甘汤
　　C. 大青龙汤
　　D. 小青龙汤合三子养亲汤
　　E. 人参五味子汤合玉屏风散

8. 治疗肺肾阴虚型哮喘的首选方剂是（　　　）
　　A. 六味地黄丸　　　　B. 杞菊地黄丸
　　C. 麦味地黄丸　　　　D. 附桂地黄丸
　　E. 知柏地黄丸

A2 型题

1. 患儿，3 岁，气喘咳嗽，喉中哮鸣有声，痰稀白有泡沫，鼻塞流清涕，形寒肢冷，口唇青，口不渴，小便清长，大便稀溏，舌淡红，苔薄白，脉浮紧。其治法为（　　　）
　　A. 清肺涤痰，止咳平喘
　　B. 温肺散寒，化痰定喘
　　C. 解表清里，定喘止咳
　　D. 健脾益气，补肺固表
　　E. 健脾温肾，固摄纳气

2. 患儿，6 岁，咳嗽喘息，声高息涌，喉间有痰，哮鸣有声，痰稠色黄，发热面红，渴饮便秘，舌红苔黄，脉滑数。其治疗首选苏葶丸合（　　　）
　　A. 麻杏石甘汤　　　　B. 桑菊饮
　　C. 清宁散　　　　　　D. 杏苏散
　　E. 清气化痰汤

3. 患儿，9 岁，喘促气急，咳嗽痰鸣 3 天，伴鼻塞流涕，打喷嚏，恶寒发热，痰黄稠黏，大便干结，尿黄，舌质红，苔白，脉浮紧。其辨证为（　　　）
　　A. 寒性哮喘　　　　　B. 热性哮喘
　　C. 外热内寒证　　　　D. 外寒内热证
　　E. 肺脾气虚证

4. 患儿，10 岁，反复咳嗽哮鸣 5 年，动则喘促，面色苍白，形寒肢冷，纳差便溏，舌淡脉弱。治疗应首选的方剂是（　　　）
　　A. 玉屏风散　　　　　B. 金匮肾气丸
　　C. 五子衍宗丸　　　　D. 参附汤
　　E. 都气丸

5. 患儿，7 岁，气喘胸闷，喉中哮鸣有声，咳嗽痰黏，色黄难咳，流清涕，恶寒发热，面红，夜卧不安，无汗，口渴，小便黄赤，大便干，舌红苔薄白，脉浮紧。其治法为（　　　）
　　A. 温肺散寒，涤痰定喘
　　B. 清肺涤痰，止咳平喘
　　C. 解表清里，止咳定喘
　　D. 补肺固表，健脾益气
　　E. 养阴清热，补益肺肾

6. 患儿，6 岁，烦渴、咳嗽喘息 1 年余，现症见喘促乏力，动则气喘，心悸，形体瘦弱，四肢发

凉，腰膝酸软，面白少华，夜尿多，大便稀溏，发育迟缓，舌淡白，苔薄白，脉细弱无力。治疗应首选的方剂是（　　　）

A. 六味地黄丸　　　　B. 知柏地黄丸

C. 麦味地黄丸　　　　D. 都气丸

E. 金匮肾气丸

7. 患儿，7岁，反复咳喘2年，咳嗽时作，喘促乏力，咳痰不爽，面色潮红，夜间盗汗，消瘦气短，手足心热，夜尿多，舌质红，苔花剥，脉细数。其治法为（　　　）

A. 温肺散寒，涤痰定喘

B. 清肺涤痰，止咳平喘

C. 解表清里，止咳定喘

D. 补肺固表，健脾益气

E. 养阴清热，补益肺肾

8. 患儿，4岁，气喘，喉间哮鸣，咳嗽咳痰，痰黄黏稠，量多，胸闷，呼吸困难，流黄稠涕，烦躁不安，咽红，口渴，大便不通，舌红有点刺，苔黄腻，脉滑数。治疗应首选的方剂是（　　　）

A. 清金化痰汤

B. 大青龙汤

C. 麻杏石甘汤合苏葶丸

D. 小青龙汤合三子养亲汤

E. 人参五味子汤合玉屏风散

B1 型题

A. 痰稠色黄，舌苔黄腻

B. 痰黄腥臭，舌苔黄厚

C. 干咳无痰，舌红少津

D. 痰黏量少，舌苔厚腻

E. 痰稀色白，舌苔白滑

1. 寒性哮喘的辨证要点是（　　　）

2. 热性哮喘的辨证要点是（　　　）

第十二节　鹅　口　疮

A1 型题

1. 关于鹅口疮的概念，说法错误的是（　　　）

A. 口腔、舌上满布白屑

B. 其状如鹅口

C. 其色白如雪片

D. 其质地黏稠厚重

E. 又名"雪口"

2. 下列不属于鹅口疮发病特点的是（　　　）

A. 只在春、夏发病

B. 多见于新生儿、久病体弱者

C. 可见于长期使用抗生素及激素的患儿

D. 轻者治疗得当，预后良好

E. 重者可影响呼吸，危及生命

3. 治疗鹅口疮心脾积热证的首选方剂是（　　　）

A. 清胃散　　　　　　B. 泻黄散

C. 清热泻脾散　　　　D. 导赤散

E. 凉膈散

4. 治疗鹅口疮虚火上浮证的首选方剂是（　　　）

A. 六味地黄丸　　　　B. 知柏地黄丸

C. 桂附地黄丸　　　　D. 麦味地黄丸

E. 杞菊地黄丸

A2 型题

1. 患儿，15天，啼哭不止，不欲吮乳，口舌满布白屑，唇舌俱红，小便短赤。治疗应首选的方剂是（　　　）

A. 导赤散　　　　　　B. 泻黄散

C. 知柏地黄丸　　　　D. 清热泻脾散

E. 竹叶石膏汤

2. 患儿，10个月，泄泻7天，经数天抗生素治疗，泄泻止，但是口舌出现散在白屑，红晕不显，口干不渴，手足心热，舌红，花剥苔。治疗应首选的方剂是（　　　）

A. 导赤散　　　　　　B. 泻黄散

C. 知柏地黄丸　　　　D. 清热泻脾散

E. 竹叶石膏汤

3. 患儿，3个月，口腔黏膜散在白屑，形体怯弱，两颧潮红，口干不渴，脉细。其治法为（　　　）

A. 清心泻脾　　　　　B. 清热利湿

C. 清热解毒　　　　　D. 补脾益肾

E. 滋阴降火

B1 型题

A. 口舌白屑散在　　　B. 口舌白屑满布

C. 恶寒发热　　　　　D. 舌淡苔白

E. 舌起芒刺

1. 属于鹅口疮心脾积热证症状的是（　　　）
2. 属于鹅口疮虚火上浮证症状的是（　　　）

A. 清泻胃火　　　　　B. 清心泻脾
C. 清热解毒　　　　　D. 滋阴降火
E. 气阴双补

3. 鹅口疮心脾积热证的治法是（　　　）
4. 鹅口疮虚火上浮证的治法是（　　　）

第十三节　口　疮

A1 型题

1. 关于小儿口疮，下列说法错误的是（　　　）
   A. 齿龈、舌体、两颊、上腭等处出现白色溃疡
   B. 患处疼痛
   C. 可伴发热
   D. 满口糜烂，色红作痛者，称为口糜
   E. 溃疡只发生在口唇中间，称为燕口疮

2. 治疗口疮风热乘脾证，首选方剂为（　　　）
   A. 银翘散　　　　　B. 泻黄散
   C. 导赤散　　　　　D. 凉膈散
   E. 清胃散

3. 治疗口疮心火上炎证，首选方剂为（　　　）
   A. 清胃散　　　　　B. 泻黄散
   C. 泻心导赤散　　　D. 清热泻脾散
   E. 黄连解毒汤

4. 治疗口疮虚火上浮证，首选方剂为（　　　）
   A. 六味地黄丸　　　B. 知柏地黄丸
   C. 杞菊地黄丸　　　D. 大补阴丸
   E. 一贯煎

A2 型题

1. 患儿，4 岁，舌边尖溃烂，色红疼痛，饮食困难，心烦不安，口干喜凉饮，小便黄，舌尖红，苔薄黄。其治法为（　　　）
   A. 疏风散火，清热解毒
   B. 清心凉血，泻火解毒
   C. 滋阴降火，引火归原
   D. 滋阴泻火，交通心肾
   E. 消食导滞，调和脾胃

2. 患儿，3 岁，发热，口腔溃疡 2 天，口颊、齿龈多个溃疡点，有红晕，口渴口臭，流涎液，眠不实，舌红，苔黄。其辨证为（　　　）
   A. 心火上炎证　　　B. 胃火炽盛证
   C. 风热乘脾证　　　D. 心脾积热证
   E. 虚火上浮证

3. 患儿，5 岁，昨日外出游玩，今日出现舌上、舌边数个溃疡，色红疼痛，饮食困难，烦躁，口渴，小便短赤，舌尖红，苔薄黄，指纹紫，脉细数。其辨证为（　　　）
   A. 心火上炎证　　　B. 胃火炽盛证
   C. 风热乘脾证　　　D. 心脾积热证
   E. 虚火上浮证

4. 患儿，5 岁，口舌溃疡反复发作，周围不红，疼痛不甚，口干不渴，伴形体消瘦，神疲乏力，两颧发红，舌红，少苔。其辨证为（　　　）
   A. 心火上炎证　　　B. 胃火炽盛证
   C. 风热乘脾证　　　D. 心脾积热证
   E. 虚火上浮证

5. 患儿，5 岁，口颊、上腭、口角出现溃疡，疼痛糜烂，饮食不下，烦躁不安，口渴口臭，小便短赤，大便秘结，舌红起点刺，苔薄黄，指纹紫，脉浮数。治疗应首选的方剂是（　　　）
   A. 清胃散　　　　　B. 泻黄散
   C. 凉膈散　　　　　D. 导赤散
   E. 泻心导赤散

B1 型题

A. 疏风散火，清热解毒
B. 疏风解表，泻火解毒
C. 清心凉血，泻火解毒
D. 滋阴降火，引火归原
E. 清热燥湿，解毒消痈

1. 小儿口疮风热乘脾证的治法为（　　　）
2. 小儿口疮虚火上浮证的治法为（　　　）

A. 反复发作　　　　　B. 满口糜烂
C. 舌上、舌尖溃烂　　D. 舌红苔黄
E. 口干口渴

3. 属于心火上炎型口疮表现的是（　　　）
4. 属于虚火上浮型口疮表现的是（　　　）

第十四节 泄 泻

A1 型题

1. 下列有关小儿泄泻，说法不正确的是（　　）
   A. 一年四季均可发生
   B. 不同季节发生的小儿泄泻，证候表现相同
   C. 2 岁以下小儿发病率高
   D. 根本原因是小儿脾常不足
   E. 小儿易感受外邪、伤于乳食

2. 下列属于小儿泄泻转化和预后情况的是（　　）
   A. 痊愈　　　　　　B. 气阴两伤
   C. 阴竭阳脱　　　　D. 疳证
   E. 以上都是

3. 下列不属于小儿泄泻常见病因的是（　　）
   A. 感受外邪　　　　B. 伤于饮食
   C. 内伤情志　　　　D. 脾胃虚弱
   E. 脾肾阳虚

4. 小儿泄泻的主要病变部位是（　　）
   A. 肺、大肠　　　　B. 肝、胆
   C. 脾、胃　　　　　D. 心、小肠
   E. 肾、膀胱

5. 小儿泄泻的主要病机是（　　）
   A. 肺脾气虚　　　　B. 肝脾不和
   C. 脾病湿盛　　　　D. 脾肾阳虚
   E. 饮食积滞

6. 小儿泄泻发病率较高的季节是（　　）
   A. 春、夏　　　　　B. 秋、冬
   C. 夏、秋　　　　　D. 春、冬
   E. 四季无差异

7. 小儿伤食泻常用的治疗方剂是（　　）
   A. 枳术丸　　　　　B. 附子理中汤
   C. 香砂六君子汤　　D. 保和丸
   E. 参苓白术散

8. 小儿脾虚泻常用的治疗方剂是（　　）
   A. 藿香正气散　　　B. 附子理中汤
   C. 四神丸　　　　　D. 保和丸
   E. 参苓白术散

A2 型题

1. 患儿，5 个月，今晨啼哭不止，泻下清稀大便 4 次，夹有泡沫，臭气不甚，闻及肠鸣音，舌淡苔白，指纹淡红。其辨证为（　　）
   A. 伤食泻　　　　　B. 湿热泻
   C. 风寒泻　　　　　D. 脾虚泻
   E. 脾肾阳虚泻

2. 患儿，5 岁，昨日吃烤鱼半条，夜间呕吐 2 次，脘腹疼痛，大便 3 次，大便稀溏，气味酸臭，便后腹痛减轻，舌淡红，苔黄厚腻，指纹滞。其治法为（　　）
   A. 疏风散寒，化湿和中
   B. 运脾和胃，消食化滞
   C. 清肠解毒，化湿止泻
   D. 健脾益气，助运止泻
   E. 温补脾肾，固涩止泻

3. 患儿，10 个月，发热 1 天，泄泻 5 次，大便稀薄如水，泻下急迫，恶心呕吐，啼哭不止，小便短黄，舌红苔腻，指纹紫。治疗应首选的方剂是（　　）
   A. 保和丸　　　　　B. 藿香正气散
   C. 葛根黄芩黄连汤　D. 参苓白术散
   E. 附子理中丸

4. 患儿，3 岁，腹泻 1 天，大便清稀，中多泡沫，不甚臭，肠鸣腹痛，恶寒发热，舌质淡，苔白稍腻。其治疗首选方剂应为（　　）
   A. 保和丸　　　　　B. 藿香正气散
   C. 葛根黄芩黄连汤　D. 参苓白术散
   E. 附子理中丸

5. 患儿，5 岁，昨晚进食过多过杂，今早腹泻数次，粪便酸臭，嗳气酸馊，脘腹胀满尤甚，腹痛不明显，舌红，苔厚腻。其治疗宜用保和丸加（　　）
   A. 木香、槟榔　　　B. 苍术、厚朴
   C. 竹茹、半夏　　　D. 厚朴、莱菔子
   E. 藿香、生姜

6. 患儿，7 岁，腹泻 2 天，泻下如注，粪色黄臭，夹有黏液，发热体倦，口渴喜饮，舌红，苔黄腻，脉滑数，指纹紫。其治法为（　　）
   A. 疏风散寒，化湿和中

B. 运脾和胃，消食化滞

C. 清肠解毒，化湿止泻

D. 健脾益气，助运止泻

E. 温补脾肾，固涩止泻

7. 患儿，5岁，反复腹泻3个月，稍多进食则腹泻发作，大便稀溏，色淡不臭，形体消瘦，面黄神倦，少气懒言，舌淡苔白，指纹淡。治疗首选（　　）

A. 补中益气汤　　　B. 附子理中丸

C. 黄芪汤　　　　　D. 保和丸

E. 参苓白术散

8. 患儿，10个月，腹泻2天，每天大便10余次，质稀如水，尿少渴饮，皮肤干燥，目眶及前囟凹陷，啼哭无泪，舌红少津。其诊断为泄泻之（　　）

A. 风寒泻　　　　　B. 湿热泻

C. 伤食泻　　　　　D. 气阴两伤证

E. 阴竭阳脱证

9. 患儿，2岁，反复泄泻1月余，时轻时重，大便清稀，无臭味，夹有不消化食物，有时便后脱肛，形寒肢冷，精神不振，舌淡苔白，指纹淡。治疗宜选（　　）

A. 藿香正气散

B. 人参乌梅丸

C. 附子理中汤合四神丸

D. 金匮肾气丸合二陈汤

E. 生脉散合参附龙牡救逆汤

10. 患儿，6个月，泄泻2个月，日渐消瘦，近2日泻下不知，日行8~9次，精神萎靡，面色青灰，四肢冰凉，脉微细欲绝。治疗宜用（　　）

A. 藿香正气散

B. 人参乌梅丸

C. 附子理中汤合四神丸

D. 金匮肾气丸合二陈汤

E. 生脉散合参附龙牡救逆汤

B1 型题

A. 伤食泻　　　　　B. 风寒泻

C. 湿热泻　　　　　D. 脾虚泻

E. 阳虚泻

1. 泄泻而舌苔黄腻者，为（　　）

2. 泄泻而舌苔厚腻者，为（　　）

A. 炮姜　　　　　　B. 竹茹

C. 藿香　　　　　　D. 苏叶

E. 厚朴

3. 湿热泻伴呕吐，宜加（　　）

4. 伤食泻伴呕吐，宜加（　　）

第十五节 厌　食

A1 型题

1. 小儿厌食的主要临床特征是（　　）

A. 形体消瘦

B. 食少纳呆

C. 长期腹泻

D. 长期厌恶进食，食量减少

E. 情志失调，不思饮食

2. 小儿厌食的主要病机是（　　）

A. 脾胃不和，纳化失职

B. 脾失健运，饮食积滞

C. 肝郁气滞，乘脾犯胃

D. 暑湿内伤，脾为湿困

E. 脾胃虚弱，运化无力

3. 下列属于小儿厌食病因的是（　　）

A. 喂养不当　　　　B. 他病伤脾

C. 先天不足　　　　D. 情志失调

E. 以上都是

4. 治疗小儿厌食脾失健运证的首选方剂是（　　）

A. 保和丸　　　　　B. 不换金正气散

C. 异功散　　　　　D. 健脾丸

E. 枳术丸

5. 针对小儿厌食脾胃气虚证的治法是（　　）

A. 消食导滞　　　　B. 补肾健脾

C. 滋脾养胃　　　　D. 健脾益气

E. 调和肝脾

A2 型题

1. 患儿，2岁，体重11kg，近1个月来食欲不振，食量减少，进食不化，面色少华，倦怠乏力，平素体虚易感，大便偏稀，夹有不消化食物。其诊断为（　　）

A. 积滞　　　　　　B. 泄泻

C. 厌食　　　　　　　D. 疳证

E. 外感

2. 患儿，7 岁，因不想上学而闷闷不乐，不思饮食，食而不化，大便稀溏，夹有不消化食物，形体偏瘦，精神不振，舌淡，苔薄白，脉缓无力。治疗应首选的方剂是（　　　）

A. 枳术丸　　　　　　B. 异功散

C. 四君子汤　　　　　D. 补中益气汤

E. 香砂六君子丸

3. 患儿，5 岁，近 2 个月来食欲不振，食而乏味，多食则胃脘满闷不舒，嗳气泛恶，精神如常，大便畅，舌淡红，苔薄腻。其辨证为（　　　）

A. 饮食积滞证　　　　B. 脾失健运证

C. 脾胃气虚证　　　　D. 脾胃阴虚证

E. 脾肾两虚证

4. 患儿，3 岁，平素偏嗜零食、冷食，近 3 个月来厌恶进食，食量明显减少，食入即吐，皮肤干燥，大便干结，2～3 天一行，舌暗红，苔花剥，脉细数。治疗应首选的方剂是（　　　）

A. 保和丸

B. 不换金正气散

C. 异功散

D. 调胃承气汤

E. 养胃增液汤

B1 型题

A. 运脾　　　　　　　B. 健胃

C. 健脾　　　　　　　D. 养胃

E. 清胃

1. 脾失健运型厌食的治法，重在（　　　）

2. 脾胃气虚型厌食的治法，重在（　　　）

A. 不思进食，食而不化，形体瘦弱

B. 不思进食，食少饮多，便干烦躁

C. 厌恶进食，多食饱胀，精神尚可

D. 不欲饮食，脘腹胀满，烦躁不安

E. 不欲饮食，大便稀溏，完谷不化

3. 小儿厌食脾胃气虚证，可见（　　　）

4. 小儿厌食脾胃阴虚证，可见（　　　）

第十六节　积　滞

A1 型题

1. 下列不属于小儿积滞临床表现的是（　　　）

A. 不思乳食　　　　　B. 食而不化

C. 形体消瘦　　　　　D. 脘腹胀满

E. 大便稀溏

2. 小儿积滞的主要病位是（　　　）

A. 胃、大肠　　　　　B. 胃、小肠

C. 肝、脾　　　　　　D. 脾、胃

E. 肝、胃

3. 小儿积滞日久可转化为（　　　）

A. 厌食　　　　　　　B. 泄泻

C. 吐酸　　　　　　　D. 疳积

E. 胃痛

4. 治疗小儿乳积的首选方剂是（　　　）

A. 保和丸　　　　　　B. 消乳丸

C. 健脾丸　　　　　　D. 肥儿丸

E. 枳术丸

5. 小儿脾虚夹积证的治法是（　　　）

A. 消食导滞，润肠通便

B. 调和脾胃，运脾开胃

C. 健脾助运，消食化滞

D. 健脾益气，涩肠止泻

E. 疏肝健脾，佐以助运

A2 型题

1. 患儿，2 岁，近日不思饮食，嗳腐酸馊，脘腹胀痛，大便酸臭，烦躁不安，夜卧不实，手足心热，舌质红，苔黄厚腻，指纹紫滞。治宜选用（　　　）

A. 消乳丸　　　　　　B. 保和丸

C. 健脾丸　　　　　　D. 四君子汤

E. 补中益气汤

2. 患儿，5 岁，不思饮食，食则饱胀，腹满喜按，面色萎黄，唇舌色淡，神疲乏力，夜寐不安，大便溏薄，气味酸臭，苔白腻，脉细滑。其诊断为（　　　）

A. 脾失健运型厌食　　B. 脾胃阴虚型厌食
C. 脾胃气虚型厌食　　D. 乳食内积型积滞
E. 脾虚夹积型积滞

3. 患儿，7个月，不思乳食，呕吐乳汁，烦躁多啼，夜卧不安，食欲不振，大便酸臭，小便短黄，舌红苔腻，指纹紫滞。其诊断为（　　）
A. 食积　　　　　　　B. 乳积
C. 厌食　　　　　　　D. 疳积
E. 泄泻

4. 患儿，3岁6个月，食少纳差，近日过食肉食后脘腹胀满，喜揉喜按，大便稀溏，气味酸臭，含有不消化食物，形体瘦弱，面色萎黄，舌淡红，苔白腻，指纹淡滞。治疗首选（　　）
A. 消乳丸　　　　　　B. 保和丸
C. 健脾丸　　　　　　D. 四君子汤
E. 补中益气汤

B1 型题

A. 健脾丸　　　　　　B. 保和丸
C. 枳术丸　　　　　　D. 消乳丸
E. 肥儿丸

1. 治疗小儿食积，首选（　　）
2. 治疗小儿脾虚夹积证，首选（　　）

A. 神疲乏力，大便秘结
B. 泻下不止，完谷不化
C. 脘腹胀满，舌苔厚腻
D. 多饮多食，舌红少苔
E. 形体消瘦，精神不振

3. 小儿积滞的主要症状有不思乳食，伴见（　　）
4. 小儿疳证的主要症状有不思乳食，伴见（　　）

第十七节　疳　证

A1 型题

1. 下列有关疳证临床特征的描述，错误的是（　　）
A. 形体消瘦　　　　　B. 面色无华
C. 毛发干枯　　　　　D. 精神萎靡或烦躁
E. 饮食如常

2. 疳证的主要病变脏腑是（　　）
A. 脾、胃　　　　　　B. 肝、胆

C. 心、脾　　　　　　D. 肝、肾
E. 肺、胃

3. 下列不属于小儿疳证病因的是（　　）
A. 饮食不节　　　　　B. 喂养不当
C. 疾病影响　　　　　D. 情志失调
E. 先天不足

4. 疳证的发病机制是（　　）
A. 脾胃虚损，积滞内停
B. 脾胃失和，纳化失健
C. 脾胃受损，津液消亡
D. 脾胃阴虚，津液内耗
E. 肝气郁结，脾气虚弱

5. 疳证按病情轻重的发展顺序应为（　　）
A. 疳气→疳积→干疳
B. 疳积→疳气→干疳
C. 干疳→疳积→疳气
D. 疳气→干疳→疳积
E. 疳积→干疳→疳气

6. 治疗疳积证的首选方剂是（　　）
A. 健脾丸　　　　　　B. 肥儿丸
C. 枳术丸　　　　　　D. 保和丸
E. 资生健脾丸

7. 疳肿胀证的治法是（　　）
A. 清心泻火　　　　　B. 清热祛湿
C. 淡渗利湿　　　　　D. 补益脾肾
E. 温阳利水

8. 干疳证的治疗方法是（　　）
A. 调脾健运　　　　　B. 补益气血
C. 消积理脾　　　　　D. 养血柔肝
E. 滋阴生津

9. 治疗小儿口疳证的首选方剂是（　　）
A. 导赤散　　　　　　B. 泻心导赤散
C. 泻黄散　　　　　　D. 健脾丸
E. 肥儿丸

A2 型题

1. 患儿，2岁，体重11kg，食少纳呆，面色无华，头发稀疏，性情急躁，大便时干时稀，舌质淡，

苔薄腻，指纹淡。其诊断为（　　）

A. 积滞　　　　　　B. 厌食

C. 疳气证　　　　　D. 疳积证

E. 干疳证

2. 患儿，3岁，极度消瘦，皮肤干瘪起皱，貌似老人，毛发干枯，腹部凹陷，大便时溏时秘，舌淡嫩，苔少，脉细弱。治疗应首选的方剂是（　　）

A. 肥儿丸　　　　　B. 归脾汤

C. 八珍汤　　　　　D. 健脾丸

E. 资生健脾丸

3. 患儿，1岁6个月，形瘦发枯，精神萎靡，面色无华，目胞及四肢浮肿，小便短少，舌淡嫩，苔薄白。其诊断为（　　）

A. 疳气证　　　　　B. 疳积证

C. 口疳证　　　　　D. 眼疳证

E. 疳肿胀证

4. 患儿，11个月，反复腹泻3月余，不思乳食，形体日渐消瘦，面色萎黄，毛发稀少，烦躁哭闹，夜卧不安，腹大如鼓，吮指磨牙，舌质淡，苔薄腻，指纹紫滞。治疗应首选的方剂是（　　）

A. 枳术丸　　　　　B. 肥儿丸

C. 资生健脾丸　　　D. 补中益气汤

E. 香砂六君子丸

5. 患儿，3岁，近2个月来不思饮食，身体消瘦，精神萎靡，头发稀疏，两目干涩，畏光羞明，眼角赤烂。其治法为（　　）

A. 调脾健运，和胃止痛

B. 滋养肝肾，补益气血

C. 健脾温阳，利水消肿

D. 养血柔肝，滋阴明目

E. 清肝泻火，滋阴生津

B1 型题

A. 脾胃气虚，食少体瘦

B. 皮肤干燥，毛发干枯

C. 气液干涸，形体羸瘦

D. 恣食肥甘，损伤脾胃

E. 脾虚湿盛，口中甘味

1. "疳者甘也"的含义是（　　）

2. "疳者干也"的含义是（　　）

A. 杞菊地黄丸

B. 资生健脾丸

C. 石斛夜光丸

D. 防己黄芪汤

E. 泻心导赤散

3. 治疗眼疳证的首选方剂是（　　）

4. 治疗口疳证的首选方剂是（　　）

A. 食欲不振，厌恶进食

B. 形体消瘦，嗜食异物

C. 不思乳食，脘腹胀满

D. 饮食不下，腹痛腹泻

E. 情绪不佳，食少纳呆

5. 属于疳证表现的是（　　）

6. 属于厌食表现的是（　　）

第十八节　汗　证

A1 型题

1. 下列关于小儿汗证，说法错误的是（　　）

A. 多见于5岁以内的小儿

B. 往往自汗、盗汗并见

C. 自汗多属阳虚

D. 盗汗多属阴虚

E. 不会出现大汗淋漓

2. 下列不属于小儿汗证病机的是（　　）

A. 肺卫不固　　　　B. 营卫失调

C. 气血两虚　　　　D. 气阴亏损

E. 湿热迫蒸

3. 治疗肺卫不固型汗证的首选方剂是玉屏风散合（　　）

A. 四君子汤　　　　B. 桂枝汤

C. 牡蛎散　　　　　D. 六君子汤

E. 黄芪桂枝五物汤

4. 治疗营卫失调型汗证的方法是（　　）

A. 益气固表　　　　B. 调和营卫

C. 益气养阴　　　　D. 敛汗固脱

E. 清热利湿

5. 治疗气阴亏虚型汗证的首选方剂是（　　）

A. 玉屏风散　　　　B. 桂枝汤

C. 牡蛎散　　　　　D. 生脉散

E. 黄芪桂枝五物汤

A2 型题

1. 患儿，2岁，近来自汗、盗汗，遍身汗出而不温，恶风畏寒，无发热，精神萎靡，食少纳呆，舌淡红，苔薄白，脉缓。其治疗宜选用（　　）
   A. 牡蛎散　　　　　　B. 玉屏风散
   C. 当归六黄汤　　　　D. 黄芪桂枝五物汤
   E. 补中益气汤

2. 患儿，3岁，素喜出汗，以头部、肩背部明显，动则益甚，神倦乏力，易于感冒，脉弱。其治法应为（　　）
   A. 益气固表　　　　　B. 调和营卫
   C. 益气养阴　　　　　D. 滋阴补肾
   E. 补益肺脾

3. 患儿，2岁，入睡后汗出较多，心烦少寐，手足心热，哭声无力，体弱神萎，苔少，脉细数。治疗首选（　　）
   A. 玉屏风散　　　　　B. 百合固金汤
   C. 生脉散　　　　　　D. 泻黄散
   E. 黄芪桂枝五物汤

4. 患儿，3岁，平素易患感冒，自汗，偶有盗汗，汗出以头部、肩背部明，动则尤甚，神疲乏力，少气懒言，面色少华，舌淡，苔薄白，脉细弱。治疗首选（　　）
   A. 参苓白术散　　　　B. 当归六黄汤
   C. 黄芪桂枝五物汤　　D. 玉屏风散合牡蛎散
   E. 生脉饮合当归六黄汤

5. 患儿，4岁，经常在入睡后出汗，白天也有时出汗，形体瘦弱，神疲乏力，口干口渴，手足心灼热，睡眠不实，口唇淡红，舌质淡，花剥苔，脉细数。其辨证是（　　）
   A. 肺卫不固证　　　　B. 营卫失调证
   C. 湿热迫蒸证　　　　D. 气阴亏虚证
   E. 肺脾两虚证

B1 型题

A. 恶寒发热，汗出不畅
B. 不分寤寐，无故出汗
C. 潮热汗出，午后尤甚

D. 睡中汗出，醒时汗止
E. 四肢厥冷，大汗淋漓
1. 盗汗的表现是（　　）
2. 自汗的表现是（　　）

A. 自汗　　　　　　　B. 盗汗
C. 热汗　　　　　　　D. 冷汗
E. 黄汗
3. 肺卫不固型汗证的特点是（　　）
4. 气阴亏虚型汗证的特点是（　　）

第十九节　惊　风

A1 型题

1. 小儿惊风的临床表现是（　　）
   A. 高热、神昏　　　　B. 高热、抽搐
   C. 抽搐、昏迷　　　　D. 汗出、肢厥
   E. 肢厥、脉微

2. 小儿惊风的发病年龄特点是（　　）
   A. 年龄越小发病率越低
   B. 年龄越大发病率越高
   C. 1～5岁儿童发病率最高
   D. 3岁以下儿童发病率最高
   E. 发病率与年龄不相关

3. 急惊风的"四证"是指（　　）
   A. 风、寒、惊、痰
   B. 惊、热、痰、火
   C. 风、火、积、热
   D. 热、痰、惊、风
   E. 痰、火、湿、积

4. 下列不属于"惊风八候"的是（　　）
   A. 搐　　　　　　　　B. 颤
   C. 抖　　　　　　　　D. 反
   E. 视

5. 下列有关急惊风与慢惊风的区别，说法错误的是（　　）
   A. 急惊风起病急暴
   B. 慢惊风病久中虚
   C. 急惊风属阳属实
   D. 慢惊风属阴属虚
   E. 急惊风不能转化成慢惊风

6. 急惊风的治疗原则不包括（　　）
   A. 清热　　　　　　B. 豁痰
   C. 息风　　　　　　D. 安神
   E. 镇惊

7. 下列属于急惊风病因病机的是（　　）
   A. 外感时邪　　　　B. 脾胃虚弱
   C. 脾虚肝亢　　　　D. 心脾两虚
   E. 肝脾不和

8. 慢惊风患儿多体质羸弱，其主要病变脏腑为（　　）
   A. 心、脾、肺　　　　B. 肝、脾、胃
   C. 肝、脾、肾　　　　D. 心、肝、肾
   E. 肺、脾、肾

A2 型题

1. 患儿，6岁，突然高热，甚至昏迷，烦躁谵妄，反复抽搐，惊厥不已，呕吐腹痛，大便夹脓血，舌质红，苔黄腻，脉滑数。其诊断为（　　）
   A. 泄泻　　　　　　B. 痢疾
   C. 惊风　　　　　　D. 感冒
   E. 呕吐

2. 患儿，4岁，突然出现神昏惊厥，伴发热头痛，咳嗽流涕，咽红疼痛，舌红，苔薄黄，脉浮数，经治疗后热退，抽搐自止。其辨证为急惊风之（　　）
   A. 热证　　　　　　B. 风证
   C. 惊证　　　　　　D. 痰证
   E. 实证

3. 患儿，3岁，高热，神志昏迷，喉中痰鸣，谵妄不宁，躁狂不止，大便秘结，舌红起点刺，苔黄厚腻，脉滑数，指纹紫。其辨证为急惊风之（　　）
   A. 热证　　　　　　B. 风证
   C. 惊证　　　　　　D. 痰证
   E. 实证

B1 型题

   A. 表热、里热　　　B. 痰热、痰火、痰浊
   C. 外风、内风　　　D. 表实、里虚
   E. 惊吓、惊恐

1. 急惊风之风证包括（　　）
2. 急惊风之惊证的表现（　　）

   A. 清热　　　　　　B. 豁痰
   C. 滋阴　　　　　　D. 镇惊
   E. 息风

3. 治疗急惊风之痰壅者，宜先（　　）
4. 治疗急惊风之风盛者，宜急（　　）

第二十节　水　肿

A1 型题

1. 下列不属于急性肾小球肾炎临床表现的是（　　）
   A. 浮肿　　　　　　B. 多尿
   C. 血尿　　　　　　D. 蛋白尿
   E. 高血压

2. 下列不属于水肿病因病机的是（　　）
   A. 感受风邪　　　　B. 疮毒入侵
   C. 水湿内侵　　　　D. 心脾两虚
   E. 肺脾气虚

3. 水肿的病变部位主要是（　　）
   A. 心、肝、肾　　　B. 心、肝、脾
   C. 肺、脾、肾　　　D. 肝、脾、肾
   E. 肝、肺、肾

4. 治疗水肿风水相搏证的首选方剂是（　　）
   A. 麻黄汤
   B. 五苓散
   C. 甘露消毒丹
   D. 麻黄连翘赤小豆汤合五苓散
   E. 苓桂术甘汤合五皮饮

5. 水肿湿热内侵证的治法是（　　）
   A. 疏风宣肺，利水消肿
   B. 清热解毒，利水消肿
   C. 清热利湿，凉血止血
   D. 健脾益气，淡渗利水
   E. 活血化瘀，利水消肿

6. 小儿湿热内侵型水肿的发生，常有的病史是（　　）
   A. 外感　　　　　　B. 外伤
   C. 食积　　　　　　D. 受惊
   E. 疮毒

A2 型题

1. 患儿，4 岁，恶寒发热 1 天，水肿自眼睑开始迅速波及全身，以头面眼睑水肿为甚，皮色光亮，按之凹陷，随手而起，尿少色赤，咽喉肿痛，肢体酸痛，舌质淡，苔薄白，脉浮。其诊断为（　　）
   A. 感冒
   B. 风水
   C. 石水
   D. 正水
   E. 皮水

2. 患儿，8 岁，发热 1 天，突然出现头面眼睑浮肿，并迅速波及全身，呈紧张性水肿，尿少，色如浓茶，微恶风寒，咽喉肿痛，肢体酸痛，鼻塞，咳嗽，舌淡红，苔薄黄，脉浮数。治疗应首选的方剂是（　　）
   A. 真武汤
   B. 五苓散
   C. 银翘散
   D. 苓桂术甘汤合大青龙汤
   E. 麻黄连翘赤小豆汤合五苓散

3. 患儿，5 岁，头面肢体轻度浮肿，小便黄赤而少，尿血，烦热口渴，头身困重，胃脘痞闷，不思饮食，大便黏滞，舌红，苔黄腻，脉滑数。其辨证为（　　）
   A. 风水相搏证
   B. 湿热内侵证
   C. 水气凌心证
   D. 水毒内闭证
   E. 肾虚水停证

4. 患儿，7 岁，浮肿 3 天，颜面眼睑为甚，尿少，伴发热恶风，咳嗽流涕，苔薄白，脉浮。其治法为（　　）
   A. 疏风宣肺，利水消肿
   B. 清热解毒，利水消肿
   C. 清热利湿，凉血止血
   D. 健脾益气，淡渗利水
   E. 活血化瘀，利水消肿

5. 患儿，6 岁，皮肤疮疡 2 周后出现头面肢体浮肿，尿少尿血，烦热口渴，舌红，苔黄腻，脉滑数。治疗宜首选（　　）
   A. 黄连解毒汤
   B. 麻黄连翘赤小豆汤
   C. 仙方活命饮合四妙丸
   D. 五味消毒饮合小蓟饮子
   E. 苓桂术甘汤合五皮饮

B1 型题

   A. 感受风邪
   B. 痰湿内蕴
   C. 湿热内侵
   D. 肾阳不足
   E. 肺脾气虚
1. 水肿风水相搏证的病因病机是（　　）
2. 水肿湿热内侵证的病因病机是（　　）

第二十一节 尿 频

A1 型题

1. 小儿尿频脾肾气虚证的表现是（　　）
   A. 起病急骤，小便频数短赤，心烦
   B. 起病急骤，小便频数，尿液浑浊
   C. 病程日久，小便频数，淋沥不尽，尿液不清
   D. 病程日久，小便频数，淋沥不尽，小腹坠胀
   E. 病程日久，小便频数，尿液浑浊

2. 小儿尿频脾肾气虚证的治法是（　　）
   A. 清热泻火，固涩小便
   B. 清热利湿，通利膀胱
   C. 健脾益气，淡渗利水
   D. 温补脾肾，升提固摄
   E. 补肾滋阴，固涩小便

3. 小儿尿频脾肾气虚证的常用方剂是（　　）
   A. 导赤散
   B. 五苓散
   C. 八正散
   D. 金匮肾气丸
   E. 缩泉丸

A2 型题

1. 患儿，4 岁，长期小便频数，淋沥不尽，尿液不清，面色萎黄，精神倦怠，食欲不振，畏寒怕冷，手足不温，大便稀薄，眼睑轻度浮肿，舌质淡，边有齿痕，苔薄腻，脉细弱。其辨证为（　　）
   A. 肝经湿热证
   B. 湿热下注证
   C. 脾肾气虚证
   D. 肺脾两虚证
   E. 肾阳不足证

2. 患儿，3 岁，尿频日久，夜尿尤多，尿液不清，面色萎黄，食少纳呆，形寒肢冷，眼睑浮肿，大便稀薄，舌淡，苔薄腻，脉沉细弱。治疗应首选的方剂是（　　）

A. 缩泉丸　　　　　　B. 五苓散
C. 真武汤　　　　　　D. 桑螵蛸散
E. 六味地黄丸

第二十二节　遗　尿

A1 型题

1. 下列关于小儿遗尿，说法不正确的是（　　）
   A. 又称尿床
   B. 睡中小便自遗，醒后方觉
   C. 一般发生于 3 周岁以下小儿
   D. 发病率男孩高于女孩
   E. 部分患儿有明显的家族史

2. 小儿遗尿的主要病因病机是（　　）
   A. 感受外邪　　　　B. 肾气不固
   C. 脾肺气虚　　　　D. 心脾两虚
   E. 受到惊恐

3. 遗尿肾气不足证的治法是（　　）
   A. 清心泻火，固涩小便
   B. 滋心清肾，安神固脬
   C. 补肺益脾，固涩膀胱
   D. 温补肾阳，固涩小便
   E. 补肾填精，固涩缩尿

4. 治疗肺脾气虚型遗尿的首选方剂是（　　）
   A. 菟丝子散
   B. 金匮肾气丸
   C. 补中益气汤合缩泉丸
   D. 桑螵蛸散合缩泉丸
   E. 导赤散合交泰丸

5. 治疗遗尿心肾失交证的首选方剂是（　　）
   A. 菟丝子散
   B. 金匮肾气丸
   C. 补中益气汤合缩泉丸
   D. 桑螵蛸散合缩泉丸
   E. 导赤散合交泰丸

A2 型题

1. 患儿，4 岁，时有尿频，每晚尿床 3 次，小便清长，面白少华，神疲乏力，形寒肢冷，智力较同龄儿稍差，舌淡，苔白滑，脉沉无力。其中医诊断与辨证是（　　）
   A. 尿频，脾肾气虚证
   B. 尿频，肾阳不足证
   C. 遗尿，肾气不足证
   D. 遗尿，肺脾气虚证
   E. 遗尿，心肾失交证

2. 患儿，7 岁，每晚尿床 2 次，醒后方觉，小便清长，畏寒肢冷，神疲乏力，面色苍白，形体瘦弱，易患感冒，智力稍差，舌质淡，苔白滑，脉沉细无力。治疗应首选的方剂是（　　）
   A. 菟丝子散　　　　B. 桑螵蛸散
   C. 六味地黄丸　　　D. 金匮肾气丸
   E. 缩泉丸

3. 患儿，5 岁，小便频数，夜间尿床 2～3 次，形体羸弱，头发稀疏，智力较同龄儿差，面色苍白，精神倦怠，肢凉怕冷，小便清长，大便偏稀，舌质淡，苔白滑，脉沉无力。其病机是（　　）
   A. 心肾失交，水火不济
   B. 肺脾气虚，水道失约
   C. 肾气不固，膀胱虚寒
   D. 脾肾气虚，下元不固
   E. 膀胱湿热，湿热下注

B1 型题

   A. 清心泻火，固涩小便
   B. 清心滋肾，安神固脬
   C. 温补肾阳，固涩小便
   D. 补肺益脾，固涩膀胱
   E. 补肾填精，固涩缩尿
1. 遗尿肺脾气虚证的治法是（　　）
2. 遗尿心肾失交证的治法是（　　）

第二十三节　五迟、五软

A1 型题

1. 五迟、五软属于（　　）
   A. 呼吸系统异常　　B. 消化系统异常
   C. 生殖系统异常　　D. 生长发育障碍
   E. 血液障碍

2. 下列不属于五迟的是（　　）

A. 立迟 B. 行迟

C. 齿迟 D. 语迟

E. 囟迟

3. 下列不属于五软的是（　　）

A. 骨骼软 B. 肌肉软

C. 头项软 D. 口软

E. 手软

4. 下列属于小儿五迟、五软的先天因素的是（　　）

A. 分娩时难产 B. 分娩时产伤

C. 生后护理不当 D. 乳食不足

E. 高年得子

5. 下列不属于小儿五迟、五软的后天因素的是（　　）

A. 分娩时产伤

B. 生产时胎盘早剥

C. 高热导致脑髓受损

D. 父母精血亏虚

E. 喂养失调

6. 小儿五迟、五软的病机可概括为（　　）

A. 邪正交争 B. 正虚邪实

C. 阴虚阳亢 D. 阴阳两虚

E. 阴阳失调

7. 下列属于肝肾亏损型五迟、五软临床特征的是（　　）

A. 口角流涎，咀嚼无力

B. 头项痿弱，天柱骨倒

C. 食少纳呆，大便秘结

D. 失聪失语，反应迟钝

E. 舌有瘀点，指纹暗滞

8. 治疗五迟、五软心脾两虚证，首选（　　）

A. 调元散 B. 八珍汤

C. 桂附地黄丸 D. 加味六味地黄丸

E. 五子衍宗丸

A2 型题

1. 患儿，2岁，筋骨瘦弱，发育迟缓，坐起、站立、行走、生齿等明显迟于正常同龄小儿，头项痿弱，头形方大，目无神采，反应迟钝，囟门宽大，夜卧不安，舌淡，苔少，脉沉细无力，

指纹淡。治疗应首选的方剂是（　　）

A. 调元散 B. 八珍汤

C. 桂附地黄丸 D. 加味六味地黄丸

E. 五子衍宗丸

2. 患儿，2岁4个月，语言发育迟缓，智力低下，神情呆滞，头发稀黄，纳食欠佳，吮吸咀嚼无力，口角流涎，大便秘结，舌质淡胖，苔少，指纹淡。其辨证为五迟、五软之（　　）

A. 脾肾气虚证 B. 心脾两虚证

C. 肺脾气虚证 D. 肝肾亏虚证

E. 心肾不交证

3. 患儿，2岁，尚不能行走，萌牙8颗，前囟未闭，头项痿软，目无神采，不思乳食，舌淡，指纹淡。其治法为（　　）

A. 健脾养血，补益气血

B. 健脾和胃，消食化积

C. 补肾填髓，养肝强筋

D. 补肾温阳，通经活络

E. 涤痰开窍，活血通络

4. 患儿，5岁，失聪失语，反应迟钝，意识不清，吞咽困难，喉中痰鸣，时有癫痫发作，肌肉软弱，关节僵硬，舌暗胖，有瘀点，苔腻，脉沉涩，指纹暗滞。治疗应首选的方剂是（　　）

A. 二妙丸合桃红四物汤

B. 六味地黄丸合调元散

C. 四君子汤合黄芪桂枝五物汤

D. 二陈汤合通窍活血汤

E. 导痰汤合补阳还五汤

B1 型题

A. 1~2岁还不会说话

B. 2~3岁还不能站立

C. 2~3岁还不能行走

D. 手臂不能握举

E. 咀嚼无力，时流清涎

1. 小儿五迟中，立迟是指（　　）

2. 小儿五软中，口软是指（　　）

A. 心血不足 B. 肝血不足

C. 脾气不足 D. 肺气不足

E. 肾精不足

3. 小儿五迟中，发迟是由于（　　）

4. 小儿五软中，肌肉软是由于（　　　）

第二十四节　麻　疹

A1 型题

1. 下列不属于麻疹的临床表现的是（　　）
   A. 发热　　　　　　　　B. 咳嗽
   C. 眼目发红　　　　　　D. 麻粒大小红色斑丘疹
   E. 糠麸样脱屑

2. 麻疹的好发季节是（　　　）
   A. 春、夏　　　　　　　B. 冬、春
   C. 夏、秋　　　　　　　D. 秋、冬
   E. 春、秋

3. 麻疹的好发年龄是（　　　）
   A. 6 个月~2 岁　　　　B. 6 个月~4 岁
   C. 6 个月~5 岁　　　　D. 1~5 岁
   E. 1~6 岁

4. 麻疹的证候分类为（　　　）
   A. 寒证、热证　　　　　B. 虚证、实证
   C. 阳证、阴证　　　　　D. 顺证、逆证
   E. 表证、里证

5. 麻疹的主要病因是（　　　）
   A. 外感麻毒时邪
   B. 外感风疹时邪
   C. 外感水痘时邪
   D. 外感腮腺炎时邪
   E. 外感猩红热时邪

6. 下列有关麻疹顺证的病机，说法错误的是（　　）
   A. 正邪相争
   B. 驱邪外泄
   C. 郁阻于肺
   D. 麻疹时邪由表入里
   E. 邪毒出于肌表而出疹

7. 下列属于麻疹收没期临床表现的是（　　　）
   A. 无脱屑，无色素沉着
   B. 有脱屑，有色素沉着
   C. 有脱屑，无色素沉着
   D. 无脱屑，有色素沉着
   E. 有脱皮，无色素沉着

8. 下列有关麻疹邪毒闭肺证病机的说法，错误的是（　　　）
   A. 麻疹时邪内传　　　　B. 邪毒闭肺
   C. 肺失宣肃　　　　　　D. 肺气郁闭
   E. 痰热壅盛

9. 下列关于麻疹预防措施的说法，不正确的是（　　　）
   A. 接种麻疹减毒活疫苗
   B. 未患儿童不去流行区域
   C. 易感儿接触传染源后隔离观察 21 天
   D. 与麻疹患者接触者隔离观察 7 天
   E. 与麻疹患者接触的免疫接种者隔离观察 4 周

10. 下列关于麻疹患者护理措施的说法，不正确的是（　　　）
    A. 严关门窗　　　　　　B. 皮肤清洁
    C. 补足水分　　　　　　D. 饮食清淡
    E. 忌食辛辣

A2 型题

1. 患儿，10 个月，发热 2 天，口腔两颊黏膜红赤，白齿处可见细小白色疹点，周围有红晕，累累如麻，伴鼻塞流涕，咳嗽，眼睑红赤，泪水汪汪，小便短黄，舌红，苔薄黄，指纹浮紫。其诊断为（　　　）
   A. 风疹　　　　　　　　B. 麻疹
   C. 水痘　　　　　　　　D. 紫癜
   E. 猩红热

2. 患儿，2 岁，发热 4 天，现壮热如潮，咳嗽，目赤，口渴，烦躁，全身布满麻粒大小红疹，从耳后开始，蔓延到头面、颈部、胸腹、四肢，舌红赤，苔黄腻，脉数有力。治疗应首选的方剂是（　　　）
   A. 黄连解毒汤　　　　　B. 麻杏石甘汤
   C. 宣毒发表汤　　　　　D. 清解透表汤
   E. 沙参麦冬汤

3. 麻疹患儿，4 岁，出麻疹 10 天，现疹点出齐，发热渐退，咳嗽渐减，疹点依次减回，皮肤呈糠麸状脱屑，并有色素沉着，胃口好转，精神好转，舌红少津，舌苔少，脉细数。治疗宜用（　　　）
   A. 宣毒发表汤　　　　　B. 清解透表汤

C. 沙参麦冬汤　　　D. 麻杏石甘汤

E. 百合固金汤

4. 麻疹患儿，5岁，现皮疹密集色紫，高热不退，咽喉肿痛，吞咽不利，声音嘶哑，咳声重浊，声如犬吠。治疗应首选的方剂是（　　）

A. 宣毒发表汤　　　B. 清解透表汤

C. 清咽下痰汤　　　D. 麻杏石甘汤

E. 羚角钩藤汤

5. 麻疹患儿，3岁，皮肤疹点密集成片，遍及全身，色泽紫暗，神志昏迷，舌红绛，苔黄起刺，脉数有力。治疗应首选的方剂是（　　）

A. 宣毒发表汤　　　B. 清解透表汤

C. 清咽下痰汤　　　D. 麻杏石甘汤

E. 羚角钩藤汤

B1 型题

A. 邪毒闭肺，肺气郁闭

B. 肺胃邪毒，上攻咽喉

C. 卫表失和，肺气失宣

D. 邪毒内陷，引动肝风

E. 肺胃热盛，阴液耗损

1. 麻疹邪毒攻喉证的病机是（　　）

2. 麻疹邪陷心肝证的病机是（　　）

A. 正胜邪盛　　　B. 正胜邪却

C. 邪盛正虚　　　D. 时邪在表

E. 由表入里

3. 辨麻疹顺证，见形期为（　　）

4. 辨麻疹顺证，收没期为（　　）

A. 黄连解毒汤　　　B. 清解透表汤

C. 凉营清气汤　　　D. 宣毒发表汤

E. 沙参麦冬汤

5. 治疗麻疹初热期的首选方剂为（　　）

6. 治疗麻疹收没期的首选方剂为（　　）

A. 辛凉透表，清宣肺卫

B. 清凉解毒，透疹达邪

C. 宣肺开闭，清热解毒

D. 清热解毒，利咽消肿

E. 平肝息火，清心开窍

7. 麻疹邪毒闭肺证的治法是（　　）

8. 麻疹邪陷心肝证的治法是（　　）

第二十五节　风　疹

A1 型题

1. 下列不属于风疹临床表现的是（　　）

A. 轻度发热　　　B. 咳嗽

C. 玫瑰色斑丘疹　　　D. 耳后、枕部臖核肿大

E. 糠麸样脱屑

2. 风疹的好发季节是（　　）

A. 春、夏　　　B. 夏、秋

C. 冬、春　　　D. 秋、冬

E. 春、秋

3. 风疹的好发年龄是（　　）

A. 1岁以下　　　B. 6个月~5岁

C. 2~3岁　　　D. 1~5岁

E. 6~12岁

4. 孕妇感染后可导致胎儿畸形的传染病是（　　）

A. 麻疹　　　B. 风疹

C. 水痘　　　D. 猩红热

E. 腮腺炎

5. 风疹的主要病因是（　　）

A. 风热时邪　　　B. 风疹时邪

C. 风温时邪　　　D. 麻疹时邪

E. 猩红热时邪

6. 风疹的病变脏腑主要是（　　）

A. 肺卫　　　B. 肺胃

C. 心肺　　　D. 肺肝

E. 肺肾

A2 型题

1. 患儿，3岁，发热1天，喷嚏流涕，咳嗽轻微，全身出现细小淡红色丘疹，耳后及枕部臖核肿大。其诊断为（　　）

A. 麻疹，初热期

B. 麻疹，出疹期

C. 风疹，邪犯肺卫证

D. 风疹，邪入气营证

E. 猩红热，邪侵肺卫证

2. 患儿，5岁，高热5天，口渴，心烦哭闹，疹色鲜红或紫暗，疹点稠密，甚至可见皮疹融合成片，皮肤猩红，小便黄少，大便秘结，舌质红赤，舌苔黄糙，脉洪数。治疗应首选的方剂是（　　）
   A. 银翘散　　　　　　B. 清营汤
   C. 宣毒发表汤　　　　D. 清解透表汤
   E. 透疹凉解汤

3. 患儿，1岁4个月，发热2天，全身皮肤出现细沙样玫瑰色斑丘疹，先起于头面、躯干，后遍及全身，耳后及枕部淋巴结肿大，有压痛，伴咳嗽、喷嚏、流涕，舌红，苔薄白，脉浮数。其治疗首选（　　）
   A. 消风散　　　　　　B. 银翘散
   C. 宣毒发表汤　　　　D. 清解透表汤
   E. 透疹凉解汤

B1 型题

A. 疏风解表清热　　　B. 辛凉宣肺透表
C. 清气凉营解毒　　　D. 清热解毒养阴
E. 清热凉血活血

1. 风疹邪犯肺卫证的治法为（　　）
2. 风疹邪入气营证的治法为（　　）

第二十六节　猩　红　热

A1 型题

1. 下列不属于猩红热临床表现的是（　　）
   A. 发热　　　　　　　B. 咽喉肿痛
   C. 玫瑰色斑丘疹　　　D. 猩红色皮疹
   E. 脱屑、脱皮

2. 猩红热的好发季节是（　　）
   A. 春、夏　　　　　　B. 夏、秋
   C. 春、秋　　　　　　D. 秋、冬
   E. 冬、春

3. 猩红热的好发年龄是（　　）
   A. 1～3岁　　　　　　B. 3～6岁
   C. 2～8岁　　　　　　D. 3～10岁
   E. 6～12岁

4. 猩红热的主要病因是（　　）

A. 感受风温时邪　　　B. 感受湿热时邪
C. 感受风疹时邪　　　D. 感受麻疹时邪
E. 感受猩红热时邪

5. 猩红热发病所涉及的脏腑是（　　）
   A. 心、肺　　　　　　B. 心、肝
   C. 肺、胃　　　　　　D. 肺、脾
   E. 脾、胃

6. 猩红热的血常规检查，其结果为（　　）
   A. 白细胞计数下降，中性粒细胞升高
   B. 白细胞计数升高，中性粒细胞升高
   C. 白细胞计数正常，中性粒细胞下降
   D. 白细胞计数升高，淋巴细胞升高
   E. 白细胞计数下降，淋巴细胞升高

7. 下列可并发心悸、痹证、水肿的传染病是（　　）
   A. 猩红热　　　　　　B. 腮腺炎
   C. 水痘　　　　　　　D. 麻疹
   E. 风疹

A2 型题

1. 患儿，2岁，发热骤起，头痛恶寒，肌肤无汗，咽喉红肿疼痛，影响吞咽，皮肤潮红，痧疹隐隐，舌质红，苔薄黄，脉浮数有力。其治疗首选（　　）
   A. 透疹凉解汤　　　　B. 清解透表汤
   C. 解肌透痧汤　　　　D. 凉营清气汤
   E. 宣毒发表汤

2. 患儿，3岁，壮热不解3天，烦躁口渴，咽喉肿痛，伴有腐烂白腐物，皮疹密布，色红如丹，疹由颈、胸开始，继而弥漫全身，压之褪色，舌红起刺，苔花剥，脉数有力。其辨证为（　　）
   A. 肺胃热盛证　　　　B. 邪毒闭肺证
   C. 邪侵肺卫证　　　　D. 毒炽气营证
   E. 疹后阴伤证

3. 患儿，2岁6个月，丹痧皮疹布齐，全身皮肤脱屑、脱皮，低热不退，干咳，口燥咽干，食欲不振，舌红少津，苔剥落，脉细数。其治疗首选（　　）
   A. 解肌透痧汤　　　　B. 凉营清气汤
   C. 沙参麦冬汤　　　　D. 百合地黄汤

E. 知柏地黄丸

B1 型题

A. 时邪入侵，蕴于肺胃
B. 余邪流窜，经络受阻
C. 热毒炽盛，引动肝风
D. 毒邪炽盛，上犯于心
E. 肺脾肾受损，水湿内停

1. 猩红热并发心悸的病机是（　　　）
2. 猩红热并发痹证的病机是（　　　）

A. 金银花、连翘　　　B. 淡豆豉、浮萍
C. 玄参、板蓝根　　　D. 蝉蜕、葛根
E. 赤芍、丹皮

3. 治疗猩红热邪侵肺卫证，症见乳蛾红肿者，宜在原方基础上加（　　　）
4. 治疗猩红热毒炽气营证，症见疹布不透者，宜在原方基础上加（　　　）

A. 发热数小时至 1 天出疹
B. 发热 1～2 天出疹
C. 发热 3～4 天出疹，热甚疹出
D. 发热 3～4 天出疹，热退疹出
E. 无确定关系

5. 猩红热发热与出疹的关系是（　　　）
6. 麻疹发热与出疹的关系是（　　　）

A. 玫瑰色斑丘疹　　　B. 麻疹黏膜斑
C. 糠麸样脱屑　　　　D. 环口苍白圈
E. 无大片脱皮

7. 属于风疹临床特征的是（　　　）
8. 属于猩红热临床特征的是（　　　）

第二十七节　水　　痘

A1 型题

1. 水痘的典型临床表现为（　　　）
   A. 发热
   B. 皮肤瘙痒
   C. 大量疱疹
   D. 丘疹、疱疹、结痂同时存在
   E. 脱屑、脱皮

2. 水痘的好发季节是（　　　）

A. 春、夏　　　　B. 夏、秋
C. 冬、春　　　　D. 秋、冬
E. 春、秋

3. 水痘的好发年龄是（　　　）
   A. 1～3 岁　　　B. 3～6 岁
   C. 6～9 岁　　　D. 9～12 岁
   E. 12～15 岁

4. 水痘发生的病因是感受（　　　）
   A. 风热　　　　B. 风寒
   C. 风温　　　　D. 湿热
   E. 时邪

5. 水痘的主要病变部位是（　　　）
   A. 肺、胃　　　B. 肺、脾
   C. 心、肝　　　D. 脾、胃
   E. 肝、肾

6. 水痘的主要病机是（　　　）
   A. 时邪袭肺
   B. 湿热内蕴
   C. 外湿与内湿相应
   D. 时邪袭肺，与内湿相搏
   E. 正气亏虚，不能抗邪

7. 治疗水痘邪炽气营证的首选方剂是（　　　）
   A. 柴葛解肌汤　　　B. 清瘟败毒饮
   C. 黄连解毒汤　　　D. 清胃解毒汤
   E. 犀角地黄汤

A2 型题

1. 患儿，7 岁，轻微发热，鼻塞流涕，喷嚏，咳嗽，起病后 2 天出现皮疹，疹色红润，疱浆清亮，根盘红晕，皮疹瘙痒，分布稀疏，躯干最多，舌苔薄白，脉浮数。治疗应首选的方剂是（　　　）
   A. 银翘散　　　　B. 白虎汤
   C. 三仁汤　　　　D. 甘露消毒丹
   E. 清胃解毒汤

2. 患儿，5 岁，发热轻微，鼻塞流涕，咳嗽，起病 2 天后躯干皮肤出现散在皮疹、疱疹，疹色红润，疱浆清亮，根盘红晕，舌淡红，苔薄白，脉浮数。其证候为（　　　）

A. 外感风热证　　　　　B. 肺卫不固证

C. 邪伤肺卫证　　　　　D. 邪炽气营证

E. 湿热内蕴证

3. 患儿，10岁，壮热不退，烦躁不安，口渴欲饮，面红目赤，皮疹稠密，疹色紫暗，疱浆浑浊，胸腹部散在出血性皮疹，大便干结，小便短赤，舌质绛，苔黄糙而干，脉数有力。其治疗首选（　　　）

A. 银翘散　　　　　　　B. 清营汤

C. 宣毒发表汤　　　　　D. 清解透表汤

E. 清胃解毒汤

B1 型题

A. 辛凉透表，清宣肺卫

B. 疏风清热，利湿解毒

C. 清凉解毒，透疹达邪

D. 清肺泻火，健脾祛湿

E. 清热凉营，解毒化湿

1. 水痘之邪伤肺卫证的治法为（　　　）

2. 水痘之邪炽气营证的治法为（　　　）

第二十八节　流行性腮腺炎

A1 型题

1. 流行性腮腺炎的中医病名为（　　　）

A. 丹痧　　　　　　　　B. 丹毒

C. 痄腮　　　　　　　　D. 鹅口疮

E. 蛇串疮

2. 流行性腮腺炎的好发季节是（　　　）

A. 春、夏　　　　　　　B. 夏、秋

C. 秋、冬　　　　　　　D. 冬、春

E. 不分季节

3. 流行性腮腺炎的好发年龄是（　　　）

A. 6个月~1岁　　　　　B. 2岁以下婴幼儿

C. 3岁以上儿童　　　　　D. 1岁以上青少年

E. 18岁以上成年人

4. 流行性腮腺炎的主要肿痛部位是（　　　）

A. 颈前　　　　　　　　B. 耳前

C. 耳后　　　　　　　　D. 以耳垂为中心的腮部

E. 面颊部

5. 流行性腮腺炎的主要病变经脉是（　　　）

A. 足太阳经脉　　　　　B. 足厥阴经脉

C. 足少阳经脉　　　　　D. 手阳明经脉

E. 手少阴经脉

6. 治疗热毒壅盛型流行性腮腺炎的首选方剂是（　　　）

A. 银翘散　　　　　　　B. 五味消毒饮

C. 普济消毒饮　　　　　D. 清瘟败毒饮

E. 黄连解毒物

7. 治疗流行性腮腺炎毒窜睾腹变证的首选方剂是（　　　）

A. 一贯煎　　　　　　　B. 暖肝煎

C. 橘核丸　　　　　　　D. 金铃子散

E. 龙胆泻肝汤

A2 型题

1. 患儿，6岁，两侧耳下腮部漫肿疼痛，咀嚼不便，伴低热、头痛，苔薄黄，脉浮数。治疗应首选的方剂是（　　　）

A. 银翘散　　　　　　　B. 白虎汤

C. 小柴胡汤　　　　　　D. 柴胡葛根汤

E. 柴葛解肌汤

2. 患儿，7岁，高热3天，头痛，两侧腮部胀痛，坚硬拒按，咀嚼困难，苔黄，脉滑数。治疗应首选的方剂是（　　　）

A. 柴葛解肌汤　　　　　B. 柴胡葛根汤

C. 黄连解毒汤　　　　　D. 普济消毒饮

E. 五味消毒饮

3. 患儿，8岁，腮部肿胀消退后出现一侧睾丸肿胀疼痛，伴少腹疼痛，痛时拒按，舌红，苔黄，脉数。其治法为（　　　）

A. 疏风清热，散结消肿

B. 清热解毒，息风开窍

C. 清肝泻火，活血止痛

D. 清热凉血，软坚散结

E. 清热解毒，活血化瘀

B1 型题

A. 邪毒壅阻少阳　　　　B. 邪毒移于肝经

C. 邪毒蕴于阳明　　　　D. 邪毒内陷心肝

E. 邪毒兼犯气营

1. 流行性腮腺炎症见神昏抽搐的病机是（　　　）
2. 流行性腮腺炎症见睾丸肿痛的病机是（　　　）

A. 疏风清热，散结消肿
B. 清热凉血，软坚散结
C. 清热解毒，息风开窍
D. 清肝泻火，活血止痛
E. 解表清里，和解少阳

3. 流行性腮腺炎邪犯少阳证的治法为（　　　）
4. 流行性腮腺炎热毒壅盛证的治法为（　　　）

第二十九节　流行性乙型脑炎

A1 型题

1. 流行性乙型脑炎的主要临床症状为（　　　）
   A. 发热恶寒　　　　　B. 寒热往来
   C. 低热不退　　　　　D. 高热、昏迷、抽搐
   E. 头晕、恶心、呕吐

2. 流行性乙型脑炎的好发季节是（　　　）
   A. 3、4、5 月　　　　B. 4、5、6 月
   C. 5、6、7 月　　　　D. 7、8、9 月
   E. 10、11、12 月

3. 关于流行性乙型脑炎，下列说法错误的是（　　　）
   A. 2~6 岁发病率最高
   B. 发病急骤，传变迅速
   C. 不会出现内闭外脱、呼吸障碍危象
   D. 重症病例常留下后遗症
   E. 接种疫苗能降低发病率

4. 可造成患儿终身残疾的传染病是（　　　）
   A. 风疹　　　　　　　B. 麻疹
   C. 水痘　　　　　　　D. 流行性乙型脑炎
   E. 流行性腮腺炎

5. 流行性乙型脑炎急性期的病因是感受（　　　）
   A. 风热邪气　　　　　B. 风寒邪气
   C. 湿热邪气　　　　　D. 暑温时邪
   E. 瘟疫时邪

6. 流行性乙型脑炎恢复期、后遗症期的病机是（　　　）
   A. 邪热入侵，首先犯肺

B. 邪热炽盛，引动肝风
C. 邪毒深入，热入营血
D. 正邪交争，邪炽气营
E. 正气耗伤，余邪留恋

7. 流行性乙型脑炎的一般传变规律是（　　　）
   A. 五脏　　　　　　　B. 六经
   C. 三焦　　　　　　　D. 气血
   E. 卫气营血

8. 预防流行性乙型脑炎的措施之一是（　　　）
   A. 消灭孑孓　　　　　B. 消灭蟑螂
   C. 消灭苍蝇　　　　　D. 消灭老鼠
   E. 消灭寄生虫

9. 下列有关流行性乙型脑炎的护理，说法错误的是（　　　）
   A. 保持居室凉爽通风
   B. 急性期禁食水
   C. 密切观测生命体征
   D. 昏迷患儿需常翻身、拍背
   E. 恢复期宜早进行功能锻炼

A2 型题

1. 患儿，4 岁，突然发热，微恶风寒，头痛，颈项强硬，无汗，口渴引饮，伴恶心呕吐，舌质红，苔薄黄，脉浮数。其辨证为（　　　）
   A. 风热犯肺证　　　　B. 邪犯卫气证
   C. 邪炽气营证　　　　D. 余热未尽证
   E. 痰湿中阻证

2. 患儿，5 岁，壮热不退，头痛剧烈，呕吐频繁，口渴引饮，颈项强直，神昏谵语，四肢抽搐，喉间痰鸣，呼吸不利，大便干结，小便短赤，舌红绛，苔黄腻，脉数有力。治疗应首选的方剂是（　　　）
   A. 清营汤　　　　　　B. 止痉散
   C. 清瘟败毒饮　　　　D. 犀角地黄汤
   E. 青蒿鳖甲汤

3. 患儿，3 岁，发热 1 周，热势起伏不退，朝轻暮重，神识昏迷，两目上视，口噤项强，反复抽搐，四肢厥冷，胸腹灼热，二便失禁，舌质紫绛少津，舌苔薄，脉沉细数。其治法为（　　　）
   A. 辛凉解表，清暑化湿

B. 养阴清热，调和营卫

C. 清气凉营，泻火涤痰

D. 凉血清心，增液潜阳

E. 搜风通络，养阴息风

4. 流行性乙型脑炎恢复期患儿，发热时高时低，面赤颧红，心烦不宁，口干喜饮，小便短少，偶有惊惕，舌红，苔光净，脉细数。治疗首选（　　）

A. 清营汤　　　　　B. 黄连解毒汤

C. 清瘟败毒饮　　　D. 犀角地黄汤

E. 青蒿鳖甲汤

5. 流行性乙型脑炎后遗症患儿，神识不清，语言不利，吞咽困难，喉间痰鸣，舌苔厚腻，脉濡滑。治疗首选（　　）

A. 涤痰汤　　　　　B. 导痰汤

C. 二陈汤　　　　　D. 礞石滚痰丸

E. 清金化痰丸

6. 流行性乙型脑炎后遗症患儿，肢体强直瘫软，关节僵硬，时有角弓反张，苔薄白，脉细弦。治疗首选（　　）

A. 定痫丸　　　　　B. 止痉散

C. 小活络丹　　　　D. 安宫牛黄丸

E. 黄芪桂枝五物汤

B1 型题

A. 桑菊饮　　　　　B. 银翘散

C. 白虎汤　　　　　D. 新加香薷饮

E. 藿香正气散

1. 治疗流行性乙型脑炎偏卫分证，首选方剂是（　　）

2. 治疗流行性乙型脑炎偏气分证，首选方剂是（　　）

A. 养阴清热，调和营卫

B. 辛凉解表，清暑化湿

C. 清气凉营，泻火涤痰

D. 清热泻火，镇惊安神

E. 搜风通络，养阴息风

3. 流行性乙型脑炎余热未尽证的治法为（　　）

4. 流行性乙型脑炎内风扰动证的治法为（　　）

第三十节　寄 生 虫 病

A1 型题

1. 蛔虫病以腹痛为主要症状，其疼痛部位主要是（　　）

A. 左下腹　　　　　B. 右下腹

C. 胃脘部　　　　　D. 脐周部

E. 全腹部

2. 蛲虫病的主要临床表现是（　　）

A. 夜间磨牙　　　　B. 嗜食异物

C. 绕脐腹痛　　　　D. 排出蛔虫

E. 肛周奇痒

3. 蛔厥证的治法是（　　）

A. 驱蛔杀虫，调理脾胃

B. 安蛔定痛，继之驱虫

C. 散蛔驱虫，调胃定痛

D. 行气通脐，散蛔驱虫

E. 调气活络，驱蛔杀虫

4. 治疗蛔虫病肠虫证的首选方剂为（　　）

A. 乌梅丸　　　　　B. 驱虫粉

C. 化虫丸　　　　　D. 追虫丸

E. 使君子散

5. 用使君子治疗蛔虫病的最大剂量不超过（　　）

A. 10 粒　　　　　B. 15 粒

C. 20 粒　　　　　D. 25 粒

E. 30 粒

6. 下列有关小儿蛲虫病的预防及护理，说法错误的是（　　）

A. 日常食用使君子

B. 注意小儿卫生，饭前便后洗手

C. 患儿衣裤勤换洗，并煮沸杀虫

D. 早晚用温水清洗会阴及肛周

E. 积极治疗患儿

A2 型题

1. 患儿，6 岁，时有绕脐腹痛，食欲不振，日渐消瘦，大便不调，面部白斑，白睛蓝斑，大便下虫。其诊断为（　　）

A. 腹痛　　　　　　　　　B. 便秘

C. 蛔厥证　　　　　　　　D. 肠虫证

E. 虫瘕证

2. 患儿，5岁，突然发生剧烈腹痛，以右胁下及胃脘部疼痛为主，弯腰曲背，辗转不安，肢冷汗出，恶心呕吐，吐出蛔虫，平素腹痛时发时止，发作间歇时痛止如常人，舌质红，苔厚腻，脉弦数。治疗应首选的方剂是（　　　）

A. 驱虫粉　　　　　　　　B. 使君子散

C. 乌梅丸　　　　　　　　D. 大承气汤

E. 小承气汤

B1 型题

A. 满腹疼痛，拒按

B. 下腹部疼痛，拒按

C. 绕脐腹痛，乍作乍止

D. 腹痛绵绵，喜温喜按

E. 突然右上腹绞痛，伴呕吐

1. 蛔虫病肠虫证的腹痛特点是（　　　）

2. 蛔虫病蛔厥证的腹痛特点是（　　　）

第三十一节　夏　季　热

A1 型题

1. 下列不属于小儿夏季热临床表现的是（　　　）

A. 长期发热　　　　　　　B. 口渴多饮

C. 少尿　　　　　　　　　D. 少汗

E. 汗闭

2. 小儿夏季热的好发季节是（　　　）

A. 4、5、6月　　　　　　B. 5、6、7月

C. 6、7、8月　　　　　　D. 7、8月

E. 8、9月

3. 小儿夏季热的好发年龄是（　　　）

A. 6个月～1岁　　　　　B. 6个月～3岁

C. 3～6岁　　　　　　　D. 5～10岁

E. 9～12岁

4. 小儿夏季热的最主要病因是（　　　）

A. 气候炎热　　　　　　　B. 乳食积滞

C. 内蕴湿热　　　　　　　D. 余热稽留

E. 体质虚弱

5. 夏季热的病机所涉及的脏腑是（　　　）

A. 心、肝、肺　　　　　　B. 心、肝、肾

C. 肺、脾、胃　　　　　　D. 肺、胃、肾

E. 肝、脾、肾

6. 小儿夏季热的症状与气温变化的关系为（　　　）

A. 气温愈高，体温愈高

B. 气温愈低，体温愈高

C. 气温愈高，体温愈低

D. 气温愈低，体温愈低

E. 无明显相关性

A2 型题

1. 患儿，2岁，初夏发病，现发热已逾1个月，热势多于午后升高，口渴引饮，皮肤干燥，灼热无汗，小便频数清长，苔薄黄，脉数。治疗应首选的方剂是（　　　）

A. 清络饮　　　　　　　　B. 新加香薷饮

C. 竹叶石膏汤　　　　　　D. 白虎加人参汤

E. 王氏清暑益气汤

2. 患儿，1岁6个月，精神萎靡，面色苍白，下肢清冷，小便清长，频繁无度，大便稀溏，身热不退，朝盛暮衰，口渴多饮，舌质淡，苔薄黄，脉细数无力。其首选治疗方剂为（　　　）

A. 生脉散　　　　　　　　B. 白虎加人参汤

C. 王氏清暑益气汤　　　　D. 温下清上汤

E. 新加香薷饮

B1 型题

A. 胎禀不足，冒受暑气

B. 暑伤脾气，气不化水

C. 暑气熏蒸，真阴不足

D. 暑热炽盛，津液耗伤

E. 暑邪伤肺，开阖失司

1. 夏季热出现少汗或汗闭的病机是（　　　）

2. 夏季热出现尿多清长的病机是（　　　）

A. 辛凉解表，清热解毒

B. 清暑祛湿，生津止渴

C. 清暑益气，养阴生津

D. 清上温下，交通心肾

E. 温补肾阳，清心护阴

3. 夏季热暑伤肺胃证的治法是（　　　）

4. 夏季热上盛下虚证的治法是（　　　）

第三十二节 紫 癜

A1 型题

1. 血液溢于皮肤、黏膜之下，发为（　　）
   A. 麻疹　　　　　　　　B. 风疹
   C. 猩红热　　　　　　　D. 紫癜
   E. 水痘

2. 关于紫癜的病因病机的说法，错误的是（　　）
   A. 小儿气血未充，卫外不固
   B. 外感时令之邪，直中脏腑
   C. 主要是风热之邪与气血相搏
   D. 血热妄行，渗于皮肤
   E. 迁延日久，气虚血瘀

3. 下列不属于小儿紫癜常见证型的是（　　）
   A. 风热伤络证　　　　　B. 血热妄行证
   C. 脾肾阳虚证　　　　　D. 气不摄血证
   E. 阴虚火旺证

A2 型题

1. 患儿，5 岁，全身皮肤散发瘀点，尤以下肢及臀部居多，呈对称分布，色泽鲜红，大小不一，伴有发热、腹痛、尿血，舌质红，苔薄黄，脉浮数。其诊断为（　　）
   A. 风疹　　　　　　　　B. 麻疹
   C. 紫癜　　　　　　　　D. 水痘
   E. 猩红热

2. 患儿，7 岁，皮肤出现瘀点、瘀斑 2 天，斑色鲜红，心烦口渴，腹部时痛，便秘，舌红，脉细数有力。治疗首选（　　）
   A. 连翘败毒散　　　　　B. 犀角地黄汤
   C. 龙胆泻肝汤　　　　　D. 归脾汤
   E. 大补阴丸

3. 患儿，10 岁，紫癜时发时止，发时多伴鼻衄，

血色鲜红，心烦，盗汗，小便黄赤，大便干燥，脉细数。治疗应首选的方剂是（　　）
   A. 十灰散　　　　　　　B. 小蓟饮子
   C. 大补阴丸　　　　　　D. 六味地黄丸
   E. 知柏地黄丸

4. 患儿，6 岁，发热 2 天，全身皮肤散发紫癜，瘙痒，下肢和臀部居多，对称分布，色泽鲜红，大小不一，伴有尿血，舌质红，苔薄黄，脉浮数。其治法为（　　）
   A. 疏风散邪，清热凉血
   B. 清热解毒，凉血止血
   C. 健脾养心，益气摄血
   D. 滋阴降火，凉血止血
   E. 清热利湿，凉血解毒

5. 患儿，10 岁，紫癜反复出现，瘀点、瘀斑颜色淡紫，常有鼻衄、齿衄，面色苍黄，神疲乏力，食欲不振，头晕心慌，舌质淡胖，舌苔薄，脉细无力。治疗方剂宜首选（　　）
   A. 四君子汤　　　　　　B. 补中益气汤
   C. 连翘败毒散　　　　　D. 归脾汤
   E. 大补阴丸

B1 型题

   A. 风热伤络证　　　　　B. 血热妄行证
   C. 阴虚火旺证　　　　　D. 气不摄血证
   E. 气滞血瘀证

1. 紫癜色淡，病程较长，神疲纳呆，辨属（　　）
2. 紫癜鲜红，低热盗汗，心烦少寐，辨属（　　）

   A. 疏风散邪，清热凉血
   B. 疏风散热，凉血解毒
   C. 清热解毒，凉血止血
   D. 健脾养心，益气摄血
   E. 滋阴降火，凉血止血

3. 紫癜风热伤络证的治法是（　　）
4. 紫癜血热妄行证的治法是（　　）

第九章

针 灸 学

A1 型题

1. 下列有关经脉的名称，说法正确的是（　　）
   A. 手少阴肾经　　　B. 足少阳膀胱经
   C. 手太阳膀胱经　　D. 足阳明胃经
   E. 手厥阴肝经

2. 手三阳经在四肢的排列是（　　）
   A. 阳明在前、少阳在中、太阳在后
   B. 少阳在前、太阳在中、阳明在后
   C. 太阳在前、阳明在中、少阳在后
   D. 少阳在前、阳明在中、太阳在后
   E. 太阳在前、少阳在中、阳明在后

3. 手三阴经在四肢的排列是（　　）
   A. 厥阴在前、少阴在中、太阴在后
   B. 少阴在前、太阴在中、厥阴在后
   C. 太阴在前、厥阴在中、少阴在后
   D. 厥阴在前、太阴在中、少阴在后
   E. 太阴在前、少阴在中、厥阴在后

4. 下列经脉中未按十二经脉气血流注次序排列的是（　　）
   A. 胆、肝、肺经
   B. 大肠、胃、脾经
   C. 心、小肠、肾经
   D. 肾、心包、三焦经
   E. 三焦、胆、肝经

5. 十二经脉的命名原则包括（　　）
   A. 阴阳、五行、脏腑
   B. 五行、手足、阴阳
   C. 脏腑、手足、五行
   D. 手足、阴阳、脏腑

E. 手足、阴阳、五行、脏腑

6. 下列经脉不属于互为表里关系的是（　　）
   A. 足太阴脾经、足阳明胃经
   B. 手少阴心经、手太阳小肠经
   C. 足太阳膀胱经、足厥阴肝经
   D. 手太阴肺经、手阳明大肠经
   E. 手厥阴心包经、手少阳三焦经

7. 下列有关经络的走向，说法错误的是（　　）
   A. 手三阴经从胸走手
   B. 足三阳经从足走头
   C. 手三阴经从手走头
   D. 足三阴经从足走腹（胸）
   E. 足三阳经从头走足

8. 下列有关经脉的交接部位，说法正确的是（　　）
   A. 足厥阴经与手太阴经交接于肺中
   B. 足太阴经与手少阴经交接于鼻
   C. 足太阳膀胱经与足少阴肾经交接于大趾
   D. 手少阴心经与手太阳小肠经交接于中指
   E. 手太阴肺经与手阳明大肠经交接于中指

9. 相表里的阴经与阳经的交接部位是（　　）
   A. 心中　　　　　　B. 手足末端
   C. 胸中　　　　　　D. 鼻端
   E. 头面部

10. 足太阴脾经与手少阴心经交接的部位是（　　）
    A. 胸中　　　　　　B. 鼻端
    C. 心中　　　　　　D. 肺中
    E. 腹中

11. 下列经脉不属于奇经八脉的是（　　）
    A. 肾经　　　　　　B. 阴维脉
    C. 督脉　　　　　　D. 冲脉
    E. 阳跷脉

12. 被称为"阳脉之海"的是（　　）
　　A. 任脉　　　　　B. 阳维脉
　　C. 督脉　　　　　D. 冲脉
　　E. 阳跷脉

13. 被称为"阴脉之海"的是（　　）
　　A. 任脉　　　　　B. 阴维脉
　　C. 督脉　　　　　D. 冲脉
　　E. 阴跷脉

14. 被称为"十二经脉之海"的是（　　）
　　A. 任脉　　　　　B. 阴维脉
　　C. 督脉　　　　　D. 冲脉
　　E. 阳跷脉

15. 下列有关奇经八脉与十二正经的不同之处，说法错误的是（　　）
　　A. 不直接隶属于十二脏腑
　　B. 无表里配合关系
　　C. 除带脉横向循行外，均为纵向循行
　　D. 奇经八脉无所属的穴位
　　E. 对十二经脉气血有着蓄积和渗灌的调节作用

16. "一源三歧"指的是（　　）
　　A. 任脉、督脉、阳跷脉
　　B. 任脉、督脉、阴维脉
　　C. 任脉、督脉、冲脉
　　D. 任脉、阳跷脉、冲脉
　　E. 任脉、阴维脉、冲脉

17. 十二经脉的别络从本经分出的部位是（　　）
　　A. 肘膝关节以下
　　B. 肘膝关节以上
　　C. 腕踝关节以上
　　D. 腕踝关节以下
　　E. 四肢末端的指部（趾部）

18. 十五络脉除十二经脉别络之外，还包括（　　）
　　A. 脾之大络、带脉之络、督脉络
　　B. 带脉之络、任脉络、督脉络
　　C. 冲脉之络、任脉络、督脉络
　　D. 脾之大络、任脉络、督脉络
　　E. 胃之大络、任脉络、督脉络

19. 浮行于浅表部位的络脉，被称为（　　）
　　A. 浮络　　　　　B. 孙络

C. 大络　　　　　D. 皮部
E. 经筋

20. 下列叙述正确的是（　　）
　　A. 任脉别络散布于腹部
　　B. 督脉别络散布于腹部
　　C. 任脉别络散布于头部
　　D. 脾之大络散布于腹部
　　E. 脾之大络散布于全身

B1 型题

A. 太阴在前、少阴在中、厥阴在后
B. 厥阴在前、太阴在中、少阴在后
C. 少阴在前、太阴在中、厥阴在后
D. 厥阴在前、少阴在中、太阴在后
E. 太阴在前、厥阴在中、少阴在后

1. 足三阴经在内踝上8寸以上部位的排列是（　　）
2. 足三阴经在内踝上8寸以下部位的排列是（　　）

A. 从胸走手　　　　B. 从足走头
C. 从手走头　　　　D. 从足走腹（胸）
E. 从头走足

3. 手三阴经的走向规律是（　　）
4. 足三阳经的走向规律是（　　）

A. 阳维脉　　　　　B. 阴维脉
C. 督脉　　　　　　D. 冲脉
E. 阳跷脉

5. 主一身之表的是（　　）
6. 主一身之里的是（　　）

A. 维系一身阴经和阳经的作用
B. 涵蓄十二经气血
C. 约束纵行躯干的诸条经脉
D. 调节全身阴经经气
E. 主肢体两侧的阴阳

7. 阴阳维脉的功能是（　　）
8. 阴阳跷脉的功能是（　　）

A. 维系一身阴经和阳经的作用
B. 涵蓄十二经气血
C. 约束纵行躯干的诸条经脉
D. 调节全身阴经经气
E. 主肢体两侧的阴阳

9. 任脉的作用是（　　）

10. 带脉的作用是（　　　）

第二节　经络的作用和经络学说的临床应用

A1 型题

1. 下列不属于经络作用的是（　　　）
   A. 联络脏腑　　　　B. 蓄积气血
   C. 营养全身　　　　D. 抗御病邪
   E. 运行气血

2. 下列属于经络学说临床应用的是（　　　）
   A. 联络脏腑　　　　B. 运行气血
   C. 沟通内外　　　　D. 指导辨证归经
   E. 营养全身

3. 经络具有反应病候的特点，下列说法错误的是
   （　　　）
   A. 前额痛与太阴经有关
   B. 侧头痛与少阳经有关
   C. 枕部头痛与太阳经有关
   D. 颠顶头痛与足厥阴经有关
   E. 前额痛与阳明经有关

4. 经络按诊不常用的部位有（　　　）
   A. 背俞穴　　　　B. 阿是穴
   C. 原穴　　　　　D. 郄穴
   E. 井穴

第三节　腧穴的分类

A1 型题

1. 腧穴的分类包括（　　　）
   A. 十四经穴、奇穴、特定穴
   B. 十二经穴、原穴、阿是穴
   C. 十四经穴、奇穴、阿是穴
   D. 十二经穴、奇穴、阿是穴
   E. 十四经穴、奇穴、五输穴

2. 按《中华人民共和国国家标准腧穴名称与定位》
   （GB/T 12346—2006）规定的经穴总数是（　　　）
   A. 360　　　　　B. 361
   C. 362　　　　　D. 363
   E. 365

3. 关于奇穴，以下说法正确的是（　　　）
   A. 属于十二经脉
   B. 属于十四经脉
   C. 没有固定的名称
   D. 有固定的位置
   E. 奇穴不是在"阿是穴"的基础上发展而来的

4. 下列关于阿是穴的说法，不正确的是（　　　）
   A. 又称为"不定穴"
   B. 没有具体的数目
   C. 位置不固定
   D. 属于十二经脉
   E. 以痛为腧

B1 型题

A. 有固定的位置
B. 属于十四经穴
C. 是腧穴的主要组成部分
D. 主治病证较多
E. 按压痛点取穴

1. 属于奇穴特点的是（　　　）
2. 属于阿是穴特点的是（　　　）

第四节　腧穴的主治特点和规律

A1 型题

1. 下列不属于腧穴特殊作用的是（　　　）
   A. 大椎退热
   B. 近治作用
   C. 特异性的治疗某些病证
   D. 双向调整作用
   E. 心动过速与心动过缓均可用内关调节

2. 手阳明经腧穴的主治特点是（　　　）
   A. 前头、鼻、口齿病
   B. 后头、神志病
   C. 侧头、胁肋病
   D. 侧头、耳病
   E. 前头、胁肋病

3. 足太阳膀胱经腧穴的主治特点是（　　　）
   A. 后头、腰背、脏腑病
   B. 前头、鼻、口齿病
   C. 侧头、胁肋病

D. 前头、胁肋病

E. 后头、神志、鼻病

4. 下列不属于腧穴近治作用的是（　　）

　　A. 睛明治眼病　　　B. 听宫治耳鸣

　　C. 足三里治胃病　　D. 犊鼻治膝盖疼

　　E. 关元治下腹痛

5. 下列不属于腧穴远治作用的是（　　）

　　A. 合谷治牙痛　　　B. 大椎退热

　　C. 落枕取后溪　　　D. 头痛取列缺

　　E. 胃痛取足三里

B1 型题

A. 胃肠疾病、肩胛病

B. 头面病、妇科病、下肢病

C. 回阳、固脱及强壮的作用

D. 肝胆疾病、胁肋病

E. 治疗中风、昏迷、热病、头面病

1. 任脉穴的作用有（　　）

2. 督脉穴的作用有（　　）

A. 中脘治胃痛　　　B. 翳风治耳病

C. 至阴矫正胎位　　D. 合谷治五官病

E. 养老治手腕痛

3. 属于腧穴远治作用的是（　　）

4. 属于腧穴特殊作用的是（　　）

第五节　腧穴的定位方法

A1 型题

1. 根据骨度分寸法，肘横纹至腋前横纹为（　　）

　　A. 8 寸　　　　　B. 9 寸

　　C. 12 寸　　　　D. 13 寸

　　E. 14 寸

2. 下列关于骨度分寸的说法，不正确的是（　　）

　　A. 前发际至后发际是 12 寸

　　B. 歧骨至脐中是 8 寸

　　C. 两乳头之间是 8 寸

　　D. 两肩胛骨脊柱缘之间是 6 寸

　　E. 膝中至外踝高点是 13 寸

3. 常用的腧穴定位方法有（　　）

A. 体表标志定位法

B. 骨度分寸定位法

C. 手指同身寸定位法

D. 简便取穴定位法

E. 以上都是

4. 根据骨度分寸法，脐中至耻骨联合上缘（曲骨）为（　　）

　　A. 5 寸　　　　　B. 6 寸

　　C. 8 寸　　　　　D. 9 寸

　　E. 10 寸

5. 股骨大转子至腘横纹（平髌尖）为（　　）

　　A. 14 寸　　　　B. 15 寸

　　C. 16 寸　　　　D. 18 寸

　　E. 19 寸

6. 下列穴位的体表标志定位，说法错误的是（　　）

　　A. 肚脐中央为神阙

　　B. 腓骨小头前下方取阴陵泉

　　C. 脐旁 2 寸定天枢

　　D. 鼻尖为素髎

　　E. 内踝尖上 3 寸为三阴交

7. 下列穴位的取穴方法，说法错误的是（　　）

　　A. 耳屏正中前缘凹陷，微张口取听宫

　　B. 耳屏正中前缘凹陷，闭口取下关

　　C. 屈肘于横纹头处取曲泉

　　D. 外展上臂时肩峰前下方凹陷取肩髃

　　E. 外旋前臂，尺骨小头桡侧骨缝中取养老

8. 下列关于手指同身寸的说法，错误的是（　　）

　　A. 患者食、中、无名、小指并拢，四指相并的宽度为 3 寸

　　B. 患者拇指指间关节的宽度为 1 寸

　　C. 患者中指中节桡侧两端纹头之间的距离为 1 寸

　　D. 不同患者的 1 寸距离是相同的

　　E. 手指同身寸法又名指量法

B1 型题

A. 14 寸　　　　B. 15 寸

C. 16 寸　　　　D. 18 寸

E. 19 寸

1. 耻骨联合上缘至髌底的距离为（　　）

2. 髌尖（膝中）至内踝尖的距离为（ ）

 A. 3 寸   B. 5 寸
 C. 6 寸   D. 8 寸
 E. 9 寸

3. 胸剑结合中点（歧骨）至脐中为（ ）
4. 耳后两乳突之间为（ ）

第六节 手太阴肺经、穴

A1 型题

1. 下列有关肺经经络循行的说法，错误的是（ ）
 A. 起于中焦
 B. 向下联络大肠
 C. 从肺系向外横行至腋窝下
 D. 沿上臂内侧缘下行
 E. 其支脉，从手腕后分出，沿着拇指到拇指末端

2. 下列不属于肺经腧穴主治病证的有（ ）
 A. 咳嗽   B. 肘臂挛痛
 C. 胸痛   D. 肩痛
 E. 头痛

3. 列缺在前臂，腕掌侧远端横纹上（ ）寸
 A. 1   B. 1.5
 C. 2   D. 2.5
 E. 3

4. 下列不是尺泽主治病证的是（ ）
 A. 齿痛、口眼㖞斜
 B. 咳嗽、气喘
 C. 咳血、咽喉肿痛
 D. 肘臂挛痛
 E. 急性吐泻、中暑、小儿惊风

5. 桡骨茎突与舟状骨之间，拇长展肌腱尺侧凹陷中是（ ）
 A. 大陵   B. 神门
 C. 阳溪   D. 太渊
 E. 阳谷

6. 在肘横纹中，肱二头肌腱的桡侧缘凹陷中是（ ）
 A. 曲泽   B. 曲池
 C. 少海   D. 尺泽

 E. 太冲

7. 位于手指拇指末节桡侧，指甲根角侧上方0.1寸（指寸）的是（ ）
 A. 少商   B. 商阳
 C. 尺泽   D. 少泽
 E. 孔最

8. 下列穴位中，能治疗掌中热的是（ ）
 A. 尺泽   B. 孔最
 C. 少商   D. 太渊
 E. 鱼际

B1 型题

 A. 尺泽   B. 列缺
 C. 少商   D. 太渊
 E. 鱼际

1. 可以治疗无脉症的穴位是（ ）
2. 可以治疗口眼㖞斜的穴位是（ ）

 A. 尺泽   B. 列缺
 C. 少商   D. 太渊
 E. 鱼际

3. 可以治疗小儿惊风的穴位是（ ）
4. 可以治疗指肿、麻木的穴位是（ ）

第七节 手阳明大肠经、穴

A1 型题

1. 下列经脉循行"入下齿中"的是（ ）
 A. 小肠经   B. 大肠经
 C. 肺经   D. 胃经
 E. 脾经

2. 臂臑在臂部，曲池上（ ）寸，三角肌前缘处
 A. 1   B. 3
 C. 5   D. 7
 E. 9

3. 手三里的定位在前臂，阳溪与曲池的连线上，肘横纹下（ ）寸
 A. 1 寸   B. 1.5 寸
 C. 2 寸   D. 2.5 寸
 E. 3 寸

4. 颈部手术针麻常用的腧穴是（　　）
   A. 曲池　　　　　　　B. 曲泽
   C. 尺泽　　　　　　　D. 合谷
   E. 手三里

5. 治疗胆道蛔虫症的取穴是（　　）
   A. 迎香　　　　　　　B. 臂臑
   C. 商阳　　　　　　　D. 合谷
   E. 手三里

6. 下列不属于手阳明大肠经主治病证的是（　　）
   A. 神志病　　　　　　B. 皮肤病
   C. 热病　　　　　　　D. 胸胁病
   E. 头面五官病

7. 位于肘区，屈肘成直角，在尺泽与肱骨外上髁连线中点凹陷处的是（　　）
   A. 曲池　　　　　　　B. 尺泽
   C. 曲泉　　　　　　　D. 手三里
   E. 小海

8. 热病无汗或多汗，首选（　　）
   A. 合谷　　　　　　　B. 迎香
   C. 臂臑　　　　　　　D. 手三里
   E. 水沟

9. 在手背，第 2 掌骨桡侧中点处的穴位是（　　）
   A. 少商　　　　　　　B. 合谷
   C. 商阳　　　　　　　D. 手三里
   E. 曲池

10. 治疗瘰疬的取穴是（　　）
   A. 商阳　　　　　　　B. 臂臑
   C. 合谷　　　　　　　D. 阳溪
   E. 手三里

B1 型题

A. 瘾疹、湿疹
B. 昏迷、手指麻木
C. 心悸、头晕
D. 呕吐、吞酸
E. 咳嗽、无脉症

1. 曲池穴的主治病证是（　　）
2. 商阳穴的主治病证是（　　）

A. 足少阴肾经　　　　B. 手少阴心经
C. 手太阴肺经　　　　D. 足太阴脾经
E. 手阳明大肠经

3. 与诸阳经交会于大椎穴的是（　　）
4. 起于中焦，下络大肠的是（　　）

第八节　足阳明胃经、穴

A1 型题

1. 下列关于胃经循行的说法，错误的是（　　）
   A. 起于鼻旁
   B. 与足少阳经汇合
   C. 入上齿中
   D. 入属于胃，联络于脾
   E. 支脉从足背分出，沿足大趾内侧直行到末端

2. 下列不属于胃经主治病证的是（　　）
   A. 胃肠病　　　　　　B. 神志病
   C. 热病　　　　　　　D. 下肢痿痹
   E. 善太息

3. 下列经脉循行"入上齿中"的是（　　）
   A. 胃经　　　　　　　B. 肺经
   C. 大肠经　　　　　　D. 脾经
   E. 膀胱经

4. 内庭穴的定位是（　　）
   A. 跗区，第 1 跖骨基底部的前下方赤白肉际处
   B. 足背第 1、2 趾间，趾蹼缘后方赤白肉际处
   C. 足背第 2、3 趾间，趾蹼缘后方赤白肉际处
   D. 足背第 3、4 趾间，趾蹼缘后方赤白肉际处
   E. 足背第 4、5 趾间，趾蹼缘后方赤白肉际处

5. 犊鼻穴下 3 寸，胫骨前嵴外 1 横指处的腧穴是（　　）
   A. 上巨虚　　　　　　B. 下巨虚
   C. 光明　　　　　　　D. 足三里
   E. 地机

6. 可治疗乳痈、肠痈等外科疾患的穴位是（　　）
   A. 下关　　　　　　　B. 天枢
   C. 足三里　　　　　　D. 丰隆
   E. 内庭

7. 归来穴位于下腹部，脐中下（　　）寸

A. 1   B. 2

C. 3   D. 4

E. 5

8. 下列不属于天枢穴主治的是（　　　）

 A. 腹痛   B. 痛经

 C. 痢疾、腹泻 D. 便秘

 E. 口苦

9. 下列不属于丰隆穴主治的是（　　　）

 A. 咳嗽、痰多等痰饮病证

 B. 下肢痿痹

 C. 腹胀

 D. 便秘

 E. 耳鸣

10. 可治疗齿痛、牙关不利、颊肿、口眼㖞斜的是（　　　）

 A. 颊车   B. 四白

 C. 头维   D. 天枢

 E. 内庭

11. 位于面部，颧弓下缘中央与下颌切迹之间凹陷中的是（　　　）

 A. 上关   B. 下关

 C. 四白   D. 颊车

 E. 耳门

B1 型题

 A. 地仓   B. 头维

 C. 下关   D. 足三里

 E. 丰隆

1. 治疗口㖞、流涎、面痛等局部病证的穴位是（　　　）

2. 治疗耳聋、耳鸣、聤耳等耳疾的穴位是（　　　）

 A. 足三里   B. 梁丘

 C. 厉兑   D. 丰隆

 E. 商阳

3. 强壮保健的要穴是（　　　）

4. 治疗便秘的穴位是（　　　）

 A. 上巨虚   B. 下巨虚

 C. 丰隆   D. 足三里

 E. 梁丘

5. 位于犊鼻下 6 寸的穴位是（　　　）

6. 位于外踝尖上 8 寸的穴位是（　　　）

第九节　足太阴脾经、穴

A1 型题

1. 下列不属于脾经主治病证的是（　　　）

 A. 脾胃病   B. 妇科病

 C. 前阴病   D. 下肢痿痹

 E. 腰背痛

2. 血海在股前区，髌底内侧端上（　　　）寸，股内侧肌隆起处

 A. 1   B. 2

 C. 3   D. 4

 E. 5

3. 内踝高点上 3 寸，胫骨内侧面后缘是（　　　）

 A. 光明   B. 绝骨

 C. 复溜   D. 三阴交

 E. 悬钟

4. 在足大趾末节内侧，趾甲根角侧后方 0.1 寸的是（　　　）

 A. 隐白   B. 太白

 C. 公孙   D. 太冲

 E. 厉兑

5. 在跖区，第 1 跖骨基底部的前下方赤白肉际处的是（　　　）

 A. 三阴交   B. 太冲

 C. 公孙   D. 复溜

 E. 曲泽

6. 在小腿内侧，胫骨内侧髁下缘与胫骨内侧缘之间的凹陷中的是（　　　）

 A. 阴陵泉   B. 阳陵泉

 C. 曲泉   D. 地机

 E. 足三里

7. 起于大趾之端，连舌本，散舌下的经脉是（　　　）

 A. 脾经   B. 胃经

 C. 肝经   D. 心包经

 E. 肾经

8. 下列不属于三阴交主治病证的是（　　）
　A. 脾胃虚弱证
　B. 妇产科病证
　C. 生殖泌尿系统疾病
　D. 心悸、失眠
　E. 阳虚诸症

B1 型题

　A. 隐白　　　　　　B. 公孙
　C. 地机　　　　　　D. 三阴交
　E. 阴陵泉

1. 脾湿证，优先选择（　　）
2. 月经过多、崩漏等妇科病，优先选择（　　）

　A. 咳嗽　　　　　　B. 乳痈
　C. 瘾疹　　　　　　D. 奔豚气
　E. 全身疼痛

3. 常用血海穴治疗（　　）
4. 常用公孙穴治疗（　　）

第十节　手少阴心经、穴

A1 型题

1. 下列可以治疗瘰疬的穴位是（　　）
　A. 神门　　　　　　B. 少海
　C. 少冲　　　　　　D. 少泽
　E. 大陵

2. 神门穴的定位是（　　）
　A. 腕掌侧远端横纹桡侧端，尺侧腕屈肌腱的桡侧凹陷处
　B. 腕掌侧远端横纹尺侧端，尺侧腕屈肌腱的桡侧凹陷处
　C. 腕掌侧远端横纹尺侧端，桡侧腕屈肌腱的尺侧凹陷处
　D. 腕掌侧远端横纹上 1 寸，尺侧腕屈肌腱的桡侧缘
　E. 腕掌侧远端横纹上 1 寸，桡侧腕屈肌腱的尺侧缘

3. 阴郄穴位于（　　）
　A. 神门穴上 0.5 寸　　B. 神门穴上 1 寸
　C. 神门穴上 1.5 寸　　D. 神门穴上 2 寸
　E. 神门穴下 1 寸

4. 少冲穴的定位是（　　）
　A. 在手指，小指末节桡侧，指甲根角侧上方 0.1 寸（指寸）
　B. 在手指，小指末节尺侧，指甲根角侧上方 0.1 寸（指寸）
　C. 在手指，拇指末节桡侧，指甲根角侧上方 0.1 寸（指寸）
　D. 在手指，拇指末节尺侧，指甲根角侧上方 0.1 寸（指寸）
　E. 在手指，食指末节尺侧，指甲根角侧上方 0.1 寸（指寸）

5. 下列可以治疗舌强不语、暴喑的穴位是（　　）
　A. 阴郄　　　　　　B. 通里
　C. 神门　　　　　　D. 少冲
　E. 大陵

B1 型题

　A. 少海　　　　　　B. 阴郄
　C. 少冲　　　　　　D. 通里
　E. 极泉

1. 常用来治疗吐血、衄血的是（　　）
2. 常用来治疗心悸、心痛、昏迷、热病的是（　　）

　A. 少海　　　　　　B. 通里
　C. 神门　　　　　　D. 小海
　E. 内关

3. 在肘前区，横平肘横纹，肱骨内上髁前缘的是（　　）
4. 在前臂前区，腕掌侧远端横纹上 1 寸，尺侧腕屈肌腱桡侧缘的是（　　）

第十一节　手太阳小肠经、穴

A1 型题

1. 与目内眦和目外眦均发生联系的经脉是（　　）
　A. 小肠经　　　　　B. 胆经
　C. 膀胱经　　　　　D. 三焦经
　E. 胃经

2. 手太阳小肠经的主治包括（　　）
　A. 头面五官病
　B. 热病
　C. 神志病

D. 经脉循行部位的其他病证
E. 以上均是

3. 下列可以治疗腰痛的穴组是（　　　）
　　A. 后溪、太渊　　　　B. 养老、后溪
　　C. 水沟、鱼际　　　　D. 委中、合谷
　　E. 后溪、三间

4. 下列可以治耳鸣、耳聋、聤耳等耳疾的穴位是（　　　）
　　A. 养老　　　　　　　B. 天宗
　　C. 听宫　　　　　　　D. 后溪
　　E. 少泽

5. 养老主治的病证是（　　　）
　　A. 乳痈　　　　　　　B. 吐血
　　C. 目视不明　　　　　D. 心悸
　　E. 疟疾

6. 后溪在手内侧，第（　　　）掌指关节尺侧近端赤白肉际凹陷中
　　A. 1　　　　　　　　　B. 2
　　C. 3　　　　　　　　　D. 4
　　E. 5

7. 天宗穴的定位是（　　　）
　　A. 肩胛冈中点与肩胛骨下角连线上 1/3 与下 2/3 交点凹陷中
　　B. 肩胛冈中点与肩胛骨下角连线上 2/3 与下 1/3 交点凹陷中
　　C. 肩胛冈中点上缘
　　D. 肩峰与大椎连线中点
　　E. 三角肌下缘

8. 按照对应顺序，耳门、听宫、听会所属经脉分别是（　　　）
　　A. 三焦经、小肠经、胆经
　　B. 胆经、三焦经、小肠经
　　C. 小肠经、胆经、三焦经
　　D. 三焦经、胆经、小肠经
　　E. 小肠经、三焦经、胆经

B1 型题

　　A. 癫、狂、痫
　　B. 头痛、目翳、咽喉肿痛等头面五官病证

C. 气喘
D. 目视不明
E. 便秘

1. 后溪的主治病证是（　　　）
2. 少泽的主治病证是（　　　）

　　A. 气喘　　　　　　　B. 齿痛
　　C. 瘾疹　　　　　　　D. 奔豚气
　　E. 全身疼痛

3. 常用天宗穴治疗（　　　）
4. 常用听宫穴治疗（　　　）

第十二节　足太阳膀胱经、穴

A1 型题

1. 起于内眼角，循行至头顶并入颅内络脑的经脉是（　　　）
　　A. 膀胱经　　　　　　B. 胃经
　　C. 肝经　　　　　　　D. 三焦经
　　E. 胆经

2. 足太阳膀胱经的主治包括（　　　）
　　A. 脏腑病证（十二脏腑及其相关组织器官病证）
　　B. 神志病（癫、狂、痫等）
　　C. 头面五官病（头痛、鼻塞、鼻衄等）
　　D. 经脉循行部位的其他病证（项、背、腰、下肢病证等）
　　E. 以上均是

3. 下列属于膀胱经的穴组是（　　　）
　　A. 天柱、攒竹、少冲
　　B. 昆仑、京骨、神门
　　C. 承山、肺俞、心俞
　　D. 承山、委中、养老
　　E. 睛明、肾俞、听宫

4. 肝俞穴的定位是（　　　）
　　A. 第 7 胸椎棘突下旁开 1.5 寸
　　B. 第 8 胸椎棘突下旁开 1.5 寸
　　C. 第 9 胸椎棘突下旁开 1.5 寸
　　D. 第 10 胸椎棘突下旁开 1.5 寸
　　E. 第 11 胸椎棘突下旁开 1.5 寸

5. 足小趾外侧端，距趾甲根角旁约 0.1 寸的是（　　　）

A. 足窍阴　　　　　　B. 侠溪
C. 行间　　　　　　　D. 厉兑
E. 至阴

6. 睛明穴的定位是（　　　）
　　A. 面部，目外眦内上方眶内侧壁凹陷中
　　B. 面部，目内眦外上方眶内侧壁凹陷中
　　C. 面部，目外眦外上方眶内侧壁凹陷中
　　D. 面部，目内眦内上方眶内侧壁凹陷中
　　E. 面部，目内眦内上方眶外侧壁凹陷中

7. 天柱穴的定位是（　　　）
　　A. 颈后区，横平第1颈椎棘突上际，斜方肌外
　　　　缘凹陷中
　　B. 颈后区，横平第2颈椎棘突上际，斜方肌外
　　　　缘凹陷中
　　C. 颈后区，横平第3颈椎棘突上际，斜方肌外
　　　　缘凹陷中
　　D. 颈后区，横平第4颈椎棘突上际，斜方肌外
　　　　缘凹陷中
　　E. 颈后区，横平第5颈椎棘突上际，斜方肌外
　　　　缘凹陷中

8. 治疗呃逆常用的穴位是（　　　）
　　A. 睛明　　　　　　　B. 至阴
　　C. 攒竹　　　　　　　D. 委中
　　E. 承山

9. 肺俞穴的定位是（　　　）
　　A. 第3胸椎棘突下旁开1.5寸
　　B. 第5胸椎棘突下旁开1.5寸
　　C. 第7胸椎棘突下旁开1.5寸
　　D. 第8胸椎棘突下旁开1.5寸
　　E. 第9胸椎棘突下旁开1.5寸

10. 下列可以治疗盗汗、遗精的穴位是（　　　）
　　A. 膈俞　　　　　　　B. 肝俞
　　C. 脾俞　　　　　　　D. 大肠俞
　　E. 心俞

11. 治疗骨蒸潮热、阴虚盗汗首选的腧穴是（　　　）
　　A. 肺俞　　　　　　　B. 天柱
　　C. 攒竹　　　　　　　D. 大肠俞
　　E. 委中

12. 肾俞穴的定位是（　　　）

A. 脊柱区，第1腰椎棘突下，后正中线旁开
　　1.5寸
B. 脊柱区，第2腰椎棘突下，后正中线旁开
　　1.5寸
C. 脊柱区，第3腰椎棘突下，后正中线旁开
　　1.5寸
D. 脊柱区，第7胸椎棘突下，后正中线旁开
　　1.5寸
E. 脊柱区，第8胸椎棘突下，后正中线旁开
　　1.5寸

B1 型题

A. 次髎　　　　　　　B. 脾俞
C. 肺俞　　　　　　　D. 胃俞
E. 肾俞

1. 骶区，正对第2骶后孔中的腧穴是（　　　）
2. 第11胸椎棘突下旁开1.5寸的腧穴是（　　　）

A. 肝俞　　　　　　　B. 脾俞
C. 心俞　　　　　　　D. 胃俞
E. 肾俞

3. 第5胸椎棘突下旁开1.5寸的腧穴是（　　　）
4. 第2腰椎棘突下旁开1.5寸的腧穴是（　　　）

A. 小肠经　　　　　　B. 胆经
C. 胃经　　　　　　　D. 督脉
E. 膀胱经

5. 起于目内眦的经脉是（　　　）
6. 起于目外眦的经脉是（　　　）

A. 委中　　　　　　　B. 申脉
C. 承山　　　　　　　D. 昆仑
E. 膈俞

7. 可治疗痔疾、便秘的穴位是（　　　）
8. 可治疗癫痫、滞产的穴位是（　　　）

第十三节　足少阴肾经、穴

A1 型题

1. 起于足小趾下，斜走足心的经脉是（　　　）
　　A. 肾经　　　　　　　B. 胃经
　　C. 膀胱经　　　　　　D. 胆经
　　E. 小肠经

2. 下列病证不属于肾经主治病证的是（   ）
　　A. 耳聋耳鸣　　　　　B. 月经失调
　　C. 阳痿　　　　　　　D. 内踝肿痛
　　E. 口苦吞酸

3. 循行于腹正中线旁开 0.5 寸的是（   ）
　　A. 肺经　　　　　　　B. 肝经
　　C. 胃经　　　　　　　D. 脾经
　　E. 肾经

4. 涌泉穴位于（   ）
　　A. 约当足底第 1、2 趾蹼缘与足跟连线的前 2/3 与后 1/3 交点凹陷中
　　B. 约当足底第 1、2 趾蹼缘与足跟连线的前 1/3 与后 2/3 交点凹陷中
　　C. 约当足底第 2、3 趾蹼缘与足跟连线的前 2/3 与后 1/3 交点凹陷中
　　D. 约当足底第 2、3 趾蹼缘与足跟连线的前 1/3 与后 2/3 交点凹陷中
　　E. 约当足底第 3、4 趾蹼缘与足跟连线的前 1/3 与后 2/3 交点凹陷中

5. 复溜在小腿内侧，太溪穴上（   ）寸，当跟腱的前缘
　　A. 1　　　　　　　　B. 2
　　C. 3　　　　　　　　D. 4
　　E. 5

6. 治疗汗证首选的穴位是（   ）
　　A. 复溜　　　　　　　B. 然谷
　　C. 太溪　　　　　　　D. 阴郄
　　E. 合谷

B1 型题

　　A. 照海　　　　　　　B. 太溪
　　C. 复溜　　　　　　　D. 申脉
　　E. 然谷
1. 在踝区，内踝尖下 1 寸的是（   ）
2. 在踝区，内踝尖与跟腱之间的凹陷中的是（   ）

　　A. 阴谷　　　　　　　B. 涌泉
　　C. 复溜　　　　　　　D. 太溪
　　E. 照海
3. 治疗疝气、阴中痛、癃闭，首选（   ）
4. 治疗奔豚气，首选（   ）

第十四节　手厥阴心包经、穴

A1 型题

1. 起于胸中，属心包络的经脉是（   ）
　　A. 肾经　　　　　　　B. 胃经
　　C. 膀胱经　　　　　　D. 心包经
　　E. 小肠经

2. 劳宫简便取穴法：自然握拳，（   ）指尖下便是穴
　　A. 拇指　　　　　　　B. 食指
　　C. 中指　　　　　　　D. 无名指
　　E. 小指

3. 下列有关曲泽的主治病证，说法错误的是（   ）
　　A. 心悸　　　　　　　B. 胃腑热性病证
　　C. 中暑　　　　　　　D. 肘臂挛痛
　　E. 咳嗽

4. 治疗心痛、呕吐、心悸、失眠、癫狂、偏头痛、眩晕，首选（   ）
　　A. 内关　　　　　　　B. 曲泽
　　C. 郄门　　　　　　　D. 劳宫
　　E. 尺泽

B1 型题

　　A. 郄门　　　　　　　B. 劳宫
　　C. 曲泽　　　　　　　D. 少海
　　E. 小海
1. 治疗咳血、呕血、衄血等热性出血证，首选（   ）
2. 治疗中风昏迷、中暑等急证，首选（   ）

　　A. 2 寸　　　　　　　B. 2.5 寸
　　C. 3 寸　　　　　　　D. 4 寸
　　E. 5 寸
3. 内关距离腕掌侧远端横纹的长度是（   ）
4. 郄门距离腕掌侧远端横纹的长度是（   ）

第十五节　手少阳三焦经、穴

A1 型题

1. 入缺盆部，分布于胸中，散络于心包的经脉是

（　　　）
A. 膀胱经　　　　　　B. 三焦经
C. 肝经　　　　　　　D. 肾经
E. 胆经

2. 中渚穴的定位是（　　　）
A. 手背，第1、2掌骨间，第4掌指关节近端凹陷中
B. 手背，第2、3掌骨间，第4掌指关节近端凹陷中
C. 手背，第3、4掌骨间，第4掌指关节近端凹陷中
D. 手背，第4、5掌骨间，第4掌指关节近端凹陷中
E. 手背，第4、5掌骨间，第5掌指关节近端凹陷中

3. 有通便作用的穴位是（　　　）
A. 飞扬　　　　　　　B. 承山
C. 支沟　　　　　　　D. 阳谷
E. 小海

4. 在三角肌区，肩峰角与肱骨大结节两骨间凹陷中的穴位是（　　　）
A. 肩贞　　　　　　　B. 肩髃
C. 翳风　　　　　　　D. 肩髎
E. 外关

5. 在颈部，耳垂后方，乳突下端前方凹陷中的穴位是（　　　）
A. 翳风　　　　　　　B. 扶突
C. 耳门　　　　　　　D. 角孙
E. 头临泣

6. 治疗瘰疬首选的穴位是（　　　）
A. 翳风　　　　　　　B. 扶突
C. 耳门　　　　　　　D. 角孙
E. 头临泣

B1 型题

A. 丝竹空　　　　　　B. 中渚
C. 肺俞　　　　　　　D. 胃俞
E. 肾俞
1. 常用于治疗癫痫、齿痛的穴位是（　　　）
2. 常用于治疗头痛、耳鸣、耳聋、目赤等头面五

官病证的穴位是（　　　）

A. 目外眦　　　　　　B. 目内眦
C. 鼻旁　　　　　　　D. 耳后
E. 指端
3. 三焦经与胆经相交接于（　　　）
4. 小肠经与膀胱经相交接于（　　　）

A. 2寸　　　　　　　B. 2.5寸
C. 3寸　　　　　　　D. 4寸
E. 5寸
5. 外关距离腕背侧远端横纹（　　　）
6. 支沟距离腕背侧远端横纹（　　　）

第十六节　足少阳胆经、穴

A1 型题

1. 其耳部分支，从耳后进入耳中，出走耳前到目外眦后方的经脉是（　　　）
A. 膀胱经　　　　　　B. 胃经
C. 胆经　　　　　　　D. 三焦经
E. 肝经

2. 悬钟在小腿外侧，外踝尖上（　　　）寸，腓骨前缘
A. 1　　　　　　　　B. 2
C. 3　　　　　　　　D. 4
E. 5

3. 下列不属于胆经主治病证的是（　　　）
A. 头面五官病　　　　B. 热病
C. 胸胁病　　　　　　D. 癫狂
E. 呕吐

4. 在头部，眉上1寸，瞳孔直上的腧穴是（　　　）
A. 阳白　　　　　　　B. 瞳子髎
C. 承泣　　　　　　　D. 头维
E. 四白

5. 下列关于阳陵泉的主治，说法错误的是（　　　）
A. 黄疸　　　　　　　B. 口苦
C. 小儿惊风　　　　　D. 下肢痿痹
E. 口干

6. 环跳穴的定位是（　　　）

A. 股骨大转子最凸点与骶管裂孔连线的外 1/3 与内 2/3 交点处

B. 股骨大转子最凸点与骶管裂孔连线的外 2/3 与内 1/3 交点处

C. 股骨大转子最凸点与骶管裂孔连线的中点处

D. 股骨大转子最凸点与髂前上棘连线的外 1/3 与内 2/3 交点处

E. 股骨大转子最凸点与髂前上棘连线的外 2/3 与内 1/3 交点处

7. 环跳穴针刺时的最佳体位是（　　　）
A. 侧卧位　　　　　B. 俯卧位
C. 坐位　　　　　　D. 平卧位
E. 站位

8. 治疗目疾、外踝肿痛、疟疾，首选的穴位是（　　）
A. 丘墟　　　　　　B. 环跳
C. 阳白　　　　　　D. 听会
E. 风池

9. 下列可以治疗下肢痿痹、麻木，半身不遂，遍身瘙痒的穴位是（　　）
A. 环跳　　　　　　B. 丘墟
C. 风市　　　　　　D. 足临泣
E. 悬钟

B1 型题

A. 外踝的前下方，趾长伸肌腱的外侧凹陷中
B. 内踝的前下方，趾长伸肌腱的外侧凹陷中
C. 外踝的前下方，趾长伸肌腱的内侧凹陷中
D. 足背，第 4、5 跖骨底结合部的前方，第 4 趾长伸肌腱外侧凹陷中
E. 足背，第 4、5 跖骨底结合部的前方，第 5 趾长伸肌腱外侧凹陷中

1. 丘墟穴的定位是（　　　）
2. 足临泣穴的定位是（　　　）

A. 风池　　　　　　B. 悬钟
C. 阳白　　　　　　D. 风市
E. 翳风

3. 常用于治疗内外风证的穴位是（　　　）
4. 常用于治疗中风、痴呆的穴位是（　　　）

A. 在踝区，外踝的前下方，趾长伸肌腱的外侧凹陷中

B. 在足背，第 1、2 趾间，趾蹼缘后方赤白肉际处

C. 在小腿外侧，腓骨小头前下方凹陷中

D. 在小腿外侧，外踝尖上 3 寸，腓骨前缘

E. 在股部，髌底上 7 寸

5. 风市穴的定位是（　　　）
6. 阳陵泉穴的定位是（　　　）

第十七节　足厥阴肝经、穴

A1 型题

1. 环绕阴器的经脉是（　　　）
A. 膀胱经　　　　　B. 胃经
C. 胆经　　　　　　D. 三焦经
E. 肝经

2. 足大趾末节外侧，趾甲根角侧后方 0.1 寸（指寸）的穴位是（　　）
A. 少冲　　　　　　B. 申脉
C. 至阴　　　　　　D. 足临泣
E. 大敦

3. 足背，第 1、2 跖骨间，跖骨底结合部前方凹陷中的穴位是（　　）
A. 行间　　　　　　B. 太冲
C. 厉兑　　　　　　D. 陷谷
E. 侠溪

4. 行间穴的定位是（　　　）
A. 足背，第 1、2 趾间，趾蹼缘后方赤白肉际处
B. 足背，第 2、3 趾间，趾蹼缘后方赤白肉际处
C. 足背，第 1、2 跖骨结合部前方凹陷处
D. 足背，第 2、3 跖骨结合部前方凹陷处
E. 足背，第 4、5 跖骨结合部前方凹陷处

5. 期门穴位于胸部，前正中线旁开 4 寸（　　）
A. 第 3 肋间隙　　　B. 第 4 肋间隙
C. 第 5 肋间隙　　　D. 第 6 肋间隙
E. 第 7 肋间隙

6. 下列关于肝经主治的病证，说法错误的是（　　）
A. 肝病　　　　　　B. 胆病
C. 妇科病　　　　　D. 下肢痹痛
E. 尿频

B1 型题

A. 大敦   B. 行间
C. 期门   D. 曲泉
E. 章门

1. 常用于治疗疝气、阴中痛的腧穴是（   ）
2. 常用于治疗疝气、遗尿、癃闭的腧穴是（   ）

A. 大敦   B. 行间
C. 期门   D. 太冲
E. 章门

3. 常用于治疗奔豚气、乳痈的腧穴是（   ）
4. 常用于治疗小儿惊风、月经不调、黄疸、呃逆的腧穴是（   ）

第十八节　督脉经、穴

A1 型题

1. 督脉循行起于（   ）
   A. 小腹   B. 会阴
   C. 尾骨   D. 上唇
   E. 颠顶

2. 腰阳关位于后正中线上（   ）
   A. 第 1 腰椎棘突下凹陷中
   B. 第 2 腰椎棘突下凹陷中
   C. 第 3 腰椎棘突下凹陷中
   D. 第 4 腰椎棘突下凹陷中
   E. 第 5 腰椎棘突下凹陷中

3. 下列对百会穴的描述，错误的是（   ）
   A. 前正中线直上 7 寸
   B. 可治疗神志病
   C. 可治疗头痛
   D. 可治疗热病
   E. 可治疗气虚下陷证

4. 下列不属于神庭主治病证的是（   ）
   A. 癫狂   B. 不寐
   C. 眩晕   D. 泄泻
   E. 头痛

5. 下列属于急救要穴的是（   ）
   A. 腰阳关   B. 大椎
   C. 百会   D. 神庭
   E. 水沟

B1 型题

A. 大椎   B. 百会
C. 腰阳关   D. 哑门
E. 神庭

1. 退热首选的腧穴是（   ）
2. 治疗中气下陷首选的腧穴是（   ）

A. 第 1 颈椎棘突上际凹陷中
B. 第 2 颈椎棘突上际凹陷中
C. 第 6 颈椎棘突下凹陷中
D. 第 7 颈椎棘突下凹陷中
E. 第 2 腰椎棘突上际凹陷中

3. 哑门位于后正中线上（   ）
4. 大椎位于后正中线上（   ）

第十九节　任脉经、穴

A1 型题

1. 起于小腹内，下出于会阴部的经脉是（   ）
   A. 任脉   B. 带脉
   C. 肝经   D. 肾经
   E. 小肠经

2. 可治疗口㖞、暴喑、癫痫的穴位是（   ）
   A. 中极   B. 廉泉
   C. 关元   D. 气海
   E. 承浆

3. 气海的定位是（   ）
   A. 脐中上 1 寸   B. 脐中上 1.5 寸
   C. 脐中下 1 寸   D. 脐中下 1.5 寸
   E. 脐中下 2 寸

4. 下列不属于关元主治病证的是（   ）
   A. 中风脱证   B. 腹泻
   C. 脱肛   D. 咯血
   E. 痛经

5. 下列不属于神阙主治病证的是（   ）
   A. 中风脱证   B. 食谷不化
   C. 便秘、脱肛   D. 水肿
   E. 小便不利

B1 型题

A. 气海　　　　　　B. 关元
C. 膻中　　　　　　D. 中极
E. 承浆

1. 治疗气虚病证，首选（　　　）
2. 治疗气机不畅病证，首选（　　　）

A. 脐中下 2 寸　　　B. 脐中上 2 寸
C. 脐中下 3 寸　　　D. 脐中下 4 寸
E. 脐中上 4 寸

3. 中极位于前正中线上（　　　）
4. 中脘位于前正中线上（　　　）

第二十节　经外奇穴

A1 型题

1. 四神聪位于（　　　）
   A. 百会前后左右各旁开 0.5 寸
   B. 百会前后左右各旁开 1 寸
   C. 百会前后左右各旁开 1.2 寸
   D. 百会前后左右各旁开 1.5 寸
   E. 百会前后左右各旁开 1.7 寸

2. 下列不属于太阳主治病证的是（　　　）
   A. 头痛　　　　　　B. 目疾
   C. 面瘫　　　　　　D. 面痛
   E. 牙痛

3. 下列不属于夹脊主治病证的是（　　　）
   A. 心肺疾病　　　　B. 上肢疾病
   C. 胃肠疾病　　　　D. 腰腹疾病
   E. 神志疾病

4. 治疗小儿疳积、百日咳，首选的腧穴是（　　　）
   A. 四缝　　　　　　B. 阑尾
   C. 膝眼　　　　　　D. 太阳
   E. 百会

5. 下列不属于胆囊穴主治病证的是（　　　）
   A. 下肢痿痹　　　　B. 胆石症
   C. 急慢性胆囊炎　　D. 胆道蛔虫症
   E. 急慢性阑尾炎

6. 属于膝眼主治病证的是（　　　）

A. 腰痛　　　　　　B. 健忘
C. 脚气　　　　　　D. 头痛
E. 脱肛

B1 型题

A. 在小腿前侧上部，当犊鼻下 4 寸，胫骨前缘旁开 1 横指
B. 屈膝，在髌韧带两侧的凹陷处
C. 在小腿前侧上部，当犊鼻下 5 寸，胫骨前缘旁开 1 横指
D. 在小腿前侧上部，当犊鼻下 6 寸，胫骨前缘旁开 1 横指
E. 在小腿外侧，腓骨小头直下 2 寸

1. 阑尾穴的定位是（　　　）
2. 膝眼穴的定位是（　　　）

A. 在小腿前侧上部，当犊鼻下 5 寸，胫骨前缘旁开 1 横指
B. 屈膝，在髌韧带两侧的凹陷处
C. 在脊柱区，第 1 胸椎至第 5 腰椎棘突下两侧，后正中线旁开 0.5 寸，一侧 17 穴
D. 在脊柱区，第 1 胸椎至第 5 腰椎棘突下两侧，后正中线旁开 1 寸，一侧 17 穴
E. 在小腿外侧，腓骨小头直下 2 寸

3. 胆囊穴的定位是（　　　）
4. 夹脊穴的定位是（　　　）

第二十一节　毫针刺法

A1 型题

1. 适宜使用仰卧位进针的腧穴是（　　　）
   A. 头、面、胸、腹部腧穴和上下肢部分腧穴
   B. 身体侧面腧穴和上下肢部分腧穴
   C. 头、项、脊背和腰骶部腧穴
   D. 前头、颜面和颈前等部位的腧穴
   E. 后头和项、背部的腧穴

2. 下列腧穴中不适宜仰卧位进针的是（　　　）
   A. 关元　　　　　　B. 肺俞
   C. 中脘　　　　　　D. 足三里
   E. 膻中

3. 下列腧穴中不适宜俯卧位进针的是（　　　）
   A. 天枢　　　　　　B. 天宗

C. 夹脊   D. 委中
E. 承扶

4. 下列腧穴中最适宜侧卧位进针的是（   ）
   A. 环跳   B. 天枢
   C. 中脘   D. 气海
   E. 大横

5. 捻转补泻法的补法操作要点是（   ）
   A. 捻转角度大，频率慢，用力轻
   B. 捻转角度小，频率慢，用力轻
   C. 捻转角度大，频率快，用力轻
   D. 捻转角度小，频率慢，用力重
   E. 捻转角度小，频率快，用力重

6. 平补平泻法用于（   ）
   A. 脏腑病   B. 经脉病
   C. 不盛不虚证   D. 虚中夹实
   E. 内脏下垂

7. 平刺角度是指针身与皮肤表面呈约（   ）
   A. 0°   B. ≤10°
   C. ≤15°   D. ≤30°
   E. ≤45°

8. 提插补泻法的泻法操作是（   ）
   A. 先深后浅，轻插重提，提插幅度大，频率快
   B. 先浅后深，重插轻提，提插幅度大，频率快
   C. 先浅后深，轻插重提，提插幅度小，频率快
   D. 先深后浅，重插轻提，提插幅度小，频率快
   E. 先深后浅，重插轻提，提插幅度大，频率快

9. 适宜于取头部的一侧、面颊及耳前后部位腧穴的体位是（   ）
   A. 俯伏坐位   B. 仰靠坐位
   C. 仰卧位   D. 仰靠坐位
   E. 侧伏坐位

10. 适用于皮肤松弛部位进针的手法是（   ）
    A. 舒张进针法   B. 单手进针法
    C. 提捏进针法   D. 夹持进针法
    E. 指切进针法

11. 属于行针基本手法的是（   ）
    A. 按法   B. 提插法
    C. 弹法   D. 刮法

E. 飞法

12. 头部的腧穴最适宜用（   ）
    A. 平刺   B. 直刺
    C. 斜刺   D. 透刺
    E. 深刺

13. 关于得气，下列说法错误的是（   ）
    A. 针刺部位出现酸麻重胀感
    B. 得气可以通过提插、捻转等行针手法获得
    C. 得气是治疗起作用的关键
    D. 得气时医生手下会有针下空松感
    E. 得气与医生和患者均有关

14. 下列说法错误的是（   ）
    A. 上腹部近胸部的腧穴不宜深刺或向上斜刺
    B. 胸、胁、腰、背脏腑所居之处的腧穴宜直刺、深刺
    C. 眼区腧穴出针后应按压针孔以防止或减少出血
    D. 针刺颈部的天突穴时，应注意针刺角度、方向和深度
    E. 针刺下腹部腧穴时，应了解患者膀胱充盈状况

15. 下列不属于双手进针法的是（   ）
    A. 针管进针法   B. 夹持进针法
    C. 指切进针法   D. 舒张进针法
    E. 提捏进针法

16. 关于晕针的处理，下列说法错误的是（   ）
    A. 立即停止进针，将针全部起出
    B. 使患者平卧，抬高头部
    C. 宽衣解带，注意保暖
    D. 予以温开水或糖水
    E. 重者可刺水沟、素髎、内关等

17. 适用于印堂穴的进针手法是（   ）
    A. 舒张进针法   B. 单手进针法
    C. 提捏进针法   D. 夹持进针法
    E. 指切进针法

B1 型题

A. 短针   B. 皮肤松弛部位
C. 皮肉浅薄部位   D. 长针

E. 皮肉紧张部位

1. 指切进针法，适宜于（　　　）
2. 提捏进针法，适宜于（　　　）

　A. 捻转角度大，频率快，用力重
　B. 捻转角度小，频率慢，用力重
　C. 先深后浅，轻插重提，提插幅度大，频率快
　D. 先深后浅，重插轻提，提插幅度大，频率快
　E. 先浅后深，重插轻提，提插幅度小，频率慢

3. 捻转补泻法的泻法操作是（　　　）
4. 提插补泻法的补法操作是（　　　）

第二十二节　常 用 灸 法

A1 型题

1. 下列关于灸法的作用，叙述错误的是（　　　）
　A. 温经散寒　　　　　B. 扶阳固脱
　C. 消瘀散结　　　　　D. 防病保健
　E. 开窍泄热

2. 隔姜灸不常用于治疗（　　　）
　A. 风寒痹痛　　　　　B. 呕吐
　C. 腹痛　　　　　　　D. 肺痨
　E. 脾胃虚寒

3. 下列不属于艾炷灸的是（　　　）
　A. 瘢痕灸　　　　　　B. 无瘢痕灸
　C. 雀啄灸　　　　　　D. 隔姜灸
　E. 隔盐灸

4. 下列属于灸法禁忌证的是（　　　）
　A. 阴虚发热证　　　　B. 泄泻
　C. 脱肛　　　　　　　D. 瘿瘤
　E. 乳痈初起

5. 下列不属于艾灸法的是（　　　）
　A. 瘢痕灸　　　　　　B. 灯火灸
　C. 无瘢痕灸　　　　　D. 隔姜灸
　E. 隔附子饼灸

6. 瘢痕灸可以治疗的病证是（　　　）
　A. 肺痨、瘰疬　　　　B. 阳痿
　C. 风寒痹痛　　　　　D. 虚寒病证
　E. 疮疡破溃

7. 隔蒜灸治疗的病证是（　　　）
　A. 呕吐　　　　　　　B. 阳痿
　C. 风寒痹痛　　　　　D. 肿疡初起
　E. 疮疡破溃

B1 型题

　A. 隔盐灸　　　　　　B. 温针灸
　C. 无瘢痕灸　　　　　D. 隔姜灸
　E. 隔附子饼灸

1. 不属于艾炷灸的是（　　　）
2. 属于直接灸的是（　　　）

　A. 隔盐灸　　　　　　B. 温针灸
　C. 无瘢痕灸　　　　　D. 隔姜灸
　E. 隔附子饼灸

3. 有温胃止呕作用的是（　　　）
4. 有温补肾阳作用的是（　　　）

　A. 因寒而致的呕吐、腹痛
　B. 呕吐并作、中风脱证
　C. 瘰疬、初起的疮疡
　D. 疮疡久溃不敛
　E. 命门火衰而致的阳痿、早泄

5. 隔姜灸的适应证是（　　　）
6. 隔盐灸的适应证是（　　　）

　A. 肿疡初起　　　　　B. 中风脱证
　C. 慢性病　　　　　　D. 寒阴证
　E. 急性病

7. 温和灸多用于（　　　）
8. 回旋灸多用于（　　　）

第二十三节　其 他 针 法

A1 型题

1. 散刺法为（　　　）
　A. 皮肤针操作法　　　B. 皮内针操作法
　C. 耳针操作法　　　　D. 毫针操作法
　E. 三棱针操作法

2. 电针治疗的通电时间是（　　　）
　A. 5～20 分钟　　　　B. 25～30 分钟
　C. 30～40 分钟　　　　D. 40～45 分钟
　E. 45～50 分钟

3. 下列关于三棱针法的描述，错误的是（　　　）
   A. 孕妇、有出血倾向的患者不宜使用本法
   B. 具有通经活络、开窍泄热、消肿止痛等作用
   C. 一般情况下应避免刺伤动脉
   D. 严格消毒，预防感染
   E. 不常用于治疗慢性病

4. 三棱针散刺法治疗的病证是（　　　）
   A. 昏厥　　　　　　　　B. 中暑
   C. 发热　　　　　　　　D. 急性吐泻
   E. 局限性顽癣

5. 电针的取穴应选取（　　　）
   A. 身体同侧腧穴组成一对，选 1~3 对为宜
   B. 身体同侧腧穴组成一对，选 4~5 对为宜
   C. 身体同侧腧穴组成一对，选 6 对为宜
   D. 身体不同侧腧穴组成一对，选 1~3 对为宜
   E. 身体不同侧腧穴组成一对，选 4~5 对为宜

6. 镇静、止痛、缓解肌肉痉挛应选用的电针波形
   是（　　　）
   A. 密波　　　　　　　　B. 疏波
   C. 疏密波　　　　　　　D. 断续波
   E. 锯齿波

B1 型题

　　A. 点刺法　　　　　　B. 散刺法
　　C. 刺络法　　　　　　D. 挑刺法
　　E. 透刺法
1. 曲泽穴应选用的刺法是（　　　）
2. 攒竹穴应选用的刺法是（　　　）

　　A. 密波　　　　　　　B. 疏波
　　C. 疏密波　　　　　　D. 断续波
　　E. 锯齿波
3. 对坐骨神经痛、面瘫、肌无力有良好刺激作用
   的是（　　　）
4. 对横纹肌有良好刺激作用的是（　　　）

　　A. 点刺法　　　　　　B. 散刺法
　　C. 刺络法　　　　　　D. 挑刺法
　　E. 透刺法
5. 急性吐泻、中暑、发热应选用的三棱针刺法是
   （　　　）
6. 肩周炎应选用的三棱针刺法是（　　　）

第二十四节　针 灸 治 疗

A1 型题

1. 下列不属于近部取穴的是（　　　）
   A. 耳病取听宫　　　　　B. 胃痛取中脘
   C. 膝痛取膝眼　　　　　D. 鼻病取迎香
   E. 下牙痛取合谷

2. 下列不属于远部取穴的是（　　　）
   A. 下牙痛取合谷　　　　B. 胃痛取中脘
   C. 上牙痛取内庭　　　　D. 胃痛取足三里
   E. 腰背痛取委中

3. 下列属于辨证选穴的是（　　　）
   A. 下牙痛取合谷
   B. 胃痛取中脘
   C. 上牙痛取内庭
   D. 心肾不交之失眠取心俞、肾俞
   E. 腰背痛取委中

4. 下列不属于对症选穴的是（　　　）
   A. 哮喘取定喘　　　　　B. 面瘫取牵正
   C. 落枕取外劳宫　　　　D. 腰痛取腰痛点
   E. 眼病取睛明

5. 下列不属于按部配穴的是（　　　）
   A. 远近配穴法　　　　　B. 上下配穴法
   C. 前后配穴法　　　　　D. 左右配穴法
   E. 交叉配穴法

6. 用俞募配穴法治疗小儿遗尿，应选的穴是（　　　）
   A. 关元、肾俞　　　　　B. 气海、膀胱俞
   C. 天枢、肾俞　　　　　D. 中极、膀胱俞
   E. 中极、肾俞

7. 肺虚证，采用"补母泻子法"，应补（　　　）
   A. 列缺　　　　　　　　B. 太渊
   C. 孔最　　　　　　　　D. 尺泽
   E. 少商

8. 下列不属于特定穴的是（　　　）
   A. 五输穴　　　　　　　B. 下合穴
   C. 背俞穴　　　　　　　D. 奇穴
   E. 交会穴

9. 下列关于五输穴主病特点，叙述错误的是（　　　）
   A. 井主心下满　　　　B. 荥主身热
   C. 输治内腑　　　　　D. 经主喘咳寒热
   E. 合主逆气而泄

10. 肝经实证，采用"补母泻子法"，应泻（　　　）
   A. 曲泉　　　　　　　B. 期门
   C. 行间　　　　　　　D. 中封
   E. 太冲

11. 下列关于五输穴经气流注特点的叙述，正确的是（　　　）
   A. 所入为井　　　　　B. 所溜为荥
   C. 所行为输　　　　　D. 所注为经
   E. 所出为合

12. 照海穴在特定穴中属（　　　）
   A. 八会穴　　　　　　B. 背俞穴
   C. 络穴　　　　　　　D. 八脉交会穴
   E. 原穴

13. 心包经的合穴是（　　　）
   A. 内关　　　　　　　B. 间使
   C. 曲泽　　　　　　　D. 曲池
   E. 少海

14. 下列经脉中没有郄穴的是（　　　）
   A. 督脉　　　　　　　B. 阴跷脉
   C. 阳跷脉　　　　　　D. 阴维脉
   E. 阳维脉

15. 足太阴脾经的络穴是（　　　）
   A. 地机　　　　　　　B. 公孙
   C. 太白　　　　　　　D. 大都
   E. 商丘

16. 阴陵泉是五输穴中的（　　　）
   A. 合穴　　　　　　　B. 井穴
   C. 荥穴　　　　　　　D. 经穴
   E. 输穴

17. 心经的合穴是（　　　）
   A. 通里　　　　　　　B. 阴郄
   C. 神门　　　　　　　D. 少府
   E. 少海

18. 下列说法错误的是（　　　）
   A. 八脉交会穴是指与奇经八脉相通的十二经脉在四肢部的八个腧穴
   B. 郄穴多用于治疗本经循行部位及所属脏腑的急性病证
   C. 背俞穴和募穴可用于疾病的诊断
   D. 脏腑之气可通过膻中与其俞、募穴相联系
   E. 十二络脉具有加强表里两经联系的作用

19. 原络配穴法属于（　　　）
   A. 表里配穴法　　　　B. 远近配穴法
   C. 前后配穴法　　　　D. 左右配穴法
   E. 上下配穴法

20. 十二经的输穴多分布在（　　　）
   A. 肘膝关节以下　　　B. 肘膝关节以上
   C. 腕踝关节以上　　　D. 肘膝关节附近
   E. 掌指或跖趾关节之后

21. 心的募穴是（　　　）
   A. 中府　　　　　　　B. 中极
   C. 天枢　　　　　　　D. 巨阙
   E. 期门

22. 下列腧穴中既是输穴又是原穴，还是八会穴的是（　　　）
   A. 太溪　　　　　　　B. 太渊
   C. 大陵　　　　　　　D. 神门
   E. 太冲

B1 型题

   A. 躯干部和四肢部
   B. 四肢肘膝关节以下
   C. 背腰部
   D. 胸腹部
   E. 腕、踝关节附近的十二经上

1. 八会穴分布在（　　　）

2. 郄穴大多分布在（　　　）

   A. 地机　　　　　　　B. 公孙
   C. 太白　　　　　　　D. 大都
   E. 商丘

3. 脾经的荥穴为（　　　）

4. 脾经的输穴为（　　　）

A. 太冲　　　　　　　B. 曲泉
C. 行间　　　　　　　D. 大敦
E. 中封

5. 肝经的荥穴为（　　　）
6. 肝经的输穴为（　　　）

A. 头痛取率谷、太冲
B. 咳嗽取中府、太渊
C. 牙痛取合谷、内庭
D. 腰痛取命门、肾俞
E. 腹泻取天枢、尺泽

7. 属于本经配穴的是（　　　）
8. 属于同名经配穴的是（　　　）

第二十五节　头面躯体病证

A1 型题

1. 治疗阳明头痛，应配用的是（　　　）
   A. 天柱、后溪、昆仑
   B. 印堂、内庭
   C. 率谷、外关、足临泣
   D. 四神聪、太冲、内关
   E. 风门、列缺

2. 治疗风寒头痛，应配用的是（　　　）
   A. 天柱、后溪、昆仑
   B. 印堂、内庭
   C. 率谷、外关、足临泣
   D. 四神聪、太冲、内关
   E. 风门、列缺

3. 治疗厥阴头痛，应配用的是（　　　）
   A. 天柱、后溪、昆仑
   B. 印堂、内庭
   C. 率谷、外关、足临泣
   D. 四神聪、太冲、内关
   E. 风门、列缺

4. 治疗血虚头痛，应配用的是（　　　）
   A. 天柱、后溪、昆仑
   B. 脾俞、足三里
   C. 率谷、外关、足临泣
   D. 四神聪、太冲、内关
   E. 风门、列缺

5. 善治头面诸疾的穴位是（　　　）
   A. 合谷　　　　　　　B. 足三里
   C. 列缺　　　　　　　D. 风池
   E. 内关

6. 落枕病在督脉、太阳经者，应配用的是（　　　）
   A. 大椎、束骨　　　　B. 风池、肩井
   C. 风池、合谷　　　　D. 内关、合谷
   E. 天宗

7. 落枕病的经验穴是（　　　）
   A. 外劳宫　　　　　　B. 天柱
   C. 后溪　　　　　　　D. 肩髃
   E. 天宗

8. 落枕属气滞血瘀者，应配用的是（　　　）
   A. 大椎、束骨　　　　B. 风池、肩井
   C. 风池、合谷　　　　D. 内关、合谷
   E. 天宗

9. 针灸治疗落枕，应该选取的主穴是（　　　）
   A. 外劳宫、天柱、阿是穴、后溪、悬钟
   B. 外劳宫、风池、阿是穴、后溪、悬钟
   C. 束骨、天柱、阿是穴、后溪、悬钟
   D. 外劳宫、天柱、阿是穴、合谷、悬钟
   E. 外劳宫、天柱、阿是穴、后溪、天宗

10. 针灸治疗漏肩风，应该选取的主穴是（　　　）
    A. 肩髃、肩髎、肩贞、阿是穴、阳陵泉、条
       口透承山
    B. 肩髃、束骨、天柱、阿是穴、阳陵泉、条
       口透承山
    C. 肩髃、肩髎、肩贞、外劳宫、天柱、条口
       透承山
    D. 后溪、悬钟、肩贞、阿是穴、阳陵泉、条
       口透承山
    E. 肩髃、肩髎、肩贞、阿是穴、后溪、悬钟

11. 针灸治疗腰痛，应该选取的主穴是（　　　）
    A. 大肠俞、阿是穴、委中
    B. 大肠俞、合谷、悬钟
    C. 大肠俞、阿是穴、委阳
    D. 天柱、阿是穴、合谷
    E. 束骨、天柱、阿是穴

12. 下列关于针灸治疗痹证，说法不正确的是（　　　）

A. 病位在肉、筋、骨

B. 分为行痹、痛痹、着痹

C. 以局部穴位为主，配合循经取穴及辨证选穴

D. 痛痹、着痹者可加灸法

E. 其外感病因为寒、湿、热三种

13. 治疗肾虚腰痛，应配（　　　）

A. 命门、腰阳关　　　B. 肾俞、太溪

C. 太冲、肝俞　　　　D. 关元、后溪

E. 膈俞、腰阳关

14. 治疗行痹，应配（　　　）

A. 膈俞、血海　　　　B. 肾俞、关元

C. 阴陵泉、足三里　　D. 大椎、曲池

E. 合谷、太冲

15. 治疗热痹，应配（　　　）

A. 膈俞、血海　　　　B. 肾俞、关元

C. 阴陵泉、足三里　　D. 大椎、曲池

E. 合谷、太冲

A2 型题

1. 谭某，女，36岁，膝关节疼痛，得热痛减，遇冷则加剧，舌苔白，脉弦紧。针灸时选（　　　）

A. 血海、犊鼻、梁丘、阳陵泉

B. 大椎、膝阳关、梁丘、犊鼻

C. 肾俞、关元、犊鼻、梁丘、阿是穴

D. 膈俞、犊鼻、梁丘、膝阳关

E. 曲池、犊鼻、梁丘、阳陵泉

2. 花某，女，有偏头痛病史3年，头目昏重，神疲乏力，面色不华，操劳或用脑过度则加甚，脉细弱，舌质淡。针灸时选（　　　）

A. 督脉、足阳明胃经、足少阳胆经穴为主

B. 足少阴肾经、手足少阳经穴为主

C. 足太阴脾经、手足少阳经穴为主

D. 手足少阳经、足太阳经膀胱经穴为主

E. 手足阳明经、足厥阴肝经穴为主

3. 刘某，男，48岁，腰部隐隐作痛1年余，伴有腰腿酸软乏力，神疲，滑精，脉细。针灸时选（　　　）

A. 风府、腰阳关、委中

B. 肾俞、委中、志室、太溪

C. 膈俞、委中、足临泣

D. 委中、足三里、太冲

E. 腰阳关、委中、足三里

4. 孙某，男，59岁，自诉腰部疼痛，值天气变化时加重，酸麻，有时甚至不可俯仰，舌淡，脉紧。针灸时选（　　　）

A. 手足太阳经和夹脊穴为主

B. 手足阳明经和足太阳经穴为主

C. 手足少阳经和手足阳明经穴为主

D. 局部阿是穴及足太阳经穴为主

E. 手足阳明经和足厥阴经穴为主

5. 李某，男，39岁，腰腿部疼痛、麻木，疼痛有放射感，X线检查显示腰椎生理曲度变直。针灸除主穴外，还应配选（　　　）

A. 腰夹脊　　　　　　B. 命门、腰阳关

C. 后溪　　　　　　　D. 膈俞、次髎

E. 肾俞、太溪

6. 向某，女，30岁，晨起后发现右侧项背牵拉疼痛，头向右侧倾斜，颈项活动受限。针灸治疗除局部取穴外，还可用（　　　）

A. 督脉、肝经穴　　　B. 小肠经、胆经穴

C. 膀胱经、肝经穴　　D. 胆经、肝经穴

E. 肝经、膀胱经穴

B1 型题

A. 天柱、后溪、昆仑

B. 印堂、内庭

C. 率谷、外关、足临泣

D. 头维、阴陵泉

E. 太溪、太冲

1. 治疗少阳头痛，应配用的腧穴是（　　　）

2. 治疗风湿头痛，应配用的腧穴是（　　　）

A. 膈俞、血海　　　　B. 肾俞、关元

C. 阴陵泉、足三里　　D. 大椎、曲池

E. 合谷、太冲

3. 治疗痹证着痹，应配（　　　）

4. 治疗瘀血头痛，应配（　　　）

A. 命门、腰阳关　　　B. 肾俞、太溪

C. 太冲、肝俞　　　　D. 关元、后溪

E. 腰夹脊

5. 治疗寒湿腰痛，应配（　　　）

6. 治疗腰椎病变，应配（　　）

    A. 大椎、束骨　　　　B. 风池、肩井
    C. 风池、合谷　　　　D. 内关、合谷
    E. 天宗

7. 治疗落枕属风寒袭络者，应配用的是（　　）

8. 治疗落枕背痛者，应配用的是（　　）

    A. 合谷　　　　　　　B. 外关
    C. 后溪　　　　　　　D. 足三里、气海
    E. 内关、膈俞

9. 治疗漏肩风属手少阳经证者，应配用的是（　　）

10. 治疗漏肩风属气滞血瘀者，应配用的是（　　）

第二十六节　内科病证

A1 型题

1. 下列不属于中风病因的是（　　）
    A. 湿　　　　　　　　B. 火
    C. 风　　　　　　　　D. 瘀
    E. 痰

2. 治疗中风中经络，应选用（　　）
    A. 督脉、手厥阴及足太阴经为主
    B. 任脉、手厥阴及足太阴经为主
    C. 督脉、手太阴及足太阴经为主
    D. 督脉、手少阴及足太阴经为主
    E. 督脉、手厥阴及足太阳经为主

3. 中风中经络足内翻，可配（　　）
    A. 悬钟、太冲　　　　B. 丘墟透照海
    C. 太溪、中封　　　　D. 血海、足三里
    E. 解溪

4. 治疗中风中脏腑脱证，应选用（　　）
    A. 督脉、手厥阴及足太阴经穴为主
    B. 督脉、手厥阴及十二井穴为主
    C. 督脉、手少阴及足太阴经穴为主
    D. 督脉、手厥阴及足太阳经穴为主
    E. 任脉穴为主

5. 治疗中风中脏腑闭证，应选用的主穴是（　　）
    A. 水沟、内关、三阴交、极泉、尺泽、委中
    B. 水沟、十二井穴、太冲、丰隆、劳宫
    C. 关元、神阙

    D. 水沟、关元、神阙、丰隆、劳宫
    E. 丰隆、劳宫、三阴交、极泉、尺泽、委中

6. 治疗中风中经络，应选用的主穴是（　　）
    A. 水沟、内关、三阴交、极泉、尺泽、委中
    B. 水沟、十二井穴、太冲、丰隆、劳宫
    C. 关元、神阙
    D. 水沟、关元、神阙、丰隆、劳宫
    E. 丰隆、劳宫、三阴交、极泉、尺泽、委中

7. 治疗眩晕气血两虚证的配穴是（　　）
    A. 气海、脾俞、胃俞
    B. 太溪、悬钟、三阴交
    C. 足三里、脾俞、胃俞
    D. 太溪、合谷、三阴交
    E. 水泉、悬钟、三阴交

8. 眩晕虚证的治法是（　　）
    A. 平肝潜阳，化痰定眩
    B. 滋补肝肾，益精填髓
    C. 补益气血，充髓止晕
    D. 补气养神，填髓定眩
    E. 益气养血，填精定眩

9. 治疗眩晕肝阳上亢证的配穴是（　　）
    A. 气海、脾俞、胃俞
    B. 太溪、悬钟、三阴交
    C. 行间、侠溪、太溪
    D. 太溪、合谷、三阴交
    E. 水泉、悬钟、三阴交

10. 关于眩晕，下列说法错误的是（　　）
    A. 病位在脑，与肝、脾、肾相关
    B. 实证病机多与气、血、痰、瘀扰乱清窍有关
    C. 虚证病机为髓海不足或气血虚弱，清窍失养
    D. 实证取足少阳、足厥阴经穴及相应背俞穴为主
    E. 虚证以督脉穴和相应背俞穴为主

11. 治疗面瘫的取穴原则是（　　）
    A. 局部取穴、手足阳明经穴为主
    B. 局部取穴、手足少阳经穴为主
    C. 局部取穴、手足少阴经穴为主
    D. 局部取穴、手足太阴经穴为主
    E. 局部取穴、手足太阳经穴为主

12. 治疗面瘫的主穴除了合谷、太冲、地仓、颊车

以外，还有（　　　）
A. 攒竹、阳白、四白、颧髎
B. 攒竹、阳白、四白、素髎
C. 攒竹、阳白、素髎、颧髎
D. 攒竹、风池、四白、颧髎
E. 风池、阳白、四白、颧髎

13. 面瘫鼻唇沟变浅者，配（　　　）
A. 水沟　　　　　　　B. 迎香
C. 风池　　　　　　　D. 风府
E. 太阳

14. 面瘫舌麻、味觉减退者，配（　　　）
A. 廉泉　　　　　　　B. 迎香
C. 风池、风府　　　　D. 外关、关冲
E. 鱼腰、丝竹空、申脉

15. 面瘫眼睑闭合不全，配（　　　）
A. 足三里、气海　　　B. 迎香
C. 风池、风府　　　　D. 外关、关冲
E. 鱼腰、丝竹空、申脉

16. 下列与不寐关系密切的经脉是（　　　）
A. 阴跷脉、阳跷脉
B. 阴维脉、阳维脉
C. 心经、阳维脉
D. 心经、阴跷脉
E. 心经、阳跷脉

17. 治疗心肾不交型不寐，配（　　　）
A. 心俞、脾俞　　　　B. 太溪、肾俞
C. 心俞、胆俞　　　　D. 行间、侠溪
E. 足三里、内关

18. 治疗感冒的主穴是（　　　）
A. 列缺、合谷、风池、大椎、太阳
B. 孔最、合谷、风池、大椎、太阳
C. 尺泽、合谷、风池、大椎、太阳
D. 列缺、合谷、风池、大椎、太阳
E. 列缺、尺泽、风池、大椎、太阳

19. 治疗感冒夹暑，可配（　　　）
A. 委中　　　　　　　B. 足三里
C. 少商　　　　　　　D. 肺俞
E. 商阳

20. 哮喘实证，应取（　　　）
A. 手太阴经穴及相应背俞穴为主
B. 手太阴、足少阴经穴及相应背俞穴为主
C. 足太阴、足少阴经穴及相应背俞穴为主
D. 手阳明经穴及相应背俞穴为主
E. 手太阳经穴及相应背俞穴为主

21. 治疗哮喘实证，应选择的主穴是（　　　）
A. 列缺、尺泽、肺俞、中府、定喘
B. 列缺、风池、大椎、中府、定喘
C. 风池、大椎、肺俞、中府、定喘
D. 列缺、大椎、太阳、中府、定喘
E. 大椎、太阳、肺俞、中府、定喘

22. 治疗胃痛，应取（　　　）
A. 胃的募穴、足阳明经穴为主
B. 胃的募穴、足太阴经穴为主
C. 胃的募穴、足少阳经穴为主
D. 胃的募穴、足太阳经穴为主
E. 胃的募穴、手阳明经穴为主

23. 呕吐的基本病机是（　　　）
A. 胃气不和　　　　　B. 胃气上逆
C. 脾气不升　　　　　D. 肝胃不和
E. 胃失濡养

24. 治疗热邪内蕴型呕吐，应配（　　　）
A. 合谷、金津、玉液
B. 中脘、足三里、内关
C. 梁门、天枢
D. 上脘、胃俞
E. 天枢、足三里、胃俞

25. 治疗急性泄泻的主穴是（　　　）
A. 天枢、上巨虚、阴陵泉、水分
B. 天枢、下巨虚、阴陵泉、水分
C. 神阙、天枢、足三里、公孙
D. 天枢、上巨虚、内关
E. 天枢、足三里、水分

26. 治疗慢性泄泻的主穴是（　　　）
A. 脾俞、太白、神阙、天枢
B. 中脘、足三里、内关
C. 天枢、大肠俞、上巨虚、支沟
D. 天枢、上巨虚、阴陵泉、水分
E. 神阙、天枢、足三里、公孙

27. 治疗慢性泄泻肝气乘脾证，配（　　）
   A. 脾俞、太白　　　　B. 肾俞、关元
   C. 肝俞、太冲　　　　D. 百会
   E. 合谷

28. 治疗便秘，应取（　　）
   A. 大肠的背俞穴、募穴及下合穴为主
   B. 大肠经的郄穴为主
   C. 手太阴经为主
   D. 足阳明经为主
   E. 足太阳经为主

29. 治疗便秘热秘，应配（　　）
   A. 合谷、曲池　　　　B. 太冲、中脘
   C. 神阙、关元　　　　D. 足三里、脾俞、气海
   E. 照海、太溪

30. 治疗便秘阴伤津亏，应配（　　）
   A. 合谷、曲池　　　　B. 太冲、中脘
   C. 神阙、关元　　　　D. 足三里、脾俞、气海
   E. 照海、太溪

A2 型题

1. 李某，女，52岁，突然神昏，牙关紧闭，口噤不开，肢体强痉，面赤气粗，喉中痰鸣，二便不通，脉弦滑而数。针灸时选（　　）
   A. 太冲、水沟、太冲、劳宫、十二井穴
   B. 风池、太冲、百会、心俞、三阴交、委中
   C. 风池、合谷、内关、水沟、太冲、三阴交
   D. 关元、三阴交、丰隆、神阙、足三里、四神聪
   E. 丰隆、合谷、地仓、颊车、水沟、三阴交

2. 周某，男，27岁，左侧面部板滞、麻木，口角向健侧㖞斜，病侧露睛流泪，额纹消失，鼻唇沟平坦。针灸时选（　　）
   A. 阳白、鱼腰、地仓、颊车、合谷、申脉
   B. 地仓、颊车、足三里、内庭、三阴交
   C. 地仓、颊车、侠溪、合谷、足三里
   D. 地仓、颊车、中渚、太冲、后溪
   E. 地仓、合谷、颊车、内庭

3. 雷某，女，32岁，经常不易入睡，急躁易怒，胸胁胀满，舌红，脉弦。针灸时选（　　）
   A. 申脉、照海、侠溪、行间
   B. 支沟、阳陵泉、期门、丘墟

   C. 肝俞、肾俞、期门、三阴交
   D. 肝俞、肾俞、太冲、三阴交
   E. 大包、阳陵泉、三阴交、足三里

4. 范某，男，43岁，头晕目眩，泛泛欲吐，甚至昏眩欲仆，兼见腰膝酸软，舌淡，脉沉细。针灸时选（　　）
   A. 丰隆、中脘、内关、解溪、肝俞、足三里
   B. 风池、百会、肝俞、肾俞、足三里、太溪
   C. 脾俞、足三里、太冲、丰隆、气海、百会
   D. 风池、脾俞、肝俞、阴陵泉、内关、足三里
   E. 气海、百会、肾俞、内关、四神聪

5. 华某，女，57岁，昨天因外感风寒后，出现咳嗽，呼吸急促，喉间痰鸣，咳吐稀痰，张口抬肩，口不渴，苔薄白，脉浮紧。针灸时选（　　）
   A. 列缺、肺俞、尺泽、中府、风门
   B. 肺俞、太渊、太溪、足三里、列缺
   C. 肺俞、尺泽、足三里、三阴交
   D. 膻中、太渊、太溪、鱼际
   E. 尺泽、肾俞、气海、足三里

6. 患者，男，63岁，患哮喘10余年，时作时止，昨晚又出现呼吸急促，喉间痰鸣，语言无力，动则汗出，舌质淡，脉细无力。针灸时选（　　）
   A. 尺泽、肺俞、太渊、列缺
   B. 肺俞、太渊、太溪、足三里、气海
   C. 膻中、尺泽、鱼际、足三里
   D. 太渊、尺泽、鱼际、足三里
   E. 肺俞、中府、尺泽、太渊

7. 潘某，女，36岁，因感受风寒后，头重如裹，胸闷纳呆，苔白腻，脉迟，大便溏薄。针灸时选（　　）
   A. 曲池、合谷、风池、大椎、尺泽
   B. 列缺、合谷、风池、大椎、肺俞
   C. 列缺、合谷、风池、足三里、阴陵泉
   D. 列缺、合谷、风池、大椎、商阳
   E. 列缺、合谷、风池、大椎、阴陵泉

8. 周某，男，37岁，大便秘结不通，排便艰涩难解，兼见腹胀腹痛，身热，口干口臭，舌红苔黄。针灸时选（　　）
   A. 天枢、大肠俞、上巨虚、支沟

B. 天枢、大肠俞、上巨虚、太冲、中脘

C. 天枢、大肠俞、上巨虚、照海、太溪

D. 神阙、关元、大肠俞、上巨虚、支沟

E. 天枢、大肠俞、上巨虚、支沟、合谷

9. 李某，男，49岁，胃脘胀痛，疼痛连胁，嗳气频频，呕逆酸苦，苔薄白，脉沉弦。针灸时选（　　）

A. 中脘、太冲、内关、足三里

B. 内关、公孙、三阴交、梁丘

C. 足三里、梁门、内关、上巨虚

D. 中脘、内关、足三里、阴陵泉

E. 三阴交、足三里、内关、下巨虚

10. 慢性腹泻患者，黎明之前腹中微痛，泻后痛减，舌淡，苔白，脉沉细。针灸时选（　　）

A. 脾俞、章门、天枢、肾俞、关元

B. 神阙、公孙、天枢、肾俞、足三里

C. 足三里、三阴交、天枢、上巨虚、下巨虚

D. 关元、太冲、天枢、曲池、中渚

E. 气海、肝俞、天枢、阴陵泉、曲池

B1 型题

A. 督脉、手厥阴及足太阴经穴为主

B. 督脉、手厥阴经穴及十二井穴为主

C. 督脉、手少阴及足太阴经穴为主

D. 督脉、手厥阴及足太阳经穴为主

E. 任脉穴为主

1. 治疗中风中脏腑闭证，应选用（　　）
2. 治疗中风中脏腑脱证，应选用（　　）

A. 曲池、内庭　　　B. 丰隆、合谷

C. 关元、神阙　　　D. 太溪、风池

E. 环跳、足三里

3. 治疗中风中经络风痰阻络证，应配用的是（　　）
4. 治疗中风中经络阴虚风动证，应配用的是（　　）

A. 百会、风池、太冲、内关

B. 百会、风池、肝俞、肾俞、足三里

C. 肾俞、足三里、太冲、内关

D. 太冲、肾俞、足三里

E. 足三里、太冲、内关

5. 治疗眩晕实证的主穴是（　　）
6. 治疗眩晕虚证的主穴是（　　）

A. 心俞、脾俞　　　B. 太溪、肾俞

C. 夹脊、四神聪　　D. 行间、侠溪

E. 厉兑、隐白

7. 治疗重症不寐，配（　　）
8. 治疗不寐噩梦，配（　　）

A. 心俞、脾俞　　　B. 太溪、肾俞

C. 心俞、胆俞　　　D. 行间、侠溪

E. 足三里、内关

9. 治疗不寐肝火扰神证，配（　　）
10. 治疗不寐脾胃不和证，配（　　）

A. 肝俞、太冲　　　B. 三阴交、内庭

C. 神阙　　　　　　D. 百会

E. 中脘

11. 治疗久泻虚陷者，配穴是（　　）
12. 治疗急性泄泻寒湿内盛者，配穴是（　　）

A. 合谷、曲池

B. 太冲、中脘

C. 神阙、关元

D. 足三里、脾俞、气海

E. 照海、太溪

13. 治疗便秘冷秘，应配（　　）
14. 治疗便秘虚秘，应配（　　）

第二十七节　妇儿科病证

A1 型题

1. 下列关于痛经，说法不正确的是（　　）

A. 实证取任脉、足太阴经穴为主

B. 病位在胞宫、冲任

C. 与肝、肾关系密切

D. 虚证取任脉、足太阴、足阳明经穴为主

E. 病机为气血不足，冲任虚损

2. 治疗痛经实证的主穴是（　　）

A. 中极、次髎、地机、三阴交

B. 关元、足三里、三阴交

C. 内关、地机、三阴交

D. 脾俞、地机、三阴交

E. 脾俞、足三里、三阴交

3. 治疗痛经虚证的主穴是（　　）

A. 中极、次髎、地机、三阴交

B. 关元、足三里、三阴交

C. 内关、地机、三阴交

D. 脾俞、地机、三阴交

E. 脾俞、足三里、三阴交

4. 与崩漏关系密切的经脉是（   ）

  A. 肾经、脾经   B. 任脉、肾经

  C. 任脉、胃经   D. 冲脉、任脉

  E. 脾经、肾经

5. 治疗缺乳应选择的主穴是（   ）

  A. 乳根、膻中、少泽

  B. 足三里、脾俞、胃俞

  C. 太冲、内关

  D. 乳根、足三里、少泽

  E. 三阴交、膻中、少泽

6. 治疗遗尿应选择的主穴是（   ）

  A. 关元、中极、膀胱俞、三阴交

  B. 肾俞、命门、太溪

  C. 肺俞、气海、足三里

  D. 行间、阳陵泉

  E. 百会、神门

A2 型题

1. 李某，女，28岁，2天前崩血，平素月经20天左右一行，时多时少，色紫暗有块，舌暗，脉涩。针灸时选（   ）

  A. 中极、三阴交、命门、太冲

  B. 气海、三阴交、脾俞、中极

  C. 三阴交、关元、血海、膈俞

  D. 气海、三阴交、中极、血海

  E. 气海、三阴交、肾俞、足三里

2. 周某，女，28岁，2年前经期淋雨后出现痛经，经期腹痛拒按，经色紫红有块量少，得暖痛减，苔白腻，脉沉紧。针灸时选（   ）

  A. 肾俞、大赫、命门、关元（灸法）

  B. 肾俞、肝俞、太溪、太冲

  C. 中极、地机、次髎、三阴交

  D. 气海、地机、太冲、三阴交

  E. 关元、阴陵泉、昆仑

3. 张某，女，38岁，每次行经量少色淡，少腹柔软喜按，绵绵作痛，面色苍白，心悸，舌淡，

脉细弱。针灸时选（   ）

  A. 三阴交、隐白、内关、太溪

  B. 三阴交、隐白、血海、水泉

  C. 三阴交、气海、脾俞、足三里

  D. 三阴交、隐白、百会、气海

  E. 三阴交、中极、关元、血海

4. 崔某，女，6岁，梦中遗尿，每夜1~2次，精神略显不振。针灸时以（   ）

  A. 督脉穴及相应背俞穴为主

  B. 膀胱经穴及相应背俞穴为主

  C. 脾经穴及相应背俞穴为主

  D. 任脉穴、脾经穴及相应背俞穴为主

  E. 三焦经穴及相应背俞穴为主

5. 蒋某，女，29岁，产后乳汁分泌量过少，乳房胀满疼痛，身有微热，脘痞食少，舌焮红，苔薄黄。治疗时以（   ）

  A. 任脉穴为主

  B. 足阳明经穴为主

  C. 手太阳经穴为主

  D. 手少阳经穴为主

  E. 任脉穴及足阳明经穴为主

B1 型题

  A. 次髎   B. 地机

  C. 三阴交   D. 关元

  E. 中极

1. 治疗痛经的经验穴是（   ）

2. 通调冲任，理下焦之气的穴是（   ）

  A. 乳根、膻中、少泽

  B. 足三里、脾俞、胃俞

  C. 太冲、内关

  D. 乳根、足三里、少泽

  E. 三阴交、膻中、少泽

3. 治疗缺乳气血虚弱证，应配的穴是（   ）

4. 治疗缺乳肝郁气滞证，应配的穴是（   ）

  A. 关元、中极、膀胱俞、三阴交

  B. 肾俞、命门、太溪

  C. 肺俞、气海、足三里

  D. 行间、阳陵泉

  E. 百会、神门

5. 治疗遗尿肾气不足证，应选择的配穴是（   ）

6. 治疗遗尿夜梦多，应选择的配穴是（　　）

    A. 太冲、血海　　　　B. 命门、太溪
    C. 太溪、肾俞　　　　D. 关元、归来
    E. 地机、三阴交

7. 治疗痛经实证气滞血瘀证，应选择的配穴是（　　）

8. 治疗痛经虚证肾气亏损证，应选择的配穴是（　　）

第二十八节　皮外骨伤、五官科病证

A1 型题

1. 治疗瘾疹的主穴是（　　）
    A. 曲池、合谷、血海、膈俞、三阴交
    B. 太冲、内关、血海、膈俞、三阴交
    C. 曲池、合谷、足三里、膈俞、三阴交
    D. 风池、合谷、血海、膈俞、三阴交
    E. 内关、合谷、血海、足三里、三阴交

2. 治疗瘾疹风热犯表证的配穴是（　　）
    A. 大椎、风门　　　　B. 风门、肺俞
    C. 天枢、足三里　　　D. 脾俞、足三里
    E. 内关

3. 下列关于蛇串疮的说法，错误的是（　　）
    A. 与肝、脾有关
    B. 病位在皮部
    C. 多发生在身体两侧
    D. 以腰、胁部最为常见
    E. 疱疹消失后部分患者可遗留疼痛

4. 治疗蛇串主要取（　　）
    A. 足少阳、足厥阴经穴为主
    B. 手阳明、足太阴经穴为主
    C. 局部穴及足少阴经穴为主
    D. 近部取穴及手阳明、足厥阴经穴为主
    E. 局部阿是穴及相应夹脊穴为主

5. 下列关于扭伤的说法，错误的是（　　）
    A. 病位在皮部
    B. 扭伤属于实证
    C. 扭伤针灸治疗以局部腧穴为主
    D. 新伤活动不利者为气滞血瘀
    E. 陈伤遇天气变化反复发作者为寒湿侵袭，瘀

血阻络

6. 治疗目赤肿痛，应选用的主穴是（　　）
    A. 睛明、太阳、风池、合谷、太冲
    B. 睛明、少商、外关、合谷、太冲
    C. 行间、侠溪、风池、合谷、太冲
    D. 少商、外关
    E. 行间、侠溪

7. 下列关于耳鸣耳聋，说法错误的是（　　）
    A. 本病与肝、胆、肾关系密切
    B. 病位在耳
    C. 与肝胆火旺、外感风邪和肾经亏耗等因素有关
    D. 治疗实证以局部穴及足阳明经穴为主
    E. 治疗虚证以局部穴及足少阴经穴为主

8. 耳鸣耳聋实证，治疗应选择的主穴是（　　）
    A. 听会、翳风、中渚、侠溪
    B. 听宫、翳风、太溪、肾俞
    C. 行间、侠溪、风池、合谷、太冲
    D. 少商、外关
    E. 行间、侠溪

9. 耳鸣耳聋虚证，治疗应选择的主穴中可补肾填精，上荣耳窍的是（　　）
    A. 太溪、肾俞　　　　B. 中渚、侠溪
    C. 听宫、翳风　　　　D. 气海、足三里
    E. 太溪、照海

10. 治疗咽喉肿痛实证肺胃热盛证的配穴是（　　）
    A. 少商、合谷　　　　B. 风池、外关
    C. 内庭、鱼际　　　　D. 太溪、照海
    E. 列缺、鱼际

11. 治疗咽喉肿痛虚证，主穴应选择（　　）
    A. 少商、合谷、尺泽、关冲
    B. 太溪、照海、列缺、鱼际
    C. 合谷、颊车、下关
    D. 内关、足三里、合谷
    E. 天枢、大椎、合谷

12. 治疗牙痛应选择的主穴是（　　）
    A. 少商、合谷、尺泽、关冲
    B. 太溪、照海、列缺、鱼际
    C. 合谷、颊车、下关
    D. 内关、足三里、合谷

E. 天枢、大椎、合谷

13. 治疗耳鸣耳聋痰火郁结证的配穴是（　　）
    A. 外关、风池　　　　B. 内庭、二间
    C. 行间、丘墟　　　　D. 内关、合谷
    E. 丰隆、阴陵泉

14. 治疗胃火牙痛的配穴是（　　）
    A. 外关、风池　　　　B. 内庭、二间
    C. 太溪、行间　　　　D. 内关、合谷
    E. 天枢、大椎

15. 治疗虚火牙痛的配穴是（　　）
    A. 外关、风池　　　　B. 内庭、二间
    C. 太溪、行间　　　　D. 内关、合谷
    E. 天枢、大椎

A2 型题

1. 孙某，男，53 岁，3 天前因外感风热，出现咽喉肿痛，发热，汗出，头痛，咳嗽，舌质红，苔薄白，脉浮数。针灸时除局部取穴外，还可配取（　　）
    A. 风池、外关　　　　B. 内庭、鱼际
    C. 太溪、照海　　　　D. 尺泽、关冲
    E. 太渊、合谷

2. 李某，女，37 岁，突然暴病耳聋，鸣声高亢，兼畏寒发热，舌淡红苔薄，脉浮数。针灸时除局部取穴外，还可配取（　　）
    A. 侠溪、中渚、太冲、丘墟
    B. 侠溪、中渚、肾俞、关元
    C. 侠溪、中渚、外关、合谷
    D. 侠溪、中渚、太溪、太冲
    E. 侠溪、中渚、内关、神门

3. 王某，女，28 岁，3 天前无明显诱因出现蛇串疮。其治法为（　　）
    A. 清热解毒　　　　B. 清热利湿
    C. 温经散寒　　　　D. 解毒杀虫
    E. 泻火解毒，清热利湿

4. 患者，男，26 岁，5 天前行走时扭伤踝关节，

舌淡苔白，脉数。针灸时除局部取穴外，还可配取（　　）
    A. 对侧腕关节手太阳经养老穴、阳谷穴
    B. 同侧腕关节手太阳经养老穴、阳谷穴
    C. 对侧手太阴经尺泽穴
    D. 同侧手太阴经尺泽穴
    E. 对侧腕关节少阳经阳池、中渚

5. 患者，女，40 岁，近日工作紧张，休息欠佳，双目肿痛，兼口苦，烦热，便秘，脉弦滑。针灸治疗以（　　）
    A. 肝经、胆经、大肠经穴为主
    B. 大肠经、肝经、膀胱经穴为主
    C. 小肠经、胆经、肝经穴为主
    D. 肝经、膀胱经、肾经穴为主
    E. 肺经、肝经、胆经穴为主

6. 赵某，男，30 岁，右上齿痛 2 天，伴龈肿口渴，口臭，便秘，脉滑数。某医师予针灸治疗，取合谷、颊车、下关，还可取（　　）
    A. 三间　　　　　　B. 内庭
    C. 外关　　　　　　D. 太溪
    E. 太冲

B1 型题

A. 大椎、风门　　　　B. 风门、肺俞
C. 天枢、足三里　　　D. 脾俞、足三里
E. 内关

1. 治疗瘾疹风寒束表证的配穴是（　　）
2. 治疗瘾疹胃肠积热证的配穴是（　　）

A. 行间、侠溪　　　　B. 阴陵泉、内庭
C. 血海、三阴交　　　D. 天枢
E. 神门

3. 治疗蛇串疮脾胃湿热证的配穴是（　　）
4. 治疗蛇串疮瘀血阻络证的配穴是（　　）

A. 少商、关冲　　　　B. 太冲、风池
C. 睛明、太阳　　　　D. 膈俞
E. 太阳、少商

5. 咽喉肿痛可点刺出血的穴位是（　　）
6. 目赤肿痛可点刺出血的穴位是（　　）

答案与解析

第一章　中医基础理论

第一节　中医理论体系的主要特点

A1 型题

1. C　解析：中医学的基本特点是整体观念和辨证论治。故选 C。
2. A　解析：在五脏一体观中，人体以五脏为中心。故选 A。
3. D　解析：证，是机体在疾病发展过程中某一阶段或某种类型的病理（病机）概括。故选 D。
4. B　解析：同病异治，指同一种疾病，因发病的时间、地区及患者机体的反应性不同，或处于不同的发展阶段，所表现的证不同，治法就各异。B 选项属于异病同治。故选 B。
5. A　解析：疾病，指人体因特定的致病因素、发病规律和病理演变导致的异常变化过程，具有特定的症状和体征。选项中只有疟疾符合。故选 A。
6. A　解析：症状，指疾病的外在表现。A 选项心血不足是病机。故选 A。
7. C　解析：自然界是人类赖以生存的必要条件，其变化可以直接或间接地影响人体，而机体就会随之产生相应的反应，这体现了人与自然环境的统一性。故选 C。
8. D　解析：异病同治，指不同的疾病，在其发展过程中，出现了相同的病机，因而也可以采用同一种方法来治疗。故选 D。
9. E　解析：症状仅仅是疾病过程中的个别表现，不能反映疾病的本质特征。故选 E。
10. E　解析：证，是机体在疾病发展过程中某一阶段的病理概括。"肝火上炎证"属于证。故选 E。
11. A　解析：症状，指疾病的外在表现。"恶寒发热"符合。故选 A。
12. A　解析：辨证论治，是中医学认识疾病和治疗疾病的基本原则。故选 A。
13. B　解析：疾病指人体因特定的致病因素、发病规律和病理演变导致的异常变化过程，具有特定的症状和体征，感冒符合。故选 B。
14. E　解析：证，是机体在疾病发展过程中某一阶段的病理概括。故选 E。

B1 型题

1. A　解析：疾病指人体因特定的致病因素、发病规律和病理演变导致的异常变化过程，具有特定的症状和体征，感冒符合。故选 A。
2. D　解析：症状，指疾病的外在表现，发热符合。故选 D。
3. B　解析：人的形体结构和物质基础与精神意识思维活动的结合与统一，即"形神一体观"。故选 B。
4. C　解析：人体正常脉象随四时交替出现相应的变化，体现了人与自然环境的统一性。故选 C。
5. B　解析：中医学理论体系的指导思想是整体观念。故选 B。
6. C　解析：中医学的诊疗特点是辨证论治。故选 C。
7. C　解析：异病同治，指不同的疾病，在其发展过程中，出现了相同的病机，因而也可以采用同一种方法来治疗。故选 C。
8. B　解析：同病异治，指同一种疾病，因发病的时间、地区及患者机体的反应性不同，或处于不同的发展阶段，所表现的证不同，治法就各异。故选 B。

第二节　精 气 学 说

A1 型题

1. E　解析：精气是构成宇宙的本原。故选 E。
2. A　解析：精气是天地万物相互联系的中介。故选 A。
3. B　解析：精气是构成天地万物包括人类的共同的原始物质。故选 B。
4. A　解析：人之生命始于精气之聚合。故选 A。
5. D　解析：精，首见于《老子》一书。故选 D。

B1 型题

1. A　解析：精气维持生命活动的全过程。故选 A。
2. A　解析：精气的运动变化推动和促进着宇宙万物的发生、发展和变化。故选 A。
3. A　解析：精气是天地万物相互联系的中介。故选 A。
4. E　解析：精气运动的基本形式是升降出入。故选 E。

第三节　阴阳学说

A1 型题

1. D　解析：阴阳，是对自然界相互关联的某些事物和现象对立双方属性的概括。故选 D。
2. D　解析：相对静止的、内守的、下降的、寒冷的、晦暗的，或属于有形的、器质方面的，皆属于阴，涩脉符合。故选 D。
3. E　解析：事物的阴阳属性不是绝对的，而是相对的，阴阳具有相互转化性。故选 E。
4. A　解析：阴阳互根互用，是指事物或现象中相互对立的阴阳两个方面，具有相互依存、相互为用的关系。故选 A。
5. E　解析：阴阳转化是指在一定的条件下，阴或阳可以各自向其相反方向转化的运动变化形式。故选 E。
6. E　解析：阴阳转化是指在一定的条件下，阴或阳可以各自向其相反方向转化的运动变化形式。故选 E。
7. B　解析：阴阳互根互用是指事物或现象中相互对立的阴阳两个方面，具有相互依存、相互为用的关系。故选 B。
8. E　解析：阴阳交感是指阴阳二气在运动中相互感应而交合。故选 E。
9. A　解析：心为阳中之阳。故选 A。
10. E　解析：阴阳转化需要阴阳依存的内在转化关系，以及事物变化"物极"阶段的转化条件。故选 E。
11. B　解析：阴阳的对立制约是指属性相反的阴阳双方在一个统一体中相互斗争、相互排斥和相互制约，寒者热之符合。故选 B。
12. A　解析：阴阳转化是指在一定的条件下，阴或阳可以各自向其相反方向转化的运动变化形式。寒极生热符合。故选 A。
13. E　解析：阴阳互根互用是指事物或现象中相互对立的阴阳两个方面，具有相互依存、相互为用的关系。阴中求阳符合。故选 E。
14. B　解析：实热证，宜用寒凉药以制其阳，治热以寒，即"热者寒之"。故选 B。
15. D　解析：阴盛而致的实寒证，宜用温热药以制其阴，治寒以热，即"寒者热之"。故选 D。
16. D　解析：阴虚不能制阳而致阳亢者，属虚热证，宜用"阳病治阴"之法。故选 D。
17. C　解析：阳虚不能制阴而致阴盛者，属虚寒证，宜用"阴病治阳"之法。故选 C。
18. C　解析："益火之源，以消阴翳"的治法适用于虚寒证。故选 C。
19. D　解析：阴气虚损不足，日久影响阳气化生，引起阳气也不足的病理变化是"阴损及阳"。故选 D。
20. A　解析：一般来说，凡是剧烈运动的、外向的、上升的、温热的、明亮的，或属于功能方面的，皆为阳，浮脉符合。故选 A。
21. C　解析：相对静止的、内守的、下降的、寒冷的、晦暗的，或属于有形的、器质方面的，皆属于阴，迟脉符合。故选 C。
22. A　解析：相对静止的、内守的、下降的、寒冷的、晦暗的，或属于有形的、器质方面的，皆属于阴，声低气微符合。故选 A。
23. B　解析：阳中求阴，即在用补阴药时，须兼用补阳药。故选 B。
24. A　解析：阴中求阳，即在用补阳药时，须兼用补阴药。故选 A。
25. C　解析：药味中辛、甘、淡属阳。故选 C。
26. C　解析：天地阴阳二气相互作用，交感合和，产生宇宙万物，并推动着它们的发展和变化。故选 C。
27. B　解析：此消彼长，包括阴消阳长和阳消阴长，是阴阳对立制约关系的体现。故选 B。
28. A　解析：阴阳的此长彼亦长体现了阴阳的互根互用。故选 A。
29. C　解析：阴阳互藏是阴阳双方交感合和的动力根源。故选 C。
30. C　解析：阴阳交感互藏是阴阳相互转化的内在根据。故选 C。
31. C　解析：阴阳交感互藏指阴阳二气的升降运动而引起的交感相错、相互作用。故选 C。
32. C　解析：阴阳交感互藏指阴阳二气的升降运动而引起的交感相错、相互作用。故选 C。
33. E　解析：药性升浮者为阳。故选 E。
34. B　解析：温热的药物多用于治疗寒证。故选 B。
35. A　解析：寒凉的药物多用于治疗热证。故选 A。
36. C　解析：阴阳互藏是构筑阴阳双方相互依存、相互为用关系的基础。故选 C。
37. D　解析：相对静止的、内守的、下降的、寒冷的、晦暗的，或属于有形的、器质方面的，皆属于阴。故选 D。
38. D　解析：阴阳转化是指在一定的条件下，阴或阳可以各自向其相反方向转化的运动变化形式。

故选 D。

39. D　解析：中医学在生理上强调阴阳相互协调和平衡。《素问·生气通天论》说："阴平阳秘，精神乃治。"故选 D。

40. C　解析：就人体的部位与组织结构来说，背为阳，腹为阴。故选 C。

41. B　解析：脏腑中六腑为阳，五脏为阴。故选 B。

42. A　解析：阴阳互根互用，是指事物或现象中相互对立的阴阳两个方面，具有相互依存、相互为用的关系。故选 A。

43. E　解析：事物的阴阳属性是相对的，表现为阴阳的可分性、阴阳的相互转化性。故选 E。

44. C　解析：阴阳的对立制约是指属性相反的阴阳双方在一个统一体中的相互斗争、相互排斥和相互制约。故选 C。

45. E　解析：阴阳学说的基本内容包括阴阳的交感互藏、对立制约、互根互用、消长平衡、相互转化。故选 E。

46. A　解析：六淫邪气中，寒、湿、燥属阴，风、暑、火属阳；从内外言，外感病因为阳，内伤病因为阴。故选 A。

47. B　解析：六淫邪气中，寒、湿燥属阴，风、暑、火属阳；从内外言，外感病因为阳，内伤病因为阴。故选 B。

B1 型题

1. A　解析：白天的上午与下午相对而言，则上午为阳中之阳。故选 A。

2. C　解析：夜晚的前半夜与后半夜相对而言，后半夜为阴中之阳。故选 C。

3. D　解析：夜晚的前半夜与后半夜相对而言，则前半夜为阴中之阴。故选 D。

4. B　解析：白天的上午与下午相对而言，下午为阳中之阴。故选 B。

5. A　解析：五脏的阴阳属性，心为阳中之阳。故选 A。

6. C　解析：五脏的阴阳属性，肝为阴中之阳。故选 C。

7. C　解析：阴阳的互根互用是指事物或现象中相互对立的阴阳两个方面，具有相互依存、相互为用的关系。故选 C。

8. B　解析：阴阳的对立制约是指属性相反的阴阳双方在一个统一体中的相互斗争、相互排斥和相互制约。故选 B。

9. D　解析：阳病治阴适用于阴偏衰。故选 D。

10. C　解析：热因热用，即以热治热，是指用热性药物来治疗具有假热征象的病证，适用于阴盛格阳的真寒假热证。故选 C。

11. C　解析：阴阳转化是指在一定的条件下，阴或阳可以各自向其相反方向转化的运动变化形式。故选 C。

12. B　解析：阴阳互根互用，是指事物或现象中相互对立的阴阳两个方面，具有相互依存、相互为用的关系。故选 B。

13. D　解析："益火之源，以消阴翳"，这种治疗原则亦称为"阴病治阳"。故选 D。

14. C　解析："壮水之主，以制阳光"，这种治疗原则亦称为"阳病治阴"。故选 C。

15. A　解析：万物发生和变化的根源是阴阳交感。故选 A。

16. C　解析：阴阳交感的动力根源是阴阳互藏。故选 C。

17. B　解析：阴阳互藏是指相互对立的阴阳双方中的任何一方都蕴含着另一方，即阴中有阳，阳中有阴。故选 B。

18. A　解析：阴阳的对立制约是指属性相反的阴阳双方在一个统一体中的相互斗争、相互排斥和相互制约。故选 A。

19. A　解析：阳胜则热是指阳热亢盛，功能亢奋，机体反应性增强，产热过剩或散热不利的病理状态。临床易出现高热、烦躁等症状。故选 A。

20. C　解析：阴虚则热是指阴液（包括精、血、津液）亏损，阴不制阳，导致相对阳亢，功能虚性亢奋，从而出现低热、五心烦热、颧红盗汗等病理表现。故选 C。

21. A　解析：从冬至春及夏，气候从寒冷逐渐转暖变热，即是"阴消阳长"的过程。故选 A。

22. B　解析：由夏至秋及冬，气候由炎热逐渐转凉变寒，即是"阳消阴长"的过程。故选 B。

23. B　解析：阴偏盛所致的证是实寒证。故选 B。

24. C　解析：阴偏衰所致的证是虚热证。故选 C。

25. A　解析：阳偏盛所致的证是实热证。故选 A。

26. D　解析：阳偏衰所致的证是虚寒证。故选 D。

27. A　解析：根据阴阳互根互用确定的治法是阴中求阳、阳中求阴。故选 A。

28. D　解析：阳虚不能制阴而致阴盛者，属虚寒证，治疗原则为"阴病治阳"。故选 D。

29. A　解析："阳中求阴"，即在补阴时应适当配用补阳药，适用的病机是阴虚。故选 A。

30. B　解析："阴中求阳"，即在补阳时应适当配用补阴药，适用的病机是阳虚。故选 B。

31. B 解析："阴病治阳"，即扶阳益火之法，以消退阴盛，适用的病机是阳虚。故选 B。

32. A 解析："阳病治阴"，即滋阴壮水之法，以抑制阳亢火盛，适用的病机是阴虚。故选 A。

33. B 解析：阴盛则寒，属实寒证，宜用温热药以制其阴，治寒以热，即"寒者热之"。故选 B。

34. C 解析：阴虚不能制阳而致阳亢者，属虚热证，治疗原则为"阳病治阴"。故选 C。

第四节 五 行 学 说

A1 型题

1. D 解析：五色中属于五行之"水"的是黑。故选 D。

2. B 解析："喜"对应的五行属性为火。故选 B。

3. B 解析：夏的五行属性是火，长夏对应的五行属性为土。故选 B。

4. D 解析："悲"对应的五行属性是金。故选 D。

5. E 解析："金曰从革"。故选 E。

6. D 解析：肝归属于五行中的木，水生木，肾归属于五行中的水，"生我"者为"母"。故选 D。

7. B 解析：脾归属于五行中的土，土生金，肺归属于五行中的金，"我生"者为"子"。故选 B。

8. C 解析：木克土，"我克"者为"所胜"。故选 C。

9. A 解析：金克木，"我克"者为"所胜"。故选 A。

10. A 解析：由于五脏外应五时，肝应于春。四时六气异常，可导致主时之脏首先受邪而发病，春季肝先受邪。故选 A。

11. B 解析：火克金，"克我"者为"所不胜"。故选 B。

12. A 解析：夏的五行属性为火。故选 A。

13. B 解析：土生金，"我生"者为"子"。故选 B。

14. A 解析：水生木，"生我"者为"母"。故选 A。

15. C 解析：五行制化，是一种五行相生与相克相结合的自我调节。故选 C。

16. D 解析："克我"者为"所不胜"，金克木，金为木之所不胜。故选 D。

17. D 解析：火为水之所胜。故选 D。

18. B 解析：土生金，相生关系又可称作"母子"关系。故选 B。

19. C 解析：口的五行归属是土。故选 C。

20. D 解析：皮的五行归属是金。故选 D。

21. A 解析：恐的五行归属是水。故选 A。

22. C 解析：怒的五行属性是木。故选 C。

23. E 解析：心火可制约肺气，而非脾气。故选 E。

24. C 解析：子病犯母，指病变从子脏传来，侵及属母的脏腑，脾为肺之母。故选 C。

25. D 解析：五行相侮，指五行中的一行对其所不胜之行的反向制约和克制，心为肺之所不胜。故选 D。

26. C 解析：五行制化，是指五行之间既相互资生又相互制约，以维持平衡协调，推动事物间稳定而有序的变化和发展。故选 C。

27. D 解析：水不涵木为相生关系的传变。故选 D。

28. D 解析：根据五行相克关系确定的治法包括抑木扶土、培土制水、佐金平木、泻南补北。故选 D。

29. B 解析：根据五行相生规律确定的治法包括滋水涵木、金水相生、培土生金、益火补土。故选 B。

30. C 解析：泻南补北法是泻心火、补肾水的治法，适用于肾阴不足，心火偏旺，水火不济，心肾不交之证。故选 C。

31. A 解析：培土生金法是根据相生关系确定的治法。故选 A。

32. B 解析：抑木扶土法是根据相克关系确定的治法。故选 B。

33. B 解析：泻南补北法是根据相克关系确定的治法。故选 B。

34. A 解析：补脾气以益肺气，即培土生金法，是根据五行相生关系确定的。故选 A。

35. B 解析：心之变动为忧。故选 B。

36. D 解析：五音按五行相生顺序排列为角、徵、宫、商、羽。故选 D。

37. C 解析：子行亢盛，引起母行亦亢盛，结果子母两行皆亢盛，为"子病犯母"，心为肝之子。故选 C。

38. D 解析：恐胜喜。故选 D。

39. E 解析：思胜恐。故选 E。

40. B 解析：怒胜思。故选 B。

41. E 解析：补母，适用于母子关系失调的虚证。故选 E。

42. B 解析：佐金平木法适用于肺阴不足，肝火上逆犯肺之证。故选 B。

43. C 解析：金水相生法适用于肺阴虚不能布津以滋肾，或肾阴亏虚，不能上荣于肺，而致肺肾阴虚的病证。故选 C。

B1 型题

1. A 解析："木曰曲直"。故选 A。

2. B 解析："火曰炎上"。故选 B。

3. B 解析：木之子为火。故选 B。

4. D 解析：水之母为金。故选 D。

5. B 解析：金之子为水。故选 B。

6. D 解析：火的所不胜为水。故选 D。

7. C 解析："土爱稼穑"。故选 C。

8. E 解析："水曰润下"。故选 E。

9. D 解析：属于"金"的五音是商音。故选 D。

10. B 解析：属于"火"的五音是徵音。故选 B。

11. A 解析：属于"木"的五味是酸。故选 A。

12. E 解析：属于"水"的五味是咸。故选 E。

13. D 解析：属于"金"的五色是白。故选 D。

14. B 解析：属于"火"的五色是赤。故选 B。

15. C 解析：属于"水"的五气是寒。故选 C。

16. E 解析：属于"金"的五气是燥。故选 E。

17. B 解析：属于"火"的五志是喜。故选 B。

18. D 解析：属于"土"的五志是思。故选 D。

19. E 解析：属于"水"的五官是耳。故选 E。

20. A 解析：属于"木"的五官是目。故选 A。

21. C 解析：属于"土"的五体是肉。故选 C。

22. E 解析：属于"水"的五体是骨。故选 E。

23. E 解析：属于"水"的五声是呻。故选 E。

24. A 解析：属于"木"的五声是呼。故选 A。

25. A 解析：青、酸、弦对应的五行属性为木，肝属木。故选 A。

26. B 解析：赤、苦、洪对应的五行属性为火。心属火。故选 B。

27. C 解析：相乘传变，即相克太过而导致疾病传变。金克木，肺病传肝属于相乘传变。故选 C。

28. D 解析：相侮传变，即反克为害。火克金，肺病传心属于相侮传变。故选 D。

29. C 解析：相乘传变，即相克太过而导致疾病传变。木克土，木旺乘土属于相乘传变。故选 C。

30. D 解析：相侮传变，即反克为害。金克木，木火刑金属于相侮传变。故选 D。

31. C 解析：相乘传变，即相克太过而导致疾病传变。木克土，见肝之病，知肝传脾属于相乘传变。故选 C。

32. B 解析：子病及母，指五行中某一行异常，影响其母行，终致子母两行皆异常。水为金之子。故选 B。

33. A 解析：滋水涵木法，是指滋补肝肾之阴，以涵敛潜制肝阳的治法。故选 A。

34. C 解析：益火补土法，是指温肾阳以补脾阳的治法。故选 C。

35. B 解析：肝属木，青的五行属性为木。故选 B。

36. C 解析：心属火，苦的五行属性为火。故选 C。

第五节 五 脏

A1 型题

1. D 解析：藏象学说的特点是以五脏为中心的整体观。故选 D。

2. D 解析：藏象，是指藏于体内脏腑及其表现于外的生理病理征象及与其外界环境相通应的事物和现象。故选 D。

3. A 解析：六腑传化水谷，传化物而不藏，实而不能满。故选 A。

4. D 解析：五脏主藏精气，以藏为主，藏而不泄，满而不实。故选 D。

5. C 解析：区分五脏、六腑、奇恒之腑的最主要依据是功能特点的不同。故选 C。

6. C 解析：区分五脏、六腑、奇恒之腑的最主要依据是功能特点的不同。五脏主藏精气，以藏为主，藏而不泄；六腑传化水谷，传化物而不藏。故选 C。

7. A 解析："藏"，是指藏于体内的脏腑组织器官，包括五脏、六腑和奇恒之腑。故选 A。

8. B 解析：藏象学说中的脏腑概括了人体五脏系统内外环境相参相应的生理和病理学概念。故选 B。

9. C 解析：奇恒之腑具有似脏非脏、似腑非腑的特点，功同五脏，形似六腑。故选 C。

10. A 解析：心主神明，又称心藏神，即心有主宰生命活动和主宰意识、思维、情志等精神活动的功能。故选 A。

11. A 解析：心主血脉的功能与正常心率的维持关系最密切。故选 A。

12. B 解析：心的生理功能包括心主血脉和心主神明。故选 B。

13. B 解析：与心相应的季节是夏。故选 B。

14. A 解析：心为"五脏六腑之大主"。故选 A。

15. C 解析：心包具有保护心脏的作用。故选 C。

16. B 解析：心在体合脉。故选 B。

17. C 解析：心在体合脉，其华在面，开窍于舌，位于胸腔之内。肝在体合爪。故选 C。

18. B 解析：血液是神志活动的物质基础。故选 B。

19. B 解析：《灵枢·本神》载"所以任物者谓之心"。故选 B。

20. B 解析：心主血脉，是指心气推动血在脉管内运行的作用。故选 B。

21. A 解析：肾在液为唾。故选 A。

22. C 解析：肺为清虚之体，外合皮毛，开窍于鼻，与天气直接相通，故六淫等外邪侵袭机体，无论从口鼻还是从皮毛而入，均易犯肺而致病，所以称肺为"娇脏"。故选 C。

23. C 解析：肺主一身之气主要体现在生成宗气和调节气机。故选 C。

24. D 解析：脾主运化。故选 D。

25. C 解析：肺主宣发，指肺气具有向上、向外、升宣、发散的生理功能。宣发卫气，调节腠理开阖可体现肺主宣发的功能。故选 C。

26. D 解析：肺主行水，为水之上源。故选 D。

27. D 解析：肺主肃降，指肺气具有向下、向内、肃降、收敛的生理功能。清肃呼吸道内异物可体现肺主肃降的功能。故选 D。

28. A 解析：肺为华盖，又主通调水道，故称"肺为水之上源"。故选 A。

29. D 解析：肺朝百脉，主治节。故选 D。

30. E 解析：肺主行水是指肺气通过宣发和肃降对体内津液代谢具有疏通和调节的作用。故选 E。

31. B 解析：肺居高位以覆诸脏，被称之为华盖。故选 B。

32. D 解析：肺主通调水道是指肺气通过宣发和肃降对体内津液代谢具有疏通和调节的作用。故选 D。

33. B 解析：脾不升清，精微失于上输，气血生成不足，则清窍失于滋养，可见面色无华、头目眩晕。故选 B。

34. C 解析：脾主升清，若脾功能异常，清阳不升，水谷并走于大肠，则见腹胀、泄泻等症。故选 C。

35. A 解析：水谷的受纳和消化属于胃的生理功能。故选 A。

36. C 解析：脾主统血，指脾能统摄、控制血循行于脉内，而不逸出脉外。故选 C。

37. C 解析：脾主运化，包括运化水谷精微和运化水液两个方面。故选 C。

38. D 解析：脾在体合肌肉，主四肢。四肢肌肉的营养来自脾所吸收转输的水谷精微。故选 D。

39. A 解析：脾统血是气对血液的固摄作用。故选 A。

40. C 解析：脾的生理特性是喜燥恶湿。故选 C。

41. C 解析：脾在体合肌肉，主四肢。故选 C。

42. C 解析：脾在志为思。故选 C。

43. C 解析：脾主升清，指脾气将精微上输心肺、头目，以化生气血，滋养清窍，营养周身。故选 C。

44. C 解析：脾气上升对内脏起着升托作用，使其恒定在相应位置。故选 C。

45. D 解析：脾主运化，能将水谷转化为精微物质，并化生气血，所以称"脾为气血生化之源"。故选 D。

46. D 解析：藏象学说以脾胃之气的升降运动来概括整个消化系统的生理功能。故选 D。

47. A 解析：脾主统血，是指脾能统摄、控制血循行于脉内，而不逸出脉外。脾虚统血无权，可致出血。故选 A。

48. A 解析：饮食物由胃受纳腐熟，必须依赖于脾的运化功能，才能将水谷转化为精微物质，转输到心肺，并通过心肺的作用化生气血。脾失健运则气血生化乏源，导致血虚。故选 A。

49. B 解析：脾在液为涎。故选 B。

50. C 解析：肾为五脏六腑之本，主一身阴阳，为水火之宅，寓真阴而含真阳。故选 C。

51. E 解析：调畅情志是肝主疏泄功能的体现。故选 E。

52. D 解析：肝主疏泄，指肝气具有疏通、畅达全身气机，进而调畅精血津液的运行输布、脾胃之气的升降、胆汁的分泌排泄及情志活动等作用。故选 D。

53. E 解析：呼吸运动的正常与肺肾关系密切。故选 E。

54. C 解析：肝主疏泄的中心环节是调畅全身气机。故选 C。

55. D 解析：肝主藏血，指肝具有贮藏血液、调节血量和防止出血的功能。脾主统血，指脾能统摄、控制血循行于脉内，而不逸出脉外。故选 D。

56. A 解析：肝为血海。故选 A。

57. E 解析：《素问·六节藏象论》载"肾者主蛰，封藏之本"。故选 E。

58. A 解析：肝为刚脏。故选 A。

59. D 解析：肝为"将军之官"。故选 D。

60. E 解析：《素问·六节藏象论》载"肾者主蛰，封藏之本"。故选 E。

61. C 解析：肺主通调水道。故选 C。

62. E 解析：肾阴、肾阳又被称为元阴和元阳、真阴和真阳。故选 E。

63. D 解析：肾精能化生天癸。天癸，指随着肾中精气不断充盈，所产生的具有促进人体生殖器官发育成熟和维持人体生殖功能作用的精微物质。故选 D。

64. E 解析：肾为"先天之本"。故选 E。

65. D 解析：在肾气的闭藏功能中，最基本的是固摄肾精，防止精的无故散失。故选 D。

66. E 解析：天癸，指随着肾中精气不断充盈，所产生的具有促进人体生殖器官发育成熟和维持人体生殖功能作用的精微物质。故选 E。

67. B　解析：肾者，其华在发。故选 B。

68. A　解析：肾的封藏、固摄功能失常，则表现为男子遗精，女子带下过多、滑胎等。故选 A。

69. A　解析：心在液为汗。故选 A。

70. A　解析：肾为"水火之宅"。故选 A。

71. A　解析：肾在体合骨。"齿为骨之余"，牙齿的生长与脱落，与肾中精气的盛衰密切相关。肾精亏虚，牙齿松动而易脱落。故选 A。

72. D　解析：肾恶燥。故选 D。

73. D　解析：肾阳蒸腾气化，使水液中清者上升，浊者下降。故选 D。

74. E　解析：肾主纳气，指肾摄纳肺所吸入的清气，保持呼吸的深度。故选 E。

75. D　解析：脑为髓之海。肾精充足，则髓海满盈。故选 D。

76. D　解析：清气在肺气肃降作用下，下归于肾，由肾摄纳，才能为人体所用，故有"肺为气之主，肾为气之根"之说。故选 D。

77. D　解析：脾胃居中，脾气宜升，胃气宜降，为气机升降之枢纽。故选 D。

78. A　解析：肾开窍于耳及二阴。故选 A。

79. D　解析：心与肺的关系主要表现在心主血与肺主气。故选 D。

80. C　解析：心与脾的关系主要表现在血液的生成和运行两个方面。故选 C。

81. D　解析：心与肝的关系主要表现在血液与神志方面的依存与协同。故选 D。

82. D　解析：肺与肾的关系主要表现于津液代谢和呼吸运动两个方面。故选 D。

83. D　解析：心与肾的正常关系被称为"水火既济"。故选 D。

84. B　解析：肺与脾的关系主要表现在气的生成和津液的输布代谢两个方面。故选 B。

85. D　解析：肝藏血，肾藏精。精和血都来源于水谷精微，且二者互生互化，称为"精血同源"，又称"肝肾同源""乙癸同源"。故选 D。

86. C　解析：肺与肝的关系主要表现于气机的调节。故选 C。

87. B　解析：心为君主之官。故选 B。

88. B　解析：肝藏血，肾藏精。精和血都来源于水谷精微，且二者互生互化，称为"精血同源"，又称"肝肾同源""乙癸同源"。故选 B。

89. B　解析：肝气疏泄可使肾气开阖有度，肾气闭藏可防止精气妄泄。疏泄与封藏调节着女子的排卵、月经来潮和男子的排精功能。故选 B。

90. C　解析：肺主宣肃，通调水道；脾主运化，可运化水液；肾主水，三者与水液代谢密切相关。故选 C。

91. A　解析：肝升太过，或肺降不及，则多致气火上逆，可出现咳逆上气，甚则咳血等病理表现，称之为"肝火犯肺"。故选 A。

92. C　解析：脾胃为"生气之源"。故选 C。

93. D　解析：肺为"生气之主"。故选 D。

94. A　解析：肝与脾的关系主要表现在饮食物的消化和血液生成、贮藏及循行方面。故选 A。

95. B　解析：肝属木，肾属水，水能生木。肾阴滋养肝阴，共同制约肝阳，则肝阳不亢；肾阳资助肝阳，共同温煦肝脉，可防肝脉寒滞，故称为阴阳互资。故选 B。

96. B　解析：藏泄互用主要涉及的两脏是肝与肾。故选 B。

97. E　解析：肾为全身阴阳之根本。故选 E。

98. E　解析：肾精具有推动和调节脏腑气化的作用。故选 E。

99. E　解析：肝与脾的关系主要表现在饮食物的消化和血液生成、贮藏及循行方面。故选 E。

100. C　解析：肾为五脏六腑之本，主一身阴阳。肾阴为人体阴液之根本。故选 C。

101. E　解析：肾在体合骨。肾精充足，则髓海满盈。故选 E。

102. D　解析：肺气的宣发和肃降与女子月经来潮不相关。故选 D。

103. E　解析：肾为五脏六腑之本。故选 E。

104. C　解析：喉为肺之门户。故选 C。

105. E　解析：肾在窍为耳及二阴。故选 E。

106. A　解析：汗为心之液。故选 A。

107. A　解析：发为血之余。故选 A。

108. B　解析：爪为筋之余。故选 B。

109. B　解析：夏季阳气旺盛，由于同气相求，故心的阳气在夏季最为旺盛。故选 B。

110. B　解析：机体出生后需要依赖于脾的运化功能，才能将水谷转化为精微物质，转输到心肺，布散于全身，从而使各个脏腑、组织、器官得到充足的营养，故称脾为"后天之本"。故选 B。

111. C　解析：肾藏精，其华在发，发为血之余，肾精生血，发的生长，赖血以养。故选 C。

112. E　解析：肾精生髓充脑。故选 E。

B1 型题

1. E　解析：肾主二便。故选 E。

2. A　解析：肝主藏血。故选 A。

3. D　解析：肺下肝上，肺降肝升，为气机调节的重要环节。故选 D。

4. C　解析：脾胃居中，脾气宜升，胃气宜降，为气机升降之枢纽。故选 C。

5. E　解析：肾主水，为水脏。故选 E。

6. D　解析：肺主行水，为水之上源。故选 D。

7. D　解析：肺为"华盖"。故选 D。

8. D　解析：肺为"娇脏"。故选 D。

9. E　解析：肾为"气之根"。故选 E。

10. D　解析：肺为"气之主"。故选 D。

11. B　解析：肺通过肃降，吸入自然界清气。故选 B。

12. A　解析：肺通过宣发，排出体内浊气。故选 A。

13. D　解析：肺为"清虚之体"。故选 D。

14. E　解析：肾为"先天之本"。故选 E。

15. C　解析：脾为"后天之本"。故选 C。

16. A　解析：肝为"刚脏"。故选 A。

17. A　解析：肝主疏泄。故选 A。

18. C　解析：脾主升清。故选 C。

19. B　解析：肝在志为怒。故选 B。

20. C　解析：脾在志为思。故选 C。

21. D　解析：肺主宣发。故选 D。

22. E　解析：肾藏精，主生长、发育与生殖。故选 E。

23. C　解析：五脏六腑之阴，非肾阴不能滋养。故选 C。

24. D　解析：五脏六腑之阳，非肾阳不能温煦。故选 D。

25. A　解析：心与肺的关系主要表现在心主血与肺主气。故选 A。

26. D　解析：脾与肾的关系主要表现于先后天相辅相成和津液代谢方面。故选 D。

27. B　解析：水火既济指的是心与肾之间的关系。故选 B。

28. C　解析：心与肝的关系主要表现在血液与神志方面的依存与协同。故选 C。

29. B　解析：心在窍为舌。故选 B。

30. C　解析：脾在窍为口。故选 C。

31. B　解析：肝的"外华"是爪。故选 B。

32. D　解析：心的"外华"是面。故选 D。

33. D　解析：肺在志为悲。故选 D。

34. E　解析：肾在志为恐。故选 E。

35. C　解析：脾喜燥而恶湿。故选 C。

36. A　解析：肝体阴而用阳。故选 A。

37. B　解析：肾主纳气。故选 B。

38. C　解析：肺主气，司呼吸。故选 C。

39. A　解析：心主血脉指心有推动血在脉管内运行的作用。故选 A。

40. C　解析：肝主藏血。故选 C。

41. C　解析：脾为气血生化之源。故选 C。

42. E　解析：肾者主蛰，封藏之本。故选 E。

43. D　解析：肺主通调水道。故选 D。

44. C　解析：脾主运化水液。故选 C。

45. B　解析：心主血脉。故选 B。

46. C　解析：脾在体合肌肉，主四肢。故选 C。

47. A　解析：肝主疏泄。故选 A。

48. E　解析：肾为封藏之本。故选 E。

49. A　解析：肝在体合筋。故选 A。

50. E　解析：肾在体合骨。故选 E。

51. B　解析：心在志为喜。故选 B。

52. A　解析：肝在志为怒。故选 A。

53. A　解析：肝在窍为目。故选 A。

54. D　解析：肺在窍为鼻。故选 D。

55. B　解析：肝其华在爪。故选 B。

56. A　解析：肾其华在发。故选 A。

57. B　解析：心在液为汗。故选 B。

58. D　解析：肾在液为唾。故选 D。

第六节　六　腑

A1 型题

1. E　解析：六腑传化水谷，传化物而不藏。故选 E。

2. A　解析：肝属于五脏。故选 A。

3. B　解析：胆贮藏的胆汁由肝之余气所化，称为"精汁"。故选 B。

4. A　解析：与胆相表里的脏是肝。故选 A。

5. E　解析：胆主决断。故选 E。

6. A　解析：胃有"太仓"之称。故选 A。

7. C　解析：胃喜润恶燥。故选 C。

8. D　解析：胃的生理功能是受纳腐熟。故选 D。

9. A　解析：胃有"水谷之海"之称。故选 A。

10. D　解析："中焦如沤"，指脾、胃等脏腑腐熟水谷、运化精微的作用。故选 D。

11. D　解析：肝与胆互为表里。故选 D。

12. D　解析：三焦的生理功能为通行诸气和运行津液。故选 D。

13. B　解析：大肠者，传导之官，变化出焉。故选 B。

14. B　解析：胃喜润恶燥。故选 B。

15. C 解析：小肠泌别清浊。故选 C。
16. D 解析：小肠泌别清浊，一是食糜经过小肠消化，分别（泌别）为水谷精微和食物残渣两个部分；二是将清者（即水谷精微）吸收，并将浊者（即食物残渣）传输大肠；三是小肠在吸收水谷精微的同时，也吸收了大量的水液，使无用的水液渗入膀胱。故选 D。
17. C 解析：小肠主受盛和化物。故选 C。
18. C 解析：小肠主液。故选 C。
19. D 解析：大肠主津。故选 D。
20. D 解析：大肠的生理功能是传化糟粕。故选 D。
21. C 解析：肺与大肠相表里，大肠传导功能失常，易导致肺失肃降。故选 C。
22. C 解析：小肠者，受盛之官，化物出焉。故选 C。
23. E 解析：上焦清气的向下布散是肺主肃降的内容。故选 E。
24. A 解析："心火移热于小肠"体现脏与腑关系中心与小肠的表里关系。故选 A。
25. B 解析：大肠传导正常，腑气通畅，有利于肺气的下降，体现脏腑关系中肺与大肠的表里关系。故选 B。
26. E 解析：大肠与肺相表里。故选 E。
27. A 解析：上焦如雾。故选 A。
28. B 解析：中焦如沤。故选 B。
29. C 解析：下焦如渎。故选 C。
30. D 解析：在人体脏腑中，惟三焦最大，又无脏与之相表里，故有"孤腑"之称。故选 D。

B1 型题

1. A 解析：与肝相表里的是胆。故选 A。
2. C 解析：与心相表里的是小肠。故选 C。
3. B 解析：与脾相表里的是胃。故选 B。
4. E 解析：与肺相表里的是大肠。故选 E。
5. E 解析：大肠主津。故选 E。
6. C 解析：小肠主液。故选 C。
7. B 解析：胃主受纳腐熟水谷。故选 B。
8. C 解析：小肠受盛化物。故选 C。
9. D 解析：膀胱的主要生理功能是贮尿和排尿。故选 D。
10. A 解析：大肠的生理功能有传化糟粕。故选 A。
11. E 解析：肝的疏泄功能失常，会影响胆汁的分泌与排泄。胆汁排泄不畅，也会影响肝的疏泄。临床可见口苦、纳呆、胁肋胀痛，甚或黄疸。故选 E。
12. D 解析：肾阳虚衰，肾与膀胱气化不利，可见

小便不利，甚或癃闭等。故选 D。

第七节 奇恒之腑

A1 型题

1. B 解析：奇恒之腑，其功能"以藏为主"，类似于五脏贮藏精气。故选 B。
2. D 解析：奇恒之腑包括脑、髓、骨、脉、胆、女子胞；六腑包括胆、胃、大肠、小肠、三焦、膀胱。胆既属于六腑，又属于奇恒之腑。故选 D。
3. D 解析：奇恒之腑包括脑、髓、骨、脉、胆、女子胞。胃属于六腑之一。故选 D。
4. C 解析：任脉与足三阴经相会，能调节全身阴经，为"阴脉之海"。故选 C。
5. A 解析：心主神志，肝主疏泄而调节情志活动，肾藏精而生髓充脑，故精神情志活动与心、肝、肾三脏的联系更为密切。故选 A。
6. E 解析：女子胞与冲、任、督、带及十二经脉均有密切关系。女子以血为本，心主血，肝藏血，脾统血，脾与胃同为气血生化之源。女子胞的功能与心、肝、脾的关系更为密切。故选 E。

B1 型题

1. B 解析：脑为"元神之府"。故选 B。
2. C 解析：脉为"血之府"。故选 C。
3. A 解析：脑为髓海。故选 A。
4. C 解析：胃为水谷之海。故选 C。
5. B 解析：脑主司精神意识。故选 B。
6. D 解析：女子胞具有主持月经、孕育胎儿的生理功能。故选 D。

第八节 气、血、津液

A1 型题

1. B 解析：气是人体内活力很强、运行不息的极精微物质。故选 B。
2. C 解析：人体之气的生成有赖于全身各个脏腑的综合协调作用，肾为生气之根，脾胃为生气之源，肺为生气之主，可见气的生成与肾、脾、胃和肺的生理功能更为密切。故选 C。
3. E 解析：肾为"生气之根"。故选 E。
4. C 解析：脾、胃为"生气之源"。故选 C。
5. D 解析：肺为"生气之主"。故选 D。
6. A 解析：气的运动，称作气机。故选 A。
7. C 解析：升、降、出、入是气运动的基本形式。

故选 C。

8. D 解析：气的升降出入运动的平衡协调状态，称为"气机调畅"。故选 D。

9. B 解析：人体体温的恒定，各脏腑组织器官、经络等生理活动的进行，都需要气的温煦作用。故选 B。

10. A 解析：气的推动作用体现在激发和推动人体生长发育、各脏腑组织器官的功能活动、血液的循行、津液的生成输布和排泄等。故选 A。

11. C 解析：气的防御作用是指具有防御和抵抗各种邪气的功能，表现在：一是护卫肌表，防止外邪侵入；二是与侵入体内的各种邪气进行斗争。故选 C。

12. D 解析：气的固摄作用指气具有防止精、血、津液等物质的无故流失，以及维护脏腑器官各自位置相对稳定的作用。故选 D。

13. A 解析：元气是人体最基本、最重要的气。故选 A。

14. A 解析：元气主要由先天之精化生而来，并受后天水谷之精的不断补充和培育。故选 A。

15. E 解析：元气通过三焦而流行于全身。三焦通行元气。故选 E。

16. A 解析：元气的生理功能是推动和促进人体的生长发育，温煦和激发各脏腑、经络等组织器官的生理活动。故选 A。

17. B 解析：宗气积于胸中。故选 B。

18. B 解析：宗气的生理功能是走息道以行呼吸，贯注心脉以行气血。故选 B。

19. B 解析：宗气由肺吸入的清气和脾胃运化产生的水谷精气相互结合而生成。故选 B。

20. D 解析：宗气由肺吸入的清气和脾胃运化产生的水谷精气相互结合而生成。故选 D。

21. B 解析：宗气上走息道以行呼吸。故选 B。

22. D 解析：宗气上走息道以行呼吸，贯注心脉以行气血，是连接"肺主呼吸"和"心主血脉"的中心环节。故选 D。

23. B 解析：宗气上走息道以行呼吸，贯注心脉以行气血。故凡语言、声音、呼吸的强弱等，皆与宗气的盛衰有关。故选 B。

24. A 解析：宗气在胸中集聚之处，称作"气海"，又称"膻中"。故选 A。

25. B 解析：临床上常以心尖搏动部位（虚里）的搏动状况和脉象来了解宗气的盛衰。故选 B。

26. D 解析：卫气由水谷精气中的悍气所化生，运行于脉外。故选 D。

27. C 解析：营气主要来源于脾胃所运化的水谷精气，由水谷精气中的精华部分所化生。水谷精微中的精专部分，是营气的主要成分。故选 C。

28. C 解析：营气与卫气相对而言，营气行于脉内而属阴。故选 C。

29. D 解析：卫气与营气相对而言，卫气行于脉外而属阳。故选 D。

30. D 解析：卫气的生理功能之一是护卫肌表，防御外邪入侵。故选 D。

31. C 解析：营气的生理功能是营养人体和化生血液。故选 C。

32. D 解析：卫气具有调节控制汗孔的开阖和汗液排泄的功能。故选 D。

33. D 解析：卫气具有温养脏腑、肌肉、皮毛等的功能。故选 D。

34. B 解析：卫气的生理功能：一是护卫肌表，防御外邪入侵；二是温养脏腑、肌肉、皮毛等；三是调节控制汗孔的开阖和汗液的排泄，以维持体温的相对恒定。故选 B。

35. C 解析：由水谷之精化生的营气和津液是化生血的主要物质基础。故选 C。

36. D 解析：肝藏血。故选 D。

37. A 解析：血具有濡养、化神作用。故选 A。

38. E 解析：脾胃是血的生化之源。脾胃运化水谷精微所化生的营气和津液，由脾向上升输于心肺，与肺吸入的清气相结合，贯注心脉，在心气的作用下变化成为红色血液。肾藏精，精生髓，髓化血。故选 E。

39. B 解析：心主血脉，心气的推动，是血液循行的基本动力。肺朝百脉，助心行血，分布全身。肝主疏泄，调畅气机，气行则血行。脾主统血和肝之藏血功能，依赖气的固摄作用，使血液运行于脉中而不逸于脉外。故选 B。

40. A 解析：心主血脉，心气的推动，是血液循行的基本动力。故选 A。

41. D 解析：肺者相傅之官，能助心行血。故选 D。

42. A 解析：血的特性是"喜温而恶寒"。故选 A。

43. E 解析：液质地较稠厚，流动性较小，灌注于骨节、脏腑、脑、髓等组织。故选 E。

44. D 解析：津流动性较大，布散于体表皮肤、肌肉和孔窍，并能渗注于血脉。故选 D。

45. B 解析：津液来源于饮食水谷，通过脾胃的运化及有关脏腑的生理功能而生成。故选 B。

46. B 解析：胃主受纳腐熟，"游溢精气"，而吸收饮食水谷的部分精微，包括水精和谷精。故选 B。

47. B 解析：小肠泌别清浊，将水谷精微和水液大量吸收后并将食物残渣下送大肠。其吸收大量水液的功能，称为小肠主液。故选B。

48. D 解析：津液的排泄主要通过排出尿液和汗液来完成。除此之外，呼气和粪便也将带走一些水分。因此，津液的排泄主要与脾、肺、肾的生理功能有关。故选D。

49. A 解析：津液的输布主要是依靠脾、肺、肾、肝和三焦等脏腑功能的协调配合来完成的。心不参与水液代谢。故选A。

50. E 解析：津液的功能包括滋润和濡养作用、化生血液、运输代谢废料。温煦作用为气的功能。故选E。

51. B 解析：气能行血，指气能推动和调控血在脉内稳定运行。故选B。

52. E 解析：血和津液都来源于水谷精气，并可相互化生，故将血与津液的关系称为"津血同源"。二者盛则同盛，衰则俱衰。故选E。

53. E 解析：随着津液的丢失，气也会脱失，称为气随津脱，或气随液泄。故选E。

54. D 解析：血能养气，指气的充盛及功能的发挥均离不开血液的濡养。故血足则气旺，血亏则气少。故选D。

55. E 解析：血能载气，指气必须依附于血而得以存于体内，不致散失，并赖血之运载而运行全身。大失血的患者，气亦随之发生大量丧失，往往导致气的涣散不收、漂浮无根的气脱病变，称为"气随血脱"。故选E。

56. C 解析：气能摄血，指血在脉中循行而不逸出脉外，主要依赖于气对血的固摄作用。故选C。

57. D 解析：津能载气以养气，无形之气需依附于有形的津液，并受津液的滋养才不会散失，若津液大量流失，气也会脱失。故选D。

B1 型题

1. D 解析：固摄作用，指具有防止精、血、津液等物质的无故流失，以及维护脏腑器官各自位置相对稳定的作用。故选D。

2. A 解析：推动作用，指对人体生长发育、各脏腑组织器官的功能活动、血液的循行、津液的生成输布和排泄等，均能起激发和推动作用。故选A。

3. B 解析："血得温则行，得寒则凝"可体现气的温煦作用。故选B。

4. C 解析："正气存内，邪不可干"可体现气的防御作用。故选C。

5. A 解析：元气（先天之气）由先天之精所化生。故选A。

6. B 解析：宗气（后天之气）由后天之精化生。故选B。

7. B 解析：宗气由肺吸入的清气和脾胃运化产生的水谷精气相互结合而成。故选B。

8. A 解析：元气是人体生命活动的原动力。故选A。

9. C 解析：脾胃为气血生化之源。故选C。

10. C 解析：津液来源于饮食水谷，通过脾胃的运化及有关脏腑的生理功能而生成。故选C。

11. C 解析："血主濡之"体现了血的濡养作用。故选C。

12. D 解析："血脉和利，精神乃居"体现了血的化神作用。故选D。

13. D 解析：脾主统血。故选D。

14. A 解析：心主血脉，心气的推动是血液循行的基本动力。故选A。

15. D 解析：由于尿液是津液排泄的最主要途径，所以肾在津液排泄中的地位最为重要。故选D。

16. B 解析：大肠主津，在传导过程中吸收食物残渣中的水液，促使糟粕成形为粪便。故选B。

17. D 解析：肾为水脏，蒸腾气化水液，对津液输布代谢起着主宰作用。故选D。

18. C 解析：肝主疏泄，条畅气机，气行则水行，保持了水道的畅通，促进了津液输布的通畅。故选C。

19. C 解析：津液和血液都具有濡养作用。故选C。

20. D 解析：经肾与膀胱排出的尿液中除大量的水分外，也包含有许多代谢废物，体现了津液运输代谢废料的功能。故选D。

21. A 解析：气能生血，指血液的化生离不开气作为动力。故选A。

22. D 解析：血能载气，指气必须依附于血而得以存于体内，不致散失，并赖血之运载而运行全身。大失血的患者，气亦随之发生大量丧失，往往导致气的涣散不收、漂浮无根的气脱病变，称为"气随血脱"。故选D。

23. D 解析：气能摄血主要体现在脾气统血的生理功能之中。故选D。

24. E 解析：肺能助心行血。故选E。

25. A 解析：气能行津，指津液的运行必须依靠气的推动作用，方能输布至全身各处以发挥濡润、滋养作用。故言气行则水行，气虚则水停，气滞则水滞。故选A。

26. D　解析：气能摄津，指津液的输布与排泄必须依靠气的固摄与调节作用，防止其无故流失，具体表现为肾气对二便排泄的固摄、肺卫之气对汗液的固摄作用等。故选 D。

第九节　经　络

A1 型题

1. D　解析：正经与体内的相关脏腑有直接的络属关系。故选 D。

2. A　解析：奇经主要起统率、联络和调节十二经脉的作用。故选 A。

3. C　解析：正经是人体气血运行的主要通道。故选 C。

4. A　解析：浮络是循行于人体浅表部位而常浮现的络脉。故选 A。

5. E　解析：孙络是最细小的络脉，具有"溢奇邪""通荣卫"的作用。故选 E。

6. C　解析：手三阴经的走向规律是从脏走手。故选 C。

7. D　解析：手三阳经的走向规律是从手走头。故选 D。

8. E　解析：足三阴经的走向规律是从足走腹。故选 E。

9. B　解析：足三阳经的走向规律是从头走足。故选 B。

10. A　解析：四肢部位，阴经分布于内侧面，阳经分布于外侧面。太阴、阳明在前缘，少阴、太阳在后缘，厥阴、少阳在中线。手少阴心经行于上肢内侧后缘。故选 A。

11. E　解析：四肢部位，阴经分布于内侧面，阳经分布于外侧面。太阴、阳明在前缘，少阴、太阳在后缘，厥阴、少阳在中线。手少阳三焦经行于上肢外侧中线。故选 E。

12. C　解析：手、足阳经在头面部交接。故选 C。

13. E　解析：手、足阴经在胸部交接。故选 E。

14. A　解析：四肢部位，阳明在前缘，太阳在后缘，少阳在中线。故选 A。

15. E　解析：四肢部位，阳经分布于外侧面。阳明在前缘，太阳在后缘，少阳在中线。手太阳经分布在上肢外侧后缘。故选 E。

16. B　解析：四肢部位，阳经分布于外侧面。阳明在前缘，太阳在后缘，少阳在中线。手阳明经分布在上肢外侧前缘。故选 B。

17. A　解析：四肢部位，阴经分布于内侧面。太阴在前缘，少阴在后缘，厥阴在中线。手太阴经分布在上肢内侧前缘。故选 A。

18. C　解析：四肢部位，阴经分布于内侧面。太阴在前缘，少阴在后缘，厥阴在中线。手厥阴经分布在上肢内侧中线。故选 C。

19. D　解析：四肢部位，阳经分布于外侧面。阳明在前缘，太阳在后缘，少阳在中线。足少阳经分布在下肢外侧中线。故选 D。

20. B　解析：四肢部位，阳经分布于外侧面。阳明在前缘，太阳在后缘，少阳在中线。足阳明经分布在下肢外侧前缘。故选 B。

21. D　解析：四肢部位，阴经分布于内侧面。太阴在前缘，少阴在后缘，厥阴在中线。足少阴经分布在下肢内侧后缘。故选 D。

22. B　解析：四肢部位，阴经分布于内侧面，下肢内侧内踝尖上 8 寸以上，足厥阴经在中。故选 B。

23. C　解析：四肢部位，阴经分布于内侧面，下肢内侧后缘，始终分布着足少阴经。故选 C。

24. D　解析：四肢部位，阴经分布于内侧面，下肢内侧内踝尖上 8 寸以上，足太阴脾经在前。故选 D。

25. C　解析：四肢部位，阴经分布于内侧面，内踝尖上 8 寸以下，足厥阴肝经在前。故选 C。

26. A　解析：手三阴经均起于胸中。故选 A。

27. D　解析：足三阴经均起于足趾。故选 D。

28. E　解析：头面部位，手、足阳明经行于面部、额部。故选 E。

29. C　解析：头面部位，手、足少阳经行于头侧部。故选 C。

30. A　解析：头面部位，手、足太阳经行于面颊、头顶及头后部。故选 A。

31. E　解析：躯干部位，手三阳经行于肩胛部，足三阳经中阳明经行于胸腹面。故选 E。

32. A　解析：循行于腹面的十二经脉，排列顺序自内向外为足少阴肾经、足阳明胃经、足太阴脾经、足厥阴肝经。故选 A。

33. A　解析：十二经脉在四肢部位各分出一支别络，再加上躯干部的任脉之络、督脉之络及脾之大络，合为"十五别络"，其中脾经有两支别络。故选 A。

34. A　解析：手太阳小肠经下接足太阳膀胱经。故选 A。

35. C　解析：手太阴肺经在食指端与手阳明大肠经交接。故选 C。

36. D　解析：手太阳小肠经与足太阳膀胱经交接于目内眦。故选 D。

37. C　解析：手少阳三焦经与足少阳胆经交接于目外眦。故选 C。

38. E　解析：手厥阴心包经与手少阳三焦经相表里。故选 E。

39. C　解析：足阳明胃经与足太阴脾经相表里。故选 C。

40. E 解析：奇经进一步密切了十二经脉之间的联系。故选 E。

41. A 解析：跷脉主司下肢运动和眼睑开阖。故选 A。

42. E 解析：跷脉主司下肢运动和眼睑开阖。故选 E。

43. E 解析：督脉的基本功能是调节阳经气血。故选 E。

44. A 解析：督脉又称"阳脉之海"。故选 A。

45. B 解析：任脉又称"阴脉之海"。故选 B。

46. E 解析：任脉主持妊养胞胎。故选 E。

47. A 解析：冲脉又称"血海"。故选 A。

48. C 解析：带脉主司妇女带下。故选 C。

49. D 解析：跷脉能"分主一身左右之阴阳"，具有交通一身阴阳之气和调节肢体肌肉运动的功能。故选 D。

50. D 解析：奇经八脉中，督脉与脑、髓和肾的功能有关。故选 D。

51. C 解析：足太阴脾经与手少阴心经交接于心中。故选 C。

52. A 解析：经别加强十二经脉中相为表里两经在体内的联系。故选 A。

53. C 解析：经筋是十二经脉之气结、聚、散、络于筋肉、关节的体系。故选 C。

54. A 解析：阳跷脉与阴跷脉无表里相配关系。故选 A。

B1 型题

1. B 解析：经脉主要有正经、奇经和经别三类。故选 B。

2. D 解析：孙络是最细小的络脉。故选 D。

3. E 解析：督脉、任脉、冲脉、带脉、阴跷脉、阳跷脉、阴维脉、阳维脉，合称"奇经八脉"。故选 E。

4. C 解析：冲脉调节十二经气血，故称"十二经脉之海"。故选 C。

5. D 解析：手、足阴经在胸部交接。故选 D。

6. B 解析：足三阳经与足三阴经在足趾端相接。故选 B。

7. C 解析：经络的生理功能包括沟通联络、运输气血、感应传导、调节功能活动四个方面。故选 C。

8. D 解析：感应传导，指经络系统对于针刺或其他刺激感觉具有的传递通导作用，又称为"经络感传现象"。针刺的"得气"或"气至"现象是经络感传作用的表现。故选 D。

9. D 解析：皮部，指十二经脉及其络脉在皮肤所分布的部位，亦即在皮肤的经络分区，故称"十二皮部"。故选 D。

10. A 解析：正经是人体气血运行的主要通道。故选 A。

11. B 解析：任脉为"阴脉之海"，能够调节阴经的气血。故选 B。

12. E 解析：阴维脉有维系、联络全身阴经的作用。故选 E。

13. A 解析：手阳明大肠经分布在上肢外侧前缘。故选 A。

14. C 解析：手少阳三焦经分布在上肢外侧中线。故选 C。

15. A 解析：足阳明胃经分布在下肢外侧前缘。故选 A。

16. D 解析：足少阳胆经分布在下肢外侧中线。故选 D。

17. C 解析：足厥阴肝经与手太阴肺经交接于肺中。故选 C。

18. D 解析：手阳明大肠经与足阳明胃经交接于鼻旁。故选 D。

19. B 解析：孙络是最细小的络脉，具有"溢奇邪""通荣卫"的作用。故选 B。

20. A 解析：经筋是十二经脉之气"结、聚、散、络"于筋肉、关节的体系，具有连缀四肢百骸、主司关节运动的作用。故选 A。

21. D 解析：冲脉能调节十二经气血，称为"十二经脉之海"。故选 D。

22. E 解析：阳维脉有维系、联络全身阳经的作用。故选 E。

23. D 解析：头面部位，太阳经行于面颊、头顶及头后部。痛在后头及项部者，多与太阳经有关。故选 D。

24. C 解析：头面部位，阳明经行于面部、额部。痛在面额者，多与阳明经有关。故选 C。

25. A 解析：肠痈可在阑尾穴处有压痛。故选 A。

26. D 解析：长期营养不良的患者可在脾俞穴见到异常变化。故选 D。

27. C 解析：督脉调节阳经气血，故称"阳脉之海"。故选 C。

28. B 解析：任脉调节阴经气血，故称"阴脉之海"。故选 B。

29. A 解析：按十二经脉流注次序，手厥阴心包经下接手少阳三焦经。故选 A。

30. E 解析：按十二经脉流注次序，足少阴肾经上接足太阳膀胱经。故选 E。

第十节 病 因

A1 型题

1. B 解析：六淫即风、寒、暑、湿、燥、火六种外感病邪的统称。故选 B。

2. C 解析：六淫的共同致病特点包括外感性、季节性、地域性、相兼性。故选 C。

3. B 解析：春季多风病，且风邪常为外邪致病之先导，多兼他邪同病。故选 B。

4. C 解析：风邪易袭阳位，善动而不居，具有升发、向上、向外的特性。故选 C。

5. A 解析：风为阳邪，其性开泄，易袭阳位，常伤及人体的上部（即头面）、阳经和肌表，使皮毛腠理疏开泄，出现头痛、汗出、恶风等症状。故选 A。

6. A 解析：风邪善行而数变。"数变"，指风邪致病，具有变幻无常和发病迅速的特点。故选 A。

7. B 解析：风邪善行而数变。"善行"，是指风邪致病，具有病位游移、行无定处的特性。故选 B。

8. B 解析：风为阳邪，其性开泄。故选 B。

9. B 解析：寒性收引。故选 B。

10. C 解析：寒性凝滞。故选 C。

11. A 解析：寒为阴邪，易伤阳气。故选 A。

12. B 解析：寒性收引。寒邪侵袭人体，使气机收敛，腠理、经络、筋脉收缩而毛窍腠理闭塞。故选 B。

13. D 解析：寒性收引。寒邪侵袭人体，使气机收敛，腠理、经络、筋脉收缩而毛窍腠理闭塞，卫阳被郁，不得宣泄，可见恶寒发热、无汗等；寒客血脉，气血凝滞，血脉挛缩，可见头身疼痛、脉紧。故选 D。

14. E 解析：寒性凝滞，主痛。寒邪伤人，阴气偏盛，阳气受损，经脉气血为寒邪凝滞不通，不通则痛。故选 E。

15. D 解析：暑为阳邪，其性炎热。故选 D。

16. C 解析：暑性升散，耗气伤津。故选 C。

17. D 解析：暑为阳邪，有升发之性，侵犯人体，多直入气分，使腠理开泄而多汗。大量汗出，气随津泄而致气虚，可见气短乏力。故选 D。

18. A 解析：暑邪伤人常与湿邪合而致病，临床表现除发热、心烦、口渴外，还常兼见四肢困倦、胸闷恶心、大便溏泄或不爽等湿邪致病症状。故选 A。

19. D 解析：湿性趋下，易伤阴位。故选 D。

20. D 解析：湿性重浊。感受湿邪，常见其分泌物和排泄物秽浊不清。故选 D。

21. C 解析：湿性黏滞。发病后多缠绵难愈，病程较长或反复发作。故选 C。

22. D 解析：湿邪留滞经络关节，则阳气输布受阻，故见肌肤不仁、关节疼痛重着等，又称"湿痹"或"着痹"。故选 D。

23. A 解析：湿为阴邪，易阻遏气机，损伤阳气。寒为阴邪，易伤阳气。故选 A。

24. C 解析：湿为阴邪，易阻遏气机，损伤阳气。外感湿邪，常先困脾气，使脾阳不振。故选 C。

25. D 解析：感受湿邪，常见头重如裹、周身困重、四肢酸懒沉重等症状。故选 D。

26. E 解析：燥易伤肺。肺为娇脏，不耐寒温，喜润而恶燥。故选 E。

27. E 解析：燥性干涩，易伤津液。故选 E。

28. E 解析：燥邪伤人，多从口鼻而入，最易伤损肺津，导致干咳少痰或痰液胶黏难咳等症。故选 E。

29. C 解析：火易伤津耗气。燥性干涩，易伤津液。暑性升散，耗气伤津。故选 C。

30. C 解析：火（热）为阳邪，其性炎上。故选 C。

31. C 解析：火（热）为阳邪，其性炎上。火（热）邪伤人，多见高热、烦渴、汗出、脉洪数等症。故选 C。

32. A 解析：火（热）易生风动血。故选 A。

33. D 解析：火热之邪可以加速血行，灼伤脉络，甚则迫血妄行而溢出于脉外，导致各种出血。故选 D。

34. A 解析：火（热）易发肿疡。火（热）入于血分，可聚于局部，腐蚀血肉，发为痈肿疮疡。故选 A。

35. A 解析：火热伤人常见神明扰乱，表现为心烦、失眠、狂躁妄动、神昏谵语等。故选 A。

36. E 解析：疫疠邪气，是一类具有强烈传染性的外感致病邪气，又称"疠气""戾气""异气""毒气""乖戾之气"等。故选 E。

37. B 解析：疫疠邪气的致病特点是发病急骤，病情较重；一气一病，症状相似；传染性强，易于流行。故选 B。

38. A 解析：怒伤肝。故选 A。

39. D 解析：悲忧伤肺。故选 D。

40. A 解析：情志所伤，以心、肝、脾为多见。故选 A。

41. B 解析：心为五脏六腑之大主，主神明，各种情志刺激均先伤心神而后涉及他脏。故选 B。

42. C 解析：怒则气上。过度愤怒，会导致肝气疏泄太过，气机上逆。故选 C。

43. D 解析：惊则气乱。突然受惊，心无所倚，神无所归，虑无所定而惊慌失措。故选 D。

44. B 解析：恐则气下。故选 B。

45. E 解析：悲则气消。故选 E。

46. A 解析：怒则气上。故选 A。

47. D 解析：思则气结。故选 D。

48. D 解析：过喜或暴喜，使心气涣散而不收，神不内守，表现为精神不能集中。故选 D。

49. B 解析：恐则气下。过度恐惧，伤及肾气，肾气不固；或恐惧不解，肾精不固。故选 B。

50. A 解析：过饥，指不能按时进食，或长期进食不足，以致气血化生无源，日久即可导致脏腑功能衰弱而为病。故选 A。

51. B 解析：饮食太多，或暴饮暴食，超过了脾胃的消化能力，食物不能及时腐熟运化，则可导致脘腹胀痛拒按、厌食、嗳腐吞酸、泻下臭秽等症。故选 B。

52. E 解析：嗜食寒凉或温热，易导致人体的阴阳失调。故选 E。

53. C 解析：饮食不洁，指因进食不清洁的食物，引起胃肠疾病和肠道寄生虫病。若进食腐败变质或有毒食物，则可出现剧烈腹痛、吐泻等中毒症状。故选 C。

54. D 解析："多食酸，则肉胝䐃而唇揭"。故选 D。

55. C 解析："多食辛，则筋急而爪枯"。故选 C。

56. A 解析："多食咸，则脉凝泣而变色"。故选 A。

57. A 解析："味过于酸，肝气以津，脾气乃绝"。故选 A。

58. D 解析："味过于苦，脾气不濡，胃气乃厚"。故选 D。

59. B 解析：劳神过度，指思虑太过，劳伤心脾而言。思虑劳神过度，则耗伤心血，损伤脾气。故选 B。

60. E 解析：房事不节，过度频繁，则耗伤肾精。故选 E。

61. A 解析：久卧伤气。故选 A。

62. E 解析：血瘀，指血液运行不畅或血液瘀滞不通的病理状态，属于病机学概念。故选 E。

63. E 解析：痰饮的病机特点是阻滞气机运行，影响水液代谢的进行，易于蒙蔽心神，致病广泛、变幻多端，病程长。故选 E。

64. B 解析：痰饮易于蒙蔽心神。故选 B。

65. A 解析：痰留经络筋骨，则见瘰疬痰核、肢体麻木，或半身不遂，或成阴疽流注等。故选 A。

66. B 解析：痰停于胃，胃失和降，则恶心呕吐、胃脘痞满。故选 B。

67. B 解析：痰与气凝结咽喉，可见咽中梗阻，吞之不下，吐之不出的"梅核气"。故选 B。

68. A 解析：痰阻于心，心主血脉不利，则见胸闷心悸。故选 A。

69. A 解析：饮留胸胁，则胸胁胀满、咳唾引痛。故选 A。

70. C 解析：血色多呈暗紫色，并伴有血块。故选 C。

71. D 解析：瘀血所致疼痛多为刺痛，痛处固定不移，拒按，夜间痛甚。故选 D。

72. E 解析：瘀血所致疼痛多为刺痛，痛处固定不移，拒按。故选 E。

73. D 解析：瘀血病证，瘀阻于肝，可见胁痛痞块。故选 D。

74. D 解析：瘀血病证，瘀阻胞宫，可见少腹疼痛、月经不调、痛经、闭经、经色紫暗成块或崩漏等。故选 D。

75. E 解析：结石多发于肝、肾、胆、胃、膀胱等脏腑。故选 E。

B1 型题

1. A 解析：地域性是指六淫致病与生活、工作区域环境密切相关。故选 A。

2. D 解析：外感性是指六淫为病，其发病途径，多首先侵犯肌表，或从口鼻而入，或两者同时侵袭。六淫病邪多自外界侵犯人体，称外感性致病因素。故选 D。

3. A 解析：风邪善行而数变。故选 A。

4. C 解析：湿性重浊，湿性黏滞。故选 C。

5. B 解析：寒性凝滞，寒性收引。故选 B。

6. E 解析：火热易生风动血。故选 E。

7. C 解析：燥邪伤人，多从口鼻而入，最易伤损肺津。故选 C。

8. A 解析：火易伤津耗气。故选 A。

9. C 解析：外感湿邪，常先困脾气，使脾阳不振。故选 C。

10. D 解析：燥易伤肺。肺为娇脏，不耐寒温，喜润而恶燥。故选 D。

11. E 解析：六淫的致病特点为外感性、季节性、地域性、相兼性。故选 E。

12. D 解析：疫疠邪气的致病特点是发病急骤，病情较重；一气一病，症状相似；传染性强，易于流行。故选 D。

13. A 解析：思则气结。故选 A。

14. E 解析：悲则气消。故选 E。
15. A 解析：瘀血所致疼痛多为刺痛。故选 A。
16. B 解析：结石多发于肝、肾、胆、胃、膀胱等脏腑。故选 B。
17. A 解析：安逸少动，可致气机不畅。故选 A。
18. B 解析：劳力过度，耗气伤血，积劳成疾，表现为少气乏力、神疲消瘦、自汗等症。故选 B。
19. E 解析：劳神过度，耗伤心血，可出现心神失养所致之心悸、健忘、失眠、多梦等症。故选 E。
20. C 解析：房事不节，耗伤肾精，可见腰膝酸软、眩晕耳鸣、精神萎靡、性功能减退，或遗精、早泄，甚或阳痿等症。故选 C。
21. E 解析：味过于酸，肝气以津，脾气乃绝，属于五味偏嗜。故选 E。
22. C 解析：过食生冷寒凉，或过食油煎温热之物，属于寒热偏嗜。故选 C。
23. B 解析：饮溢肌肤，则肌肤水肿、无汗、身体痛重，为溢饮。故选 B。
24. C 解析：饮在胸膈，则胸闷咳喘、不能平卧，其形如肿，为支饮。故选 C。
25. B 解析：突然强烈或长期持久的情志刺激，造成内脏功能紊乱而发病，称为内伤七情。故选 B。
26. E 解析：凡因血运不畅，阻滞于经脉、脏腑及其他部位，包括离经之血积存于体内，均称为瘀血。故选 E。
27. D 解析：水液代谢障碍所形成的病理产物，浓度较大、黏稠的为痰。故选 D。
28. C 解析：水液代谢障碍所形成的病理产物，浓度较小、清稀的为饮。故选 C。

第十一节 发 病

A1 型题

1. D 解析：正气是存在于人体内的具有抗邪愈病作用的各种物质的总称。故选 D。
2. B 解析：邪气是存在于外在环境中的，或人体内部产生的具有致病作用的各种因素的总称。故选 B。
3. C 解析：正气不足是疾病发生的内在因素。故选 C。
4. B 解析：邪气是发病的重要条件。故选 B。
5. C 解析：环境因素主要包括气候因素、地域因素、生活工作环境、社会环境。故选 C。
6. E 解析：不同地域，其气候特点、水土性质、生活习俗各有不同，均可影响人群的生理和疾病的发生，导致地域性的多发病和常见病，如北方多寒病，南方多热病或湿热病。故选 E。
7. D 解析：继发，是指在原发疾病的基础上，继而发生新的疾病。故选 D。
8. C 解析：伏而后发，是指感受邪气后，病邪在体内潜伏一段时间，或在某些诱因的作用下，过时而发病。《素问·生气通天论》所谓"夏伤于暑，秋为疟疾""冬伤于寒，春必病温"，开创了伏气学说的先河。故选 C。
9. A 解析：合病，是指两经或两个部位以上同时受邪所出现的病证。故选 A。
10. E 解析：正邪相搏，正不胜邪，机体阴阳逆乱，脏腑气血功能失调，即可发病，故选 E。
11. E 解析：徐发，是指感邪后缓慢发病，又称为缓发。故选 E。
12. B 解析：感邪即发，又称为卒发，是指感邪后立即发病，发病迅速。故选 B。
13. D 解析：继发，是指在原发疾病的基础上，继而发生新的疾病。故选 D。

B1 型题

1. B 解析：邪气在发病中的作用：一是直接导致发病；二是影响发病的性质、类型和特点；三是影响病情和病位；四是某些情况下在发病中起主导作用。故选 B。
2. A 解析：体质可决定发病的倾向性，产生对某种病邪的易感性。故选 A。
3. A 解析：不同季节气候，可出现不同的易感之邪和易患之病，形成季节性的多发病。故选 A。
4. D 解析：各种社会因素，均能影响人的情志活动，若不能自行调节与之适应，可促使罹病或成为某些疾病的诱发因素。"尝贵后贱，虽不中邪，病从内生"就明确指出了社会因素与疾病的关系。故选 D。
5. C 解析：精神状态能影响内环境的协调平衡，故能影响发病。精神状态好，情志舒畅，气血调和，脏腑功能旺盛，则正气强盛，邪气难以入侵，或虽受邪也易祛除。故选 C。
6. E 解析：不同的体质，精气阴阳盛衰有别，因而对某种病邪具有易感性。故选 E。
7. B 解析：引起复发的机理是余邪未尽，正气未复，同时有诱因的作用。故选 B。
8. A 解析：饮食不慎、用药不当、过度劳累、复感新邪等，均可使疾病复发。脾胃疾患致复的诱因常为饮食不慎。故选 A。

第十二节 病　机

A1 型题

1. D　解析：邪正盛衰、阴阳失调、气血失常、水液代谢失常属于基本病机。故选 D。

2. D　解析：邪正盛衰病机直接关系着疾病的发生发展、转归和病证的虚实变化。故选 D。

3. D　解析：邪正盛衰病机直接关系着疾病的发生发展、转归和病证的虚实变化。故选 D。

4. C　解析：实，即指邪气亢盛，是以邪气盛为矛盾主要方面的一种病理反映。实的病机本质是邪气亢盛，正气未亏，邪正斗争剧烈。故选 C。

5. C　解析：虚，即指正气不足，是以正气虚损为矛盾主要方面的一种病理反映。故选 C。

6. D　解析：实证常见于外感六淫致病的初期和中期。故选 D。

7. A　解析：痰涎壅盛、食积不化、水湿泛滥、瘀血内阻等病变，以及壮热、狂躁、声高气粗、腹痛拒按、二便不通、脉实有力等，都属于实证。故选 A。

8. D　解析：神疲体倦、面容憔悴、心悸气短、自汗、盗汗，或五心烦热、畏寒肢冷、脉虚无力等，都属于正虚的临床表现。故选 D。

9. A　解析：真实假虚属于虚实真假。故选 A。

10. C　解析：因实邪结聚，阻滞经络，气血不能外达，可导致真实假虚的现象，称为"大实有羸状"。故选 C。

11. C　解析：虚中夹实，指以正虚为主，兼夹邪实的病机变化。因脾阳不振（正虚）导致水肿（邪实），以正虚为主，兼夹邪实。故选 C。

12. E　解析：实中夹虚，指以邪实为主，兼见正气虚损的病机变化。邪热炽盛（邪实）导致气耗津伤（正气虚损），以邪实为主，兼见正气虚损。故选 E。

13. D　解析：因脏腑的气血不足，运化无力，可导致真虚假实的现象，称为"至虚有盛候"。故选 D。

14. C　解析：阳偏盛的病理状态为阳邪偏盛，功能亢奋，热量过剩。故选 C。

15. A　解析：阴偏盛的病理状态为阴邪偏盛，功能障碍或减退，产热不足，病理性代谢产物积聚。故选 A。

16. D　解析：阴偏衰，指机体精、血、津液等物质亏耗，以及阴不制阳，导致阳相对亢盛，功能虚

性亢奋的病理状态。故选 D。

17. C　解析：虚寒证的基本病机是阳偏衰。故选 C。

18. C　解析：阳偏盛，其病机特点多表现为阳盛而阴未虚的实热证。故选 C。

19. C　解析：阴阳不相维系，可出现阴阳格拒，包括阴盛格阳、阳盛格阴。故选 C。

20. C　解析：阴损及阳，指在阴虚的基础上，导致阳虚，继而形成阴阳两虚的病机。故选 C。

21. C　解析：阳损及阴，指在阳虚的基础上，导致阴虚，继而形成阴阳两虚的病机，以阳虚为主。故选 C。

22. E　解析：阳盛格阴，指邪热过盛，深伏于里，阳气被遏，郁闭于内，不能外透布达于肢体，从而形成阴阳格拒、排斥而格阴于外的一种病理状态。临床除见身热、面红、气粗、烦躁等症外，又突然出现四肢厥冷（但身热不恶寒）等假寒之象。故选 E。

23. C　解析：阳盛格阴，临床除见身热、面红、气粗、烦躁等症外，又突然出现四肢厥冷（但身热不恶寒）、脉象沉伏（但沉数有力）等假寒之象，属真热假寒之证。故选 C。

24. A　解析：阴盛格阳，指阴寒之邪壅盛于内，逼迫阳气浮越于外，使阴阳之气不相顺接，相互格拒的一种病理状态。故选 A。

25. E　解析：亡阳，指机体的阳气发生突然性脱失，而致全身功能突然严重衰竭的一种病理状态。故选 E。

26. A　解析：气的失常包括气虚和气行失常（气滞、气逆、气陷、气闭、气脱）。故选 A。

27. B　解析：气滞，指气机郁滞不畅的病理变化。故选 B。

28. E　解析：气脱，指气的内守固摄作用太弱，以致外越散脱的一种病理变化。故选 E。

29. A　解析：气陷，指气虚升举乏力，反会下陷，失于摄纳的一种病理变化。其临床特征之一为中气下陷，升举无力，内脏位置维系无力，而发生某些内脏的位置下移。故选 A。

30. D　解析：气闭，指浊邪外阻，或气郁外出受阻，从而出现突然闭厥的病理变化。故选 D。

31. D　解析：气逆多与肺、胃、肝密切相关。故选 D。

32. D　解析：气血关系失调包括气滞血瘀、气不摄血、气随血脱、气血两虚、气血失和、不荣经脉。故选 D。

33. E　解析：津亏血瘀，其病机为津液亏损，血液循行郁滞不畅。故选 E。

34. D 解析：津枯血燥，其病机为津液亏乏，甚则枯竭，血燥虚热内生，或血燥生风。故选 D。

35. A 解析：津液不足，指津液在数量上的亏少，导致内则脏腑，外而孔窍、皮毛，失其濡润滋养而产生一系列干燥失润的病理状态。故选 A。

36. B 解析：内风，是机体阳气亢逆变动而形成的一种病理状态。故选 B。

37. B 解析：肝阳化风，指肝肾阴亏，水不涵木，浮阳不潜，阴不制阳，导致肝之阳气升动无制，亢而化风的一种病理变化。故选 B。

38. D 解析：血虚生风，指由于血液亏虚，导致肝血不足，筋脉失养，或血虚不能荣络，所产生的虚风内动的病理变化。故选 D。

39. A 解析：热极生风表现为痉厥、抽搐、鼻翼扇动、颈项强直、角弓反张、目睛上视，并常伴有高热、神昏、谵语等症。故选 A。

40. B 解析：阴虚风动临床可见筋挛肉𥧌、手足蠕动等动风之症，并常伴有潮热盗汗、五心烦热、低热颧赤等虚热内生之候。故选 B。

41. C 解析：寒从中生，指机体阳气虚衰，温煦气化功能减退，导致生理功能活动衰退，虚寒内生；或阳虚阴盛，阴寒之邪弥漫的病理状态。故选 C。

42. B 解析：阳虚则阴盛，阳虚则内寒自生，出现畏寒肢冷、面色苍白、蜷卧喜暖等阳热不足之症，其中以畏寒喜暖为其基本特征。故选 B。

43. E 解析："诸寒收引，皆属于肾"。故选 E。

44. C 解析：内生之湿多因脾虚所致。故选 C。

45. D 解析：肺为娇脏，不耐寒温，喜润而恶燥。肺为燥金之脏，燥易伤肺。故选 D。

46. E 解析：内火多源于阳气过盛化火、邪郁化火、五志过极化火、阴虚火旺。故选 E。

47. D 解析：虚火多源于精亏血少、阴虚阳亢、虚火上炎。其病势一般缓慢，病程较长。其临床多见五心烦热或骨蒸潮热、失眠盗汗、舌红少苔、脉细数等症。故选 D。

48. E 解析：燥为阳邪，易从热化。故选 E。

B1 型题

1. A 解析：实证常见于外感六淫致病的初期和中期。故选 A。

2. B 解析：虚证多见于素体虚弱或疾病的后期，以及多种慢性病证。故选 B。

3. B 解析：气不摄血，指气虚不足，统摄血液循行的功能减退，血不循经，逸出于脉外，从而导致

各种失血的病理状态。故选 B。

4. A 解析：气滞血瘀，指气的运行郁滞不畅，以致血液循行障碍，继而出现血瘀的病理状态。故选 A。

5. D 解析：阴偏衰，症见五心烦热、骨蒸潮热、盗汗、咽干口燥、舌红少苔、脉细数无力等。故选 D。

6. E 解析：亡阳，临床多见大汗淋漓、汗出稀而凉、肌肤手足逆冷、精神疲惫、神情淡漠，甚则昏迷、脉微欲绝等。故选 E。

7. A 解析：阳气虚衰，温煦气化功能减退，导致生理功能活动衰退，虚寒内生。故选 A。

8. D 解析：津液不足，机体各部组织器官和孔窍失其濡润，干燥枯涩，引起"内燥"。故选 D。

9. A 解析：内风与肝的关系较为密切，故又称为"肝风内动"或"肝风"。故选 A。

10. C 解析：内生之湿多因脾虚所致，故又称为"脾虚生湿"或"内湿"。故选 C。

11. C 解析：阴盛格阳引起真寒假热证。故选 C。

12. D 解析：阳盛格阴引起真热假寒证。故选 D。

13. B 解析："吐下之余，定无完气"，指频繁而大量的呕吐、泄泻，则可使气随津液的耗伤而脱失。故选 B。

14. E 解析：津亏血瘀，指津液亏损，血液循行郁滞不畅的病理状态。故选 E。

15. A 解析：血虚，指血液不足或血的濡养功能减退的病理状态。故选 A。

16. B 解析：血瘀，指血液的循行迟缓或不流畅的病理状态。故选 B。

17. B 解析：邪气的性质影响疾病传变的迟速，属于病邪因素。故选 B。

18. A 解析：在邪正斗争过程中，体质对病邪的"从化"具有重要的决定作用。素体阳盛者，邪多从火化，体现体质因素对疾病传变的影响。故选 A。

第十三节 防治原则

A1 型题

1. E 解析：既病防变包括早期诊治、控制疾病的传变，其余选项均属于未病先防的措施。故选 E。

2. D 解析："先安未受邪之地"属于既病防变。故选 D。

3. B 解析：病因为本，症状为标。故选 B。

4. E 解析：标本兼治，指标病本病并重，或标本均不太急时，则当标本兼顾，予以治疗。益气兼解

表属于标本兼治。故选 E。

5. C 解析：急则治其标，指标病急重，甚则影响本病的治疗，则当先治，如剧痛、大出血、二便不通等，均要首先治疗。故选 C。

6. D 解析：热病用寒凉药来治疗属于热者寒之。故选 D。

7. D 解析：虚损病证用补益方药来治疗属于虚者补之。故选 D。

8. C 解析：寒因寒用，指用寒性药物来治疗具有假寒征象的病证，适用于阳盛格阴的真热假寒证。故选 C。

9. C 解析：热因热用，指用热性药物来治疗具有假热征象的病证，适用于阴盛格阳的真寒假热证，属于反治（顺从病证的外在假象而治的原则）。故选 C。

10. C 解析：正治，指采用与其疾病证候性质相反的方药进行治疗的原则。故选 C。

11. E 解析：正治原则包括寒者热之、热者寒之、虚则补之、实则泻之等。故选 E。

12. D 解析：反治，指顺从病证的外在假象而治的原则。故选 D。

13. B 解析：反治包括热因热用、寒因寒用、塞因塞用、通因通用等。故选 B。

14. D 解析：塞因塞用，即以补开塞，指用补益方药来治疗具有闭塞不通症状的病证，适用于真虚假实证。故选 D。

15. C 解析：热因热用适用于阴盛格阳的真寒假热证。故选 C。

16. B 解析：寒因寒用适用于阳盛格阴的真热假寒证。故选 B。

17. C 解析：塞因塞用适用于体质虚弱，脏腑精气功能减退而出现闭塞症状的真虚假实证。故选 C。

18. B 解析：瘀血所致的崩漏采用活血祛瘀的方法，即属"通因通用"之运用。故选 B。

19. E 解析：先扶正后祛邪适用于正虚邪实以正虚为主的病证。故选 E。

20. C 解析：补其偏衰，即补其不足，主要适用于阴阳偏衰，即阴或阳一方虚损不足的病证。故选 C。

21. C 解析：阳中求阴，即在补阴时应适当配用补阳药。故选 C。

22. D 解析：气闭则开。故选 D。

23. B 解析：因人制宜，即根据患者的年龄、性别、体质、生活习惯等不同特点来考虑治疗用药的原则。故选 B。

24. E 解析：因地制宜，即根据不同地区的地理环境特点来考虑治疗和用药的原则。故选 E。

25. D 解析：因时制宜，即根据不同季节气候特点来考虑治疗用药的原则。故选 D。

B1 型题

1. B 解析：未病先防，指在未病之前采取各种措施，做好预防工作，以防止疾病的发生。养生以增强正气属于未病先防。故选 B。

2. D 解析：因人制宜，即根据患者的年龄、性别、体质、生活习惯等不同特点来考虑治疗用药的原则。故选 D。

3. C 解析：阳热亢盛的实热证应用"热者寒之"之法。故选 C。

4. D 解析：阴阳两虚证应用阴阳双补之法治疗。故选 D。

5. D 解析：阳虚不能制阴，则应补阳以制阴，所谓"益火之源，以消阴翳"。故选 D。

6. C 解析：阴虚不能制阳，则应滋阴以制阳，所谓"壮水之主，以制阳光"。故选 C。

7. E 解析：先祛邪后扶正，适用于虽然邪盛而正虚不甚，尚耐攻伐的病证。故选 E。

8. C 解析：扶正与祛邪兼用，适用于正虚邪实之虚实夹杂病证。故选 C。

9. E 解析：急则治其标，标病急重，甚则影响本病的治疗，则当先治，如剧痛、大出血、二便不通等，均要首先治疗。故选 E。

10. C 解析：标病本病并重，或标本均不太急时，则当标本兼顾，予以治疗。故选 C。

11. C 解析：塞因塞用，指用补益方药来治疗具有闭塞不通症状的病证。故选 C。

12. A 解析：热因热用，指用热性药物来治疗具有假热征象的病证，适用于阴盛格阳的真寒假热证。故选 A。

13. A 解析：气滞则疏，指气机郁滞不畅的病理变化，当以疏通为主，采用理气、行气、调气、舒气、利气、破气等方法治疗。故选 A。

14. E 解析：气闭则开，指浊邪外阻，或气郁外出受阻，导致的突然闭厥，应用开窍之法。故选 E。

15. B 解析：血瘀则行，指血液运行迟缓而不畅通的病理变化，当以行血、活血为主，使瘀血畅通。故选 B。

16. C 解析：血脱则固，指下血不止、崩中漏下等大出血而导致的病理变化，多用酸涩之剂，伍以益气药，取益气固脱之意。故选 C。

17. D　解析：血病治气。血病气必伤，血病须先治气，气和则血宁。故选 D。

18. C　解析：气病治血。气病血常随之而病，故治

气宜治血，临床多在治气病药中加入治血之品。故选 C。

第二章　中医诊断学

第一节　绪　　论

A1 型题

1. C　解析：中医诊断疾病的基本原则为整体审察、诊法合参、病证结合。故选 C。
2. B　解析：整体审察是指在诊察疾病时，既要观察患者当前的、局部的、明显的病理改变，又要审察其全身情况及其外在环境，内外结合，整体与局部统一审察。故选 B。

第二节　问　　诊

A1 型题

1. D　解析：午后夜间潮热指的是午后或入夜低热，或五心烦热、骨蒸发热等，系阴虚火旺所致，为阴虚潮热。故选 D。
2. A　解析：恶寒重发热轻，是风寒表证的特征。故选 A。
3. E　解析：日晡潮热是指日晡申时（下午 3~5 时）热势较高者。故选 E。
4. E　解析：寒热往来是恶寒与发热交替发作的症状，常因外感病邪至半表半里阶段，正邪相争，互为进退所致，见于少阳病和疟疾，属半表半里证。故选 E。
5. E　解析：自汗是指醒时经常汗出，活动后更甚的症状；因阳气亏虚，不能固护肌表，津液外泄所致；多见于气虚证和阳虚证。故选 E。
6. A　解析：午后发热明显，身热不扬者，为湿遏热伏所致，属湿温潮热。故选 A。
7. A　解析：发热重，恶寒轻，是风热表证的特征。故选 A。
8. B　解析：新病恶寒，因感受寒邪较重，或阴寒直中脏腑经络，阳气被遏所致，主实寒证。故选 B。
9. A　解析：久病畏寒，因阳气虚衰，形体失于温煦所致，主里虚寒证。故选 A。
10. A　解析：若冷汗淋漓如水，伴面色苍白、肢冷脉微者，为阳气亡脱，津随气泄之象，属亡阳之

汗。故选 A。

11. B　解析：汗热而黏如油，伴躁扰烦渴、脉细数疾者，为内热逼涸竭之阴津外泄所致，属亡阴之汗。故选 B。
12. E　解析：恶寒与发热同时出现，是表证的特征性症状。故选 E。
13. B　解析：但寒不热是指只感觉冷而不发热，是寒证的特征性症状。故选 B。
14. C　解析：盗汗是指睡则汗出，醒则汗止的症状。主要因阴虚阳亢而生内热，入睡则卫阳由表入里，肌表不固，内热加重，蒸津外泄而汗出；醒后卫阳由里出表，内热减轻而肌表得以固密，故汗止。故选 C。
15. D　解析：微热是指发热不高，体温一般在 38℃以下，或仅自觉发热的症状，发热持续时间较长，见于温病后期和某些内伤杂病。故选 D。
16. D　解析：酸痛是指疼痛兼有酸软感的症状，多因湿邪侵袭肌肉关节，气血运行不畅所致，属湿证。故选 D。
17. A　解析：空痛是指疼痛兼有空虚感的症状，因气血精髓亏虚、脏腑经络失养所致，属虚证。故选 A。
18. E　解析：隐痛是指疼痛不甚剧烈，绵绵不休，但尚可忍耐的症状；为精血亏损或阳气不足，脏腑经络失养所致。故选 E。
19. D　解析：刺痛是指疼痛如针刺的症状。其痛处多固定而拒按，为瘀血阻滞，血行不畅所致，属血瘀证。故选 D。
20. D　解析：隐痛是指精血亏损或阳气不足，脏腑经络失养会导致疼痛不甚剧烈，绵绵不休，但尚可忍耐的症状。故选 D。
21. A　解析：胸胁脘腹窜痛，多由气滞所致，属气滞证。故选 A。
22. C　解析：前额部疼痛连及眉棱骨者，为阳明头痛。故选 C。
23. B　解析：头部两侧疼痛者，为少阳头痛。故选 B。
24. D　解析：颠顶痛者，为厥阴头痛。故选 D。

25. A 解析：胁痛是指胁的一侧或两侧疼痛的症状，与肝胆病变关系密切，如肝郁气滞、肝胆湿热、肝胆火盛及悬饮等病证。故选A。

26. B 解析：绞痛是指疼痛剧烈如刀绞割的症状，因有形实邪（如瘀血、蛔虫、结石等）闭阻气机，或寒邪凝滞气机所致。故选B。

27. C 解析：后头枕部疼痛连及项部者，为太阳头痛。故选C。

28. E 解析：头晕而重，如物缠裹，伴痰多、苔腻者，为痰湿内阻所致。故选E。

29. D 解析：头晕胀痛，伴口苦易怒、舌红、脉弦数者，为肝火上炎所致；头晕而重，如物缠裹，伴痰多、苔腻者，为痰湿内阻所致；外伤后头晕刺痛者，属瘀血阻滞所致；头晕胀痛，头重脚轻，伴耳鸣目花、腰膝酸软、舌红少苔，每因恼怒而加剧者，为肝阳上亢所致；头晕面白，伴神疲体倦、舌淡脉细，每因劳累而加重者，为气血亏虚、肾精不足所致。故选D。

30. C 解析：少腹痛是指小腹两侧部位疼痛，多为肝经不畅或大肠的病变。故选C。

31. E 解析：突发耳鸣，声大如雷，或如蛙叫，或如潮声，按之鸣声不减者，因肝胆火盛、痰火壅结、气血瘀阻、风邪上袭及药毒损伤耳窍所致，属实证。故选E。

32. D 解析：渐觉耳鸣，声音细小，如闻蝉鸣，按之鸣声减轻或暂止者，常因肾精亏虚、肝肾阴血亏虚、脾气亏虚等致耳窍失养所致，属虚证。故选D。

33. C 解析：失眠多见于阴虚火旺证、心脾两虚证、心虚胆怯证、心火炽盛证、肝郁化火证、痰热内扰证、食滞胃脘证。故选C。

34. A 解析：困倦嗜睡，伴头目昏沉、脘痞肢重者，为痰湿困脾所致。故选A。

35. B 解析：饭后困倦嗜睡，伴纳呆腹胀、少气懒言者，为脾虚失运所致。故选B。

36. E 解析：目眩，兼面赤、头胀、头痛、头重等，为风火上扰、痰湿上蒙、肝火上炎、肝阳上亢所致。故选E。

37. E 解析：头晕胀痛，头重脚轻，伴耳鸣目花、腰膝酸软、舌红少苔，每因恼怒而加剧者，为肝阳上亢证。故选E。

38. C 解析：外伤后头晕刺痛者，属瘀血阻滞所致。故选C。

39. C 解析：进食后疼痛缓解者，为虚证，因胃阴虚或胃阳不足，胃失所养所致。故选C。

40. B 解析：失眠是指经常不易入睡，或睡而易醒，难以复睡，或时时惊醒，睡不安宁，甚至彻夜不眠的症状。故选B。

41. A 解析：新病耳暴聋，如棉塞耳者，因外邪或肝胆之火循经上扰所致，属实证。故选A。

42. C 解析：口渴而不多饮，伴身热不扬、身重脘闷、苔黄腻者，属湿热证；口渴饮水不多，伴身热夜甚、心烦不寐、舌红绛者，属热入营血证；口渴喜热饮，饮水不多，或水入即吐者，属痰饮内停证；口干，但欲漱水不欲咽，兼舌紫暗或有紫斑者，属瘀血内阻证；口渴咽干，夜间尤甚，伴颧红盗汗、五心烦热者，属阴虚火旺证。故选C。

43. C 解析：口渴喜热饮，饮水不多，或水入即吐者，属痰饮内停证。故选C。

44. E 解析：口渴多饮，伴多尿、多食易饥、体渐消瘦者，为消渴病。故选E。

45. D 解析：食少纳呆，伴脘闷腹胀、身重、苔腻者，因湿邪困脾，脾失健运所致，属湿盛困脾证。恶寒发热多为表证。故选D。

46. D 解析：消谷善饥，兼口干渴、形体消瘦、大便秘结者，属胃火炽盛证。故选D。

47. B 解析：饥不欲食是指虽有饥饿感，但不想进食，或勉强进食，量亦很少的症状。因胃阴不足，虚火内扰所致，属胃阴虚证。故选B。

48. A 解析：口黏腻是指自觉口中黏腻不爽的症状，常伴舌苔厚腻，由湿浊停滞、痰饮食积所致，属湿证、痰饮证和食滞胃肠证。故选A。

49. A 解析：口干，但欲漱水不欲咽，兼舌紫暗或有紫斑者，属瘀血内阻证。故选A。

50. C 解析：口甜是指自觉口中有甜味的症状，多由过食肥甘，滋生湿热；或外感湿热，蕴结脾胃所致，属脾胃湿热证。故选C。

51. D 解析：大渴喜冷饮，伴壮热、大汗出者，属里热证。故选D。

52. C 解析：便秘，兼畏寒喜热者，因阳虚寒凝致肠道气机不畅而成，属阳虚寒凝证。故选C。

53. A 解析：血附在大便表面或于排便前后滴出，血色鲜红者，称近血，病在大肠、肛门，因风火湿热为病，属热证、实证。故选A。

54. A 解析：口苦是指自觉口中有苦味的症状，多因心火上炎；或肝胆火旺，胆气上逆所致。故选A。

55. C 解析：失眠，伴胸闷心烦、泛恶嗳气者，为痰热内扰证。故选C。

56. C 解析：溏结不调是指大便时干时稀的症状，

属肝郁脾虚证。故选 C。

57. A 解析：大便先干后溏，属脾虚证。故选 A。

58. E 解析：脾肾阳虚证多见五更腹痛泄泻，泻后则安，为阳虚而大肠传导失常所致。故选 E。

59. E 解析：肠热腑实证多见便秘，兼见腹部胀满拒按、壮热、舌红者，多因热结肠道，津液亏少所致。而肠热腑实导致的"热结旁流"属于特例情况，注意这里问题询问的是通常情况下，故以便秘多见。故选 E。

60. A 解析：完谷不化指大便中含有较多未消化食物的症状。病久体弱见之，多为脾肾阳虚；新起者，多为食滞胃肠。故选 A。

61. B 解析：泻下急迫，泻而不爽，色黄糜秽臭，伴肛门灼热者，系感受湿热之邪所致，属大肠湿热证。故选 B。

62. A 解析：腹痛泄泻，泻后痛减，便臭如败卵，兼嗳腐酸臭者，多为饮食所伤，属伤食证。肛门灼热是指排便时自觉肛门有灼热的症状，乃因大肠湿热下注，或大肠郁热下迫直肠所致。故选 A。

63. E 解析：肛门气坠指肛门有下坠的感觉，甚则脱肛的症状，属脾虚气陷证。故选 E。

64. C 解析：尿后余沥指尿后仍有余溺点滴不净的症状，因肾气虚弱所致。故选 C。

65. E 解析：新病小便频数，短赤而急迫者，因湿热蕴结膀胱所致，属实证。故选 E。

66. D 解析：久病小便频数，量多色清，夜间明显者，由肾阳不足，肾气不固，膀胱失约所致，属虚证。故选 D。

67. A 解析：尿道涩痛是指排尿时自觉尿道灼热疼痛、小便涩滞不畅的症状，是湿热下注所致的淋证。故选 A。

68. A 解析：久病或年老，因肾阳气虚，气化不利所致的癃闭，属虚证。故选 A。

69. C 解析：久病食欲减退，伴食后腹胀、面黄肢倦，系脾胃虚弱，无力腐熟运化所致，属脾胃虚弱证。故选 C。

70. A 解析：口涩是指自觉口中有涩味，如食生柿子的症状，多与舌燥同时出现，为燥热伤津证。故选 A。

71. D 解析：口渴，饮水不多，伴身热夜甚、心烦不寐、舌红绛者，属热入营血证。故选 D。

72. A 解析：掣痛是指抽掣牵引作痛，由一处连及他处疼痛的症状；因血虚经脉失养，或寒凝经脉，阻滞不通所致。故选 A。

73. B 解析：胸前"虚里"部位作痛，或心痛彻背，掣及左肩、左臂者，病在心。故选 B。

74. D 解析：胸膺作痛，伴咳嗽者，病在肺。故选 D。

75. E 解析：排尿感异常有尿道涩痛、尿后余沥、小便失禁、遗尿。故选 E。

76. D 解析：进食后疼痛加剧者，为实证，可因寒、热、食积、气滞和瘀血等致胃失和降所致。故选 D。

77. D 解析：里急后重指排便前腹痛，急迫欲便，便时窘迫而排出不畅，肛门重坠，便意频频的症状；因湿热内阻，肠道气滞所致，不属于肾气不固的临床表现。故选 D。

78. D 解析：口渴咽干，夜间尤甚，伴颧红盗汗、五心烦热者，属阴虚火旺证。故选 D。

79. A 解析：血色暗红或紫黑，或色黑如柏油状者，称为"远血"，病在小肠和胃脘。故选 A。

80. C 解析：血附在大便表面或于排便前后滴出，血色鲜红者，称为"近血"，病在大肠、肛门。故选 C。

81. A 解析：厌食油腻，伴胁肋灼热胀痛者，为湿热壅滞肝胆，肝失疏泄，脾失健运所致，属肝胆湿热证。故选 A。

82. B 解析：嗳气吞酸，伴脘胁满痛、性急易怒者，属肝胃不和证。故选 B。

83. D 解析：失眠，伴多梦易醒、心悸、神疲、食少者，为心脾两虚证。故选 D。

84. C 解析：小便不通，点滴不出者为闭。故选 C。

85. A 解析：小便不畅，点滴而出者为癃。故选 A。

86. B 解析：灼痛是指疼痛有灼热感而喜凉的症状，为阳热炽盛，或阴虚火旺所致，属热证。故选 B。

87. A 解析：冷痛是指疼痛有冷感而喜暖的症状，为寒邪阻滞经络，或阳气亏虚而脏腑经络失于温煦所致，属寒证。故选 A。

88. E 解析：小便频数，短赤而急迫者，因湿热蕴结膀胱所致，属实证。故选 E。

89. B 解析：四肢关节疼痛，游走不定，为风胜之行痹证。故选 B。

90. A 解析：大腹痛，指脐以上部位疼痛，为脾胃及肝胆的病变。故选 A。

91. D 解析：脐腹痛，指脐周围部位疼痛，为小肠和脾的病变。故选 D。

92. B 解析：小腹痛，指脐下正中部位至耻骨毛际以上的部位疼痛，为肾、大小肠、膀胱、女子胞宫的病变。故选 B。

93. E 解析：蛔虫内扰，可见饥而不欲食的症状。故选 E。

94. A 解析：便溏，兼纳少、腹胀者，因脾虚失运所致，属脾气虚证。故选 A。

95. D 解析：若口中发酸，或嗳气酸腐，甚则吞酸，伴脘腹痞闷胀满、胃中有灼热感、舌苔厚腻者，属食滞胃肠证。故选 D

96. A 解析：战汗是指先见恶寒战栗而后汗出的症状，常见于温病或伤寒邪正剧烈斗争的阶段，是疾病发展的转折点。故选 A。

97. E 解析：气阴两虚者，常自汗、盗汗并见。故选 E。

98. D 解析：五更腹痛泄泻，泻后则安者，为阳虚而大肠传导失常所致，属脾肾阳虚证。故选 D。

99. B 解析：里急后重是指排便前腹痛，急迫欲便，便时窘迫而排出不畅，肛门重坠，便意频频的症状；因湿热内阻，肠道气滞所致；同时大便中含有脓血黏液，多见于痢疾。故选 B。

100. B 解析：盗汗、颧红为虚热证典型特点，其余选项均为虚热证与实热证共有表现。故选 B。

101. A 解析：消谷善饥是指食欲过于旺盛，进食量多，但食后不久即感饥饿的症状。故选 A。

A2 型题

1. B 解析：头痛眩晕，面色苍白，多因血虚无法上行头面而致。故选 B。

2. C 解析：失眠，伴多梦易惊、胆怯心悸者，为心虚胆怯证。故选 C。

3. A 解析：口渴咽干，夜间尤甚，伴颧红盗汗、五心烦热者，属阴虚火旺证。故选 A。

4. A 解析：肛门灼热是指排便时自觉肛门有灼热感的症状，多因大肠湿热下注，或大肠郁热下迫直肠所致。故选 A。

5. C 解析：尿失禁是指小便不能随意控制而自行溢出的症状，属肾气不固证。故选 C。

6. A 解析：自汗通常具有经常汗出，活动后更甚的特点，并伴有精神不振、倦怠乏力、面色淡白、脉虚等气虚的特征。故选 A。

7. E 解析：五更腹痛泄泻，泻后则安者，为阳虚而大肠传导失常所致，属脾肾阳虚泄泻。故选 E。

B1 型题

1. B 解析：日晡潮热是指日晡申时（下午 3~5 时）热势较高者，由胃肠燥热内结所致，常见于阳明腑实证，故又称阳明潮热。故选 B。

2. E 解析：壮热是指高热持续不退，体温在 39℃以上，不恶寒反恶热的症状；因风热内传，或风寒入里化热，正邪相搏，阳热炽盛所致。故选 E。

3. D 解析：发热轻而恶风，是伤风表证的特征，由外感风邪所致。故选 D。

4. C 解析：但热不寒是指只觉发热而无怕冷之感，是热证的特征性症状，为阳盛或阴虚所致。高热持续不退，体温在 39℃以上，不恶寒反恶热的症状，属里实热证。故选 C。

5. A 解析：壮热是指高热持续不退，体温在 39℃以上，不恶寒反恶热的症状。故选 A。

6. B 解析：潮热是指定时发热，或定时热势加重，如潮汐之有定时的症状。故选 B。

7. A 解析：胀痛是指疼痛兼有胀感的症状。其具有时发时止、气泄得缓的特点，为气机郁滞，气滞不通所致，属气滞证。故选 A。

8. C 解析：刺痛是指疼痛如针刺的症状。其痛处多固定而拒按，为瘀血阻滞，血行不畅所致，属血瘀证。故选 C。

9. B 解析：头部重痛，亦可因肝阳上亢，气血上壅所致。故选 B。

10. C 解析：掣痛是指抽掣牵引作痛，由一处连及他处疼痛的症状；因血虚经脉失养，或寒凝经脉阻滞所致。故选 C。

11. C 解析：绝汗是指在病情危重时，大汗不止，每可导致亡阴或亡阳的症状，故又称脱汗。故选 C。

12. B 解析：盗汗是指睡则汗出，醒则汗止的症状。故选 B。

13. A 解析：头晕胀痛，伴口苦易怒、舌红、脉弦数者，为肝火上炎所致。故选 A。

14. D 解析：头晕面白，伴神疲体倦、舌淡脉细，每因劳累而加重者，为气血亏虚、肾精不足所致。故选 D。

15. D 解析：口渴而不多饮，伴身热不扬、身重脘闷、苔黄腻者，属湿热证。故选 D。

16. A 解析：新病食欲减退，一般是邪气影响脾胃功能，正气抗邪的保护性反应。故选 A。

17. A 解析：口淡是指味觉减退，口中乏味，甚至无味的症状；因脾胃阳气亏虚，或寒湿之邪困阻脾胃，运化腐熟功能低下所致，属脾胃虚弱证或寒湿困脾证。故选 A。

18. E 解析：口咸是指自觉口中有咸味的症状，为肾虚或寒水上泛所致，属肾虚证、寒证。故选 E。

19. B 解析：脓血便是指大便中含有脓血黏液，多见于痢疾和肠癌，常因湿热疫毒等邪积滞交阻肠道，肠络受损所致，属肠道湿热证。故选 B。

20. D 解析：便血血色暗红或紫黑，或色黑如柏油状者，称为"远血"，病在小肠和胃脘。故选 D。

21. A 解析：大腹痛，指脐以上部位疼痛，为脾胃及肝胆病变。故选 A

22. C 解析：少腹痛，指小腹两侧部位疼痛，为肝经不畅或大肠病变。故选 C。

23. A 解析：失眠，伴心悸心烦、腰酸耳鸣者，为阴虚火旺证。故选 A。

24. B 解析：失眠，伴心烦、口干、舌燥者，为心火炽盛证。故选 B。

第三节 望 诊

A1 型题

1. C 解析：得神的临床表现是神志清楚，语言清晰，表情自然，两目灵活、明亮有神。两颧泛红如妆为假神表现。故选 C。

2. B 解析：精亏神衰和邪盛神乱均属于失神。精亏神衰临床表现为精神萎靡，甚则意识模糊，语声低微，面色无华、晦暗暴露，两目晦暗、呆滞无光，反应迟钝，动作艰难，呼吸气微或喘促，形体消瘦。壮热烦躁属于邪盛神乱的表现。故选 B。

3. D 解析：得神提示精气充盛，体健神旺，为健康者的表现。若有病，则提示精气未衰，病轻易治，预后良好。故选 D。

4. A 解析：失神分为精亏神衰和邪盛神乱两种，其中精亏神衰提示精气大伤，功能衰减，多见于慢性久病之人，预后不良；邪盛神乱提示邪气亢盛，热扰神明，功能严重障碍，多见于急性病人，病情较重。故选 A。

5. D 解析：D 选项壮热烦躁、四肢抽搐属于邪盛神乱表现，属于失神。而其余选项都是假神表现，非病情好转。故选 D。

6. C 解析：邪盛神乱提示邪气亢盛，热扰神明，功能严重障碍，多见于急性病人，病情较重。故选 C。

7. A 解析：假神提示脏腑精气极度衰竭，正气将脱，阴不敛阳，虚阳外越，阴阳即将离决，属病危，常是重病患者临终前的预兆。故选 A。

8. C 解析：午后两颧潮红者，由阴虚阳亢，虚火上炎所致，属阴虚证。故选 C。

9. C 解析：黑色主肾虚、寒证、水饮、血瘀、剧痛，因阳虚寒盛、气血凝滞及水饮停留所致。脾虚证见面色萎黄。故选 C。

10. D 解析：面色黧黑，肌肤甲错，为瘀血所致。故选 D。

11. D 解析：客色多指因外界因素（如季节、昼夜、阴晴等）的不同，或生活条件的差异，而有相应变化的正常肤色。故选 D。

12. A 解析：病色是疾病状态时的面部色泽。其特点是晦暗、暴露。故选 A。

13. A 解析：萎黄指面色淡黄，枯槁无泽，属脾胃气虚证。故选 A。

14. D 解析：久病重病，面色苍白，仅颧红如妆，游移不定者，属戴阳证。故选 D。

15. C 解析：黄色主脾虚、湿证，为血不荣于面所致。阳虚水泛多见面白。故选 C。

16. A 解析：小儿高热，见两眉之间、鼻柱、唇周色青，为热闭心神所致，为惊风先兆。故选 A。

17. A 解析：眼眶周围发黑，属肾虚水饮。故选 A。

18. A 解析：满面通红者，因邪热亢盛，血行加速，脉络扩张充盈所致，属实热证。故选 A。

19. D 解析：面色苍白，属阳气暴脱、气血暴脱或阴寒内盛证。故选 D。

20. D 解析：青色主寒证、痛证、血瘀、惊风，为气血不通，经脉瘀阻所致。故选 D。

21. D 解析：本来毫无食欲，或不能食，突然索食，且饮食增多，甚者暴食，称为除中，是假神的临床表现。故选 D。

22. B 解析：肥而食少，肉松皮缓，是形盛气虚，属脾虚湿盛证。故选 B。

23. A 解析：面色淡青或青黑者，属寒证，常伴有剧烈疼痛。故选 A。

24. D 解析：面色青灰，口唇青紫，属心脉瘀阻证。故选 D。

25. E 解析：望姿态包括望动静姿态、望体位变化、望卧式、望立姿。胖瘦属于望形体的范畴。故选 E。

26. A 解析：四肢抽搐，角弓反张，项背强急，两目上视，甚至口噤，属痉病，为外邪侵袭，壅滞经脉，属肝风内动证。故选 A。

27. A 解析：小儿前额左右突出，头顶平坦，颅呈方形，属先天不足，后天失养，颅骨发育不良所致。故选 A。

28. C 解析：两目白睛称为气轮，属肺。故选 C。

29. D 解析：牙龈红肿者，为胃火上炎所致，属实热证。故选 D。

30. B 解析：疽是指患部漫肿无头，皮色不变或晦暗，局部麻木，不热少痛的疾病。故选 B。

31. A 解析：痈是指患部红肿高大，根盘紧束，焮热疼痛，并能形成脓疡的疾病。故选 A。

32. C 解析：疔是指患部形小如粟，根深如钉，漫肿灼热，麻木痒痛的疾病。故选 C。

33. D 解析：疖是指患部形小而圆，红肿热痛不甚，根浅，出脓即愈的疾病。故选 D。

34. A 解析：囟填是指小儿囟门突起，属实证，常因温病火邪上攻，或脑髓有病，或颅内水液停聚所致。故选 A。

35. D 解析：小儿囟门迟闭，是肾气不足，发育不良的表现，多见于佝偻病患儿，常兼有"五软""五迟"等表现。故选 D。

36. B 解析：眼窝凹陷多见于吐泻之后，为津伤液脱或气血不足所致。故选 B。

37. A 解析：大病之后，或慢性虚损患者，发黄稀疏而细，干枯，缺乏光泽，易折易落，属精血不足证。故选 A。

38. E 解析：常色是健康人面部的色泽。其特点是明润、含蓄。中国人属黄种人，表现为微黄透红，光明润泽。久病重病可见面色苍白，仅颧红如妆，游移不定，属戴阳证，为病色。故选 E。

39. A 解析：病色是疾病状态时的面部色泽。其特点是晦暗、暴露，反映脏腑功能失常，或气血阴阳失调，或精气衰败，或邪气内阻等病理变化。病色有赤、白、黄、青、黑五色变化。微黄透红是常色，不属于病色。故选 A。

40. B 解析：面色分为常色与病色。常色是健康人面部的色泽，分主色和客色。病色是疾病状态时的面部色泽，分为善色与恶色。故选 B。

41. B 解析：黄胖是指面黄而浮肿的面色，为脾虚湿蕴证。故选 B。

42. C 解析：白色主虚证（气虚、血虚、阳虚）、寒证、失血，由气血不能上荣于面所致。阴虚证多见午后两颧潮红。故选 C。

43. A 解析：青色主寒证、痛证、血瘀、惊风，为气血不通、经脉瘀阻所致。黑色主肾虚、寒证、水饮、血瘀、剧痛，因阳虚寒盛、气血凝滞及水饮停留所致。故选 A。

44. E 解析：满面通红者，因邪热亢盛，血行加速，脉络扩张充盈所致，属实热证。故选 E。

45. E 解析：形瘦食少，属脾胃虚弱证。故选 E。

46. C 解析：形瘦食多，属胃火炽盛证。故选 C。

47. A 解析：不耐久立，站立时常欲依靠他物支撑者，为气血虚衰所致，属虚证。故选 A。

48. A 解析：坐而喜俯，少气懒言者，属肺虚体弱。故选 A。

49. C 解析：站立不稳，其态似醉，常并见眩晕者，为肝风内动或脑有病变所致。故选 C。

50. D 解析：坐而仰首，胸胀气粗者，属肺实气逆证。故选 D。

51. A 解析：黑睛称为风轮，属肝。故选 A。

52. D 解析：头发突然片状脱落，显露圆形或椭圆形光亮头皮者，称为斑秃，为血虚受风所致。故选 D。

53. D 解析：发白，伴耳鸣、腰膝酸软者，属肾精亏损。故选 D。

54. E 解析：发白，伴失眠健忘者，为劳神伤血所致。故选 E。

55. A 解析：脱发，伴头皮发痒、多屑、多脂者，为血热化燥所致。故选 A。

56. C 解析：小儿发结如穗，枯黄无泽，多属疳积，因先天不足或后天失养所致。故选 C。

57. C 解析：眼球突出，兼喘咳上气者，属肺胀，为痰浊阻肺，肺气不宣，呼吸不利所致。故选 C。

58. A 解析：眼球突出，兼颈前肿块，急躁易怒者，为瘿病，因肝郁化火，痰气郁结所致。故选 A。

59. C 解析：上下眼睑称为肉轮，属脾。故选 C。

60. A 解析：猝然跌倒，半身不遂，口眼㖞斜者，属中风，为风中经络或中风后遗症。故选 A。

61. A 解析：针眼、眼丹是指睑缘肿起结节如麦粒，红肿较轻者，名为针眼；胞睑漫肿，红肿较重者，名为眼丹。二者皆为风热邪毒或脾胃蕴热上攻于目所致。故选 A。

62. B 解析：囟门是婴幼儿颅骨接合不紧所形成的骨间隙，有前囟、后囟之分。后囟呈三角形，在出生后 2~4 个月内闭合。故选 B。

63. C 解析：瞳孔缩小多属肝胆火炽所致，或劳损肝肾，虚火上扰；亦可见于中毒，如川乌、草乌、毒蕈、有机磷农药等中毒所致；某些西药也可导致药物性瞳孔缩小。杏仁中毒常见瞳孔散大。故选 C。

64. D 解析：一侧瞳孔逐渐散大，可见于温热病热极生风证，以及中风、颅脑外伤或颅内肿瘤的患者，属危候。故选 D。

65. D 解析：危急重症患者，两侧瞳孔逐渐散大，为脏腑功能衰竭、阴阳即将离决、濒临死亡的重要指征之一。故选 D。

66. B 解析：戴眼反折是指两眼上视，不能转动的症状，常兼项强抽搐、角弓反张，多见于惊风、痉厥或为脏腑精气衰极而肝风内动之危候。故选 B。

67. B 解析：横目斜视是指两目固定侧视的症状，亦属肝风内动之危重证候，但也有先天患者。故选B。

68. E 解析：昏睡露睛是指昏昏欲睡，睡时胞睑未闭而睛珠外露的症状，常见于脾胃虚衰，或吐泻伤津，或慢脾风的患儿。故选E。

69. D 解析：双睑下垂者为先天不足，脾肾亏虚所致。单睑下垂者，或双睑下垂不一，为脾气虚衰或外伤所致。故选D。

70. B 解析：齿燥如石，为胃肠热极，津液大伤而致。故选B。

71. C 解析：齿燥如枯骨，为肾精枯竭，精不上荣之重证。故选C。

72. D 解析：齿焦有垢，为胃肾热盛，但气液未竭。故选D。

73. B 解析：牙齿枯黄脱落，见于久病者，多为骨绝，属病重。故选B

74. A 解析：牙齿稀疏松动，齿根外露，为肾虚，虚火上炎所致。故选A。

75. B 解析：牙关紧咬难开者，为风痰阻络，或热盛动风所致。故选B。

76. A 解析：牙龈淡白，为气虚或失血所致，属虚证。故选A。

77. A 解析：牙龈肿胀不红者，为虚火，或为湿证。故选A。

78. C 解析：牙龈干瘪，龈肉萎缩，牙根暴露，牙齿松动者，称为牙宣。故选C。

79. E 解析：牙龈干瘪，龈肉萎缩，牙根暴露，牙齿松动者，称为牙宣。为胃阴不足，或肾气亏虚，虚火燔灼所致。故选E。

80. C 解析：牙缝血丝鲜红，甚者染齿，称为齿衄。故选C。

81. A 解析：牙龈不痛不红、微肿而出血者，为脾不统血或肾火伤络所致。故选A。

82. B 解析：牙龈红肿热痛而出血者，为胃火上炎、心肝火盛所致。故选B。

83. D 解析：牙龈红肿溃烂，流腐臭血水，甚则唇腐齿落者，称为牙疳。故选D。

84. C 解析：牙龈红肿溃烂，流腐臭血水，甚则唇腐齿落者，称为牙疳。因外感疫疠之气，毒火上燔所致。故选C。

85. A 解析：咽部深红、肿痛明显者，由肺胃热毒上攻咽喉所致，属实热证。故选A。

86. B 解析：咽部嫩红、肿痛不显者，由肾阴亏虚，虚火上炎所致，属阴虚证。故选B。

87. C 解析：咽部淡红微肿或漫肿者，为痰湿凝聚所致。故选C。

88. E 解析：一侧或两侧咽喉红肿肥大，形如乳头或乳蛾，表面或有脓点，咽痛不适者，称为乳蛾，属肺胃热毒证。故选E。

89. B 解析：两眦血络称为血轮，属心。故选B。

90. C 解析：瞳仁称为水轮，属肾。故选C。

91. A 解析：咽部溃烂，分散浅表者，为肺胃之热尚轻或虚火上炎所致。故选A。

92. A 解析：溃烂成片或洼陷者，为肺胃火毒壅盛所致。故选A。

93. A 解析：斑色红紫，形似锦纹，兼身热烦躁、舌红苔黄、脉数者，为阳斑，由外感温热邪毒而发。故选A。

94. C 解析：疹色桃红，形似麻粒，由发际颜面渐及全身，并按出现顺序逐渐消退者，为麻疹，因外感风热时邪所致。故选C。

95. D 解析：疹色淡红，细小稀疏，皮肤瘙痒，症状轻微者，为风疹，系外感风邪所致。故选D。

96. B 解析：斑色青紫，稀少隐现，兼面色淡白无华、肢凉脉虚等症者，为阴斑，由脾气虚弱或阳衰寒凝所致。故选B。

97. E 解析：皮肤上突然出现淡红或淡白色丘疹，形状不一，小似麻粒，大如花瓣，皮肤瘙痒，搔之融合成片，出没迅速者，为瘾疹，系外感风邪或过敏所致。故选E。

98. A 解析：阳斑多由外感温热邪毒而发。故选A。

99. B 解析：阴斑多由脾气虚弱或阳衰寒凝所致。故选B。

100. D 解析：风疹系外感风邪所致，瘾疹系外感风邪或过敏所致，二者的共同病因是外感风邪。故选D。

101. E 解析：麻疹多因外感风热时邪所致。故选E。

102. E 解析：瘾疹系外感风邪或过敏所致。故选E。

103. A 解析：痰白清稀，量较多者，因寒邪阻肺，津凝成痰；或脾阳不足，湿聚为痰而致，属寒痰。故选A。

104. B 解析：痰白滑，量多，易于咳出者，因脾虚湿聚成痰所致，属湿痰。故选B。

105. D 解析：痰黄黏稠，有块者，因邪热犯肺，煎津为痰而成，属热痰。故选D。

106. C 解析：痰白质黏，量少，难于咳出，因燥邪伤肺或阴虚肺燥所致，属燥痰。故选C。

107. A 解析：痰白清稀，量较多者，因寒邪阻肺，津凝成痰；或脾阳不足，湿聚为痰而致，属寒痰。故选A。

108. C 解析：痰白质黏，量少，难于咳出，因燥邪伤肺或阴虚肺燥所致，属燥痰。故选C。

109. B　解析：痰白滑，量多，易于咳出者，因脾虚湿聚成痰所致，属湿痰。故选B。

110. E　解析：痰中带血是指痰中带有血丝或鲜血，或有血块，多因阴虚火旺，或热邪灼伤肺络所致。故选E。

111. A　解析：新病鼻塞流清涕，属外感风寒证。故选A。

112. D　解析：久流浊涕，质稠量多，气腥臭者，为鼻渊，属湿热蕴滞证。故选D。

113. C　解析：新病鼻流浊涕者，属外感风热证。故选C。

114. D　解析：久流浊涕，质稠量多，气腥臭者，为鼻渊，属湿热蕴滞证。故选D。

115. B　解析：阵发性清涕，量多如注，伴喷嚏频作者，为鼻鼽，属风寒束肺证。故选B。

116. A　解析：指纹色鲜红，属外感表证、寒证。故选A。

117. D　解析：指纹色淡白，属脾虚、疳积。故选D。

118. B　解析：指纹色紫红，属里热证。故选B。

119. C　解析：指纹色青，主惊风证、痛证。故选C。

120. A　解析：斑是指皮肤黏膜出现深红色或青紫色片状斑块，平铺于皮肤，抚之不碍手，压之不褪色。故选A。

121. B　解析：疹是指皮肤出现红色或紫红色粟粒状疹点，高出皮肤，抚之碍手，压之褪色。故选B。

122. D　解析：小儿指纹透过风、气、命三关，一直延伸到指甲端，称为透关射甲，反映病属凶险，预后不良。故选D。

123. B　解析：指纹过风关至第二横纹气关，说明邪气入经，邪深病重。故选B。

124. A　解析：咽喉部伪膜坚韧，不易拭去，重剥出血，很快复生者，为白喉，又称"疫喉"，因肺胃热毒伤阴而成，多见于儿童。故选A。

125. D　解析：肢体软弱无力，行动不便，运动失灵，甚则肌肉松弛萎缩者，为痿证。故选D。

B1型题

1. A　解析：失神多见反应迟钝，动作艰难，呼吸气微或喘促，提示精气大伤、功能衰减。故选A。

2. C　解析：假神多见原本身重难动，忽思起床活动，但并不能自己转动，提示脏腑精气极度衰竭。故选C。

3. D　解析：面黄而浮肿，为脾虚湿蕴证。故选D。

4. C　解析：面色淡白无华，唇舌色淡者，属血虚或失血证。故选C。

5. C　解析：面色黄，鲜明如橘皮色者，属阳黄，主湿热证。故选C。

6. E　解析：面色黄，晦暗如烟熏者，属阴黄，主寒湿证。故选E。

7. C　解析：咽喉一侧或两侧突起肿块，状如乳突，称为"乳蛾"，乃邪壅气血所致；若红赤溃烂，为热毒蕴结所致。故选C。

8. E　解析：咽部有灰白色膜点，擦之不去，重擦出血，随即复生者，为"白喉"，乃疫疠毒邪蕴积肺胃，上蒸咽喉所致。故选E。

9. D　解析：强直是指关节拘挛，屈伸不利，肢体动作困难，甚则伴见疼痛、肢麻、重着者，属痹证，为风寒湿邪闭阻经络所致。故选D。

10. B　解析：偏瘫是指猝然跌倒，半身不遂，口眼㖞斜，属中风中经络，或中风后遗症。故选B。

11. E　解析：解颅，即囟门迟闭，是肾气不足，发育不良的表现。故选E。

12. C　解析：囟门突起，属实证，常因温病火邪上攻所致。故选C。

13. B　解析：脱发伴有头皮发痒、多屑、多脂者，为血热化燥所致。故选B。

14. A　解析：头发突然片状脱落，显露圆形或椭圆形光亮头皮者，称为斑秃，为血虚受风所致。故选A。

15. A　解析：目胞浮肿多为水肿的表现，系脾湿不运，水湿内停所致。故选A

16. E　解析：胞睑漫肿，红肿较重者，名为眼丹。故选E。

17. D　解析：昏睡露睛是指昏昏欲睡，睡时胞睑未闭而睛珠外露的症状，常见于脾胃虚衰，或吐泻伤津，或慢脾风的患儿。故选D。

18. A　解析：瞪目直视指两眼固定前视的症状。多因精血受伤，筋脉失养，脏腑精气将绝，属病危。故选A。

19. A　解析：病中咬牙龂齿，属热盛动风证。故选A。

20. B　解析：睡中龂齿，为胃热或虫积所致。故选B。

21. A　解析：一侧或两侧咽喉红肿肥大，形如乳头或乳蛾，表面或有脓点，咽痛不适者，称为乳蛾，属肺胃热毒证。故选A。

22. D　解析：伪膜是指咽部溃烂处表面所覆盖的一层黄白或灰白色膜。伪膜坚韧，不易拭去，重剥出血，很快复生者，为白喉，又称"疫喉"，因肺胃热毒伤阴而成，多见于儿童。故选D。

23. C　解析：疽具有未脓难消，已脓难溃，脓汁稀薄，疮口难敛，溃后易伤筋骨的特点。故选 C。

24. B　解析：痈具有未脓易消，已脓易溃，脓液黏稠，疮口易敛的特点。故选 B。

25. B　解析：痰白质黏，量少，难于咳出，多因燥邪伤肺或阴虚肺燥所致，属燥痰。故选 B。

26. A　解析：痰白清稀，量较多者，因寒邪阻肺，津凝成痰；或脾阳不足，湿聚为痰而致，属寒痰。故选 A。

27. D　解析：疔多因竹木刺伤，或外感风热火毒、疫毒等所致。故选 D。

28. E　解析：疖常因外感热毒或湿热蕴结所致。故选 E。

29. A　解析：小儿指纹浮而显露，为病邪在表，见于外感表证。故选 A。

30. B　解析：小儿指纹沉隐不显，为病邪在里，见于内伤里证。故选 B。

31. B　解析：小儿指纹显于近掌侧第一横纹风关附近，表示邪气入络，邪浅病轻，可见于外感初起。故选 B。

32. D　解析：小儿指纹过气关达第三横纹命关，提示邪入脏腑，病情严重。故选 D。

33. D　解析：小儿指纹浅淡而纤细，属虚证。故选 D。

34. C　解析：小儿指纹浓滞而增粗，属实证。故选 C。

35. B　解析：咽部嫩红，肿痛不显者，由肾阴亏虚，虚火上炎所致，属阴虚证。故选 B。

36. C　解析：咽部淡红微肿，或漫肿，为痰湿凝聚所致。故选 C。

37. A　解析：瞳孔缩小多由肝胆火炽所致，或劳损肝肾，虚火上扰；亦可见于中毒，如川乌、草乌、毒蕈、有机磷农药等中毒所致；某些西药亦可导致药物性瞳孔缩小。故选 A。

38. B　解析：瞳孔散大常见于眼部疾病，亦可见于杏仁中毒，以及某些西药导致的药物性瞳孔散大。故选 B。

第四节　望　舌

A1 型题

1. E　解析：舌根反映下焦与肾的病变。故选 E。

2. A　解析：舌两侧反映肝胆的病变。故选 A。

3. A　解析：淡白舌主气血两虚证、阳虚证。故选 A。

4. B　解析：舌绛有苔，属温热病热入营血，或脏腑内热炽盛。绛色愈深，提示热邪和病情愈甚。故选 B。

5. C　解析：颤动舌为动风之征，可因热盛、阳亢、阴亏、血虚所致。故选 C。

6. C　解析：腻苔，主湿浊、痰饮、食积等病证。故选 C。

7. E　解析：舌绛少苔或无苔，或有裂纹者，为久病阴虚火旺，或热病后期阴液耗损所致。故选 E。

8. A　解析：舌态主要指强硬舌、痿软舌、颤动舌、歪斜舌、吐弄舌、短缩舌。肿胀是舌形的变化。故选 A。

9. C　解析：苔白如积粉，扪之不燥者，称为积粉苔，常见于瘟疫或内痈等病，为秽浊湿邪与热毒相结而成。故选 C。

10. A　解析：舌短缩而胖大、苔滑腻者，为脾虚痰蕴，风痰阻络所致。故选 A。

11. D　解析：淡白舌，舌体胖嫩、边有齿痕者，属阳虚水停证。故选 D。

12. A　解析：紫舌主气血瘀滞。全舌青紫，其病多是全身性气血瘀滞；舌上局部有青紫斑点，其病多是瘀血阻滞于局部，或局部血络损伤所致。故选 A。

13. E　解析：舌形主要指老嫩舌、胖瘦舌、裂纹舌、齿痕舌，而歪斜属于望舌态内容。故选 E。

14. D　解析：生来舌面上就有较浅的裂沟、裂纹，裂沟中一般有舌苔覆盖，且无不适感觉者，称为先天舌裂，应与病理性裂纹舌加以鉴别。故选 D。

15. A　解析：舌色稍红，或仅见舌边尖略红，属外感表热证初期。故选 A。

16. B　解析：红舌兼有芒刺或黄苔，主实热证。故选 B。

17. D　解析：舌两边红，为肝经有热。故选 D。

18. C　解析：舌尖红，为心火上炎。故选 C。

19. E　解析：红舌而少苔，舌体小，或有裂纹者，属虚热证。故选 E。

20. A　解析：全舌青紫，其病多是全身性气血瘀滞。故选 A。

21. B　解析：舌上局部有青紫斑点，其病多是瘀血阻滞于局部，或局部血络损伤所致。故选 B。

22. C　解析：舌淡而青紫，舌苔湿润，多因阴寒内盛，阳气虚衰，血脉瘀滞而成，属阳虚阴盛证。故选 C。

23. D　解析：舌红绛泛青紫色，苔少而干，为热毒炽盛，灼耗营血，气血壅滞所致，属热证。故选 D。

24. D　解析：腐苔是指苔质颗粒粗大，疏松而厚，形如豆腐渣堆积舌面，揩不掉，或成片脱落舌底光滑；多因体内阳热有余，蒸腾胃中湿热腐浊之气上泛，聚积于舌所致；常见于食积胃肠。故选D。

25. B 解析：新病舌绛紫而颤动者，属热极生风证。故选B。

26. E 解析：润苔，为正常舌苔，是津液上承之征；燥苔，提示津液已伤，致津液不能上蒸濡润舌苔而成。舌苔之润燥，可查验津液之盈亏。故选E。

27. D 解析：真苔，又称有根苔，是脾胃之气熏蒸食浊邪气上聚于舌面而成，说明胃气尚存。假苔，又称无根苔，因胃气匮乏，不能续生新苔而致，表明病情危重。故选D。

28. D 解析：淡白舌，舌体胖嫩，舌边有齿痕而苔滑润者，属阳虚水停证。故选D。

29. C 解析：舌尖反映上焦心、肺的病变。故选C。

30. E 解析：苔焦黑干燥，舌质干裂者，为热极津枯之证。故选E。

31. C 解析：舌苔由润转燥，表示热重津伤，或津液失布，病势加重。故选C。

32. D 解析：白苔主表证、寒证、湿证，亦可见于热证。苔薄白而润，可为正常舌象，或表证初起，或里证病轻，或阳虚内寒证。苔薄白而干，由外感风热所致。痰浊内阻证，舌苔多白腻。故选D。

33. D 解析：苔质主要指薄厚苔、润燥苔、腐腻苔、剥落苔、真假苔。黄苔属于苔色内容。故选D。

34. C 解析：剥苔主胃气不足、胃阴枯竭，或气血两虚，是全身虚弱的一种征象。舌苔剥落后复生薄白苔为胃气渐复之象。故选C。

35. A 解析：在疾病过程中，舌苔从有到无，是胃气阴不足、正气渐衰的表现。故选A。

36. E 解析：舌体淡白多主虚寒，而苔黄腻又常为湿热之征。故选E。

37. A 解析：苔黄而腻，主湿热蕴结、痰饮化热，或食积化腐等证。故选A。

38. E 解析：苔灰黑湿润，舌淡胖嫩者，为阳虚寒湿、痰饮内停之重证。故选E。

39. C 解析：镜面舌主胃气阴大伤。镜面舌，舌色白，甚则毫无血色者，主营血大虚，阳气虚衰，病重难治。镜面舌，舌色红绛者，为胃阴枯竭，胃乏生气之兆，属阴虚重证。故选C。

40. B 解析：苔白厚腻，为湿浊、痰饮内停，或食积。故选B。

41. C 解析：舌色红绛属内热盛，而白滑腻苔又常见于寒湿困阻。苔和舌色反映了寒热两种病证，分析其成因可能是由于外感热病，营分有热，故舌色红绛，但气分有湿则苔白滑而腻。故选C。

42. E 解析：痿软舌乃因气血阴液亏虚，筋脉失养而废弛，致使舌体痿软，主阴虚、气血俱虚证。舌短缩、色淡或青紫而湿润者，属寒凝筋脉，或气血虚衰证。故选E。

43. A 解析：老舌多因实邪亢盛，正气未衰，邪正交争，邪气壅滞于舌所致，属实证。故选A。

44. B 解析：嫩舌多因气血不足，舌体失充，或阳虚水停，浸淫舌体所致，属虚证。故选B。

45. C 解析：胖大舌多因津液输布障碍，水湿之邪停滞于体内而致。故选C。

46. D 解析：瘦薄舌因气血阴液不足，舌失其濡养所致。故选D。

47. E 解析：齿痕舌系舌体胖大而受牙齿挤压所致，故多与胖大舌同见，属脾虚、湿停证。故选E。

48. A 解析：舌淡胖大者，为脾肾阳虚，痰湿内盛所致。故选A。

49. C 解析：舌淡白而瘦薄者，属久病气血两虚证。故选C。

50. B 解析：舌红胖大者，属脾胃湿热，或痰热内蕴，或平素嗜酒，湿热酒毒上泛所致。故选B。

51. A 解析：舌红绛有裂纹者，为热盛伤津，或阴液虚损所致。故选A。

52. B 解析：舌淡白有裂纹者，为血虚不润所致。故选B。

53. D 解析：舌淡红，舌边有齿痕者，为脾虚或气虚致湿停而成。故选D。

54. E 解析：舌淡红而嫩，舌体不大，边有轻微齿痕者，可为先天性齿痕，多见于小儿或气血不足者。故选E。

55. A 解析：舌红绛少津而强硬者，属热盛证。故选A。

56. B 解析：舌强硬而胖大，舌苔厚腻者，属风痰阻络证。故选B。

57. D 解析：舌红绛少苔而痿软者，见于外感热病后期，邪热伤阴，或内伤久病，阴虚火旺。故选D。

58. C 解析：突发舌强硬，伴语言謇涩、肢体麻木、眩晕者，为中风先兆。故选C。

59. E 解析：舌枯白无华而痿软者，属久病气血俱虚证。故选E。

60. A 解析：久病舌淡白而颤动者，属血虚动风证。故选A。

61. D 解析：歪斜舌多见于中风、中风先兆或外伤等，常因肝风内动，夹痰或夹瘀，痰瘀阻滞舌的一侧经脉，以致受阻的患侧舌肌弛缓无力，而健侧舌肌正常，所以伸舌时舌体歪向健侧。故选 D。

62. C 解析：舌红少津少苔而颤动者，属阴虚动风证。故选 C。

63. E 解析：吐弄舌多见于小儿，提示心脾有热，或为动风先兆，或见于先天愚型儿。故选 E。

64. A 解析：舌短缩，色淡或青紫而湿润者，属寒凝筋脉，或气血虚衰证。故选 A。

65. E 解析：舌下络脉曲张如紫色珠子状，大小不等，是血瘀的征象。其成因可有寒凝、热郁、气滞、痰湿、阳虚等。故选 E。

66. D 解析：舌下络脉细而短，色淡红，周围小络脉不明显者，为气血不足，脉络不充所致。故选 D。

67. C 解析：舌短缩，色红绛而干者，属热病伤津证。故选 C。

68. A 解析：润苔，为正常舌苔，是津液上承之征。故选 A。

69. B 解析：滑苔，主水湿内停。故选 B。

70. D 解析：剥苔，主胃气不足，胃阴枯竭，或气血两虚，是全身虚弱的一种征象。舌淡苔剥者，为血虚，或气血两虚证。故选 D。

71. A 解析：镜面舌，主胃气阴大伤。镜面舌，舌色白，甚则毫无血色者，主营血大虚，阳气虚衰，病重难治。故选 A。

72. B 解析：镜面舌，舌色红绛者，为胃阴枯竭，胃乏生气之兆，属阴虚重证。故选 B。

73. A 解析：苔薄白而润，可为正常舌象，或表证初起，或里证病轻，或阳虚内寒证。故选 A。

74. B 解析：苔薄白而干，由外感风热所致。故选 B。

75. E 解析：苔薄黄，见于风热表证，或风寒入里化热所致。故选 E。

76. A 解析：苔黄而干燥，为邪热伤津，燥结腑实证。故选 A。

77. E 解析：舌中反映中焦脾胃的病变。故选 E。

78. A 解析：舌苔由白转黄，提示邪已化热入里，苔色愈黄，邪热愈甚。故选 A。

79. C 解析：淡白舌，舌体瘦薄者，属气血两虚证。故选 C。

80. E 解析：强硬舌多因热盛伤津，或风痰阻络，筋脉失养所致，主实热证或风痰阻络证。故选 E。

81. A 解析：舌苔由厚转薄，或由无苔复生薄白新苔，提示正气胜邪，或内邪消散外达，为病退。故选 A。

82. B 解析：淡白舌，舌体胖嫩，舌边有齿痕者，属阳虚水停证。故选 B。

83. A 解析：裂纹舌，多因热盛阴液大伤，或阴血不足，使舌体失于濡润，或舌面萎缩所致，主热盛伤津、阴液亏虚、血虚证。故选 A。

84. C 解析：燥苔，多见于热盛伤津或阴液亏耗的病证，提示津液已伤；亦有因痰饮、瘀血、阳气被遏等，致津液不能上蒸濡润舌苔而成者。故选 C。

85. A 解析：舌尖红，为心火上炎。故选 A。

86. E 解析：舌红绛泛青紫色，苔少而干，为热毒炽盛，灼耗营血，气血壅滞所致，属热证。故选 E。

87. A 解析：腻苔，主湿浊、痰饮、食积等病证。故选 A。

88. D 解析：舌淡苔剥者，为血虚，或气血两虚证。故选 D。

89. A 解析：舌质红，苔黄而干燥，主实热证。故选 A。

90. A 解析：舌体红绛而有裂纹，舌苔焦黄干燥，主热极津伤。故选 A。

91. B 解析：舌体红瘦，少苔，主阴虚内热。故选 B。

92. E 解析：舌体淡嫩，舌苔白润，主虚寒证。故选 E。

93. D 解析：青紫舌，苔白腻，提示气血瘀阻或痰湿内阻。故选 D。

94. E 解析：苔白如积粉，扪之不燥者，称为积粉苔，常见于瘟疫或内痈等病，为秽浊湿邪与热毒相结而成。故选 E。

95. D 解析：燥苔常见于热盛伤津或阴液亏耗的病证，提示津液已伤；亦有因痰饮、瘀血、阳气被遏等致津液不能上蒸濡润舌苔而成者。故选 D。

B1 型题

1. D 解析：舌绛有苔，属温热病热入营血，或脏腑内热炽盛。故选 D。

2. E 解析：舌淡而青紫，舌苔湿润，常因阴寒内盛，阳气虚衰，血脉瘀滞而成，属阳虚阴盛证。故选 E。

3. C 解析：舌色紫暗，或舌上有瘀斑、瘀点，属血瘀证。故选 C。

4. E 解析：胖大舌因津液输布障碍，水湿之邪停滞于体内而致，属水湿、痰饮证。故选 E。

5. E 解析：吐弄舌多见于小儿，提示心脾有热，或为动风先兆。故选 E。

6. B 解析：嫩舌多因气血不足，舌体失充；或阳虚水停，浸淫舌体所致，属虚证。故选 B。

7. C 解析：舌短缩，色淡或青紫而湿润者，属寒凝筋脉，或气血虚衰证。故选 C。

8. D 解析：舌短缩而胖大，苔滑腻者，为脾虚痰蕴，风痰阻络所致。故选 D。

9. D 解析：苔灰黑湿润，舌淡胖嫩者，为阳虚寒湿、痰饮内停之重证。故选 D。

10. C 解析：苔黄而腻，主湿热蕴结、痰饮化热，或食积化腐等证。故选 C。

11. A 解析：苔薄白而润，可为正常舌象，或表证初起，或里证病轻，或阳虚内寒证。故选 A。

12. D 解析：苔黄而干燥，为邪热伤津，燥结腑实证。故选 D。

第五节 闻 诊

A1 型题

1. C 解析：独语是指自言自语，喃喃不休，见人语止，首尾不续的症状。因心气虚弱，神气不足；或气郁痰阻，蒙蔽心神所致，属阴证。故选 C。

2. B 解析：郑声是指神志不清，语言重复，时断时续，语声低弱的症状，属心气大伤而心神散乱的虚证。故选 B。

3. D 解析：咳声重浊沉闷而有力者，为寒痰湿浊停聚于肺所致，属实证。故选 D。

4. B 解析：哮多因痰饮内伏，复感外邪所诱发，或因久居寒湿之地，或过食酸咸生冷所诱发。故选 B。

5. C 解析：朝食暮吐，或暮食朝吐，或食入一二时而吐，称为胃反，属脾胃阳虚证。故选 C。

6. C 解析：呕吐为饮食物、痰涎从胃中上涌，由口中吐出的症状，是胃失和降，胃气上逆的表现。呃逆是从咽喉部发出的一种不自主的冲击声，声短而频，呃呃作响的症状，是胃气上逆的表现。嗳气为胃中气体上出咽喉而发出的一种声长而缓的症状，是胃气上逆的表现。故选 C。

7. E 解析：喘即气喘，指呼吸困难，短促急迫，甚者张口抬肩，鼻翼扇动，不能平卧的病证。喉中痰鸣是哮病的特征。故选 E。

8. E 解析：病室有烂苹果味（酮体味），常见于消渴病重症，乃由热邪炽盛，阴液大伤，湿热熏蒸所致。故选 E。

9. D 解析：白喉的咳声如犬吠，伴有声音嘶哑、吸气困难，由肺肾阴虚，疫毒攻喉所致。故选 D。

10. C 解析：咳声轻清低微而无力者，因久病肺气虚损所致，属虚证。故选 C。

11. B 解析：干咳无痰或少痰，为燥邪犯肺，或阴虚肺燥所致。故选 B。

12. B 解析：嗳气有酸腐味，兼脘腹胀满者，由饮食停滞胃脘而致，属实证。故选 B。

13. A 解析：谵语是指神志不清，语无伦次，声高有力的症状，属热扰心神的实证。故选 A。

14. B 解析：久病音哑或失音者，因阴虚火旺，肺肾精气内伤所致，属虚证，即所谓"金破不鸣"。故选 B。

15. E 解析：咳声短促，呈阵发性、痉挛性，连续不断，咳后有鸡鸣样回声，并反复发作者，为顿咳，又称为百日咳，因风邪与痰热搏结所致，常见于小儿。故选 E。

16. D 解析：咳白痰，量多易出者，因痰湿阻肺所致，属实证。故选 D。

17. C 解析：咳声不扬，痰稠色黄，不易咳出者，因热邪犯肺所致，属热证。故选 C。

18. C 解析：咳声短促，呈阵发性、痉挛性，连续不断，咳后有鸡鸣样回声，并反复发作者，为顿咳，又称为百日咳。咳声如犬吠是白喉的特征。故选 C。

19. B 解析：实喘是指发作急骤，呼吸深长，息粗声高，唯以呼出为快者，为风寒袭肺，或痰热壅肺，或痰饮停肺，或水气凌心所致。故选 B。

20. E 解析：虚喘是指病势缓慢，呼吸短浅，急促难续，息微声低，唯以深吸为快，甚则喘甚者，因肺肾亏虚，气失摄纳，或心阳气虚所致。故选 E。

21. D 解析：喘促急剧，咳痰清稀，或色白而如泡沫，不能平卧者，因感受寒邪，引动伏痰，痰气相搏所致，属寒证。故选 D。

22. A 解析：短气，兼呼吸气粗，或胸部窒闷，或胸腹胀满等，乃因痰饮、胃肠积滞、气滞、瘀阻所致，属实证。故选 A。

23. D 解析：短气，兼形瘦神疲、声低息微等，乃因正气虚衰所致，如肺气虚、肾气虚、失血、病后、产后及年老体衰等，属虚证。故选 D。

24. A 解析：吐势较猛，声高有力，呕吐物为黏液、黄水，或酸或苦者，由热伤胃津所致，属实热证。故选 A。

25. C 解析：呕吐呈喷射状者，为热扰神明，或因头颅外伤，颅内有瘀血、肿瘤等，属实证。故选 C。

26. D 解析：呕吐酸腐味食糜，乃因暴饮暴食，或过食肥甘厚味，食滞胃脘所致，属实证。故选 D。

27. B 解析：吐势徐缓，声音低微，呕吐物为清水、痰涎者，为脾胃阳虚所致，属虚寒证。故选 B。

28. A 解析：新病呃逆，声高而短，响亮有力者，乃因寒邪或热邪客于胃所致，属实证。故选 A。

29. B 解析：久病、重病呃逆不止，声低气怯无力者，乃因胃气虚衰所致，属胃气衰败之危候。故选 B。

30. A 解析：嗳气有酸腐味，兼脘腹胀满者，由饮食停滞胃脘所致，属实证。故选 A。

31. C 解析：嗳气低沉断续，兼纳呆食少者，为脾胃虚弱所致，属虚证。故选 C。

32. B 解析：嗳气频作而响亮，嗳气后脘腹胀减，且其发作常因情志变化而增减者，为肝气犯胃所致，属实证。故选 B。

33. D 解析：嗳气频繁，兼脘腹冷痛，得温症减者，为寒邪犯胃，或胃阳亏虚所致，属寒证。故选 D。

34. E 解析：饱食或饮用汽水后，偶有嗳气，无其他兼症者，为饮食入胃后排挤胃中气体上出所致，不属病态。故选 E。

35. E 解析：患者张口时散发出臭秽之气，伴有牙痛或牙龈出血，多为牙疳、龋齿或口腔不洁所致。故选 E。

36. C 解析：口气酸臭，兼食欲不振、脘腹胀满者，常因暴饮暴食、过食伤脾、宿食停滞所致，属实证。故选 C。

37. A 解析：口气臭秽异常，难以与人面对面谈话，为脏腑积热所致，属实证、热证。故选 A。

38. B 解析：口气腐臭，兼咳吐脓血者，是外感邪热内伏于肺，或内伤诸火壅于肺而致气血壅滞，属实证、热证。故选 B。

39. A 解析：病室散发有酸腐臭秽气味者，多患溃腐疮疡病证，属实证、热证，或为湿热证。故选 A。

40. E 解析：病室有臭秽之气，为瘟疫类疾病，由脏腑气血受疫气熏蒸而败坏所致。故选 E。

41. B 解析：病室有血腥气味者，提示曾有大出血。故选 B。

42. C 解析：病室有尿臊气（氨气味），常见于水气病的晚期，由脾肾衰败而湿热浊气内蕴，正衰邪恋所致。故选 C。

43. E 解析：病室有难闻的腐臭、尸臭气味，常见于脏腑衰败患者，病属危重。故选 E。

44. A 解析：新病音哑或失音者，为外邪袭肺，或痰湿壅肺所致，属实证，即所谓"金实不鸣"。故选 A。

45. B 解析：郑声是指神志不清，语言重复，时断时续，语声低弱的症状，属心气大伤而心神散乱

的虚证。故选 B。

46. C 解析：错语是指神识清楚而语言时有错乱，语后自知言错的症状。故选 C。

47. D 解析：短气是指呼吸气急而短促，气短不足以息，数而不相接续的症状。其表现为似喘而不抬肩，气急而无痰声，似呻吟而无痛楚。故选 D。

48. E 解析：少气，又称气微，指呼吸微弱而声低，气少不足以息，言语无力的症状。因久病体虚，或肺肾气虚所致，属诸虚劳损。故选 E。

49. C 解析：呃逆是指从咽喉部发出的一种不自主的冲击声，声短而频，呃呃作响的症状，是胃气上逆的表现。故选 C。

50. B 解析：呕吐是指饮食物、痰涎从胃中上涌，由口中吐出的症状，是胃失和降，胃气上逆的表现。故选 B。

51. A 解析：哮是指呼吸急促似喘，喉间有哮鸣音的病证。故选 A。

52. B 解析：哮必兼喘，而喘不兼哮。故选 B。

53. E 解析：哮多因痰饮内伏，复感外邪所诱发，或因久居寒湿之地，或过食酸咸生冷所诱发。故选 E。

54. C 解析：错语是指神识清楚而语言时有错乱，语后自知言错的症状。因心气虚弱，神气不足所致者，属虚证；若因痰湿、瘀血、气滞阻碍心窍所致者，属实证。故选 C。

55. C 解析：咳声短促，呈阵发性、痉挛性，连续不断，咳后有鸡鸣样回声，并反复发作者，为顿咳，又称为百日咳，因风邪与痰热搏结所致，常见于小儿。故选 C。

56. A 解析：突发呃逆，呃声不高不低，无其他病史及兼症者，属饮食刺激，或偶感风寒，一时胃气上逆动膈所致。一般为时短暂，不治自愈。故选 A。

B1 型题

1. A 解析：口气酸臭，兼食欲不振、脘腹胀满者，常因暴饮暴食、过食伤脾、宿食停滞所致，属实证。故选 A。

2. C 解析：口气腐臭，兼咳吐脓血者，是外感邪热内伏于肺，或内伤诸火壅于肺而致气血壅滞，属实证、热证。故选 C。

3. B 解析：谵语是指神志不清，语无伦次，声高有力的症状，属热扰心神之实证。故选 B。

4. C 解析：独语是指自言自语，喃喃不休，见人语止，首尾不续的症状。因心气虚弱，神气不足；

或气郁痰阻，蒙蔽心神所致，属阴证。故选 C。

5. B 解析：久病音哑或失音者，因阴虚火旺，肺肾精气内伤所致，属虚证，即所谓"金破不鸣"。故选 B。

6. A 解析：新病音哑或失音者，为外邪袭肺，或痰湿壅肺所致，属实证，即所谓"金实不鸣"。故选 A。

7. B 解析：病室有臭秽之气，为瘟疫类疾病。故选 B。

8. C 解析：病室有尿臊气（氨气味），常见于水气病晚期。故选 C。

第六节 脉 诊

A1 型题

1. A 解析：寸口三部分候脏腑，其中左手寸、关尺分候心与膻中、肝胆与膈、肾与小腹（膀胱、小肠）；右手寸、关、尺分候肺与胸中、脾胃、肾与小腹（大肠）。左寸候心与膻中，洪脉主热盛。故选 A。

2. E 解析：迟脉是指脉来迟缓，一息不足四至（每分钟脉动 60 次以下），主寒证，亦可见于邪热结聚之实热证，正常人也可见。故选 E。

3. E 解析：数脉主热证，亦见于里虚证，运动后同样会出现数脉。脉数有力，主实热证；脉数无力，主虚热证；脉数无力，兼面白无华、神疲乏力、心悸气短、唇舌淡白者，属气血不足证。故选 E。

4. A 解析：沉脉轻取不应，重按始得，脉动显现的部位较深，主里证，也可见于正常人。故选 A。

5. B 解析：滑脉往来流利，应指圆滑，如珠走盘，主痰饮、食滞、实热。青壮年及妇女妊娠气血壅盛也可见滑脉。故选 B。

6. B 解析：结脉脉来缓慢，时有中止，止无定数，主阴盛气结、寒痰血瘀、气血虚衰。故选 B。

7. C 解析：迟脉脉来迟缓，一息不足四至（每分钟脉动 60 次以下），主寒证，亦可见于邪热结聚之实热证。故选 C。

8. D 解析：脉有神气的特征是应指脉律整齐，柔和有力。脉象有神，常人见之，精气充盛。故选 D。

9. D 解析：寻法是指医生指力不轻不重，按至肌肉，并调节适当指力，或前后左右推寻，以细细体察脉象的方法，故又称为中取。故选 D。

10. C 解析：涩脉形细而行迟，往来艰涩不畅，脉势不匀，主精伤、血少、气滞、血瘀。故选 C。

11. E 解析：迟脉脉来迟缓，一息不足四至（每分钟脉动 60 次以下），主寒证，亦可见于邪热结聚之实热证。故选 E。

12. A 解析：弦脉端直而长，如按琴弦，主肝胆病、痛证、痰饮证等，或为胃气衰败者，亦见于老年健康者。故选 A。

13. A 解析：濡脉浮细无力而软，主虚证、湿困，一般不见于正常人。故选 A。

14. A 解析：脉细小而缓，为湿邪阻遏脉道所致，属实证。故选 A。

15. A 解析：微脉极细极软，按之欲绝，若有若无，主气血大虚、阳气衰微。久病见之为正气将绝；新病见之为阳气暴脱。故选 A。

16. B 解析：脉浮紧，主风寒表证。故选 B。

17. D 解析：洪脉脉体宽大，充实有力，来盛去衰，状若波涛汹涌，主热盛。数脉脉来急促，一息脉来五六至（每分钟脉动 90～120 次），主热盛。故选 D。

18. B 解析：结脉脉来缓慢，时有中止，止无定数。代脉脉来一止，止有定数，良久方还。促脉脉来急数，时有中止，止无定数。故选 B。

19. A 解析：促脉脉来急数，时有中止，止无定数。故选 A。

20. E 解析：代脉脉来一止，止有定数，良久方还，主脏气衰微、跌打损伤、惊恐、痛证。故选 E。

21. D 解析：弦脉端直而长，如按琴弦，主肝胆病、疟疾、痛证、痰饮等，或为胃气衰败者，亦见于老年健康者。故选 D。

22. A 解析：举法是指医生用轻指力按在寸口脉搏跳动部位以体察脉象的方法，故又称为浮取。故选 A。

23. D 解析：总按是指医生三个手指同时用大小相等的指力诊脉的方法，是从总体辨别脉象。故选 D。

24. C 解析：寻法是指医生指力不轻不重，按至肌肉，并调节适当指力，或前后左右推寻，以细细体察脉象的方法，故又称为中取。故选 C。

25. B 解析：按法是指医生用重指力按至筋骨间以体察脉象的方法，故又称为沉取。故选 B。

26. E 解析：单按是指医生用一个手指诊察寸、关、尺某一部脉象的方法。主要用来重点判别各部脉象的形态特征。故选 E。

27. E 解析：正常脉象，又称平脉或常脉，其特征是寸、关、尺三部皆有脉，不浮不沉，不大不小，不快不慢，一息四五至（相当于 60～90 次/分，成年人），节律均匀而无间歇，从容和缓，柔和有力，尺脉沉取应指有力，即有胃、有神、有根。故选 E。

28. A 解析：浮脉轻取即得，重按稍减而不空，脉动显现部位浅表，主表证。故选 A。

29. C 解析：迟脉脉来迟缓，一息不足四至（每分钟脉动 60 次以下），主寒证，亦可见于邪热结聚之实热证。故选 C。

30. B 解析：沉脉轻取不应，重按始得，脉动显现的部位较深，主里证，也可见于正常人。故选 B。

31. E 解析：滑脉往来流利，应指圆滑，如珠走盘，主痰饮、食滞、实热；青壮年及妇女妊娠可见滑脉。故选 E。

32. D 解析：数脉脉来急促，一息脉来五六至（每分钟脉动 90～120 次），主热证，亦见于里虚证。故选 D。

33. E 解析：脉沉无力，主里虚证。故选 E。

34. D 解析：脉沉有力，主里实证。故选 D。

35. B 解析：脉浮数，主风热表证。故选 B。

36. C 解析：脉浮无力，主虚人外感，或邪盛正虚。故选 C。

37. A 解析：脉迟有力，主实寒证。故选 A。

38. C 解析：脉迟有力，兼壮热、腹满胀硬痛、大便秘结、舌红苔黄燥者，属肠热腑实证。故选 C。

39. B 解析：脉迟无力，主虚寒证。故选 B。

40. E 解析：脉数无力，兼面白无华、神疲乏力、心悸气短、唇舌淡白者，属气血不足证。故选 E。

41. C 解析：紧脉脉来绷急，左右弹指，状如牵绳转索，主寒证、痛证和食积。故选 C。

42. A 解析：涩脉形细而行迟，往来艰涩不畅，脉势不匀，主精伤、血少、气滞、血瘀。故选 A。

43. E 解析：紧脉脉来绷急，左右弹指，状如牵绳转索，主寒证、痛证和食积。故选 E。

44. B 解析：洪脉脉体宽大，充实有力，来盛去衰，状若波涛汹涌，主热盛。故选 B。

45. C 解析：细脉脉细如线，但应指明显，主气血两虚证、阴血虚证、湿证。故选 C。

46. A 解析：濡脉浮细无力而软，主虚证、湿困。故选 A。

47. D 解析：代脉脉来一止，止有定数，良久方还，主脏气衰微、跌打损伤、惊恐、痛症。故选 D。

48. A 解析：脉结有力，主寒证、痰证、瘀血证。脉结无力，主气血不足证。故选 A。

49. D 解析：脉代有力，主跌打损伤、惊恐、疼痛。故选 D。

50. B 解析：脉结无力，主气血不足证。故选 B。

51. C 解析：脉代无力，主脏气衰微。故选 C。

52. E 解析：脉促有力，主阳热亢盛、气滞血瘀、痰饮、食积等证。故选 E。

53. C 解析：脉促无力，主脏气虚弱、阴血衰少。故选 C。

54. B 解析：寸口三部分候脏腑，左关脉候肝胆与膈。故选 B。

55. A 解析：举法是指医生用轻指力按在寸口脉搏跳动部位以体察脉象的方法，故又称为浮取。故选 A。

56. A 解析：脉有胃气的特征是脉来和缓、从容、流利。故选 A。

57. D 解析：失去胃气的脉即为死脉，是病情危重的反映，亦称真脏脉。故选 D。

58. D 解析：脉有胃气的特征是脉来和缓、从容、流利。胃气充足的脉象即为平脉。故选 D。

59. A 解析：浮脉轻取即得，重按稍减而不空，脉动显现部位浅表。故选 A。

60. C 解析：濡脉浮细无力而软，主虚证、湿困。故选 C。

61. C 解析：腕后桡动脉搏动处，称为寸口。故选 C。

62. B 解析：一般而言，人的右手寸口寸、关、尺三部分别候肺、脾、命门（肾）。故选 B。

63. C 解析：因小儿寸口短小，不能容纳三指，故诊小儿脉常用"一指定关法"。故选 C。

64. D 解析：洪脉单主阳热亢盛。故选 D。

65. C 解析：弦主肝病，细为阴血不足，故弦细脉主肝肾阴虚或血虚肝郁。故选 C。

B1 型题

1. D 解析：寸口三部分候脏腑，右寸脉候肺。故选 D。

2. E 解析：寸口三部分候脏腑，左尺脉候肾。故选 E。

3. B 解析：按法是指医生用重指力按至筋骨间以体察脉象的方法，故又称为沉取。故选 B。

4. C 解析：寻法是指医生指力不轻不重，按至肌肉，并调节适当指力，或前后左右推寻，以细细体察脉象的方法，故又称为中取。故选 C。

5. A 解析：洪脉脉体宽大，充实有力，来盛去衰，状若波涛汹涌，主热盛。故选 A。

6. E 解析：濡脉浮细无力而软，主虚证、湿困。故选 E。

7. C 解析：脉有神气的特征是应指脉律整齐，柔和有力。脉象有神，常人见之，精气充盛。故选 C。

8. B 解析：脉之有根的特征是尺脉有力，沉取不绝。脉之有根，常人见之，肾精气充足。故选 B。

9. B 解析：代脉脉来时一止，止有定数，良久方来。故选 B。

10. C 解析：结脉脉来缓而一止，止无定数。故选 C。

11. B 解析：微脉久病见之为正气将绝，新病见之为阳气暴脱。故选 B。

12. E 解析：结脉主阴盛气结、寒痰血瘀、气血虚衰。故选 E。

13. A 解析：迟脉是指脉来迟缓，一息不足四至（每分钟脉动 60 次以下）。故选 A。

14. B 解析：数脉是指脉来急促，一息脉来五六至（每分钟脉动 90～120 次）。故选 B。

第七节 按 诊

A1 型题

1. C 解析：腹痛喜按，按之痛减，腹壁柔软者，为虚证。腹痛拒按，按之痛甚，腹部硬满者，为实证。故选 C。

2. B 解析：按肌肤是指触摸某些部位的肌肤，通过肌肤的寒热、润燥、滑涩、疼痛、肿胀、疮疡等不同情况的反映，来分析疾病的寒热虚实及气血阴阳盛衰的诊断方法。诊皮肤颜色属于望诊内容。故选 B。

3. D 解析：因惊恐、大怒或剧烈运动后，虚里动高，片刻之后能平复如常者，均属生理现象。虚里动高，聚而不散，为热甚，多见于外感热病、小儿食滞、痘疹将发之时；按之弹手，洪大而搏，或绝而不应者，是心肺气绝之征，证属危候；按之动而微弱者，是宗气内虚之征，或为饮停心包之支饮。故选 D。

4. E 解析：按之疮疡处坚硬多无脓，边硬顶软者为已成脓。故选 E。

5. A 解析：身热，初按热甚，久按热反转轻者，为热在表。故选 A。

6. E 解析：肿胀处按之凹陷，不能即起者，为水肿。故选 E。

7. A 解析：疮疡根盘收束而隆起者，属实证。故选 A。

8. C 解析：疮疡处肿硬不热者，属寒证。故选 C。

9. E 解析：腹部高度胀大，如鼓之状者，称为鼓胀。故选 E。

10. A 解析：两手分置于腹部两侧相对位置，一手

轻轻叩拍腹壁，另一手若有波动感，按之如囊裹水者，为水臌。故选 A。

11. D 解析：汗出如油而四肢肌肤尚温，脉躁疾无力者，为亡阴之征。故选 D。

12. B 解析：因惊恐、大怒或剧烈运动后，虚里动高，片刻之后能平复如常者，均属生理现象。故选 B。

13. E 解析：虚里按之搏动应手，动而不紧，缓而不急，动气聚而不散，节律清晰一致，一息四五至，是心气充盛，宗气积于胸中的正常征象。故选 E。

14. A 解析：按之胀痛，病处按此连彼者，为气滞气闭。故选 A。

B1 型题

1. A 解析：腹中结块，按之起伏聚散，往来不定，或按之形如筋状，久按转移不定，或按之手下如蚯蚓蠕动者，多为虫积。故选 A。

2. E 解析：腹内肿块，坚硬如石者，为恶候。故选 E。

3. E 解析：虚里按之弹手，洪大而搏，或绝而不应者，是心肺气绝之征，证属危候。故选 E。

4. A 解析：虚里之搏动数急，时有一止者，为宗气不守之征。故选 A。

5. B 解析：肌肤甲错者，多为血虚失荣或瘀血所致。故选 B。

6. E 解析：肌肤滑润者，为气血充盛。故选 E。

7. C 解析：虚里按之动而微弱者，是宗气内虚之征，或为饮停心包之支饮。故选 C。

8. B 解析：虚里按之搏动迟弱，或久病体虚而动数者，是心阳不足之征。故选 B。

9. C 解析：疮疡根盘平塌漫肿者，属虚证。故选 C。

10. B 解析：肿处烙手而压痛者，属热证。故选 B。

11. B 解析：肌肤厥冷而大汗淋漓、面色苍白、脉微欲绝者，为亡阳之征象。故选 B。

12. D 解析：肌肤初摸时并不感觉很热，但按摸稍久后即感灼手者，称为身热不扬，主湿热蕴结证。故选 D。

13. A 解析：肌肤濡软，按之痛减者，为虚证。故选 A。

14. D 解析：重按方痛者，病在深部。故选 D。

15. D 解析：按肌肤是指触摸某些部位的肌肤，通过肌肤的寒热、润燥、滑涩、疼痛、肿胀、疮疡等不同情况的反映，来分析疾病的寒热虚实及气血阴阳盛衰的诊断方法。光泽不属于按肌肤的内容。故选 D。

16. A　解析：按肌肤的寒热可以了解人体阴阳的盛衰、病邪的性质等。故选A。

17. D　解析：肌肤干瘪者，为津液不足。故选D。

18. C　解析：肌肤枯涩者，为气血不足。故选C。

19. C　解析：肥胖之人，腹大如鼓，按之柔软，无脐突，无病证表现者，不属病态。故选C。

20. B　解析：腹部虽然膨满，但按之手下虚软而缺乏弹性，无压痛者，属虚满。故选B。

第八节　八纲辨证

A1 型题

1. E　解析：表证是指六淫、疫疠等邪气，经皮毛、口鼻侵入机体的初期阶段，正（卫）气抗邪于肤表浅层所表现的轻浅证候，具有起病急、病程短、病位浅的特点。故选E。

2. B　解析：八纲辨证中，表里用以辨别病变部位的浅深；寒热用以辨别病情性质的寒热；虚实用以辨别邪正斗争的盛衰；阴阳用以辨别病证类别的阴阳。故选B。

3. D　解析：寒证以寒邪闭阻或阳气亏虚为主要病机；以形寒肢冷、喜暖踡卧、面白、排出物清稀、舌淡苔润为主要表现。热证以阳热亢盛或阴虚内热为主要病机；以发热、恶热喜冷、面赤、排出物黄稠、舌红苔黄、脉数为主要表现。头痛与不痛不是寒证、热证的鉴别要点。故选D。

4. E　解析：凡见抑制、沉静、衰退、晦暗等表现的里证、寒证、虚证，以及症状表现为向内的、向下的、不易发现的，或病邪性质为阴邪致病、病情变化较慢的，均属阴证范畴。小便短赤属于阳证。故选E

5. D　解析：表实寒证的表现为恶寒重、发热轻、头身疼痛、无汗、脉浮紧等。故选D。

6. C　解析：所谓"真"是指与疾病的内在本质相符的证候。故选C。

7. D　解析：真热假寒证病本为里热炽盛者，必有高热、胸腹灼热、口鼻气灼、口臭息粗、渴喜冷饮、小便短黄、舌红苔黄而干、脉沉有力等里实热证的表现，有时尚可出现四肢厥冷、脉沉迟等似为阴寒证的表现。面色浮红如妆常见于真寒假热证。故选D。

8. E　解析：真热假寒证病本为里热炽盛者，必有高热、胸腹灼热、口鼻气灼、口臭息粗、渴喜冷饮、小便短黄、舌红苔黄而干、脉沉有力等里实热证的表现，有时尚可出现四肢厥冷、脉沉迟等似为阴寒证的表现。真寒假热证指内有真寒而外见某些假热的证候。如阳气虚衰，阴寒内盛者，必有四肢厥冷、小便清长、大便稀溏，或下利清谷、舌淡苔白、脉沉无力等里虚寒的证候。二者均可见手足厥冷。故选E。

9. E　解析：虚实主要用以辨别邪正斗争的盛衰。故选E。

10. E　解析：热证的表现为发热、恶热喜冷、口渴喜饮、面赤、烦躁不宁、痰涕黄稠、小便短黄、大便干结、舌红、苔黄燥少津、脉数等。故选E。

11. E　解析：八纲是指表、里、寒、热、虚、实、阴、阳八个纲领。故选E。

12. D　解析：里证是指病变部位在内，如脏腑、气血、骨髓等受病所反映的证候。故选D。

13. B　解析：表证的临床表现为新起恶风寒，或恶寒发热，头身疼痛，喷嚏，鼻塞，流涕，咽喉痒痛，微有咳嗽、气喘，舌淡红，苔薄，脉浮。故选B。

14. C　解析：寒证的临床表现为恶寒，畏寒，冷痛，喜暖，口淡不渴，肢冷踡卧，痰、涎、涕清稀，小便清长，大便稀溏，面色白，舌淡，苔白而润，脉紧或迟等。口渴喜饮为热证表现。故选C。

15. C　解析：所谓"假"是指疾病表现出某些不符合常规认识的假象，即与病理本质所反映的常规证候不相应的某些表现。故选C。

16. A　解析：里证一般无新起恶寒发热并见表现，脉象多不浮；具有起病可急可缓、病程长、病位深的特点。故选A。

17. D　解析：寒证以寒邪闭阻或阳气亏虚为主要病机；以形寒肢冷、喜暖踡卧、面白、排出物清稀、舌淡苔润为主要表现。故选D

18. B　解析：热证以发热、恶热喜冷、面赤、排出物黄稠、舌红苔黄、脉数为主要表现。故选B。

19. C　解析：虚证是指阴阳、气血、津液、精髓等正气亏虚，而邪气不盛，表现以不足、松弛、衰退为特征的各种证候。故选C。

20. E　解析：虚证既有阴、阳、气、血、精、津液之不足，又有各脏腑之虚证，临床表现各不相同。一般见于体弱多病之人，各种症状表现衰弱，如神疲乏力、气短声低、疼痛势缓喜按、舌嫩、苔少或无苔、脉无力等。痰涎壅盛为实证特征。故选E。

21. A　解析：证候错杂是指疾病某一阶段，不仅表现为病位的表里同时受病，而且呈现寒、热、虚、实性质相反的证候。故选A。

22. C　解析：所谓表虚，常指表证有汗出者。故选 C。
23. A　解析：真热假寒证常有热深厥亦深的特点，故可称作热极肢厥证，古代亦称阳盛格阴证。故选 A。
24. E　解析：真寒假热证是由于久病阳气虚衰，阴寒内盛，逼迫虚阳浮游于上、格越于外所致。故选 E。

B1 型题

1. B　解析：恶寒发热并见、脉浮是表证的辨证要点。故选 B。
2. C　解析：热证的表现为发热、恶热喜冷、口渴喜饮、面赤、烦躁不宁、痰涕黄稠、小便短黄、大便干结、舌红、苔黄燥少津、脉数等。故选 C。
3. C　解析：胸腹胀满，按之疼痛，胀满不减，为实证。故选 C。
4. D　解析：胸腹胀满，按之不痛，胀满时减，为虚证。故选 D。
5. C　解析：表虚证，常指表证有汗出者。故选 C。
6. D　解析：实证一般多见于体质壮实之人，各种症状表现明显，如胸腹胀满、疼痛剧烈拒按、痰涎壅盛、舌老苔厚、脉有力等。里证一般无新起恶寒发热并见表现，脉象多不浮。本证为里证、实证。故选 D。
7. C　解析：实证表现为胸腹胀满、疼痛剧烈拒按、痰涎壅盛、舌老苔厚、脉有力等。热证表现为发热、恶热喜冷、口渴喜饮、面赤、烦躁不宁、痰涕黄稠、小便短黄、大便干结、舌红、苔黄燥少津、脉数等。本证兼有实证和热证的特点。故选 C。
8. A　解析：表证表现为新起恶风寒，或恶寒发热，头身疼痛，喷嚏，鼻塞，流涕，咽喉痒痛，微有咳嗽，气喘，舌淡红，苔薄，脉浮。热证表现为发热，恶热喜冷，口渴喜饮，面赤，烦躁不宁，痰涕黄稠，小便短黄，大便干结，舌红，苔黄燥少津，脉数等。本证兼有热证和表证的特点。故选 A。
9. A　解析：干咳、潮热、盗汗、颧红为里虚热证。恶寒、低热、头痛、舌红苔白、脉浮细为表实寒证。故选 A。
10. C　解析：畏寒肢冷、腹痛喜温、下肢微肿为里虚寒证；恶寒头痛、无汗、舌淡胖、脉濡缓为表实寒证。故选 C。
11. A　解析：真寒假热证面虽发红，但为面色苍白而泛红如妆，时隐时现。故选 A。
12. B　解析：真热假寒证常见肢虽厥而胸腹部必灼

热，脉虽迟而按之必有力。故选 B。
13. A　解析：凡见抑制、沉静、衰退、晦暗等表现的里证、寒证、虚证，以及症状表现为向内的、向下的、不易发现的，或病邪性质为阴邪致病、病情变化较慢的，均属阴证范畴。故选 A。
14. B　解析：凡见兴奋、躁动、亢进、明亮等表现的表证、热证、实证，以及症状表现为向外的、向上的、容易发现的，或病邪性质为阳邪致病、病情变化较快的，均属阳证范畴。故选 B。
15. A　解析：证候错杂是指疾病某一阶段，不仅表现为病位的表里同时受病，而且呈现寒、热、虚、实性质相反的证候。故选 A。
16. D　解析：证候相兼是指在疾病某一阶段，其病位无论是在表、在里，但病情性质上没有寒与热、虚与实相反的证候存在。故选 D。
17. A　解析：虚热证表现为五心烦热，盗汗，口咽干燥，颧红，舌红少津，脉细数等。故选 A。
18. D　解析：实热证表现为高热，恶热喜冷，口渴喜饮，面赤，烦躁不宁，痰涕黄稠，小便短黄，大便干结，舌红，苔黄燥少津，脉数有力。故选 D。
19. B　解析：真寒假热证实际是阳虚阴盛格阳于外，而阳气浮越，故又称虚阳浮越证、阴盛格阳证，或戴阳证。故选 B。
20. A　解析：表实寒里实热证，即寒包火证，属于表里同病。故选 A。
21. B　解析：表证以外邪袭表，卫阳被郁为主要病机，以恶寒发热、脉浮为主要表现。故选 B。
22. D　解析：实证是指感受外邪，或疾病过程中阴阳气血失调，体内病理产物蓄积，以邪气亢盛、正气不虚为基本病理，表现以有余、亢盛、停聚为特征的各种证候。故选 D。

第九节　病性辨证

A1 型题

1. A　解析：气滞证临床表现为胸、胁、脘、腹等处或损伤部位胀闷、胀痛、窜痛、攻痛，时轻时重，部位不固定，排气后症状减轻，且诸症常随情绪变化而加重或减轻，脉弦。故选 A。
2. B　解析：血瘀证疼痛的特点是刺痛，痛处拒按，固定不移，夜间尤甚。故选 B。
3. A　解析：血热证临床表现为身热夜甚，或潮热，口渴面赤，心烦失眠，躁扰不宁，甚或狂乱、神昏谵语，或见各种出血，如咳血、吐血、衄血、尿血、月经量多、崩漏等，其色深红，或斑疹显露，或为疮痈，舌绛，脉数疾。故选 A。

4. B 解析：亡阳证临床表现为冷汗淋漓，汗质稀淡。故选 B。

5. B 解析：气虚证以元气不足，功能减退为主要病机；以神疲、乏力、气短、脉虚为主要表现。故选 B。

6. B 解析：畏寒肢冷多属阳虚证。故选 B。

7. D 解析：气虚证临床表现为气短声低，少气懒言，精神疲惫，体倦乏力，舌淡嫩苔白，脉虚；或头晕目眩，自汗，活动后诸症加重。故选 D。

8. D 解析：气陷证的辨证要点是在气虚证基础上，出现脘腹坠胀感内脏下垂，或脱肛、阴挺等。故选 D。

9. C 解析：气逆证临床表现为肺气上逆则咳嗽频作、呼吸喘促；胃气上逆则呃逆、嗳气，或恶心呕吐、呕血；肝气上逆则头痛、眩晕，甚至昏厥、咯血等。故选 C。

10. B 解析：气滞证临床表现为胸、胁、脘、腹等处或损伤部位胀闷、胀痛、窜痛、攻痛，时轻时重，部位不固定，排气后症状减轻，且诸症常随情绪变化而加重或减轻，脉弦。故选 B。

11. E 解析：血虚证临床表现为面色淡白无华或萎黄，口唇、眼睑、爪甲颜色淡白，头晕或眼花，两目干涩，心悸，多梦健忘，神疲，手足发麻，或妇女月经量少、色淡、延期，甚或闭经，舌淡苔白，脉细无力。无肢体浮肿。故选 E。

12. E 解析：血虚证以血液亏少，机体失于濡养为主要病机；以病体虚弱，面、睑、唇、舌、爪甲等颜色淡白，脉细为主要表现。故选 E。

13. D 解析：血虚证以血液亏少，机体失于濡养为主要病机；以病体虚弱，面、睑、唇、舌、爪甲等颜色淡白，脉细为主要表现。故选 D。

14. B 解析：血瘀证临床表现为刺痛，痛处拒按，固定不移，夜间尤甚。故选 B。

15. D 解析：气陷证是指气虚无力升举而反下陷所表现的证候。临床表现为久泻久痢，腹部有坠胀感，或便意频频，或脱肛，子宫脱垂，肾、胃下垂，伴见头晕目眩、少气懒言、倦怠乏力，舌淡苔白，脉弱。故选 D。

16. B 解析：气滞证临床表现多见胸、胁、脘、腹等处或损伤部位胀闷、胀痛、窜痛、攻痛，时轻时重，部位不固定，排气后症状减轻。故选 B。

17. B 解析：气虚血瘀证是指气虚不足，推动血行无力，以致血行瘀阻所表现的证候。临床表现为神倦乏力，少气懒言，自汗，胸胁刺痛固定不

移，拒按，或胁下痞块，或肢体瘫痪、半身不遂，舌淡紫或有紫斑，脉涩。故选 B。

18. C 解析：痰证临床表现为咳嗽痰多，痰质黏稠，胸脘痞闷，恶心纳呆，呕吐痰涎，或头晕目眩，或形体肥胖，或神昏而喉中痰鸣，或神志错乱而为癫、狂、痴、痛，或某些部位出现圆滑柔韧的包块，舌苔腻，脉滑。肤色紫暗发凉多见于血寒证。故选 C。

19. C 解析：痰证最常见的临床表现为咳喘咳痰。故选 C。

20. C 解析：阳虚证以阳气亏损，温煦功能减退为主要病机，故阳虚证最主要的表现是畏寒肢冷。故选 C。

21. A 解析：阴虚证以阴液亏虚，虚热内生为主要病机。故选 A。

22. B 解析：亡阳证的临床表现为面色苍白，冷汗淋漓，四肢厥冷，呼吸微弱，精神疲惫，神情淡漠，甚至昏迷，舌淡润，脉微欲绝。故选 B。

23. C 解析：阴虚证的临床表现为形体消瘦，午后潮热，五心烦热，或骨蒸劳热，颧红盗汗，大便干燥，尿少色黄，舌红绛少苔或无苔，脉细数。故选 C。

24. C 解析：血寒证的临床表现包括畏寒，手足或少腹冷痛、拘急，得温痛减，肤色紫暗发凉，或痛经，月经延期，经色紫暗，夹有血块，唇舌青紫，苔白滑，脉沉迟弦涩。身热口渴属于血热证。故选 C。

25. E 解析：气逆证多见于肺、胃、肝等气机上气，以咳喘，或呕吐、呃逆，或眩晕为主要表现。胀痛属于气滞证的特征。故选 E。

B1 型题

1. A 解析：血热证临床表现为身热夜甚，或潮热，口渴面赤，心烦失眠，躁扰不宁，甚或狂乱、神昏谵语，或见各种出血，如咳血、吐血、衄血、尿血、月经量多、崩漏等，其色深红，或斑疹显露，或为疮痈，舌绛，脉数疾。故选 A。

2. B 解析：血寒证临床表现为畏寒，手足或少腹冷痛、拘急，得温痛减，肤色紫暗发凉，或痛经，月经延期，经色紫暗，夹有血块，唇舌青紫，苔白滑，脉沉迟弦涩。故选 B。

3. B 解析：气虚证以神疲、乏力、气短、脉虚为主要表现。故选 B。

4. A 解析：气陷证以气虚无力升举而致气下行太过为主要病机；以体弱而瘦、气短、气坠、脏器下

垂为主要表现。故选 A。

5. D 解析：血瘀证以血行不畅，瘀血内阻为主要病机；以固定刺痛拒按、肿块、出血色暗、舌紫暗，或见瘀点瘀斑、舌下络脉曲张、脉细涩或结代为主要表现。故选 D。

6. A 解析：气滞证以气机运行不畅为主要病机；以胸、胁、脘、腹等处或损伤部位胀闷、胀痛为主要表现。故选 A。

7. C 解析：气虚证以元气不足，功能减退为主要病机；以神疲、乏力、气短、脉虚为主要表现。故选 C。

8. B 解析：气逆证以气机升降失常而致气逆于上为主要病机；多见于肺、胃、肝等气机上气，以咳喘，或呕吐、呃逆，或眩晕为主要表现。故选 B。

9. C 解析：气陷证临床表现为头晕眼花，气短乏力，脘腹坠胀感，大便稀溏，或便意频频，形体消瘦，或内脏下垂，或脱肛、阴挺，舌淡苔白，脉弱。故选 C。

10. E 解析：气滞证临床表现为胸、胁、脘、腹等处或损伤部位胀闷、胀痛、窜痛、攻痛，时轻时重，部位不固定，排气后症状减轻，且诸症常随情绪变化而加重或减轻，脉弦。故选 E。

11. A 解析：气滞血瘀证临床表现为局部胀闷，走窜疼痛，甚则刺痛，疼痛固定、拒按；或有肿块坚硬，局部青紫肿胀；或有情志抑郁，性急易怒；或面色紫暗，皮肤青筋暴露；妇女可见经闭或痛经，经色紫暗或夹血块，或乳房胀痛；舌紫暗或有瘀斑，脉弦涩等。故选 A。

12. C 解析：气血两虚证临床表现为少气懒言，神疲乏力，自汗，面色淡白无华或萎黄，口唇、爪甲颜色淡白，或心悸、失眠，头晕目眩，形体消瘦，手足发麻，舌淡白，脉细无力等。故选 C。

13. C 解析：血瘀证临床表现为皮肤有瘀点、瘀斑，斑色紫暗，或肌肤甲错，或腹露青筋。故选 C。

14. D 解析：神志错乱而为癫、狂、痴、痫属痰证。故选 D。

15. D 解析：血热证临床表现为身热夜甚，或潮热，口渴面赤，心烦失眠，躁扰不宁，甚或狂乱，神昏谵语，或见各种出血，如咳血、吐血、衄血、尿血、月经量多、崩漏等，其色深红，或斑疹显露，或为疮痈，舌绛，脉数疾。故选 D。

16. A 解析：血寒证临床表现为畏寒，手足或少腹冷痛、拘急，得温痛减，肤色紫暗发凉，或痛经，月经延期，经色紫暗，夹有血块，唇舌青紫，苔白滑，脉沉迟弦涩。故选 A。

17. E 解析：气血两虚证临床表现为少气懒言，神疲乏力，自汗，面色淡白无华或萎黄，口唇、爪甲颜色淡白，或心悸失眠，头晕目眩，形体消瘦，手足发麻，舌淡白，脉细无力等。故选 E。

18. A 解析：气虚血瘀证临床表现为面色淡白无华或紫暗，倦怠乏力，少气懒言，局部疼痛如刺，痛处固定不移、拒按，舌淡紫或有斑点，脉涩等。故选 A。

19. B 解析：气滞血瘀证临床表现为局部胀闷，走窜疼痛，甚则刺痛，疼痛固定、拒按；或有肿块坚硬，局部青紫肿胀；或有情志抑郁，性急易怒；或面色紫暗，皮肤青筋暴露；妇女可见经闭或痛经，经色紫暗或夹血块，或乳房胀痛；舌紫暗或有瘀斑，脉弦涩等。故选 B。

20. D 解析：气血两虚证临床表现为少气懒言，神疲乏力，自汗，面色淡白无华或萎黄，口唇、爪甲颜色淡白，或心悸失眠，头晕目眩，形体消瘦，手足发麻，舌淡白，脉细无力等。故选 D。

21. B 解析：气逆证是指气机升降失常，脏腑之气上逆所表现的证候，多由饮冷而致胃气上逆，出现脘腹痞胀不适、呃声频作、嗳气等症状。故选 B。

22. D 解析：血寒证是指寒邪客于血脉，凝滞气机，血液运行不畅所表现的证候。手部瘙痒，麻木疼痛，拘急不灵活，肢凉肤白，得温则减，舌淡紫苔白滑，脉沉迟或涩，均为血寒证的表现。故选 D。

23. A 解析：气血两虚证是指气虚与血虚同时存在所表现的证候。临床表现为头晕目眩，少气懒言，乏力自汗，心悸失眠，面色淡白或萎黄，口唇、爪甲淡白，舌淡嫩，脉细弱。故选 A。

24. B 解析：气滞血瘀证是指气机阻滞而致血行瘀阻所表现的证候。临床表现为胸胁胀满或走窜疼痛，性情急躁，胁下痞块，刺痛拒按，入夜更甚，或妇女痛经，经色紫暗，夹有瘀块，舌紫暗或有瘀斑，脉弦涩。故选 B。

25. A 解析：阴盛证是指阴气偏盛，脏腑功能障碍或减退，阴寒之邪过盛所表现的证候。临床表现为恶寒，或形寒肢冷，喜暖，口淡不渴，或脘腹冷痛，溲清，便溏，或痰液清稀，水肿，苔白，脉紧或迟。故选 A。

26. B 解析：阳虚证是指机体阳气亏损，温煦功能减退所表现的证候。临床表现为面色白，少气懒言，畏寒肢冷，精神萎靡，口淡不渴，或喜热饮，小便清长，大便溏泄，或浮肿，小便不利，舌淡胖苔白滑，脉沉弱。故选 B。

27. E　解析：气滞血瘀证常见脉弦涩。故选 E。

28. B　解析：痰证常见滑脉。故选 B。

29. C　解析：阳虚证常见脉沉迟（或数）无力。故选 C。

30. A　解析：阴虚证常见脉细数。故选 A。

第十节　脏腑辨证

A1 型题

1. B　解析：心病的常见症状包括心悸怔忡、神昏神乱、心烦失眠、胸闷心痛。故选 B。

2. A　解析：痰阻心脉证的临床表现以胸部憋闷，心胸作痛，痛引肩背为主。故选 A。

3. C　解析：舌红苔黄腻代表痰热内蕴。故选 C。

4. B　解析：瘀阻心脉证胸痛的特点是痛如针刺。故选 B。

5. A　解析：气滞心脉证胸部以胀痛为主。故选 A。

6. C　解析：心气虚证临床表现为心悸，胸闷，气短，精神疲倦，或自汗，活动后诸症加重，面色淡白，舌淡，脉虚。心胸憋闷灼痛属于热证。故选 C。

7. B　解析：心血虚证临床表现为心悸，头晕眼花，失眠，多梦，健忘，面色淡白或萎黄，唇舌色淡，脉细无力。舌红脉数属于热证。故选 B。

8. C　解析：心脉痹阻证是指瘀血、痰浊、阴寒、气滞等因素阻痹心脉，以心悸怔忡、胸闷、心痛为主要表现的证候。故选 C。

9. E　解析：燥邪犯肺证症见发热，微恶风寒，口微渴；或咽喉肿痛，发热口渴；或咽喉红肿疼痛，烦躁不安。故选 E。

10. B　解析：风热犯肺证症见咳嗽气粗，咳痰黏白或黄，咽痛或咳声嘶哑，或有发热，微恶风寒，口微渴，舌尖红，舌苔薄白或黄，脉浮数。故选 B。

11. D　解析：肺气虚证临床表现为咳嗽无力，气短而喘，动则益甚，咳痰清稀，声低懒言，或自汗畏风，易于感冒，神疲体倦，面色淡白，舌淡苔白，脉弱。故选 D。

12. D　解析：D 选项五心烦热属于阴虚证的表现，其余选项为燥邪犯肺证和肺阴虚证的共有症状。故选 D。

13. E　解析：寒痰阻肺证症见咳嗽，痰多色白，质稠或清稀易咳，胸闷气喘，或喉间有哮鸣声，恶寒，肢冷，舌质淡，苔白腻或白滑，脉弦或滑。弦数脉多见于肝胆热证。故选 E。

14. D　解析：脾病虚证的基础病型为脾气虚证。故选 D。

15. C　解析：湿热蕴脾证面目发黄，其色鲜明；寒湿困脾证身目发黄，面色晦暗不泽。ABDE 选项均为两证所共有。故选 C。

16. A　解析：脾气虚证以食少、腹胀、便溏与气虚证并见，脾阳虚证以食少、腹胀、腹痛、便溏与阳虚证并见。脾气下陷证以脘腹重坠作胀、内脏下垂与气虚证并见。脾不统血证以各种慢性出血与气血两虚证并见。嗳气属于胃病表现。故选 A。

17. B　解析：足厥阴肝经循行于胁肋部。胁肋疼痛为肝病的特征性症状。故选 B。

18. D　解析：肝阴虚证临床表现为头晕眼花，两目干涩，视力减退，或胁肋隐隐灼痛，面部烘热或两颧潮红，或手足蠕动，口咽干燥，五心烦热，潮热盗汗，舌红少苔乏津，脉弦细数。故选 D。

19. E　解析：肝阳上亢证症见眩晕耳鸣，头目胀痛，面红目赤，急躁易怒，失眠多梦，头重脚轻，腰膝酸软，舌红少津，脉弦有力或弦细数。故选 E。

20. D　解析：肝阳化风证症见眩晕欲仆，步履不正，头胀头痛，急躁易怒，头摇，肢体震颤，手足麻木，面赤，舌红，或有苔腻，脉弦细有力，甚至突然昏倒，口眼㖞斜，半身不遂，舌强语謇。故选 D。

21. E　解析：肝阳上亢证以肝肾阴虚，肝阳偏亢为主要病机；以眩晕耳鸣、头目胀痛、面红、烦躁、头重脚轻、腰膝酸软为主要表现。故选 E。

22. E　解析：E 选项纳呆、便溏属于脾病症状，其余选项均为肝阳上亢证和肝火炽盛证的共有症状。故选 E。

23. B　解析：嗳腐吞酸是食滞证的辨证要点。故选 B。

24. E　解析：脐腹胀满硬痛、拒按，大便秘结，或热结旁流，大便恶臭是热结肠腑证的辨证要点。故选 E。

25. E　解析：胃脘灼痛表明病位在胃，灼热感代表热证。故选 E。

26. D　解析：D 选项苔白厚腻代表体内有寒湿内蕴，而 ABCE 选项为寒湿困脾证和脾气虚证的共有症状。故选 D。

27. D　解析：心肾不交证症见心烦失眠，惊悸健忘，头晕耳鸣，腰膝酸软，梦遗，口咽干燥，五心烦热，潮热盗汗，便结尿黄，舌红少苔，脉细数。故选 D。

28. A　解析：肾气不固证症见腰膝酸软，神疲乏力，耳鸣失聪；小便频数而清，或尿后余沥不尽，或遗尿，或夜尿频多，或小便失禁；男子滑精、早泄，女子带下清稀而量多，或胎动易滑；舌淡，苔白，脉弱。故选 A。

29. B 解析：胃热炽盛证临床表现为胃脘灼痛、拒按，渴喜冷饮，或消谷善饥，或口臭，牙龈肿痛溃烂，齿衄，小便短黄，大便秘结，舌红苔黄，脉滑数。故选 B

30. E 解析：食滞胃肠证临床表现为脘腹胀满疼痛、拒按，厌食，嗳腐吞酸，或呕吐酸馊食物，吐后胀痛得减，或腹痛，肠鸣，矢气臭如败卵，泻下不爽，大便酸腐臭秽，苔厚腻，脉滑或沉实。故选 E。

31. C 解析：胆郁痰扰证临床表现为胆怯易惊，惊悸不宁，失眠多梦，烦躁不安，胸胁闷胀，善太息，头晕目眩，口苦，呕恶，吐痰涎，舌淡红或红，苔白腻或黄滑，脉弦缓或弦数。故选 C。

32. B 解析：心肾不交证以心与肾水火既济失调为主要病机；以心烦、失眠、腰酸、耳鸣、遗精与阴虚证并见为主要表现。故选 B。

33. C 解析：心脾气血两虚证以脾气虚、心血虚为主要病机；以心悸、神疲、头晕、食少、腹胀、便溏等为主要表现。故选 C。

34. C 解析：肝火犯肺证以肝火犯肺，肺失清肃为主要病机；以胸胁灼痛、急躁易怒、咳嗽、痰黄或咳血等与实热证并见为主要表现。故选 C。

35. E 解析：肝郁脾虚证以肝失疏泄，脾失健运为主要病机；以胸胁胀满、腹痛肠鸣、纳呆便溏为主要表现。故选 E。

36. E 解析：肝火犯肺证临床表现为胸胁灼痛，急躁易怒，头胀头晕，面红目赤，烦热口苦，咳嗽阵作，痰黄稠黏，甚则咳血，舌红，苔薄黄，脉弦数。故选 E。

37. B 解析：肝胃不和证以肝气郁滞，横逆犯胃，胃失和降为主要病机；以脘胁胀痛、嗳气、吞酸、情绪抑郁为主要表现。故选 B。

38. A 解析：肾虚水泛证以肾阳亏虚，水湿内停为主要病机；以水肿，腰以下为甚，尿少，腰膝酸冷，畏寒肢冷等虚寒之象为辨证依据。故选 A。

39. E 解析：腰为肾之府，腰膝酸软是肾病的常见症状。肾阴虚证和肾阳虚证皆可见腰膝酸软。故选 E。

40. B 解析：肾阳虚证以肾阳不足，温煦功能减弱为主要病机；以腰膝酸冷、性欲减退、夜尿多与阳虚证并见为主要表现。故选 B。

41. C 解析：肾阴虚证以肾阴不足，虚热内扰为主

要病机；以腰酸而痛、头晕耳鸣、遗精或月经量少与阴虚证并见为主要表现。故选 C。

42. E 解析：血虚生风证症见眩晕，手足震颤、麻木，手足拘急，肌肉瞤动，皮肤瘙痒，爪甲不荣，面色无华，舌淡白，脉细或弱。故选 E。

43. B 解析：阴虚动风证症见手足震颤、蠕动，或肢体抽搐，眩晕耳鸣，口燥咽干，形体消瘦，五心烦热，潮热颧红，舌红少津，脉弦细数。故选 B。

44. E 解析：肝血虚证临床表现为头晕眼花，视力减退或夜盲，或肢体麻木，关节拘急，手足震颤，肌肉瞤动，妇女月经量少、色淡，甚至闭经，爪甲不荣，面白无华，舌淡，脉细。故选 E。

45. D 解析：肝风内动乃因风阳、火热、阴血亏虚所致，以眩晕、抽搐、震颤等为主要表现的证候。故选 D。

46. C 解析：肝风内动四大证为肝阳化风证、阴虚动风证、热极生风证、血虚生风证。故选 C。

47. B 解析：心肾不交证以心与肾水火既济失调为主要病机；以心烦、失眠、腰酸、耳鸣、遗精与阴虚证并见为主要表现。故选 B。

48. E 解析：湿热蕴脾证与寒湿困脾证均有湿邪困脾，脾失健运，导致脘腹胀闷。故选 E。

49. B 解析：肠道湿热证临床表现为身热口渴，腹痛腹胀，下利脓血，里急后重，或暴泻如水，或腹泻不爽，粪质黄稠秽臭，肛门灼热，小便短黄，舌红，苔黄腻，脉滑数。故选 B。

50. D 解析：肠道津亏证临床表现为大便干燥如羊屎，艰涩难下，数日一行，腹胀作痛，左少腹或可触及包块，口干或口臭，或头晕，舌红少津，苔黄燥，脉细涩。故选 D。

51. A 解析：饥不欲食是指虽有饥饿感，但不想进食，或勉强进食，量亦很少的症状。因胃阴不足，虚火内扰所致，属胃阴虚证。故选 A。

52. A 解析：肾阴虚证表现为腰膝酸软而痛，头晕，耳鸣，齿松，发脱，男子阳强易举，遗精，早泄，女子经少或经闭，或崩漏，失眠，健忘，口咽干燥，形体消瘦，五心烦热，潮热盗汗，或骨蒸发热，午后颧红，小便短黄，舌红少津，少苔或无苔，脉细数。故选 A。

53. B 解析：热极生风证症见高热口渴，烦躁谵语或神昏，颈项强直，两目上视，手足抽搐，甚则角弓反张，牙关紧闭，舌红绛，苔黄燥，脉弦数。故选 B。

54. B 解析：胆郁痰扰证临床表现为胆怯易惊，惊悸不宁，失眠多梦，烦躁不安，胸胁闷胀，善太

息，头晕目眩，口苦，呕恶，吐痰涎，舌淡红或红，苔白腻或黄滑，脉弦缓或弦数。故选 B。

55. B　解析：肾气不固证临床表现为腰膝酸软，神疲乏力，耳鸣失聪；小便频数而清，或尿后余沥不尽，或遗尿，或夜尿频多，或小便失禁；男子滑精、早泄，女子带下清稀而量多，或胎动易滑；舌淡，苔白，脉弱。故选 B。

56. A　解析：心气虚证以心悸、神疲与气虚证并见为主要辨证要点。故选 A。

57. C　解析：肾精不足证以肾精亏损，生长发育及性功能低下为主要病机；以小儿发育迟缓，成人生殖功能低下、早衰为主要表现。故选 C。

A2 型题

1. B　解析：脾阳虚证可由脾气虚证发展而来，同时有畏寒肢冷、脘腹隐痛喜温等寒象。故选 B。

2. C　解析：心血虚证以心悸、失眠、多梦与血虚证并见为主要辨证要点。故选 C。

3. A　解析：心气虚证以心悸、神疲与气虚证并见为主要辨证要点。故选 A。

4. B　解析：痰阻心脉证临床表现为胸部憋闷，心胸作痛，痛引肩背，时发时止，心中悸动，怔忡不安，形体肥胖，喉中多痰，身体困重，面色晦暗，舌质淡紫，舌苔白腻，脉象弦滑。故选 B。

5. A　解析：心气虚证以心悸、神疲与气虚证并见为主要辨证要点。故选 A。

6. D　解析：气滞心脉证症见心悸怔忡，心胸憋闷作痛，痛引肩背内臂，善太息，舌暗红苔薄白，脉沉弦。故选 D。

7. B　解析：瘀阻心脉证症见心前区刺痛，且放射至左肩背部，心悸，胸闷，舌质紫暗，脉沉涩。故选 B。

8. B　解析：寒痰阻肺证症见哮喘痰鸣，咳痰清稀，量多易咳，形寒肢冷，舌淡红苔白滑，脉沉迟。故选 B。

9. A　解析：表热证症见发热微恶寒，口干微渴，头痛，汗出，咳嗽，咳痰黏稠，咽喉红肿疼痛，舌尖边红，脉浮数。故选 A。

10. B　解析：风热犯肺证症见恶风寒，咳嗽，痰少而黏，难咳，口唇、鼻咽干燥，舌淡红，苔薄黄，脉浮数。故选 B。

11. B　解析：风寒犯肺证的辨证要点是咳嗽、痰白清稀与表寒证并见。故选 B。

12. B　解析：寒滞心脉证症见心胸剧痛，畏寒肢冷，舌淡苔白，脉沉紧。故选 B。

13. E　解析：肺气虚证以肺气不足，宣降无力为主要病机；多有久病咳喘等病史，以咳喘无力、痰白清稀和气虚证并见为主要表现。故选 E。

14. E　解析：肺阴虚证症见干咳少痰，或痰少而黏，不易咳出，或痰中带血，声音嘶哑，口燥咽干，形体消瘦，五心烦热，潮热盗汗，两颧潮红，舌红少苔乏津，脉细数。故选 E。

15. B　解析：肺热炽盛证症见发热，口渴，咳嗽，气喘，鼻扇气灼，胸痛，咽喉红肿疼痛，小便短赤，大便秘结，舌红苔黄，脉数。故选 B。

16. E　解析：心气虚证以心悸、神疲与气虚证并见为主要辨证要点。故选 E。

17. C　解析：肝火犯肺证以肝火犯肺，肺失清肃为主要病机；以胸胁灼痛、急躁易怒、咳嗽、痰黄或咳血等与实热证并见为主要表现。故选 C。

18. C　解析：肺气虚证临床表现为咳嗽无力，气短而喘，动则益甚，咳痰清稀，声低懒言，或自汗畏风，易于感冒，神疲体倦，面色淡白，舌淡苔白，脉弱。故选 C。

19. A　解析：寒湿困脾证症见脘腹胀闷，口腻纳呆，泛恶欲呕，口淡不渴，腹痛便溏，头身困重，或小便短少，肢体肿胀，或身目发黄，面色晦暗不泽，或妇女白带量多，舌淡胖，苔白腻或白滑，脉濡缓或沉细。故选 A。

20. C　解析：脾气下陷证症见说话无力，胃下垂，肌肉和韧带无力，呼吸不畅，肛门重坠，腹泻，小便浑浊，少气乏力，头晕目眩等。故选 C。

21. B　解析：脾不统血证的辨证要点是各种慢性出血，如便血、尿血、吐血、鼻衄、紫斑，或妇女月经过多、崩漏与气血两虚证并见。故选 B。

22. B　解析：脾气虚证症见不欲食，脘腹胀满，食后胀甚，便溏，神疲乏力，气短懒言，稀便不成形，纳呆，腹胀，周身乏力，消瘦，舌淡苔白，脉缓。故选 B。

23. E　解析：胃热炽盛证临床表现为胃脘灼痛、拒按，渴喜冷饮，或消谷善饥，或口臭，牙龈肿痛溃烂，齿衄，小便短黄，大便秘结，舌红苔黄，脉滑数。故选 E。

24. C　解析：肝郁脾虚证以肝失疏泄，脾失健运为主要病机；以胸胁胀满、腹痛肠鸣、纳呆便溏为主要表现。故选 C。

25. A　解析：寒滞胃肠证临床表现为胃脘、腹部冷痛，痛势暴急，遇寒加剧，得温则减，恶心呕吐，吐后痛缓，口淡不渴，或口泛清水，腹泻清稀，或腹胀便秘，面白或青，恶寒肢冷，舌白润，脉弦紧或沉紧。故选 A。

26. B 解析：肝火炽盛证以肝火上炎为主要病机；以头晕胀痛、急躁易怒、耳鸣、胁肋灼痛与实热证并见为主要表现。故选 B。

27. A 解析：肠道湿热证临床表现为身热口渴，腹痛腹胀，下利脓血，里急后重，或暴泻如水，或腹泻不爽，粪质黄稠秽臭，肛门灼热，小便短黄，舌红苔黄腻，脉滑数。故选 A。

28. D 解析：肝郁气滞证临床表现为情志抑郁，善太息，胸胁或少腹胀满窜痛，或咽部异物感，或颈部瘿瘤，或胁下肿块；妇女见乳房胀痛，月经不调，痛经，甚则闭经；苔薄白，脉弦。其病情轻重与情志变化关系密切。故选 D。

29. E 解析：肝阳化风证症见眩晕欲仆，步履不正，头胀头痛，急躁易怒，头摇，肢体震颤，手足麻木，面赤，舌红，或苔腻，脉弦细有力，甚至突然昏倒，口眼㖞斜，半身不遂，舌强语謇。故选 E。

30. B 解析：膀胱湿热证临床表现为小便频数、急迫、短黄，排尿灼热、涩痛，或小便浑浊，或小腹、腰部胀痛，发热，口渴，舌红，苔黄腻，脉滑数或濡数。故选 B。

B1 型题

1. D 解析：痰阻心脉证临床表现为胸部憋闷，心胸作痛，痛引肩背，时发时止，心中悸动，怔忡不安，形体肥胖，喉中多痰，身体困重，面色晦暗，舌质淡紫，舌苔白腻，脉象弦滑。故选 D。

2. E 解析：瘀阻心脉证症见心前区刺痛，且放射至左肩背部，心悸，胸闷，舌质紫暗，脉沉涩。故选 E。

3. A 解析：咳嗽、痰白清稀与寒证并见，为寒邪客肺证的辨证要点。故选 A。

4. D 解析：燥邪犯肺证症见干咳少痰，或痰少而黏，不易咳出，甚则胸痛，痰中带血，伴口唇、鼻咽、皮肤干燥，或见鼻衄，便干尿少，或发热微恶风寒，无汗或少汗，苔薄而干燥少津，脉浮数或浮紧。故选 D。

5. B 解析：肝气上逆则头痛眩晕，甚至昏厥、呕血等。故选 B。

6. A 解析：胃气上逆可见呃逆、嗳气、恶心、呕吐。故选 A。

7. A 解析：痰热壅肺证症见胸闷气喘，咳嗽，咳痰黄稠量多，舌红，苔黄腻，脉滑数。故选 A。

8. E 解析：风热犯肺证症见恶风寒，咳嗽，痰少而黏，难咳，口唇、鼻咽干燥，舌淡红，苔薄黄，脉浮数。故选 E。

9. D 解析：肺阴虚证以肺阴亏耗，虚热内扰为主要病机；以干咳、痰少难咳和阴虚内热证并见为主要表现。故选 D。

10. C 解析：肺气虚证以肺气不足，宣降无力为主要病机；多有久病咳喘等病史，以咳喘无力、痰白清稀和气虚证并见为主要表现。故选 C。

11. B 解析：肝阳化风证症见眩晕欲仆，步履不正，头胀头痛，急躁易怒，头摇，肢体震颤，手足麻木，面赤，舌红，或苔腻，脉弦细有力，甚至突然昏倒，口眼㖞斜，半身不遂，舌强语謇。故选 B。

12. D 解析：热极生风证症见高热口渴，烦躁谵语或神昏，颈项强直，两目上视，手足抽搐，甚则角弓反张，牙关紧闭，舌红绛，苔黄燥，脉弦数。故选 D。

13. D 解析：肾气不固证以肾气不足，固摄无力为主要病机；以腰膝酸软，小便、精液、带下、胎气不固与气虚证并见为主要表现。故选 D。

14. D 解析：肾气不固证以肾气不足，固摄无力为主要病机；以腰膝酸软，小便、精液、带下、胎气不固与气虚证并见为主要表现。故选 D。

15. A 解析：肾精不足证临床表现为腰膝酸软，耳鸣耳聋，健忘恍惚，两足痿软，齿摇发脱。故选 A。

16. D 解析：肾气不固证以肾气不足，固摄无力为主要病机；以腰膝酸软，小便、精液、带下、胎气不固与气虚证并见为主要表现。故选 D。

17. E 解析：脾阳虚证的辨证要点是食少、腹胀、腹痛、便溏与阳虚证并见。故选 E。

18. D 解析：胃阴虚证的辨证要点是干呕呃逆、胃脘嘈杂、饥不欲食与阴虚证并见。故选 D。

19. A 解析：食滞胃肠证临床表现为脘腹胀满疼痛、拒按，厌食，嗳腐吞酸，或呕吐酸馊食物，吐后胀痛得减，或腹痛，肠鸣，矢气臭如败卵，泻下不爽，大便酸腐臭秽，苔厚腻，脉滑或沉实。故选 A。

20. C 解析：肠热腑实证临床表现为高热或日晡潮热，汗多，口渴，脐腹胀满硬痛、拒按，大便秘结，或热结旁流，大便恶臭，小便短黄，甚则神昏谵语、狂乱，舌红，苔黄厚而燥或焦黑起刺，脉沉数有力或沉实有力。故选 C。

21. E 解析：胃热炽盛证临床表现为胃脘灼痛、拒按，渴喜冷饮，或消谷善饥，或口臭，牙龈肿痛溃烂，齿衄，小便短黄，大便秘结，舌红苔黄，脉滑数。故选 E。

22. C　解析：肠道津亏证临床表现为大便干燥如羊屎，艰涩难下，数日一行，腹胀作痛，左少腹或可触及包块，口干，或口臭，或头晕，舌红少津，苔黄燥，脉细涩。故选 C。

23. D　解析：心脉痹阻证以心悸怔忡、胸闷、心痛为主要表现。故选 D。

24. A　解析：心肾不交证以心烦、失眠、腰酸、耳鸣、遗精与阴虚证并见为主要表现。故选 A。

25. B　解析：心脾气血虚证以脾气虚、心血虚为主要病机；以心悸、神疲、头晕、食少、腹胀、便溏等为主要表现。故选 B。

26. C　解析：心悸怔忡可辨病位在心，尿少浮肿可辨病位在肾。本病属肾阳衰微，气化功能失职。

故选 C。

27. D　解析：肝胃不和证以肝气郁滞，横逆犯胃，胃失和降为主要病机；以脘胁胀痛、嗳气、吞酸、情绪抑郁为主要表现。故选 D。

28. B　解析：肝郁脾虚证以肝失疏泄，脾失健运为主要病机；以胸胁胀满、腹痛肠鸣、纳呆便溏为主要表现。故选 B。

29. E　解析：心脾气血两虚证以脾气虚、心血虚为主要病机；以心悸、神疲、头晕、食少、腹胀、便溏等为主要表现。故选 E。

30. C　解析：肾虚水泛证以肾阳亏虚，水湿内停为主要病机；以水肿，腰以下为甚，尿少，腰膝酸冷，畏寒肢冷等虚寒之象为辨证依据。故选 C。

第三章　中　药　学

第一节　药性理论

A1 型题

1. E　解析：药性理论包括四气、五味、升降浮沉、归经、毒性。故选 E。

2. D　解析：药物的温、热、寒、凉四性反映了药物对人体阴阳盛衰、寒热变化的作用倾向。故选 D。

3. E　解析：能够减轻或消除寒证的药物属于温性或热性。故选 E。

4. E　解析：平性药是指寒热界限不很明显、药性平和、作用较和缓的一类药。故选 E。

5. A　解析：五味是药物最基本的五种味道。故选 A。

6. C　解析：甘味药有补益、和中、调和药性和缓急止痛的作用。故选 C。

7. B　解析：苦味药"能泻、能燥、能坚"，可清热泻火、下气平喘、降逆止呕、通利大便、清热燥湿、苦温燥湿、泻火存阴。故选 B。

8. E　解析：淡味药"能渗、能利"。故选 E。

9. D　解析：酸味药"能收、能涩"。故选 D。

10. C　解析：苦味能燥。故选 C。

11. A　解析：一般解表药、行气药、活血药多有辛味。故选 A。

12. E　解析：涩味药有收敛固涩的作用，多用治虚汗、泄泻、尿频、遗精、滑精、出血等。故选 E。

13. D　解析：甘味药具有缓急止痛的作用。故选 D。

14. E　解析：酸味药有收敛固涩的作用。故选 E。

15. E　解析：咸味药有软坚散结、泻下通便的作用。故选 E。

16. A　解析：淡味药有渗湿、利小便的作用。故选 A。

17. B　解析：辛味能散，用于表证。故选 B。

18. D　解析：咸味药有软坚散结的作用，多用治瘰疬、瘿瘤、癥瘕痞块等。故选 D。

19. C　解析：发表、透疹、升阳、涌吐、开窍等药具有升浮作用。故选 C。

20. B　解析：收敛固涩、泻下、利水、潜阳、镇惊安神、止咳平喘、止呕等药具有沉降作用。故选 B。

21. A　解析：升、浮指药物向上、向外的趋向性作用。故选 A。

22. C　解析：沉、降类药物多具有降逆、泄利作用。故选 C。

23. C　解析：肝火上炎者宜清肝泻火，药性多降逆。故选 C。

24. C　解析：具有沉、降药性的药物多为苦寒。故选 C。

25. D　解析：归经是指药物对于机体某部分的选择性作用。故选 D。

26. B　解析：归经理论的形成是在中医基本理论指导下，以脏腑经络为基础，以药物所治疗的具体病证为依据，经过长期临床实践总结出来的。故选 B。

27. A　解析：胁痛、易怒、抽搐、惊悸等为肝经的病变。故选 A。

28. B　解析：酸枣仁可治疗失眠、心悸等心经病变，故归心经。故选 B。

29. E　解析：外感风寒、喘咳等属肺经的病变。故选 E。

30. B　解析：毒性反应的产生与药物贮存、加工炮制、配伍、剂型、给药途径、用量、使用时间的长短，以及患者的体质、年龄、证候性质等都有密切关系。故选 B。

A2 型题

1. D　解析：患者属肺经病变。故选 D。

2. C　解析：患者为中气下陷证，甘味药具有补益的作用，升浮药具有上升提举的作用。故选 C。

B1 型题

1. D　解析：甘味药具有补益、和中、调和药性和缓急止痛的作用。故选 D。

2. B　解析：辛味药具有发散、行气、行血等作用。故选 B。

3. B　解析：涩味药具有收敛固涩的作用，多用治遗精、滑精。故选 B。

4. C　解析：苦味药具有泄、燥湿、坚阴的作用。故选 C。

5. E　解析：升降浮沉是指药物对人体作用的不同趋向性。故选 E。

6. C　解析：归经是指药物对于机体某部分的选择性作用。故选 C。

7. A　解析：具有降的趋向的药物可止咳平喘、止呕。故选 A。

8. B　解析：具有升的趋向的药物可升阳、止泻。故选 B。

9. B　解析：甘味药有补益、和中、调和药性和缓急止痛的作用。故选 B。

10. A　解析：苦味药有泄、燥湿的作用。故选 A。

第二节　中药的配伍

A1 型题

1. C　解析：相畏就是一种药物的毒副作用能被另一种药物所抑制。故选 C。

2. B　解析：相杀就是一种药物能够减轻或消除另一种药物的毒副作用。故选 B。

3. B　解析：相须可以增强原有药物的疗效。相使是以一种药物为主，另一种药物为辅，两种药物合用，辅药可以提高主药的功效。故选 B。

4. B　解析：黄芪、茯苓两药配合，茯苓能提高黄芪补气利水的治疗效果。故选 B。

5. C　解析：相恶就是两药合用，一种药物能破坏另一种药物的功效。故选 C。

6. C　解析：相反就是两种药物同用能产生或增强毒性或副作用。故选 C。

7. D　解析：相恶是两药合用，一种药物能破坏另一种药物的功效。故选 D。

B1 型题

1. E　解析：相恶就是两药合用，一种药物能破坏另一种药物的功效。故选 E。

2. A　解析：相须就是两种功效相似的药物配合应用，可以增强原有药物的疗效。故选 A。

3. C　解析：黄芪补气利水，茯苓利水健脾，两药配合，茯苓能提高黄芪补气利水的治疗效果。故选 C。

4. D　解析：人参恶莱菔子，莱菔子能削弱人参的补气作用。故选 D。

5. C　解析：乌头配半夏属于"十八反"。故选 C。

6. E　解析：丁香配郁金属于"十九畏"。故选 E。

7. D　解析：相反的配伍属于用药禁忌，用药的时候应该避免。故选 D。

8. D　解析：相反的配伍属于用药禁忌。故选 D。

9. A　解析：大黄泄热通便，芒硝助大黄泄热通便，并软坚散结，二药同用，峻下热结之力甚强。故选 A。

10. E　解析：南星畏生姜。故选 E。

11. A　解析：蜈蚣配全蝎能增强息风止痉、通络止痛、攻毒散结的功效，属于相须。故选 A。

12. B　解析：枸杞子配伍菊花可增强菊花清肝明目、平抑肝阳的作用，属于相使。故选 B。

13. A　解析：麻黄配桂枝能增强发汗解表、祛风散寒的作用，属于相须。故选 A。

14. C　解析：生姜能够减轻或消除生半夏的毒性，生姜杀生半夏，属于相杀。故选 C。

第三节　中药的用药禁忌

A1 型题

1. D　解析：相恶是指两药合用，一种药物能破坏另一种药物的功效，属于用药禁忌。故选 D。

2. A　解析：甘草与芫花属于"十八反"的内容。故选 A。

3. B　解析：中药配伍禁忌包括"十八反""十九畏"的内容。故选 B。

4. E　解析：乌头与瓜蒌属于"十八反"。故选 E。

5. C　解析：官桂与赤石脂属于"十九畏"。故选 C。

6. B 解析：妊娠禁用药物是指毒性较强或药性猛烈的药物，如巴豆、牵牛子、雄黄、砒霜等。桃仁属于妊娠慎用的药物。故选 B。

7. E 解析：妊娠慎用的药物包括通经祛瘀、行气破滞及辛热滑利之品，如桃仁、红花、牛膝、大黄等。乌头有毒，属于妊娠禁用中药。故选 E。

B1 型题

1. C 解析：乌头配半夏属于"十八反"。故选 C。
2. E 解析：丁香配郁金属于"十九畏"。故选 E。
3. A 解析：乌头配瓜蒌属于"十八反"。故选 A。
4. C 解析：三棱配牙硝属于"十九畏"。故选 C。
5. D 解析：水银配砒石属于"十九畏"。故选 D。
6. E 解析：硫黄配芒硝属于"十九畏"。故选 E。
7. C 解析：妊娠慎用的药物包括通经祛瘀、行气破滞及辛热滑利之品，如桃仁、红花、牛膝、大黄等。故选 C。
8. A 解析：妊娠禁用药物指毒性较强或药性猛烈的药物，如巴豆、牵牛子、雄黄、砒霜等。故选 A。

第四节 中药的剂量与用法

A1 型题

1. A 解析：细辛的用量为 1~3g，古有"辛不过钱"之说。故选 A。
2. B 解析：有效成分难溶于水的一些金石、矿物、介壳类药物，应打碎先煎，如磁石、代赭石、龙骨、牡蛎等。故选 B。
3. C 解析：薄荷、砂仁、白豆蔻等气味芳香的药物，久煎其有效成分易于挥发而降低药效，宜后下。故选 C。
4. A 解析：黏性强、粉末状及带有绒毛的药物宜包煎，如滑石、青黛、蒲黄、旋覆花等。故选 A。
5. D 解析：胶类药宜烊化，如阿胶、鹿角胶、蜂蜜、饴糖等。故选 D。

B1 型题

1. A 解析：磁石、代赭石、龙骨等难溶于水的金石、矿物、介壳类药物，应打碎先煎。故选 A。
2. B 解析：薄荷、砂仁、白豆蔻等气味芳香的药物宜后下；大黄、番泻叶等久煎能破坏其有效成分，也宜后下。故选 B。
3. C 解析：辛夷含有绒毛，刺激咽喉会导致咳嗽，入汤剂应包煎。故选 C。
4. D 解析：西洋参为贵重药材，为了更好地煎出有

效成分，应单独另煎。故选 D。

5. C 解析：黏性强、粉末状及带有绒毛的药物如一些种子类药物亦包煎。故选 C。
6. E 解析：某些贵重药，用量较轻，为防止散失，常需要研成细末制成散剂，用温开水或复方其他药物煎液冲服，如麝香、牛黄、珍珠、羚羊角等。故选 E。

第五节 解 表 药

A1 型题

1. C 解析：细辛的功效为解表散寒，祛风止痛，通窍，温肺化饮。故选 C。
2. E 解析：部分解表药如麻黄，发汗作用较强，用量不宜过大。故选 E。
3. B 解析：麻黄的功效为发汗解表，宣肺平喘，利水消肿。故选 B。
4. C 解析：麻黄的功效有发汗解表，宣肺平喘，利水消肿，可用于治疗风水水肿。故选 C。
5. B 解析：桂枝的功效为发汗解肌，温经通脉，助阳化气。故选 B。
6. B 解析：桂枝对外感风寒，无论表实无汗、表虚有汗，均可使用。故选 B。
7. D 解析：紫苏解表散寒，兼可行气宽中以和胃。故选 D。
8. C 解析：紫苏的功效为解表散寒，行气宽中，解鱼蟹毒。故选 C。
9. D 解析：香薷的功效为发汗解表，化湿和中，有"夏月麻黄"之称。故选 D。
10. C 解析：荆芥祛风解表，无论风寒还是风热表证，均可广泛使用。故选 C。
11. D 解析：白芷解表散寒，兼可通鼻窍。故选 D。
12. D 解析：羌活解表散寒，祛风胜湿，止痛，尤善治上半身风湿。故选 D。
13. A 解析：荆芥炒炭可以止血。故选 A。
14. B 解析：防风可祛风解表，胜湿止痛，止痉。故选 B。
15. B 解析：防风可用于破伤风。故选 B。
16. D 解析：白芷的功效为解表散寒，祛风止痛，通鼻窍，燥湿止带，消肿排脓。故选 D。
17. C 解析：生姜的功效为解表散寒，温中止呕，温肺止咳。故选 C。
18. B 解析：生姜可温中止呕，故可用于胃寒呕吐。故选 B。
19. C 解析：辛夷的功效为发散风寒，通鼻窍。故

选 C。

20. D 解析：苍耳子的功效为发散风寒，通鼻窍，祛风湿，止痛。故选 D。

21. E 解析：香薷的功效为发汗解表，化湿和中，利水消肿。故选 E。

22. A 解析：发散风热药的功效是发散风热，用于风热感冒。故选 A。

23. D 解析：薄荷疏散风热，兼可疏肝行气。故选 D。

24. B 解析：桑叶可治疗风热感冒、温病初起、肺热咳嗽、燥热咳嗽。故选 B。

25. D 解析：菊花的功效为疏散风热，平抑肝阳，清肝明目，清热解毒。故选 D。

26. E 解析：菊花可用于风热感冒、温病初起、目赤昏花。故选 E。

27. E 解析：蝉蜕的功效为疏散风热，利咽开音，透疹，明目退翳，息风止痉。故选 E。

28. E 解析：蝉蜕息风止痉，可用于急慢惊风、破伤风。故选 E。

29. E 解析：升麻为疏散风热药，兼可清热解毒。故选 E。

30. B 解析：牛蒡子疏散风热、利咽透疹，可用于风热上攻，咽喉肿痛。故选 B。

31. A 解析：葛根可用于表证发热，善于治疗项背强痛。故选 A。

32. C 解析：柴胡可升举阳气，疏肝解郁。故选 C。

33. A 解析：升麻的功效为解表透疹，清热解毒，升举阳气。故选 A。

34. B 解析：葛根的功效为解肌退热，透疹，生津止渴，升阳止泻。故选 B。

35. E 解析：柴胡可用于表证发热、少阳证。故选 E。

36. E 解析：麻黄的性味为辛、微苦，温。故选 E。

37. C 解析：羌活的功效为解表散寒，祛风胜湿，止痛。故选 C。

38. A 解析：苍耳子的功效为发散风寒，通鼻窍，祛风湿，止痛。故选 A。

39. A 解析：桂枝的功效为发汗解肌，温经通脉，助阳化气。故选 A。

40. D 解析：生姜的功效为解表散寒，温中止呕，温肺止咳。故选 D。

41. D 解析：紫苏可解表散寒，行气宽中，故可治疗风寒感冒、脾胃气滞、腹满腹胀。故选 D。

42. E 解析：桂枝可助阳化气，故可治疗痰饮、蓄水证。故选 E。

43. D 解析：桂枝可用于风寒感冒，寒凝血滞诸痛证。故选 D。

44. E 解析：香薷发汗解表，兼可化湿和中、利水消肿。故选 E。

45. E 解析：羌活的功效为解表散寒，祛风胜湿，止痛。故选 E。

46. D 解析：紫苏可解表散寒，行气宽中，解鱼蟹毒。故选 D。

47. D 解析：香薷可发汗解表、化湿和中，故可用于感受暑湿，发热恶寒，呕吐泄泻。故选 D。

48. E 解析：防风治疗外感表证；无论风寒还是风热表证，均可使用。故选 E。

49. C 解析：荆芥的功效为祛风解表，透疹消疮，止血。故选 C。

50. C 解析：白芷可解表散寒，兼可祛风止痒。故选 C。

51. E 解析：紫苏可解表散寒，兼可行气宽中。故选 E。

52. B 解析：桂枝的性味为辛、甘，温。故选 B。

53. D 解析：紫苏的性味为辛，温。故选 D。

54. A 解析：防风的性味为辛、甘，微温。故选 A。

55. A 解析：葛根可升阳止泻，用于热泻热痢、脾虚泄泻。故选 A。

56. C 解析：柴胡可用于肝郁气滞证，为疏肝解郁要药。故选 C。

57. A 解析：生姜的功效为解表散寒，温中止呕，温肺止咳。故选 A。

58. C 解析：辛夷可治疗风寒感冒、头痛鼻塞、鼻渊。故选 C。

59. C 解析：表证主要为肺与膀胱两脏受邪，解表药主要归肺与膀胱经。故选 C。

60. E 解析：荆芥透疹消疮，可治疗麻疹不透、风疹瘙痒。故选 E。

61. E 解析：麻黄发汗宣肺力强，凡表虚自汗、阴虚盗汗及肺肾虚喘者均当慎用。故选 E。

62. D 解析：麻黄配桂枝，能增强发汗解表、祛风散寒的作用。故选 D。

63. B 解析：牛蒡子既能疏散风热，又可解毒散肿。故选 B。

64. C 解析：紫苏既能解表散寒，又可行气宽中。故选 C。

65. C 解析：麻黄可发汗解表，宣肺平喘，利水消肿。故选 C。

66. A 解析：香薷可发汗解表，化湿和中，利水消肿。故选 A。

A2 型题

1. C 解析：麻黄可以发汗解表，宣肺平喘，利水消肿，可治疗风寒感冒、咳嗽气喘等。故选 C。

2. C 解析：桂枝可用于外感风寒，表虚有汗或表实无汗。故选 C。

3. B 解析：麻黄可治疗风寒感冒表实无汗、咳嗽气喘。故选 B。

4. B 解析：细辛可解表散寒，祛风止痛，温肺化饮，可与麻黄同用治疗水饮内停。故选 B。

5. B 解析：麻黄可治疗风寒感冒表实、风水水肿；白术可燥湿利尿。故选 B。

6. B 解析：羌活、防风皆可解表、祛风、胜湿、止痛。患者兼有风寒感冒、风寒湿痹。故选 B。

7. A 解析：麻黄与桂枝配伍可用于治疗外感风寒表实证。故选 A。

8. C 解析：患者外感风寒，兼有腹痛吐泻、苔腻脉濡，辨证为外感风寒，内伤暑湿。香薷可发汗解表，化湿和中。故选 C。

9. A 解析：葛根解肌退热，可用于表证发热、项背强痛，且善治颈项强痛。故选 A。

10. D 解析：患者发热、微恶风寒、苔黄，脉浮数，为外感风热证。羌活辛温，用于风寒表证。故选 D。

11. A 解析：患者表现为风热犯肺证。桑叶可疏散风热，清肺润燥。故选 A。

12. A 解析：患者少气倦怠，腹胀，脱肛，头晕目花，为气虚下陷证。柴胡可升举阳气。故选 A。

13. C 解析：患者少气倦怠，少言，腹胀，脱肛，头晕眼花，为气虚下陷证。升麻可升举阳气。故选 C。

14. C 解析：患者表现为气虚下陷证。柴胡可升举阳气。故选 C。

15. A 解析：患者症状主要为风热感冒。薄荷可用于风热感冒、温病初起、咽喉肿痛。故选 A。

16. A 解析：患者症状主要为风热感冒。薄荷可疏散风热，利咽透疹。故选 A。

17. A 解析：患者为外感风寒，内伤暑湿证。香薷发汗解表，兼可化湿和中。故选 A。

18. D 解析：患者为外感风寒，内伤暑湿证。香薷发汗解表，兼可化湿和中。故选 D。

B1 型题

1. A 解析：麻黄发汗解表，宣肺平喘，利水消肿；香薷发汗解表，化湿和中，利水消肿。故选 A。

2. E 解析：白芷与细辛皆可解表散寒，通鼻窍。故选 E。

3. B 解析：桂枝可发汗解肌，温经通脉，助阳化

气。故选 B。

4. E 解析：荆芥透疹消疮。故选 E。

5. E 解析：生姜可解表散寒，温中止呕，温肺止咳。故选 E。

6. B 解析：香薷可发汗解表，化湿和中，利水消肿。故选 B。

7. A 解析：桂枝可发汗解肌，温经通脉，助阳化气，可行水湿痰饮之邪。故选 A。

8. C 解析：防风可用于破伤风。故选 C。

9. E 解析：葛根可解肌退热，透疹，生津止渴，升阳止泻。故选 E。

10. B 解析：桑叶可疏散风热，清肺润燥，平抑肝阳，清肝明目。故选 B。

11. B 解析：薄荷入汤宜后下。故选 B。

12. D 解析：辛夷入汤宜包煎。故选 D。

13. A 解析：柴胡可解表退热，疏肝解郁，升举阳气。故选 A。

14. B 解析：升麻可解表透疹，清热解毒，升举阳气。故选 B。

15. B 解析：香薷入汤剂不宜久煎。故选 B。

16. B 解析：紫苏入汤剂不宜久煎。故选 B。

17. E 解析：麻黄、香薷皆可发汗，利水消肿。故选 E。

18. A 解析：荆芥、防风皆可发表散风。故选 A。

19. C 解析：防风无论风寒还是风热表证，均可使用。故选 C。

20. E 解析：白芷可解表散寒，祛风止痛，通鼻窍。故选 E。

21. E 解析：柴胡可疏肝解郁。故选 E。

22. B 解析：蝉蜕可利咽开音，透疹，明目退翳。故选 B。

第六节 清 热 药

A1 型题

1. B 解析：青蒿可清透虚热，凉血除蒸，解暑，截疟。故选 B。

2. D 解析：石膏生用可清热泻火、除烦止渴。故选 D。

3. C 解析：鱼腥草的功效为清热解毒，消痈排脓，利尿通淋。故选 C。

4. A 解析：黄芩、黄连、黄柏三药皆可清热燥湿，泻火解毒。故选 A。

5. C 解析：黄柏可泻火解毒，除骨蒸，长于清相火，退虚热。故选 C。

6. D 解析：银柴胡可退虚热，清疳热。故选 D。

7. A 解析：生地黄的功效为清热凉血，养阴生津。故选 A。

8. B 解析：黄芩归肺经，能清热燥湿，泻火解毒。故选 B。

9. D 解析：栀子能清泻三焦火邪而除烦。故选 D。

10. C 解析：夏枯草归肝经，清热泻火，明目，散结消肿。故选 C。

11. E 解析：栀子的功效为泻火除烦，清热利湿，凉血解毒。故选 E。

12. A 解析：芦根的功效是清热泻火，生津止渴，除烦，止呕，利尿。天花粉的功效是清热泻火，生津止渴，消肿排脓。二者均可清热生津。故选 A。

13. E 解析：芦根可清热泻火，止呕，可用于治疗胃热呕哕。故选 E。

14. A 解析：知母清热泻火，生津润燥，主治：①热病烦渴。为清泻肺、胃二经气分实热要药。②肺热燥咳。③骨蒸潮热。故选 A。

15. E 解析：柴胡解表退热，银柴胡退虚热，共有的功效为退热。故选 E。

16. D 解析：黄柏、知母均归肾经，两药共有的功效为泻相火，退虚热。故选 D。

17. C 解析：胡黄连可清湿热；黄连可清热燥湿。故选 C。

18. E 解析：白头翁清热解毒，凉血止痢，可治疗热毒血痢。故选 E。

19. A 解析：鱼腥草清热解毒，消痈排脓，可治疗肺痈吐脓、肺热咳嗽。故选 A。

20. E 解析：鱼腥草的功效为清热解毒，消痈排脓，利尿通淋。故选 E。

21. A 解析：马齿苋的功效为清热解毒，凉血止血，止痢。故选 A。

22. D 解析：连翘用于治疗痈肿疮毒、瘰疬痰核，有"疮家圣药"之称。故选 D。

23. E 解析：白头翁可清热解毒，凉血止痢，主治热毒血痢、疮痈肿毒。故选 E。

24. A 解析：金银花清热解毒，兼可疏散风热。故选 A。

25. C 解析：紫草的功效为清热凉血，活血，解毒透疹。故选 C。

26. A 解析：连翘的性味为苦，微寒。故选 A。

27. B 解析：牡丹皮可治疗温病伤阴，阴虚发热，为治无汗骨蒸要药，而赤芍无此功效。故选 B。

28. A 解析：赤芍的功效为清热凉血，散瘀止痛。故选 A。

29. A 解析：石膏可治疗温病气分实热证，为肺、胃二经气分实热证之要药。故选 A。

30. D 解析：玄参的功效为清热凉血，泻火解毒，滋阴。故选 D。

31. E 解析：玄参清热凉血，泻火解毒，滋阴，主治：①温邪入营，内陷心包，温毒发斑。②热病伤阴，津伤便秘，骨蒸劳嗽。③目赤咽痛，瘰疬，白喉，痈肿疮毒。不可用于邪火亢盛，壮热烦渴之属气分热盛证者。故选 E。

32. C 解析：牡丹皮的功效为清热凉血，活血祛瘀。故选 C。

33. E 解析：穿心莲可清热解毒，凉血，消肿，燥湿。故选 E。

34. E 解析：白头翁为清热解毒，凉血止痢的要药。故选 E。

35. A 解析：玄参、山豆根共有的功效为清热解毒，均可用于咽喉肿痛。故选 A。

36. A 解析：白薇为清虚热药，可清热凉血，利尿通淋，解毒消疮。故选 A。

37. A 解析：青蒿清透虚热，凉血除蒸，解暑，截疟。故选 A。

38. A 解析：白薇能清虚热凉血，利尿通淋，解毒疗疮。故选 A。

39. D 解析：蒲公英清热解毒，消肿散结，为治疗乳痈的要药。故选 D。

40. C 解析：蒲公英清热解毒，消肿散结，为治疗乳痈的要药，可用于乳痈初起。故选 C。

41. B 解析：连翘清热解毒，且归心经，长于清心火。故选 B。

42. C 解析：苦参清热燥湿，杀虫，利尿，可治疗阴肿阴痒、湿疹湿疮、皮肤瘙痒、疥癣。故选 C。

43. A 解析：苦参可清热燥湿，杀虫，利尿。故选 A。

44. B 解析：龙胆的功效为清热燥湿，泻肝胆火。故选 B。

45. B 解析：石膏可清热泻火，除烦止渴，主治：①温热病气分实热证。②肺热喘咳证。③胃火牙痛、头痛，实热消渴。④溃疡不敛、湿疹瘙痒、水火烫伤、外伤出血等。故选 B。

46. D 解析：石膏煅用可敛疮生肌，收湿，止血。故选 D。

47. C 解析：知母清热泻火，生津润燥，其特点为清润。故选 C。

48. D 解析：知母清热泻火，兼可生津润燥。故选 D。

49. E 解析：黄芩有清热安胎之功。故选 E。

50. B 解析：黄连善清心经实火，且尤善清中焦邪火。故选 B。

51. C　解析：黄连长于清中焦邪火，可用于呕吐吞酸、湿热泻痢。故选 C。

52. B　解析：栀子可清泻三焦火邪而除烦，可用于热病心烦。故选 B。

53. A　解析：夏枯草的功效是清热泻火，明目，散结消肿。故选 A。

54. E　解析：青黛清热解毒，凉血消斑，清肝泻火，定惊。故选 E。

55. B　解析：紫花地丁的功效为清热解毒，凉血消肿。故选 B。

56. A　解析：大青叶的功效为清热解毒，凉血消斑。故选 A。

57. B　解析：青黛难溶于水，故一般作散剂冲服，或入丸剂服用。故选 B。

58. C　解析：地骨皮可凉血除蒸，故可用于骨蒸潮热。故选 C。

59. C　解析：石膏、知母均为肺、胃二经气分实热证之要药，均可用于烦躁口渴。故选 C。

60. D　解析：知母的性味为苦、甘，寒。故选 D。

61. C　解析：黄芩的功效为清热燥湿，泻火解毒，止血，安胎。故选 C。

62. D　解析：苦参可清热燥湿，杀虫，利尿。故选 D。

63. B　解析：龙胆可清热燥湿，泻肝胆火。故选 B。

64. A　解析：蒲公英可清热解毒，消肿散结，利湿通淋。故选 A。

65. E　解析：鱼腥草可清热解毒，消痈排脓，利尿通淋。故选 E。

66. D　解析：青蒿可清透虚热，凉血除蒸，解暑，截疟。故选 D。

67. E　解析：夏枯草可清热泻火，明目，散结消肿。故选 E。

68. C　解析：栀子性苦寒，可清泻三焦火邪，凉血解毒。故选 C。

69. C　解析：连翘可清热解毒，消肿散结，疏散风热。故选 C。

70. C　解析：射干的功效为清热解毒，消痰，利咽。故选 C。

71. A　解析：清热燥湿药的性味均为苦寒。故选 A。

72. A　解析：赤芍可用于温毒发斑、血热吐衄、目赤肿痛、痈肿疮毒、肝郁胁痛、经闭痛经、癥瘕腹痛、跌打损伤等。故选 A。

73. B　解析：银柴胡的功效为退虚热，清疳热。故选 B。

74. A　解析：胡黄连的功效为退虚热，除疳热，清

湿热。故选 A。

75. E　解析：青蒿味辛，可凉血除蒸，解暑。故选 E。

76. E　解析：生地黄的功效为清热凉血，养阴生津。故选 E。

77. C　解析：淡竹叶的功效为清热泻火，除烦，利尿。故选 C。

78. A　解析：金银花清热解毒，疏散风热，可用于热毒血痢。故选 A。

79. D　解析：知母既可清实热，又可退虚热，兼能生津润燥以滋阴。故选 D。

A2 型题

1. C　解析：患者症状表现为暑湿伤表证。青蒿可清透虚热，解暑，截疟。故选 C。

2. B　解析：患者症状表现为湿热痢疾。黄连清热燥湿，泻火解毒，主治湿热泻痢，为治疗泻痢要药，常与木香同用。故选 B。

3. A　解析：龙胆清热燥湿，泻肝胆火，长于治疗湿热黄疸、阴肿阴痒、带下、湿疹瘙痒等。故选 A。

4. C　解析：患者症状表现为外感风热之证。金银花既能清热解毒，又可疏散风热。故选 C。

5. D　解析：患者症状表现为热毒血痢。白头翁可凉血止痢。故选 D。

6. B　解析：青蒿清透虚热，凉血除蒸，主治：①温邪伤阴，夜热早凉，长于清透阴分伏热。②阴虚发热，劳热骨蒸。故选 B。

7. B　解析：患者症状表现为气分实热津伤。石膏清气分实热，知母清润，二者常配伍使用。故选 B。

B1 型题

1. A　解析：栀子、天花粉属于清热泻火药。故选 A。

2. D　解析：穿心莲、大青叶属于清热解毒药。故选 D。

3. A　解析：黄芩的功效为清热燥湿，泻火解毒，止血，安胎。故选 A。

4. D　解析：苦参的功效为清热燥湿，杀虫，利尿。故选 D。

5. B　解析：知母的功效为清热泻火，滋阴润燥。故选 B。

6. D　解析：栀子的功效为泻火除烦，清热利湿，凉血解毒。故选 D。

7. A　解析：龙胆归肝经，长于泻肝火。故选 A。

8. D　解析：黄柏归肾经，长于泻肾火。故选 D。

9. D　解析：石膏的功效为清热泻火，除烦止渴。故选 D。

10. A　解析：淡竹叶的功效为清热除烦，通利小便。

故选 A。

11. B　解析：玄参可清热凉血，泻火解毒，滋阴。故选 B。

12. A　解析：生地黄可清热凉血，养阴生津。故选 A。

13. D　解析：黄柏长于清泻下焦湿热。故选 D。

14. A　解析：黄连长于清泻中焦湿热。故选 A。

15. C　解析：黄连可清泻中焦湿热，可治疗胃火呕吐。故选 C。

16. A　解析：黄芩长于清泻上焦之火。故选 A。

17. C　解析：地骨皮可凉血除蒸，清肺降火，生津止渴。故选 C。

18. E　解析：胡黄连可退虚热，除疳热，清湿热。故选 E。

19. A　解析：青蒿可清透虚热，凉血除蒸，解暑，截疟。故选 A。

20. D　解析：石膏的功效为清热泻火，除烦止渴。故选 D。

21. B　解析：天花粉的功效为清热泻火，生津止渴，消肿排脓。故选 B。

22. C　解析：黄芩归经为肺、胃、胆、大肠经。故选 C。

23. E　解析：黄柏归经为肾、膀胱、大肠经。故选 E。

24. B　解析：栀子归经为心、肝、肺、胃、三焦经。故选 B。

第七节　泻　下　药

A1 型题

1. E　解析：大黄的性味为苦，寒，无毒。故选 E。

2. C　解析：甘草配大戟属于"十八反"。故选 C。

3. C　解析：牵牛子配巴豆属于"十九畏"。故选 C。

4. C　解析：芒硝的功效为泻下攻积，润燥软坚，清热消肿。故选 C。

5. E　解析：郁李仁的功效为润肠通便，利水消肿。故选 E。

6. D　解析：火麻仁的功效为润肠通便。故选 D。

7. C　解析：番泻叶的功效为泻下通便，且可以温开水泡服。故选 C。

8. D　解析：大黄主治：①积滞便秘，为治疗积滞便秘要药，尤宜于实热便秘。②血热吐衄、目赤咽肿。③热毒疮疡、烧烫伤。④瘀血诸证。⑤湿热痢疾、黄疸、淋证。故选 D。

9. B　解析：郁李仁可润肠通便，兼可利水消肿。故选 B。

10. D　解析：大黄可泻下攻积，清热泻火，凉血解

毒，与芒硝配伍可治疗热结便秘、高热不退、神昏谵语。故选 D。

11. E　解析：芒硝的功效为泻下攻积，润燥软坚，清热消肿。故选 E。

A2 型题

1. C　解析：患者表现为热证口疮。大黄清热泻火，凉血解毒，可治疗血热吐衄、目赤咽肿、热毒疮疡。故选 C。

2. B　解析：患者为老年虚证便秘。火麻仁可润肠通便，多用于老人、产妇及体弱津血不足的肠燥便秘。故选 B。

3. A　解析：患者表现提示肠痈。芒硝泻下攻积，润燥软坚，清热消肿，可治疗积滞便秘、疮痈肿痛。故选 A。

B1 型题

1. D　解析：甘遂属峻下逐水药。故选 D。

2. A　解析：番泻叶的功效为泻下攻积，润燥软坚，清热消肿。故选 A。

3. A　解析：甘草配甘遂属于"十八反"。故选 A。

4. C　解析：牵牛子配巴豆属于"十九畏"。故选 C。

5. A　解析：大黄的功效为泻下攻积，清热泻火，凉血解毒，逐瘀通经。故选 A。

6. D　解析：芒硝的功效为泻下攻积，润燥软坚，清热消肿。故选 D。

第八节　祛风湿药

A1 题型

1. B　解析：木瓜舒筋活络，和胃化湿，为治疗风湿痹痛、筋脉拘急的要药。故选 B。

2. B　解析：威灵仙祛风湿，通络止痛，消骨鲠。故选 B。

3. B　解析：独活祛风湿，止痛，解表，治疗风寒湿痹，无论新久皆可应用，尤以腰以下寒湿痹痛为宜。故选 B。

4. A　解析：川乌可祛风湿，温经止痛，善治风寒湿痹中寒气盛的痛痹。故选 A。

5. A　解析：木瓜舒筋活络，和胃化湿，可用于湿痹、筋脉拘挛、吐泻转筋。故选 A。

6. D　解析：秦艽的功效为祛风湿，通络止痛，退虚热，清湿热。故选 D。

7. E　解析：秦艽为"风药中之润剂"，对风湿痹证无论新久寒热，均可配伍应用。故选 E。

8. B 解析：秦艽与威灵仙均可祛风湿，通络止痛。故选B。

9. B 解析：秦艽的性味为辛、苦、平。故选B。

10. C 解析：防己属于祛风湿热药，其功效为祛风湿、止痛、利水消肿。故选C。

11. D 解析：桑寄生可补肝肾，用于妊娠漏血、胎动不安。故选D。

12. C 解析：五加皮的功效为祛风湿，强筋骨，补肝肾，利水。故选C。

13. C 解析：川乌煎服时需经炮制后先煎、久煎。故选C。

14. B 解析：豨莶草可祛风湿，利关节，解毒。故选B。

15. B 解析：木瓜、防己、五加皮均可利水，均可治疗水肿、脚气。故选B。

A2 型题

1. C 解析：患者表现为阴虚潮热。秦艽善治骨蒸潮热、疳积发热，为治疗虚热之要药。故选C。

2. A 解析：患者主要表现为肺阴虚证。秦艽为治疗虚热证之要药。故选A。

B1 型题

1. A 解析：独活的功效为祛风湿，止痛，解表。故选A。

2. D 解析：威灵仙的功效为祛风湿，通络止痛，消骨鲠。故选D。

3. A 解析：防己与五加皮均可祛风湿，利水消肿。故选A。

4. E 解析：威灵仙与秦艽均可祛风湿，通络止痛。故选E。

5. C 解析：防己性寒，善治湿热痹痛。故选C。

6. B 解析：木瓜和胃化湿，善治吐泻转筋。故选B。

7. B 解析：威灵仙与豨莶草均可祛风湿，通经络。故选B。

8. E 解析：桑寄生与五加皮均可祛风湿，强筋骨。故选E。

9. C 解析：独活善治下肢痹痛。故选C。

10. E 解析：木瓜为治风湿痹痛、筋脉拘急要药。故选E。

11. B 解析：秦艽功效为祛风湿，通络止痛，退虚热，清湿热。故选B。

12. E 解析：木瓜的功效为舒筋活络，和胃化湿。故选E。

13. E 解析：防己可祛风湿，止痛，利水。故选E。

14. A 解析：狗脊可祛风湿，补肝肾，强腰膝。故选A。

15. D 解析：桑寄生的功效为补肝肾，强筋骨，祛风湿，养血，安胎。故选D。

16. B 解析：五加皮的功效是祛风湿，强筋骨，补肝肾，利水。故选B。

17. D 解析：防己、豨莶草、秦艽性寒凉，均为祛风湿热药。故选D。

18. C 解析：川乌、独活、威灵仙性温热，均为祛风寒湿药。故选C。

19. E 解析：秦艽可治疗风湿痹证、骨蒸潮热。故选E。

20. D 解析：木瓜可治疗风湿痹证、吐泻转筋。故选D。

第九节 化 湿 药

A1 型题

1. C 解析：苍术的功效为燥湿健脾，祛风散寒。故选C。

2. B 解析：化湿药气味芳香，多含挥发油，故入汤剂宜后下。故选B。

3. A 解析：藿香的功效为化湿，止呕，解暑。故选A。

4. A 解析：苍术的功效为辛、苦、温。故选A。

5. B 解析：厚朴可下气除满，为消除胀满的要药。故选B。

6. E 解析：厚朴为消除胀满的要药，可治疗脘腹胀满。故选E。

7. C 解析：藿香善治湿阻中焦之呕吐。故选C。

8. C 解析：砂仁的功效为化湿行气，温中止泻，安胎。故选C。

9. A 解析：白豆蔻的功效是化湿行气，温中止呕。故选A。

10. B 解析：砂仁可化湿行气，温中止泻，安胎，主治湿阻中焦、脾胃气滞、脾胃虚寒吐泻、气滞妊娠恶阻及胎动不安。故选B。

11. B 解析：藿香善治湿阻中焦之呕吐。故选B。

12. C 解析：厚朴下气除满，可治疗"梅核气"。故选C。

13. A 解析：藿香辛温，可治疗风寒表证兼湿阻中焦证。故选A。

14. C 解析：厚朴可治疗湿阻中焦、脘腹胀满疼痛及痰饮咳喘。故选C。

15. A 解析：苍术祛风散寒，兼可明目。故选A。

16. D 解析：藿香辛温，可化湿、解暑。故选 D。
17. C 解析：白豆蔻的功效为化湿行气，温中止呕。故选 C。

A2 型题

1. B 解析：患者症状表现为湿阻中焦。苍术燥湿健脾，燥湿力强，长于治疗湿阻中焦证。故选 B。
2. A 解析：患者症状表现为湿阻中焦，胸腹闷胀。厚朴可燥湿化痰、下气除满。故选 A。
3. C 解析：患者症状表现为湿阻中焦，胸腹闷胀。苍术燥湿健脾。故选 C。

B1 型题

1. B 解析：苍术燥湿健脾，祛风散寒，用于风湿痹证。故选 B。
2. C 解析：厚朴燥湿化痰，下气除满，用于痰饮咳喘。故选 C。
3. A 解析：藿香善治湿滞中焦，为芳香化浊之要药。故选 A。
4. B 解析：砂仁可治疗气滞引起的妊娠恶阻，胎动不安。故选 B。
5. A 解析：藿香的功效为化湿，止呕，解暑。故选 A。
6. C 解析：白豆蔻可化湿行气，温中止呕。故选 C。
7. C 解析：砂仁化湿行气，温中止呕，止泻，安胎。故选 C。
8. B 解析：佩兰可化湿解暑。故选 B。
9. A 解析：砂仁化湿行气，温中止呕，止泻，安胎。故选 A。
10. D 解析：苍术功效为燥湿健脾，祛风散寒。故选 D。
11. D 解析：厚朴的功效为燥湿消痰，下气除满。故选 D。
12. C 解析：白豆蔻的功效为化湿行气，温中止呕。故选 C。

第十节　利水渗湿药

A1 型题

1. C 解析：茯苓的性味为甘、淡、平。故选 C。
2. C 解析：茯苓为利水消肿要药。故选 C。
3. C 解析：薏苡仁可清热排脓，可用于治疗肺痈、肠痈。故选 C。
4. B 解析：泽泻的功效为利水渗湿，泄热。故选 B。
5. E 解析：猪苓属于利水消肿药，其功效仅有利水渗湿。故选 E。

6. D 解析：车前子可利尿通淋，渗湿止泻。故选 D。
7. A 解析：滑石的功效为利尿通淋、清热解暑、收湿敛疮。故选 A。
8. B 解析：海金沙利尿通淋，兼可止痛，为治诸淋涩痛之要药。故选 B。
9. B 解析：茵陈的功效为清利湿热，利胆退黄，用于黄疸、湿疮瘙痒。故选 B。
10. E 解析：金钱草利尿通淋，善消结石。故选 E。
11. B 解析：茵陈不需要包煎。故选 B。
12. E 解析：猪苓仅有利水渗湿功效。故选 E。
13. C 解析：薏苡仁可利水渗湿，兼可健脾，脾虚水肿用之最佳。故选 C。
14. D 解析：茵陈可清利湿热，利胆退黄，为治湿热黄疸之要药。故选 D。
15. D 解析：萆薢的功效为利湿祛浊，祛风除痹。故选 D。
16. A 解析：石韦的功效为利水通淋，清肺止咳，凉血止血。故选 A。
17. C 解析：海金沙可利尿通淋，止痛。故选 C。
18. E 解析：金钱草可利尿通淋，利湿退黄，解毒消肿，主治：①湿热黄疸。②石淋、热淋，善消结石。③痈肿疔疮、毒蛇咬伤。故选 E。
19. A 解析：金钱草可用于热淋、石淋，善消结石。故选 A。
20. D 解析：虎杖利胆退黄，兼可泄热通便。故选 D。
21. A 解析：滑石可利尿通淋、清热解暑，外用可收湿敛疮。故选 A。
22. C 解析：车前子入汤剂宜包煎。故选 C。
23. E 解析：车前子主治：①淋证、水肿。②泄泻。③目赤肿痛、目暗昏花、翳障。④痰热咳嗽。故选 E。
24. C 解析：薏苡仁属利水渗湿药，兼可清热。故选 C。
25. B 解析：薏苡仁即可治疗肺痈，又可治疗肠痈。故选 B。
26. E 解析：茯苓与薏苡仁利水渗湿，且可健脾。故选 E。
27. D 解析：茯苓可利水渗湿，健脾。故选 D。

A2 型题

1. C 解析：患者症状表现为脾虚水肿。薏苡仁可利水渗湿，健脾。故选 C。
2. B 解析：患者症状表现为脾虚水肿。茯苓可利水渗湿，健脾。故选 B。
3. D 解析：茯苓可治疗脾虚泄泻、水肿。茯苓可利水渗湿，健脾。故选 D。

4. A 解析：患者症状表现为湿热黄疸。茵陈清利湿热，利胆退黄，为治疗湿热黄疸的要药。故选 A。

5. D 解析：患者症状表现为湿热黄疸。茵陈可清利湿热，利胆退黄，为治疗湿热黄疸的要药。故选 D。

B1 型题

1. C 解析：石韦可利尿通淋，凉血止血，善治血淋。故选 C。

2. B 解析：金钱草善治石淋。故选 B。

3. C 解析：茯苓、薏苡仁皆可利水渗湿，健脾。故选 C。

4. D 解析：金钱草、茵陈皆可利胆退黄。故选 D。

5. B 解析：车前子可利尿通淋，兼可清肝明目。故选 B。

6. E 解析：石韦的功效为利尿通淋，清肺止咳，凉血止血。故选 E。

7. A 解析：车前子与滑石均可利尿通淋，滑石兼可清热解暑。故选 A。

8. E 解析：滑石与金钱草均可利尿通淋，且金钱草为消结石的要药。故选 E。

9. A 解析：泽泻的功效为利水渗湿，泄热。故选 A。

10. D 解析：薏苡仁的功效为利水渗湿，健脾，除痹，清热排脓。故选 D。

11. B 解析：海金沙的功效为利尿通淋，止痛。故选 B。

12. A 解析：滑石的功效为利尿通淋，清热解暑，收湿敛疮。故选 A。

13. B 解析：茵陈主治的病证为湿热黄疸。故选 B。

14. C 解析：茯苓利水渗湿，兼可健脾。故选 C。

15. A 解析：泽泻的功效为利水渗湿，泄热。故选 A。

16. C 解析：海金沙的功效为利尿通淋，止痛。故选 C。

17. A 解析：滑石可清热解暑。故选 A。

18. E 解析：虎杖可泄热通便，化痰止咳。故选 E。

第十一节 温 里 药

A1 型题

1. D 解析：小茴香散寒止痛，理气和胃，可治疗寒疝腹痛、睾丸坠胀。故选 D。

2. E 解析：丁香可温中降逆，散寒止痛，温肾助阳。故选 E。

3. C 解析：吴茱萸既可疏肝，又可散寒止痛而暖肝。故选 C。

4. A 解析：吴茱萸既可疏肝下气，又可散寒止痛。故选 A。

5. E 解析：吴茱萸归肝经，善治厥阴头痛。故选 E。

6. C 解析：肉桂入汤剂煎服宜后下。故选 C。

7. C 解析：肉桂可引火归原，补火助阳。故选 C。

8. E 解析：干姜温中散寒，回阳通脉，温肺化饮；高良姜温中止痛，温中止呕，二者均可温中。故选 E。

9. C 解析：肉桂可引火归原，主治下元虚冷，虚阳上浮。故选 C。

10. D 解析：肉桂归肾、脾、心、肝经。故选 D。

11. D 解析：干姜的功效为温中散寒，回阳通脉，温肺化饮。故选 D。

12. C 解析：干姜可温中散寒，为温暖中焦的主药。故选 C。

13. B 解析：附子回阳救逆，补火助阳，散寒止痛；肉桂补火助阳，散寒止痛，温通经脉，引火归原，二者与均可补火助阳。故选 B。

14. D 解析：郁金与丁香属于"十九畏"。故选 D。

15. C 解析：附子入汤剂先煎的主要目的是降低毒性。故选 C。

16. E 解析：温里药均可温里散寒。故选 E。

17. D 解析：吴茱萸散寒止痛，降逆止呕，为治疗肝寒气滞诸痛症要药。故选 D。

18. C 解析：花椒的功效为温中止痛，杀虫止痒。故选 C。

19. A 解析：吴茱萸归肝、脾、胃、肾经。故选 A。

20. A 解析：花椒可温中止痛，杀虫止痒。故选 A。

21. A 解析：附子回阳救逆，补火助阳，可治疗亡阳证。故选 A。

22. C 解析：花椒的功效为温中止痛，杀虫止痒。故选 C。

A2 型题

1. C 解析：患者症状表现为寒疝腹痛。小茴香散寒止痛，理气和胃，主治：①寒疝腹痛、睾丸偏坠疼痛、少腹冷痛、痛经；②中焦虚寒气滞证。故选 C。

2. B 解析：患者症状表现为中焦虚寒之呃逆。高良姜可温中止痛、止呕。故选 B。

3. D 解析：患者症状表现为厥阴头痛，属肝寒气滞证，吴茱萸为治疗此证要药。故选 D。

4. B 解析：患者症状表现为阳气虚衰证。肉桂可补火助阳，散寒止痛，温通经脉。故选 B。

5. B 解析：患者症状表现为亡阳证。干姜可温中散寒，回阳通脉，温肺化饮，止呕。故选 B。

B1 型题

1. A 解析：附子、干姜均具有的功效为散寒止痛，回阳。故选 A。

2. B 解析：肉桂、丁香均具有的功效为散寒止痛，助阳。故选 B。

3. A 解析：吴茱萸归肝经，尤善治厥阴头痛。故选 A。

4. C 解析：小茴香尤善治寒疝腹痛。故选 C。

5. C 解析：肉桂可引火归原。故选 C。

6. E 解析：花椒可杀虫止痒。故选 E。

7. D 解析：附子与干姜均可治疗亡阳欲脱，四肢厥逆的亡阳证。故选 D。

8. E 解析：附子与肉桂均可治疗肾阳不足，畏寒肢冷。故选 E。

9. D 解析：附子可治疗亡阳证，为"回阳救逆第一品药"。故选 D。

10. B 解析：吴茱萸为治肝寒气滞诸痛证之要药。故选 B。

11. E 解析：丁香可温中降逆，散寒止痛，温肾助阳。故选 E。

12. D 解析：小茴香可散寒止痛，理气和胃。故选 D。

13. C 解析：附子与肉桂都具有的功效为补火助阳。故选 C。

14. A 解析：附子与干姜都具有的功效是回阳通脉。故选 A。

15. C 解析：小茴香的功效为散寒止痛，理气和胃。故选 C。

16. A 解析：高良姜可温中止呕，温中止痛。故选 A。

17. B 解析：花椒的功效为温中止痛，杀虫止痒。故选 B。

第十二节 理 气 药

A1 型题

1. C 解析：木香行气止痛，健脾消食，主治脾胃气滞证、腹痛胁痛、黄疸；还可醒脾开胃，与补益药同用，可减轻补益药的碍胃和滞气之弊。故选 C。

2. B 解析：木香可行气止痛，擅长调中宣滞，善治脾胃气滞证。故选 B。

3. C 解析：佛手的功效为疏肝解郁，理气和中，燥湿化痰。故选 C。

4. D 解析：枳实的功效为破气消积，化痰除痞。故选 D。

5. C 解析：枳实可破气消积，化痰除痞，可治疗胸

痹、结胸、心下痞。故选 C。

6. D 解析：薤白可通阳散结，行气导滞。故选 D。

7. D 解析：川楝子行气止痛，杀虫，治疗虫积腹痛。故选 D。

8. C 解析：川楝子可行气止痛，可治疗肝郁化火诸痛证。故选 C。

9. C 解析：青皮可疏肝破气，消积化滞。故选 C。

10. B 解析：青皮可疏肝破气，常用于肝郁气滞证。故选 B。

11. E 解析：青皮可疏肝破气。故选 E。

12. D 解析：香附可疏肝解郁，调经止痛，治疗气滞血瘀之月经不调。故选 D。

13. C 解析：理气多辛温香燥。故选 C。

14. D 解析：沉香的功效为行气止痛，温中止呕，纳气平喘。故选 D。

15. D 解析：乌药的功效为行气止痛，温肾散寒。故选 D。

16. D 解析：木香与乌药共同的功效为行气止痛。故选 D。

17. E 解析：香附可疏肝解郁，理气调中，兼可调经止痛，被称为"气病之总司，女科之主帅"。故选 E。

18. C 解析：香附可疏肝解郁，兼可调经止痛，主治月经不调、痛经、乳房胀痛，为妇科调经要药。故选 C。

19. B 解析：沉香可纳气平喘。故选 B。

20. A 解析：佛手功效为疏肝解郁，理气和中，燥湿化痰。故选 A。

21. D 解析：木香可行气止痛，常用于脾胃气滞证。故选 D。

22. D 解析：枳实功效为破气消积，化痰除痞。故选 D。

A2 型题

1. C 解析：患者症状表现为热性痛证。川楝子性寒，可行气止痛。故选 C。

2. B 解析：患者症状提示寒滞胃脘，香附为行气止痛的要药。故选 B。

3. B 解析：患者症状主要表现为肝郁气滞证。香附为疏肝解郁、行气止痛的要药。故选 B。

4. D 解析：患者表现提示饮食积滞。枳实可破气消滞，用于胃肠积滞证。故选 D。

5. B 解析：患者表现提示肝气郁滞证。香附可治疗肝郁气滞引起的胁痛、腹痛及月经不调等。故选 B。

6. C 解析：患者表现提示痰热蕴肺证。枳实可化痰

除痞，破气消积。故选 C。

7. D 解析：患者表现提示湿痰证。陈皮理气健脾，燥湿化痰，常用于寒痰、湿痰咳嗽。故选 D。

B1 型题

1. C 解析：枳实可破气除痞，化痰消积。故选 C。

2. D 解析：青皮可疏肝破气，消积化滞。故选 D。

3. E 解析：木香可行气止痛，健脾消食，常用于泻痢里急后重。故选 E。

4. B 解析：枳实可破气除痞，化痰消积，主治胸痹、结胸。故选 B。

5. C 解析：香附可疏肝解郁，调经止痛，理气调中。故选 C。

6. A 解析：川楝子可行气止痛，杀虫。故选 A。

7. C 解析：沉香可温中止呕，纳气平喘。故选 C。

8. A 解析：川楝子可行气止痛，用于肝郁化火诸痛证。故选 A。

9. A 解析：木香与乌药均具有的功效为行气止痛。故选 A。

10. B 解析：香附、佛手均具有的功效为疏肝理气。故选 B。

11. D 解析：乌药的功效是行气止痛，温肾散寒。故选 D。

12. A 解析：沉香的功效是行气止痛，温中止呕，纳气平喘。故选 A。

13. B 解析：柿蒂的功效为降气止呃。故选 B。

第十三节 消 食 药

A1 型题

1. A 解析：山楂归经为脾、胃、肝经。故选 A。

2. B 解析：神曲可消食和胃。故选 B。

3. C 解析：麦芽治疗米面薯芋类积滞的功效较强。故选 C。

4. E 解析：莱菔子消食除胀，降气化痰，主治食积气滞、咳喘痰多、胸闷食少。故选 E。

5. D 解析：鸡内金消食健胃，涩精止遗，主治饮食积滞、小儿疳积，广泛用于米面薯芋乳肉等各种食积证。故选 D。

6. C 解析：山楂的性味是酸，甘，微温。故选 C。

7. D 解析：莱菔子的功效是消食除胀，降气化痰。故选 D。

8. C 解析：麦芽有回乳功效，故哺乳期妇女不宜用。故选 C。

9. E 解析：莱菔子消食除胀，并长于降气化痰。故

选 E。

10. B 解析：鸡内金研末冲服效果比入煎剂好。故选 B。

11. E 解析：山楂主治：①肉食积滞，为消化油腻肉食积滞要药；②泻痢腹痛、疝气痛；③产后瘀阻腹痛、痛经。故选 E。

12. C 解析：山楂主治肉食积滞，为消化油腻肉食积滞要药。故选 C。

13. E 解析：山楂可消食化积，行气散瘀，治疗泻痢腹痛、疝气痛、产后瘀阻腹痛、痛经。故选 E。

14. B 解析：鸡内金的性味为甘，平。故选 B。

15. E 解析：鸡内金研末冲服效果比入煎剂好，故宜入散剂。故选 E。

16. B 解析：丸剂中有金石药，加入神曲可助消化。故选 B。

A2 型题

1. B 解析：患者表现提示肉食积滞，并引发腹痛难忍、里急后重。山楂为消化油腻肉食积滞要药。故选 B。

2. C 解析：患者表现提示饮食积滞。山楂行气消滞，化积散瘀。故选 C。

3. A 解析：麦芽消食健胃，回乳消胀。故选 A。

B1 型题

1. C 解析：莱菔子的功效为消食除胀，降气化痰。故选 C。

2. A 解析：麦芽的功效为消食健胃，回乳消胀，疏肝解郁。故选 A。

3. A 解析：山楂主治食积兼血瘀胸痛。故选 A。

4. C 解析：麦芽主治食积兼肝郁胁痛。故选 C。

5. C 解析：鸡内金的功效为消食健胃，涩精止遗。故选 C。

6. E 解析：麦芽功效为消食健胃，回乳消胀，疏肝解郁。故选 E。

7. B 解析：莱菔子辛散耗气，故气虚及无食积、痰滞者慎用；不宜与人参同用。故选 B。

8. E 解析：鸡内金善治砂石淋证、胆结石。故选 E。

9. B 解析：莱菔子长于降气化痰。故选 B。

10. D 解析：鸡内金长于涩精止遗。故选 D。

第十四节 驱 虫 药

A1 型题

1. A 解析：使君子杀虫消积。用法：煎服，9～12g，

捣碎；取仁炒香嚼服，6~9g。故选A。

2. D　解析：槟榔的功效为杀虫消积，行气利水，截疟。故选D。

3. D　解析：槟榔的功效为杀虫消积，行气利水，截疟。故选D。

4. B　解析：苦楝皮的功效为杀虫疗癣。故选B。

5. A　解析：使君子主治蛔虫病、蛲虫病、小儿疳积。故选A。

6. D　解析：槟榔杀虫消积，行气，利水，可用于治疗食积气滞、泻痢后重。故选D。

7. B　解析：槟榔杀虫消积，行气，利水，截疟，可用于治疗肠道寄生虫病、食积气滞、泻痢后重、水肿、脚气肿痛、疟疾等。故选B。

8. B　解析：驱虫药一般应在空腹时服用，使药物充分作用于虫体而保证疗效。故选B。

9. A　解析：槟榔能杀绦虫、蛔虫、蛲虫、钩虫、姜片虫等肠道寄生虫，并有泻下之功，有助于驱除虫体，其中对绦虫疗效较好。故选A。

A2 型题

B　解析：患者表现提示蛔虫病。槟榔杀虫消积，行气利水，可用于治疗肠道寄生虫病。故选B。

B1 型题

1. A　解析：使君子杀虫消积，可用于治疗小儿疳积。故选A。

2. B　解析：槟榔行气利水，可治疗水肿、脚气肿痛。故选B。

第十五节　止血药

A1 型题

1. D　解析：白及归肺、胃、肝经，能收敛止血、消肿生肌，主治出血证，为收敛止血要药，多用于肺胃出血。故选D。

2. D　解析：仙鹤草的功效为收敛止血，止痢，截疟，补虚。故选D。

3. D　解析：地榆善治下焦血热的出血，外用能治疗烫伤、湿疹，为治疗烫伤要药。故选D。

4. E　解析：地榆善治血热出血证，尤宜下焦血热便血、痔血等。故选E。

5. D　解析：艾叶辛、苦温，功效为温经止血，散寒调经，安胎。故选D。

6. D　解析：血余炭的功效为收敛止血，化瘀利尿。故选D。

7. C　解析：侧柏叶凉血止血，化痰止咳。故选C。

8. C　解析：白及归肺、胃、肝经，多用于肺胃出血。故选C。

9. C　解析：小蓟善治血热出血证，尤善治尿血、血淋。故选C。

10. C　解析：地榆苦、酸、涩，微寒，能凉血止血，解毒敛疮。故选C。

11. B　解析：三七有"止血不留瘀，化瘀不伤正"之特点。故选B。

12. B　解析：地榆凉血止血，解毒敛疮。故选B。

13. B　解析：小蓟凉血止血，善治血热出血证，尤善治尿血、血淋。故选B。

14. D　解析：茜草苦寒，凉血化瘀，善治血热夹瘀所致的出血证。故选D。

15. C　解析：蒲黄为黄色粉状药物，入汤剂宜包煎。故选C。

16. C　解析：地榆苦、酸、涩，微寒，凉血止血，解毒敛疮，主治血热出血证，尤宜下焦血热之便血、痔血等。故选C。

17. C　解析：三七化瘀止血，活血定痛，主治跌打损伤、瘀滞肿痛，为伤科要药。故选C。

18. A　解析：三七能化瘀止血，活血定痛；还有补虚强壮的作用，民间用治虚损劳伤。故选A。

19. E　解析：艾叶温经止血，散寒调经，安胎，主治虚寒性出血，尤宜于崩漏。故选E。

20. A　解析：三七多研末吞服，剂量为1~1.5g。故选A。

21. D　解析：艾叶有小毒。故选D。

22. C　解析：槐花凉血止血，清肝泻火。故选C。

A2 型题

1. A　解析：患者表现为下焦血热之便血，应选用地榆凉血止血。故选A。

2. B　解析：患者表现提示尿血血热证。小蓟凉血止血，主治血热出血证，尤善治尿血、血淋。故选B。

3. D　解析：患者表现为尿血血热证。蒲黄能止血，化瘀，利尿，主治出血证、瘀血痛证、血淋、尿血。故选D。

B1 型题

1. C　解析：侧柏叶有凉血止血，生发乌发的功效。故选C。

2. D　解析：槐花可凉血止血，清肝泻火。故选D。

3. A　解析：蒲黄可化瘀止血，利尿，治疗血淋、尿血。故选A。

4. B　解析：茜草可化瘀止血，凉血通经。故选B。

5. A　解析：地榆凉血止血，解毒敛疮。故选A。

6. B　解析：槐花凉血止血，清肝泻火。故选B。

7. C　解析：艾叶温经止血，散寒调经，安胎，善治崩漏下血。故选C。

8. D　解析：白及收敛止血，消肿生肌，善治肺胃出血。故选D。

9. E　解析：仙鹤草收敛止血，止痢，截疟，补虚。三七化瘀止血，活血定痛，还有补虚强壮作用。故选E。

10. A　解析：血余炭收敛止血，化瘀利尿；蒲黄化瘀止血，利尿，二者都可止血利尿。故选A。

11. A　解析：地榆凉血止血，解毒敛疮，可用于治疗水火烫伤。故选A。

12. D　解析：侧柏叶凉血止血，生发乌发，可用于治疗须发早白。故选D。

13. D　解析：槐花功效凉血止血，清肝泻火，可用于治疗肝火亢盛引起的目赤头痛。故选D。

14. C　解析：仙鹤草收敛止血，止痢，截疟，补虚，可用于治疗疟疾。故选C。

第十六节　活血化瘀药

A1型题

1. D　解析：乳香活血行气止痛，消肿生肌。故选D。

2. B　解析：川芎活血行气，祛风止痛，主治血瘀气滞痛证、头痛、风湿痹痛，为"血中气药"，是治疗血瘀气滞要药。故选B。

3. C　解析：丹参活血调经，祛瘀止痛，凉血消痈，除烦安神。故选C。

4. C　解析：益母草活血调经，利尿消肿，清热解毒，善治小便不利、水肿及疮痈肿毒。故选C。

5. C　解析：鸡血藤行血补血，调经，舒筋活络。故选C。

6. C　解析：红花善治癥瘕积聚，血滞经闭、痛经，瘀滞斑疹色暗。故选C。

7. C　解析：姜黄可活血行气，通经止痛。故选C。

8. D　解析：郁金活血止痛，行气解郁，清心凉血，利胆退黄，可用于治疗黄疸，与茵陈、山栀配伍，可用于治疗黄疸。故选D。

9. C　解析：郁金利胆退黄，与茵陈、山栀配伍，可用于治疗黄疸。故选C。

10. C　解析：活血化瘀药行散力强，易耗血动血，故不适用于血崩证。故选C。

11. C　解析：气能行血，故行气药可增强行血散瘀的作用。故选C。

12. A　解析：乳香味苦气浊，对于胃弱患者易引起呕吐，故胃弱者慎用。故选A。

13. D　解析：桃仁活血祛瘀，且富含油脂，能润肠通便，可用于治疗肺痈及肠燥便秘。故选D。

14. E　解析：延胡索能"行血中气滞，气中血滞，故专治一身上下诸痛"。故选E。

15. E　解析：莪术破血行气，消积止痛。故选E。

16. B　解析：丹参活血调经，祛瘀止痛，凉血消痈，除烦安神。故选B。

17. D　解析：马钱子含有毒成分，孕妇禁用。故选D。

18. D　解析：乳香活血行气止痛，消肿生肌。故选D。

19. B　解析：延胡索能"行血中气滞，气中血滞，故专治一身上下诸痛"。故选B。

20. D　解析：红花辛温，活血通经，祛瘀止痛，主治血滞经闭、痛经，产后瘀滞腹痛，为活血祛瘀、通经止痛之要药，不适用于血热引起的崩漏。故选D。

21. D　解析：益母草活血调经，利尿消肿，清热解毒，适用于水饮和血瘀互阻引起的水肿。故选D。

22. D　解析：牛膝活血通经，补肝肾，强筋骨，利水通淋，引火下行，可治疗肝肾亏虚引起的腰膝酸痛。故选D。

23. C　解析：马钱子含有毒成分，炮制的目的是为了减缓毒性。故选C。

24. B　解析：川芎为治头痛要药，前人有"头痛不离川芎"之说，治疗头痛，无论风寒、风热、风湿、血虚、血瘀均可随症配伍用之。故选B。

25. A　解析：丹参活血调经，祛瘀止痛，凉血消痈，除烦安神。故选A。

26. B　解析：桃仁活血祛瘀，润肠通便，止咳平喘。故选B。

27. A　解析：红花活血通经，可用于回乳。故选A。

28. B　解析：益母草活血调经、利尿消肿、清热解毒。故选B。

29. C　解析：骨碎补破血续伤，补肾强骨。故选C。

30. B　解析：红花辛温，归心、肝经。故选B。

31. C　解析："十八反"中，诸参辛芍叛藜芦，丹参不宜与藜芦同用。故选C。

A2型题

1. D　解析：患者表现提示热盛动风，取郁金清心凉血进行治疗。故选D。

2. A　解析：患者表现提示肝气瘀滞，延胡索可用于治疗气血瘀滞诸痛证。故选A。

3. A　解析：患者表现提示下焦蓄血如狂证，桃仁善治瘀血阻滞诸证。故选 A。

4. C　解析：患者表现提示瘀血内阻。桃仁善治瘀血阻滞诸证。故选 C。

5. C　解析：患者表现提示瘀血内阻，兼有肠燥便秘。桃仁能活血祛瘀，润肠通便。故选 C。

6. B　解析：丹参活血调经，祛瘀止痛，善治血瘀心痛、脘腹疼痛、癥瘕积聚、跌打损伤。故选 B。

7. E　解析：患者表现提示外感风寒头痛。川芎活血行气，祛风止痛，为治头痛要药，无论风寒、风热、风湿、血虚、血瘀均可随症配伍用之。故选 E。

B1 型题

1. E　解析：牛膝补益肝肾，活血调经。故选 E。

2. D　解析：丹参和红花都能活血调经，祛瘀止痛。故选 D。

3. B　解析：乳香活血行气止痛，消肿生肌。故选 B。

4. C　解析：姜黄活血行气，通经止痛。故选 C。

5. A　解析：郁金清心凉血，善治气血上逆导致的吐血。故选 A。

6. D　解析：桃仁善治肺痈、肠痈。故选 D。

7. D　解析：丹参活血调经，祛瘀止痛，凉血消痈，除烦安神。故选 D。

8. C　解析：乳香活血行气止痛，消肿生肌。故选 C。

9. A　解析：莪术破血行气，消积止痛，善治食积腹痛。故选 A。

10. D　解析：土鳖虫破血逐瘀，续筋接骨，可治骨折筋伤。故选 D。

第十七节　化痰止咳平喘药

A1 型题

1. C　解析：治痰先治气，气行痰自消。化痰药常与健脾、理气药配伍。故选 C。

2. C　解析：半夏为燥湿化痰、温化寒痰要药，善治脏腑之湿痰。故选 C。

3. C　解析：天南星燥湿化痰，祛风解痉，外用散结消肿。胆南星清热化痰，息风定惊。故选 C。

4. B　解析：白芥子温肺化痰，利气散结，通络止痛。故选 B。

5. C　解析：桔梗宣肺，祛痰，利咽，排脓。肺主通调水道，为水之上源；肺与大肠相表里，如肺气闭阻，肃降失职，影响其他脏器的气化，可出现喘促胸满、小便不利、便秘等症，故治疗应开宣肺气，即"提壶揭盖"。故选 C。

6. A　解析：川贝母偏于甘润，浙贝母偏于苦泄，前者可用于润肺止咳，后者可用于散结消痈。故选 A。

7. C　解析：痰热咳嗽兼便秘，应选用瓜蒌清热化痰，润肠通便。故选 C。

8. D　解析：竹茹清热化痰，除烦止呕，善治胃热呕吐。故选 D。

9. D　解析：百部甘苦，微温，偏于润肺止咳。故选 D。

10. D　解析：旋覆花有较多绒毛，易刺激咽喉作痒而致呛咳呕吐，故宜包煎。故选 D。

11. B　解析：紫苏子降气化痰，止咳平喘，润肠通便。故选 B。

12. D　解析：紫菀润肺化痰止咳。故选 D。

13. B　解析：桑白皮泻肺平喘，利水消肿，适用于全身水肿及肺热咳喘。故选 B。

14. B　解析：葶苈子泻肺平喘，利水消肿，用于治疗痰涎壅盛，喘息不得平卧。故选 B。

15. E　解析：白果敛肺化痰定喘。故选 E。

16. E　解析：天南星可祛风止痉，半夏无此功效。故选 E。

17. C　解析：桔梗宣肺，祛痰，利咽，排脓，被誉为"舟楫之剂"，能载药上行。故选 C。

18. E　解析：旋覆花降气化痰，降逆止呕。故选 E。

19. E　解析：瓜蒌清热化痰，宽胸散结，润肠通便，可治疗痰浊痹阻之胸痹。故选 E。

20. B　解析：半夏燥湿化痰，降逆止呕，消痞散结。故选 B。

21. E　解析：天南星主治湿痰、寒痰证、风痰眩晕、中风、癫痫、破伤风、痈疽肿痛、蛇虫咬伤。故选 E。

A2 型题

1. C　解析：患者表现提示湿痰证。半夏善治寒痰、湿痰证。故选 C。

2. B　解析：半夏燥湿化痰，降逆止呕，消痞散结，善治心下痞、结胸、梅核气。故选 B。

3. D　解析：患者为痰湿蕴肺证。半夏善治湿痰、寒痰证。故选 D。

4. D　解析：患者为风热犯肺证。前胡降气化痰，疏散风热。故选 D。

5. D　解析：患者为痰热蕴肺证。瓜蒌清热化痰，宽胸散结，善治痰热咳喘。故选 D。

6. A　解析：患者为胸痹。瓜蒌宽胸散结，善治胸痹、结胸。故选 A。

7. E　解析：患者为痰湿内蕴证。半夏燥湿化痰，善治寒痰、湿痰证。故选 E。

B1 型题

1. D 解析：白芥子温肺化痰，利气散结。故选 D。
2. B 解析：天南星燥湿化痰，祛风解痉。故选 B。
3. B 解析：川贝母清化热痰，润肺止咳，散结消肿。故选 B。
4. C 解析：瓜蒌清化热痰，宽胸散结，润肠通便。故选 C。
5. B 解析：百部偏于润肺止咳。故选 B。
6. A 解析：桔梗宣肺祛痰，利咽排脓。故选 A。
7. D 解析：桑白皮泻肺平喘，利水消肿。故选 D
8. D 解析：葶苈子泻肺平喘，利水消肿。故选 D。
9. A 解析：旋覆花降气化痰，降逆止呕。故选 A。
10. D 解析：前胡降气化痰，疏散风热。故选 D。

第十八节 安 神 药

A1 型题

1. A 解析：朱砂内服每次宜 0.1～0.5g。故选 A。
2. E 解析：磁石镇惊安神，纳气平喘，善治肾虚气喘。故选 E。
3. A 解析：龙骨属矿石类药物，入煎剂应先煎以发挥最大药效。故选 A。
4. B 解析：琥珀研末冲服，或入丸、散，外用适量；不入煎剂，忌火煅。故选 B。
5. B 解析：酸枣仁养心益肝，安神敛汗，可用于治疗心悸失眠、自汗盗汗。故选 B。
6. D 解析：远志宁心安神，祛痰开窍，可用于治疗痰阻心窍所致的癫痫抽搐、惊风发狂。故选 D。
7. B 解析：酸枣仁甘、酸，平。故选 B。
8. E 解析：朱砂内服只宜入丸剂、散剂。故选 E。
9. E 解析：磁石镇惊安神，平肝潜阳，聪明耳目。故选 E。
10. D 解析：酸枣仁养心益肝，安神，敛汗，生津。故选 D。
11. D 解析：柏子仁养心安神，润肠通便。故选 D。
12. B 解析：远志宁心安神，祛痰开窍，消散痈肿。故选 B。

A2 型题

1. E 解析：舌质暗红提示有瘀血，应选用琥珀活血散瘀，镇惊安神。故选 E。
2. B 解析：患者表现为心肾阴虚证，应选用朱砂清心镇惊，安神解毒。故选 B。
3. D 解析：酸枣仁养心益肝，安神，敛汗，生津，

可用于治失眠兼有自汗、伤津口燥咽干者。故选 D。
4. C 解析：患者心悸不宁兼舌有瘀斑，应选用琥珀镇惊安神，活血散瘀。故选 C。
5. B 解析：患者心悸失眠兼便秘，应选用柏子仁养心安神，润肠通便。故选 B。
6. D 解析：患者心悸失眠兼阴血亏虚，应选用柏子仁养心安神，滋阴。故选 D。

B1 型题

1. D 解析：合欢皮解郁安神，活血消肿。故选 D。
2. B 解析：磁石镇惊安神，平肝潜阳。故选 B。
3. C 解析：磁石归心、肝、肾经。故选 C。
4. D 解析：酸枣仁归心、肝、胆经。故选 D。
5. B 解析：琥珀镇惊安神，活血散瘀，利尿通淋。故选 B。
6. C 解析：远志安神，祛痰开窍。故选 C。
7. A 解析：朱砂清心安神，清热解毒。故选 A。
8. D 解析：酸枣仁养心安神，收敛止汗。故选 D。
9. B 解析：远志具有宁心安神、祛痰开窍功效。故选 B。
10. D 解析：合欢皮具有解郁安神功效。故选 D。

第十九节 平肝息风药

A1 型题

1. B 解析：羚羊角咸寒，能平肝息风、清肝明目、清热解毒，为治疗肝风内动、惊痫抽搐之要药。故选 B。
2. C 解析：石决明平肝潜阳，清肝明目。珍珠母功似石决明，平肝潜阳，清肝明目，又能镇惊安神。故选 C。
3. C 解析：钩藤清热平肝，息风定惊。故选 C。
4. B 解析：天麻味甘性平，息风止痉，平抑肝阳，祛风通络，治疗肝风内动、惊痫抽搐，无论寒热虚实皆可配伍应用。故选 B。
5. B 解析：牡蛎功似龙骨，重镇安神，软坚散结，收敛固涩。故选 B。
6. D 解析：全蝎息风镇痉，通络止痛，常与蜈蚣同用。故选 D。
7. C 解析：天麻息风止痉，平抑肝阳，祛风通络，为治疗眩晕头痛要药。故选 C。
8. B 解析：代赭石平肝潜阳，重镇降逆，凉血止血。故选 B。
9. A 解析：石决明清肝明目，平肝潜阳。故选 A。
10. C 解析：刺蒺藜平肝疏肝，祛风明目。故选 C。

11. D 解析：牛黄化痰开窍，凉肝息风，清热解毒。故选 D。

12. D 解析：地龙清热息风，通络，主治气虚血滞、半身不遂。故选 D。

13. C 解析：全蝎息风镇痉，攻毒散结，通络止痛。故选 C。

14. B 解析：天麻祛风通络，既能平息内风，又能祛除外风。故选 B。

15. C 解析：羚羊角宜单煎 2 小时以上，磨汁或研末服。故选 C。

16. C 解析：地龙清热息风，通络平喘，利尿。故选 C。

17. D 解析：全蝎息风镇痉，攻毒散结，通络止痛，主治痉挛抽搐、疮疡肿毒、瘰疬结核、风湿顽痹、顽固性偏正头痛。故选 D。

18. C 解析：僵蚕息风止痉，化痰散结。故选 C。

19. C 解析：石决明平抑肝阳，清肝明目。故选 C。

20. C 解析：钩藤入煎剂宜后下。故选 C。

21. B 解析：钩藤清热平肝，息风定惊，善治肝火上攻或肝阳上亢之眩晕头痛。故选 B。

22. D 解析：代赭石平肝潜阳，重镇降逆，孕妇慎用。故选 D。

A2 题型

1. A 解析：患者为肝阳上亢证。代赭石平肝潜阳，重镇降逆，善治肝阳上亢之头痛眩晕。故选 A。

2. C 解析：患者为肝阳化风证。牛黄化痰开窍，凉肝息风。故选 C。

3. A 解析：钩藤清热平肝，息风定惊，善治肝火上炎或肝阳上亢引起的双目上翻、抽搐。故选 A。

4. C 解析：患者为肝火上炎证。钩藤清热平肝，息风定惊。故选 C。

B1 型题

1. C 解析：代赭石平抑肝阳，重镇降逆。故选 C。

2. B 解析：牡蛎平肝潜阳，软坚散结。故选 B。

3. C 解析：羚羊角平肝息风，清肝明目，清热解毒。牛黄化痰开窍，凉肝息风，清热解毒。二者既能息风，又能清热解毒。故选 C。

4. D 解析：全蝎和蜈蚣都可以息风镇痉，攻毒散结，通络止痛。故选 D。

5. D 解析：石决明平肝潜阳，清肝明目。珍珠母平肝潜阳，清肝明目，镇惊安神。故选 D。

6. C 解析：天麻、钩藤都可以息风止痉，平抑肝阳。故选 C。

7. B 解析：羚羊角平肝息风，清肝明目，清热解毒，治疗热极生风。故选 B。

8. C 解析：天麻息风止痉，可治疗急、慢惊风。故选 C。

9. C 解析：地龙清热息风，平喘。故选 C。

10. D 解析：僵蚕可息风止痉，化痰散结。故选 D。

11. C 解析：代赭石平肝潜阳，为重镇降逆之要药。故选 C。

12. B 解析：牡蛎重镇安神，软坚散结，可治疗痰核、瘰疬、瘿瘤、癥瘕积聚。故选 B

13. A 解析：全蝎息风止痉，通络止痛。故选 A。

14. E 解析：天麻息风止痉，祛风通络。故选 E。

15. C 解析：僵蚕息风止痉，祛风止痛，化痰散结。故选 C。

16. D 解析：牡蛎软坚散结，平抑肝阳。故选 D。

第二十节 开 窍 药

A1 型题

1. C 解析：麝香开窍醒神，活血通经，消肿止痛。故选 C。

2. A 解析：石菖蒲开窍醒神，化湿和胃，宁神益志，主治痰蒙清窍、神志昏迷。故选 A。

3. C 解析：苏合香开窍醒神，辟秽，止痛。故选 C。

4. D 解析：冰片开窍醒神，清热止痛。故选 D。

5. A 解析：孕妇禁用麝香。故选 A。

6. E 解析：麝香开窍醒神，活血通经，消肿止痛，催生下胎。故选 E。

7. D 解析：冰片开窍醒神，清热止痛，可治疗热闭神昏。故选 D。

8. D 解析：石菖蒲开窍醒神，化湿和胃。故选 D。

9. B 解析：冰片开窍醒神，清热止痛。故选 B。

10. A 解析：麝香配清热药，属凉开之剂；配祛寒药，属温开之剂。故选 A。

11. E 解析：开窍药辛香，其有效成分易于挥发，内服不宜入煎剂，只入丸、散剂。故选 E。

A2 型题

1. B 解析：患者不省人事，四肢厥冷，脉沉弦，属于寒闭，不宜选用寒凉的开窍药。故选 B。

2. A 解析：患者属于闭证神昏。麝香开窍醒神，为醒神回苏要药，无论寒闭、热闭皆效。故选 A。

3. A 解析：患者属于闭证神昏，麝香开窍醒神，为醒神回苏要药，无论寒闭、热闭皆效。故选 A。

4. E 解析：患者高热神昏，烦躁谵语，属于热闭证。麝香开窍醒神，为醒神回苏要药，无论寒闭、热闭皆效。故选E。

5. B 解析：患者为寒闭神昏。苏合香开窍醒神，辟秽止痛，为温开之品。故选B。

B1 型题

1. A 解析：麝香开窍醒神，活血通经，消肿止痛，可用于治疗心腹暴痛和跌打损伤疼痛。故选A。

2. E 解析：冰片开窍醒神，清热止痛，可用于治疗目赤肿痛、疮疡肿痛、水火烫伤等。故选E。

3. B 解析：石菖蒲开窍醒神，化湿和胃，宁神益志。故选B。

4. D 解析：苏合香开窍醒神，辟秽止痛。故选D。

5. E 解析：麝香开窍醒神，活血通经。故选E。

6. C 解析：冰片开窍醒神，清热止痛。故选C。

第二十一节 补 虚 药

A1 型题

1. A 解析：山药补脾肺肾，益气养阴，固精止带。故选A。

2. B 解析：白术可治疗脾气虚证，被誉为"补气健脾第一要药"。故选B。

3. A 解析：熟地黄性质黏腻，应用时应配伍健脾药以减轻肠胃消化负担。故选A。

4. C 解析：何首乌补益精血，固肾乌须，性微温，为滋补良药。故选C。

5. B 解析：阿胶补血，滋阴，润肺，止血。故选B。

6. C 解析：麦冬养阴润肺，益胃生津，清心除烦。故选C。

7. A 解析：北沙参养阴清肺，益胃生津；人参大补元气，补脾益肺，二者配伍可补肺胃之气阴。故选A。

8. C 解析：白芍养血敛阴，平抑肝阳，柔肝止痛。故选C。

9. C 解析：熟地黄补血养阴，填精益髓。故选C。

10. B 解析：当归补血调经，活血止痛，润肠通便。故选B。

11. D 解析：天冬养阴润燥，清肺生津，主治肺阴虚证，肾阴虚证，热病伤津之食欲不振、口渴及肠燥便秘。故选D。

12. D 解析：何首乌补益精血，固肾乌须。故选D。

13. C 解析：枸杞子滋补肝肾之阴，益精明目。故选C。

14. D 解析：百合养阴润肺，清心安神。故选D。

15. A 解析：黄芪补气健脾，利尿消肿。故选A。

16. B 解析：鹿茸补肾阳，不适用于肝肾阴虚之腰

膝酸软等症。故选B。

17. C 解析：玉竹养阴润燥，生津止渴，具有滋阴不敛邪的特点，常用于阴虚外感之证。故选C。

18. C 解析：太子参补气健脾，生津润肺，可治疗气虚津亏，食少口干。故选C。

19. E 解析：黄芪升阳举陷，可能会加重泻痢里急后重的症状。故选E。

20. C 解析：鹿茸温肾壮阳，补益精血。故选C。

21. B 解析：杜仲补肝肾，强筋骨，安胎。故选B。

22. B 解析：西洋参补气养阴，清热生津。故选B。

23. B 解析：龟甲滋阴潜阳，益肾健骨，养血补心。故选B。

24. C 解析：鳖甲滋阴潜阳，软坚散结。故选C。

25. D 解析：北沙参养阴清肺，益胃生津。故选D。

26. C 解析：玉竹养阴润燥，生津止渴。故选C。

27. E 解析：天冬养阴润燥，清肺生津。故选E。

28. D 解析：巴戟天补肾助阳，祛风除湿。故选D。

29. C 解析：白术补脾益气，燥湿利尿，止汗，安胎。故选C。

30. B 解析：黄芪补脾益气，升阳固表，利水消肿，脱毒生肌。故选B。

31. C 解析：太子参补气健脾，生津润肺，是补气药中的"清补之品"。故选C。

32. B 解析：人参大补元气。故选B。

33. C 解析：黄芪补气健脾，益卫固表。故选C。

34. B 解析：白术补气健脾，燥湿利尿。故选B。

35. A 解析：山药益气养阴，补脾肺肾。故选A。

36. C 解析：杜仲补肝肾，强筋骨，安胎。故选C。

37. A 解析：益智暖肾固精缩尿，温脾开胃摄唾。故选A。

38. B 解析：补骨脂温肾壮阳，固精缩尿。故选B。

39. D 解析：蜂蜜补中，润燥，止痛，解毒。故选D。

40. C 解析：白扁豆补脾和中化湿。故选C。

41. B 解析：白术温燥，健脾益气，燥湿利尿，不适用于阴虚患者。故选B。

42. E 解析：何首乌补益精血，固肾乌须，可治疗精血亏虚、须发早白。故选E。

43. A 解析：人参大补元气，补脾益肺，生津，安神。故选A。

44. B 解析：当归性温，可治一切血虚血滞引起的病证。故选B。

45. A 解析：续断补肝肾，强筋骨，安胎。故选A。

46. D 解析：枸杞子补肝肾，明目。故选D。

47. C 解析：石斛养阴清热，益胃生津。故选C。

48. A 解析：麦冬养阴益胃，润肺清心。故选A。

49. C 解析：鹿茸补肝肾，强筋骨，益精血，调冲任。故选 C。

50. D 解析：益智暖肾固精缩尿，温脾开胃摄唾，可治疗中气虚寒，食少多唾。故选 D。

51. B 解析：熟地黄补血养阴，益精填髓，治疗精血亏虚证。故选 B。

52. B 解析：其他选项中，阿胶、熟地黄、甘草、山茱萸不属于补阳药。故选 B。

53. A 解析：天冬养阴润燥，清肺生津。麦冬养阴润燥，益胃生津，清心除烦。故选 A。

54. A 解析：天冬养阴润燥，清肺生津。故选 A。

55. E 解析：山药益气养阴，补脾益肾，可治疗脾虚、肺虚、肾虚、消渴。故选 E。

56. C 解析：补骨脂补肾壮阳，固精缩尿，温脾止泻，纳气平喘，可用于治疗脾肾阳虚、五更泄泻。故选 C。

57. B 解析：白芍平抑肝阳，养血调经，柔肝止痛，滋阴。故选 B。

58. B 解析：人参大补元气，补脾益肺，生津，安神增智，复脉固脱。故选 B。

59. D 解析：黄芪补气健脾，升阳举陷，托毒生肌。故选 D。

60. B 解析：补骨脂补肾壮阳，温脾止泻。故选 B。

61. C 解析：肉苁蓉补肾助阳，润肠通便。故选 C。

62. A 解析：当归补血活血调经。故选 A。

63. C 解析：当归性温，功效是补血活血、调经止痛。故选 C。

64. C 解析：龟甲滋阴潜阳，补肾健骨，可治疗小儿囟门不合、肾虚骨痿。故选 C。

65. A 解析：龟甲经砂炒醋淬后，更易煎出有效成分，并除腥气，便于制剂。故选 A。

A2 型题

1. B 解析：患者为脾气虚证。白术健脾益气，燥湿利尿，主治脾气虚证，被前人誉为"补气健脾第一要药"。故选 B。

2. C 解析：患者为肝肾阴虚证。枸杞子滋补肝肾，益精明目。故选 C。

3. D 解析：百合养阴润肺，清心安神，主治阴虚燥咳、劳嗽咯血、阴虚有热之失眠心悸及百合病心肺阴虚内热证。故选 D。

4. E 解析：患者属于咳嗽肺阴虚证，应选用麦冬滋阴润燥。故选 E。

5. D 解析：麦冬养阴润肺，益胃生津，清心除烦，主治胃阴虚证、肺阴虚证、心阴虚证。故选 D。

6. B 解析：患者失眠健忘、五心烦热、崩漏，应选用当归活血补血、调经安神。故选 B。

7. C 解析：补骨脂补肾壮阳，固精缩尿，主治肾虚阳痿，腰膝冷痛，肾虚滑精、遗尿、尿频。故选 C。

8. A 解析：益智暖肾固精缩尿，温脾开胃摄唾。患者小便频数、遗尿不止、流涎，应选用益智治疗。故选 A。

9. B 解析：患者为阴虚骨蒸潮热。鳖甲滋阴潜阳，退热除蒸。故选 B。

10. C 解析：患者为肝火犯肺之咳嗽咯血。白芍平抑肝阳，主治肝阳上亢证。故选 C。

11. E 解析：鹿茸补肾阳，益精血，强筋骨，调冲任，托疮毒，主治：①肾阳虚衰，精血不足证，为温肾壮阳、补督脉、益精血之要药。②肾虚骨弱、腰膝无力或小儿五迟。③妇女冲任虚寒、崩漏带下。故选 E。

12. B 解析：患者突然血崩，导致气随血脱，应选用人参大补元气。故选 B。

13. A 解析：甘草补脾益气，治疗心气不足，脉结代，心动悸。故选 A。

14. A 解析：甘草祛痰止咳，主治咳喘证。故选 A。

15. A 解析：患者气血两虚，心神失养。人参大补元气，补脾益肺，生津，安神增智。故选 A。

16. B 解析：患者为脾肾阳虚五更泄泻，应首选补骨脂补肾壮阳、固精缩尿、温脾止泻、纳气平喘。故选 B。

17. A 解析：党参补脾肺气，补血，生津，主治脾肺气虚证、气血两虚证。故选 A。

18. B 解析：白术健脾益气，燥湿利尿，止汗。主治：①脾气虚证。被前人誉为"补气健脾第一要药"。②气虚自汗。故选 B。

19. A 解析：党参可与解表药同用，用于气虚外感及正虚邪实证。故选 A。

20. E 解析：白扁豆补脾和中，化湿，可治疗气短面浮、脾气虚体内有湿者。故选 E。

21. E 解析：麦冬养阴润肺，益胃生津，清心除烦，可治疗肺胃阴虚证。故选 E。

B1 型题

1. A 解析：人参可补脾肺之气，益心气。故选 A。

2. B 解析：西洋参补气养阴，清热生津。故选 B。

3. C 解析：党参补脾肺气，补血，生津。故选 C。

4. E 解析：山药益气养阴，补脾肺肾，固精止带。故选 E。

5. D 解析：黄芪补气，升阳举陷，固表。故选 D。

6. A 解析：白术健脾益气，止汗，可治疗气虚自汗。故选 A。

7. A 解析：白术健脾益气，燥湿利尿，可治疗脾虚水肿。故选 A。

8. D 解析：续断归肝、肾经。故选 D。

9. B 解析：菟丝子归肾、肝、脾经。故选 B。

10. D 解析：鳖甲归肝、肾经。故选 D。

11. B 解析：肉苁蓉补肾助阳，润肠通便。故选 B。

12. C 解析：巴戟天补肾助阳，祛风除湿。故选 C。

13. A 解析：淫羊藿补肾助阳，祛风除湿。故选 A。

14. B 解析：益智温脾摄唾，暖肾固精。故选 B。

15. E 解析：淫羊藿补肾助阳，祛风除湿。故选 E。

16. B 解析：续断补肝肾，强筋骨，安胎。故选 B。

17. B 解析：熟地黄补血养阴，填精益髓，可治疗血虚精亏。故选 B。

18. D 解析：白芍养血敛阴，柔肝止痛，平抑肝阳，可治疗阴虚阳亢。故选 D。

19. C 解析：山药补脾益肺，补气养阴，固精止带。故选 C。

20. B 解析：西洋参补气养阴，清火生津。故选 B。

第二十二节 收 涩 药

A1 型题

1. B 解析：五味子收敛固涩，益气生津，补肾宁心，可用于治疗心悸失眠、多梦。故选 B。

2. A 解析：乌梅敛肺止咳，涩肠止泻，安蛔止痛，生津止渴。故选 A。

3. C 解析：浮小麦固表止汗，益气除热。故选 C。

4. D 解析：诃子敛肺止咳，利咽开音，可用于治疗久咳失音。故选 D。

5. B 解析：五味子收敛固涩，上能敛肺气，下能滋肾阴。故选 B。

6. E 解析：莲子益肾固精，补脾止泻。故选 E。

7. E 解析：乌梅涩肠止泻，安蛔止痛。故选 E。

8. C 解析：肉豆蔻涩肠止泻，温中行气，可治疗虚寒久泻、腹胀食少。故选 C。

9. B 解析：五味子收敛固涩，益气生津，补肾宁心。故选 B。

10. D 解析：诃子既能敛肺止咳，又能利咽开音。故选 D。

11. A 解析：芡实益肾固精，健脾止泻，除湿止带。故选 A。

12. C 解析：诃子涩肠止泻，敛肺止咳，利咽开音。故选 C。

13. B 解析：乌梅涩肠止泻，敛肺生津，安蛔。故选 B。

14. A 解析：赤石脂涩肠止泻，收敛止血，敛疮生肌。故选 A。

15. B 解析：肉豆蔻涩肠止泻，温中行气。故选 B。

A2 型题

1. A 解析：患者为肾阳虚之小便频数，尿有余沥，应选用桑螵蛸固精缩尿、补肾助阳。故选 A。

2. B 解析：患者为肾虚尿失禁和遗精早泄，应选用山茱萸补益肝肾、收敛固涩。故选 B。

3. B 解析：患者便虫、脐周腹痛，为蛔虫证。乌梅涩肠止泻，安蛔止痛。故选 B。

4. C 解析：患者表现为蛔虫证。乌梅涩肠止泻，安蛔止痛。故选 C。

5. A 解析：患者为脾肾阳虚五更泄泻。肉豆蔻涩肠止泻，温中行气。故选 A。

6. D 解析：患者为脾胃虚弱证。莲子益肾固精，补脾止泻。故选 D。

7. A 解析：患者为心肾不交之心悸失眠。五味子收敛固涩，益气生津，补肾宁心。故选 A。

B1 型题

1. B 解析：桑螵蛸固精收涩，补肾助阳。故选 B。

2. D 解析：海螵蛸收涩固精，收敛止血。故选 D。

3. A 解析：五味子收敛固涩，宁心安神。故选 A。

4. B 解析：山茱萸收敛固涩，补益肝肾。故选 B。

5. A 解析：五味子，莲子均有补肾宁心功效，可治疗心悸、失眠。故选 A。

6. C 解析：金樱子固精缩尿止带，涩肠止泻。椿皮清热燥湿，收敛止带，止泻，止血。二者均可治疗带下、泄泻。故选 C。

7. C 解析：桑螵蛸，海螵蛸都可以固精收涩止带。故选 C。

8. E 解析：莲子益肾固精，补脾止泻。芡实益肾固精，健脾止泻。故选 E。

9. E 解析：五味子、乌梅都可以收敛固涩，生津止渴。故选 E。

10. D 解析：麻黄根和浮小麦都可以固表止汗。故选 D。

第二十三节 攻毒杀虫止痒药

A1 型题

1. A 解析：硫黄外用解毒杀虫止痒，内服补火助阳通便。故选 A。

2. B 解析：蛇床子杀虫止痒，燥湿祛风，温肾助

阳。故选 B。

第四章 方 剂 学

第一节 总 论

A1 型题

1. D 解析：清代程钟龄在《医学心悟》中将诸多治法概括为汗、吐、下、和、温、清、消、补八法。故选 D。

2. C 解析：消法是通过消食导滞、行气活血、化痰利水及驱虫等方法，使气、血、痰、食、水、虫等所结成的有形之邪渐消缓散的一种治疗方法。故选 C。

3. B 解析：和法主要有和解少阳、透达膜原、调和肝脾、疏肝和胃、分消上下、调和肠胃等。故选 B。

4. C 解析：补法是通过补益人体气血阴阳，以主治各种虚弱证候的一种治法，适用于各种虚证。四逆汤主治少阴病阳衰阴盛证，功效回阳救逆，属于温法。故选 C。

5. A 解析：君药是针对主病或主证起主要治疗作用的药物，在方剂组成中不可缺少。故选 A。

6. E 解析：方剂不是药物的随意堆砌，而是依据辨证与治法的需要，将药物有原则、有目的地配合在一起。方剂的组成原则是君臣佐使。故选 E。

7. A 解析：汤剂吸收快，能迅速发挥药效，而且可以根据病情需要进行加减，能照顾每个患者或各具体病变的不同阶段，因而多适用于病证较重或病情不稳定的患者。故选 A。

8. A 解析：药物是决定方剂功用的主要因素。当方剂中的药物增加或减少时，必然会使方剂组成的配伍关系发生变化，并由此导致方剂功用的改变。故选 A。

B1 型题

1. D 解析：温法是通过温里祛寒的方法，以治疗里寒证的一类治法。故选 D。

2. E 解析：和法是通过和解与调和的方法，使半表半里之邪，或脏腑阴阳，表里失和之证得以解除的一种治法，适用于邪犯少阳、肝脾不和、肠寒胃热、气血营卫失和等证。故选 E。

3. A 解析：吐法适用于病位居上，病势急暴，内蓄实邪，体质壮实之证。故选 A。

4. D 解析：清法适用于里热证、火证、热毒证，以及虚热证等里热病证。故选 D。

5. C 解析：佐制药，即用以消除或减弱君、臣药的毒性，或能制约其峻烈之性的药物。故选 C。

6. C 解析：反佐药，病重邪甚出现拒药，配用与君药性味相反而又能在治疗中起相成作用的药物，以防止药病格拒。故选 C。

7. A 解析：蜜丸是将药物细粉用炼制的蜂蜜赋形而制成的丸剂。故选 A。

8. C 解析：糊丸是将药物细粉用米糊、面糊、曲糊等赋形制成的小丸。故选 C。

第二节 解 表 剂

A1 型题

1. C 解析：麻黄汤中杏仁的作用是宣降肺气。故选 C。

2. A 解析：麻黄汤的作用是发汗解表，宣肺平喘。故选 A。

3. A 解析：桂枝和芍药的用量是 1:1。故选 A。

4. A 解析：桂枝汤主治外感风寒表虚证。故选 A。

5. C 解析：桂枝汤和麻黄汤中均有桂枝和甘草。故选 C。

6. B 解析：小青龙汤中麻黄和桂枝相须为君。故选 B。

7. C 解析：止嗽散的药物组成包括桔梗、荆芥、紫菀、百部、白前、甘草、陈皮。故选 C。

8. A 解析：止嗽散以紫菀、百部为君药，入肺经而止咳化痰。故选 A。

9. C 解析：方中荆芥穗和淡豆豉为辛温之品，是去性存用之意。故选 C。

10. B 解析：银翘散的药物组成为金银花、连翘、淡豆豉、甘草、竹叶、桔梗、芦根、薄荷、牛蒡子。故选 B。

11. A 解析：桑菊饮的药物组成为桑叶、菊花、杏仁、连翘、薄荷、桔梗、生甘草、芦根。故选 A。

12. C 解析：银翘散和桑菊饮共同含有的药物为连

翘、桔梗、薄荷、甘草、芦根。故选 C。

13. A 解析：败毒散和桑菊饮中共同含有的药物为桔梗和甘草。故选 A。

14. D 解析：小青龙汤主治外寒里饮证。故选 D。

15. C 解析：止嗽散的功用为宣利肺气，疏风止咳。故选 C。

16. D 解析：桂枝汤的功用为解肌发表，调和营卫。故选 D。

17. D 解析：小青龙汤的功用为解表散寒，温肺化饮。故选 D。

18. D 解析：败毒散主治气虚外感风寒湿表证，有散寒祛湿、益气解表的功用。故选 D。

19. C 解析：麻杏石甘汤的功用为辛凉疏表，清肺平喘。故选 C。

20. B 解析：桂、芍等量配伍，一散一收，寓意有三：一为针对卫强营弱，体现营卫同治，邪正兼顾；二为相辅相成，桂枝得芍药使汗而有源，芍药得桂枝则滋而能化；三为相制相成，散中有收，汗中寓补。故选择 B。

21. C 解析：败毒散中君药为独活和羌活，发散风寒，除湿止痛。羌活长于祛上部风寒湿邪，独活长于祛下部风寒湿邪，合而用之，通治一身风寒湿邪。故选 C。

22. E 解析：桑菊饮主治风温初起，表热轻证。故选 E。

23. B 解析：如果外邪已经入里，或麻疹已透，或疮疡已溃，或虚证水肿，均不宜使用解表剂。故选 B。

A2 型题

1. C 解析：患者为外感风寒表实证，符合麻黄汤主治。故选 C。

2. D 解析：患者为气虚外感风寒湿表证，符合败毒散主治。故选 D。

3. B 解析：患者为温病初起，符合银翘散主治。故选 B。

4. D 解析：患者表现为外寒里饮证，符合小青龙汤的主治。故选 D。

5. A 解析：患者为外感风邪，邪热壅肺证，符合麻杏石甘汤主治。故选 A。

6. A 解析：患者为外感风寒，寒饮内停之证，符合小青龙汤主治。故选 A。

7. D 解析：患者为气虚外感风寒湿表证，符合败毒散主治。故选 D。

8. B 解析：患者时有自汗，且有严重恶寒症状，符合卫强营弱，营卫失和之自汗，应选择桂枝汤调

和营卫。故选 B。

B1 型题

1. A 解析：桂枝汤发汗解肌，调和营卫。故选 A。

2. D 解析：败毒散散寒祛湿，益气解表。故选 D。

3. B 解析：麻黄汤发汗解表，宣肺平喘。故选 B。

4. C 解析：银翘散辛凉透表，清热解毒。故选 C。

5. A 解析：败毒散中人参的主要功用为益气扶正。故选 A。

6. B 解析：麻黄汤中杏仁的作用是降利肺气。故选 B。

7. A 解析：银翘散功用为辛凉透表，清热解毒，主治温病初起。故选 A。

8. D 解析：桑菊饮主治风温初起，表热轻证。故选 D。

9. A 解析：败毒散主治气虚外感风寒湿表证。故选 A。

10. D 解析：麻杏石甘汤主治外感风邪，邪热壅肺证。故选 D。

11. A 解析：麻黄汤中麻黄、桂枝属相须为用。故选 A。

12. E 解析：小青龙汤中麻黄辛温发散，芍药和营养血，二者合用，一散一收，既可增强止咳平喘之功，又可制约诸药辛散温燥太过之弊。故选 E。

13. A 解析：大枣与炙甘草益气和中，合桂枝辛甘化阳以实卫。故选 A。

14. C 解析：大枣与炙甘草益气和中，合芍药酸甘化阴以和营。故选 C。

第三节 泻 下 剂

A1 型题

1. D 解析：大承气汤的组成为大黄、厚朴、枳实、芒硝。故选 D。

2. D 解析：大承气汤主治阳明腑实证，热结旁流证，里热实证之热厥、痉病或发狂等，不包括肠痈。故选 D。

3. C 解析：大黄牡丹汤的组成为大黄、牡丹皮、桃仁、冬瓜仁、芒硝。故选 C。

4. A 解析：温脾汤的组成为大黄、当归、干姜、附子、人参、芒硝、甘草。故选 A。

5. C 解析：麻子仁丸的组成为麻子仁、芍药、枳实、大黄、厚朴、杏仁。故选 C。

6. A 解析：济川煎的组成为当归、牛膝、肉苁蓉、

泽泻、升麻、枳壳。故选 A。

7. D 解析：十枣汤的功用为攻逐水饮。故选 D。

8. D 解析：大承气汤的功用为峻下热结。故选 D。

9. B 解析：大黄牡丹汤的功用为泄热破瘀，散结消肿。故选 B。

10. C 解析：温脾汤的作用为攻下冷积，温补脾阳。故选 C。

11. B 解析：患者为肠痈初起，多由肠中湿热蕴蒸，气血凝滞所致。治宜泄热祛湿，破瘀消痈，选用大黄牡丹汤。故选 B。

12. A 解析：患者为冷积便秘，因脾阳不足，阴寒内盛，寒积中阻所致，选用温脾汤。故选 A。

13. C 解析：大便秘结，小便清长，腰膝酸软表明其肾阳虚弱，精津不足，因肾虚开阖失司所致，选用济川煎温肾益精，润肠通便。故选 C。

14. B 解析：济川煎中当归补血润燥，为润肠通便之用。故选 B。

15. D 解析：十枣汤中三药峻猛有毒，易伤正气，故以大枣十枚为佐使，煎汤送服，寓意有三：既可益气护胃，培土制水以邪正兼顾；又可缓和诸药的毒性及峻烈之性，使下不伤正；且可减少药后反应。故选 D。

16. A 解析：表证未解，里实虽成，亦不可纯用泻下药，以防表邪随下而生他证，应权衡表证与里实证之轻重缓急，或先解表后攻里，或表里双解，方能切合病情。故选 A。

17. C 解析：十枣汤组成为芫花、甘遂、大戟、大枣。故选 C。

A2 型题

1. B 解析：患者手足不温且腹痛便秘，表明其为阳虚寒积，脾阳不足为致病之本，寒积停滞为标，选用温脾汤攻下冷积，温补脾阳。故选 B。

2. A 解析：患者大便秘结，小便清长，为肾阳虚弱，精津不足之表现，应选用济川煎温肾益精，润肠通便。故选 A。

3. E 解析：患者为阳明腑实证，宜选用大承气汤峻下热结。故选 E。

4. D 解析：患者属悬饮，宜用十枣汤攻逐水饮。故选 D。

5. D 解析：患者腰膝酸软兼大便干燥，为肾阳虚弱，精津不足之表现，应选用济川煎温肾益精，润肠通便。故选 D。

6. A 解析：患者水肿，一身悉肿，尤以身半以下为重，腹胀喘满，二便不利，属于十枣汤治疗范围。

故选 A。

B1 型题

1. C 解析：大黄牡丹汤的组成为大黄、牡丹、桃仁、冬瓜仁、芒硝。故选 C。

2. D 解析：济川煎的组成为当归、牛膝、肉苁蓉、泽泻、升麻、枳壳。故选 D。

3. A 解析：温脾汤的组成为大黄、当归、干姜、附子、人参、芒硝、甘草。故选 A。

4. C 解析：麻子仁丸的组成为麻子仁、芍药、枳实、大黄、厚朴、杏仁。故选 C。

5. D 解析：济川煎的功用为温肾益精，润肠通便。故选 D。

6. E 解析：十枣汤的功用为攻逐水饮。故选 E。

7. C 解析：附子大辛大热，温壮脾阳，解散寒凝；大黄下已成之冷积，二者相反相成合而为君。故选 C。

8. B 解析：方中肉苁蓉为君，甘咸性温，温肾益精，暖腰润肠；当归补血润燥，润肠通便，二者相使协同。故选 B。

第四节 和 解 剂

A1 型题

1. A 解析：小柴胡汤的组成为柴胡、黄芩、人参、炙甘草、半夏、生姜、大枣。故选 A。

2. C 解析：大柴胡汤的组成为柴胡、黄芩、芍药、半夏、生姜、枳实、大枣、大黄。故选 C。

3. D 解析：蒿芩清胆汤的组成为青蒿、黄芩、陈皮、半夏、竹茹、赤茯苓、枳壳、碧玉散。故选 D。

4. A 解析：逍遥散的药物组成为甘草、当归、茯苓、白芍、白术、柴胡。故选 A。

5. C 解析：痛泻要方的功用为补脾柔肝，祛湿止泻。故选 C。

6. D 解析：小柴胡汤主治伤寒少阳证，热入血室证，黄疸、疟疾，以及内伤杂病而见少阳证者。故选 D。

7. A 解析：小柴胡汤中柴胡轻清升散，疏透少阳之邪，并能疏泄气机之郁滞，使少阳之邪得以疏散。故选 A。

8. D 解析：痛泻要方中配伍少量具升散之性的防风，与术、芍相伍，辛能散肝郁，香能舒脾气，且有燥湿以助止泻之功，又为脾经引经之药，为佐使之用。故选 D。

9. D 解析：半夏泻心汤主治寒热错杂之痞证。故选 D。

10. B 解析：逍遥散主治肝郁血虚脾弱证。故选 B。

11. A 解析：逍遥散中配伍薄荷少许，疏散郁遏之气，透达肝经郁热。故选 A。

A2 型题

1. B 解析：患者为少阳阳明合病，胸胁苦满同时兼有大便不解，应和解少阳同时内泻热结，方用大柴胡汤。故选 B。

2. A 解析：患者为肝郁血虚脾弱证，方用逍遥散疏肝健脾。故选 A。

3. C 解析：患者是少阳邪热乘虚内陷，以致中虚失运，升降失常，寒热错杂，互结于心下而致的心下痞证，方用半夏泻心汤。故选 C。

4. E 解析：患者为脾虚肝旺之痛泻，方用痛泻要方补脾柔肝，祛湿止泻。故选 E。

5. C 解析：患者为少阳胆热偏重，兼有痰热湿浊内阻，故寒轻热重且胸胁胀痛，舌红苔黄腻也表明内有湿热，方用蒿芩清胆汤。故选 C。

6. C 解析：患者两胁胀满，欲呕口苦为少阳有邪气，应用小柴胡汤和解少阳。故选 C。

B1 型题

1. A 解析：小柴胡汤的组成为柴胡、黄芩、人参、炙甘草、半夏、生姜、大枣。故选 A。

2. E 解析：半夏泻心汤的组成为半夏、黄芩、干姜、人参、黄连、大枣、炙甘草。故选 E。

3. B 解析：逍遥散的组成有甘草、当归、茯苓、白芍、白术、柴胡。故选 B。

4. C 解析：痛泻要方的组成有白术、白芍、陈皮、防风。故选 C。

5. B 解析：大柴胡汤的功用为和解少阳，内泻热结。故选 B。

6. E 解析：半夏泻心汤的功用为寒热平调，消痞散结。故选 E。

7. B 解析：小柴胡汤的组成有柴胡、黄芩、人参、甘草炙、半夏、生姜、大枣。故选 B。

8. E 解析：蒿芩清胆汤的组成有青蒿、淡竹茹、半夏、赤茯苓、青子芩、生枳壳、陈广皮、碧玉散。故选 E。

第五节 清 热 剂

A1 型题

1. C 解析：清营汤的组成为犀角、生地黄、金银花、连翘、玄参、黄连、竹叶、丹参、麦冬。故选 C。

2. B 解析：黄连解毒汤的组成为黄连、黄芩、黄柏和栀子。故选 B。

3. B 解析：清瘟败毒饮的组成为生地黄、连翘、黄连、牡丹皮、石膏、知母、甘草、犀角、玄参、桔梗。故选 B。

4. D 解析：仙方活命饮的组成为金银花、当归、赤芍、乳香、没药、陈皮、皂角刺、穿山甲、防风、白芷、浙贝母、天花粉、甘草。故选 D。

5. C 解析：泻白散的组成为桑白皮、地骨皮、甘草、粳米。故选 C。

6. C 解析：清胃散的组成为当归、黄连、生地黄、牡丹皮、升麻。故选 C。

7. D 解析：玉女煎的组成为熟地黄、石膏、知母、牛膝、麦冬。故选 D。

8. A 解析：芍药汤的组成为大黄、黄芩、黄连、当归、肉桂、槟榔、木香。故选 A。

9. A 解析：当归六黄汤中还有生地黄、熟地黄、黄芪。故选 A。

10. A 解析：白虎汤的功用为清热生津。故选 A。

11. C 解析：普济消毒饮的功用为清热解毒，疏风散邪。故选 C。

12. C 解析：白头翁汤的功用为清热解毒，凉血止痢。故选 C。

13. D 解析：清胃散中升麻甘辛微寒，辛则能散，寒能清热解毒，取其轻清升散透发，以宣达郁遏之火，有"火郁发之"之意。故选 D。

14. D 解析：竹叶石膏汤中麦冬为一升，半夏为半升，二者用量之比为 2∶1。故选 D。

15. C 解析：龙胆泻肝汤中用渗利湿热之泽泻、木通、车前子导湿热下行，使邪有出路。故选 C。

A2 型题

1. D 解析：患者属肝胆实火上炎证，应选用龙胆泻肝汤清泻肝胆实火，清利肝经湿热。故选 D。

2. B 解析：患者为阴虚火旺盗汗证，选用当归六黄汤滋阴泻火，固表止汗。故选 B。

3. A 解析：患者为肺热咳喘证，选用泻白散泻肺清热，止咳平喘。故选 A。

4. C 解析：患者为湿热痢疾，选用芍药汤清热燥湿，调气和血。白头翁汤主治热毒痢疾，严重下利脓血会出现口渴欲饮的症状，且无湿邪之像。葛根黄芩黄连汤治疗协热下利，有表证，治当解表清里。故选 C。

5. B　解析：患者身热汗出，脉虚数，为热病后期，余热未清，气津两伤，胃气不和所致，选用竹叶石膏汤清热生津。故选 B。

6. E　解析：患者火毒充斥三焦，烦躁，舌红苔黄，脉有力，选用黄连解毒汤泻火解毒。故选 E。

7. A　解析：患者为大头瘟，治宜疏散上焦风热，方用普济消毒饮。故选 A。

8. B　解析：患者为阳证痈疡肿毒初起，方用仙方活命饮清热解毒，消肿溃坚，活血止痛。故选 B。

9. A　解析：患者为胃火牙痛，由于阳明胃有积热，循经上攻所致，选用清胃散以清胃凉血。故选 A。

10. B　解析：患者是心经火热证，治当清心与养阴兼顾，利水以导热下行，方用导赤散清心利水养阴。故选 B。

11. C　解析：患者为伤寒化热内传阳明之经，表里俱热，高热不退，为阳明大热之证，应清热生津，方用白虎汤。故选 C。

12. E　解析：患者夜热早凉，为温病后期，邪热未尽，深伏阴分，阴液已伤所致，方用青蒿鳖甲汤。故选 E。

B1 型题

1. C　解析：玉女煎的组成为石膏、熟地黄、麦冬、知母、牛膝。故选 C。

2. B　解析：当归六黄汤的药物组成为当归、生地黄、黄芩、黄柏、黄连、熟地黄、黄芪。故选 B。

3. A　解析：方中芍药配当归养血活血，体现了"行血则便脓自愈"之义；木香、槟榔行气导滞，乃"调气则后重自除"之理。故选 A。

4. C　解析：吴瑭自释："此方（青蒿鳖甲汤）有先入后出之妙，青蒿不能直入阴分，有鳖甲领之入也；鳖甲不能独出阳分，有青蒿领之出也。"故选 C。

5. C　解析：龙胆泻肝汤的功用为清泻肝胆实火，清利肝经湿热。故选 C。

6. D　解析：葛根芩连汤的功用为解表清里。故选 D。

7. A　解析：黄连解毒汤的功用为泻火解毒。故选 A。

8. D　解析：导赤散的功用为清心利水养阴。故选 D。

9. A　解析：此为热毒壅聚，气滞血瘀痰结，而致阳证疮疡肿毒初起，方用仙方活命饮。故选 A。

10. E　解析：此为湿热壅滞肠中，气血失调所致之痢疾，方用芍药汤。故选 E。

11. E　解析：白虎汤中辛甘寒之石膏与苦寒润之知母相配，君臣相须，使清热生津之力倍增，为"辛寒清气"。故选 E。

12. C　解析：黄连解毒汤中黄芩、黄连、黄柏和栀子四味同用，苦寒直折，共奏泻火解毒之功。故选 C。

第六节　祛暑剂

A1 型题

1. D　解析：新加香薷饮的组成为香薷、金银花、鲜扁豆花、厚朴、连翘。故选 D。

2. C　解析：香薷散的功效是祛暑解表，化湿和中。故选 C。

3. D　解析：清暑益气汤的组成为西洋参、麦冬、石斛、荷梗、西瓜翠衣、黄连、竹叶、知母、甘草、粳米。故选 D。

4. A　解析：六一散功用为清暑利湿。故选 A。

5. D　解析：香薷散主治阴暑。故选 D。

A2 型题

1. B　解析：患者为暑热气津两伤证，选用清暑益气汤清暑益气，养阴生津。故选 B。

2. A　解析：患者为暑温夹湿，复感外寒证，方用新加香薷饮。故选 A。

3. C　解析：患者为暑热气津两伤证，选用清暑益气汤清暑益气，养阴生津。故选 C。

B1 型题

1. A　解析：香薷散的药物组成有香薷、白扁豆、姜、厚朴。故选 A。

2. C　解析：清暑益气汤的药物组成有西洋参、石斛、麦冬、黄连、竹叶、荷梗、知母、甘草、粳米、西瓜翠衣。故选 C。

第七节　温里剂

A1 型题

1. D　解析：温里剂适用于里寒证。凡外寒传变或直中三阴，或素体阳虚，或误治伤阳，或过食寒凉伤阳，以致寒从内生而致里寒证均可。故选 D。

2. A　解析：理中丸的功用为温中祛寒，补气健脾。故选 A。

3. D　解析：理中丸的药物组成为人参、干姜、甘草、白术。故选 D。

4. B　解析：理中丸主治脾胃虚寒证、阳虚失血证，脾胃虚寒所致的胸痹，不包括厥阴头痛。故选 B。

5. E　解析：桂枝汤倍用芍药加饴糖得到小建中汤。

故选 E。

6. C 解析：小建中汤方中重用甘温质润之饴糖，一者温中补虚，二者缓急止痛，一药两擅其功而为君。故选 C。

7. C 解析：芍药的功用有三：一者滋养营阴；二者缓肝急，止腹痛；三者与桂枝相配，调和营卫，燮理阴阳。故选 C。

8. E 解析：吴茱萸汤主治肝胃虚寒，浊阴上逆证，不包括四肢厥逆、神衰欲寐的心肾阳衰之寒厥证。故选 E。

9. D 解析：吴茱萸汤的药物组成为吴茱萸、人参、生姜、大枣。方中没有甘草。故选 D。

10. A 解析：四逆汤的功用为回阳救逆。故选 A。

11. D 解析：四逆汤主治四肢厥逆、神衰欲寐的心肾阳衰之寒厥证。故选 D。

12. D 解析：当归四逆汤主治血虚寒厥证。故选 D。

13. B 解析：当归四逆汤的组成为当归、桂枝、芍药、细辛、甘草、炙甘草、大枣。故选 B。

14. C 解析：黄芪桂枝五物汤主治血痹。故选 C。

15. D 解析：阳和汤主治阴疽。故选 D。

16. C 解析：阳和汤的组成为熟地黄、鹿角胶、炮姜炭、肉桂、麻黄、白芥子、生甘草。故选 C。

17. A 解析：吴茱萸汤中重用生姜至六两。故选 A。

18. A 解析：吴茱萸汤和四逆汤中均含有人参。故选 A。

19. D 解析：理中丸主治脾胃虚寒或阳虚失血。故选 D。

20. E 解析：四逆汤证的脉象应为微细。故选 E。

A2 型题

1. D 解析：患者心肾阳气衰微，阴寒内盛，选用四逆汤回阳救逆。故选 D。

2. C 解析：患者脘腹绵绵作痛，喜温喜按，为脾胃虚寒证，选用理中丸温中祛寒，补气健脾。故选 C。

3. D 解析：患者主症为颠顶头痛，伴有肝胃虚寒，浊阴上逆之象，选用吴茱萸汤温中降逆。故选 D。

4. E 解析：患者为血痹，多因素体气虚，营卫不足，肌表不固，复感风邪，邪滞血脉，血行不畅，选用黄芪桂枝五汤。故选 E。

5. D 解析：患者为血虚寒厥证，由营血虚弱，感受寒邪，寒凝经脉，血行不畅所致，选用当归四逆汤温经散寒、养血通脉。故选 D。

6. B 解析：患者为肝胃虚寒，浊阴上逆证，选用吴茱萸汤。故选 B。

7. E 解析：患者脘腹拘挛疼痛，且伴有心悸乏力，为中焦虚寒，肝脾不和，选用小建中汤温中补虚、和里缓急。故选 E。

8. D 解析：患者疼痛为阳虚而营血不足，寒凝痰滞，痹阻于肌肉、筋骨、血脉而成，选用阳和汤温阳散寒。故选 D。

9. D 解析：患者经期着凉，为血虚寒厥证，选用当归四逆汤温经散寒，养血通脉。故选 D。

10. C 解析：患者肝胃虚寒，浊阴上逆，故有呕吐酸水之症状，选用吴茱萸汤温中降逆。故选 C。

B1 型题

1. D 解析：四逆汤和理中丸的药物组成都含有干姜和甘草。故选 D。

2. A 解析：理中丸和四君子汤的药物组成都含有人参和白术。故选 A。

3. C 解析：吴茱萸汤的功用是温中补虚，降逆止呕。故选 C。

4. B 解析：小建中汤的功用是温中补虚，和里缓急。故选 B。

5. A 解析：当归四逆汤的功用是温经散寒，养血通脉。故选 A。

6. C 解析：黄芪桂枝五物汤的功用是益气温经，和血通痹。故选 C。

7. B 解析：小建中汤主治虚劳里急。故选 B。

8. C 解析：吴茱萸汤主治肝胃虚寒，浊阴上逆。故选 C。

9. C 解析：理中丸的功用为温中散寒，补气健脾。故选 C。

10. A 解析：小建中汤的功用为温中补虚，和里缓急。故选 A。

11. A 解析：吴茱萸汤中重用生姜。故选 A。

12. B 解析：十枣汤中需用 10 枚肥枣一同煎煮。故选 B。

13. C 解析：当归配干姜主要为养血温经。故选 C。

14. E 解析：附子配干姜主要为回阳救逆。故选 E。

15. B 解析：小建中汤中臣以桂枝，温阳气，祛寒邪。故选 B。

16. D 解析：当归四逆汤中桂枝辛温，温经散寒，温通血脉，与当归共为君药。故选 D。

第八节 补 益 剂

A1 型题

1. C 解析：补益剂属于"八法"中的"补法"。故选 C。

2. E　解析：四君子汤的功效为益气健脾。故选 E。

3. E　解析：四君子汤的药物组成为人参、白术、茯苓、炙甘草。故选 E。

4. B　解析：参苓白术散主治脾虚湿盛证。故选 B。

5. D　解析：桔梗宣肺利气，通调水道，又能载药上行，培土生金。故选 D。

6. A　解析：参苓白术散体现的是培土生金之法。故选 A。

7. B　解析：本题考查补中益气汤的药物组成。故选 B。

8. E　解析：方中重用黄芪，补中益气，升阳固表为君药。故选 E。

9. C　解析：补中益气汤的功用为补中益气，升阳举陷。故选 C。

10. D　解析：补中益气汤有补气升阳、甘温除热之功。故选 D。

11. C　解析：生脉散的组成为人参、麦冬、五味子。故选 C。

12. A　解析：方中甘温之人参，大补元气，益肺生津为君。故选 A。

13. A　解析：生脉散中君药人参大补元气，益肺生津。故选 A。

14. B　解析：玉屏风散的组成为防风、黄芪、白术。故选 B。

15. B　解析：玉屏风散中以黄芪补脾肺之气以固表止汗为君。故选 B。

16. D　解析：方中防风走表而散风御邪。黄芪得防风，则固表而不留邪；防风得黄芪，则祛风而不伤正。故选 D。

17. C　解析：玉屏风散可益气固表止汗，主治表虚自汗。故选 C。

18. D　解析：方中黄芪补脾肺之气以固表止汗。故选 D。

19. A　解析：完带汤的功用为补脾疏肝，化湿止带。故选 A。

20. A　解析：四物汤主治营血虚滞证。故选 A。

21. D　解析：当归补血汤和四物汤同有当归。故选 D。

22. C　解析：当归补血汤中黄芪一两，当归二钱，二者用量比例为 5∶1。故选 C。

23. D　解析：归脾汤主治心脾气血两虚证。故选 D。

24. C　解析：补气养血药中佐以木香理气醒脾，补而不滞。故选 C。

25. A　解析：炙甘草汤的功用为益气滋阴，通阳复脉。故选 A。

26. A　解析：方中炙甘草补气健脾，复脉益心；生地黄滋阴养血，充脉养心。二药重用，益气养血以复脉之本，共为君药。故选 A。

27. C　解析：炙甘草汤的典型脉象为脉结代。故选 C。

28. C　解析："三补"为熟地黄、山茱萸、山药。故选 C。

29. B　解析：六味地黄丸重用熟地黄滋阴补肾，填精益髓而为君。故选 B。

30. A　解析：六味地黄丸主治肝肾阴虚。故选 A。

31. E　解析：一贯煎的药物组成有北沙参、麦冬、当归身、生地黄、枸杞子、川楝子。故选 E。

32. E　解析：一贯煎的功效为滋阴疏肝。故选 E。

33. A　解析：方中少量川楝子，疏肝泄热，理气止痛，复肝之条达之性。故选 A。

34. E　解析：肾气丸主治肾阳不足证。骨蒸潮热、盗汗、遗精属于肾阴不足。故选 E。

35. B　解析：肾气丸方中补阳药少而滋阴药多，可见其立方之旨并非峻补元阳，乃在于微微生火，鼓舞肾气，即取"少火生气"之义。故选 B。

36. C　解析：肾气丸是六味地黄丸加桂枝和附子而成。故选 C。

37. D　解析：地黄饮子的功用为滋肾阴，补肾阳，开窍化痰。故选 D。

38. E　解析：地黄饮子主治喑痱。故选 E。

39. E　解析：地黄饮子的组成有熟干地黄、巴戟天、山茱萸、石斛、肉苁蓉、附子、五味子、官桂、白茯苓、麦冬、菖蒲、远志。故选 E。

40. E　解析：肾气丸中最大剂量的药物为生地黄，达到八两。故选 E。

41. D　解析：归脾汤和补中益气汤两方均具有的功效为健脾益气。故选 D。

42. A　解析：复脉汤即炙甘草汤，其组成有炙甘草四两、生姜三两、桂枝三两、人参二两、生地黄一斤、阿胶二两、麦冬半升、麻仁半升、大枣三十枚。方中用量最大的为生地黄。故选 A。

43. A　解析：四君子汤中组方配伍所体现的特点是补气之中有燥湿助运之功。故选 A。

44. B　解析：《金匮》肾气丸主治肾阳不足证。腰痛脚软，身半以下常有冷感，少腹拘急，小便不利，或小便反多，入夜尤甚，阳痿早泄，舌淡而胖，脉虚弱，尺部沉细；以及痰饮，水肿，消渴，脚气，转胞等。不包括霍乱。故选 B。

45. C　解析：六味地黄丸和《金匮》肾气丸均不能

治疗大汗亡阳。故选 C。

A2 型题

1. D 解析：患者主症为肠鸣泄泻、饮食不化，辨为脾虚湿盛证，应选用参苓白术散益气健脾，渗湿止泻。故选 D。

2. B 解析：患者为气虚发热证，选用补中益气汤升阳举陷，益气止汗。故选 B。

3. A 解析：患者为热伤津液，气阴两虚，应用生脉散益气生津，敛阴止汗。故选 A。

4. E 解析：患者为心脾两虚证，气血双亏，应选用归脾汤益气补血，健脾养心。故选 E。

5. A 解析：患者为肾阴虚证，选用六味地黄丸。故选 A。

6. A 解析：患者营血虚滞，血行不畅，选用四物汤调经补血。故选 A。

7. D 解析：患者有阴虚表现，且肝肾双亏，肝气不舒，选用一贯煎滋阴疏肝。故选 D。

8. D 解析：患者心动悸、脉结代，应选用炙甘草汤。故选 D。

9. B 解析：患者为血虚阳浮发热，应选用当归补血汤补气生血。故选 B。

10. D 解析：患者主要表现为肾阳虚，无痰浊上犯之证，选用肾气丸补肾助阳。故选 D。

11. C 解析：患者符合阴血阳气虚弱，心脉失养证，治宜炙甘草汤通阳复脉。故选 C。

12. E 解析：患者低热、子宫下垂均为气虚、气陷表现，应选用补中益气汤。故选 E。

13. A 解析：患者白带过多且有气虚症状，为脾虚肝郁，湿浊带下，选用完带汤补脾疏肝，化湿止带。故选 A。

14. B 解析：患者肺脾气虚，痰湿阻肺，治以健脾益气，化痰止咳，选用参苓白术散培土生金。故选 B。

15. D 解析：患者病位在肾，为肾阳不足之表象，选用肾气丸温补肾阳。故选 D。

16. B 解析：患者下元虚衰，阴阳两虚，痰浊上犯，选用地黄饮子补肾开窍化痰。故选 B。

B1 型题

1. C 解析：补中益气汤的药物组成有黄芪、炙甘草、人参、当归、橘皮、升麻、柴胡、白术。故选 C。

2. B 解析：参苓白术散的药物组成有莲子肉、薏苡仁、缩砂仁、桔梗、白扁豆、白茯苓、人参、甘草、白术、山药。故选 B。

3. D 解析：参苓白术散体现了培土生金。故选 D。

4. A 解析：一贯煎体现了滋水涵木。故选 A。

5. D 解析：六味地黄丸主治证候以肝肾阴虚为本，兼有虚热内扰。治宜滋补肝肾为主，适当配伍清虚热、泄湿浊之品，即"壮水之主，以制阳光"。故选 D。

6. E 解析：肾气丸主治肾阳不足证，治宜补肾助阳，即"益火之源，以消阴翳"。故选 E。

7. A 解析：玉屏风散主治表虚自汗证。故选 A。

8. B 解析：补中益气汤主治脾虚气陷证和气虚发热证。故选 B。

9. C 解析：治疗气虚发热的代表方剂是补中益气汤。故选 C。

10. D 解析：治疗血虚发热的代表方剂是当归补血汤。故选 D。

11. A 解析：六味地黄丸的组成有熟地黄、山萸肉、干山药、泽泻、牡丹皮、茯苓。故选 A。

12. C 解析：肾气丸的组成有干地黄、山药、山茱萸、泽泻、茯苓、牡丹皮、桂枝、附子。故选 C。

13. A 解析：四君子汤的君药是人参。故选 A。

14. C 解析：四物汤的君药是熟地黄。故选 C。

15. A 解析：一贯煎的君药为生地黄。故选 A。

16. B 解析：玉女煎的君药为石膏。故选 B。

17. C 解析：当归补血汤的制方原理为补气生血。故选 C。

18. E 解析：肾气丸制方的原理为少火生气。故选 E。

第九节 固涩剂

A1 型题

1. E 解析：升阳举陷不属于固涩剂分类。故选 E。

2. D 解析：固涩剂治疗气、血、精、津液耗散滑脱之证，常见的有自汗、盗汗、久咳不止、久泻不止、遗精滑泄、小便失禁、崩漏、带下等。对于热病多汗、痰饮咳嗽、火扰遗泄、热痢初起、伤食泄泻、实热崩带等，均非本类方剂之所宜。故选 D。

3. B 解析：麻黄根甘平，功专收敛止汗。故选 B。

4. A 解析：牡蛎散的功用为敛阴止汗，益气固表。故选 A。

5. B 解析：真人养脏汤的主治为久泻久痢、脾肾虚寒证。故选 B。

6. B 解析：真人养脏汤的药物组成为木香、诃子、当归、肉豆蔻、罂粟壳、白术、白芍、人参、肉桂、甘草。故选 B。

7. D 解析：四神丸的组成为补骨脂、吴茱萸、五味子、肉豆蔻。故选 D。

8. A 解析：四神丸的功用为温肾暖脾，固肠止泻。故选 A。

9. C 解析：方中重用辛苦大温的补骨脂，补命门之火以温养脾土。故选 C。

10. C 解析：桑螵蛸散主治心肾两虚证。故选 C。

11. C 解析：固冲汤的功效为固冲摄血，益气健脾。故选 C。

12. E 解析：真人养脏汤中肉桂温肾暖脾。故选 E。

13. B 解析：固冲汤中白术用量最大，达一两。故选 B。

A2 型题

1. A 解析：牡蛎散主治体虚自汗、盗汗证，乃由气虚卫气不固，阴液外泄，阴伤心阳不潜，日久心气耗伤所致。故选 A。

2. D 解析：患者主症为五更泄泻，为脾肾阳虚之肾泄，故应选用四神丸。故选 D。

3. B 解析：患者为乃心肾两虚，水火不交所致之小便频数、健忘失眠，故应选用桑螵蛸散调补心神，涩精止遗。故选 B。

4. A 解析：患者猝然血崩，为脾肾亏虚，冲脉不固证，故应选用固冲汤。故选 A。

5. D 解析：患者久泻而疼痛，为脾肾虚寒，肠失固摄，非有积滞，用真人养脏汤涩肠固脱。故选 D。

B1 型题

1. D 解析：牡蛎散中煅牡蛎咸涩微寒，敛阴潜阳，固涩止汗为君药。故选 D。

2. A 解析：牡蛎散中生黄芪味甘微温，益气实卫，固表止汗为臣药。故选 A。

3. A 解析：四神丸中重用辛苦大温的补骨脂，补命门之火以温养脾土，为君药。故选 A。

4. C 解析：四神丸中臣以肉豆蔻温中涩肠，与补骨脂相伍，既可增温肾暖脾之力，又能涩肠止泻。故选 C。

5. E 解析：固冲汤固冲摄血，益气健脾，主治脾肾亏虚，冲脉不固证。故选 E。

6. D 解析：四神丸温肾暖脾，固肠止泻，主治脾肾阳虚之肾泄。故选 D。

7. B 解析：真人养脏汤的功用涩肠固脱，温补脾肾。故选 B。

8. E 解析：四神丸的功用温肾暖脾，固肠止泻。故选 E。

第十节 安 神 剂

A1 型题

1. E 解析：朱砂安神丸主治心火亢盛，阴血不足。故选 E。

2. A 解析：朱砂安神丸的组成有朱砂、黄连、炙甘草、生地黄、当归，无黄芩。故选 A。

3. B 解析：天王补心丹主治为阴虚血少，神志不安。故选 B。

4. B 解析：酸枣仁汤的组成为酸枣仁、川芎、知母、茯苓、甘草。故选 B。

5. C 解析：酸枣仁汤中佐以川芎，调肝血而疏肝气，与大量之酸枣仁相伍，辛散与酸收并用，具有养血调肝之妙。故选 C。

6. A 解析：朱砂安神丸中黄连苦寒入心，清心泻火，以除烦热，为臣药。故选 A。

A2 型题

1. B 解析：患者心烦神乱，舌尖红，表明其心火亢盛，阴血不足，选用朱砂安神丸镇心安神，清热养血。故选 B。

2. D 解析：患者口舌生疮而虚烦失眠，为阴虚血少；手足心热表明心肾两亏，肾阴不足。选用天王补心丹滋阴清热、养血安神。故选 D。

3. C 解析：患者头晕目眩，脉弦细，为肝血不足，治宜养血安神，选用酸枣仁汤。故选 C。

4. E 解析：患者阴虚血少，且伴有肾阴亏虚，心肾两亏，选用天王补心丹。故选 E。

5. C 解析：患者夜间惊恐，且有虚热之像，为肝血不足，选用酸枣仁汤养血安神、清热除烦。故选 C。

B1 型题

1. C 解析：天王补心丹主治阴虚血少，神志不安证。故选 C。

2. D 解析：酸枣仁汤主治肝血不足，虚热内扰证。故选 D。

3. C 解析：酸枣仁汤的药物组成有酸枣仁、甘草、知母、茯苓、川芎。故选 C。

4. A 解析：朱砂安神丸的药物组成有朱砂、黄连、炙甘草、生地黄、当归。故选 A。

第十一节 开 窍 剂

A1 型题

1. A 解析：开窍剂临床多用于急救，中病即止；含有麝香等药，有碍胎元，孕妇慎用。本类方剂多制成丸、散剂或注射剂。丸、散剂在使用时宜温开水化服或鼻饲，不宜加热煎煮，以免药性挥发，影响疗效。故选 A。

2. C 解析：凡邪盛气实而见神志昏迷、口噤不开、两手握固、脉实有力的闭证方可用开窍剂；而对于汗出肢冷、呼吸气微、手撒遗尿、口开目阖、脉虚弱无力或脉微欲绝的脱证，即使神志昏迷也不宜使用。故选 C。

3. A 解析：安宫牛黄丸主治邪热内陷心包证。故选 A。

4. B 解析：紫雪的功效是清热开窍，息风止痉。故选 B。

5. B 解析：至宝丹的功效是化浊开窍，清热解毒。故选 B。

6. B 解析：苏合香丸的功效是芳香开窍，行气止痛。故选 B。

A2 型题

1. B 解析：患者表现为热盛动风证，符合紫雪主治。故选 B。

2. C 解析：患者属于痰热内闭心包证，符合至宝丹主治。故选 C。

3. D 解析：患者属于寒闭证，符合苏合香丸主治。故选 D。

B1 型题

1. C 解析：紫雪的功效是清热开窍，息风止痉。故选 C。

2. B 解析：至宝丹的功效是化浊开窍，清热解毒。故选 B。

3. A 解析：安宫牛黄丸主治邪热内陷心包证，功用清热解毒、开窍醒神，较多清热凉血之品。故选 A。

4. C 解析：至宝丹的功效是化浊开窍，清热解毒。故选 C。

第十二节 理 气 剂

A1 型题

1. C 解析：半夏厚朴汤的组成药物有半夏、厚朴、茯苓、生姜、苏叶。故选 C。

2. C 解析：苏子降气汤的组成药物有紫苏子、半夏、当归、甘草、前胡、厚朴、肉桂、生姜、大枣、苏叶。故选 C。

3. A 解析：旋覆代赭汤的组成药物有旋覆花、人参、生姜、代赭石、炙甘草、半夏、大枣。故选 A。

4. C 解析：旋覆代赭汤的功用是降逆化痰，益气和胃。故选 C。

5. D 解析：苏子降气汤的功用是降气平喘，祛痰止咳。故选 D。

6. C 解析：半夏厚朴汤的功用是行气散结，降逆化痰。故选 C。

7. D 解析：越鞠丸的功用是行气解郁。故选 D。

8. E 解析：枳实薤白桂枝汤的功用是通阳散结，祛痰下气。故选 E。

9. B 解析：苏子降气汤的功用是降气平喘，祛痰止咳。故选 B。

10. D 解析：旋覆代赭汤的功用是降逆化痰，益气和胃。故选 D。

11. D 解析：苏子降气汤中的肉桂温补下元，纳气平喘。故选 D。

12. E 解析：天台乌药散的功用是行气疏肝，散寒止痛。故选 E。

13. B 解析：暖肝煎的功用是温补肝肾，行气止痛。故选 B。

14. E 解析：暖肝煎的组成药物有当归、枸杞子、小茴香、肉桂、乌药、沉香、茯苓、生姜。故选 E。

15. C 解析：越鞠丸中的君药是香附。故选 C。

16. B 解析：越鞠丸的组成药物有香附、川芎、苍术、栀子、神曲。故选 B。

17. E 解析：半夏厚朴汤主治梅核气，症见咽中如有物阻，咯吐不出，吞咽不下，胸膈满闷，或咳或呕，舌苔白润或白滑，脉弦缓或弦滑。故选 E。

18. E 解析：天台乌药散的组成药物有天台乌药、木香、小茴香、青皮、高良姜、槟榔、川楝子、巴豆。故选 E。

19. A 解析：苏子降气汤的组成药物中含有紫苏子、半夏、当归、甘草、前胡、厚朴、肉桂、生姜、大枣、苏叶。故选 A。

20. D 解析：旋覆代赭汤的功效是降逆化痰，益气和胃，主治胃虚痰阻气逆证。故选 D。

A2 型题

1. D 解析：旋覆代赭汤主治胃虚痰阻气逆证，症见胃脘痞闷或胀满，按之不痛，频频嗳气，或见纳差、呃逆、恶心，甚或呕吐，舌苔白腻，脉缓或滑。故选 D。

2. C 解析：苏子降气汤主治上实下虚喘咳证，症见痰涎壅盛，胸膈满闷，喘咳短气，呼多吸少，或腰痛脚弱，肢体倦怠，或肢体浮肿，舌苔白滑或白腻，脉弦滑。故选 C。

3. A 解析：半夏厚朴汤主治梅核气，症见咽中如有物阻，咯吐不出，吞咽不下，胸膈满闷，或咳或呕，舌苔白润或白滑，脉弦缓或弦滑。故选 A。

4. B 解析：枳实薤白桂枝汤主治胸阳不振，痰气互结之胸痹，症见胸满而痛，甚或胸痛彻背，喘息咳唾，短气，气从胁下冲逆，上攻心胸，舌苔白腻，脉沉弦或紧。故选 B。

5. B 解析：越鞠丸主治六郁证，症见胸膈痞闷，脘腹胀痛，嗳腐吞酸，恶心呕吐，饮食不消。故选 B。

6. D 解析：患者为胃虚痰阻气逆，符合旋覆代赭汤主治。故选 D。

7. C 解析：患者为肝肾不足，寒滞肝脉证，符合暖肝煎主治。故选 C。

B1 型题

1. B 解析：半夏厚朴汤的组成药物有半夏、厚朴、茯苓、生姜、苏叶。故选 B。

2. D 解析：枳实薤白桂枝汤的组成药物有枳实、厚朴、薤白、桂枝、瓜蒌。故选 D。

3. C 解析：旋覆代赭汤的组成药物有旋覆花、人参、生姜、代赭石、炙甘草、半夏、大枣。故选 C。

4. C 解析：苏子降气汤的组成药物有紫苏子、半夏、当归、甘草、前胡、厚朴、肉桂、生姜、大枣、苏叶。故选 C。

5. C 解析：枳实薤白桂枝汤的功用是通阳散结，祛痰下气。故选 C。

6. B 解析：半夏厚朴汤的功用是行气散结，降逆化痰。故选 B。

7. E 解析：半夏厚朴汤的功用是行气散结，降逆化痰。故选 E。

8. C 解析：天台乌药散的功用是行气疏肝，散寒止痛。故选 C。

9. C 解析：枳实薤白桂枝汤主治胸阳不振，痰气互结之胸痹。故选 C。

10. E 解析：半夏厚朴汤主治梅核气。故选 E。

11. A 解析：暖肝煎主治肝肾不足，寒滞肝脉证。

故选 A。

12. B 解析：苏子降气汤主治上实下虚咳喘。故选 B。

13. D 解析：天台乌药散主治肝经气滞寒凝证。故选 D。

14. A 解析：旋覆代赭汤主治胃虚痰阻气逆证。故选 A。

第十三节 理 血 剂

A1 型题

1. B 解析：理血剂属于"八法"中的"消法"。故选 B。

2. C 解析：桃核承气汤的组成药物有芒硝、大黄、炙甘草、桃仁、桂枝。故选 C。

3. B 解析：桃核承气汤的组成药物有芒硝、大黄、炙甘草、桃仁、桂枝。故选 B。

4. B 解析：血府逐瘀汤主治胸中血瘀证。故选 B。

5. C 解析：血府逐瘀汤中桃仁与红花共为君药。故选 C。

6. D 解析：补阳还五汤原书中黄芪的用量是四两。故选 D。

7. B 解析：补阳还五汤中含有黄芪、当归尾、赤芍、地龙、川芎、红花、桃仁。故选 B。

8. B 解析：补阳还五汤的功用是补气活血通络。故选 B。

9. A 解析：复元活血汤的功用是活血祛瘀，疏肝通络。故选 A。

10. B 解析：温经汤的功用是温经散寒，养血祛瘀。故选 B。

11. C 解析：生化汤的功用是养血祛瘀，温经止痛。故选 C。

12. E 解析：复元活血汤中含有柴胡、当归、红花、穿山甲。故选 E。

13. B 解析：温经汤中含有吴茱萸、当归、芍药、川芎、人参、桂枝、阿胶、牡丹皮、生姜、甘草、半夏、麦冬。故选 B。

14. E 解析：生化汤中含有干姜。故选 E。

15. C 解析：咳血方主治肝火犯肺之咳血证。故选 C。

16. A 解析：咳血方含有青黛、瓜蒌仁、海粉、山栀子、炒黑诃子。故选 A。

17. B 解析：黄土汤的功用是温阳健脾，养血止血。故选 B。

18. C 解析：黄土汤主治脾阳不足，脾不统血证。故选 C。

19. B 解析：小蓟饮子的功效是凉血止血，利水通淋。故选B。

20. A 解析：小蓟饮子含有生地黄、小蓟、滑石、木通、蒲黄、藕节、淡竹叶、当归、山栀子、甘草。故选A。

21. E 解析：槐花散含有槐花、侧柏叶、荆芥穗、枳壳。故选E。

22. D 解析：十灰散的功效是凉血止血。故选D。

23. B 解析：十灰散治疗血热妄行之上部出血证，如呕血、吐血、咯血、嗽血、衄血等，血色鲜红，来势急暴，舌红，脉数。故选B。

24. E 解析：大黄、桂枝同用的方剂是桃核承气汤。故选E。

25. D 解析：温经汤的组成药物有吴茱萸、当归、芍药、川芎、人参、桂枝、阿胶、牡丹皮、生姜、甘草、半夏、麦冬。故选D。

26. D 解析：生化汤的组成药物有全当归、川芎、桃仁、干姜、炙甘草。故选D。

27. B 解析：十灰散的组成药物有大蓟、小蓟、荷叶、侧柏叶、白茅根、茜根、山栀、大黄、牡丹皮、棕榈皮。故选B。

28. C 解析：血府逐瘀汤的组成除了桃红四物汤外其余的药物是柴胡、桔梗、枳壳、牛膝。故选C。

A2 型题

1. A 解析：患者为脾阳不足，脾不统血之便血，符合黄土汤主治。故选A。

2. E 解析：患者为肝火犯肺之咳血证，符合咳血方主治。故选E。

3. D 解析：患者为热结下焦之血淋、尿血，符合小蓟饮子主治。故选D。

4. D 解析：患者为冲任虚寒，瘀血阻滞之崩漏，符合温经汤主治。故选D。

5. C 解析：患者为血虚寒凝，瘀血阻滞证，应选用生化汤养血祛瘀，温经止痛治疗。故选C。

6. E 解析：复元活血汤主治跌打损伤，瘀血阻滞证。故选E。

7. A 解析：患者为中风之气虚血瘀证，符合补阳还五汤主治。故选A。

8. B 解析：患者为胸中血瘀证，符合血府逐瘀汤主治。故选B。

9. E 解析：患者为脾阳不足，脾不统血证，符合黄土汤主治。故选E。

B1 型题

1. A 解析：桃核承气汤的功用是逐瘀泄热。故选A。

2. B 解析：血府逐瘀汤的功用是活血化瘀，行气止痛。故选B。

3. D 解析：温经汤主治冲任虚寒，瘀血阻滞。故选D。

4. E 解析：黄土汤主治脾阳不足，脾不统血。故选E。

5. B 解析：桃核承气汤含有桃仁、大黄、桂枝、甘草、芒硝。故选B。

6. A 解析：补阳还五汤含有黄芪、当归、赤芍、地龙、川芎、红花、桃仁。故选A。

7. E 解析：生化汤含有桃仁、当归、川芎、干姜、甘草。故选E。

8. D 解析：复元活血汤含有桃仁、红花、柴胡、瓜蒌根、当归、大黄、甘草。故选D。

9. A 解析：咳血方方中青黛清肝泻火，凉血止血；山栀子清热凉血，泻火除烦，炒黑可入血分而止血。两药合用，澄本清源，而为君药。故选A。

10. C 解析：生化汤方中重用全当归补血活血，化瘀生新，行滞止痛，为君药。故选C。

11. A 解析：生化汤具有养血祛瘀、温经止痛的功效。故选A。

12. D 解析：温经汤具有温经散寒、养血祛瘀的功效。故选D。

13. D 解析：桃核承气汤主治下焦蓄血。故选D。

14. A 解析：血府逐瘀汤主治胸中血瘀证。故选A。

第十四节 治 风 剂

A1 型题

1. E 解析：川芎茶调散的组成有薄荷叶、川芎、荆芥、细辛、防风、白芷、羌活、炙甘草。不含有天麻。故选E。

2. C 解析：消风散的组成有当归、生地黄、防风、蝉蜕、知母、苦参、胡麻仁、荆芥、苍术、牛蒡子、石膏、甘草、木通。不含有羌活。故选C。

3. A 解析：羚角钩藤汤的组成有羚角片、霜桑叶、京川贝、鲜生地黄、钩藤、滁菊花、茯神、生白芍、生甘草、淡竹茹，不含枇杷叶。故选A。

4. D 解析：镇肝息风汤的组成有怀牛膝、生赭石、生龙骨、生牡蛎、生龟甲、生杭芍、玄参、天冬、川楝子、生麦芽、茵陈、甘草。故选D。

5. D 解析：天麻钩藤饮组成有天麻、钩藤、石决明、山栀、黄芩、川牛膝、杜仲、益母草、桑寄生、首乌藤、朱茯神，不含怀牛膝。故选 D。

6. D 解析：川芎茶调散的功用是疏风止痛。故选 D。

7. A 解析：消风散中体现"治风先治血，血行风自灭"之意的药物是生地黄、当归。故选 A。

8. A 解析：川芎茶调散中薄荷辛散上行，助君药疏风止痛，并能清利头目；以其之凉，可制诸风药之温燥，又能兼顾风为阳邪，易于化热化燥之特点。故选 A。

9. C 解析：肝为刚脏，性喜条达而恶抑郁，过用重镇之品，势必影响其条达之性，以茵陈、川楝子、生麦芽清泄肝热，疏肝理气，以遂其性。故选 C。

10. D 解析：川牛膝引血下行，活血利水。故选 D。

11. D 解析：大定风珠的组成有生白芍、阿胶、生龟甲、干地黄、麻仁、五味子、生牡蛎、麦冬、炙甘草、鸡子黄、生鳖甲，没有石决明。故选 D。

12. A 解析：天麻钩藤饮主治肝阳上亢，肝风上扰证，是治疗内风的方剂。故选 A。

13. A 解析：消风散的功用是疏风养血，清热除湿。故选 A。

14. A 解析：羚角钩藤汤与天麻钩藤饮两方功用的主要相同之处是凉肝息风。故选 A。

15. D 解析：桑叶、菊花同用的方剂是羚角钩藤汤。故选 D。

16. D 解析：天麻钩藤饮天麻钩藤饮组成有天麻、钩藤、石决明、山栀、黄芩、川牛膝、杜仲、益母草、桑寄生、首乌藤、朱茯神。不含有白芍。故选 D。

A2 型题

1. D 解析：患者为外感风邪头痛，符合川芎茶调散主治。故选 D。

2. B 解析：患者为类中风，由肝肾阴虚，肝阳化风所致，符合镇肝息风汤主治。故选 B。

3. C 解析：患者为肝阳偏亢，肝风上扰证，符合天麻钩藤饮主治。故选 C。

4. A 解析：患者为阴虚动风证，符合大定风珠主治。故选 A。

5. D 解析：患者为风疹、湿疹，乃风热或风湿病邪侵袭人体，浸淫血脉，不得向内外透达疏泄，郁于肌肤腠理所致，符合消风散主治。故选 D。

6. B 解析：患者为肝热生风证，符合羚角钩藤汤的主治。故选 B。

B1 型题

1. E 解析：天麻钩藤饮的功用是平肝息风，清热活

血，补益肝肾。故选 E。

2. C 解析：镇肝息风汤的功用是镇肝息风，滋阴潜阳。故选 C。

3. E 解析：天麻钩藤饮主治肝阳偏亢，肝风上扰证。故选 E。

4. C 解析：川芎茶调散主治外感风邪头痛。故选 C。

5. D 解析：川芎茶调散的组成有薄荷、川芎、荆芥、细辛、防风、白芷、羌活、炙甘草。故选 D。

6. A 解析：消风散的组成有当归、生地黄、防风、蝉蜕、知母、苦参、胡麻、荆芥、苍术、牛蒡子、石膏、甘草、木通。故选 A。

7. B 解析：大秦艽汤的功用是祛风清热，养血活血。故选 B。

8. E 解析：消风散的功用是疏风养血，清热除湿。故选 E。

第十五节 治 燥 剂

A1 型题

1. A 解析：杏苏散含有苏叶、半夏、茯苓、前胡、苦桔梗、枳壳、甘草、生姜、大枣、杏仁、橘皮。故选 A。

2. C 解析：清燥救肺汤含有霜桑叶、石膏、甘草、人参、胡麻仁、真阿胶、麦门冬、杏仁、枇杷叶。故选 C。

3. C 解析：清燥救肺汤的功用是清燥救肺，益气养阴。故选 C。

4. B 解析：百合固金汤含有熟地黄、生地黄、当归身、白芍、甘草、桔梗、玄参、贝母、麦冬、百合。故选 B。

5. E 解析：养阴清肺汤用于治疗"白喉"。故选 E。

6. B 解析：增液汤体现了"增水行舟"的治疗原则。故选 B。

7. D 解析：麦门冬汤中麦冬和半夏的用量比例是 7：1。故选 D。

8. C 解析：百合固金汤方中百合甘苦微寒，滋阴清热，润肺止咳；生地黄、熟地黄并用，滋肾壮水，生地黄兼能凉血止血。三药相伍为君，润肺滋肾，金水并补，体现"金水相生"的原则。故选 C。

9. C 解析：桑杏汤主治外感温燥证。故选 C。

10. E 解析：清燥救肺汤中用量最大的药物是桑叶。故选 E。

11. C 解析：杏苏散的组成为苏叶、半夏、茯苓、前胡、苦桔梗、枳壳、甘草、生姜、大枣、杏仁、橘皮。故选 C。

12. D　解析：清燥救肺汤主治温燥伤肺，气阴两伤证，症见身热头痛，干咳无痰，气逆而喘，咽喉干燥，鼻燥，心烦口渴，胸满胁痛，舌干少苔，脉虚大或数。故选D。

13. C　解析：养阴清肺汤重用生地黄甘寒入肾，滋阴壮水，清热凉血，为君药。故选C。

14. D　解析：养阴清肺汤中少佐薄荷的主要意义是散邪利咽。故选D。

A2 型题

1. A　解析：患者为外感凉燥证，符合杏苏散主治。故选A。

2. D　解析：患者为温燥伤肺，气阴两伤证，符合清燥救肺汤主治。故选D。

3. E　解析：患者为胃阴不足证，符合麦门冬汤主治。故选E。

4. C　解析：患者为阳明温病，津亏便秘证，符合增液汤主治。故选C。

5. C　解析：患者为肺肾阴亏，虚火上炎证，符合百合固金汤主治。故选C。

B1 型题

1. E　解析：麦门冬汤主治虚热肺痿，胃阴不足。故选E。

2. C　解析：百合固金汤主治肺肾阴虚，虚火上炎。故选C。

3. D　解析：清燥救肺汤体现了"培土生金"的治疗原则。故选D。

4. B　解析：桑杏汤体现了"治上焦如羽，非轻不举"的治疗原则。故选B。

5. C　解析：养阴清肺汤的病因病机是肺肾阴虚蕴热，复感燥气疫毒时邪。故选C。

6. B　解析：百合固金汤的病因病机是肺肾阴亏，虚火上炎。故选B。

第十六节　祛湿剂

A1 型题

1. A　解析：祛湿剂属于"八法"中的"消法"。故选A。

2. B　解析：平胃散的药物组成有苍术、厚朴、陈橘皮、炙甘草。故选B。

3. E　解析：平胃散的功效是燥湿运脾，行气和胃。故选E。

4. B　解析：藿香正气散的主治证候是外感风寒，内伤湿滞。故选B。

5. B　解析：藿香正气散中藿香为君，辛温以散在表之风寒，芳香之气则可化在里之湿浊，且可辟秽和中而止呕，为治霍乱吐泻之要药。故选B。

6. A　解析：平胃散的药物组成有苍术、厚朴、陈橘皮、炙甘草。藿香正气散的药物组成大腹皮、白芷、紫苏、茯苓、半夏曲、白术、陈皮、厚朴、苦桔梗、藿香、炙甘草。二者共有的药物是陈皮、厚朴、甘草。故选A。

7. C　解析：由茵陈、栀子、大黄组成的方剂是茵陈蒿汤。故选C。

8. D　解析：茵陈蒿汤中大黄的功效是泄热逐瘀，通利大便，导瘀热从大便而下。故选D。

9. D　解析：茵陈蒿汤主治湿热壅盛证。故选D。

10. D　解析：由题干中药物组成的方剂是八正散。故选D。

11. C　解析：八正散中栀子的作用是清利湿热。故选C。

12. C　解析：三仁汤中体现"宣上"作用的代表药物是杏仁。故选C。

13. E　解析：三仁汤的功效是宣畅气机，清利湿热。故选E。

14. C　解析：甘露消毒丹的功效是利湿化浊，清热解毒。故选C。

15. D　解析：甘露消毒丹中木通的作用是清热利湿通淋。故选D。

16. C　解析：五苓散的主治病机是太阳经腑同病，水蓄膀胱。故选C。

17. B　解析：具有利水渗湿，温阳化气功效的方剂是五苓散。故选B。

18. D　解析：五苓散中桂枝的作用是温阳化气利水，散表邪。故选D。

19. E　解析：五苓散的药物组成为猪苓、泽泻、白术、茯苓、桂枝，无阿胶。故选E。

20. C　解析：具有利水、养阴、清热功效的方剂是猪苓汤。故选C。

21. C　解析：阿胶在猪苓汤中的功效是滋阴润燥。故选C。

22. A　解析：防己黄芪汤的功效是益气祛风，健脾利水。故选A。

23. D　解析：防己黄芪汤中用于益气固表利水的药物是黄芪。故选D。

24. A　解析：苓桂术甘汤的主治是中阳不足之痰饮。故选A。

25. A　解析：苓桂术甘汤中重用茯苓为君，健脾利水，渗湿化饮，既消已聚之痰饮，又平饮邪之上逆。故选A。

26. B 解析：苓桂术甘汤中重用茯苓为君，健脾利水，渗湿化饮，既消已聚之痰饮，又平饮邪之上逆。桂枝为臣，温阳化气，平冲降逆。苓、桂相合，为温阳化气、利水平冲之常用组合。故选B。

27. E 解析：真武汤的药物组成为茯苓、芍药、白术、生姜、附子，不含有干姜。故选E。

28. B 解析：真武汤的功用是温阳利水。故选B。

29. E 解析：真武汤中配伍白芍的意义有四：一者利小便以行水气，《本经》言其能"利小便"，《名医别录》亦谓之"去水气，利膀胱"；二者柔肝缓急以止腹痛；三者敛阴舒筋以解筋肉瞤动；四则可防止附子燥热伤阴，以利于久服缓治。故选E。

30. E 解析：实脾散中附子善于温肾阳、助气化以行水，干姜偏于温脾阳、助运化以制水，二者相合为君，温肾暖脾，扶阳抑阴。故选E。

31. B 解析：实脾散的药物组成有厚朴、炒白术、木瓜、木香、草果仁、大腹子、炮附子、白茯苓、炮干姜、炙甘草。五苓散的药物组成有猪苓、泽泻、白术、茯苓、桂枝。二者均含有的药物是白术、茯苓、附子。故选B。

32. B 解析：独活寄生汤中含有熟地黄、当归、白芍、川芎，即四物汤。故选B。

33. D 解析：具有祛风湿、止痹痛、益肝肾、补气血功效的方剂是独活寄生汤。故选D。

34. C 解析：实脾散的药物组成有厚朴、炒白术、木瓜、木香、草果仁、大腹子、炮附子、白茯苓、炮干姜、炙甘草。故选C。

A2 型题

1. C 解析：患者为湿滞脾胃证，符合平胃散主治。故选C。

2. A 解析：患者为膀胱气化不利之蓄水证，符合五苓散主治。故选A。

3. C 解析：患者为表虚不固之风水或风湿，符合防己黄芪汤主治。故选C。

4. D 解析：患者为中阳不足之痰饮，符合苓桂术甘汤主治。故选D。

5. E 解析：患者为阳虚水泛证，符合真武汤主治。故选E。

6. D 解析：患者为湿热淋证，符合八正散主治。故选D。

7. E 解析：患者为痹证日久，肝肾两虚，气血不足证，符合独活寄生汤主治。故选E。

8. B 解析：患者为湿滞脾胃证，符合平胃散主治。故选B。

9. E 解析：患者为外感风寒，内伤湿滞证，符合藿香正气散主治。故选E。

10. A 解析：患者为中阳不足之痰饮，符合苓桂术甘汤主治。故选A。

B1 型题

1. E 解析：三仁汤的功效是宣畅气机，清利湿热。故选E。

2. D 解析：八正散的功效是清热泻火，利水通淋。故选D。

3. B 解析：藿香正气散主治外感风寒，内伤湿滞证。故选B。

4. A 解析：平胃散主治湿滞脾胃证。故选A。

5. E 解析：用于治疗湿热淋证的方剂是八正散。故选E。

6. D 解析：用于治疗湿热黄疸的方剂是茵陈蒿汤。故选D。

7. B 解析：含有滑石的方剂是猪苓汤。故选B。

8. E 解析：含有木香的方剂是实脾散。故选E。

9. B 解析：兼能养阴的方剂是猪苓汤。故选B。

10. C 解析：兼能解表的方剂是防己黄芪汤。故选C。

11. A 解析：八正散主治湿热淋证。故选A。

12. B 解析：小蓟饮子主治热结下焦之血淋、尿血。故选B。

13. B 解析：平胃散中含有苍术、厚朴。故选B。

14. E 解析：越鞠丸中含有苍术、川芎。故选E。

第十七节 祛 痰 剂

A1 型题

1. D 解析：题干中药物组成的方剂是二陈汤。故选D。

2. A 解析：二陈汤中的"二陈"指的是半夏、橘红。故选A。

3. D 解析：二陈汤中乌梅的配伍意义是收敛肺气。故选D。

4. E 解析：二陈汤的功效是燥湿化痰，理气和中。故选E。

5. D 解析：温胆汤的药物组成为半夏、竹茹、枳实、陈皮、炙甘草、茯苓，不包括黄芩。故选D。

6. E 解析：温胆汤主治胆郁痰扰证。故选E。

7. B 解析：清气化痰汤的功效是清热化痰，理气止咳。故选B。

8. A 解析：贝母瓜蒌散的功效是润肺清热，理气化痰。故选 A。

9. C 解析：半夏白术天麻汤的药物组成有半夏、天麻、茯苓、橘红、白术、甘草、生姜、大枣。故选 C。

10. B 解析：半夏白术天麻汤主治的病机是脾湿生痰，风痰上扰。故选 B。

11. A 解析：温胆汤的功用是理气化痰，清胆和胃。故选 A。

12. B 解析：清气化痰丸的功用是清热化痰，理气止咳。故选 B。

13. E 解析：二陈汤的主治病证是湿痰证。故选 E。

14. E 解析：贝母瓜蒌散的功用是润肺清热，理气化痰。故选 E。

15. B 解析：半夏白术天麻汤的功效是燥湿化痰，平肝息风。故选 B。

A2 型题

1. C 解析：患者为风痰上扰证，符合半夏白术天麻汤主治。故选 C。

2. C 解析：患者为痰热咳嗽，符合清气化痰丸主治。故选 C。

3. A 解析：患者为湿痰证，符合二陈汤主治。故选 A。

4. A 解析：患者为胆郁痰扰证，符合温胆汤主治。故选 A。

B1 型题

1. A 解析：二陈汤以辛温性燥之半夏为君，燥湿化痰，降逆和胃而止呕。故选 A。

2. A 解析：温胆汤以辛温之半夏为君，燥湿化痰，和胃止呕。故选 A。

3. A 解析：半夏白术天麻汤中半夏燥湿化痰，降逆止呕；天麻平肝息风，止头眩，合用为君，为治风痰眩晕头痛之要药。故选 A。

4. B 解析：清气化痰丸中胆南星苦凉，瓜蒌仁甘寒，均长于清热化痰，瓜蒌仁尚能导痰热从大便而下，共为君药。故选 B。

5. B 解析：半夏白术天麻汤主治风痰。故选 B。

6. D 解析：清气化痰丸主治热痰。故选 D。

7. A 解析：患者为痰热咳嗽，符合清气化痰丸主治。故选 A。

8. E 解析：患者为燥痰咳嗽，符合贝母瓜蒌散主治。故选 E。

9. A 解析：天花粉在贝母瓜蒌散中的作用是润燥生津，清热化痰。故选 A。

10. B 解析：天花粉在复元活血汤中的作用是消瘀血，续绝伤，清热散结消肿。故选 B。

第十八节 消 食 剂

A1 型题

1. C 解析：保和丸的功效是消食和胃。故选 C。

2. A 解析：保和丸中连翘的配伍意义是清热散结。故选 A。

3. B 解析：枳实导滞丸中用于消食化滞的药物是神曲。故选 B。

4. C 解析：健脾丸用于健脾和胃，消食止泻。故选 C。

5. B 解析：健脾丸的药物组成有白术、木香、黄连、甘草、白茯苓、人参、神曲、陈皮、砂仁、麦芽炒、山楂、山药、肉豆蔻。保和丸的药物组成有山楂、神曲、半夏、茯苓、陈皮、连翘、莱菔子。二者共有的药物是神曲、山楂。故选 B。

6. A 解析：题干中的古方是保和丸。故选 A。

7. E 解析：枳实导滞丸的药物组成有大黄、枳实、神曲、茯苓、黄芩、黄连、白术、泽泻，不含有胆南星、制半夏。故选 E。

8. D 解析：健脾丸的药物组成有白术、木香、黄连、甘草、白茯苓、人参、神曲、陈皮、砂仁、麦芽炒、山楂、山药、肉豆蔻。故选 D。

9. A 解析：木香槟榔丸药物组成有木香、槟榔、青皮、陈皮、莪术、枳壳、黄连、黄柏、大黄、香附子、牵牛子。故选 A。

A2 型题

1. C 解析：患者为脾虚食积证，符合健脾丸主治。故选 C。

2. D 解析：患者为积滞内停，湿蕴生热证，宜用木香槟榔丸行气导滞，攻积泄热。故选 D。

3. C 解析：患者为食滞胃脘证，符合保和丸主治。故选 C。

B1 型题

1. D 解析：保和丸中重用山楂为君，善消肉食油腻之积。故选 D。

2. C 解析：枳实导滞丸中大黄为君，攻积泄热，使积热从大便而下。故选 C。

3. C 解析：木香槟榔丸的功效是行气导滞，攻积泄热。故选 C。

4. D　解析：健脾丸的功效是健脾和胃，消食止泻。故选 D。

第十九节　驱虫剂

A1 型题

1. D　解析：乌梅丸主治脏寒蛔厥证。故选 D。
2. E　解析：乌梅丸的药物组成为乌梅、细辛、干姜、黄连、当归、附子、蜀椒、桂枝、人参、黄柏。故选 E。

A2 型题

D　解析：患者为脏寒蛔厥证，符合乌梅丸主治。

故选 D。

B1 型题

1. A　解析：乌梅丸中重用味酸之乌梅为君，取其酸能安蛔，尤以苦酒（醋）渍之，更增其效。故选 A。
2. E　解析：乌梅丸中臣以细辛、蜀椒辛温，辛可伏蛔，温可祛寒。故选 E。
3. A　解析：乌梅丸中乌梅体现了"蛔得酸则静"。故选 A。
4. E　解析：乌梅丸中蜀椒、细辛体现了"蛔得辛则伏"。故选 E。

第五章　中医内科学

第一节　感　冒

A1 型题

1. E　解析：感冒的病位在肺卫。故选 E。
2. C　解析：感冒的基本病机是卫表不和，肺失宣降。故选 C。
3. E　解析：感冒以鼻塞、流涕、喷嚏、咳嗽、头痛、恶寒、发热、全身不适、脉浮为主要临床表现。故选 E。
4. A　解析：风温病势急骤，寒战发热甚至高热，汗出后热虽暂降，但脉数不静，身热旋即复起，咳嗽胸痛，头痛较剧，甚至出现神志昏迷、惊厥、谵妄等传变入里的证候。感冒发热一般不高或不发热，病势轻，不传变，服解表药后，多能汗出热退，脉静身凉，病程短，预后良好。故选 A。
5. A　解析：治疗风热犯表的首选方剂是银翘散或葱豉桔梗汤。故选 A。
6. A　解析：感冒的病位在卫表肺系，治疗应因势利导，从表而解，采用解表达邪的治疗原则。故选 A。

A2 型题

1. B　解析：患者为风寒感冒。故选 B。
2. B　解析：患者为阴虚感冒，治疗的首选方剂是加减葳蕤汤。故选 B。
3. C　解析：患者为感冒暑湿伤表证，治疗的首选方剂是新加香薷饮。故选 C。

4. D　解析：患者为气虚感冒。故选 D。

B1 型题

1. A　解析：风寒感冒的临床表现为恶寒重，发热轻，无汗，头痛，肢节酸痛，鼻塞声重，或鼻痒喷嚏，时流清涕，咽痒，咳嗽，咳痰稀薄色白，口不渴或渴喜热饮，舌苔薄白而润，脉浮或浮紧。故选 A。
2. C　解析：风热感冒的临床表现为身热较著，微恶风，汗泄不畅，头胀痛，面赤，咳嗽，痰黏或黄，咽燥，或咽喉乳蛾红肿疼痛，鼻塞，流黄浊涕，口干欲饮，舌苔薄白微黄，舌边尖红，脉浮数。故选 C。
3. A　解析：感冒暑湿伤表证，若暑热偏盛，可加黄连、山栀、黄芩、青蒿清暑泄热；湿困卫表，肢体酸重疼痛较甚，加豆卷、藿香、佩兰等芳化宣表。故选 A。
4. B　解析：感冒风寒束表证，若表寒重，头身痛，憎寒发热，无汗者，配麻黄、桂枝以增强发表散寒之功；若表湿较重，肢体酸痛，头重头胀，身热不扬者，加羌活、独活祛风除湿，或用羌活胜湿汤加减。故选 B。

第二节　咳　嗽

A1 型题

1. A　解析：咳嗽的基本病机为邪犯于肺，气逆于上。故选 A。

2. E 解析：咳嗽的外因为六淫之邪，侵袭肺系，常以风为先导，或夹寒，或夹热，或夹燥，表现为风寒、风热、风燥相合为病。内因为脏腑功能失调，内邪干肺，分其他脏腑病变及肺和肺脏自病。他脏及肺有饮食不调、情志不遂。肺脏自病者，常因肺系疾病迁延不愈，阴伤气耗。故选 E。

3. B 解析：内伤咳嗽，病理因素主要为痰与火。故选 B。

4. E 解析：咳嗽的病位在肺，与肝、脾有关，久则及肾。故选 E。

5. C 解析：外感咳嗽，多为新病，起病急，病程短，常伴恶寒、发热、头痛等肺卫表证。内伤咳嗽，多为久病，常反复发作，病程长，可伴他脏见症。痰液的颜色不能区分外感与内伤。故选 C。

6. B 解析：咳嗽之风热犯肺证，治疗的首选方剂是桑菊饮。故选 B。

7. C 解析：咳嗽风燥伤肺证，应疏风清肺、润燥止咳。故选 C。

A2 型题

1. B 解析：患者为咳嗽风寒袭肺证，治疗的首选方剂是三拗汤合止嗽散。故选 B。

2. D 解析：患者为咳嗽肝火犯肺证，治疗的首选方剂是黛蛤散合加减泻白散。故选 D。

3. C 解析：患者为咳嗽肺阴亏耗证。故选 C。

4. A 解析：患者为咳嗽痰湿蕴肺证，治疗的首选方剂是二陈平胃散合三子养亲汤。故选 A。

B1 型题

1. E 解析：咳嗽肺阴亏耗证的临床表现为干咳，咳声短促，痰少黏白，或痰中带有血丝，或声音逐渐嘶哑，口干咽燥，或午后潮热，颧红，盗汗，日渐消瘦，神疲，舌质红少苔，脉细数。故选 E。

2. A 解析：咳嗽风燥伤肺证的临床表现为干咳，连声作呛，喉痒，咽喉干痛，唇鼻干燥，无痰或痰少而黏，不易咳出，或痰中带有血丝，口干，初起或伴鼻塞、头痛、微寒、身热等表证，舌质红干而少津，苔薄白或薄黄，脉浮数或小数。故选 A。

3. B 解析：午后、黄昏咳嗽加重，或夜间有单声咳嗽，咳声轻微短促者，多属肺燥阴虚。故选 B。

4. C 解析：夜卧咳嗽较剧，持续不已，少气或伴气喘者，为久咳致喘的虚寒证。故选 C。

第三节 哮 病

A1 型题

1. E 解析：哮病的常见病因包括外邪侵袭、饮食不当、体虚病后。故选 E。

2. A 解析：哮病的病位主要在肺，与脾、肾关系密切。故选 A。

3. A 解析：哮病的基本治疗原则是"发时治标，平时治本"。故选 A。

4. B 解析：哮病的病理因素以痰为主。痰的产生主要由于人体津液不归正化，凝聚而成，如伏藏于肺，则成为发病的潜在"凤根"，因各种诱因如气候、饮食、情志、劳累等诱发。故选 B。

5. A 解析：热哮的治疗方法是清热宣肺，化痰定喘。故选 A。

A2 型题

1. A 解析：患者为哮病缓解期肺肾两虚证。故选 A。

2. B 解析：患者为哮病发作期冷哮证，治疗的首选方剂是射干麻黄汤。故选 B。

B1 型题

1. E 解析：治疗热哮首选的方剂是定喘汤。故选 E。

2. D 解析：治疗哮病肺肾两虚证首选的方剂是生脉地黄汤合金水六君煎。故选 D。

3. A 解析：哮病发作期冷哮证，痰涌气逆，不得平卧，加葶苈子、苏子泻肺降逆。故选 A。

4. E 解析：哮病缓解期脾肺气虚证，表虚自汗加炙黄芪、浮小麦、大枣。故选 E。

第四节 喘 证

A1 型题

1. E 解析：喘证的常见病因包括外邪侵袭、饮食不当、情志所伤、劳欲久病。故选 E。

2. C 解析：喘证的病位主要在肺和肾，涉及肝、脾。故选 C。

3. D 解析：喘证和哮病都有呼吸急促、困难的表现。喘指气息而言，为呼吸气促困难，甚则张口抬肩，摇身撷肚，是多种肺系疾病的一个症状。哮指声响而言，必见喉中哮鸣有声，亦伴呼吸困难，是一种反复发作的独立性疾病。喘未必兼哮，而哮必兼喘。故选 D。

4. E 解析：实喘者呼吸深长有余，呼出为快，气粗声高，伴有痰鸣咳嗽，脉数有力，病势多急；虚喘者呼吸短促难续，深吸为快，气怯声低，少有痰鸣咳嗽，脉微弱或浮大中空，病势徐缓，时轻时重，遇劳则甚。故选 E。

5. B 解析：治疗实喘痰浊阻肺证的首选方剂是二陈汤合三子养亲汤。故选 B。

6. E 解析：治疗实喘表寒肺热证的首选方剂是麻杏石甘汤。故选 E。

7. C 解析：治疗虚喘肾虚不纳证的首选方剂是金匮肾气丸合参蛤散。故选 C。

8. E 解析：实喘治肺，以祛邪利气为主，区别寒、热、痰、气的不同，分别采用温化宣肺、清化肃肺、化痰理气的方法。虚喘以培补摄纳为主，或补肺，或健脾，或益肾，阳虚则温补，阴虚则滋养。故选 E。

A2 型题

1. D 解析：患者为实喘肺气郁痹证，治疗的首选方剂是五磨饮子。故选 D。

2. A 解析：患者为实喘风寒壅肺证，治疗的首选方剂是麻黄汤合华盖散。故选 A。

3. A 解析：患者为虚喘肺气虚耗证。故选 A。

B1 型题

1. C 解析：实喘痰浊阻肺证的临床表现为喘而胸满闷塞，甚则胸盈仰息，咳嗽，痰多黏腻色白，咳吐不利，兼有呕恶，食少，口黏不渴，舌苔白腻，脉滑或濡。故选 C。

2. A 解析：虚喘肾虚不纳证的临床表现为喘促日久，动则喘甚，呼多吸少，气不得续，形瘦神惫，跗肿，汗出肢冷，面青唇紫，舌淡苔白或黑而润滑，脉微细或沉弱；或见喘咳，面红烦躁，口咽干燥，足冷，汗出如油，舌红少津，脉细数。故选 A。

3. E 解析：实喘肺气郁痹证，伴见失眠者，加百合、合欢皮、酸枣仁、远志等宁心安神。故选 E。

4. B 解析：虚喘肾气虚证之善后调理，可常服紫河车、胡桃肉以补肾固本纳气。故选 B。

第五节 肺 痈

A1 型题

1. A 解析：肺痈的常见病因是感受风热，痰热素盛。故选 A。

2. A 解析：肺痈成痈期热壅血瘀，宜清热解毒、化瘀消痈。故选 A。

3. E 解析：肺痈可分为初期、成痈期、溃脓期、恢复期。故选 E。

4. C 解析：治疗肺痈溃脓期首选的方剂是加味桔梗汤。故选 C。

5. A 解析：治疗肺痈初期首选的方剂是银翘散。故选 A。

A2 型题

1. B 解析：患者为肺痈成痈期，治疗的首选方剂是千金苇茎汤合如金解毒散。故选 B。

2. C 解析：患者为肺痈溃脓期。故选 C。

3. A 解析：患者为肺痈恢复期，应清养补肺。故选 A。

B1 型题

1. C 解析：肺痈溃脓期的临床表现为咳吐大量脓痰，或如米粥，或痰血相兼，腥臭异常，有时咳血，胸中烦满而痛，甚则气喘不能卧，身热面赤，烦渴喜饮，舌苔黄腻，舌质红，脉滑数或数实。故选 C。

2. B 解析：肺痈成痈期的临床表现为身热转甚，时时振寒，继则壮热，汗出烦躁，咳嗽气急，胸满作痛，转侧不利，咳吐浊痰，呈黄绿色，自觉喉间有腥味，口干咽燥，舌苔黄腻，脉滑数。故选 B。

第六节 心 悸

A1 型题

1. E 解析：心悸虚证包括心虚胆怯、心血不足、阴虚火旺、心阳不振。故选 E。

2. D 解析：心悸的病理因素包括气滞、血瘀、痰浊、水饮。故选 D。

3. B 解析：心悸的治疗应分虚实。故选 B。

4. C 解析：虚证分别治以补气、养血、滋阴、温阳；实证则应祛痰、化饮、清火、行瘀。故选 C。

5. A 解析：治疗心悸心血不足证首选的方剂是归脾汤。故选 A。

6. C 解析：心悸心阳不振证的基本治则是温补心阳，安神定悸。故选 C。

A2 型题

1. C 解析：患者为心悸心虚胆怯证。故选 C。

2. A 解析：患者为心悸心阳不振证，治疗的首选方剂是桂枝甘草龙骨牡蛎汤合参附汤。故选 A。

3. D 解析：患者为心悸心血不足证，应补血养心、益气安神。故选 D。

4. B 解析：患者为心悸水饮凌心证，治疗的首选方剂是苓桂术甘汤。故选 B。

B1 型题

1. D 解析：心悸心血不足证，若五心烦热，自汗盗汗，胸闷心烦，舌红少苔，脉细数或结代，为气阴两虚，治以益气养血、滋阴安神，用炙甘草汤加减。故选 D。

2. C 解析：心悸心血不足证，若为热病后期损及心阴者，应以生脉散加减，有益气养阴补心之功。故选 C。

3. A 解析：心悸心阳不振证，若形寒肢冷者，重用人参、黄芪、附子、肉桂温阳散寒。故选 A。

4. B 解析：心悸心虚胆怯证，兼心血不足，加阿胶、何首乌、龙眼肉以滋养心血。故选 B。

第七节 胸 痹

A1 型题

1. A 解析：胸痹的致病原因主要有寒邪内侵、饮食失调、情志失调、劳倦内伤、年迈体虚，导致心、肝、脾、肾功能失调，心脉瘀阻。瘀血内阻属于病机，非病因。故选 A。

2. B 解析：胸痹辨证，首先辨病情轻重，其次辨标本虚实。故选 B。

3. E 解析：胸痹是指以胸部闷痛，甚则胸痛彻背，喘息不得卧为主症的一种疾病。轻者仅感胸闷如窒，呼吸欠畅；重者则有胸痛；严重者心痛彻背，背痛彻心。故选 E。

4. D 解析：胸痹总属本虚标实之证，故需辨别虚实，分清标本。标实应区别气滞、痰浊、血瘀、寒凝的不同，本虚又应区别阴阳气血亏虚的不同。故选 D。

5. E 解析：胸痹心血瘀阻证的治法为活血化瘀，通脉止痛；气滞心胸证的治法为疏肝理气，活血通络；痰浊闭阻证的治法为通阳泄浊，豁痰宣痹；寒凝心脉证的治法为辛温散寒，宣通心阳。故选 E。

6. A 解析：胸痹心血瘀阻证治疗的首选方剂是血府逐瘀汤。故选 A。

7. A 解析：心在脘上，脘在心下，故有胃脘当心而痛之称，以其部位相近。胸痹之不典型者，其疼痛可在胃脘部，极易混淆。但胸痹以闷痛为主，为时极短，虽与饮食有关，但休息、服药常可缓解。胃脘痛与饮食相关，以胀痛为主，局部有压

痛，持续时间较长，常伴有泛酸、嘈杂、嗳气、呃逆等胃部症状。故选 A。

8. A 解析：胸痹寒凝心脉证治疗的首选方剂是枳实薤白桂枝汤合当归四逆汤。故选 A。

A2 型题

1. D 解析：患者为寒凝心脉，阴寒极盛之胸痹重证，当用温通散寒之法，予乌头赤石脂丸加荜茇、高良姜、细辛等；若痛剧而四肢不温，冷汗自出，即刻舌下含化苏合香丸或麝香保心丸，芳香化浊，理气温通开窍。故选 D。

2. A 解析：患者为胸痹痰浊闭阻证，痰浊郁而化热者，用黄连温胆汤加郁金，以清化痰热而理气活血。故选 A。

3. C 解析：患者为胸痹气阴两虚证，治疗的首选方剂为生脉散合人参养荣汤。故选 C。

4. A 解析：患者为胸痹心肾阳虚证，应温补阳气、振奋心阳。故选 A。

B1 型题

1. D 解析：心血瘀阻证的临床表现为心胸疼痛，如刺如绞，痛有定处，入夜为甚，甚则心痛彻背，背痛彻心，或痛引肩背，伴有胸闷，日久不愈，可因暴怒、劳累而加重，舌质紫暗，有瘀斑，苔薄，脉弦涩。故选 D。

2. B 解析：痰浊闭阻证的临床表现为胸闷重而心痛微，痰多气短，肢体沉重，形体肥胖，遇阴雨天而易发作或加重，伴有倦怠乏力，纳呆便溏，咳吐痰涎，舌体胖大且边有齿痕，苔浊腻或白滑，脉滑。故选 B。

3. C 解析：气滞心胸证的临床表现为心胸满闷，隐痛阵发，痛有定处，时欲太息，遇情志不遂时容易诱发或加重，或兼有脘腹胀闷，得嗳气或矢气则舒，苔薄或薄腻，脉细弦。故选 C。

4. E 解析：心肾阳虚证的临床表现为心悸而痛，胸闷气短，动则更甚，自汗，面色㿠白，神倦怯寒，四肢欠温或肿胀，舌质淡胖，边有齿痕，苔白或腻，脉沉细迟。故选 E。

第八节 不 寐

A1 型题

1. B 解析：不寐的病理变化，总属阳盛阴衰，阴阳失交。故选 B。

2. E 解析：不寐的常见病因有饮食不节，情志失

常、劳倦、思虑过度，病后，年迈体虚等。故选 E。

3. A　解析：不寐的治疗当以补虚泻实，调整脏腑阴阳为原则。故选 A。

4. A　解析：不寐虚证多由心脾两虚、心虚胆怯、心肾不交、水火不济、心神失养、阴虚不能纳阳而发。故选 A。

5. A　解析：不寐痰热扰心证的治法是清化痰热，和中安神。故选 A。

A2 型题

1. C　解析：患者为不寐心脾两虚证，治疗的首选方剂是归脾汤。故选 C。

2. C　解析：患者为不寐痰热扰心证，治疗的首选方剂是黄连温胆汤。故选 C。

3. A　解析：患者为不寐心肾不交证。故选 A。

4. B　解析：患者为不寐心胆气虚证，应益气镇惊、安神定志。故选 B。

B1 型题

1. D　解析：不寐心胆气虚证用安神定志丸合酸枣仁汤。故选 D。

2. C　解析：不寐心肾不交证用六味地黄丸合交泰丸。故选 C。

第九节 癫 狂

A1 型题

1. E　解析：癫狂的常见病因是七情内伤、饮食失节、禀赋不足。故选 E。

2. B　解析：癫狂的病变脏腑主要在心、肝，涉及脾、胃，久而伤肾。故选 B。

3. C　解析：癫狂的病理因素是气、痰、火、瘀。故选 C。

4. E　解析：癫狂初期多以邪实为主，治当理气解郁，畅达神机，降（泻）火豁痰，化瘀通窍。后期以正虚为主，治当补益心脾，育阴养血，调整阴阳。故选 E。

5. E　解析：癫病以精神抑郁、表情淡漠、沉默痴呆、语无伦次、静而多喜为特征。故选 E。

6. D　解析：郁证的表现为心情抑郁、情绪不宁、胸胁胀闷、急躁易怒、心悸失眠、喉中如有异物等，以自我感觉异常为主，但神志清晰。癫证亦见喜怒无常、多语或不语等症，一般已失去自控力，神明逆乱，神志不清。故选 D。

7. A　解析：狂证痰火扰神证的治疗方法是清心泻火，涤痰醒神。故选 A。

A2 型题

1. A　解析：患者为癫证痰气郁结证。故选 A。

2. B　解析：患者为癫证心脾两虚证，应健脾益气、养心安神。故选 B。

3. C　解析：患者为狂证痰火扰神证，治疗的首选方剂是生铁落饮。故选 C。

4. D　解析：患者为狂证痰热瘀结证，应豁痰化瘀，调畅气血。故选 D。

B1 型题

1. C　解析：狂证痰热瘀结证，应首选的方剂是癫狂梦醒汤。故选 C。

2. A　解析：狂证火盛伤阴证，应首选的方剂是二阴煎合琥珀养心丹。故选 A。

3. E　解析：癫证心脾两虚证，首选的治疗方剂是养心汤合越鞠丸。故选 E。

4. B　解析：癫证痰气郁结证，首选的治疗方剂是逍遥散合顺气导痰汤。故选 B。

第十节 痫 病

A1 型题

1. C　解析：痫病的病位在脑，涉及肝、脾、心、肾诸脏。故选 C。

2. E　解析：痫病的病理因素主要有风、火、痰、瘀，又以痰为重。故选 E。

3. E　解析：痫病的常见病因有先天遗传、七情失调、惊恐、饮食失调、脑部外伤、六淫所干、他病之后。故选 E。

4. E　解析：痫病是一种发作性神志异常的病证。临床以突然意识丧失，甚则仆倒，不省人事，强直抽搐，口吐涎沫，两目上视或口中怪叫，移时苏醒，一如常人为特征。发作前可伴眩晕、胸闷等先兆，发作后常有疲倦乏力等症状。故选 E。

5. B　解析：痫病痰火扰神证的治法是清热泻火，化痰开窍。故选 B。

6. C　解析：痫病瘀阻脑络证，治疗首选的方剂通窍活血汤。故选 C。

7. A　解析：痫病风痰闭阻证的治法是涤痰息风，开窍定痫。故选 A。

A2 型题

1. E　解析：患者为痫病心肾亏虚证。故选 E。

2. A 解析：患者为痫病痰火扰神证，治疗的首选方剂是龙胆泻肝汤合涤痰汤。故选 A。

3. D 解析：患者为痫病心脾两虚证，应补益气血、健脾宁心。故选 D。

4. A 解析：患者为痫病风痰闭阻证，治疗的首选方剂是定痫丸。故选 A。

B1 型题

1. E 解析：痫病心肾亏虚证，治疗的首选方剂是左归丸合天王补心丹。故选 E。

2. D 解析：痫病心脾两虚证，治疗的首选方剂是六君子汤合归脾汤。故选 D。

3. E 解析：痫病频繁发作，以治标为主，着重清泻肝火、豁痰息风、开窍定痫。故选 E。

4. C 解析：痫病平时病缓，则补虚以治其本，宜益气养血、健脾化痰、滋补肝肾、宁心安神。故选 C。

第十一节 胃 痛

A1 型题

1. E 解析：胃痛的常见病因为外邪犯胃、饮食伤胃、情志不畅、脾胃素虚。故选 E。

2. B 解析：胃痛的病变部位在胃，但与肝、脾的关系极为密切。故选 B。

3. D 解析：真心痛是心经病变所引起的心痛证，多见于老年人，为当胸而痛，其多绞痛、闷痛，动辄加重，痛引肩背，常伴心悸气短、汗出肢冷，病情危急。胃痛多表现为胀痛、刺痛、隐痛，有反复发作史，一般无放射痛，伴有嗳气、泛酸、嘈杂等脾胃证候。故选 D。

4. A 解析：胃痛的辨证要点是辨虚实寒热。故选 A。

5. B 解析：胃痛的基本治疗原则为理气和胃止痛。故选 B。

6. B 解析：治疗胃痛寒邪客胃证的首选方剂是良附丸。故选 B。

7. A 解析：治疗胃痛湿热中阻证的首选方剂是清中汤。故选 A。

A2 型题

1. A 解析：患者为胃痛寒邪客胃证。故选 A。

2. B 解析：患者为胃痛饮食伤胃证，治疗的首选方剂是保和丸。故选 B。

3. C 解析：患者为胃痛胃阴亏耗证，应养阴益胃、和中止痛。故选 C。

4. D 解析：患者为胃痛脾胃虚寒证，治疗的首选方

剂是黄芪建中汤。故选 D。

B1 型题

1. A 解析：胃痛瘀血停胃证，治宜选用失笑散合丹参饮。故选 A。

2. C 解析：胃痛肝气犯胃证，治宜选用柴胡疏肝散。故选 C。

3. C 解析：胃痛饮食伤胃证，若脘腹胀甚者，可加枳实、砂仁、槟榔等以行气消滞。故选 C。

4. B 解析：胃痛寒邪客胃证，若寒邪郁久化热，寒热错杂，可用半夏泻心汤，辛开苦降，寒热并调。故选 B。

第十二节 呕 吐

A1 型题

1. E 解析：实证呕吐多由饮食所伤、外感时邪、情志失调所致；虚证呕吐多由先天禀赋不足，脾胃素虚，或病后损伤脾胃，中阳不振或胃阴不足所致。故选 E。

2. A 解析：呕吐病变脏腑主要在胃，还与肝、脾有密切的关系。故选 A。

3. B 解析：呕吐的发病机理总为胃失和降，胃气上逆。故选 B。

4. D 解析：呕吐的治疗原则是和胃降逆。故选 D。

5. E 解析：治疗呕吐肝气犯胃证的首选方剂是四七汤。故选 E。

6. C 解析：呕吐胃阴不足证的临床表现为呕吐反复发作，或时作干呕，似饥而不欲食，口燥咽干，舌红少津，脉细数。故选 C。

7. C 解析：治疗呕吐饮食停滞证的首选方剂是保和丸。故选 C。

A2 型题

1. D 解析：患者为呕吐痰饮内阻证，治疗的首选方剂是小半夏汤合苓桂术甘汤。故选 D。

2. C 解析：患者为呕吐外邪犯胃证，治疗的首选方剂是藿香正气散。故选 C。

3. B 解析：患者为呕吐食滞内停证。故选 B。

4. A 解析：患者为呕吐胃阴不足证，应滋养胃阴、降逆止呕。故选 A。

B1 型题

1. E 解析：呕吐脾胃阳虚证的临床表现为饮食稍多即吐，时作时止，面色㿠白，倦怠乏力，喜暖恶寒，

四肢不温，大便溏薄，舌质淡，脉濡弱。故选 E。

2. D 解析：呕吐胃阴不足证的临床表现为呕吐反复发作，或时作干呕，似饥而不欲食，口燥咽干，舌红少津，脉细数。故选 D。

第十三节 腹 痛

A1 型题

1. D 解析：腹痛的常见病因是外感时邪、饮食不节、情志失调、素体阳虚、跌仆损伤、络脉瘀阻及腹部术后。故选 D。

2. D 解析：腹痛的病理因素主要有寒凝、火郁、食积、气滞、血瘀。故选 D。

3. A 解析：腹痛之证首辨腹痛之缓急，次辨腹痛性质，再辨腹痛部位。故选 A。

4. B 解析：腹痛的基本病机为脏腑气机阻滞，气血运行不畅，经脉痹阻，"不通则痛"；或脏腑经脉失养，"不荣则痛"。故选 B。

5. A 解析：治疗腹痛寒邪内阻证，首选的方剂是良附丸合天香正气散。故选 A。

6. E 解析：因饮食不慎，脘腹胀痛，嗳气频作，嗳后稍舒，痛甚欲便，便后痛减者，为伤食痛。故选 E。

7. B 解析：治疗腹痛湿热壅滞证，首选的方剂是大承气汤。故选 B。

A2 型题

1. A 解析：患者为腹痛瘀血内停证，治疗的首选方剂是少腹逐瘀汤。故选 A。

2. B 解析：患者为腹痛肝郁气滞证，应疏肝解郁、理气止痛。故选 B。

3. B 解析：患者为腹痛湿热壅滞证。故选 B。

4. D 解析：患者为腹痛中虚脏寒证，治疗的首选方剂是小建中汤。故选 D。

B1 型题

1. B 解析：大腹疼痛，多为脾胃病证，为足太阴、足阳明经脉所主。故选 B。

2. C 解析：脐腹疼痛，多为大小肠病证，为手阳明、手太阳经脉所主。故选 C。

第十四节 泄 泻

A1 型题

1. D 解析：泄泻以大便粪质稀溏为诊断的主要依

据，或完谷不化，或粪如水样，大便次数增多，每日三五次甚至十数次以上，常兼有腹胀、腹痛、肠鸣、纳呆等症。便下脓血为痢疾的特点。故选 D。

2. D 解析：泄泻的常见病因是感受外邪、饮食所伤、情志不调、禀赋不足、久病体虚。故选 D。

3. D 解析：外邪致泻以湿邪最为重要，其他诸多邪气需与湿邪兼夹。故选 D。

4. A 解析：泄泻的病机特点是脾虚湿盛，致肠道功能失司而发生泄泻。故选 A。

5. C 解析：泄泻与痢疾均为大便次数增多、粪质稀薄的病证。泄泻以大便次数增加，粪质稀溏，甚则如水样，或完谷不化为主症，大便不带脓血，也无里急后重，或无腹痛。而痢疾以腹痛、里急后重、便下赤白脓血为特征。故选 C。

6. B 解析：《医宗必读》"治泻九法"，即淡渗、升提、清凉、疏利、甘缓、酸收、燥脾、温肾、固涩。故选 B。

7. A 解析：治疗缓泻脾胃虚弱证应首选参苓白术散。故选 A。

8. C 解析：泄泻的治疗大法是运脾化湿。故选 C。

A2 型题

1. B 解析：患者为泄泻寒湿内盛证，治疗的首选方剂是藿香正气散。故选 B。

2. A 解析：患者为泄泻肝气乘脾证。故选 A。

3. E 解析：患者为泄泻肾阳虚衰证，治疗的首选方剂是四神丸。故选 E。

4. B 解析：患者为泄泻脾胃虚弱证，应健脾益气、化湿止泻。故选 B。

B1 型题

1. A 解析：泄泻湿热伤中证，若夹食滞者，加神曲、山楂、麦芽消食导滞。故选 A。

2. B 解析：泄泻肝气乘脾证，若胸胁脘腹胀满疼痛、嗳气者，可加柴胡、木香、郁金、香附疏肝理气止痛。故选 B。

3. A 解析：泄泻寒湿内盛证，若湿偏重，腹满肠鸣，小便不利，可用胃苓汤。故选 A。

4. B 解析：泄泻食滞肠胃证，若食积较重，脘腹胀满，可用枳实导滞丸。故选 B。

第十五节 痢 疾

A1 型题

1. B 解析：痢疾的病位在肠，与脾、胃密切相关，可涉及肾。故选 B。

2. E 解析：痢疾应首辨久暴，察虚实主次，其次识寒热偏重，再辨伤气、伤血。故选 E。

3. A 解析：痢疾的病理因素以湿热疫毒为主。故选 A。

4. E 解析：痢疾以腹痛、里急后重、大便次数增多、泻下赤白脓血便为主症。故选 E。

5. A 解析：刘河间提出了"调气则后重自除，行血则便脓自愈"的调气和血之法。故选 A。

6. A 解析：痢疾的治法有热痢清之，寒痢温之，初痢实则通之，久痢虚则补之，赤多重用血药，白多重用气药。故选 A。

7. C 解析：疫毒痢的临床表现为起病急骤，痢下鲜紫脓血，腹痛剧烈，后重感特著，壮热口渴，头痛烦躁，恶心呕吐，甚者神昏惊厥，舌质红绛，舌苔黄燥，脉滑数或脉微欲绝。故选 C。

A2 型题

1. D 解析：患者为休息痢，治疗首选的方剂是连理汤。故选 D。

2. A 解析：患者为阴虚痢，治疗首选的方剂是驻车丸。故选 A。

3. A 解析：患者为寒湿痢。故选 A。

4. A 解析：患者为虚寒痢，应温补脾肾、收涩固脱。故选 A。

B1 型题

1. A 解析：治疗疫毒痢的首选方剂是白头翁汤。故选 A。

2. B 解析：治疗湿热痢的首选方剂是芍药汤。故选 B。

3. B 解析：疫毒上冲于胃，可使胃气逆而不降，成为噤口痢。故选 B。

4. E 解析：痢疾失治，迁延日久，或治疗不当，收涩太早，关门留寇，酿成正虚邪恋，可发展为下痢时发时止，日久难愈的休息痢。故选 E。

第十六节 便 秘

A1 型题

1. E 解析：便秘的常见病因为饮食不节、情志失调、年老体虚、感受外邪。故选 E。

2. A 解析：便秘的病理性质可概括为寒、热、虚、实四个方面。故选 A。

3. B 解析：便秘的基本病机为大肠传导失常，气机

不畅，糟粕内停。故选 B。

4. A 解析：便秘与肠结两者皆为大便秘结不通。肠结多为急病，因大肠通降受阻所致，表现为腹部疼痛拒按，大便完全不通，且无矢气和肠鸣音，严重者可吐出粪便。便秘多为慢性久病，因大肠传导失常所致，表现为腹部胀满，大便干结难行，可有矢气和肠鸣音，或有恶心欲吐，食纳减少。故选 A。

5. C 解析：麻子仁丸可治疗热秘。故选 C。

6. D 解析：冷秘的治法是温里散寒，通便止痛。故选 D。

A2 型题

1. C 解析：患者为血虚秘。故选 C。

2. A 解析：患者为气虚秘，治疗的首选方剂是黄芪汤。故选 A。

3. B 解析：患者为气秘，应顺气导滞。故选 B。

4. D 解析：患者为阳虚秘，治疗的首选方剂是济川煎。故选 D。

B1 型题

1. C 解析：阴虚秘的临床表现为大便干结，如羊屎状，形体消瘦，头晕耳鸣，两颧红赤，心烦少眠，潮热盗汗，腰膝酸软，舌红少苔，脉细数。故选 C。

2. D 解析：阳虚秘的临床表现为大便干或不干，排出困难，小便清长，面色㿠白，四肢不温，腹中冷痛，或腰膝酸冷，舌淡苔白，脉沉迟。故选 D。

3. B 解析：治疗冷秘应选温脾汤。故选 B。

4. C 解析：治疗血虚秘应选润肠丸。故选 C。

第十七节 胁 痛

A1 型题

1. E 解析：胁痛的常见病因为情志不遂、跌仆损伤、饮食所伤、外感湿热、劳欲久病。故选 E。

2. A 解析：胁痛的病变脏腑主要在肝、胆，又与脾、胃及肾相关。故选 A。

3. D 解析：胁痛的基本病机为肝络失和。故选 D。

4. B 解析：胁痛应首辨胁痛在气在血。故选 B。

5. A 解析：胁痛以疏肝和络止痛为基本治则。故选 A。

6. E 解析：胁痛肝络失养证的临床表现为胁肋隐痛，悠悠不休，遇劳加重，口干咽燥，心中烦热，头晕目眩，舌红少苔，脉细弦而数。故选 E。

7. A 解析：治疗胁痛瘀血阻络证的方剂是血府逐瘀汤或复元活血汤。故选 A。

A2 型题

1. A 解析：患者为胁痛肝郁气滞证，治疗的首选方剂是柴胡疏肝散。故选 A。

2. A 解析：患者为胁痛瘀血阻络证。故选 A。

3. D 解析：患者为胁痛肝络失养证，应养阴柔肝。故选 D。

4. B 解析：患者为胁痛肝胆湿热证，治疗的首选方剂是龙胆泻肝汤。故选 B。

B1 型题

1. B 解析：胁痛瘀血阻络证的疼痛特点是刺痛。故选 B。

2. A 解析：胁痛肝络失养证的疼痛特点是隐痛。故选 A。

3. A 解析：胁痛肝郁气滞证，若兼见胃失和降，恶心呕吐者，可加半夏、陈皮、生姜、旋覆花等。故选 A。

4. B 解析：胁痛瘀血阻络证，若因跌打损伤而致，局部见瘀积肿痛者，可酌加穿山甲、酒大黄、瓜蒌根破瘀散结，通络止痛。故选 B。

第十八节 黄　疸

A1 型题

1. E 解析：黄疸的常见病因为外感湿热疫毒、内伤饮食、劳倦、病后续发。故选 E。

2. A 解析：黄疸的辨证，应首辨阳黄、阴黄。故选 A。

3. D 解析：黄疸的诊断要点为目黄、肤黄、小便黄，其中目睛黄染为本病的重要特征。故选 D。

4. D 解析：黄疸的治疗大法主要为祛湿邪，利小便。故选 D。

5. D 解析：黄疸的发生以湿邪为主。故选 D。

6. A 解析：黄疸的病理因素有湿邪、热邪、寒邪、疫毒、气滞、瘀血六种。故选 A。

7. D 解析：黄疸消退后湿热留恋，余邪未清，当继续清理湿热，方用茵陈四苓散。故选 D。

A2 型题

1. B 解析：患者为黄疸阳黄热重于湿证，治疗的首选方剂是茵陈蒿汤。故选 B。

2. B 解析：患者为黄疸胆腑郁热证。故选 B。

3. C 解析：患者为黄疸寒湿阻遏证，治疗的首选方剂是茵陈术附汤。故选 C。

B1 型题

1. B 解析：黄疸胆腑郁热证的治法是疏肝泄热，利胆退黄。故选 B。

2. A 解析：黄疸疫毒炽盛证（急黄）的治法是清热解毒，凉血开窍。故选 A。

3. E 解析：黄疸疫毒炽盛证，首选的方剂是犀角散。故选 E。

4. B 解析：黄疸消退后肝脾不调，疏运失职，治当调和脾胃、理气助运，方用柴胡疏肝散或归芍六君子汤。故选 B。

第十九节 鼓　胀

A1 型题

1. E 解析：鼓胀的常见病因为酒食不节、情志刺激、虫毒感染、病后续发。故选 E。

2. A 解析：鼓胀的病位主要在肝、脾，久则及肾。故选 A。

3. E 解析：鼓胀主要为肝、脾、肾受损，气、血、水互结于腹中，以腹部胀大为主，四肢肿不甚明显，晚期方伴肢体浮肿，每兼面色青晦、面颈部有血痣赤缕、胁下癥积坚硬、腹皮青筋显露等。水肿主要为肺、脾、肾功能失调，水湿泛溢肌肤。其浮肿多从眼睑开始，继则延及头面及肢体，或下肢先肿，后及全身，每见面色㿠白、腰酸倦怠等，水肿较甚者亦可伴见腹水。二者均有小便不利。故选 E。

4. A 解析：鼓胀临证首辨虚实，其次辨明气、血、水三者轻重，再辨寒热偏盛。故选 A。

5. E 解析：鼓胀的诊断要点是初起脘腹作胀，食后尤甚；继而腹部胀大如鼓，重者腹壁青筋显露、脐孔突起；常伴乏力、纳差、尿少及齿衄、鼻衄、皮肤紫斑等出血现象；可见面色萎黄、黄疸、手掌殷红、面颈胸部红丝赤缕、血痣及蟹爪纹。故选 E。

6. A 解析：鼓胀水湿困脾证的治法是温中健脾，行气利水。故选 A。

7. A 解析：治疗鼓胀气滞湿阻证首选的方剂是柴胡疏肝散合胃苓汤。故选 A。

8. C 解析：治疗鼓胀水湿困脾证首选的方剂是实脾饮。故选 C。

A2 型题

1. C　解析：患者为鼓胀水热蕴结证。故选 C。
2. A　解析：患者为鼓胀瘀结水留证，应活血化瘀、行气利水。故选 A。
3. B　解析：患者为鼓胀阳虚水盛证，治疗的首选方剂是附子理苓汤或济生肾气丸。故选 B。
4. D　解析：患者为鼓胀阴虚水停证，治疗的首选方剂是六味地黄丸合一贯煎。故选 D。

B1 型题

1. A　解析：鼓胀水湿困脾证，若浮肿较甚，小便短少，可加肉桂、猪苓、车前子温阳化气，利水消肿。故选 A。
2. B　解析：鼓胀阳虚水盛证，偏于脾阳虚弱，神疲乏力，少气懒言，纳少，便溏者，可加黄芪、山药、薏苡仁、白扁豆益气健脾。故选 B。
3. A　解析：鼓胀瘀结水留证，胁下癥积肿大明显，可选加穿山甲、土鳖虫、牡蛎，或配合鳖甲煎丸内服，以化瘀消癥。故选 A。
4. B　解析：鼓胀阴虚水停证，津伤口干明显，可酌加石斛、玄参、芦根等养阴生津。故选 B。

第二十节　头　痛

A1 型题

1. E　解析：头痛的常见病因为感受外邪、情志失调、先天不足或房事不节、饮食劳倦及体虚久病、头部外伤或久病入络。故选 E。
2. A　解析：头痛的病理因素是痰湿、风火、血瘀。故选 A。
3. A　解析：阳明头痛在前额部及眉棱骨等处。故选 A。
4. E　解析：内伤头痛者常有饮食劳倦、房事不节、病后体虚等病史，一般起病缓慢，病势较缓，多表现为隐痛、空痛、昏痛，痛处固定，痛势悠悠，遇劳加重，时作时止。故选 E。
5. E　解析：治疗风湿头痛，首选的方剂是羌活胜湿汤。故选 E。
6. A　解析：治疗风寒头痛，首选的方剂是川芎茶调散。故选 A。
7. B　解析：治疗风热头痛，首选的方剂是芎芷石膏汤。故选 B。

A2 型题

1. C　解析：患者为血虚头痛，治疗首选的方剂是加

味四物汤。故选 C。
2. D　解析：患者为肝阳头痛。故选 D。
3. A　解析：患者为肾虚头痛，应养阴补肾、填精生髓。故选 A。
4. C　解析：患者为痰浊头痛，治法为健脾燥湿、化痰降逆，治疗的首选方剂是半夏白术天麻汤。故选 C。

B1 型题

1. A　解析：肾虚头痛的临床表现为头痛且空，眩晕耳鸣，腰膝酸软，神疲乏力，滑精带下，舌红少苔，脉细无力。故选 A。
2. B　解析：血虚头痛的临床表现为头痛绵绵，时时昏晕，心悸失眠，面色少华，神疲乏力，遇劳加重，舌质淡，苔薄白，脉细弱。故选 B。
3. A　解析：风湿头痛，若胸闷脘痞，腹胀便溏显著者，可加苍术、厚朴、陈皮、藿梗以燥湿宽中，理气消胀。故选 A。
4. B　解析：痰浊头痛，若痰湿久郁化热，口苦便秘，舌红苔黄腻，脉滑数者，可加黄芩、竹茹、枳实、胆南星。故选 B。
5. E　解析：血瘀头痛的治疗方剂是通窍活血汤。故选 E。
6. D　解析：肝阳头痛的治疗方剂是天麻钩藤饮。故选 D。

第二十一节　眩　晕

A1 型题

1. E　解析：眩晕的常见病因为情志不遂、年高肾亏、病后体虚、饮食不节、跌仆损伤。故选 E。
2. B　解析：眩晕的病理因素有风、火、痰、瘀。故选 B。
3. C　解析：眩晕的病位在头窍，并与肝、脾、肾三脏相关。故选 C。
4. A　解析：眩晕最早见于《黄帝内经》，其称之为"眩冒"。故选 A。
5. E　解析：眩是指眼花或眼前发黑；晕是指头晕甚或感觉自身或外界景物旋转，二者常同时并见，故统称为眩晕。轻者闭目即止；重者如坐车船，旋转不定，不能站立，或伴有恶心、呕吐、汗出，甚则昏倒等症状。眩晕的病性以虚者居多。故选 E。
6. E　解析：眩晕的治疗原则是补虚泻实，调整阴阳。虚者当滋养肝肾、补益气血、填精生髓；实者当平肝潜阳、清肝泻火、化痰行瘀。故选 E。

7. D 解析：治疗眩晕肝阳上亢证的首选方剂是天麻钩藤饮。故选 D。

8. B 解析：治疗眩晕痰浊上扰证的首选方剂是半夏白术天麻汤。故选 B。

A2 型题

1. A 解析：患者为眩晕肝阳上亢证，应平肝潜阳、清火息风。故选 A。

2. D 解析：患者为眩晕肾精不足证，治疗的首选方剂是左归丸。故选 D。

3. B 解析：患者为眩晕气血亏虚证。故选 B。

4. B 解析：患者为眩晕痰湿中阻证，应化痰祛湿、健脾和胃。故选 B。

B1 型题

1. B 解析：眩晕气血亏虚证，若自汗时出，易于感冒，当重用黄芪，加防风、浮小麦益气固表敛汗。故选 B。

2. A 解析：眩晕痰湿中阻证，若眩晕较甚，呕吐频作，视物旋转，可酌加代赭石、竹茹、生姜、旋覆花以镇逆止呕。故选 A。

3. C 解析：眩晕气血亏虚证的临床表现为眩晕动则加剧，劳累即发，面色淡白，神疲乏力，倦怠懒言，唇甲不华，发色不泽，心悸少寐，纳少腹胀，舌淡苔薄白，脉细弱。治应补益气血，调养心脾。故选 C。

4. E 解析：眩晕肾精不足证的临床表现为眩晕日久不愈，精神萎靡，腰酸膝软，少寐多梦，健忘，两目干涩，视力减退，或遗精滑泄，耳鸣齿摇；或颧红咽干，五心烦热，舌红少苔，脉细数；或面色㿠白，形寒肢冷，舌淡嫩，苔白，脉弱尺甚。治应滋养肝肾，益精填髓。故选 E。

第二十二节 中 风

A1 型题

1. C 解析：中风的常见病因为内伤积损、劳欲过度、饮食不节、情志所伤、气虚邪中。故选 C。

2. A 解析：中风的基本病机为阴阳失调，气血逆乱，上犯于脑。故选 A。

3. A 解析：中风的基本病机为阴阳失调，气血逆乱，上犯于脑。虚（阴虚、气虚）、火（肝火、心火）、风（肝风、外风）、痰（风痰、湿痰）、气（气逆）、血（血瘀）为其病机六端。故选 A。

4. D 解析：中风的病位在脑，与心、肝、脾、肾密切相关。故选 D。

5. E 解析：中风具有突然昏仆、不省人事、半身不遂、偏身麻木、口眼㖞斜、言语謇涩等特定的临床表现。轻症仅见眩晕、偏身麻木、口眼㖞斜、半身不遂等。故选 E。

6. A 解析：痫病发作时起病急骤，突然昏仆倒地，与中风相似。但其为阵发性神志异常的疾病，猝发仆地时常口中作声，如猪羊啼叫，四肢频抽而口吐白沫。中风则仆地无声，一般无四肢抽搐及口吐涎沫的表现。痫病之神昏多为时短暂，移时可自行苏醒，醒后一如常人，但可再发。中风患者昏仆倒地，其神昏症状严重，持续时间长，难以自行苏醒，需及时治疗方可逐渐清醒。中风多伴有半身不遂、口眼㖞斜等症，亦与痫病不同。故选 A。

7. D 解析：中风闭证痰火瘀闭证的临床表现为突然昏仆，不省人事，牙关紧闭，口噤不开，两手握固，大小便闭，肢体强痉，面赤身热，气粗口臭，躁扰不宁，苔黄腻，脉弦滑而数。中风脱证（阴竭阳亡）的临床表现为突然昏仆，不省人事，目合口张，鼻鼾息微，手撒肢冷，汗多，大小便自遗，肢体软瘫，舌痿，脉细弱或脉微欲绝。躁动不安与静而不烦是阳闭与阴闭的鉴别要点。故选 D。

8. A 解析：中风轻者风痰横窜经络而为中经络，重者肝阳肝风夹痰夹火上闭清窍而为中脏腑。故选 A。

9. E 解析：中风阴虚动风证首选的治疗方剂是镇肝息风汤。故选 E。

10. B 解析：中风风阳上扰证首选的治疗方剂是天麻钩藤饮。故选 B。

A2 型题

1. C 解析：患者为中风痰浊瘀闭证，治疗的首选方剂是涤痰汤。故选 C。

2. E 解析：患者为中风脱证（阴竭阳亡），治疗的首选方剂是参附汤合生脉散加味。故选 E。

3. B 解析：患者为中风恢复期气虚络瘀证，治疗的首选方剂是补阳还五汤。故选 B。

4. A 解析：患者为中风痰热腑实证。故选 A。

5. E 解析：患者为中风恢复期肝肾亏虚证，应滋养肝肾。故选 E。

B1 型题

1. A 解析：中风后期，若言语不利，伸舌多偏，脉象多滑，治疗首选解语丹。故选 A。

2. B　解析：中风中脏腑痰火瘀闭证，治疗首选羚角钩藤汤，可另服至宝丹或安宫牛黄丸以清心开窍。故选 B。

3. D　解析：中风中脏腑阴闭证的治法是温阳化痰，开窍醒神。故选 D。

4. C　解析：中风中脏腑阳闭证的治法是清热化痰，开窍醒神。故选 C。

第二十三节　水　肿

A1 型题

1. B　解析：水肿的常见病因为风邪袭表、疮毒内犯、外感水湿、饮食不节、禀赋不足、久病劳倦。故选 B。

2. C　解析：水肿的病位在肺、脾、肾，而关键在肾。故选 C。

3. E　解析：水肿的病理因素为风邪、水湿、疮毒、瘀血。故选 E。

4. A　解析：发汗、利尿、泻下逐水为治疗水肿的三条基本原则。故选 A。

5. D　解析：阳水，一般起病较快，病程较短，病因多为风邪、湿毒、水气、湿热。肿多从头面开始，由上而下，继及全身，肿处皮肤绷急光亮，按之凹陷即起，多见表、实、热证。患者一般情况较好，无正气大亏之象。故选 D。

6. A　解析：水肿风水相搏证，若风热偏盛，可加连翘、桔梗、板蓝根、鲜芦根以清热利咽，解毒散结。故选 A。

7. B　解析：水肿湿热壅盛证的临床表现为遍身浮肿，皮肤绷急光亮，胸脘痞闷，烦热口渴，小便短赤，或大便干结，舌红，苔黄腻，脉沉数或濡数。故选 B。

A2 型题

1. B　解析：患者为水肿湿热壅盛证，治疗的首选方剂是疏凿饮子。故选 B。

2. B　解析：患者为水肿湿毒浸淫证。故选 B。

3. A　解析：患者为水肿肾阳衰微证，应温肾助阳、化气行水。故选 A。

4. C　解析：患者为水肿脾阳虚衰证，治疗的首选方剂是实脾饮。故选 C。

B1 型题

1. A　解析：水肿腰以上肿当发汗。故选 A。

2. C　解析：水肿腰以下肿当利小便。故选 C。

3. A　解析：治疗水肿风水相搏证，首选的方剂是越婢加术汤。故选 A。

4. B　解析：治疗水肿肾阳衰微证，首选的方剂是济生肾气丸合真武汤。故选 B。

第二十四节　淋　证

A1 型题

1. D　解析：淋证的常见病因为外感湿热、饮食不节、情志失调、禀赋不足、劳伤久病。故选 D。

2. E　解析：淋证的基本病机为湿热蕴结下焦，肾与膀胱气化不利。故选 E。

3. C　解析：淋证的病位在膀胱与肾。故选 C。

4. D　解析：血淋与尿血都有小便出血，尿色红赤，甚至溺出纯血等症状。二者的鉴别要点是有无尿痛。尿血多无疼痛之感，虽亦间有轻微的胀痛或热痛，但终不若血淋之小便滴沥而疼痛难忍。故一般以痛者为血淋，不痛者为尿血。故选 D。

5. C　解析：淋证是指以小便频数短涩、淋沥刺痛、小腹拘急或痛引腰腹为主症的病证。故选 C。

6. E　解析：淋证的辨证应首辨六淋的类别，其次辨证候之虚实，最后需辨明各淋证的转化与兼夹。故选 E。

7. C　解析：治疗热淋首选的方剂是八正散。故选 C。

8. D　解析：治疗石淋首选的方剂是石韦散。故选 D。

A2 型题

1. C　解析：患者为血淋，治疗的首选方剂是小蓟饮子。故选 C。

2. D　解析：患者为膏淋，治疗的首选方剂是草薢分清饮。故选 D。

3. A　解析：患者为气淋，应理气疏导、通淋利尿。故选 A。

4. A　解析：患者为热淋。故选 A。

B1 型题

1. A　解析：治疗劳淋最佳的方剂是无比山药丸。故选 A。

2. B　解析：气淋症见少腹坠胀，尿频涩滞，余沥难尽，不耐劳累，面色白，少气懒言，舌淡，脉细无力，证属中气下陷，可用补中益气汤。故选 B。

3. A　解析：血淋，若有瘀血征象，加三七、牛膝、桃仁以化瘀止血。故选 A。

4. D　解析：血淋，若出血不止，可加仙鹤草、琥珀粉以收敛止血。故选 D。

第二十五节 郁 证

A1 型题

1. D 解析：郁证是由于情志不舒，气机郁滞所致。故选 D。
2. A 解析：郁证的发病与肝的关系最为密切，涉及心、脾。故选 A。
3. C 解析：理气开郁、调畅气机、怡情易性是治疗郁证的基本原则。故选 C。
4. E 解析：郁证以忧郁不畅、情绪不宁、胸胁胀满疼痛为主要临床表现，或有易怒易哭，或有咽中如有炙脔，吞之不下，咯之不出的特殊症状。患者大多有忧愁、焦虑、悲哀、恐惧、愤懑等情志内伤的病史。故选 E。
5. E 解析：六郁中总以气郁为先，而后才有湿、痰、热、血、食诸郁；且六郁相因，互为兼夹。故选 E。
6. A 解析：治疗郁证心脾两虚证首选的方剂是归脾汤。故选 A。
7. E 解析：治疗郁证痰气郁结证首选的方剂是半夏厚朴汤。故选 E。

A2 型题

1. D 解析：患者为郁证心神失养证，治疗首选方剂是甘麦大枣汤。故选 D。
2. B 解析：患者为郁证痰气郁结证，应行气开郁、化痰散结。故选 B。
3. A 解析：患者为郁证心脾两虚证。故选 A。
4. C 解析：患者为郁证肝气郁结证，治疗的首选方剂是柴胡疏肝散。故选 C。

B1 型题

1. D 解析：郁证肝气郁结证的治法为疏肝解郁，理气畅中。故选 D。
2. C 解析：郁证心神失养证的治法为甘润缓急，养心安神。故选 C。
3. B 解析：《金匮要略·妇人杂病脉证并治》中将心神失养证称为"脏躁"。故选 B。
4. C 解析：《金匮要略·妇人杂病脉证并治》中将痰气郁结证称为"梅核气"。故选 C。

第二十六节 血 证

A1 型题

1. D 解析：血证的基本病因为感受外邪、情志过极、饮食不节、劳倦过度、久病或热病等。故选 D。
2. B 解析：咳血与吐血血液均经口出，但两者截然不同。咳血是血由肺来，经气道随咳嗽而出，血色多为鲜红，常混有痰液；咳血之前多有咳嗽、胸闷、喉痒等症状；大量咳血后，可见痰中带血数天，大便一般不呈黑色。吐血是血自胃而来，经呕吐而出，血色紫暗，常夹有食物残渣；吐血之前多有胃脘不适或胃痛、恶心等症状；吐血之后无痰中带血，但大便多呈黑色。故选 B。
3. C 解析：尿血指小便中混有血液或夹有血丝，排尿时无疼痛。故选 C。
4. B 解析：血证的治疗可归纳为治火、治气、治血三个原则。故选 B。
5. A 解析：治疗鼻衄热邪犯肺证首选的方剂是桑菊饮。故选 A。
6. B 解析：治疗吐血肝火犯胃证首选的方剂是龙胆泻肝汤。故选 B。
7. C 解析：便血肠道湿热证的治法是清化湿热，凉血止血。故选 C。
8. B 解析：治疗尿血下焦湿热证首选的方剂是小蓟饮子。故选 B。

A2 型题

1. A 解析：患者为齿衄胃火炽盛证，治疗的首选方剂是加味清胃散合泻心汤。故选 A。
2. B 解析：患者为鼻衄胃热炽盛证。故选 B。
3. C 解析：患者为尿血肾气不固证，应补益肾气，固摄止血。故选 C。

B1 型题

1. B 解析：便血气虚不摄证，宜选用的方剂是归脾汤。故选 B。
2. C 解析：便血脾胃虚寒证，宜选用的方剂是黄土汤。故选 C。
3. A 解析：吐血肝火犯胃证的治法是清胃泻肝，凉血止血。故选 A。
4. B 解析：咳血阴虚肺热证的治法是滋阴润肺，降火止血。故选 B。

第二十七节 消 渴

A1 型题

1. E 解析：消渴的常见病因为禀赋不足、饮食失节、情志失调、劳欲过度等。故选 E。

2. B 解析：消渴的病变脏腑主要在肺、胃、肾，尤以肾为关键。故选 B。

3. A 解析：消渴的病机主要阴津亏损，燥热偏盛；阴虚为本，燥热为标。故选 A。

4. D 解析：消渴是以多饮、多食、多尿、乏力、消瘦及尿有甜味为主要临床表现的一种疾病。故选 D。

5. E 解析：消渴可并发白内障、雀盲、耳聋、疮毒痈疽、肺痨、水肿、中风等疾病。故选 E。

6. C 解析：消渴上消肺热津伤证首选的方剂是消渴方。故选 C。

A2 型题

1. C 解析：患者为中消胃热炽盛证，治疗的首选方剂是玉女煎。故选 C。

2. A 解析：患者为消渴上消肺热津伤证。故选 A。

3. A 解析：患者为消渴肾阴亏虚证，应滋阴固肾。故选 A。

4. D 解析：患者为消渴阴阳两虚证，治疗的首选方剂是金匮肾气丸。故选 D。

B1 型题

1. A 解析：消渴肾阴亏虚证，阴虚火旺而烦躁，五心烦热，盗汗，失眠者，可加知母、黄柏滋阴泻火。故选 A。

2. B 解析：消渴阴阳两虚证，尿量多而浑浊者，可加益智、桑螵蛸、覆盆子、金樱子等益肾收摄。故选 B。

3. A 解析：消渴后期出现雀盲、耳聋应使用杞菊地黄丸。故选 A。

4. B 解析：消渴晚期，下肢出现痈疽脱疽，热壅血瘀，除滋补肝肾外，还应使用五味消毒饮。故选 B。

第二十八节 痹　证

A1 型题

1. C 解析：痹证的内因为饮食、药物失当，跌仆损伤，老年久病；外因为感受风寒湿邪、风湿热邪。故选 C。

2. B 解析：痹证的病理因素为风、寒、湿、热。故选 B。

3. A 解析：疼痛游走不定者为行痹，属风邪偏盛。故选 A。

4. A 解析：痹证与痿证的鉴别要点首先在于痛与不痛，痹证以关节疼痛为主，而痿证则为肢体力弱，无疼痛症状；其次要观察肢体的活动障碍，痿证是无力运动，痹证是因痛而影响活动；再者，部分痿证病初即有肌肉萎缩，而痹证则是由于疼痛甚或关节僵直不能活动，日久废而不用，导致肌肉萎缩。故选 A。

5. A 解析：痹证的治疗原则是祛邪通络。故选 A。

6. C 解析：着痹的首选治疗方剂是薏苡仁汤。故选 C。

7. C 解析：行痹的首选治疗方剂是防风汤。故选 C。

8. B 解析：痹证风湿热痹的首选治疗方剂是白虎加桂枝汤。故选 B。

A2 型题

1. A 解析：患者为痹证之痛痹，治疗的首选方剂是乌头汤。故选 A。

2. D 解析：患者为痹证风湿热痹。故选 D。

3. C 解析：患者为痹证痰瘀痹阻证，应化痰行瘀、蠲痹通络。故选 C。

4. D 解析：患者为痹证肝肾亏虚证，治疗的首选方剂是独活寄生汤。故选 D。

B1 型题

1. A 解析：风湿热痹，热毒炽盛，化火伤津，深入骨节，而见关节红肿，触之灼热，疼痛剧烈如刀割，筋脉拘急抽挛，入夜尤甚，壮热烦渴，舌红少津，脉弦数，宜清热解毒、凉血止痛，可选用五味消毒饮合犀黄丸。故选 A。

2. B 解析：痹久内舍于心，心悸短气，动则尤甚，面色少华，舌质淡，脉虚数或结代，可用炙甘草汤。故选 B。

3. B 解析：痹证日久，痰瘀交结，痹阻经络，应加全蝎、蜈蚣。故选 B。

4. C 解析：痹证日久，损伤肾阳，畏寒肢冷，腰部尤甚，应加附子、巴戟天、仙茅。故选 C。

第六章　中医外科学

第一节　中医外科疾病命名、基本术语

A1 型题

1. D　解析：乳痈是乳房部位的痈肿，是以部位命名的疾病。故选 D。

2. B　解析：疖、痈均是急性化脓性疾病。疖的肿势范围多在 3cm 左右，痈的结块范围多在 6～9cm，二者是以范围大小命名的。故选 B。

3. B　解析：痔有峙突之意，凡肛门、耳道、鼻孔等人之九窍中，有小肉突起者，古代均称为痔。故选 B。

4. C　解析：子痈是以部位命名的。委中毒是以穴位命名的。千日疮是以病程长短命名的。白驳风是以颜色命名的。漆疮是以病因命名的。故选 C。

5. E　解析：疽指气血被毒邪阻滞而发于皮肉筋骨的疾病。肿疡指体表外科疾病尚未溃破的肿块。痔为肛门、耳道、鼻孔等人之九窍中，有小肉突起者。根盘指肿疡基底部周围之坚硬区，边缘清楚。痈指气血被邪毒壅聚而发生的化脓性疾病。故选 E。

6. A　解析：B 选项指袋脓；C 选项指漏；D 选项指痰；E 选项指毒。故选 A。

A2 型题

1. D　解析："逆"就是反常的征象。外科疾病在其发展过程中，不以顺序而出现不良的症状者，称为"逆证"。故选 D。

2. E　解析："顺"就是正常的征象，但并不是指生理功能的正常情况。外科疾病在其发展过程中，按着顺序出现应有的症状者，称为"顺证"。故选 E。

B1 型题

1. B　解析："恶"就是坏的征象，在病程中出现恶的症状，表示预后较差。其中肝恶为身体强直，目难正视，疮流血水，惊悸时作。故选 B。

2. E　解析："恶"就是坏的征象，在病程中出现恶的症状，表示预后较差。其中肾恶为时渴引饮，面容惨黑，咽喉干燥，阴囊内缩。故选 E。

3. E　解析：溃疡指一切外科疾病溃破的疮面。故选 E。

4. D　解析：疽者，阻也，指气血被毒邪阻滞而发于皮肉筋骨的疾病。故选 D。

5. A　解析：心善为精神爽快，言语清亮，舌润不渴，寝寐安宁。故选 A。

6. D　解析：脾善为唇色滋润，饮食知味，脓黄而稠，大便和润。故选 D。

第二节　中医外科疾病病因病机

A1 型题

1. A　解析：由情志内伤所致的外科疾病，常发于肝经循行部位，如乳房、胸胁。故选 A。

2. E　解析：中医外科疾病发病机理包括邪正盛衰、气血凝滞、经络阻塞、脏腑失和。劳伤虚损属于致病因素。故选 E。

3. A　解析：由毒而致病，一般发病迅速，有的具有传染性，常伴有疼痛、瘙痒、麻木、发热、口渴、便秘等全身症状。故选 A。

4. D　解析：气血的盛衰直接关系着外科疮疡的起发、破溃、收口等，对整个病程的长短有着一定的影响；且气血的盛衰，与外科疾病的预后和治疗都有着密切关系，如气血充足，外科疮疡不仅易于起发、破溃，而且也易于长肉愈合，血虚者则难以生肌收口。故选 D。

5. E　解析：在发病过程中，由于风、寒、暑、燥诸邪毒均能化热生火，所以外科疾病的发生，尤以"热毒""火毒"最为常见。故选 E。

6. B　解析：痰饮、瘀血都是脏腑功能失调的病理产物，在一定的条件下，又能作用于某些器官而导致新的病理变化，产生继发病证。故选 B。

7. A　解析：邪正斗争决定疾病证候，影响着疾病的预后与转归。故选 A。

8. D　解析：局部经络阻塞是外科疾病总的发病机理之一，同时身体经络的局部虚弱，也能成为外科疾病发病的条件。体表的毒邪，可由外传里，内攻脏腑；脏腑内在病变，可由里达表，均是通过经络的传导而形成的。故选 D。

9. A　解析：气血盛衰直接关系着外科疮疡的起发、

破溃、收口等，对整个病程的长短有着一定的影响。如气血充足，外科疮疡不仅易于起发、破溃，而且也易于生肌长肉而愈合；如气虚者则难于起发、破溃，血虚者则难以生肌收口。故选 A。

10. A　解析：经络是传导毒邪的通路，它具有运行气血、联络人体内外各组织器官的作用，与外科疾病的发生、变化有着密切的联系。局部经络阻塞是外科疾病总的发病机理之一，同时身体经络的局部虚弱，也能成为外科疾病发病的条件。故选 A。

B1 型题

1. C　解析：本句的大意为恣食膏粱厚味、醇酒炙煿或辛辣刺激之品，可使脾胃功能失调，湿热火毒内生，同时感受外邪则易发生痈、有头疽、疔疮等疾病。故选 C。

2. A　解析：六淫邪毒所致的疾病大多具有一定的季节性。人感受外感六淫后，营气不能顺应正常的经脉运行，则可发为痈、肿、疔、疖等外科痈疡。故选 A。

3. B　解析：气血充足，外科疮疡不仅易于起发、破溃，而且也易于生肌长肉而愈合；如气虚者则难于起发、破溃；血虚者则难以生肌收口；气虚下陷可致脱肛；血虚不润可致皮肤干燥、脱屑、瘙痒。故选 B。

4. C　解析：气血充足，外科疮疡不仅易于起发、破溃，而且也易于生肌长肉而愈合；如气虚者则难于起发、破溃；血虚者则难以生肌收口；气虚下陷可致脱肛；血虚不润可致皮肤干燥、脱屑、瘙痒。故选 C。

第三节　中医外科疾病辨证

A1 型题

1. C　解析：辨别外疡阴证、阳证主要从发病缓急、皮肤颜色、皮肤温度、肿胀形势、肿胀范围、肿块硬度、疼痛感觉、病位深浅、脓液质量、溃疡形色等方面进行鉴别。外疡阴证、阳证均可产生脓液。故选 C。

2. A　解析：凡外疡发于多血少气之经，血多则凝滞必甚，气少则外发较缓，故治疗时注重破血，注重补托。故选 A。

3. B　解析：湿肿的特点是皮肉重垂胀急，深按凹陷，如烂绵不起，浅则光亮如水疱，破流黄水，浸淫皮肤；常见于股肿、湿疮。故选 B。

4. E　解析：脓肿的临床表现为肿势高突，皮肤光亮，焮红灼热，剧烈跳痛，按之应指。故选 E。

5. A　解析：寒痛表现为皮色不红，不热，酸痛，得温则痛缓，见于脱疽、寒痹等，故选 A。

6. E　解析：绞痛的特征为痛如刀割，发病急骤，病变多在脏腑，如石淋等。故选 E。

7. E　解析：刺痛的特征为痛如针刺，病变多在皮肤，如蛇串疮。故选 E。

8. D　解析：辨脓的方法有按触法、透光法、点压法、穿刺法和 B 超。故选 D。

9. A　解析：重点诊察局部特征是外科疾病辨病的关键。故选 A。

10. A　解析：手太阳经用黄柏、藁本；足太阳经用羌活。故选 A。

11. D　解析：脓是外科疾病中常见的病理产物，因皮肉之间热盛肉腐蒸酿而成。故选 D。

12. D　解析：裂痛痛如撕裂，病变多在皮肉，如肛裂、手足皲裂较深者；绞痛痛如刀割，发病急骤，病变多在脏腑，如石淋等；刺痛痛如针刺，病变多在皮肤，如蛇串疮；啄痛痛如鸡啄，并伴有节律性痛，病变多在肌肉，常见于阳证疮疡化脓阶段；钝痛疼痛滞缓，病变多在骨与关节间，如流痰等。故选 D。

A2 型题

1. B　解析：脓肿的特征为肿势高突，皮肤光亮，焮红灼热，剧烈跳痛，按之应指。故选 B。

2. E　解析：压迫性溃疡初期皮肤暗紫，很快变黑并坏死，滋水、液化、腐烂，脓液有臭味，可深及筋膜、肌肉、骨膜，多见于褥疮。故选 E。

3. E　解析：瘀血肿的特点是肿而胀急，病程较快，色初暗褐，后转青紫，逐渐变黄至消退；也有血肿染毒、化脓而肿，常见于皮下血肿等。故选 E。

4. C　解析：气痛特点是攻痛无常，时感抽掣，喜缓怒甚，见于乳癖等。故选 C。

5. B　解析：梅毒性溃疡多成半月形，边缘整齐，坚硬削直如凿，略微内凹，基底面高低不平，存有稀薄臭秽分泌物。故选 B。

B1 型题

1. B　解析：痰肿的特征为肿势软如棉或硬如馒，大小不一，形态各异，无处不生，不红不热，皮色不变，常见于瘰疬、脂瘤等。故选 B。

2. A　解析：风肿的特征为发病急骤，漫肿宣浮，或游走无定，不红微热，或轻微疼痛，常见于疖腮、大头瘟等。故选 A。

3. C 解析：酸痛的特征为痛而酸楚，病变多在关节间，如鹤膝痰。故选 C。

4. A 解析：裂痛的特征为痛如撕裂，病变多在皮肉，如肛裂、手足皲裂较深者。故选 A。

5. C 解析：热胜的特征为皮肤瘾疹，焮红灼热作痒，或只发于裸露部位，或遍布全身，甚则糜烂滋水淋漓，结痂成片，常不传染，如接触性皮炎。故选 C。

6. E 解析：血虚的特征为皮肤变厚、干燥、脱屑，很少糜烂流滋水，如牛皮癣、慢性湿疮。故选 E。

7. C 解析：疮痨性溃疡的特征为疮口多呈凹陷性或潜行空洞或漏管，疮面肉色不鲜，脓水清稀，并夹有败絮状物，疮口愈合缓慢，或反复溃破，经久难愈。故选 C。

8. D 解析：岩性溃疡的特征为疮面翻花如岩穴，有的在溃疡底部见有珍珠样结节，内有紫黑色坏死组织，渗流血水，伴腥臭味。故选 D。

9. A 解析：肿块是指体内比较大的或体表显而易见的肿物，如腹腔内肿物或体表较大的肿瘤等。故选 A。

10. C 解析：结节大小不一，多呈圆形、卵圆形、扁圆形等局限性隆起，亦可相互融合成片或相连成串，亦有发于皮下，不易察觉，用手才能触及者。故选 C。

第四节　中医外科疾病治法

A1 型题

1. A 解析：消法即运用不同的治疗方法和方药，使初起的肿疡得到消散，不使邪毒结聚成脓，是一切肿疡初起的治法总则。故选 A。

2. C 解析：消法适用于尚未成脓的初期肿疡和非化脓性肿块性疾病，以及各种皮肤疾病。故选 C。

3. D 解析：疮形平塌，根盘散漫，难溃难腐，或溃后脓水稀少，坚肿不消，并出现精神不振、面色无华、脉数无力等症状，可用益气托毒法。故选 D。

4. C 解析：清营血分之热的方剂如犀角地黄汤、清营汤。故选 C。

5. B 解析：补托法用于正虚毒盛，不能托毒外达，疮形平塌，根脚散漫不收，难溃难腐的虚证。故选 B。

6. A 解析：疮形肿而不高，痛而不甚，微红微热，属半阴半阳证者，可用冲和膏。故选 A。

7. E 解析：清热收涩药具有清热收涩止痒的作用，掺扑于皮肤糜烂渗液不多的皮损处，可达到消肿、干燥、止痒的目的。故选 E。

8. A 解析：挂线法的作用机理是利用挂线的紧箍作用，促使气血阻绝，肌肉坏死，最终达到切开的目的。挂线又能起到引流作用，分泌物和坏死组织液随挂线引流排出，从而保证引流通畅，防止发生感染。凡疮疡溃后，脓水不净，虽经内服、外敷等治疗无效而形成瘘管或窦道者，或疮口过深，或生于血络丛处而不宜采用切开手术者，均可使用。故选 A。

9. B 解析：导管引流适用于附骨疽、流痰、流注等脓腔较深，脓液不易畅流者。故选 B。

10. E 解析：挑治疗法是在人体的腧穴、敏感点或一定区域内，用三棱针挑破皮肤、皮下组织，挑断部分皮内纤维，通过刺激皮肤经络，使脏腑得到调理的一种治疗方法。本法有调理气血、疏通经络、解除瘀滞的作用，用于内痔出血、肛裂、脱肛、肛门瘙痒、颈部多发性疖肿等。乳痈一般用砭镰法。故选 E。

11. B 解析：外科疾病的发生发展过程，按照疮疡初起、成脓、溃后三个不同发展阶段，确立消、托、补三个总的治疗原则。故选 B。

12. B 解析：补法是用补养的药物，恢复其正气，助养其新生，使疮口早日愈合的治疗法则。此法适用于溃疡后期，此时毒势已去，精神衰疲，血气虚弱，脓水清稀，肉芽灰白不实，疮口难敛。补法是治疗虚证的法则，所以外科疾病只要有虚的证候存在，特别是疮疡的生肌收口期，均可应用。凡气血虚弱者，宜补养气血；脾胃虚弱者，宜理脾和胃；肝肾不足者，宜补益肝肾等。但毒邪未尽之时，切勿遽用补法，以免留邪为患，助邪鸱张，而犯实实之戒。B 选项为托法适用阶段。故选 B。

13. E 解析：和营法是用调和营血的药物，使经络疏通，血脉调和流畅，从而达到疮疡肿消痛止的目的。外科病中疮疡的形成，多因"营气不从，逆于肉理"而成，所以和营法在内治法中应用比较广泛。其大致可分活血化瘀和活血逐瘀两种治法。故选 E。

14. A 解析：熨法是将药物加酒、醋炒热，布包熨摩患处，使腠理疏通而达到治疗目的的一种方法，适用于风寒湿痰凝滞筋骨肌肉等证，以及乳痈的初起或回乳。故选 A。

A2 型题

1. A 解析：清热解毒法用于热毒之证，症见局部红、肿、热、痛，伴发热烦躁，口咽干燥，舌红苔黄，脉数等，如疔、疮、疖、痈诸疮疡。故选 A。

2. B 解析：垫棉法是用棉花或纱布折叠成块以衬垫疮部的一种辅助疗法，适用于溃疡脓出不畅，有袋脓者；或疮孔窦道形成，脓水不易排尽者；或溃疡脓腐已尽，新肉已生，但皮肉一时不能黏合者。故选 B。

3. D 解析：如见疮形平塌，根盘散漫，难溃难腐，或溃后脓水稀少，坚肿不消，并出现精神不振、面色无华、脉数无力等症状，可用益气托毒法；如见疮形漫肿无头，疮色灰暗不泽，化脓迟缓，或局部肿势已退，腐肉已尽，而脓水灰薄，或偶带绿色，新肉不生，不知疼痛，伴自汗肢冷、腹痛便泄、精神萎靡、脉沉细、舌质淡胖等症，可用温阳托毒法。故选 D。

4. C 解析：乳房部脓肿应以乳头为中心，放射状切开，免伤乳络；面部脓肿应尽量沿皮肤的自然纹理切开；手指脓肿应从侧方切开；关节区附近的脓肿，切口尽量避免越过关节；若为关节区脓肿，一般施行横切口、弧形切口或"S"形切口。故选 C。

5. D 解析：回阳玉龙散用于溃疡属阴证，症见腐肉难脱，肉芽暗红；或腐肉已脱，肉芽灰白，新肉不长者；具有温阳活血、去腐生肌之功。月白珍珠散、拔毒生肌散用于溃疡阳证。黄芪六一散、回阳生肌散用于溃疡虚证，症见脓水清稀，久不收口。故选 D。

B1 型题

1. B 解析：补托法用于肿疡毒势方盛，正气已虚，不能托毒外出者，如见疮形平塌，根盘散漫，难溃难腐，或溃后脓水稀少，坚肿不消，并出现精神不振、面色无华、脉数无力等症状，可用益气托毒法。故选 B。

2. C 解析：和营法可分活血化瘀和活血逐瘀两种治法。活血化瘀法适用于经络阻隔，气血凝滞引起的外科疾病，如肿疡或溃后肿硬疼痛不减，结块，色红较淡或不红或青紫者。故选 C。

3. A 解析：砭镰法俗称飞针，现多用三棱针或刀锋在疮疡患处皮肤或黏膜上浅刺，放出少量血液，使内蕴热毒随血外泄的一种治疗方法，适用于急性阳证疮疡，如下肢丹毒、红丝疔、疖疮痈肿初

起、外伤瘀血肿痛、痔疮肿痛等。故选 A。

4. E 解析：引流法包括药线引流、导管引流和扩创引流，其中药线引流适用于溃疡疮口过小，脓水不易排出者，或已成瘘管、窦道者。故选 E。

5. B 解析：神功内托散的组成有当归、白术、黄芪、人参、白芍、茯苓、陈皮、附子、木香、甘草、川芎、穿山甲等；具有补气、行滞、托毒之功效；主治痈疽日久，不肿不高，不能腐溃，脉细身凉者；是温阳托毒法的代表方剂。故选 B。

6. A 解析：托里消毒散的组成有人参、黄芪、当归、川芎、芍药、白术、陈皮、茯苓、金银花、连翘、白芷、甘草等；主要用于肿疡毒势方盛，正气已虚，不能托毒外出者；是益气托毒法的代表方剂。故选 A。

7. A 解析：消散药是将具有渗透和消散作用的药粉，掺布于膏药或油膏上，贴于患处，可以直接发挥药力，使疮疡蕴结之毒移深居浅，肿消毒散，适用于肿疡初起而肿势局限尚未成脓者。故选 A。

8. C 解析：平胬药具有平复胬肉的作用，能使疮口增生的胬肉回缩。凡肿疡在脓未溃时；或痔疮、瘰疬、赘疣、息肉等；或溃疡破溃以后，疮口太小，引流不畅；或疮口僵硬，胬肉突出，腐肉不脱等妨碍收口时，均可使用。故选 C。

9. C 解析：阳和解凝膏用于疮形不红不热、漫肿无头之阴证疮疡未溃者。故选 C。

10. D 解析：咬头膏适用于肿疡脓成，不能自破，以及患者不愿接受手术切开排脓者。故选 D。

第五节 疖

A1 型题

1. C 解析：疖常因内郁湿火，外感风邪，两相搏结，蕴阻肌肤所致；或夏秋季节感受暑毒而生；或因天气闷热汗出不畅，暑湿热蕴蒸肌肤，引起痱子，复经搔抓，破伤染毒而成。故选 C。

2. B 解析：无头疖的特征是皮肤上有一红色结块，范围约 3cm，无脓头，表面灼热，触之疼痛，2~3 天化脓，溃后多迅速愈合。故选 B。

3. E 解析：热毒蕴结型疖的治法为清热解毒，主要方剂为五味消毒饮、黄连解毒汤。故选 E。

4. A 解析：疖病好发于项后发际、背部、臀部，几个到几十个，反复发作，缠绵不愈；也可在身体各处散发疖肿，一处将愈，他处续发，或间隔周余、月余再发。故选 A。

5. C 解析：疔的特点是疮形虽小，但根脚坚硬，有

如钉丁之状，病情变化迅速，容易造成毒邪走散。故选C。

6. D 解析：疖虽好发于颜面部，但红肿范围不超过3cm，无明显根脚，一般无全身症状。疔是一种发病迅速，易于变化而危险性较大的急性化脓性疾病，多发于颜面和手足等处。其特点是疮形虽小，但根脚坚硬，有如钉丁之状，病情变化迅速，容易造成毒邪走散。故选D。

7. A 解析：颜面部疔疮多发于额前、颧、颊、鼻、口唇等部，若处理不当，或妄加挤压，或不慎碰伤，或过早切开等，可引起疔疮顶陷色黑无脓，四周皮肤暗红，肿势扩散，失去护场，以致头面、耳、项俱肿，并伴有壮热烦躁、神昏谵语、舌质红绛、苔黄糙、脉洪数等，此乃疔毒走散，发为"走黄"之象。故选A。

8. A 解析：颜面部疔疮若处理不当，或妄加挤压，或不慎碰伤，或过早切开等，可引起疔疮顶陷色黑无脓，四周皮肤暗红，肿势扩散，失去护场，以致头面、耳、项俱肿，并伴有壮热烦躁、神昏谵语、舌质红绛、苔黄糙、脉洪数等，此乃疔毒走散，发为"走黄"之象。故选A。

9. E 解析：红丝疔是发于四肢，皮肤呈红丝显露，迅速向上走窜的急性感染性疾病；好发于四肢内侧，常有手足部生疔或皮肤破损等病史。故选E。

10. C 解析：外感六淫邪毒，或皮肤受外来伤害感染毒邪，或过食膏粱厚味，聚湿生浊，邪毒湿浊留阻肌肤，郁结不散，可使营卫不和，气血凝滞，经络壅遏，化火成毒，而成痈肿。故选C。

11. E 解析：气血两虚型痈宜益气养血、托毒生肌，选用托里消毒散。故选E。

12. D 解析：颈痈是发生在颈部两侧的急性化脓性疾病，俗称痰毒，又称时毒。其特点是多见于儿童，冬春易发，初起时局部肿胀、灼热、疼痛而皮色不变，结块边界清楚，具有明显的风温外感症状。本病相当于西医的颈部急性化脓性淋巴结炎。故选D。

13. E 解析：有头疽好发于项后、背部等皮肤厚韧之处。故选E。

14. D 解析：有头疽的内治分型包括火毒凝结证、湿热壅滞证、阴虚火炽证、气虚毒滞证四型。胎火蕴毒证为丹毒的内治分型。故选D。

15. B 解析：湿热蕴毒型有头疽的治法为清热化湿，和营托毒。故选B。

16. B 解析：有头疽溃脓期的特征为疮面腐烂形似蜂窝，肿势范围大小不一，常超过10cm，伴高热

口渴、便秘溲赤。如脓液畅泄，腐肉逐渐脱落，红肿热痛随之减轻，全身症状也渐减或消失，此为二、三候，病变范围大者往往需3～4周。故选B。

17. A 解析：有头疽初起未溃一般患部红肿，脓头尚未溃破，属火毒凝结证或湿热壅滞证，用金黄膏或千捶膏外敷。故选A。

18. E 解析：丹毒是患部皮肤突然发红成片、色如涂丹的急性感染性疾病。本病发无定处，根据其发病部位的不同又有不同的病名。故选E。

19. A 解析：丹毒由血热火毒为患。凡发于头面部者，多夹风热；发于胸腹腰胯部者，多夹肝脾郁火；发于下肢者，多夹湿热；发于新生儿者，多由胎热火毒所致。故选A。

20. C 解析：丹毒发无定处，根据其发病部位的不同又有不同的病名。如生于躯干部者，称内发丹毒；发于头面部者，称抱头火丹；发于小腿足部者，称流火；新生儿多生于臀部，称赤游丹毒。故选C。

21. B 解析：丹毒总由血热火毒为患。凡发于头面部者，多夹风热；发于胸腹腰胯部者，多夹肝脾郁火；发于下肢者，多夹湿热；发于新生儿者，多由胎热火毒所致。故选B。

22. C 解析：发于头面部者，称抱头火丹，多夹风热，皮肤焮红灼热，肿胀疼痛，甚则发生水疱，眼胞肿胀难睁，伴恶寒、发热、头痛，舌质红，苔薄黄，脉浮数，属于风热毒蕴证。其治法为疏风清热解毒，选用普济消毒饮。故选C。

23. E 解析：瘰疬初期颈部一侧或双侧结块肿大如豆粒，一个或数个不等，皮色不变，按之坚实，推之能动，不热不痛，多无全身症状。破溃后疮面如石榴样为失荣的表现。故选E。

24. A 解析：治疗瘰疬以扶正祛邪为总则，按初、中、后期辨证论治，尽量争取早期消散。故选A。

25. B 解析：瘰疬的特点是多见于体弱儿童或青年，好发于颈部两侧，病程进展缓慢。故选B。

26. E 解析：冲洗法适用于管道狭长，药线无法引流到位，又不宜做扩创者。垫棉法适用于生肌收口阶段，可促进窦道愈合，尤其是腋部、腘窝部、乳房部等。故选E。

27. D 解析：窦道的外治法包括腐蚀法、冲洗法、灌注法、扩创法、垫棉法五种。故选D。

A2 型题

1. A 解析：痈是指发生于体表皮肉之间的急性化脓

性疾病。其特点是局部光软无头，红肿疼痛（少数初起皮色不变），结块范围多在 6 ~ 9cm，发病迅速，易肿、易脓、易溃、易敛，或伴有恶寒、发热、口渴等全身症状，一般不会损伤筋骨，也不易造成内陷。故选 A。

2. D　解析：托盘疗初起整个手掌肿胀高突，失去正常的掌心凹陷或稍凸出，手背肿势通常更为明显，甚则延及手臂，疼痛剧烈，或伴发红丝疗，伴有恶寒、发热、头痛、纳呆、苔薄黄、脉滑数等症状。故选 D。

3. A　解析：有头疽的特点是患处皮肤上有一红色结块，范围约 3cm，灼热疼痛，突起根浅，中心有一脓头，出脓即愈。故选 A。

4. B　解析：痈热盛肉腐证的治法为和营清热、透脓托毒，选用仙方活命饮合五味消毒饮。故选 B。

5. C　解析：丹毒是患部皮肤突然发红成片、色如涂丹的急性感染性疾病。故选 C。

6. D　解析：丹毒胎火蕴毒证发生于新生儿，多见于臀部，局部红肿灼热，常呈游走性；或伴壮热烦躁，甚则神昏谵语、恶心呕吐。其治法为凉血清热解毒，选用犀角地黄汤合黄连解毒汤。故选 D。

7. E　解析：该患者为体虚毒恋，脾胃虚弱证。其治法为健脾和胃，清化湿热。故选 E。

8. C　解析：本题可辨证为有头疽阴虚火炽证，其治法为滋阴生津、清热托毒，选用竹叶黄芪汤。故选 C。

9. B　解析：瘰疬是一种发生于颈部的慢性化脓性疾病。初起时结核如豆，不红不痛，缓缓增大，窜生多个，相互融合成串，成脓时皮色转为暗红，溃后脓水清稀，夹有败絮状物质，此愈彼溃，经久难敛，易成窦道，愈合后形成凹陷性瘢痕。故选 B。

10. B　解析：无头疽症见皮肤上有一红色结块，范围约 3cm，无脓头，表面灼热，触之疼痛，2 ~ 3 天化脓，溃后多迅速愈合。故选 B。

11. C　解析：局部突然肿胀，光软无头，迅速结块，皮肤娇红，少数病例色不变，到酿脓时才转为红色、灼热疼痛；日后逐渐扩大，高肿发硬，可判断为痈。恶寒发热，头痛，泛恶，口渴，舌苔黄腻，脉弦滑或洪数为火毒凝结证的典型表现。故选 C。

12. A　解析：本题可判断为有头疽火毒凝结证，治宜清热泻火、和营托毒。故选 A。

13. D　解析：下肢局部红赤肿胀、灼热疼痛，有水疱，可判断为丹毒。发热，胃纳不香，舌红，苔

黄腻，脉滑数可辨证为湿热毒蕴证，治以利湿清热解毒，选用五神汤合萆薢渗湿汤。故选 D。

14. E　解析：本题可辨证为有头疽气虚毒滞证，治宜扶正托毒，选用八珍汤合仙方活命饮。故选 E。

15. B　解析：足底疗的特点是初起足底部疼痛，不能着地，按之坚硬，3 ~ 5 天后有啄痛，修去老皮后，可见到白色脓点。重者肿势蔓延到足背，痛连小腿，不能行走，伴有恶寒、发热、头痛、纳呆、苔黄腻、脉滑数等。溃后流出黄稠脓液，肿消痛止，全身症状也随之消失。故选 B。

B1 型题

1. A　解析：疖是指发生在肌肤浅表部位、范围较小的急性化脓性疾病。其范围多在 3cm 左右，突起根浅，色红、灼热、疼痛，易脓、易溃、易敛。故选 A。

2. C　解析：痈是指发生于体表皮肉之间的急性化脓性疾病。其特点是局部光软无头，红肿疼痛（少数初起皮色不变），结块范围多在 6 ~ 9cm，发病迅速，易肿、易脓、易溃、易敛，或伴有恶寒、发热、口渴等全身症状，一般不会损伤筋骨，也不易造成内陷。故选 C。

3. A　解析：蛇眼疗初起时多局限于指甲一侧边缘的近端，有轻微的红肿疼痛，2 ~ 3 天成脓，可在指甲背面上透现一点黄色或灰白色脓疱，或整个甲身内有脓液。故选 A。

4. C　解析：蛇肚疗发于指腹部，整个患指红肿疼痛，呈圆柱状，形似小红萝卜，关节轻度屈曲，不能伸展。故选 C。

5. A　解析：丹毒生于躯干部者，称为内发丹毒。故选 A。

6. B　解析：丹毒发于头面部者，称为抱头火丹。故选 B。

7. A　解析：仙方活命饮合增液汤为疖肿阴虚内热证的主方。故选 A。

8. D　解析：五神汤合参苓白术散为疖肿脾胃虚弱证的主方。故选 D。

9. C　解析：有头疽由外感风温、湿热，内有脏腑蕴毒，内外邪毒互相搏结，凝聚肌肤，以致营卫不和，气血凝滞，经络阻隔而成。A 选项为丹毒的病因病机；B 选项为瘰疬的病因病机；D 选项为痈的病因病机；E 选项为疖的病因病机。故选 C。

10. E　解析：疖常因内郁湿火，外感风邪，两相搏结，蕴阻肌肤所致；或夏秋季节感受暑毒而生；或因天气闷热汗出不畅，暑湿热蕴蒸肌肤，引起

痱子，复经搔抓，破伤染毒而成。故选E。

11. B 解析：有头疽酿脓期以八二丹掺疮口；如脓水稀薄而带灰绿色，改用七三丹，外敷金黄膏。故选B。

12. D 解析：有头疽收口期疮面脓腐已净，新肉渐生，以生肌散掺疮口，外敷白玉膏。故选D。

第六节 乳房疾病

A1 型题

1. E 解析：乳痈的病因病机有乳汁淤积、肝郁胃热、感受外邪。产妇乳头皲裂是乳痈初起的临床表现。故选E。

2. E 解析：乳痈热毒炽盛证应选用透脓散加味。故选E。

3. A 解析：乳痈初期，皮色不变或微红，肿胀疼痛，属于气滞热壅证，其治法为疏肝清胃、通乳消肿。故选A。

4. A 解析：乳癖是乳腺组织的既非炎症也非肿瘤的良性增生性疾病，相当于西医的乳腺增生症。故选A。

5. E 解析：乳癖的病因病机一是由于情志不遂，忧郁不解，久郁伤肝；或受到精神刺激，急躁恼怒，导致肝气郁结，气机阻滞，蕴结于乳房胃络，乳络经脉阻塞不通，不通则痛，而引起乳房疼痛；肝气郁久化热，热灼津液为痰，气滞痰凝血瘀即可形成乳房肿块。二是因冲任失调，气血瘀滞；或阳虚痰湿内结，经脉阻塞，而致乳房结块、疼痛、月经不调。故选E。

6. C 解析：止痛与消块是治疗乳癖的要点。故选C。

7. B 解析：乳核多见于20～25岁的女性，肿块多发生于一侧。故选B。

8. E 解析：乳核相当于西医的乳腺纤维腺瘤。乳岩相当于西医的乳腺癌。故选E。

9. D 解析：乳岩肿块的特点皮色不变而质地坚硬，推之不移，表面不光滑，凹凸不平。故选D。

A2 型题

1. E 解析：切口应按乳络方向并与脓腔基底大小一致，呈放射状。切口位置应选择脓肿稍低的部位，使引流通畅而不致袋脓。故选E。

2. B 解析：右乳房有肿块，质地不硬，推之可移，可判断为乳癖。冲任失调证多见于中年妇女，乳房肿块月经前加重，经后缓减，伴有腰酸乏力、神疲倦怠、月经失调、量少色淡，或闭经。故选B。

3. C 解析：患者为乳核肝气郁结证，治以疏肝解郁、化痰散结，方剂选用逍遥散。故选C。

4. B 解析：乳房内有多个肿块，边界不清，质地较硬，表面不光滑，易推动，可判断为乳癖。故选B。

5. C 解析：本题可辨证为乳岩肝郁痰凝证，治以疏肝解郁、化痰散结，选用神效瓜蒌散合开郁散。故选C。

6. A 解析：本题可辨证为乳癖肝郁痰凝证，治以疏肝解郁，化痰散结。故选A。

7. C 解析：本题可辨证为乳痈正虚毒恋证，治以益气和营托毒，主方为托里消毒散。故选C。

8. D 解析：乳房肿块较大，坚硬木实，重坠不适，可辨病为乳核。胸闷牵痛，烦闷急躁，痛经，舌质暗红，苔薄腻，脉弦滑，可辨证为血瘀痰凝证。故选D。

9. B 解析：本题可辨证为乳岩气血两亏证，故治以补益气血、宁心安神。故选B。

10. B 解析：乳岩发病年龄一般在40～60岁，晚期乳房肿块溃烂，疮口边缘不整齐，中央凹陷似岩穴，有时外翻似菜花，时渗紫红血水，恶臭难闻。癌肿转移至腋下及锁骨上时，可触及散在、数目少、质硬无痛的肿物，以后渐大，互相粘连，融合成团，继而出现形体消瘦、面色苍白、憔悴等恶病质貌。故选B。

B1 型题

1. B 解析：由于情志不遂，忧郁不解，久郁伤肝；或受到精神刺激，急躁恼怒，导致肝气郁结，气机阻滞，蕴结于乳房胃络，乳络经脉阻塞不通，不通则痛，而引起乳房疼痛，称为乳癖。故选B。

2. A 解析：情志不畅，肝气郁结，厥阴之气失于疏泄；或产后饮食不节，脾胃运化失司，阳明胃热壅滞，均可使乳络闭阻不畅，郁而化热，形成乳痈。故选A。

3. A 解析：乳癖是乳腺组织的既非炎症也非肿瘤的良性增生性疾病，相当于西医的乳腺增生症。故选A。

4. C 解析：乳岩是指乳房部的恶性肿瘤，相当于西医的乳腺癌。故选C。

5. B 解析：乳癖的特点是单侧或双侧乳房疼痛并出现肿块，乳痛和肿块与月经周期及情志变化密切相关。乳房肿块大小不等，形态不一，边界不清，质地不硬，活动度好。故选B。

6. D 解析：乳岩晚期，乳房肿块溃烂，疮口边缘不整齐，中央凹陷似岩穴，有时外翻似菜花，时渗紫红血水，恶臭难闻。故选D。

7. B 解析：乳癖的分型有肝郁痰凝证和冲任失调证；乳岩的分型有肝郁痰凝证、冲任失调证、正虚毒炽证、气血两亏证和脾虚胃弱证。故选B。

8. E 解析：乳痈的分型有气滞热壅证、热毒炽盛证和正虚毒恋证；乳岩的分型有肝郁痰凝证、冲任失调证、正虚毒炽证、气血两亏证和脾虚胃弱证。故选E。

9. B 解析：乳核好发于20~25岁青年妇女；乳痈多见于产后3~4周的哺乳期妇女；乳癖好发于25~45岁女性；乳岩发病年龄一般在40~60岁，绝经期妇女发病率相对较高。故选B。

10. D 解析：乳核好发于20~25岁青年妇女；乳痈多见于产后3~4周的哺乳期妇女；乳癖好发于25~45岁女性；乳岩发病年龄一般在40~60岁，绝经期妇女发病率相对较高。故选D。

11. A 解析：乳痈气滞热壅证的主方是瓜蒌牛蒡汤。故选A。

12. D 解析：乳核血瘀痰凝证的主方是逍遥散合桃红四物汤。故选D。

第七节 瘿

A1 型题

1. B 解析：瘿病的致病因素包括气滞、血瘀、痰凝、冲任失调。故选B。

2. E 解析：气瘿初起时无明显不适感，甲状腺呈弥漫性肿大，腺体表面较平坦，质软不痛，皮色如常，腺体随吞咽动作而上下移动。如肿块进行性增大，可呈下垂状，自觉沉重感，可压迫气管、食管、血管、神经等而引起各种症状。虽压迫食管，可引起吞咽不适感，但不会引起梗阻症状。气瘿的病因一是忧患，二是水土，故可随喜怒消长。故选E。

3. C 解析：气瘿女性发病率较男性略高，一般多发生在青春期，在流行地区常见于入学年龄的儿童。故选C。

4. A 解析：肉瘿的临床特点是颈前喉结一侧或两侧结块，柔韧而圆，如肉之团，随吞咽动作而上下移动，发展缓慢。故选A。

5. A 解析：肉瘿的分型包括气滞痰凝证和气阴两虚证。故选A。

6. A 解析：石瘿好发于40岁以上中年人，相当于西医的甲状腺癌。其病因病机为情志内伤，肝脾

气逆，痰湿内生，气滞则血瘀，瘀血与痰湿凝结，上逆于颈部而成；亦可由肉瘿日久转化而来。石瘿为恶性肿瘤，一旦确诊，宜早期手术切除。故选A。

7. B 解析：石瘿的血行转移多出现在肺和骨。故选B。

A2 型题

1. A 解析：气瘿的特点是甲状腺呈弥漫性肿大，腺体表面较平坦，质软不痛，皮色如常，腺体随吞咽动作而上下移动。故选A。

2. C 解析：颈部肿块柔韧，随吞咽动作上下移动，可判断为肉瘿。急躁易怒，汗出心悸，失眠多梦，消谷善饥，形体消瘦，月经不调，舌红，苔薄，脉弦，可辨证为气阴两虚。故选C。

3. B 解析：质地坚硬如石，表面凹凸不平，推之不移，并出现吞咽时移动受限，此为石瘿的典型表现。故选B。

4. D 解析：石瘿多见于40岁以上患者，女多于男，或既往有肉瘿病史，如颈前多年存在的肿块生长迅速，质地坚硬如石，表面凹凸不平，推之不移，并出现吞咽时移动受限，可伴有疼痛；若颈丛神经浅支受侵，则耳、枕、肩部剧痛。故选D。

5. A 解析：本题可判断为肉瘿气滞痰凝证，治以理气解郁、化痰软坚，选用逍遥散合海藻玉壶汤。故选A。

6. B 解析：本题可判断为气瘿肝郁气滞证，治宜疏肝解郁、化痰软坚，方用四海舒郁丸。故选B。

B1 型题

1. B 解析：石瘿相当于西医的甲状腺癌。故选B。

2. A 解析：肉瘿相当于西医的甲状腺腺瘤或囊肿，属甲状腺的良性肿瘤。故选A。

3. D 解析：本病的原因，一为忧患，二为水土。外因是平素饮水或食物中含碘不足。故选D。

4. A 解析：本病的原因，一为忧患，二为水土。内因是情志不畅，忧怒无节，气化失调，升降障碍，营运阻塞。故选A。

5. B 解析：颈部一侧或两侧肿块呈圆形或卵圆形，不红不热，随吞咽动作上下移动，可判断为肉瘿；苔薄滑腻，脉弦滑为气滞痰凝的典型征象。故选B。

6. D 解析：颈部肿块柔韧，可判断为肉瘿；急躁易怒，形体消瘦，汗出心悸，五心烦热，舌红苔薄，脉弦，为气阴两虚的临床表现。故选D。

7. E 解析：石瘿为恶性肿瘤，一旦确诊，宜早期手术切除。故选 E。

8. A 解析：气瘿肝郁气滞证需疏肝解郁、化痰软坚，治宜内服四海舒郁丸。故选 A。

9. D 解析：气瘿压迫颈深部大静脉，可引起头颈部的血液回流受阻，出现颈部和胸前表浅静脉的明显扩张。故选 D。

10. E 解析：气瘿压迫喉返神经，可引起声带麻痹，出现声音嘶哑。故选 E。

11. B 解析：肉瘿气滞痰凝证的主方为逍遥散合海藻玉壶汤。故选 B。

12. C 解析：肉瘿气阴两虚证的主方为生脉散合海藻玉壶汤。故选 C。

13. C 解析：肉瘿是指颈前喉结一侧或两侧结块，柔韧而圆，如肉之团，随吞咽动作而上下移动，发展缓慢。故选 C。

14. A 解析：气瘿初起时无明显不适感，甲状腺呈弥漫性肿大，腺体表面较平坦，质软不痛，皮色如常，腺体随吞咽动作而上下移动。故选 A。

第八节　瘤、岩

A1 型题

1. A 解析：血瘤是指体表血络扩张，纵横丛集而形成的肿瘤。故选 A。

2. E 解析：血瘤是指体表血络扩张，纵横丛集而形成的肿瘤。可发生于身体任何部位，大多数为先天性。其特点是病变局部色泽鲜红或暗紫，或呈局限性柔软肿块，边界不清，触之如海绵状，相当于西医的血管瘤，常见的有毛细血管瘤和海绵状血管瘤。肉瘤相当于西医的脂肪瘤。故选 E。

3. A 解析：肉瘤是发于皮里膜外，由脂肪组织过度增生而形成的良性肿瘤。其特点是软似棉，肿似馒，皮色不变，不紧不宽，如肉之隆起，相当于西医的脂肪瘤，故选 A。

4. D 解析：失荣是发于颈部及耳之前后的岩肿，因其晚期气血亏乏，面容憔悴，形体消瘦，状如树木枝叶发枯，失去荣华而命名，相当于西医的颈部淋巴结转移癌和原发性恶性肿瘤。故选 D。

5. D 解析：血瘤心肾火毒证需清心泻火、凉血解毒，宜用芩连二母丸合凉血地黄汤。故选 D。

6. C 解析：生于体表的肿瘤，《医宗金鉴·外科心法要诀》分为六种，即气瘤、血瘤、筋瘤、肉瘤、骨瘤、脂瘤。故选 C。

7. C 解析：瘤、岩病因病机的特点是本虚标实，正气亏虚为本，气滞、血瘀、痰凝、湿热或阴毒结聚为标。故选 C。

8. A 解析：失荣是发于颈部及耳之前后的岩肿，因其晚期气血亏乏，面容憔悴，形体消瘦，状如树木枝叶发枯，失去荣华而命名。失荣的发生与肝、胆关系密切。故选 A。

9. E 解析：失荣是发于颈部及耳之前后的岩肿，因其晚期气血亏乏，面容憔悴，形体消瘦，状如树木枝叶发枯，失去荣华而命名，相当于西医的颈部淋巴结转移癌和原发性恶性肿瘤。本病多见于 40 岁以上的男性，属古代外科四大绝症之一。一般表现为颈部淋巴结肿大，生长较快，质地坚硬。其肿痛波及范围可向面部、胸部、肩背部扩展。故选 E。

10. E 解析：血瘤心肾火毒证治以清心泻火、凉血解毒，主方为芩连二母丸合凉血地黄汤。故选 E。

11. E 解析：肾岩的病因病机包括湿浊瘀结、火毒炽盛、阴虚火旺，湿热浊邪结于前阴，局部经络阻塞，气血凝滞。故选 E。

A2 型题

1. A 解析：血瘤是指体表血络扩张，纵横丛集而形成的肿瘤，可发生于身体任何部位，大多数为先天性。其特点是病变局部色泽鲜红或暗紫，或呈局限性柔软肿块，边界不清，触之如海绵状。故选 A。

2. A 解析：毛细血管瘤多在出生后 1~2 个月内出现，部分在 5 岁左右自行消失。多发生在颜面、颈部，可单发，也可多发。多数表现为皮肤上有红色丘疹或小的红斑，逐渐长大，界限清楚，大小不等，质软可压缩，色泽为鲜红色或紫红色，压之可褪色，抬手复原。故选 A。

3. C 解析：颈部肿块较大聚结成团，与周围组织粘连而固定，有轻度刺痛，活动转侧不利，皮色暗红微热，可判断为失荣；胸闷胁痛，心烦口苦，舌红，苔黄，脉弦滑，为气郁痰结证的临床表现。故选 C。

4. B 解析：肾岩初起时在包皮系带附近、阴茎头部、冠状沟部或尿道口处，可见丘疹、红斑、结节、疣状增生等，逐渐增大，刺痒，甚至破溃，状如翻花石榴子样，并有恶臭分泌物，疼痛加重，严重者阴茎溃烂脱落。故选 B。

5. B 解析：海绵状血管瘤表现为质地柔软似海绵，常呈局限性半球形、扁平状或高出皮面的隆起物，肿物有很大压缩性，可因体位下垂而充盈，或随患肢抬高而缩小，在瘤内有时可扪及颗粒状的静脉石硬结，外伤后可引起出血、继发感染，可形成慢性出血性溃疡。故选 B。

6. B　解析：本题可辨证为肉瘤肝经火旺证，治以清肝泻火、祛瘀解毒，选用丹栀逍遥散合清肝芦荟丸。故选 B。

7. A　解析：本题可辨证为失荣阴毒结聚证，治以温阳散寒、化痰散结。故选 A。

8. B　解析：肾岩多发于中老年人，初起时在包皮系带附近、阴茎头部、冠状沟部或尿道口处，可见丘疹、红斑、结节、疣状增生等，逐渐增大，刺痒，甚至破溃，状如翻花石榴子样，并有恶臭分泌物，疼痛加重，严重者阴茎溃烂脱落。本病早期一般无明显全身症状，晚期可出现发热、消瘦、贫血等。故选 B。

9. E　解析：本题可辨证为血瘤脾统失司证，治以健脾益气、化湿解毒，选用顺气归脾丸。故选 E。

10. B　解析：肉瘤是发于皮里膜外，由脂肪组织过度增生而形成的良性肿瘤。其特点是软似棉，肿似馒，皮色不变，不紧不宽，如肉之隆起。故选 B。

B1 型题

1. D　解析：肉瘤是发于皮里膜外，由脂肪组织过度增生而形成的良性肿瘤。故选 D。

2. C　解析：失荣是发于颈部及耳之前后的岩肿，因其晚期气血亏乏，面容憔悴，形体消瘦，状如树木枝叶发枯，失去荣华而命名。故选 C。

3. C　解析：肢软乏力、面色萎黄、纳食不佳、舌质淡、苔白或白腻、脉细为脾统失司证的典型表现。故选 C。

4. E　解析：颈部岩肿迁延日久，肿块迅速增大，中央变软，周围坚硬，溃破后渗流血水，状如翻花，并向四周漫肿，范围可波及面部、胸部、肩背等处，伴疼痛、发热、消瘦、头颈活动受限，舌质红苔黄，脉数，为瘀毒化热证的典型表现。故选 E。

5. D　解析：冷冻疗法用于治疗浅表较小的血瘤。故选 D。

6. E　解析：放射疗法用于治疗范围较大的血瘤。故选 E。

7. A　解析：瘤是瘀血、痰滞、浊气停留于机体组织间而产生的结块。故选 A。

8. B　解析：岩是发生于体表的恶性肿物的统称，为外科疾病中最凶险者。故选 B。

9. A　解析：失荣气血两亏证的主方是八珍汤合四妙

勇安汤。故选 A。

10. C　解析：失荣阴毒结聚证的主方是阳和汤。故选 C。

11. C　解析：失荣的发生与肝、胆关系密切。故选 C。

12. B　解析：肾岩的发生与肝、肾关系密切。故选 B。

第九节　皮肤及性传播疾病

A1 型题

1. E　解析：皮肤病的外因主要是风、湿、热、虫、毒；内因主要是七情内伤、饮食劳倦和肝肾亏损。故选 E。

2. C　解析：色素减退斑多由气血凝滞或血虚风邪所致，最常见者为白驳风。故选 C。

3. A　解析：黄褐斑属于斑疹中的色素沉着斑。故选 A。

4. D　解析：蛇串疮是一种皮肤上出现成簇水疱，呈身体单侧带状分布，痛如火燎的急性疱疹性皮肤病，相当于西医的带状疱疹。蛇串疮不具有对称性。故选 D。

5. D　解析：疣发于手背、手指、头皮等处者，称千日疮、疣目、枯筋箭或瘊子；发于颜面、手背、前臂等处者，称扁瘊；发于胸背部有脐窝的赘疣，称鼠乳；发于足跖部者，称跖疣；发于颈周围及眼睑部位，呈细软丝状突起者，称丝状疣或线瘊。故选 D。

6. A　解析：白秃疮的皮损特征是在头皮有圆形或不规则的覆盖灰白鳞屑的斑片。肥疮相当于西医的黄癣，特征是有黄癣痂堆积。花斑癣皮损好发于颈项、躯干，尤其是多汗部位及四肢近心端，为大小不一、边界清楚的圆形或不规则的无炎症性斑块，色淡褐，灰褐至深褐色。体癣皮损多呈钱币状、圆形，故名圆癣。圆癣的皮损特征为环形、多环形，边界清楚，中心消退，外围扩张的斑块。故选 A。

7. B　解析：疥疮是由人型疥虫通过密切接触而传染，以杀虫止痒为主要治法。本病必须隔离治疗，一般以外治为主。故选 B。

8. E　解析：湿疮是一种过敏性炎症性皮肤病，相当于西医的湿疹。其特点是对称性分布，多形性损害，剧烈瘙痒，反复发作，易成慢性。根据病程，可分为急性、亚急性、慢性三类。急性者以湿热为主；亚急性者多与脾虚湿恋有关；慢性者则多病久耗伤阴血，血虚风燥，乃至肌肤甲错。故选 E。

9. D　解析：接触性皮炎在中医文献中没有一个统一

的病名来概括。本病发生前有明显的接触史，一般急性发病，皮损边界清楚，多局限于接触部位，形状与接触物大抵一致。皮疹一般为红斑、肿胀、丘疹、水疱或大疱、糜烂、渗出等，一个时期内以某一种皮损为主。本病以清热祛湿止痒为主要治法。故选 D。

10. A 解析：瘾疹发病突然，皮损可发生于任何部位，出现形态不一、大小不等的红色或白色风团，边缘清楚，一般迅速消退，不留痕迹，以后不断成批出现，时隐时现。故选 A。

11. E 解析：瘾疹血虚风燥证反复发作，迁延日久，午后或夜间加剧，伴心烦易怒，口干，手足心热，舌红，少津，脉沉细，需养血祛风、润燥止痒，应用当归饮子。故选 E。

12. A 解析：白疕皮损初起为针头大小的丘疹，逐渐扩大为绿豆、黄豆大小的淡红色或鲜红色丘疹或斑丘疹，可融合成形态不同的斑片，边界清楚，表面覆盖多层干燥银白色鳞屑，刮除鳞屑则露出发亮的半透明薄膜，再刮除薄膜，可出现多个筛状出血点。故选 A。

13. B 解析：尖锐湿疣湿热毒蕴证的治法为清热解毒、化浊利湿，治疗方剂是黄连解毒汤加苦参、萆薢、土茯苓、大青叶、马齿苋等。故选 B。

A2 型题

1. B 解析：月经来潮后外阴长疱疹可诊断为热疮。灼热痛痒，伴有发热，尿赤，尿频，尿痛，苔黄，脉数，是湿热下注的典型表现。故选 B。

2. C 解析：蛇串疮的特点是皮肤上出现红斑、水疱或丘疱疹，累累如串珠，排列成带状，沿一侧周围神经分布区出现，局部刺痛或伴臖核肿大。故选 C。

3. C 解析：纳少、腹胀便溏、易疲乏、舌淡胖、苔白腻、脉弦缓是脾虚湿盛证的典型表现。故选 C。

4. A 解析：皮肤潮红，红斑水疱，抓痒流滋，黄水淋漓，可判断有火热；便干、小便黄赤、苔黄腻、脉滑数是湿热证表现。综合分析可辨证为胎火湿热证，治用凉血清火、利湿止痒的消风导赤汤。故选 A。

5. B 解析：发病突然，颜色鲜红，灼热巨痒，遇热加重，得冷则减，可判断为瘾疹；恶寒、发热、咽喉肿痛、舌红、苔薄黄、脉浮数为风热犯表证的典型表现。故选 B。

6. C 解析：鳞屑较厚，颜色暗红，舌质紫暗，脉涩，可判断为白疕气滞血瘀证，需用活血化瘀、

解毒通络之桃红四物汤治疗。故选 C。

7. C 解析：形体极度消瘦，神情倦怠，心悸气短，腰膝酸软，四肢厥逆是肾虚的表现；腹泻剧烈，面色苍白，毛发枯槁是脾虚的表现，故可判断为艾滋病脾肾亏虚证。故选 C。

8. E 解析：本题可辨证为湿疮血虚风燥证，治以养血润肤、祛风止痒，其主方为当归饮子或四物消风饮。故选 E。

9. B 解析：本题可辨证为白疕湿毒蕴阻证，治以清利湿热、解毒通络，选用萆薢渗湿汤。故选 B。

10. E 解析：本题可辨证为粉刺肺经风热证，治以疏风清肺。故选 E。

11. A 解析：本题可辨证为酒齄鼻肺胃热盛证，治以清泄肺胃积热，选用枇杷清肺饮。故选 A。

12. D 解析：面部蝶形红斑，色鲜艳，皮肤紫斑，关节肌肉疼痛，可辨病为红蝴蝶疮。高热，烦躁口渴，抽搐，大便干结，小便短赤，舌红绛，苔黄腻，脉细数为热毒炽盛证的临床表现。故选 D。

B1 型题

1. A 解析：斑疹为局限性皮肤明显的颜色变化，不隆起，也不凹陷。面积大而成片的称斑片。故选 A。

2. C 解析：疱疹为内有腔隙、含有液体、高出皮面的损害。疱疹的疱壁一般较薄，易破，破后形成糜烂，干燥后结痂脱屑。故选 C。

3. D 解析：疥疮传染性极强，冬春季多见，易在集体生活的人群中和家庭内流行。故选 D。

4. E 解析：湿疮是一种过敏性炎症性皮肤病，相当于西医的湿疹。故选 E。

5. A 解析：瘾疹风寒束表证需用疏风散寒止痒之麻黄桂枝各半汤。故选 A。

6. C 解析：瘾疹胃肠湿热证需用疏风解表、通腑泄热之防风通圣散。故选 C。

7. B 解析：瘾疹风热犯表证需用疏风清热止痒之消风散。故选 B。

8. E 解析：白疕血热内蕴证需用清热凉血、解毒消斑之犀角地黄汤。故选 E。

9. A 解析：湿疮湿热蕴肤证需用清热利湿止痒之龙胆泻肝汤合萆薢渗湿汤。故选 A。

10. B 解析：湿疮湿热浸淫证需用清热利湿、解毒止痒之龙胆泻肝汤合五味消毒饮。故选 B。

11. A 解析：粉刺肠胃湿热证的主方为茵陈蒿汤。故选 A。

12. C　解析：酒齄鼻热毒蕴肤证的主方为黄连解毒汤合凉血四物汤。故选 C。

13. A　解析：蛇串疮肝经郁热证，发于头面者，加牛蒡子、野菊花。故选 A。

14. C　解析：蛇串疮脾虚湿蕴证，发于下肢者，加牛膝、黄柏。故选 C。

15. C　解析：花斑癣常发于多汗体质青年，可在家庭中互相传染。故选 C。

16. D　解析：体癣以青壮年男性多见。故选 D。

第十节　肛门直肠疾病

A1 型题

1. E　解析：肛门直肠疾病的致病因素很多，但常见的主要有风、湿、燥、热、气虚、血虚等。故选 E。

2. A　解析：便血是肛门直肠疾病最常见的症状。肿痛常见于肛旁脓肿、内痔嵌顿、外痔水肿、血栓外痔等病。脱垂是 Ⅱ、Ⅲ 期内痔，息肉痔，直肠脱垂的常见症状。流脓常见于肛痈或肛漏。便秘是痔、肛裂、肛痈等许多肛门直肠病的常见症状。故选 A。

3. E　解析：痔是直肠末端黏膜下和肛管皮下的静脉丛发生扩大曲张所形成的柔软静脉团。根据发病部位的不同，分为内痔、外痔和混合痔。内痔的发生主要是由于先天性静脉壁薄弱，兼因饮食不节，过食辛辣醇酒厚味，燥热内生，下迫大肠；以及久坐久蹲，负重远行，便秘努责；妇女生育过多，腹腔癥瘕，致血行不畅，血液瘀积，热与血相搏，则气血纵横，筋脉交错，结滞不散而成。外痔由于临床症状和病理特点及其过程的不同，可分为静脉曲张性外痔、血栓性外痔、结缔组织外痔和炎性外痔四种。混合痔多发于截石位 3、7、11 点处，以 11 点处最为多见。故选 E。

4. C　解析：内痔好发于肛门齿线以上截石位 3、7、11 点处；赘皮外痔多发生于截石位 6、12 点处；血栓外痔好发于肛缘截石位 3、9 点处；肛裂好发于截石位 6、12 点处。故选 C。

5. A　解析：混合痔多发于截石位 3、7、11 点处，以 11 点处最为多见。故选 A。

6. B　解析：内痔由于病程长短及病情轻重不同，可分为四期：Ⅰ 期痔核较小，不脱出，以便血为主。Ⅱ 期痔核较大，大便时可脱出肛外，便后自行回纳，便血或多或少。Ⅲ 期痔核更大，大便时痔核脱出肛外，甚者行走、咳嗽、喷嚏、站立时痔核脱出，不能自行回纳，须用手推或平卧、热敷后才能回纳，便血不多或不出血。Ⅳ 期痔核脱出，不能及时回纳，嵌顿于外，因充血、水肿和血栓形成，以致肿痛、糜烂和坏死，即嵌顿性内痔。故选 B。

7. B　解析：内痔初期常以无痛性便血为主要症状，血液与大便不相混合，多在排便时出现手纸带血、滴血或射血。出血严重者可继发贫血。随着痔核增大，可出现脱出症状，脱出后不及时回纳可形成内痔嵌顿。故选 B。

8. D　解析：混合痔是指同一方位的内外痔静脉丛曲张，相互沟通吻合，使内痔部分和外痔部分形成一个整体者，多发于截石位 3、7、11 点处，以 11 点处最为多见。混合痔兼有内痔、外痔的双重症状。故选 D。

9. A　解析：内痔风热肠燥证主症为大便带血，滴血或喷射状出血，血色鲜红，大便秘结或有肛门瘙痒，舌质红，苔薄黄，脉数，治疗需用清热凉血祛风之凉血地黄汤。故选 A。

10. B　解析：息肉痔是指直肠内黏膜上的赘生物，是一种常见的直肠良性肿瘤，分为单发性和多发性两种。前者多见于儿童，后者多见于青壮年。息肉多数是腺瘤性。故选 B。

11. A　解析：肛隐窝炎是肛隐窝、肛门瓣发生的急慢性炎症性疾病，又称肛窦炎，常并发肛乳头炎、肛乳头肥大。肛隐窝炎是肛周化脓性疾病的重要诱因。故选 A。

12. D　解析：肛裂好发于截石位 6、12 点处。故选 D。

13. A　解析：肛裂的症状为疼痛，出血，便秘，其中周期性疼痛是肛裂的主要症状。故选 A。

14. B　解析：低位单纯性肛漏只有一个漏管，并通过外括约肌深层以下，内口在肛窦附近。低位复杂性肛漏漏管在外括约肌深层以下，有两个以上外口，或两条以上管道，内口在肛窦部位。高位单纯性肛漏仅有一条漏管，漏管穿过外括约肌深层以上，内口位于肛窦部位。高位复杂性肛漏有两个以上外口及管道，有分支窦道，其主管道通过外括约肌深层以上，有一个或两个以上内口。故选 B。

15. A　解析：直肠脱垂可分为三度：一度脱垂为直肠黏膜脱出，脱出物淡红色，长 3～5cm，触之柔软，无弹性，不易出血，便后可自行回纳。二度脱垂为直肠全层脱出，脱出物长 5～10cm，呈圆锥状，淡红色，表面为环状而有层次的黏膜皱襞，触之较厚，有弹性，肛门松弛，便后有时需用手回复。三度脱垂为直肠及部分乙状结肠脱出，长达 10cm 以上，呈圆柱形，触之很厚，肛门松弛无力。故选 A。

16. E 解析：便血是锁肛痔最常见的早期症状。大便带血，血色鲜红或暗红，量不多，同时伴有黏液，呈持续性。故选 E。

17. E 解析：肛管的皮肤全层纵行裂开并形成感染性溃疡者，称肛裂。本病好发于青壮年，女性多于男性。故选 E。

18. D 解析：脱肛脾虚气陷证主症为肛门松弛，内痔脱出不能自行回纳，需用手法还纳，便血色鲜或淡，伴头晕气短，面色少华，神疲自汗，纳少，便溏，舌淡，苔薄白，脉细弱，治用补中益气、升阳举陷之补中益气汤。故选 D。

19. E 解析：便血和排便习惯改变是锁肛痔的早期症状，但便血是最常见的早期症状。大便变形为晚期肠梗阻征象。晚期患者可出现食欲不振，全身衰弱无力，贫血，极度消瘦等恶病质表现。故选 E。

A2 型题

1. A 解析：内痔Ⅱ期痔核较大，大便时可脱出肛外，便后自行回纳，便血或多或少。故选 A。

2. D 解析：内痔Ⅳ期痔核脱出，不能及时回纳，嵌顿于外，因充血、水肿和血栓形成，以致肿痛、糜烂和坏死，即嵌顿性内痔。故选 D。

3. C 解析：高位单纯性肛漏仅有一条漏管，漏管穿过外括约肌深层以上，内口位于肛窦部位。故选 C。

4. D 解析：肛裂以周期性疼痛为主要症状；大便时出血，量不多，鲜红色，有时染红便纸，或附着于粪便表面，有时滴血；好发于截石位 6、12 点处。故选 D。

5. D 解析：便后有黏膜从肛门脱出，便后能自行回纳，色淡红，肛门坠胀，大便带血，可判断为脱肛。神疲乏力，食欲不振，偶尔头昏耳鸣，舌淡，苔白，脉细弱为脾虚气陷证的临床表现。故选 D。

6. C 解析：直肠脱出可判断为脱肛。直肠和部分乙状结肠脱出，长达 10cm，呈圆柱形，触之很厚，肛门松弛无力，可判断为三度脱垂。故选 C。

7. E 解析：锁肛痔的主要症状包括便血、排便习惯改变、大便变形、后续转移。其中大便带血，血色鲜红或暗红，量不多，同时伴有黏液，呈持续性。病程后期因肠腔狭窄，粪便少，大便形状变细、变扁。本题患者符合锁肛痔的症状特征。故选 E。

8. C 解析：早期肛裂发病时间较短，仅在肛管皮肤见一个小的溃疡，创面浅而色鲜红，边缘整齐而有弹性。故选 C。

9. C 解析：肛周肿痛可判断为肛痈。肛周肿痛剧烈，持续加重，痛如鸡啄，难以入眠，伴有恶寒发热，口干便秘，小便困难，肛周红肿，按之有波动感，舌红，苔黄，脉弦滑，为火毒炽盛证的主要症状。故选 C。

10. A 解析：内痔风热肠燥证需用清热凉血祛风之凉血地黄汤。故选 A。

11. D 解析：锁肛痔气滞血瘀证需用理气活血化瘀之桃红四物汤合失笑散。故选 D。

12. C 解析：锁肛痔可出现便血、大便变形等症状，晚期患者可出现食欲不振、全身衰弱无力、贫血、极度消瘦等恶病质表现。心烦口干，夜间盗汗，舌绛，苔少，脉细数，为气阴两虚证的典型表现。故选 C。

13. A 解析：本题可辨证为脱肛湿热下注证，治以清热利湿，其主方为萆薢渗湿汤。故选 A。

14. B 解析：本题可辨证为肛裂阴虚津亏证，治以养阴清热润肠，其主方为润肠汤。故选 B。

15. B 解析：本题可辨证为肛痈阴虚毒恋证，治以滋阴清热、祛湿解毒，其主方为青蒿鳖甲汤合三妙丸。故选 B。

16. A 解析：本题可辨证为内痔气滞血瘀证，治以清热利湿、行气活血，其主方为止痛如神汤。故选 A。

17. B 解析：肛隐窝炎是肛隐窝、肛门瓣发生的急慢性炎症性疾病。其主要症状为肛门部不适和肛门潮湿有分泌物。故选 B。

B1 型题

1. B 解析：内痔初期常以无痛性便血为主要症状，血液与大便不相混合，多在排便时出现手纸带血、滴血或射血。出血严重者可继发贫血。随着痔核增大，可出现脱出症状，脱出后不及时回纳可形成内痔嵌顿。故选 B。

2. E 解析：外痔发生于齿状线以下，是由痔外静脉丛扩大曲张或痔外静脉丛破裂或反复发炎纤维增生而形成的疾病。其表面被皮肤覆盖，不易出血。其特点是自觉肛门坠胀、疼痛，有异物感。故选 E。

3. D 解析：锁肛痔的主要症状为便血、排便习惯改、大便变形。故选 D。

4. E 解析：内痔初期常以无痛性便血为主要症状，血液与大便不相混合，多在排便时出现手纸带血、滴血或射血。故选 E。

5. C　解析：脱肛脾虚气陷证需用补气升提、收敛固涩的补中益气汤。故选 C。

6. A　解析：锁肛痔湿热蕴结证需用清热利湿的地榆槐角丸。故选 A。

7. A　解析：肛痈相当于西医的肛门直肠周围脓肿。故选 A。

8. D　解析：脱肛相当于西医的直肠脱垂。故选 D。

9. C　解析：《证治要诀》载"血清而色鲜者为肠风"，说明风邪可引起下血。故选 C。

10. B　解析：《医宗金鉴》云："肛门围绕，折纹破裂，便结者，火燥也。"燥有内外之分，引起肛门疾病者多为内燥。故选 B。

11. B　解析：肛痈热毒蕴结证的主方为黄连解毒汤。故选 B。

12. D　解析：肛裂气滞血瘀证的主方为六磨汤。故选 D。

第十一节　泌尿男性疾病

A1 型题

1. A　解析：《外科真诠》载：玉茎（阴茎）属肝；马口（尿道）属小肠；阴囊属肝；肾子（附睾、睾丸）属肾；子系（精索）属肝。故选 A。

2. C　解析：子痈是指睾丸及附睾的化脓性疾病，相当于西医的急慢性附睾炎或睾丸炎。故选 C。

3. B　解析：上尿路结石典型的临床症状是突然发作的肾或输尿管绞痛和血尿；膀胱结石的典型症状为排尿中断，并引起疼痛；尿道结石的主要表现为排尿困难，排尿费力，呈点滴状，或出现尿流中断及急性尿潴留，排尿时疼痛明显。综上所述，尿石症的典型临床特点为疼痛、尿血。故选 B。

4. C　解析：阴虚火旺型前列腺炎需用滋阴降火之知柏地黄汤。故选 C。

5. A　解析：湿热下注型前列腺增生症需用清热利湿、消癃通闭之八正散。故选 A。

6. A　解析：尿石症是指肾、输尿管、膀胱和尿道中形成的结石，可导致腰痛、血尿、排尿困难等症状，甚至损伤肾功能，相当于西医的泌尿系结石。故选 A。

7. B　解析：尿石症多由肾虚和下焦湿热引起，病位在肾、膀胱和溺窍。肾虚为本，湿热为标。故选 B。

8. E　解析：膀胱结石的典型症状为排尿中断，并引起疼痛，放射至阴茎头和远端尿道，多数患者平时有排尿不畅、尿频、尿急、尿痛和终末血尿。

故选 E。

9. E　解析：前列腺增生症多见于 55 岁以上的老年患者，表现为逐渐出现的进行性尿频，以夜间为甚，并伴排尿困难、尿线变细。故选 E。

A2 型题

1. A　解析：睾丸或附睾肿大疼痛可判断为子痈；阴囊皮肤红肿，焮热疼痛，少腹抽痛，局部触痛明显，伴有恶寒发热，苔黄腻，脉滑数，可辨证为湿热下注证。治疗选用清热利湿、解毒消肿之枸橘汤或龙胆泻肝汤。故选 A。

2. C　解析：结石日久，留滞不去，可判断为尿石症；腰部胀痛，时发时止，遇劳加重，疲乏无力，尿少或频数不爽，舌淡苔薄，脉细无力，可辨证为肾气不足证。治疗选用补肾益气、通淋排石之济生肾气丸。故选 C。

3. A　解析：尿频，尿急，尿痛，尿道有灼热感，排尿终末或大便时偶有白浊，会阴、腰骶、睾丸、少腹坠胀疼痛，可判断为慢性前列腺炎；苔黄腻，脉滑数是湿热蕴结证的典型表现，治应清热利湿。故选 A。

4. B　解析：尿频，滴沥不畅，尿线细甚，或夜间遗尿，或尿闭不通，可判断为前列腺增生症；神疲乏力，纳谷不香，面色无华，舌淡，苔白，脉细无力，可辨证为脾肾气虚证，治应补脾益气、温肾利尿。故选 B。

5. B　解析：前列腺增生症多见于 55 岁以上的老年患者，表现为逐渐出现的进行性尿频，以夜间为甚，并伴排尿困难、尿线变细。舌质暗，苔薄黄，脉弦为气滞血瘀证的典型表现。故选 B。

6. B　解析：本题可辨证为慢性前列腺炎气滞血瘀证，治以活血祛瘀、行气止痛，其主方为前列腺汤。故选 B。

7. A　解析：本题可辨证为男性不育症气血两虚证，治以补益气血，其主方为十全大补汤。故选 A。

8. A　解析：本题可辨证为尿石症气血瘀滞证，治以理气活血、通淋排石，主方为金铃子散合石韦散。故选 A。

B1 型题

1. A　解析：子痈气滞痰凝证，宜用疏肝理气、化痰散结之橘核丸。故选 A。

2. B　解析：尿石症湿热蕴结证，宜用清热利湿、通淋排石之三金排石汤。故选 B。

3. E　解析：本题可辨证为肾阳虚损证，首选方剂为济生肾气丸。故选 E。

4. E 解析：本题可辨证为肾阳不足证，首选方剂为济生肾气丸。故选 E。

5. A 解析：慢性前列腺炎为相火妄动，所愿不遂，或忍精不泄，肾火郁而不散，离位之精，化成白浊；或房事不洁，精室空虚，湿热从精道内侵，湿热壅滞，气血瘀阻；若病久伤阴，肾阴暗耗，可出现阴虚火旺证候；亦有体质偏阳虚者，久则火势衰微，易见肾阳不足之象。总结则为肾虚、湿热、瘀滞。故选 A。

6. C 解析：子痈的病机包括湿热下注和气滞痰凝。故选 C。

7. B 解析：前列腺增生症肾阴亏虚证治以滋补肾阴、通窍利尿，其主方为知柏地黄丸。故选 B。

8. C 解析：前列腺增生症肾阳不足证治以温补肾阳、通窍利尿，其主方为济生肾气丸。故选 C。

9. B 解析：《外科真诠》载：玉茎（阴茎）属肝；马口（尿道）属小肠；阴囊属肝；肾子（附睾、睾丸）属肾；子系（精索）属肝。故选 B。

10. A 解析：《外科真诠》载：玉茎（阴茎）属肝；马口（尿道）属小肠；阴囊属肝；肾子（附睾、睾丸）属肾；子系（精索）属肝。故选 A。

11. A 解析：上尿路结石典型的临床表现是突然发作的肾或输尿管绞痛和血尿。故选 A。

12. E 解析：前列腺增生症的典型表现为逐渐出现的进行性尿频，以夜间为甚，并伴排尿困难，尿线变细。故选 E。

第十二节 周围血管疾病

A1 型题

1. D 解析：溃疡和坏疽是周围血管疾病的常见症状与体征。其中萎缩是慢性动脉功能不全的重要体征。故选 D。

2. E 解析：股肿是指血液在深静脉血管内发生异常凝固，而引起静脉阻塞、血液回流障碍的疾病。其主要表现为肢体肿胀、疼痛、局部皮温升高和浅静脉怒张四大症状，好发于下肢髂股静脉和股腘静脉，可并发肺栓塞和肺梗死而危及生命。故选 E。

3. D 解析：股肿主要表现为肢体肿胀、疼痛、局部皮温升高和浅静脉怒张四大症状，好发于下肢髂股静脉和股腘静脉，可并发肺栓塞和肺梗死而危及生命。故选 D。

4. C 解析：筋瘤是以筋脉色紫、盘曲突起如蚯蚓状或形成团块为主要表现的浅表静脉病变。《外科正宗》云："筋瘤者，坚而色紫，垒垒青筋，盘曲甚者结若蚯蚓。"故选 C。

5. B 解析：股肿血脉瘀阻证，治以活血化瘀、通络止痛，方用活血通脉汤。故选 B。

6. A 解析：脱疽寒湿阻络证，治以温阳散寒、活血通络之阳和汤。故选 A。

7. C 解析：脱疽三期（坏死期或坏疽期），足趾紫红肿胀，溃烂坏死，或足趾发黑干瘪，呈干性坏疽。坏疽可先为一趾或数趾，逐渐向上发展，合并感染时，则红肿明显，患足剧烈疼痛，全身发热。故选 C。

8. B 解析：周围血管疾病的肤温变化主要取决于肢体的血流量。故选 B。

9. E 解析：周围血管疾病的常见症状与体征包括疼痛、皮肤温度异常、感觉异常、皮肤颜色异常、肢体增粗或萎缩、溃疡坏疽。故选 E。

10. E 解析：血栓性浅静脉炎多由湿热蕴结、寒湿凝滞、痰浊瘀阻、脾虚失运、外伤血脉等因素致使气血运行不畅，留滞脉中而发病。故选 E。

11. A 解析：脱疽的临床特点是好发于四肢末端，以下肢多见，初起患肢末端发凉、怕冷、苍白、麻木，可伴间歇性跛行，继则疼痛剧烈，日久患趾（指）坏死变黑，甚至趾（指）节脱落。故选 A。

A2 型题

1. A 解析：股肿的病因主要是因为创伤或产后长期卧床，以致肢体气血运行不畅，气滞血瘀，瘀血阻于脉络，脉络滞塞不通，营血回流受阻，水津外溢，聚而为湿，而发本病。小腿深静脉血栓中肢体疼痛是其最主要的临床症状之一。肢体肿胀一般较局限，以踝及小腿部为主，行走时加重，休息或平卧后减轻，腓肠肌压痛，一般无全身表现。下肢伸直并略抬高，检查者用手握住患者的足背部用力使踝关节背屈，使跟腱拉紧腓肠肌，患者感到小腿部后方出现似绳索样拉痛，即为霍曼征阳性。故选 A。

2. B 解析：胸腹壁浅静脉炎多为单侧胸腹壁出现一条索状硬物，长 10~20cm，皮肤发红，轻度刺痛。肢体活动时，局部可有牵掣痛，用手按压条索两端，皮肤上可出现一条凹陷的浅沟，炎症消退后遗留皮肤色素沉着。一般无全身表现。胸腹壁浅静脉炎为血栓性浅静脉炎的一种常见类型。故选 B。

3. B 解析：初期右脚末端发凉、麻木，现患趾酸胀疼痛加重，夜难入寐，步履艰难，皮色暗红，肌肉萎缩，趺阳脉搏动消失，可判断为脱疽；舌暗红有瘀斑，苔薄白，脉弦涩为血脉瘀阻证的典型表现。治以活血化瘀，通络止痛，方用桃红四物汤加炮山甲、地龙、乳香、没药等。故选 B。

4. C　解析：脱疽是指发于四肢末端，严重时趾（指）节坏疽脱落的一种慢性周围血管疾病，又称脱骨疽。其临床特点是好发于四肢末端，以下肢多见，初起患肢末端发凉、怕冷、苍白、麻木，可伴间歇性跛行，继则疼痛剧烈，日久患趾（指）坏死变黑，甚至趾（指）节脱落。本病好发于青壮年男子、老年人或糖尿病患者。故选 C。

5. A　解析：小腿筋脉色紫、盘曲 10 年，可判断为筋瘤；自觉久站久行后加重，伴见气短乏力，脘腹坠胀，腰酸，舌淡，苔薄白，脉细缓无力为劳倦伤气证的典型表现。治以补中益气，活血舒筋之补中益气汤。故选 A。

6. D　解析：初起下肢末端发凉、怕冷、麻木，现患趾剧痛，日轻夜重，局部肿胀，皮肤紫暗，浸淫蔓延，溃破腐烂，肉色不鲜，可判断为脱疽；身热口干，便秘溲赤，舌红，苔黄腻，脉弦数为湿热毒盛证的典型表现。故选 D。

7. A　解析：本题可辨证为股肿湿热下注证，治以清热利湿、活血化瘀。故选 A。

8. C　解析：本题可辨证为臁疮湿热下注证，治以清热利湿、和营解毒，主方为二妙丸合五神汤。故选 C。

9. A　解析：本题可辨证为筋瘤外伤瘀滞证，治以活血化瘀、和营消肿，主方为活血散瘀汤。故选 A。

10. D　解析：肢体血栓性浅静脉炎临床最为常见，下肢多于上肢。其主要累及一条浅静脉，沿着发病的静脉出现疼痛、红肿、灼热感，常可扪及结节或硬索状物，有明显压痛。当浅静脉炎累及周围组织时，可出现片状区域性炎块结节，则为浅静脉周围炎。故选 D。

B1 型题

1. B　解析：股肿好发于下肢髂股静脉和股腘静脉，可并发肺栓塞和肺梗死而危及生命。故选 B。

2. E　解析：肢体疼痛是小腿深静脉血栓形成的最主要临床症状之一。故选 E。

3. A　解析：治疗本证的典型方剂为清热利湿、活血化瘀之四妙勇安汤。故选 A。

4. E　解析：治疗本证的典型方剂为活血化瘀、通络

止痛之桃红四物汤。故选 E。

5. A　解析：股肿的病因主要是因为创伤或产后长期卧床，以致肢体气血运行不畅，气滞血瘀，瘀血阻于脉络，脉络滞塞不通，营血回流受阻，水津外溢，聚而为湿，而发本病。故选 A。

6. C　解析：久站久行或劳累时易产生筋瘤。故选 C。

7. C　解析：本证治宜选用益气健脾、祛湿通络之参苓白术散加味。故选 C。

8. B　解析：本证治宜选用益气活血、祛瘀生新之补阳还五汤合四妙汤。故选 B。

9. E　解析：本题可辨病为胸腹壁浅静脉炎；胸闷、嗳气、脉弦可辨证为肝郁气滞证。故选 E。

10. D　解析：本题可辨病为股肿；倦怠乏力、舌淡、苔白腻、脉沉可辨证为气虚湿阻证。故选 D。

11. B　解析：血栓性浅静脉炎多见于筋瘤后期，部位则以四肢多见（尤其多见于下肢），其次为胸腹壁等处。故选 B。

12. B　解析：筋瘤好发于下肢，相当于西医的下肢静脉曲张交错所形成的静脉团块。故选 B。

第十三节　其他外科疾病

A1 型题

1. B　解析：烧伤深度一般采用三度四分法，即Ⅰ度、Ⅱ度（又分浅Ⅱ度、深Ⅱ度）和Ⅲ度烧伤。故选 B。

2. A　解析：手掌法是指伤员本人五指并拢时，一只手掌的面积占体表面积的 1%。此法常用于小面积或散在烧伤的计算。故选 A。

3. C　解析：深Ⅱ度达真皮深层，有皮肤附件残留，痛觉消失，有水疱，基底苍白，间有红色斑点，潮湿，3～4 周愈合，可有瘢痕。故选 C。

4. E　解析：重度烧伤火毒伤津证，治以清热解毒、益气养阴，主方是黄连解毒汤、银花甘草汤、犀角地黄汤和清营汤。故选 E。

5. E　解析：中医认为蛇毒系风、火二毒。风者善行数变；火者生风动血，耗伤阴津。风毒偏盛，每多化火；火毒炽盛，极易生风。风火相扇，则邪毒鸱张，必客于营血或内陷厥阴，形成严重的全身性中毒症状。故选 E。

6. E　解析：肠痈的病因病机为饮食不节、饱食后急剧奔走或跌仆损伤、寒温不适、情志所伤。故选 E。

7. E　解析：右下腹压痛是肠痈常见的重要体征，压痛点通常在麦氏点。两侧足三里、上巨虚穴附近

（阑尾穴）也可有压痛点。故选 E。

8. E 解析：肠痈的变证包括慢性肠痈、腹部包块、湿热黄疸和内外瘘。故选 E。

9. D 解析：肠痈初期腹痛多起于脐周或上腹部，数小时后，腹痛转移并固定在右下腹部，疼痛呈持续性、进行性加重。70% ~ 80% 的患者有转移性右下腹痛，但也有一部分病例发病开始即出现右下腹痛。右下腹压痛是本病常见的重要体征。故选 D。

A2 型题

1. E 解析：小面积Ⅰ、Ⅱ度烧伤可外涂京万红烫伤药膏、清凉膏、紫草膏、万花油等，暴露或包扎；或用地榆粉、大黄粉各等分，麻油调敷后包扎，隔日换药 1 次。较大面积的Ⅱ度烧伤，皮肤无破损者，抽出疱内液体后，用虎地酊喷洒创面，每日数次。故选 E。

2. A 解析：本题可辨证为烧伤后期气血两虚证，治以补气养血，兼清余毒，主方为托里消毒散或八珍汤加金银花、黄芪。故选 A。

3. A 解析：转移性右下腹疼痛，呈持续性、进行性加剧，右下腹拒按，可判断为肠痈；恶心、纳差、轻度发热、苔白腻、脉弦滑为瘀滞证的典型表现。

治以行气活血、通腑泄热之大黄牡丹汤合红藤煎剂。故选 A。

4. E 解析：通腑泄热是治疗肠痈的关键。故选 E。

5. A 解析：本题可辨证为肠痈瘀滞证，治以行气活血、通腑泄热，主方为大黄牡丹汤合红藤煎剂。故选 A。

B1 型题

1. A 解析：含有神经毒者有银环蛇、金环蛇、海蛇；含有血循毒者有蝰蛇、尖吻蝮蛇、竹叶青蛇和烙铁头蛇。故选 A。

2. C 解析：含有混合毒者有眼镜蛇、眼镜王蛇和蝮蛇。故选 C。

3. D 解析：肠痈湿热证治宜选用通腑泄热、解毒利湿透脓之复方大柴胡汤，或大黄牡丹汤合红藤煎剂加败酱草、白花蛇舌草、蒲公英。故选 D。

4. E 解析：肠痈热毒证，治宜通腑排脓、养阴清热，选用大黄牡丹汤合透脓散。故选 E。

5. A 解析：一般肢体部位中小面积烧伤创面多采用包扎疗法。故选 A。

6. C 解析：头面、颈部、会阴部和大面积创面多采用暴露疗法。故选 C。

第七章　中医妇科学

第一节　女性的生理特点

A1 型题

1. D 解析：月经初潮年龄多在 13 ~ 14 岁，即"二七"之年，可早至 11 ~ 12 岁，迟至 16 岁。月经初潮的迟早受各种内外因素的影响，如体弱或营养不良者，初潮可推迟。故选 D。

2. D 解析：月经的产生，是女子发育成熟后，脏腑、天癸、气血、经络协调作用于胞宫的生理现象。故选 D。

3. C 解析：妊娠期的生理现象包括月经停闭，早孕反应，妊娠滑脉，乳房变化，子宫增大，下腹膨隆，触及胎动、胎心和胎体。故选 C。

4. C 解析：恶露是产后自子宫排出的余血浊液，先是暗红色的血性恶露，也称红恶露，持续 3 ~ 4 天；后渐变淡红，量由多渐少，称为浆液性恶露，持续 7 ~ 10 天；继后渐为不含血色的白恶露，

2 ~ 3 周干净。故选 C。

5. C 解析：断乳以产后 10 ~ 12 个月为宜。故选 C。

6. A 解析：冲、任、督三脉同起于胞中，一源而三歧。故选 A。

A2 型题

A 解析：现代推算预产期的公式是：从末次月经的第一天算起，月数加 9（或减 3），日数加 7（阴历则加 14）。故选 A。

B1 型题

1. D 解析：月经的产生，肾起主导作用。故选 D。

2. C 解析：脾胃为后天之本，气血生化之源。又脾主运化，主中气，其气主升，具有统摄血液，固摄胞宫之权。脾气健运，血循常道，血旺而经调。胃主受纳，为水谷之海，乃多气多血之腑。足阳明胃经与冲脉会于气街，故有"冲脉隶于阳明"之说。胃中水谷盛，则冲脉之血盛，月事以时下。

故选 C。

3. A　解析：身体无病而月经定期两个月一潮者，称为并月。故选 A。

4. B　解析：身体无病而月经定期三个月一潮者，称为"居经"或"季经"。故选 B。

第二节　妇科疾病的病因病机

A1 型题

1. B　解析：六淫中与妇科关系密切的是寒、热、湿邪。故选 B。

2. A　解析：情志因素导致妇科病，以怒、思、恐为害尤甚。抑郁忿怒，使气郁气逆，可致月经后期、闭经、痛经、不孕、癥瘕；忧思不解，每使气结，发为闭经、月经不调、痛经；惊恐伤肾，每使气下，可致月经过多、闭经、崩漏、胎动不安、不孕。故选 A。

3. E　解析：妇科病因中生活失度包括房事所伤、饮食失宜、劳逸失常、跌仆损伤等。故选 E。

4. D　解析：先天肾气不足，在更年期易出现早发绝经现象。故选 D。

5. A　解析：外寒是指寒邪由外及里，伤于肌表、经络、血脉，或经期、产后血室正开，寒邪由阴户上客，入侵冲任、子宫，进而发生经行发热、经行身痛、痛经、月经后期、月经过少、闭经、产后身痛、不孕症等病证。故选 A。

6. A　解析：内热又称"火热内生"，若伤及冲任，迫血妄行，可发为月经先期、月经过多、崩漏、经行吐衄、胎漏、产后恶露不绝、阴疮等病证。故选 A。

7. B　解析：七情内伤会导致肝的功能失常，表现为肝气郁结、肝郁化火、肝经湿热、肝阴不足、肝阳上亢或肝风内动，影响冲任，导致妇科疾病。故选 B。

8. B　解析：过于安逸会影响气血的运行。"逸则气滞"，会发生月经不调或难产。故选 B。

9. D　解析：抑郁忿怒，使气郁气逆，可致月经后期、闭经、痛经、不孕、癥瘕。肝气郁结，则血为气滞，瘀阻冲任，发生痛经、经行乳房胀痛、闭经、妊娠腹痛、缺乳、不孕症、盆腔炎。肝气郁结，疏泄失司，冲任失调，血海蓄溢失常，则可发生月经先后无定期。肝郁化热化火，热扰冲任血海，迫血妄行，可致月经先期、月经过多、崩漏、胎漏、产后恶露不绝。气火上炎，则发为经行头痛、经行吐衄、经行情志异常、乳汁自出。

肝郁犯胃，胃失和降，可发生妊娠恶阻。故选 D。

10. B　解析：肾阴虚，精血不足，冲任血虚，血海不能按时由满而溢，可致月经后期、月经过少、闭经。故选 B。

11. E　解析：脾气虚弱，中气不足，统摄无权，冲任亏虚而不固，可出现月经过多、经期延长、崩漏、胎漏、产后恶露不绝、乳汁自出。故选 E。

12. B　解析：若忧愁思虑，积郁在心，心气不得下通于肾，胞脉闭阻，可出现闭经、月经不调、不孕；心火偏亢，肾水不足，则水火失济，出现脏躁、产后抑郁等。孕后血聚养胎，阴血愈虚，阴不济阳，心火偏亢，扰动心神，可致妊娠心烦；心火偏亢，移入小肠，传入膀胱，发为子淋。故选 B。

13. C　解析：肝血素虚，经前或孕后阴血下聚冲任、胞宫，阴血益亏，肝阳偏亢，出现经前头痛、经行眩晕、子晕；阴虚阳亢，阳化风动，肝火愈炽，风火相扇，发为子痫。故选 C。

14. A　解析：肝藏血，体阴而用阳。若素体肝肾阴虚，或失血伤阴，或热病伤阴，肝阴不足，冲任亏虚，血海不盈，可致月经过少、闭经、不孕症等；肝血不足，经前、经时、孕期阴血下注冲任血海，阴血益虚，血虚生风化燥，发生经行风疹块、妊娠身痒。故选 A。

15. E　解析：脾气虚而下陷，则可见月经过多、崩漏、阴挺。故选 E。

16. B　解析：冲任亏虚，血海不盈，可出现月经后期、月经过少、闭经、胎萎不长、产后缺乳。故选 B。

17. E　解析：督脉阴阳平衡失调可致闭经、崩漏、经断前后诸证、绝经妇女骨质疏松症。故选 E。

18. A　解析：带脉失约可导致带下病、胎动不安、滑胎、子宫脱垂等。故选 A。

19. C　解析：血热是指血分伏热，使脉道扩张，血流加快，甚至迫血妄行的病理状态。若因素体阳盛血热，或过食辛热，或误服助阳暖宫之品，或外感热邪，热扰冲任，迫血妄行则出现月经过多、月经先期、崩漏、经行吐衄、胎漏、产后发热；若肝郁化热，热性炎上，可致经行头痛、经行情志异常；若素体阴虚，经、孕、产、乳数伤于血，阴血益亏，阴虚生内热，热扰冲任，冲任不固，发生月经先期、崩漏、胎动不安、产后恶露不绝。故选 C。

20. A　解析：血虚可致冲任血海匮乏，不能由满而溢，或失于濡养，可发生月经后期、月经过少、闭经、痛经、妊娠腹痛、胎动不安、滑胎、胎萎不长、产后缺乳、产后身痛、产后血劳、不孕症等诸多妇科疾病。故选 A。

21. A 解析：血寒常因经期、产后正气不足，感受寒邪，寒凝冲任、胞宫，或素体阳虚，寒从内生，血为寒凝，冲任失畅，功能减退，发生痛经、月经后期、月经过少、闭经、妊娠腹痛、产后腹痛、产后身痛、宫寒不孕等。故选 A。

22. C 解析：肾阳虚，气化失常，水湿下注任、带，使任脉不固，带脉失约，发为带下病。故选 C。

23. A 解析：肝郁乘脾，脾失健运，湿从内生，湿郁化热，湿热之邪下注任、带，使任脉不固，带脉失约，可发生带下病、阴痒。湿热蕴结胞中，或湿热瘀结，瘀阻冲任，冲任不畅，可发生盆腔炎、癥瘕、不孕症等。故选 A。

24. A 解析：气陷可发生子宫脱垂、崩漏。故选 A。

A2 型题

D 解析：惊恐伤肾，每使气下，可致月经过多、闭经、崩漏、胎动不安、不孕。故选 D。

B1 型题

1. C 解析：阳盛血热，或过食辛热，或误服助阳暖宫之品，或外感热邪，热扰冲任，迫血妄行会出现崩漏、月经过多、月经先期等；阴虚内热，热扰冲任，冲任不固，可发生月经先期、崩漏、胎动不安、产后恶露不绝。故选 C。

2. E 解析：血寒、血热、血虚、气滞、气虚、出血、久病、肾虚等均可导致血瘀，进而发生痛经、闭经、崩漏、月经过多、经期延长、胎动不安、异位妊娠、产后腹痛、恶露不绝、产后发热、不孕症、癥瘕等。故选 E。

3. A 解析：肺气虚，卫外不固，易出现经行感冒、产后自汗、产后发热。故选 A。

4. E 解析：肝气郁结，疏泄失调，则冲任血海阻滞，可发生痛经、闭经、月经先后无定期、不孕症等。故选 E。

5. C 解析：血虚可致冲任血海匮乏，不能由满而溢，或失于濡养，可发生月经后期、月经过少、闭经、痛经、妊娠腹痛、胎动不安、滑胎、胎萎不长、产后缺乳、产后身痛、产后血劳、不孕症等诸多妇科疾病。故选 C。

6. C 解析：素体阴虚，经、孕、产、乳数伤于血，阴血益亏，阴虚生内热，热扰冲任，冲任不固，发生月经先期、崩漏、胎动不安、产后恶露不绝。

故选 C。

7. C 解析：内寒致病一是由于失于温煦，因而出现各种虚寒之象和血脉收缩、血流迟滞之征象；二是由于气化功能减退，阳不化阴，代谢障碍，产生阴寒性病理产物，如水湿、痰饮。阳气的温煦和气化功能减退，常导致闭经、多囊卵巢综合征、月经后期、痛经、带下病、子肿、宫寒不孕。故选 C。

8. D 解析：外寒是指寒邪由外及里，伤于肌表、经络、血脉，或经期、产后血室正开，寒邪由阴户上客，入侵冲任、子宫，进而发生经行发热、经行身痛、痛经、月经后期、月经过少、闭经、产后身痛、不孕症等病证。故选 D。

第三节 月 经 病

A1 型题

1. C 解析：常见的月经病有月经先期、月经后期、月经先后无定期、月经过多、月经过少、经期延长、经间期出血、崩漏、闭经、痛经、月经前后诸证、绝经前后诸证、经断复来、绝经妇女骨质疏松症等。子痫属于妊娠病。故选 C。

2. D 解析：月经病的治疗原则：一是重在治本以调经。"经水出诸肾"，月经的产生以肾为主导，调经以补肾为主。补肾用药注意"阴中求阳"，"阳中求阴"。对于先天肾虚导致子宫发育不良发生的闭经或崩漏等，治当调养胞宫。二是"急则治其标，缓则治其本"。故选 D。

3. C 解析：月经先期的病因病机主要是气虚和血热。故选 C。

4. B 解析：月经先期脾气虚证会出现经量多，色淡红，质清稀，神疲肢倦，气短懒言，小腹空坠，纳少便溏等临床表现。故选 B。

5. D 解析：月经先期肾气虚证会出现周期提前，经量或多或少，色淡暗，质清稀，腰膝酸软，头晕耳鸣，面色晦暗或有暗斑，舌淡暗，苔白润，脉沉细等临床表现。故选 D。

6. A 解析：月经先期脾气虚证的首选方剂是补中益气汤。故选 A。

7. B 解析：月经先期肾气虚证的治法是补益肾气，固冲调经。故选 B。

8. A 解析：月经先期肾气虚证的首选方剂是固阴煎。故选 A。

9. B 解析：月经先期肝郁血热证的首选方剂是丹栀逍遥散。故选 B。

10. C 解析：丹栀逍遥散（《内科摘要》）：牡丹皮、栀子、当归、白芍、柴胡、白术、茯苓、煨姜、薄荷、炙甘草。清经散（《傅青主女科》）：牡丹皮、地骨皮、白芍、熟地黄、青蒿、黄柏、茯苓。故选C。

11. A 解析：治疗月经先期阴虚血热证的方剂是两地汤。故选A。

12. B 解析：早孕者，有早孕反应，妇科检查宫颈着色，子宫体增大、变软，妊娠试验阳性，B超检查可见子宫腔内有孕囊。月经后期者则无以上表现，且以往多有月经失调病史。故选B。

13. E 解析：月经后期的发病机理有虚实之别。虚者多因肾虚、血虚、虚寒导致精血不足，冲任不充，血海不能按时满溢而经迟；实者多因血寒、气滞等导致血行不畅，冲任受阻，血海不能如期满盈，致使月经后期而至。故选E。

14. A 解析：月经后期肾虚证的首选治疗方剂是当归地黄饮。故选A。

15. D 解析：月经后期血虚证的首选治疗方剂是大补元煎。故选D。

16. A 解析：月经后期气滞证的首选治疗方剂是乌药汤。故选A。

17. C 解析：月经后期血虚证的临床表现有周期延后，量少，色淡红，质清稀，或小腹绵绵作痛，或头晕眼花，心悸少寐，面色苍白或萎黄，舌质淡红，脉细弱。故选C。

18. D 解析：月经后期虚寒证的经血特点是色淡红，质清稀。故选D。

19. A 解析：温经汤（《金匮要略》）可以扶阳祛寒调经，用于治疗月经后期虚寒证。故选A。

20. E 解析：乌药汤可以理气行滞调经，用于治疗月经后期气滞证。故选E。

21. C 解析：月经先后无定期的发病机理主要是肝肾功能失常，冲任失调，血海蓄溢无常。故选C。

22. A 解析：月经先后无定期肾虚证的主要症状是经行或先或后，量少，色淡暗，质清，或腰骶酸痛，或头晕耳鸣，舌淡苔白，脉细弱。故选A。

23. B 解析：月经先后无定期肾虚证的首选方剂是固阴煎。故选B。

24. A 解析：此为月经先后无定期肝郁证的主要症状，治疗方剂是逍遥散。故选A。

25. D 解析：月经先后无定期肝郁证的主要症状是经来先后无定，经量或多或少，色暗红或紫红，或有血块，或经行不畅，胸胁、乳房、少腹胀痛，脘闷不舒，时叹息，暖气食少，苔薄白或薄黄，脉弦。故选D。

26. A 解析：月经先后无定期肝郁证首选的方剂是逍遥散。故选A。

27. A 解析：月经过多的常见的病因有气虚、血热、血瘀。故选A。

28. E 解析：月经过多血热证的经血特点是色鲜红或深红，质黏稠，或有小血块。故选E。

29. C 解析：月经过多血热证的治法是清热凉血，固冲止血。故选C。

30. D 解析：月经过多气虚证的首选方剂是举元煎。故选D。

31. B 解析：月经过多血热证的首选方剂是保阴煎。故选B。

32. D 解析：月经过多血瘀证的首选方剂是失笑散。故选D。

33. A 解析：举元煎的组成为人参、黄芪、白术、升麻、炙甘草。故选A。

34. C 解析：保阴煎的组成为生地黄、熟地黄、黄芩、黄柏、白芍、山药、续断、甘草。故选C。

35. D 解析：一般认为，月经量少于20mL为月经过少。故选D。

36. E 解析：月经过少的常见病因病机有肾虚、血虚、血瘀、痰湿。故选E。

37. B 解析：月经过少血虚证的经血特点是色淡红，质清稀。故选B。

38. A 解析：月经过少肾虚证的首选方剂是归肾丸。故选A。

39. D 解析：归肾丸的组成为菟丝子、杜仲、枸杞子、山茱萸、当归、熟地黄、山药、茯苓。归肾丸药物组成中没有石斛。故选D。

40. D 解析：月经过少血虚证的首选方剂是滋血汤。故选D。

41. A 解析：月经过少血瘀证的首选方剂是桃红四物汤。故选A。

42. D 解析：月经过少痰湿证的首选方剂是苍附导痰丸。故选D。

43. B 解析：桃红四物汤可以活血化瘀调经，用来治疗月经过少血瘀证。故选B。

44. D 解析：需与经间期出血相鉴别的疾病有月经先期、月经过少和赤带。月经先期，经量正常或时多时少，基础体温由高温下降至低温时开始出血；而经间期出血月经量较少，出血时间规律地发生于基础体温低高温转变时。月经过少周期尚正常，仅量少，甚或点滴而下；经间期出血，常发生在两次月经的中间时期。赤带排出无周期性，持续时间较长，或反复发作，可有接触性出血史，妇科检查常见宫颈糜烂、赘生物，或子宫、附件区压痛明显；经间期出血有明显的周期性，一般2~3天可自行停止。故选D。

45. D 解析：经间期出血的常见病因病机是肾阴虚、湿热和血瘀。故选D。

46. C 解析：经间期出血肾阴虚证的首选方剂是两地汤合二至丸。故选C。

47. D 解析：经间期出血湿热证的首选方剂是清肝止淋汤。故选D。

48. E 解析：经间期出血血瘀证的首选方剂是逐瘀止血汤。故选E。

49. A 解析：经间期出血肾阴虚证的治法是滋肾养阴，固冲止血。故选A。

50. B 解析：崩漏的主要病机是冲任损伤，不能制约经血，使子宫藏泄失常。故选B。

51. D 解析：治崩三法是指塞流、澄源、复旧。故选D。

52. C 解析：崩漏的治疗原则是"急则治其标，缓则治其本"。故选C。

53. A 解析：崩漏的常见病因病机可概括为虚、热、瘀，具体则为脾虚、肾虚、血热、血瘀。故选A。

54. A 解析：崩漏虚热证的临床表现为经来无期，量少淋沥不尽或量多势急，血色鲜红，面颊潮红，烦热少寐，咽干口燥，便结，舌红少苔，脉细数。故选A。

55. B 解析：崩漏肾气虚证治疗的首选方剂是加减苁蓉菟丝子丸。故选B。

56. A 解析：崩漏脾虚证治疗的首选方剂是固本止崩汤。故选A。

57. C 解析：崩漏肾阳虚证治疗的首选方剂是右归丸。故选C。

58. D 解析：崩漏虚热证治疗的首选方剂是上下相资汤。故选D。

59. B 解析：清热固经汤的药物组成为黄芩、焦栀子、生地黄、地骨皮、地榆、生藕节、阿胶、陈棕炭、龟甲、牡蛎、生甘草。故选B。

60. E 解析：闭经常见的病因病机特点是气血虚弱、肾气亏虚、阴虚血燥、气滞血瘀和痰湿阻滞。故选E。

61. C 解析：闭经需与妊娠相鉴别。妊娠伴有厌食、择食、恶心呕吐等早孕反应，以及乳头着色、乳房增大等妊娠体征，妇科检查宫颈着色、变软，子宫增大，质软，B超检查提示子宫增大，宫腔内可见胚芽、胚胎或胎儿。闭经者停经前大部分

有月经紊乱史，继而闭经，无妊娠反应和其他妊娠变化。故选C。

62. B 解析：闭经的治疗原则应根据病证，虚者补而通之，实者泻而通之，虚实夹杂者当补中有通，攻中有养。故选B。

63. E 解析：闭经气血虚弱证的特点是月经周期延迟，月经量少，色淡红，质薄，渐至经闭不行，神疲肢倦，头晕眼花，心悸气短，面色萎黄，舌淡苔薄，脉沉缓或细弱。故选E。

64. B 解析：闭经阴虚血燥证的治法是养阴清热调经。故选B。

65. A 解析：治疗闭经气血虚弱证的首选方剂是人参养荣汤。故选A。

66. E 解析：治疗闭经阴虚血燥证的首选方剂是加减一阴煎。故选E。

67. C 解析：治疗闭经气滞血瘀证的首选方剂是血府逐瘀汤。故选C。

68. B 解析：治疗闭经肾气亏损证的首选方剂是加减苁蓉菟丝子丸。故选B。

69. D 解析：治疗闭经痰湿阻滞证的首选方剂是四君子汤合苍附导痰丸。故选D。

70. A 解析：痛经的主要病机是"不通则痛"或"不荣则痛"。故选A。

71. E 解析：痛经的常见病因病机是气滞血瘀、寒凝血瘀、湿热瘀阻、气血虚弱和肾气亏损。故选E。

72. E 解析：痛经肾气亏损证的腹痛特点是经期或经后1~2天内小腹绵绵作痛。故选E。

73. C 解析：痛经气血虚弱证的腹痛特点是经期或经后小腹隐隐作痛、喜按。故选C。

74. A 解析：治疗痛经气滞血瘀证的首选方剂是膈下逐瘀汤。故选A。

75. B 解析：治疗痛经寒凝血瘀证的首选方剂是少腹逐瘀汤。故选B。

76. C 解析：治疗痛经湿热瘀阻证的首选方剂是清热调血汤。故选C。

77. D 解析：治疗痛经气血虚弱证的首选方剂是圣愈汤。故选D。

78. E 解析：治疗痛经肾气亏损证的首选方剂是益肾调经汤。故选E。

79. D 解析：痛经肾气亏损证临床表现是经期或经后1~2天内小腹绵绵作痛，伴腰骶酸痛，经色暗淡，量少质稀薄，头晕耳鸣，面色晦暗，健忘失眠，舌质淡红，苔薄，脉沉细。故选D。

80. A 解析：经行泄泻的常见病因病机是脾肾虚弱。

故选 A。

81. A　解析：治疗经行泄泻脾虚证的首选方剂是参苓白术散。故选 A。

82. B　解析：治疗经行泄泻肾虚证的首选方剂是健固汤。故选 B。

83. B　解析：经行浮肿的常见病因病机是脾肾阳虚、气滞血瘀。故选 B。

84. C　解析：治疗经行浮肿脾肾阳虚证的首选方剂是肾气丸合苓桂术甘汤。故选 C。

85. E　解析：治疗经行浮肿气滞血瘀证的首选方剂是八物汤。故选 E。

86. E　解析：经行吐衄的常见病因病机是肝经郁火、肺肾阴虚。故选 E。

87. C　解析：经行吐衄肝经郁火证的治法是清肝调经。故选 C。

88. C　解析：治疗经行吐衄肝经郁火证的首选方剂是清肝引经汤。故选 C。

89. E　解析：治疗经行吐衄肺肾阴虚证的首选方剂是顺经汤。故选 E。

90. A　解析：顺经汤的药物组成为当归、熟地黄、沙参、白芍、茯苓、黑荆芥、牡丹皮。故选 A。

91. B　解析：绝经前后诸证的常见病因病机是肾阴虚、肾阳虚、肾阴阳俱虚。故选 B。

92. B　解析：治疗绝经前后诸证肾阴虚证的首选方剂是左归丸合二至丸。故选 B。

93. D　解析：治疗绝经前后诸证肾阳虚证的首选方剂是右归丸。故选 D。

94. E　解析：治疗绝经前后诸证肾阴阳俱虚证的首选方剂是二仙汤合二至丸。故选 E。

95. C　解析：经断复来的常见病因病机是脾虚肝郁、肾阴虚、湿热下注、湿毒瘀结。故选 C。

96. A　解析：治疗经断复来脾虚肝郁证的方剂是安老汤。故选 A。

97. B　解析：治疗经断复来肾阴虚证的方剂是知柏地黄丸。故选 B。

98. C　解析：治疗经断复来湿热下注证的方剂是易黄汤。故选 C。

99. E　解析：治疗经断复来湿毒瘀结证的方剂是萆薢渗湿汤合桂枝茯苓丸。故选 E。

A2 型题

1. D　解析：该患者为月经先期肝郁血热证。故选 D。

2. D　解析：该患者为月经先期阳盛血热证。故选 D。

3. A　解析：该患者为月经先期肝郁血热证，治疗方剂是丹栀逍遥散。故选 A。

4. B　解析：该患者为月经先期肾气虚证。故选 B。

5. A　解析：该患者为月经后期血虚证，治疗方剂是大补元煎。故选 A。

6. B　解析：该患者为月经后期实寒证。故选 B。

7. E　解析：正常月经周期一般为 21～35 天，平均 28 天。正常经期为 3～7 天，多数为 3～5 天。行经前，可出现胸乳略胀，小腹略坠，腰微酸，情绪易波动等。该患者为正常生理现象。故选 E。

8. E　解析：该患者为月经后期气滞证，治疗方剂是乌药汤。故选 E。

9. D　解析：月经周期时或提前时或延后 7 天以上，连续 3 个周期以上者，称为月经先后无定期。故选 D。

10. D　解析：该患者为月经先后无定期肾虚证。故选 D。

11. C　解析：该患者为月经先后无定期肾虚证，治疗方剂是固阴煎。故选 C。

12. D　解析：该患者为月经过多气虚证，治疗方剂是举元煎。故选 D。

13. D　解析：该患者为月经过多血热证。故选 D。

14. E　解析：该患者为月经过多血瘀证。故选 E。

15. C　解析：月经周期正常，月经量明显减少，或行经时间不足 2 天，甚或点滴即净者，称为月经过少。故选 C。

16. A　解析：该患者为月经过少肾虚证，治疗首选方剂是归肾丸。故选 A。

17. D　解析：该患者为月经过少血虚证。故选 D。

18. B　解析：该患者为月经过少肾虚证，其治法是补肾益精、养血调经。故选 B。

19. A　解析：该患者为经间期出血肾阴虚证。故选 A。

20. D　解析：该患者为经间期出血湿热证，治疗首选方剂是清肝止淋汤。故选 D。

21. E　解析：该患者为经间期出血血瘀证，治疗首选方剂是逐瘀止血汤。故选 E。

22. B　解析：崩漏是月经的周期、经期、经量发生严重失常的病证，是指经血非时暴下不止或淋沥不尽，前者谓之崩中，后者谓之漏下。故选 B。

23. B　解析：患者初期月经先后无定期，量或多或少，曾停经 3 个半月后突然阴道大量出血，治疗后经量减少，但仍淋沥不净，此为崩漏的临床表现。故选 B。

24. C　解析：该患者为崩漏肾阳虚证，治疗首选方剂是右归丸。故选 C。

25. B　解析：该患者为崩漏实热证。故选 B。

26. B 解析：该患者为闭经肾气虚证，治疗首选方剂是加减苁蓉菟丝子丸。故选 B。

27. A 解析：该患者为闭经气血虚弱证，治疗首选方剂是人参养荣汤。故选 A。

28. E 解析：该患者为闭经痰湿阻滞证。故选 E。

29. E 解析：该患者为闭经阴虚血燥证，治疗首选方剂是加减一阴煎。故选 E。

30. C 解析：该患者为闭经气滞血瘀证，治疗首选方剂是血府逐瘀汤。故选 C。

31. D 解析：该患者为痛经气血虚弱证。故选 D。

32. A 解析：该患者为痛经气滞血瘀证，治疗首选方剂是膈下逐瘀汤。故选 A。

33. E 解析：该患者为痛经肾气亏损证，治疗首选方剂是益肾调经汤。故选 E。

34. B 解析：该患者为痛经寒凝血瘀证，治疗首选方剂是少腹逐瘀汤。故选 B。

35. C 解析：该患者为痛经湿热瘀阻证，治法是清热除湿、化瘀止痛。故选 C。

36. A 解析：该患者为经行泄泻脾虚证，治法是健脾渗湿、理气调经。故选 A。

37. D 解析：该患者为经行泄泻肾虚证，治法是温阳补肾、健脾止泻。故选 D。

38. C 解析：该患者为经行浮肿脾肾阳虚证，治疗首选方剂是肾气丸合苓桂术甘汤。故选 C。

39. E 解析：该患者为经行浮肿气滞血瘀证，治疗首选方剂是八物汤。故选 E。

40. C 解析：该患者为经行吐衄肝经郁火证，治疗首选方剂是清肝引经汤。故选 C。

41. E 解析：该患者为经行吐衄肺肾阴虚证。故选 E。

42. B 解析：该患者为绝经前后诸证肾阴虚证，治疗首选方剂是左归丸合二至丸。故选 B。

43. D 解析：该患者为绝经前后诸证肾阳虚证，治疗首选方剂是右归丸。故选 D。

44. E 解析：该患者为绝经前后诸证肾阴阳俱虚证，治疗首选方剂是二仙汤合二至丸。故选 E。

45. A 解析：该患者为经断复来脾虚肝郁证。故选 A。

46. B 解析：该患者为经断复来肾阴虚证。故选 B。

47. C 解析：该患者为经断复来湿热下注证，治疗首选方剂是易黄汤。故选 C。

48. C 解析：该患者为闭经气滞血瘀证，治法是理气活血、祛瘀通经。故选 C。

B1 型题

1. C 解析：该患者为月经先期阳盛血热证。故选 C。

2. B 解析：该患者为月经先期肾气虚证。故选 B。

3. A 解析：月经先期脾气虚证的首选治疗方剂是补中益气汤。故选 A。

4. E 解析：月经先期肝郁血热证的首选治疗方剂是丹栀逍遥散。故选 E。

5. D 解析：治疗月经后期虚寒证的首选方剂是温经汤（《金匮要略》）。故选 D。

6. E 解析：治疗月经后期实寒证的首选方剂是温经汤（《妇人大全良方》）。故选 E。

7. B 解析：治疗月经后期肾虚证的首选方剂是当归地黄饮。故选 B。

8. C 解析：治疗月经后期血虚证的首选方剂是大补元煎。故选 C。

9. D 解析：月经后期虚寒证的治法是扶阳祛寒调经。故选 D。

10. C 解析：月经后期实寒证的治法是温经散寒调经。故选 C。

11. C 解析：治疗月经先后无定期肝郁证的首选方剂是逍遥散。故选 C。

12. B 解析：治疗月经先后无定期肾虚证的首选方剂是固阴煎。故选 B。

13. C 解析：该患者为月经先后无定期肾虚证。故选 C。

14. A 解析：该患者为月经先后无定期肝郁证。故选 A。

15. D 解析：治疗月经过多血瘀证的首选方剂是失笑散。故选 D。

16. C 解析：治疗月经过多血热证的首选方剂是保阴煎。故选 C。

17. C 解析：举元煎的药物组成为人参、黄芪、白术、升麻、炙甘草。举元煎中没有熟地黄。故选 C。

18. C 解析：保阴煎的药物组成为生地黄、熟地黄、黄芩、黄柏、白芍、山药、续断、甘草。保阴煎中有熟地黄。故选 C。

19. A 解析：治疗月经过少肾虚证的首选方剂是归肾丸。故选 A。

20. E 解析：治疗月经过少血虚证的首选方剂是滋血汤。故选 E。

21. A 解析：该患者为月经过少肾虚证。故选 A。

22. B 解析：该患者为月经过少血虚证。故选 B。

23. C 解析：治疗经间期出血肾阴虚证的首选方剂是两地汤合二至丸。故选 C。

24. E 解析：治疗经间期出血血瘀证的首选方剂是逐瘀止血汤。故选 E。

25. D 解析：经间期出血的出血时间规律地发生于基础体温低高温转变时。故选 D。

26. C 解析：月经先期，经量正常或时多时少，基础体温由高温下降至低温时开始出血。故选 C。

27. D 解析：治疗崩漏虚热证的首选方剂是上下相资汤。故选 D。

28. C 解析：治疗崩漏肾阳虚证的首选方剂是右归丸。故选 C。

29. E 解析：治疗崩漏血瘀证的首选方剂是逐瘀止血汤。故选 E。

30. D 解析：治疗崩漏肾阴虚证的首选方剂是左归丸合二至丸。故选 D。

31. A 解析：治疗闭经气血虚弱证的首选方剂是人参养荣汤。故选 A。

32. C 解析：治疗闭经阴虚血燥证的首选方剂是加减一阴煎。故选 C。

33. B 解析：治疗闭经肾气亏虚证的首选方剂是加减苁蓉菟丝子丸。故选 B。

34. E 解析：治疗闭经痰湿阻滞证的首选方剂是四君子汤合苍附导痰丸。故选 E。

35. D 解析：治疗闭经气滞血瘀证的首选方剂是血府逐瘀汤。故选 D。

36. C 解析：治疗闭经阴虚血燥证的首选方剂是加减一阴煎。故选 C。

37. C 解析：治疗痛经湿热瘀阻证的首选方剂是清热调血汤。故选 C。

38. E 解析：治疗痛经肾气亏损证的首选方剂是益肾调经汤。故选 E。

39. A 解析：该患者为痛经气滞血瘀证。故选 A。

40. B 解析：该患者为痛经寒凝血瘀证。故选 B。

41. A 解析：治疗经行泄泻脾虚证的首选方剂是参苓白术散。故选 A。

42. B 解析：治疗经行泄泻肾虚证的首选方剂是健固汤。故选 B。

43. C 解析：治疗经行浮肿脾肾阳虚证的方剂是肾气丸合苓桂术甘汤。故选 C。

44. E 解析：治疗经行浮肿气滞血瘀证的方剂是八物汤。故选 E。

45. C 解析：该患者为经行吐衄肝经郁火证。故选 C。

46. E 解析：该患者为经行吐衄肺肾阴虚证。故选 E。

47. B 解析：治疗绝经前后诸证肾阴虚证的首选方剂是左归丸合二至丸。故选 B。

48. D 解析：治疗绝经前后诸证肾阳虚证的首选方剂是右归丸。故选 D。

49. B 解析：治疗经断复来肾阴虚证的方剂是知柏地黄丸。故选 B。

50. C 解析：治疗经断复来湿热下注证的方剂是易黄汤。故选 C。

51. B 解析：温经汤（《金匮要略》）的药物组成为当归、川芎、芍药、丹皮、人参、肉桂、甘草、吴茱萸、法半夏、生姜、阿胶、白芍、麦冬。方中有吴茱萸、生姜。故选 B。

52. D 解析：温经汤（《妇人大全良方》）的药物组成为当归、川芎、芍药、丹皮、人参、肉桂、甘草、莪术、牛膝。方中有人参、牛膝。故选 D。

53. A 解析：痛经气血虚弱证的月经特点是月经量少，色淡，质清稀。故选 A。

54. D 解析：痛经湿热瘀阻证的月经特点是经血量多或经期长，色暗红，质稠或夹较多黏液。故选 D。

第四节 带 下 病

A1 型题

1. C 解析：带下过多的常见病因病机是脾虚、肾阳虚、阴虚夹湿、湿热下注、热毒蕴结。故选 C。

2. A 解析：治疗带下过多脾虚证的首选方剂是完带汤。故选 A。

3. C 解析：治疗带下过多阴虚夹湿证的首选方剂是知柏地黄汤。故选 C。

4. B 解析：治疗带下过多肾阳虚证的首选方剂是内补丸。故选 B。

5. D 解析：治疗带下过多湿热下注证的首选方剂是止带方。故选 D。

6. E 解析：治疗带下过多热毒蕴结证的首选方剂是五味消毒饮。故选 E。

7. E 解析：带下过多热毒蕴结证的带下特点是带下量多，黄绿如脓，或赤白相兼，或五色杂下，质黏腻，臭秽难闻。故选 E。

A2 型题

1. B 解析：该患者为带下过多肾阳虚证，治疗首选方剂是内补丸。故选 B。

2. C 解析：该患者为带下过多阴虚夹湿证，治疗首选方剂是知柏地黄汤。故选 C。

3. E 解析：该患者为带下过多热毒蕴结证，治疗首选方剂是五味消毒饮。故选 E。

4. D 解析：该患者为带下过多湿热下注证，其治法是清利湿热，佐以解毒杀虫。故选 D。

5. A 解析：该患者为带下过多湿热下注证中湿浊偏甚者，其治疗方剂是萆薢渗湿汤。故选 A。

B1 型题

1. A 解析：治疗带下过多脾虚证的首选方剂是完带汤。故选 A。

2. B 解析：治疗带下过多肾阳虚证的首选方剂是内补丸。故选 B。

3. B 解析：带下过多阴虚夹湿证的治法是滋肾益阴，清热利湿。故选 B。

4. E 解析：带下过多热毒蕴结证的治法是清热解毒。故选 E。

第五节 妊 娠 病

A1 型题

1. A 解析：妊娠病胎元正常的治疗原则是治病与安胎并举。故选 A。

2. E 解析：妊娠病常见的病因病机是阴血虚、脾肾虚、冲气上逆和气滞。故选 E。

3. D 解析：妊娠期用药原则：凡峻下、滑利、祛瘀、破血、耗气、散气及一切有毒药品，都应慎用或禁用。故选 D。

4. B 解析：妊娠恶阻的常见病因病机是脾胃虚弱、肝胃不和。故选 B。

5. B 解析：治疗妊娠恶阻脾胃虚弱证的首选方剂是香砂六君子汤。故选 B。

6. D 解析：治疗妊娠恶阻肝胃不和证的首选方剂是橘皮竹茹汤。故选 D。

7. C 解析：妊娠腹痛的常见病因病机是血虚、气滞、虚寒、血瘀。故选 C。

8. C 解析：凡妊娠 12 周内，胚胎自然殒堕者，称为堕胎。故选 C。

9. B 解析：胎漏、胎动不安的常见病因病机是肾虚、血热、气血虚弱、血瘀。故选 B。

10. E 解析：胎漏、胎动不安的四大主症是阴道出血、腰酸、腹痛、下坠。故选 E。

11. A 解析：治疗胎漏、胎动不安肾虚证的首选方剂是寿胎丸。故选 A。

12. B 解析：治疗胎漏、胎动不安血热证的首选方剂是保阴煎或当归散。故选 B。

13. C 解析：治疗胎漏、胎动不安气血虚弱证的首选方剂是胎元饮。故选 C。

14. D 解析：治疗胎漏、胎动不安血瘀证的首选方剂是桂枝茯苓丸合寿胎丸。故选 D。

15. C 解析：治疗胎漏、胎动不安血热证的方剂是保阴煎。故选 C。

16. E 解析：寿胎丸的药物组成为菟丝子、桑寄生、川续断、阿胶。寿胎丸中不包括白芍。故选 E。

17. E 解析：胎元饮的药物组成为人参、白术、炙甘草、当归、白芍、熟地黄、杜仲、陈皮。胎元饮中不包括生地黄。故选 E。

18. A 解析：治疗子肿脾虚证的首选方剂是白术散。故选 A。

19. B 解析：治疗子肿肾虚证的首选方剂是真武汤。故选 B。

20. B 解析：妊娠小便淋痛的常见病因病机是阴虚津亏、心火偏旺、膀胱湿热。故选 B。

21. A 解析：治疗妊娠小便淋痛阴虚津亏证的首选方剂是知柏地黄丸。故选 A。

22. B 解析：治疗妊娠小便淋痛心火偏亢证的首选方剂是导赤散。故选 B。

23. C 解析：治疗妊娠小便淋痛湿热下注证的首选方剂是加味五苓散。故选 C。

24. D 解析：妊娠期间，小便不通，甚至小腹胀急疼痛，心烦不得卧，称为"妊娠小便不通"，古称"转胞"或"胞转"。本病以妊娠晚期（妊娠 7~8 个月）较为多见。故选 D。

25. C 解析：妊娠期间阴道有少量出血，时出时止，或淋沥不断，无腰酸、腹痛、小腹下坠者，称为"胎漏"，亦称"胞漏"或"漏胎"。故选 C。

26. A 解析：妊娠期间出现腰酸、腹痛、小腹下坠，或伴有少量阴道出血者，称为"胎动不安"。故选 A。

A2 型题

1. C 解析：妊娠期间，发生与妊娠有关的疾病，称为"妊娠病"，又称"胎前病"。故选 C。

2. B 解析：该患者为妊娠恶阻脾胃虚弱证，治疗首选方剂是香砂六君子汤。故选 B。

3. B 解析：该患者为妊娠恶阻肝胃不和证。故选 B。

4. C 解析：妊娠期，因胞脉阻滞或失养，发生小腹疼痛者，称为"妊娠腹痛"，亦名"胞阻"，也称"痛胎""胎痛""妊娠小腹痛"。故选 C。

5. A 解析：该患者为胎动不安肾虚证，治疗的首选方剂是寿胎丸。故选 A。

6. B 解析：该患者为胎漏血热证，治疗的首选方剂是保阴煎。故选 B。

7. D 解析：该患者为胎漏气血虚弱证。故选 D。

8. E 解析：该患者为子肿气滞证，治疗的首选方剂是天仙藤散。故选 E。

9. E 解析：该患者为妊娠小便淋痛湿热下注证。故选 E。

B1 型题

1. C 解析：若因胎不安而致母病者，重在安胎，胎安则病自愈。故选 C。

2. E 解析：若胎元不正，胎堕难留，或胎死不下，或孕妇有病不宜继续妊娠者，则宜从速下胎以益母。故选 E。

3. B 解析：该患者为妊娠恶阻肝胃不和证。故选 B。

4. D 解析：该患者为妊娠恶阻脾胃虚弱证。故选 D。

5. C 解析：妊娠期，因胞脉阻滞或失养，发生小腹疼痛者，称为"妊娠腹痛"，亦名"胞阻"，也称"痛胎""胎痛""妊娠小腹痛"。故选 C。

6. D 解析：妊娠早期出现恶心呕吐，头晕倦怠，甚至食入即吐者，称为"恶阻"，亦称之为"子病""病儿""阻病"。故选 D。

7. D 解析：妊娠 12 ~ 28 周内，胎儿已成形而自然殒堕者，称为"小产"，亦称"半产"。故选 D。

8. E 解析：怀孕一月不知其已受孕而殒堕者，称为"暗产"。故选 E。

9. A 解析：治疗子肿脾虚证的首选方剂是白术散。故选 A。

10. E 解析：治疗子肿气滞证的首选方剂是天仙藤散。故选 E。

11. D 解析：妊娠小便淋痛阴虚津亏证的治疗方剂是知柏地黄丸。故选 D。

12. E 解析：妊娠小便淋痛湿热下注证的治疗方剂是加味五苓散。故选 E。

第六节 产 后 病

A1 型题

1. A 解析：《金匮要略·妇人产后病脉证治》指出："新产妇人有三病，一者病痉，二者病郁冒，三者大便难。"故选 A。

2. E 解析：产后病的常见病因病机是亡血伤津、元气受损、瘀血内阻、外感六淫或饮食房劳所伤。故选 E。

3. C 解析：产后病的治疗原则是"勿拘于产后，亦勿忘于产后"。故选 C。

4. C 解析：产妇分娩后突然头晕眼花，不能起坐，或心胸满闷，恶心呕吐，痰涌气急，心烦不安，甚则神昏口噤，不省人事，称为"产后血晕"。故

选 C。

5. A 解析：治疗产后血晕血虚气脱证的首选方剂是参附汤。故选 A。

6. B 解析：治疗产后血晕瘀阻气闭证的首选方剂是夺命散。故选 B。

7. E 解析：产后发热常见的病因病机是感染邪毒、外感、血瘀、血虚。故选 E。

8. A 解析：治疗产后发热感染邪毒证的首选方剂是五味消毒饮合失笑散。故选 A。

9. B 解析：治疗产后发热外感证的首选方剂是荆穗四物汤。故选 B。

10. C 解析：治疗产后发热血瘀证的首选方剂是生化汤。故选 C。

11. D 解析：治疗产后发热血虚证的首选方剂是补中益气汤。故选 D。

12. A 解析：产后腹痛的常见病因病机是气血两虚、瘀滞子宫。故选 A。

13. A 解析：治疗产后腹痛气血两虚证的首选方剂是肠宁汤或当归生姜羊肉汤。故选 A。

14. B 解析：治疗产后腹痛瘀滞子宫证的首选方剂是生化汤。故选 B。

15. E 解析：产后恶露不绝的主要病机为冲任为病，气血运行失常。素体气虚，正气不足，复因分娩失血耗气，或产后操劳过早，劳倦伤脾，气虚下陷，冲任不固，不能摄血，以致恶露不绝。产后胞脉空虚，寒邪乘虚入胞，血为寒凝；或因七情所伤，血为气滞；或因产留瘀，胞衣胎膜残留为瘀，瘀阻冲任，新血难安，不得归经，以致恶露不净。素体阴虚，复因产时伤血，阴液更亏，阴虚内热，或产后过食辛热温燥之品，或感受热邪，或肝郁化热，热扰冲任，迫血下行，导致恶露不净。故选 E。

16. B 解析：治疗产后恶露不绝气虚证的首选方剂是补中益气汤加艾叶、阿胶、益母草。故选 B。

17. C 解析：治疗产后恶露不绝血瘀证的首选方剂是生化汤加益母草、炒蒲黄。故选 C。

18. D 解析：治疗产后恶露不绝血热证的首选方剂是保阴煎加益母草、七叶一枝花、贯众。故选 D。

19. A 解析：产后发热血虚证的治法是补血益气，和营退热。故选 A。

20. D 解析：生化汤（《傅青主女科》）的药物组成为全当归、川芎、桃仁、炮干姜、甘草。生化汤中没有人参。故选 D。

A2 型题

1. B　解析：患者分娩后突感头晕眼花，不能起坐，恶心呕吐，继而神昏，不省人事是产后血晕的临床表现。故选 B。

2. B　解析：该患者为产后发热外感证，治疗的首选方剂是荆穗四物汤。故选 B。

3. D　解析：该患者为产后发热血虚证，治疗的首选方剂是补中益气汤。故选 D。

4. A　解析：该患者为产后腹痛气血两虚证，治疗的方剂是肠宁汤或当归生姜羊肉汤。故选 A。

5. B　解析：该患者为产后腹痛瘀滞子宫证，治疗的首选方剂是生化汤。故选 B。

6. B　解析：该患者为产后恶露不绝气虚证，治疗的方剂是补中益气汤加艾叶、阿胶、益母草。故选 B。

7. B　解析：该患者为产后恶露不绝血热证，治疗的方剂是保阴煎。故选 B。

8. D　解析：该患者为产后恶露不绝血瘀证，治疗的方剂是生化汤。故选 D。

9. B　解析：该患者为产后恶露不绝血瘀证。故选 B。

10. C　解析：该患者为产后腹痛气血两虚证，治法是补血益气、缓急止痛。故选 C。

B1 型题

1. C　解析："产后诸病，惟呕吐、盗汗、泄泻为急，三者并见必危"。故选 C。

2. B　解析：产后"三冲"是指冲心、冲胃、冲肺。故选 B。

3. E　解析：产妇分娩后突然头晕眼花，不能起坐，或心胸满闷，恶心呕吐，痰涌气急，心烦不安，甚则神昏口噤，不省人事，称为"产后血晕"。故选 E。

4. B　解析：新产后，发生手足抽搐，项背强直，甚至口噤，角弓反张是产后痉证的临床表现。故选 B。

5. E　解析：产后腹痛瘀滞子宫证的主症是产后小腹疼痛拒按，得热痛缓，恶露量少。故选 E。

6. D　解析：产后发热血瘀证的主症是产后寒热时作，恶露不下，或下亦甚少，色紫暗有块，小腹疼痛拒按。故选 D。

7. D　解析：该患者为产后发热感染邪毒证。故选 D。

8. C　解析：该患者为产后发热血瘀证。故选 C。

9. A　解析：治疗产后腹痛气血两虚证的首选方剂是肠宁汤。故选 A。

10. B　解析：治疗产后腹痛瘀滞子宫证的首选方剂

是生化汤。故选 B。

11. B　解析：治疗产后恶露不绝气虚证的首选方剂是补中益气汤加艾叶、阿胶、益母草。故选 B。

12. C　解析：治疗产后恶露不绝血瘀证的首选方剂是生化汤加益母草、炒蒲黄。故选 C。

13. D　解析：产后恶露不绝血瘀证的治法是活血化瘀止血。故选 D。

14. C　解析：产后恶露不绝血热证的治法是养阴清热止血。故选 C。

第七节　妇科杂病

A1 型题

1. E　解析：凡不属于经、带、胎、产疾病范畴，而又与妇女解剖、生理、病因病机特点密切相关的各种妇科疾病，统称为妇科杂病。常见的妇科杂病有癥瘕、盆腔炎、不孕症、阴冷、阴痒、阴疮、阴挺、妇人脏躁。故选 E。

2. E　解析：癥瘕常见的病因病机是气滞血瘀、痰湿瘀结、湿热瘀阻、肾虚血瘀。故选 E。

3. E　解析：治疗癥瘕气滞血瘀证的代表方剂是香棱丸。故选 E。

4. C　解析：治疗癥瘕痰湿瘀结证的代表方剂是苍附导痰丸合桂枝茯苓丸。故选 C。

5. D　解析：治疗癥瘕湿热瘀阻证的代表方剂是大黄牡丹汤。故选 D。

6. B　解析：慢性盆腔炎常见的病因病机是湿热瘀结、气滞血瘀、寒湿凝滞、气虚血瘀。故选 B。

7. A　解析：治疗急性盆腔炎热毒炽盛证的首选方剂是五味消毒饮合大黄牡丹汤。故选 A。

8. B　解析：治疗急性盆腔炎湿热瘀结证的首选方剂是仙方活命饮。故选 B。

9. C　解析：治疗慢性盆腔炎湿热瘀结证的首选方剂是银甲丸。故选 C。

10. D　解析：治疗慢性盆腔炎气滞血瘀证的首选方剂是膈下逐瘀汤。故选 D。

11. E　解析：不孕症常见的病因病机是肾虚、肝气郁结、瘀滞胞宫、痰湿内阻。故选 E。

12. A　解析：治疗不孕症肾气虚证的首选方剂是毓麟珠。故选 A。

13. B　解析：治疗不孕症肾阳虚证的首选方剂是温胞饮或右归丸。故选 B。

14. C　解析：治疗不孕症肝气郁结证的首选方剂是开郁种玉汤。故选 C。

15. D　解析：治疗不孕症瘀阻胞宫证的首选方剂是

少腹逐瘀汤。故选 D。

16. E 解析：治疗不孕症痰湿内阻证的首选方剂是苍附导痰丸。故选 E。

17. D 解析：毓麟珠的药物组成为人参、白术、茯苓、白芍、当归、川芎、熟地黄、炙甘草、菟丝子、杜仲、鹿角霜、川椒。故选 D。

18. D 解析：阴痒常见的病因病机是肝经湿热、肝肾阴虚。故选 D。

19. A 解析：治疗阴痒肝经湿热证的方剂是龙胆泻肝汤或萆薢渗湿汤。故选 A。

20. B 解析：治疗阴痒肝肾阴虚证的首选方剂是知柏地黄汤。故选 B。

21. A 解析：子宫脱垂常见的病因病机是气虚、肾虚。故选 A。

22. A 解析：治疗子宫脱垂气虚证的首选方剂是补中益气汤。故选 A。

23. B 解析：治疗子宫脱垂肾虚证的首选方剂是大补元煎。故选 B。

24. A 解析：治疗慢性盆腔炎寒湿凝滞证的代表方剂是慢盆汤。故选 A。

25. D 解析：治疗慢性盆腔炎气虚血瘀证的代表方剂是理冲汤。故选 D。

A2 型题

1. B 解析：该患者为癥瘕气滞血瘀证，其治法是行气活血、化瘀消癥。故选 B。

2. A 解析：该患者为癥瘕气滞血瘀证，治疗的方剂是香棱丸。故选 A。

3. B 解析：该患者为急性盆腔炎湿热瘀结证，治疗的首选方剂是仙方活命饮。故选 B。

4. C 解析：该患者为慢性盆腔炎湿热瘀结证，治疗的首选方剂是银甲丸。故选 C。

5. B 解析：该患者为不孕症肾阳虚证。故选 B。

6. E 解析：该患者为不孕症肾阴虚证，治疗的方剂是养精种玉汤。故选 E。

7. A 解析：该患者为阴痒肝经湿热证，治疗的方剂是龙胆泻肝汤。故选 A。

8. B 解析：该患者为阴痒肝肾阴虚证，治疗的首选方剂是知柏地黄汤。故选 B。

9. A 解析：该患者为子宫脱垂气虚证，治疗的方剂是补中益气汤。故选 A。

10. B 解析：该患者为子宫脱垂肾虚证，治疗的方剂是大补元煎。故选 B。

11. C 解析：该患者为不孕症肝气郁结证。故选 C。

B1 型题

1. C 解析：治疗癥瘕湿热瘀阻证的首选方剂是大黄牡丹汤。故选 C。

2. D 解析：治疗癥瘕肾虚血瘀证的首选方剂是益肾调经汤。故选 D。

3. C 解析：治疗慢性盆腔炎湿热瘀结证的首选方剂是银甲丸。故选 C。

4. B 解析：治疗急性盆腔炎湿热瘀结证的首选方剂是仙方活命饮。故选 B。

5. C 解析：治疗不孕症肝气郁结证的首选方剂是开郁种玉汤。故选 C。

6. E 解析：治疗不孕症痰湿内阻证的首选方剂是苍附导痰丸。故选 E。

7. A 解析：治疗阴痒肝经湿热证的方剂是龙胆泻肝汤。故选 A。

8. B 解析：治疗阴痒肝肾阴虚证的方剂是知柏地黄汤。故选 B。

9. A 解析：治疗子宫脱垂气虚证的方剂是补中益气汤。故选 A。

10. B 解析：治疗子宫脱垂肾虚证的方剂是大补元煎。故选 B。

11. C 解析：急性盆腔炎热毒炽盛证的治法是清热解毒，利湿排脓。故选 C。

12. B 解析：慢性盆腔炎气滞血瘀证的治法是活血化瘀，理气止痛。故选 B。

第八章　中医儿科学

第一节　小儿生长发育

A1 型题

1. C 解析：1~3 周岁为幼儿期。故选 C。

2. C 解析：出生时体重约为 3kg。故选 C。

3. B 解析：出生时身长约为 50cm。故选 B。

4. D 解析：出生后的前半年平均每月增长约 0.7kg。故选 D。

5. B 解析：1 周岁以后平均每年增加约 2kg。故选 B。

6. D 解析：体重低于正常均值的 85% 者为营养不

良。故选 D。

7. C 解析：2 岁后至 12 岁儿童的身高计算公式：身高（cm）＝ 70 ＋ 7 × 年龄。故选 C。

8. B 解析：< 6 个月体重（kg）＝ 3 ＋ 0.7 × 月龄。故选 B。

9. C 解析：1 岁以上体重（kg）＝ 8 ＋ 2 × 年龄。故选 C。

10. C 解析：前囟应在小儿出生后 12 ~ 18 个月闭合。故选 C。

11. A 解析：后囟在部分小儿出生时就已闭合，未闭合者应在生后 2 ~ 4 个月内闭合。故选 A。

12. D 解析：前囟的大小是指囟门对边中点间连线的距离。故选 D。

13. C 解析：出生后 4 ~ 10 个月乳牙开始萌出。故选 C。

14. B 解析：6 岁左右开始萌出第一颗恒牙。故选 B。

15. C 解析：2 岁以内乳牙颗数可用公式推算：乳牙数 ＝ 月龄 － 4（或 6）。故选 C。

16. E 解析：新生儿脉搏次数为 120 ~ 140 次 / 分。故选 E。

17. B 解析：儿童血压的计算公式：收缩压（mmHg）＝ 80 ＋ 2 × 年龄。故选 B。

18. C 解析：小儿 10 个月能发出 "妈妈" "爸爸" 等单词，并有呼唤亲人之意。故选 C。

A2 型题

1. C 解析：患儿精神萎靡，眼眶微陷，囟门凹陷，辨证为虚证，多见于脱水。故选 C。

2. B 解析：5 岁儿童的正常身高为 105cm，体重 18kg。此患儿体重低于正常均值的 85%，为营养不良。故选 B。

B1 型题

1. B 解析：第一个生长高峰期为婴儿期。故选 B。

2. E 解析：第二个生长高峰期为青春期。故选 E。

3. B 解析：乳牙 20 颗。故选 B。

4. E 解析：恒牙 32 颗。故选 E。

5. C 解析：8 个月扶栏能站立片刻，会爬，会拍手。故选 C。

6. D 解析：12 个月能独走，弯腰拾东西。故选 D。

第二节 小儿生理、病因、病理特点

A1 型题

1. E 解析：小儿脏腑生理特点为脏腑娇嫩，形气未

充，生机蓬勃，发育迅速。故选 E。

2. A 解析：小儿病理特点为发病容易，传变迅速，脏气清灵，易趋康复。故选 A。

3. B 解析：吴鞠通认为小儿脏腑娇嫩，形气未充，为 "稚阴稚阳" 之体。故选 B。

4. C 解析：纯阳指小儿生长发育旺盛。故选 C。

5. A 解析：小儿表现为 "心常有余" "肝常有余"。故选 A。

6. E 解析：小儿 "肺常不足" "脾常不足" "肾常虚"。故选 E。

7. D 解析：肺为娇脏，主皮毛；小儿肺脏娇嫩，卫表未固，故易为邪气所感。故选 D。

8. A 解析：感受外邪，小儿发病在肺，故非脾胃病发病原因。故选 A。

9. E 解析：妇女妊娠期间感受外邪、饮食失节、情志不调、劳逸过度，都会影响小儿体质。故选 E。

A2 型题

D 解析：患儿听闻爆竹声后啼哭不休、睡眠不实，是为惊吓。故选 D。

B1 型题

1. B 解析：高热惊厥，病位在肝，属于肝风内动。故选 B。

2. E 解析：肾主生长发育，肾虚则生长发育迟缓。故选 E。

第三节 四诊概要

A1 型题

1. A 解析：由于小儿不会说话，所以小儿诊断主张四诊合参，又特别重视望诊。故选 A。

2. B 解析：面呈白色，多为寒证、虚证。故选 B。

3. B 解析：面呈黄色，多为脾虚证或有湿浊。故选 B。

4. B 解析：面呈青色，多为寒证、痛证、瘀证、惊痫。故选 B。

5. C 解析：面呈黑色，多为寒证、痛证、瘀证、水饮证。故选 C。

6. D 解析：五部是指左腮、右腮、额上、鼻部、颏部。五部与五脏的关系及主病，最早见于《小儿药证直诀·面上证》，其曰："左腮为肝，右腮为肺，额上为心，鼻为脾，颏为肾。"故选 D。

7. C 解析：舌体胖嫩，舌边齿痕明显，多为脾肾阳虚，或有水饮痰湿内停。故选 C。

8. C 解析：舌体肿大，板硬麻木，转动不灵，甚则肿塞满口，称为木舌；由心脾积热，火热循经上行所致。故选 C。

9. D 解析：舌起粗大红刺，状如草莓者，常见于猩红热。故选 D。

10. C 解析：舌苔花剥，状如地图，时隐时现，经久不愈，多为胃之气阴不足所致。故选 C。

11. A 解析：两目直视，瞪目不能灵活转动，是肝风内动。故选 A。

12. C 解析：长期鼻流浊涕，气味腥臭，为肺经郁热。故选 C。

13. E 解析：阴囊中有物下坠，时大时小，上下可移，为小肠下坠之狐疝。故选 E。

14. A 解析：指纹红主寒，浮主病邪在表，指纹色鲜红浮露主外感风寒。故选 A。

15. C 解析：纹色青紫，多为瘀热内结。故选 C。

16. D 解析：夜卧啼哭，睡眠不安，白天如常者，为夜啼。故选 D。

17. D 解析：咳嗽频频，痰稠难咳，喉中痰鸣，多为痰热蕴肺，或肺气闭塞。故选 D。

18. E 解析：个人史包括胎产史、喂养史、生长发育史、预防接种史等。故选 E。

19. D 解析：弦脉为肝旺，或为痛为惊。故选 D。

20. E 解析：颅骨按之不坚而有弹性感，多为维生素 D 缺乏性佝偻病。故选 E。

A2 型题

1. C 解析：出现以耳垂为中心的腮部漫肿，并伴有局部疼痛，可诊断为流行性腮腺炎。故选 C。

2. D 解析：咽喉部有灰白色假膜，可诊断为白喉。故选 D。

3. D 解析：大便稀溏，含有不消化食物，臭味不明显，舌淡，边有齿，辨证为脾胃虚寒。故选 D。

4. B 解析：大便中含有大量赤白黏冻，可诊断为痢疾。故选 B。

B1 型题

1. C 解析：舌吐唇外，缓缓收回，称吐舌，常为心经有热。故选 C。

2. A 解析：时时用舌舔口唇，以致口唇四周色红，或有脱屑、作痒，称舔舌，多因脾经伏热所致。故选 A。

3. E 解析：丘疹、疱疹、结痂并见，疱疹内有水液色清，见于水痘。故选 E。

4. B 解析：皮疹细小，呈浅红色，身热不甚，常见

于风疹。故选 B。

第四节 儿科治法概要

A1 型题

1. D 解析：儿科用药原则包括治疗要及时、正确和审慎，处方轻巧灵活，注意顾护脾胃，重视先证而治。故选 D。

2. D 解析：新生儿用成人量的 1/6；乳婴儿用成人量的 1/3；幼儿用成人量的 1/2；学龄儿童用成人量的 2/3 或接近成人用量。故选 D。

3. E 解析：儿科常见内治给药方法有口服给药法、鼻饲给药法、蒸气及气雾吸入法、吹鼻法、直肠给药法、注射给药法。故选 E。

4. D 解析：将新鲜的中草药捣烂，或用药物研末加入水或醋调匀后，涂敷于体表，属于涂敷法。故选 D。

5. C 解析：敷贴法是将药物制成软膏、药饼，或研粉撒于普通膏药上，敷贴于局部的一种外治法。如用丁香、肉桂等药粉，撒于普通膏药上贴于脐部，治疗寒证泄泻。故选 C。

6. E 解析：捏脊疗法常用于 5 岁以下小儿，适用于泄泻、腹痛、厌食、痿证、斜颈等疾病。故选 E。

7. A 解析：刺四缝疗法是儿科针法中常用的一种。四缝是经外奇穴，它的位置在食指、中指、无名指及小指四指中节横纹中点，是手三阴经所过之处。具体操作方法：皮肤局部消毒后，用三棱针刺约 1 分深，刺后用手挤出黄白色黏液少许。针刺四缝可以清热、除烦、通畅百脉、调和脏腑等，常用于治疗疳证和厌食。故选 A。

A2 型题

B 解析：患儿主要体征为咳嗽，治以止咳平喘法。故选 B。

B1 型题

1. B 解析：对于昏迷或吞咽困难的患儿，可采取鼻饲给药的方法。故选 B。

2. C 解析：直肠给药法在一定程度上避免了小儿服药难的问题。故选 C。

3. C 解析：口疮应用药液或药末擦拭局部。故选 C。

4. E 解析：罨包法是将药物置于皮肤局部，并加以包扎的一种外治法，多用于汗证、积滞等病证。故选 E。

第五节　喂养与保健

A1 型题

1. C　解析：新生儿期保健的主要措施有拭口洁眼、断脐护脐、祛除胎毒、洗浴衣着、生后开乳。故选 C。

2. B　解析：新生儿断脐护脐不慎会感染邪风而患脐风。故选 B。

3. D　解析：祛除胎毒常用的方法有：①银花甘草法；②豆豉法：适用于脾胃薄弱者；③黄连法：胎禀气弱者勿用；④大黄法：胎粪通下后停服，脾虚气弱者勿用。故选 D。

4. B　解析：一般可在小儿 10～12 个月时断奶，若母乳量多也可适当延期。断奶应逐渐减少以至停止哺乳，不可骤断。若正值夏季或小儿患病之时，应推迟断奶。故选 B。

5. E　解析：添加辅助食品的原则：由少到多，由稀到稠，由细到粗，由一种到多种，在婴儿健康、消化功能正常时逐步添加，患病时暂停添加辅食。故选 E。

6. D　解析：母乳营养丰富，最适合婴儿的生理需要；母乳易为婴儿消化吸收；母乳含优质蛋白质、必需氨基酸及乳糖较多，有利于婴儿脑的发育；母乳具有增强婴儿免疫力的作用；母乳喂哺最为简便而又经济；母乳喂养利于增进母子感情，又便于观察小儿变化，随时照料护理；产后哺乳可刺激子宫收缩，早日恢复，推迟月经来潮，不易怀孕；哺乳的妇女也较少发生乳腺癌、卵巢癌。母乳不足而且无法改善，需喂牛、羊乳或其他代乳品时，称为混合喂养，或称部分母乳喂养。混合喂养方法有两种，即补授法与代授法。母亲因各种原因不能喂哺婴儿时，可选用牛、羊乳或其他兽乳，或别的代乳品喂养婴儿，称为人工喂养。故选 D。

A2 型题

C　解析：胎毒是指胎中禀受之毒，主要指热毒。胎毒重者，出生时常表现为面目红赤、多啼声响、大便秘结等。故选 C。

B1 型题

1. B　解析：4～6 个月婴儿可添加米糊、乳儿糕、烂粥、蛋黄、鱼泥、豆腐、动物血、菜泥、水果泥。故选 B。

2. D　解析：10～12 个月婴儿可添加稠粥、软饭、挂面、馒头、面包、碎菜、碎肉、油、豆制品等。故选 D。

第六节　胎　怯

A1 型题

1. C　解析：胎怯是指新生儿体重低下，身材矮小，脏腑形气均未充实的一种病证，又称"胎弱"。临床不论胎龄长短，以低出生体重儿多见。故选 C。

2. D　解析：胎怯多因先天不足，肾脾两虚而致。故选 D。

3. E　解析：患儿各脏腑形态、功能均不成熟，形体瘦弱矮小、头发稀黄、头大囟张、肌肤不温、指甲软短，病位在肾。故选 E。

A2 型题

E　解析：患儿为胎怯脾肾两虚证，方用保元汤。故选 E。

B1 型题

1. D　解析：脾主肌肉，患儿肌肉不生，可知病位在脾。故选 D。

2. B　解析：肺主皮毛，患儿皮薄、毛发不生，可知病位在肺。故选 B。

第七节　胎　黄

A1 型题

1. C　解析：胎黄是婴儿出生后以皮肤面目出现黄疸为特征的病证，因与胎禀因素有关，故称"胎黄"或"胎疸"。故选 C。

2. B　解析：生理性胎黄大多在生后 2～3 天出现，4～6 天达到高峰，7～10 天消退，早产儿持续时间较长。故选 B。

3. B　解析：病理性胎黄常在生后 24 小时内即出现黄疸，或黄疸持续加深，或消退后复现，3 周后仍不消退。故选 B。

4. D　解析：病理性胎黄常在生后 24 小时内即出现黄疸，或黄疸持续加深，或消退后复，3 周后仍不消退。黄疸较深，足月儿血清总胆红素超过 205.2μmol/L（12mg/dL），早产儿超过 256.5μmol/L（15mg/dL）。患儿常伴有不欲吮乳，口渴便秘，发热，或精神萎靡，肢凉纳呆，大便溏薄，甚或右胁下痞块质硬，肚腹膨胀，青筋显露等症状。足月儿间接胆红素超过307.8μmol/L（18mg/dL），还可引起胆红素脑病（核黄疸），损害中枢神经系统，遗留后遗症。故选D。

5. D 解析：胎黄的病变脏腑在肝、胆、脾、胃。其发病机理主要为脾胃湿热或寒湿内蕴，肝失疏泄，胆汁外溢，而致发黄，日久则气滞血瘀。故选D。

6. A 解析：患儿为阳黄湿热郁蒸证。故选A。

A2 型题

1. C 解析：患儿面目周身皮肤发黄，黄色鲜明，哭声响亮，口渴唇干，小便深黄，辨证为湿热郁蒸型胎黄，用茵陈蒿汤。故选C。

2. D 解析：患儿胎黄，色泽晦暗，辨证为寒湿阻滞型胎黄，选用茵陈理中汤。故选D。

3. E 解析：患儿身目发黄，舌暗有瘀点，辨证为气滞血瘀型胎黄，其治法为化瘀消积。故选E。

B1 型题

1. E 解析：生理性胎黄的黄疸较轻。故选E。

2. D 解析：病理性黄疸，黄疸较深，足月儿血清总胆红素超过205.2μmol/L（12mg/dL），早产儿超过256.5μmol/L（15mg/dL）。足月儿间接胆红素超过307.8μmol/L（18mg/dL），还可引起胆红素脑病（核黄疸），损害中枢神经系统，遗留后遗症。故选D。

第八节 感 冒

A1 型题

1. C 解析：小儿感冒一年四季均可发病，以冬、春多见，在季节变换、气候骤变时发病率较高。故选C。

2. A 解析：小儿感冒的病变脏腑在肺，随病情变化，可累及肝、脾。故选A。

3. B 解析：由于小儿肺脏娇嫩，感邪之后，失于宣肃，气机不利，津液不得敷布而内生痰液，痰壅气道，则咳嗽加剧，喉间痰鸣，此为感冒夹痰。小儿脾常不足，感邪之后，脾运失司，稍有饮食不节，致乳食停积，阻滞中焦，则脘腹胀满，不思乳食，或伴呕吐、泄泻，此为感冒夹滞。小儿神气懦弱，肝气未盛，感邪之后，热扰心肝，易致心神不安，睡卧不实，惊惕抽风，此为感冒夹惊。故选B。

4. D 解析：患儿乳食停积、腹胀便秘，病位在脾。小儿体质，脾常不足。故选D。

5. B 解析：风寒感冒症见发热，恶寒，无汗，头痛，鼻流清涕，喷嚏，咳嗽，咽部不红肿，舌淡红，苔薄白，脉浮紧或指纹浮红。风热感冒症见发热重，恶风，有汗或少汗，头痛，鼻塞，鼻流浊涕，喷嚏，咳嗽，痰稠色白或黄，咽红肿痛，口干渴，舌质红，苔薄黄，脉浮数或指纹浮紫。有无咽红肿痛是鉴别二者的关键。故选B。

6. C 解析：小儿暑邪感冒应清暑解表。故选C。

7. C 解析：感冒夹滞应解表兼以消食导滞，方加保和丸。故选C。

A2 型题

1. B 解析：患儿发热重，咽喉肿痛，指纹紫，辨证为风热感冒。故选B。

2. A 解析：患儿恶寒重，发热轻，无汗，苔白，指纹浮红，辨证为风寒感冒。故选A。

3. E 解析：患儿发热，恶风，舌红，有点刺，辨证为感冒；突起四肢抽搐，脉弦为惊风，故诊断为感冒夹惊。故选E。

4. D 解析：患儿起病急，全身症状重，高热，汗出，肌肉酸痛，辨证为外感时疫。故选D。

5. C 解析：患儿发热重，咽红肿痛，指纹浮紫，辨证为风热感冒，治法为辛凉解表、疏风清热。故选C。

6. D 解析：患儿发热恶寒无汗，苔白，指纹浮红，辨证为风寒感冒，方用荆防败毒散或葱豉汤。故选D。

7. C 解析：患儿身重困倦，纳呆，鼻塞流涕，苔白腻，辨证为暑湿感冒，方用新加香薷饮。故选C。

8. B 解析：患儿发热头痛，鼻流清涕，脉浮，为风寒感冒；又咳嗽，咳痰，喉中痰鸣，辨证为感冒夹痰，加用三拗汤。故选B。

B1 型题

1. B 解析：患儿感冒夹痰，可见咳嗽较剧，声重痰鸣。故选B。

2. E 解析：患儿感冒夹滞，可见脘腹胀满，不思饮食。故选E。

3. D 解析：风寒感冒首选的方剂荆防败毒散或葱豉汤。故选D。

4. B 解析：风热感冒首选的方剂银翘散。故选B。

第九节 咳 嗽

A1 型题

1. B 解析：小儿咳嗽发生的外因主要为感受外邪，其中又以感受风邪为主。故选 B。

2. C 解析：肺脾虚弱是小儿咳嗽的主要内因。故选 C。

3. A 解析：咳嗽的病位在肺，常涉及脾，病机为肺失宣肃。故选 A。

4. C 解析：风寒咳嗽症见咳嗽频作、声重，咽痒，痰白清稀，鼻塞流涕，恶寒无汗，发热头痛，全身酸痛，舌苔薄白，脉浮紧或指纹浮红。故选 C。

5. C 解析：痰热咳嗽症见咳嗽痰多，色黄黏稠，难以咳出，甚则喉间痰鸣，发热口渴，烦躁不宁，尿少色黄，大便干结，舌质红，苔黄腻。故选 C。

6. B 解析：风寒咳嗽的治法为疏风散寒，宣肺止咳。故选 B。

7. C 解析：治疗痰热咳嗽用清金化痰汤。故选 C。

8. C 解析：治疗阴虚咳嗽用沙参麦冬汤。故选 C。

A2 型题

1. A 解析：患儿咳嗽，痰白清稀，苔薄白，脉浮紧，辨证为风寒咳嗽。故选 A。

2. D 解析：患儿手足心热，舌红少苔，脉细数，辨证为阴虚咳嗽。故选 D。

3. A 解析：患儿咳嗽，发热恶风，苔微黄，辨证为风热咳嗽，方选桑菊饮。故选 A。

4. E 解析：患儿咳嗽痰多，色黄黏稠，苔黄腻，兼有全身热象，辨证为痰热咳嗽，选用清金化痰汤。故选 E。

5. A 解析：患儿咳嗽，痰白质稀，恶寒无汗，脉浮紧，辨证为风寒咳嗽，选用金沸草散。故选 A。

6. D 解析：患儿辨证为痰热咳嗽，可选用清肺化痰止咳药物，常用桑白皮、前胡、款冬花肃肺止咳，黄芩、栀子、鱼腥草清泄肺热，桔梗、浙贝母、橘红化痰止咳。桑叶、菊花为疏散风热药物，患者无风热表证，不宜使用。故选 D。

B1 型题

1. B 解析：感冒的病机是卫表失和，宜疏风解表。故选 B。

2. A 解析：咳嗽的病机为肺失宣降，宜宣通肺气。故选 A。

第十节 肺炎喘嗽

A1 型题

1. D 解析：肺炎喘嗽临床以发热、咳嗽、痰壅、气急、鼻扇为主，无哮鸣音。故选 D。

2. C 解析：本病外因责之于感受风邪，或由其他疾病传变而来；内因责之于小儿形气未充，肺脏娇嫩，卫外不固。故选 C。

3. B 解析：病位在肺。故选 B。

4. C 解析：病机为肺气闭郁。故选 C。

5. E 解析：若邪气壅盛或正气虚弱，病情进一步发展，可由肺而涉及其他脏腑。若正不胜邪，气滞血瘀加重，可致心失所养，心气不足，甚而心阳虚衰。故选 E。

6. D 解析：肺炎喘嗽的治疗以开肺化痰、止咳平喘为主，根据证候不同，又可分别采用辛温宣肺、化痰止咳，辛凉宣肺、清热化痰，清热解毒、泻肺开闭，清热涤痰、开肺定喘，养阴清肺、润肺止咳，补肺健脾、益气化痰等治法。故选 D。

7. E 解析：肺主气而朝百脉，若邪气壅盛或正气虚弱，病情进一步发展，可由肺而涉及其他脏腑。若正不胜邪，气滞血瘀加重，可致心失所养，心气不足，甚而心阳虚衰，并使肝藏血失调，临床出现呼吸不得或喘促息微、颜面唇甲发绀、胁下痞块增大、肢端逆冷、皮肤花纹等心阳虚衰的变证。故选 E。

8. E 解析：肺炎喘嗽痰热闭肺证的首选方是五虎汤合葶苈大枣泻肺汤。故选 E。

9. A 解析：毒热闭肺证属于里实热证，症见高热持续，咳嗽剧烈，气急鼻扇，甚至喘憋，涕泪俱无，鼻孔干燥，面赤唇红，烦躁口渴，溲赤便秘，舌红而干，舌苔黄腻，脉滑数。恶寒发热属于表证。故选 A。

A2 型题

1. C 解析：患儿为风热郁肺证，首选银翘散合麻杏石甘汤。故选 C。

2. B 解析：患儿为肺炎喘嗽风寒郁肺证。故选 B。

3. D 解析：患儿为肺炎喘嗽毒热闭肺证。故选 D。

4. B 解析：患儿为肺炎喘嗽阴虚肺热证，治疗首选沙参麦冬汤。故选 B。

5. C 解析：患儿为痰热闭肺证，治以清热涤痰、开肺定喘。故选 C。

6. D 解析：患儿低热盗汗，手足心热，舌红少津，舌苔花剥，脉细数，辨证为阴虚肺热证。故选 D。

7. E 解析：患儿为肺炎喘嗽痰热郁肺证，治疗首选五虎汤合葶苈大枣泻肺汤。故选 E。

8. E 解析：患儿面白少华，动则汗出，咳嗽无力，纳差便溏，神疲乏力，辨证为肺炎喘嗽肺脾气虚证，治疗首选人参五味子汤。故选 E。

B1 型题

1. C 解析：阴虚应滋阴润肺。故选 C。

2. D 解析：脾肺气虚证，应补肺。故选 D。

3. D 解析：痰热闭肺证治疗选用五虎汤合葶苈大枣泻肺汤。故选 D。

4. A 解析：毒热闭肺证治疗选用黄连解毒汤合三拗汤。故选 A。

5. E 解析：治疗风寒咳嗽证首选金沸草散。故选 E。

6. A 解析：治疗肺炎喘嗽风寒闭肺证首选华盖散。故选 A。

第十一节 哮 喘

A1 型题

1. C 解析：哮喘的病因既有外因，也有内因。内因责之于肺、脾、肾三脏功能不足，导致痰饮留伏，隐伏于肺窍，成为哮喘之夙根。故选 C。

2. A 解析：哮喘的病因既有外因，也有内因。外因责之于感受外邪，接触异物、异味及嗜食咸酸等。故选 A。

3. B 解析：哮喘的发作，都是内有痰饮留伏，外受邪气引动而发。故选 B。

4. A 解析：哮喘患儿，本为肺、脾、肾三脏不足之身体素质，反复发作，又常导致肺之气阴耗伤、脾之气阳受损、肾之阴阳亏虚，因而形成缓解期虽然痰饮留伏未动，但出现肺脾气虚、脾肾阳虚、肺肾阴虚的不同证候。故选 A。

5. E 解析：儿童哮喘诊断标准：①常突然发作，发作之前多有喷嚏、咳嗽等先兆症状；②有反复发作的病史；③多有婴儿期湿疹史、家族哮喘史；④肺部听诊，发作时两肺闻及哮鸣音，以呼气时明显，呼气时限延长；支气管哮喘如有继发感染，可闻及湿啰音；⑤血象检查显示白细胞计数正常，嗜酸性粒细胞可增高。故选 E。

6. C 解析：热性哮喘症见咳嗽喘息，声高息涌，喉间哮吼痰鸣，咳痰黄稠，胸膈满闷，身热面赤，口干，咽红，尿黄便秘，舌质红，苔黄，脉滑数。故选 C。

7. D 解析：治疗寒性哮喘发作期首选小青龙汤合三子养亲汤。故选 D。

8. C 解析：治疗肺肾阴虚型哮喘首选麦味地黄丸。故选 C。

A2 型题

1. B 解析：患儿为寒性哮喘，治以温肺散寒、化痰定喘。故选 B。

2. A 解析：患儿为热性哮喘，治应选用麻杏石甘汤合苏葶丸。故选 A。

3. D 解析：患儿见恶寒发热、脉浮紧等表寒证，又见痰黄稠黏、大便干结、尿黄等里热之象，故辨证为外寒内热证。故选 D。

4. B 解析：患儿动则喘促，纳差便溏，舌淡脉弱，辨属肺脾气虚证，治宜选用人参五味子汤合玉屏风散。故选 B。

5. C 解析：患儿辨证为外寒内热证，治法为解表清里、止咳定喘。故选 C。

6. E 解析：患儿辨证为脾肾阳虚证，治宜选用金匮肾气丸。故选 E。

7. E 解析：患儿为肺肾阴虚证，治以养阴清热、补益肺肾。故选 E。

8. C 解析：患儿为热性哮喘，治宜选用麻杏石甘汤合苏葶丸。故选 C。

B1 型题

1. E 解析：寒性哮喘症见咳嗽气喘，喉间哮鸣，痰多白沫，形寒肢冷，鼻流清涕，面色淡白，恶寒无汗，舌淡红，苔白滑，脉浮滑。故选 E。

2. A 解析：热性哮喘症见咳嗽喘息，声高息涌，喉间哮吼痰鸣，咳痰稠黄，胸膈满闷，身热面赤，口干，咽红，尿黄便秘，舌质红，苔黄，脉滑数。故选 A。

第十二节 鹅 口 疮

A1 型题

1. D 解析：鹅口疮是以口腔、舌上满布白屑为主要临床特征的一种口腔疾病。因其状如鹅口，故称鹅口疮；因其色白如雪片，故又名"雪口"。故选 D。

2. A 解析：鹅口疮一年四季均可发生，多见于新生儿、久病体弱者，或长期使用抗生素及激素的患者。轻者治疗得当，预后良好；若体虚邪盛者，鹅口疮白屑蔓延，阻碍气道，也可影响呼吸，甚至危及生命。故选 A。

3. C　解析：治疗鹅口疮心脾积热证选用清热泻脾散。故选 C。

4. B　解析：治疗鹅口疮虚火上浮证选用知柏地黄丸。故选 B。

A2 型题

1. D　解析：患儿辨证为鹅口疮心脾积热证，方用清热泻脾散。故选 D。

2. C　解析：患儿手足心热，舌红，花剥苔，辨证为鹅口疮虚火上浮证，方用知柏地黄丸。故选 C。

3. E　解析：患儿辨证为虚火上浮证，其治法为滋阴降火。故选 E。

B1 型题

1. B　解析：心脾积热证为实热证，以口腔满布白屑，周围焮红较甚为特征。故选 B。

2. A　解析：虚火上浮证为虚热证，以口腔内白屑散在，周围红晕不著为特征。故选 A。

3. B　解析：心脾积热证的治法为清心泻脾。故选 B。

4. D　解析：虚火上浮证的治法为滋阴降火。故选 D。

第十三节　口　疮

A1 型题

1. E　解析：小儿口疮，以齿龈、舌体、两颊、上腭等处出现白色溃疡，疼痛流涎，或伴发热为特征。若满口糜烂，色红作痛者，称为口糜；溃疡只发生在口唇两侧，称为燕口疮。故选 E。

2. D　解析：治疗口疮风热乘脾证首选凉膈散。故选 D。

3. C　解析：治疗口疮心火上炎证首选泻心导赤散。故选 C。

4. B　解析：治疗口疮虚火上浮证首选知柏地黄丸。故选 B。

A2 型题

1. B　解析：患儿辨证为口疮心火上炎证，治法为清心凉血、泻火解毒。故选 B。

2. C　解析：患儿口颊、齿龈多个溃疡点，有红晕，口渴口臭，流涎液，辨证为风热乘脾证。故选 C。

3. A　解析：患儿以舌上、舌边数个溃疡为特点，伴有小便短赤，舌尖红，辨证为心火上炎证。故选 A。

4. E　解析：患儿口舌溃疡反复发作，周围不红，疼

痛不甚，口干不渴，两颧发红，舌红，少苔，辨证为虚火上浮证。故选 E。

5. C　解析：患儿辨证为风热乘脾证，治宜选用凉膈散。故选 C。

B1 型题

1. A　解析：小儿口疮风热乘脾证的治法为疏风散火，清热解毒。故选 A。

2. D　解析：小儿口疮虚火上浮证的治法为滋阴降火，引火归原。故选 D。

3. C　解析：舌为心之苗，心火上炎证以舌上、舌边溃烂，色赤疼痛为特点。故选 C。

4. A　解析：虚火上浮证为虚热证，以口腔溃烂，周围色不红或微红，疼痛不甚，反复发作或迁延不愈为特点。故选 A。

第十四节　泄　泻

A1 型题

1. B　解析：泄泻一年四季均可发生，以夏、秋季节发病率为高，不同季节发生的泄泻，证候表现有所不同。2 岁以下小儿发病率高，因婴幼儿脾常不足，易于感受外邪、伤于乳食，或脾肾气阳亏虚，均可导致脾病湿盛而发生泄泻。故选 B。

2. E　解析：轻者治疗得当，预后良好；重者泻下过度，易见气阴两伤，甚至阴竭阳脱；久泻迁延不愈者，则易转为疳证。故选 E。

3. C　解析：小儿泄泻的原因以感受外邪、伤于饮食、脾胃虚弱为多见。故选 C。

4. C　解析：小儿泄泻的主要病位在脾、胃。故选 C。

5. C　解析：因胃主受纳、腐熟水谷，脾主运化水湿和水谷精微。若脾胃受病，运化失职，则饮食入胃之后，水谷不化，精微不布，清浊不分，合污而下，致成泄泻。故选 C。

6. C　解析：本病多发生在夏天或季节转变的秋季。故选 C。

7. D　解析：治疗伤食泻选用保和丸。故选 D。

8. E　解析：治疗脾虚泻选用参苓白术散。故选 E。

A2 型题

1. C　解析：患儿便清稀，夹有泡沫，臭气不甚，辨证为风寒泻。故选 C。

2. B　解析：患儿有伤食病史，泻后痛减，苔黄厚腻，指纹滞，辨证为伤食泻，治法为运脾和胃、消食化滞。故选 B。

3. C 解析：患儿泻下急迫，苔黄舌腻，辨证为湿热泻，治宜选用葛根黄芩黄连汤。故选C。

4. B 解析：患儿恶寒发热，苔白，大便清稀，中多泡沫，不甚臭，辨证为风寒泻，治宜选用藿香正气散。故选B。

5. D 解析：患儿嗳气酸馊，辨证为伤食泻，常用焦山楂、焦神曲、鸡内金消食化积导滞，陈皮、半夏理气降逆，茯苓健脾渗湿，连翘清解郁热；腹痛，加木香、槟榔理气止痛；腹胀，加厚朴、莱菔子消积除胀；呕吐，加藿香、生姜和胃止呕，本患儿脘腹胀满尤甚。故选D。

6. C 解析：患儿辨证为湿热泻，治法为清肠解毒、化湿止泻。故选C。

7. E 解析：患儿辨证为脾虚泻，治宜选用参苓白术散。故选E。

8. D 解析：患儿目眶及前囟凹陷，舌红少津，辨证为气阴两伤证。故选D。

9. C 解析：患儿形寒肢冷，精神不振，舌淡苔白，辨证为脾肾阳虚泻，方用附子理中汤合四神丸。故选C。

10. E 解析：患儿精神萎靡，面色青灰，四肢冰凉，脉微细欲绝，辨证为阴竭阳脱证，方用生脉散合参附龙牡救逆汤。故选E。

B1 型题

1. C 解析：泄泻而舌苔黄腻者为湿热泻。故选C。

2. A 解析：泄泻而舌苔厚腻者为伤食泻。故选A。

3. B 解析：湿热泻伴呕吐，加竹茹、半夏降逆止呕。故选B。

4. C 解析：伤食泻伴呕吐，加藿香、生姜和胃止呕。故选C。

第十五节 厌 食

A1 型题

1. D 解析：厌食临床以较长时期厌恶进食、食量减少为特征。故选D。

2. A 解析：厌食的主要病机是脾胃不和，纳化失职。故选A。

3. E 解析：小儿情志失调、喂养不当、他病伤脾、先天不足，则造成厌食。故选E。

4. B 解析：治疗厌食脾失健运证宜选用不换金正气散。故选B。

5. D 解析：厌食脾胃气虚证的治法为健脾益气，佐以助运，方用异功散加味。故选D。

A2 型题

1. C 解析：患儿近1个月来胃口不佳，食量减少，体重消减，诊断为厌食。故选C。

2. B 解析：患儿辨证为厌食脾胃气虚证，治宜选用异功散加味。故选B。

3. B 解析：患儿辨证为厌食脾失健运证。故选B。

4. E 解析：患儿近3个月来厌恶进食，食量明显减少，且皮肤干燥，大便干结，舌暗红，苔花剥，辨证为脾胃阴虚证，方用养胃增液汤。故选E。

B1 型题

1. A 解析：脾失健运型厌食的治法为调和脾胃，运脾开胃。故选A。

2. C 解析：脾胃气虚型厌食的治法为健脾益气，佐以助运。故选C。

3. A 解析：脾胃气虚证症见不思进食，食而不化，大便偏稀，夹有不消化食物，面色少华，形体偏瘦，四肢倦乏。故选A。

4. B 解析：脾胃阴虚证症见不思进食，食少饮多，皮肤失润，大便偏干，小便短黄，甚或烦躁少寐，手足心热，舌红少津，苔少或花剥。故选B。

第十六节 积 滞

A1 型题

1. C 解析：积滞以不思乳食，食而不化，脘腹胀满，嗳气酸腐，大便溏薄或秘结酸臭为特征。故选C。

2. D 解析：小儿积滞的病位在脾、胃。故选D。

3. D 解析：小儿积滞日久可转化为疳积。故选D。

4. B 解析：治疗乳食内积证选用消乳丸。故选B。

5. C 解析：脾虚夹积证的治法为健脾助运，消食化滞。故选C。

A2 型题

1. B 解析：患者嗳腐酸馊，脘腹胀痛，大便酸臭，辨证为食积，选用保和丸。故选B。

2. E 解析：患儿腹满喜按，面色萎黄，唇舌色淡，神疲乏力，诊断为积滞脾虚夹积证。故选E。

3. B 解析：患儿不思乳食，呕吐乳汁，辨证为乳积。故选B。

4. C 解析：患儿食少纳差，过食肉食后脘腹胀满，喜揉喜按，辨证为脾虚夹积证，治宜选用健脾丸。故选C。

B1 型题

1. B　解析：治疗小儿食积首选保和丸。故选 B。
2. A　解析：治疗小儿脾虚夹积证首选健脾丸。故选 A。
3. C　解析：积滞的主要症状有不思乳食，伴见脘腹胀满、舌苔厚腻。故选 C。
4. E　解析：小儿疳证的主要症状有不思乳食，伴见形体消瘦、精神不振。故选 E。

第十七节　疳　证

A1 型题

1. E　解析：疳证临床以形体消瘦、面色无华、毛发干枯、精神萎靡或烦躁、饮食异常为特征。故选 E。
2. A　解析：疳证的主要病变部位在脾、胃。故选 A。
3. D　解析：引起疳证的病因较多，临床常见饮食不节、喂养不当、营养失调、疾病影响及先天禀赋不足。故选 D。
4. C　解析：疳证的基本病理改变为脾胃受损，津液消亡。故选 C。
5. A　解析：疳证初起仅表现为脾胃失和，运化不健，或胃气未损，脾气已伤，胃强脾弱，肌肤失荣不著，为病情轻浅，正虚不著的疳气阶段；继之脾胃虚损，运化不及，积滞内停，壅塞气机，阻滞络脉，则呈现虚中夹实的疳积证候；若病情进一步发展或失于调治，脾胃日渐衰败，津液消亡，气血耗伤，元气衰惫，则导致干疳。故选 A。
6. B　解析：治疗疳积证选用肥儿丸。故选 B。
7. E　解析：疳肿胀证的治法为健脾温阳，利水消肿。故选 E。
8. B　解析：干疳证治法为补益气血。故选 B。
9. B　解析：治疗口疳证方用泻心导赤散。故选 B。

A2 型题

1. C　解析：患儿面色少华，毛发稀疏，性情急躁，辨证为疳气证。故选 C。
2. C　解析：患儿皮肤干瘪起皱，貌似老人，毛发干枯，腹部凹陷，辨证为干疳证，方用八珍汤。故选 C。
3. E　解析：患儿形瘦发枯，精神萎靡，面色无华，目胞及四肢浮肿，辨证为疳肿胀证。故选 E。
4. B　解析：患儿辨证为疳积证，方用肥儿丸。故选 B。
5. D　解析：患儿两目干涩，畏光羞明，眼角赤烂，

辨证为眼疳证，治法为养血柔肝、滋阴明目。故选 D。

B1 型题

1. D　解析："疳者甘也"，指恣食肥甘厚腻，损伤脾胃。故选 D。
2. C　解析："疳者干也"，指气液干涸，形体羸瘦。故选 C。
3. C　解析：治疗眼疳证的选方为石斛夜光丸。故选 C。
4. E　解析：治疗口疳证的选方为泻心导赤散。故选 E。
5. B　解析：疳证以形体消瘦，嗜食异物，发结如穗为特征。故选 B。
6. A　解析：厌食以食欲不振，厌恶进食为特征。故选 A。

第十八节　汗　证

A1 型题

1. E　解析：汗证是指小儿在安静状态下，正常环境中，全身或局部出汗过多甚则大汗淋漓的一种病证。小儿汗证有自汗、盗汗之分。睡中汗出，醒时汗止者，称为盗汗；不分寤寐，无故出汗者，称自汗。盗汗多属阴虚，自汗多属阳虚。小儿汗证往往自汗、盗汗并见。故选 E。
2. C　解析：小儿汗证的病机有肺卫不固、营卫失调、气阴亏损、湿热迫蒸。故选 C。
3. C　解析：治疗汗证肺卫不固证选方玉屏风散合牡蛎散。故选 C。
4. B　解析：汗证营卫失调证的治法为调和营卫。故选 B。
5. D　解析：治疗汗证气阴亏虚证的选方为生脉散。故选 D。

A2 型题

1. D　解析：患儿辨证为营卫失调型汗证，选方为黄芪桂枝五物汤。故选 D。
2. A　解析：患儿辨证为肺卫不固型汗证，治法为益气固表。故选 A。
3. C　解析：患儿辨证为气阴亏虚型汗证，选方为生脉散。故选 C。
4. D　解析：患儿辨证为肺卫不固型汗证，选方为玉屏风散合牡蛎散。故选 D。
5. D　解析：患儿神疲乏力，口干口渴，手足心灼

热，辨证为气阴亏虚证。故选 D。

B1 型题

1. D 解析：盗汗为睡中汗出，醒时汗止。故选 D。
2. B 解析：自汗为不分寤寐，无故出汗。故选 B。
3. A 解析：肺卫不固型汗证以自汗为主，或伴盗汗，以头部、肩背部汗出明显，活动尤甚，神疲乏力，面色少华，平素易患感冒。故选 A。
4. B 解析：气阴亏虚型汗证以盗汗为主，也常伴自汗，形体消瘦，汗出较多，神萎不振，心烦少寐，寐后汗多，或伴低热，口干，手足心灼热，哭声无力，口唇淡红。故选 B。

第十九节 惊 风

A1 型题

1. C 解析：惊风是小儿时期常见的急重病证，临床以抽搐、昏迷为主要症状。故选 C。
2. C 解析：一般以 1~5 岁儿童发病率最高，具有年龄越小发病率越高的特点。故选 C。
3. D 解析：急惊风的四证是指热、痰、惊、风。故选 D。
4. C 解析：搐、搦、掣、颤、反、引、窜、视，古人称之为"惊风八候"。故选 C。
5. E 解析：惊风一般分为急惊风与慢惊风两大类。凡起病急暴，属阳属实者，称为急惊风；病久中虚，属阴属虚者，称为慢惊风。慢惊风患儿多体质羸弱，素有脾胃虚弱或脾肾阳虚，致脾虚肝亢或虚极生风；也有急惊风后祛邪未尽，而致肝肾阴虚，虚风内动者。故选 E。
6. D 解析：急惊风的主证是热、痰、惊、风，其治疗以清热、豁痰、镇惊、息风为基本法则。故选 D。
7. A 解析：急惊风多由外感时邪、内蕴湿热和暴受惊恐而引发。故选 A。
8. C 解析：慢惊风患儿多体质羸弱，素有脾胃虚弱或脾肾阳虚，致脾虚肝亢或虚极生风；也有急惊风后祛邪未尽，而致肝肾阴虚，虚风内动者。故选 C。

A2 型题

1. C 解析：患儿高热昏迷，烦躁谵妄，反复抽搐，惊厥不已，可诊断为惊风。故选 C。
2. A 解析：患儿咽红疼痛，舌红，苔薄黄，脉浮数，辨证为表热证。故选 A。

3. D 解析：患儿神志昏迷，喉中痰鸣，苔黄厚腻，脉滑数，辨证为痰证。故选 D。

B1 型题

1. C 解析：风证有外风、内风。外风邪在肌表，如高热惊厥，为一过性证候，热退惊风可止；内风病在心、肝，热、痰、风三证俱全，反复抽搐，神志不清，病情严重。故选 C。
2. E 解析：惊证是指小儿神气怯弱，元气未充，不耐意外刺激；若目触异物，耳闻巨声，或不慎跌仆，暴受惊恐，使神明受扰，肝风内动，则出现惊叫惊跳、抽搐神昏。故选 E。
3. B 解析：痰壅者宜先豁痰。故选 B。
4. E 解析：风盛者急施息风。故选 E。

第二十节 水 肿

A1 型题

1. B 解析：急性肾小球肾炎临床以急性起病、浮肿、少尿、血尿、蛋白尿及高血压为主要特征。故选 B。
2. D 解析：水肿的外因为感受风邪、水湿或疮毒入侵；内因主要是肺、脾、肾三脏功能失调。故选 D。
3. C 解析：水肿的病变部位主要在肺、脾、肾三脏。故选 C。
4. D 解析：治疗风水相搏证首选麻黄连翘赤小豆汤合五苓散。故选 D。
5. C 解析：水肿湿热内侵证的治法为清热利湿、凉血止血，选方五味消毒饮合小蓟饮子。故选 C。
6. E 解析：肌肤患有疮疡疖痈、丹痧疹毒，风毒则内归于肺，湿毒则内归于脾。风湿热毒外袭肌表，内归肺脾，肺失通调，脾失运化，水湿内停，泛溢肌肤，引起水肿。故选 E。

A2 型题

1. B 解析：患儿水肿自眼睑开始迅速波及全身，辨证为风水。故选 B。
2. E 解析：患儿辨证为风水，治宜选用麻黄连翘赤小豆汤合五苓散。故选 E。
3. B 解析：患儿浮肿，小便黄赤而少，尿血，舌红，苔黄腻，脉滑数，辨证为湿热内侵证。故选 B。
4. A 解析：患儿辨证为风水相搏证，其治法为疏风宣肺、利水消肿。故选 A。
5. D 解析：患儿辨证为湿热内侵证，治宜选用五味消毒饮合小蓟饮子。故选 D。

B1 型题

1. A 解析：风水相搏证的病因病机为感受风邪。故选 A。
2. C 解析：湿热内侵证的病因病机为湿热内侵。故选 C。

第二十一节 尿 频

A1 型题

1. C 解析：脾肾气虚证症见病程日久，小便频数，淋沥不尽，尿液不清，面色萎黄，精神倦怠，食欲不振，甚则畏寒怕冷，手足不温，大便稀薄，眼睑浮肿，舌质淡，或有齿痕，舌苔薄腻，脉细弱。故选 C。
2. D 解析：尿频脾肾气虚证的治法为温补脾肾，升提固摄。故选 D。
3. E 解析：尿频脾肾气虚证的选方为缩泉丸加味。故选 E。

A2 型题

1. C 解析：患儿辨证为脾肾气虚证。故选 C。
2. A 解析：患儿为脾肾气虚证，治宜选用缩泉丸加味。故选 A。

第二十二节 遗 尿

A1 型题

1. C 解析：遗尿又称尿床，是指 3 周岁以上的小儿睡中小便自遗，醒后方觉的一种病证。本病发病率男孩高于女孩，部分患儿有明显的家族史。故选 C。
2. B 解析：肾气不固是小儿遗尿的主要病因。故选 B。
3. D 解析：遗尿肾气不足证的治法为温补肾阳，固涩小便。故选 D。
4. C 解析：治疗遗尿肺脾气虚证方用补中益气汤合缩泉丸。故选 C。
5. E 解析：治疗遗尿心肾失交证方用导赤散合交泰丸。故选 E。

A2 型题

1. C 解析：该患儿应诊断为遗尿，肾气不足证。故选 C。

2. A 解析：患儿辨证为肾气不足证，选方为菟丝子散。故选 A。
3. C 解析：患儿辨证为肾气不足证，病机为肾气不固，膀胱虚寒。故选 C。

B1 型题

1. D 解析：遗尿肺脾气虚证的治法是补肺益脾，固涩膀胱。故选 D。
2. B 解析：遗尿心肾失交证的治法是清心滋肾，安神固脬。故选 B。

第二十三节 五迟、五软

A1 型题

1. D 解析：五迟、五软是小儿生长发育障碍的病证。故选 D。
2. E 解析：五迟指立迟、行迟、发迟、齿迟、语迟。故选 E。
3. A 解析：五软指头项软、口软、手软、脚软、肌肉软。故选 A。
4. E 解析：五迟五软的先天因素包括父母精血亏损，或孕期调摄失宜，精神、饮食、药治不慎等致病因素遗患胎儿，损伤胎元之气；或年高得子，或堕胎不成而成胎，先天精气未充，髓脑未满，脏气虚弱，筋骨肌肉失养而成。故选 E。
5. D 解析：五迟五软的后天因素包括分娩时难产、产伤，使颅内出血；或生产过程中胎盘早剥、脐带绕颈；或生后护理不当，发生窒息、中毒；或温热病后，因高热惊厥、昏迷造成脑髓受损；或乳食不足，喂养失调，致脾胃受损，气血虚弱，精髓不充，而致生长发育障碍。故选 D。
6. B 解析：五迟五软的病机可概括为正虚和邪实两个方面。故选 B。
7. B 解析：肾主骨生髓，肝开窍于目，五迟五软肝肾亏损证可见筋骨瘦弱、发育迟缓、头项痿弱、天柱骨倒、头形方大、目无神采。故选 B。
8. A 解析：治疗五迟五软心脾两虚证首选调元散。故选 A。

A2 型题

1. D 解析：患儿辨证为肝肾亏损证，治宜选用加味六味地黄丸。故选 D。
2. B 解析：患儿神情呆滞，头发稀黄，纳食欠佳，吮吸咀嚼无力，口角流涎，辨证为心脾两虚证。故选 B。

3. C 解析：患儿辨证为肝肾亏损证，治法为补肾填髓、养肝强筋。故选 C。

4. D 解析：患儿辨证为痰瘀阻滞证，治宜选用通窍活血汤合二陈汤。故选 D。

B1 型题

1. B 解析：立迟是指 2～3 岁还不能站立。故选 B。

2. E 解析：口软是指咀嚼无力，时流清涎。故选 E。

3. E 解析：肾其华在发，发迟是由于肾精不足。故选 E。

4. C 解析：脾在体合肌肉，肌肉软是由于脾气不足。故选 C。

第二十四节 麻 疹

A1 型题

1. C 解析：麻疹临床以发热，咳嗽，鼻塞流涕，泪水汪汪，周身皮肤按序布发麻粒大小的红色斑丘疹，皮疹消退时皮肤有糠麸样脱屑和色素沉着斑等为特征。故选 C。

2. B 解析：麻疹好发于冬、春季节。故选 B。

3. C 解析：麻疹的好发年龄为 6 个月至 5 岁。故选 C。

4. D 解析：麻疹的证候分类为顺证、逆证。故选 D。

5. A 解析：麻疹的病因为外感麻毒时邪。故选 A。

6. C 解析：麻毒时邪经口鼻而入，首先犯肺，邪侵肺卫，卫表失和，肺气失宣，而见发热、咳嗽、喷嚏、流涕、眼泪汪汪等，此为初热期。继之邪毒由肺及脾，肺胃热盛，与气血相搏，正气抗邪，托毒外达，从肌肤透发，而见高热、出疹，此为出疹期。疹随热出，毒随疹泄，疹点透齐后，热退疹回。但麻为阳毒，易伤阴液，热去津伤，而见皮肤脱屑、舌红少津等，此为收没期。故选 C。

7. B 解析：麻疹收没期疹点出齐后，发热渐退，咳嗽渐减，疹点依次渐回，皮肤呈糠麸状脱屑，并有色素沉着，胃纳增加，精神好转，质红少津，舌苔薄净，脉细无力或细数。故选 B。

8. C 解析：若麻毒炽盛，正气不支，无力托毒于外，或复感新邪，化火内陷入里，便产生逆证。脏腑之伤，惟肺尤甚，邪毒闭肺，肺气郁闭，可见咳喘痰鸣，形成邪毒闭肺证。故选 C。

9. D 解析：麻疹的预防措施：①按计划接种麻疹减毒活疫苗；②麻疹流行期间，未患过麻疹的小儿尽量不去公共场所或流行区域，减少感染机会；③易感儿接触传染源后，应隔离观察 21 天；④一旦与麻疹患者接触，应立即隔离观察，一般对接触者隔离观察 14 天，已经免疫接种者观察 4 周。故选 D。

10. A 解析：麻疹的护理措施：①卧室空气要流通，但须避免直接吹风受寒和过强阳光刺激；②口腔、鼻孔、眼睛、皮肤要保持清洁；③注意补足水分；④多吃清淡、容易消化的食物，饮食以流质或半流质为宜；⑤忌食油腻、辛辣厚味食物。故选 A。

A2 型题

1. B 解析：患儿有发热、麻疹黏膜斑，可诊断为麻疹。故选 B。

2. D 解析：患儿辨证为出疹期邪入肺胃证，治宜选用清解透表汤。故选 D。

3. C 解析：患儿辨证为收没期阴津耗伤证，治宜选用沙参麦冬汤。故选 C。

4. C 解析：患儿为麻疹变证，辨证为热毒攻喉证，治以清咽下痰汤。故选 C。

5. E 解析：患儿为麻疹变证，辨证为邪陷心肝证，治以羚角钩藤汤。故选 E。

B1 型题

1. B 解析：麻疹邪毒攻喉证的病机是肺胃邪毒，上攻咽喉。故选 B。

2. D 解析：麻疹邪陷心肝证的病机是邪毒内陷，引动肝风。故选 D。

3. E 解析：麻疹顺证，见形期为由表入里。故选 E。

4. B 解析：麻疹顺证，收没期为正胜邪却。故选 B。

5. D 解析：治疗麻疹初热期的方剂为宣毒发表汤。故选 D。

6. E 解析：治疗麻疹收没期的方剂为沙参麦冬汤。故选 E。

7. C 解析：麻疹邪毒闭肺证的治法是宣肺开闭，清热解毒。故选 C。

8. E 解析：麻疹邪陷心肝证的治法是平肝息火，清心开窍。故选 E。

第二十五节 风 疹

A1 型题

1. E 解析：风疹临床以轻度发热，咳嗽，全身皮肤出现细沙样玫瑰色斑丘疹，耳后、枕部臖核（淋巴结）肿大为主要特征。糠麸样脱屑是麻疹的特点。故选 E。

2. C　解析：风疹一年四季均可发生，但好发于冬、春季节。故选C。

3. D　解析：风疹多见于1～5岁的小儿。故选D。

4. B　解析：孕妇在妊娠3个月内感染风疹病毒，容易影响胚胎正常发育，引发先天性心脏病、白内障、脑发育障碍等疾病。故选B。

5. B　解析：风疹的病因以感受风疹时邪为主。故选B。

6. A　解析：风疹的病变脏腑主要在肺卫。故选A。

A2 型题

1. C　解析：患儿可诊断为风疹邪犯肺卫证。故选C。

2. E　解析：患儿辨证为风疹邪入气营证，治以透疹凉解汤。故选E。

3. B　解析：患儿辨证为风疹邪犯肺卫证，治以银翘散。故选B。

B1 型题

1. A　解析：风疹邪犯肺卫证的治法为疏风解表清热。故选A。

2. C　解析：风疹邪入气营证的治法为清气凉营解毒。故选C。

第二十六节　猩 红 热

A1 型题

1. C　解析：猩红热临床以发热，咽喉肿痛或伴糜烂，全身布发弥漫性猩红色皮疹，疹后脱屑脱皮为特征。故选C。

2. E　解析：猩红热主要发生于冬、春季节。故选E。

3. C　解析：猩红热以2～8岁儿童发病率较高。故选C。

4. E　解析：猩红热的病因为感受猩红热时邪。故选E。

5. C　解析：猩红热时邪，乘时令不正，寒暖失常，机体脆弱之时，从口鼻而入，蕴于肺胃，邪正相搏，卫阳被遏，则见恶寒发热、头痛咽痛。邪毒化火，上攻咽喉，则咽喉红肿疼痛，或起白腐糜烂。火热上熏舌本，则舌色红赤，灼津伤液，则舌生芒刺，状如草莓。肺主皮毛，胃主肌肉，热毒外泄，则皮疹发于肌肤之间。本病病位在肺、胃。故选C。

6. B　解析：猩红热为溶血性链球菌感染所致，血常规检查可见白细胞计数升高，中性粒细胞升高。故选B。

7. A　解析：猩红热为溶血性链球菌感染所致，可并发心悸、痹证、水肿。故选A。

A2 型题

1. C　解析：患儿辨证为猩红热邪侵肺卫证，治宜选用解肌透痧汤。故选C。

2. D　解析：患儿皮疹密布，色红如丹，疹由颈、胸开始，继而弥漫全身，压之褪色，辨证为猩红热毒炽气营证。故选D。

3. C　解析：患儿辨证为猩红热疹后阴伤证，治宜选用沙参麦冬汤。故选C。

B1 型题

1. D　解析：猩红热并发心悸的病机是毒邪炽盛，上犯于心。故选D。

2. B　解析：猩红热并发痹证的病机是余邪流窜，经络受阻。故选B。

3. C　解析：乳蛾红肿者，加玄参、板蓝根清热解毒。故选C。

4. B　解析：丹痧布而不透，壮热无汗者，加淡豆豉、浮萍发表透邪。故选B。

5. A　解析：猩红热发热数小时至1天出疹。故选A。

6. C　解析：麻疹发热3～4天出疹，热甚疹出。故选C。

7. A　解析：风疹的临床特征是玫瑰色斑丘疹。故选A。

8. D　解析：猩红的热临床特征是环口苍白圈。故选D。

第二十七节　水 　 痘

A1 型题

1. D　解析：水痘以发热，皮肤黏膜分批出现瘙痒性皮疹，丘疹、疱疹、结痂同时存在为主要特征。故选D。

2. C　解析：本病一年四季均可发生，以冬、春二季发病率高。故选C。

3. C　解析：水痘的发病年龄以6～9岁儿童最多见。故选C。

4. E　解析：水痘的病因为外感水痘时邪。故选E。

5. B　解析：水痘的病变部位主要在肺、脾。故选B。

6. D　解析：水痘的病机为水痘时邪由口鼻而入，蕴郁肺脾，透于肌腠。时邪袭肺，且与内湿相搏，则出现发热、流涕、水痘布露等症。故选D。

7. D　解析：治疗水痘邪炽气营证的方剂是清胃解毒

汤。故选 D。

A2 型题

1. A　解析：患儿辨证为水痘邪伤肺卫证，治宜选用银翘散。故选 A。

2. C　解析：患儿发热轻微，鼻塞流涕，辨证为水痘邪伤肺卫证。故选 C。

3. E　解析：患儿辨证为水痘邪炽气营证，治宜选用清胃解毒汤。故选 E。

B1 型题

1. B　解析：水痘邪伤肺卫证的治法为疏风清热，利湿解毒。故选 B。

2. E　解析：水痘邪炽气营证的治法为清热凉营，解毒化湿。故选 E。

第二十八节　流行性腮腺炎

A1 型题

1. C　解析：中医称流行性腮腺炎为"痄腮""蛤蟆瘟"等。故选 C。

2. D　解析：本病一年四季都有发生，冬、春两季易于流行。故选 D。

3. C　解析：流行性腮腺炎好发于 3 岁以上儿童。故选 C。

4. D　解析：痄腮以发热、耳下腮部漫肿疼痛为主要临床特征。故选 D。

5. C　解析：流行性腮腺炎的主要病机为邪毒壅阻足少阳经脉。故选 C。

6. C　解析：治疗热毒壅盛型流行性腮腺炎的首选方为普济消毒饮。故选 C。

7. E　解析：治疗流行性腮腺炎毒窜睾腹变证的首选方为龙胆泻肝汤。故选 E。

A2 型题

1. D　解析：患儿辨证为痄腮邪犯少阳证，治宜选用柴胡葛根汤。故选 D。

2. D　解析：患儿辨证为痄腮热毒壅盛证，治宜选用普济消毒饮。故选 D。

3. C　解析：患儿辨证为痄腮毒窜睾腹证，其治法为清肝泻火、活血止痛。故选 C。

B1 型题

1. D　解析：出现神昏抽搐的病机是邪毒内陷心肝。故选 D。

2. B　解析：出现睾丸肿痛的病机是邪毒移于肝经。故选 B。

3. A　解析：流行性腮腺炎邪犯少阳证的治法为疏风清热，散结消肿。故选 A。

4. C　解析：流行性腮腺炎热毒壅盛证的治法为清热解毒，息风开窍。故选 C。

第二十九节　流行性乙型脑炎

A1 型题

1. D　解析：流行性乙型脑炎（简称乙脑、乙型脑炎）是感受流行性乙型脑炎时邪（流行性乙型脑炎病毒）引起，以高热、昏迷、抽搐为主要特征的一种小儿急性传染性疾病。故选 D。

2. D　解析：乙脑多发生在 7~9 月的盛夏时节。故选 D。

3. C　解析：乙脑有明显的季节性，多发生在 7~9 月的盛夏时节。10 岁以下小儿容易发生，以 2~6 岁儿童发病率高。本病发病急骤，传变迅速，在病程中容易出现内闭外脱、呼吸障碍等危象，重症病例常留下后遗症。近 20 年来，由于大规模流行性乙型脑炎疫苗的接种，本病的发病率明显下降。故选 C。

4. D　解析：流行性乙型脑炎重症病例常留下后遗症。故选 D。

5. D　解析：乙脑急性期常因感受暑温时邪而发病。故选 D。

6. E　解析：疾病后期，由于长期高热、抽搐、昏迷，导致伤气耗阴，正气耗伤，余邪留恋，热、痰、风不尽，诸证丛生。病久则气血营卫失调，筋脉失养，或余邪未清，风痰留阻络道，而产生不规则的发热、肢体震颤、神识不慧、痴呆、失语、吞咽困难、四肢强直性瘫痪等症状。若日久不愈，脏腑、经络难以恢复功能，延至终身病残的后遗症。故选 E。

7. E　解析：乙脑急性期按照温病卫、气、营、血规律发展变化。故选 E。

8. A　解析：乙脑预防措施：①搞好环境卫生，做好防蚊灭蚊工作，切断传播途径；②控制传染源，做好疫情报告工作；③对患者应早期发现，及时治疗，早期隔离（一般需隔离至体温正常）；④及时进行乙型脑炎灭活疫苗的预防接种。故选 A。

9. B　解析：乙脑的护理措施：①患儿居室应保持凉爽通风，室温宜保持在 30℃以下，病室保持安静；②密切观察患儿的体温、呼吸、脉搏、血压、面色及瞳孔大小、神识变化等，及时发现危重症，以便抢救；③注意患儿五官和皮肤的清洁，可用生理盐水或 1 : 5000 呋喃西林液清洁眼、鼻、口腔等；④昏迷患儿需经常翻身、拍背，更换体位，防止呼吸道梗阻及褥疮发生；⑤急性期宜流质饮食，供给充分水分，必要时进行鼻饲；⑥恢复期应注意逐渐增加营养；⑦恢复期要早期进行被动性功能锻炼，使患儿肢体运动功能尽早恢复。故选 B。

A2 型题

1. B 解析：患儿微恶风寒，头痛，颈项强硬，无汗，辨证为乙脑邪犯卫气证。故选 B。

2. C 解析：患儿辨证为乙脑邪炽气营证，治宜选用清瘟败毒饮。故选 C。

3. D 解析：患儿辨证为乙脑邪入营血证，其治法为凉血清心、增液潜阳。故选 D。

4. E 解析：患儿辨证为乙脑恢复期余热未尽证，治宜选用青蒿鳖甲汤或黄芪桂枝五物汤。故选 E。

5. A 解析：患儿辨证为乙脑恢复期痰蒙清窍证，治宜选用涤痰汤或龙胆泻肝汤。故选 A。

6. B 解析：患儿辨证为乙脑恢复期内风扰动证，治宜选用止痉散。故选 B。

B1 型题

1. D 解析：乙脑偏卫分证治宜选用新加香薷饮。故选 D。

2. C 解析：乙脑偏气分证治宜选用白虎汤。故选 C。

3. A 解析：乙脑余热未尽证的治法为养阴清热，调和营卫。故选 A。

4. E 解析：乙脑内风扰动证的治法为搜风通络，养阴息风。故选 E。

第三十节 寄生虫病

A1 型题

1. D 解析：蛔虫病有绕脐腹痛。故选 D。

2. E 解析：蛲虫病临床表现以夜间肛门及会阴部奇痒、大便或肛周可见白色线状蛲虫为特征。故选 E。

3. B 解析：蛔厥证的治法为安蛔定痛，继之驱虫。故选 B。

4. E 解析：治疗蛔虫病肠虫证首选方剂为使君子散。故选 E。

5. C 解析：使君子仁，文火炒黄嚼服，每岁 1～2 粒，最大剂量不超过 20 粒，晨起空腹时服用，连

服 2～3 天。故选 C。

6. A 解析：蛲虫病的预防与护理：①加强卫生宣传，切断传播途径；②教育小儿养成良好的卫生习惯，饭前便后洗手，勤剪指甲，纠正吮手的不良习惯；③床上被单及患儿衣裤应勤洗换，并用开水洗烫、煮沸以杀死虫卵；④每日早晚用温水洗会阴部及肛门周围；⑤不穿开裆裤，防止小儿用手搔抓肛门；⑥积极治疗患儿，减少传播机会。故选 A。

A2 型题

1. D 解析：患儿有绕脐腹痛，可诊断为肠虫证。故选 D。

2. C 解析：患儿为蛔厥证，治宜选用乌梅丸。故选 C。

B1 型题

1. C 解析：蛔虫病肠虫证的腹痛特点是绕脐腹痛，乍作乍止。故选 C。

2. E 解析：蛔虫病蛔厥证的腹痛特点是突然右上腹绞痛，伴呕吐。故选 E。

第三十一节 夏 季 热

A1 型题

1. C 解析：夏季热临床以长期发热、口渴多饮、多尿、少汗或汗闭为特征。故选 C。

2. C 解析：小儿夏季热的发病集中在 6、7、8 三个月。故选 C。

3. B 解析：小儿夏季热多见于 6 个月至 3 岁的婴幼儿，5 岁以上者少见。故选 B。

4. E 解析：夏季热的发生与患儿的体质因素有密切关系，尤其是先天禀赋薄弱、肾气不足者，或病后失调、气阴不足者，入夏之后，暑热亢盛，小儿不能耐受暑气熏蒸，而患本病。故选 E。

5. D 解析：夏季热的病机涉及肺、胃、肾三个脏腑。故选 D。

6. A 解析：天气愈热，体温愈高。故选 A。

A2 型题

1. E 解析：患儿辨证为夏季热暑伤肺胃证，治宜选用王氏清暑益气汤。故选 E。

2. D 解析：患儿辨证为夏季热上盛下虚证，治宜选用温下清上汤。故选 D。

B1 型题

1. E 解析：夏季热出现少汗或汗闭的病机是暑邪伤肺，开阖失司。故选 E。
2. B 解析：夏季热出现尿多清长的病机是暑伤脾气，气不化水。故选 B。
3. C 解析：夏季热暑伤肺胃证的治法是清暑益气，养阴生津。故选 C。
4. D 解析：夏季热上盛下虚证的治法是清上温下，交通心肾。故选 D。

第三十二节 紫 癜

A1 型题

1. D 解析：风热之邪与气血相搏，迫血妄行，溢于脉外，渗于皮下，发为紫癜。故选 D。
2. B 解析：小儿为稚阴稚阳之体，气血未充，卫外不固，外感时令之邪，六淫皆易从火化，蕴郁于皮毛肌肉之间。风热之邪与气血相搏，迫血妄行，溢于脉外，渗于皮下，发为紫癜。邪重者，还可伤及阴络，出现便血、尿血等。若邪热损伤肠络，血溢络外，碍滞气机，可致剧烈腹痛；夹湿流注关节，则见局部肿痛，屈伸不利。若小儿先天禀赋不足，或疾病迁延日久，耗气伤阴，均可致气虚，或素体亏虚为主者，则多见虚证，或虚实并见。故选 B。

3. C 解析：紫癜的常见证型有风热伤络证、血热妄行证、气不摄血证、阴虚火旺证。故选 C。

A2 型题

1. C 解析：患儿以全身皮肤散发瘀点，尤以下肢及臀部居多，呈对称分布为特征，可诊断为紫癜。故选 C。
2. B 解析：患儿辨证为紫癜血热妄行证，治宜选用犀角地黄汤。故选 B。
3. C 解析：患儿辨证为紫癜阴虚火旺证，治宜选用大补阴丸。故选 C。
4. A 解析：患儿为紫癜风热伤络证，其治法为疏风散邪、清热凉血。故选 A。
5. D 解析：患儿辨证为紫癜气不摄血证，治宜选用归脾汤。故选 D。

B1 型题

1. D 解析：紫癜色淡，病程较长，神疲纳呆，辨证为气不摄血证。故选 D。
2. C 解析：紫癜鲜红，低热盗汗，心烦少寐，辨证为阴虚火旺证。故选 C。
3. A 解析：紫癜风热伤络证的治法为疏风散邪，清热凉血。故选 A。
4. C 解析：紫癜血热妄行证的治法为清热解毒，凉血止血。故选 C。

第九章 针 灸 学

第一节 经络系统的组成

A1 型题

1. D 解析：经脉名称应为足少阴肾经、足太阳膀胱经、手太阳小肠经、足阳明胃经、足厥阴肝经。故选 D。
2. A 解析：手三阳经在四肢的排列是阳明在前、少阳在中、太阳在后。故选 A。
3. C 解析：手三阴经在四肢的排列是太阴在前、厥阴在中、少阴在后。故选 C。
4. C 解析：十二经脉循行流注次序为肺经→大肠经→胃经→脾经→心经→小肠经→膀胱经→肾经→心包经→三焦经→胆经→肝经→肺经。故选 C。
5. D 解析：十二经脉的名称是根据手足、脏腑、阴阳来命名的。故选 D。

6. C 解析：足太阳膀胱经与足少阴肾经相表里，足少阳胆经与足厥阴肝经相表里。故选 C。
7. B 解析：足三阳经从头走足。故选 B。
8. A 解析：①相表里的阴经与阳经在手足末端交接，如手太阴肺经在食指端与手阳明大肠经相交接；手少阴心经在小指与手太阳小肠经相交接；手厥阴心包经由掌中至无名指端与手少阳三焦经相交接；足阳明胃经从跗（即足背部）上至大趾与足太阴脾经相交接；足太阳膀胱经在小趾与足少阴肾经相交接；足少阳胆经从跗上分出，至大趾与足厥阴肝经相交接。②同名手足阳经在头面部交接，如手足阳明经交接于鼻，手足太阳经皆通于目内眦，手足少阳经皆通于目外眦。③相互衔接的手足阴经在胸中交接，如足太阴经与手少阴经交接于心中，足少阴经与手厥阴经交接于胸中，足厥阴经与手太阴经交接于肺中。故选 A。

9. B 解析：见第 8 题"十二经脉的交接规律"。故选 B。

10. C 解析：见第 8 题"十二经脉的交接规律"。故选 C。

11. A 解析：奇经八脉是指督脉、任脉、冲脉、带脉、阴维脉、阳维脉、阴跷脉、阳跷脉八条经脉，因与十二经脉不同而别道奇行，故称为奇经八脉。故选 A。

12. C 解析：督脉督领诸阳经，统摄全身阳气和真元，为"阳脉之海"。故选 C。

13. A 解析：任脉任养诸阴经，总调全身阴气和精血，为"阴脉之海"。故选 A。

14. D 解析：冲脉具有涵蓄十二经气血的作用，有"十二经脉之海"和"血海"之称。故选 D。

15. D 解析：奇经八脉中的任脉和督脉各有其所属的穴位，与十二经相提并论，合称"十四经"。故选 D。

16. C 解析：奇经八脉中任、督、冲皆起于胞中，同出于会阴，分别行于人体的前、后正中线和腹部两侧，故称"一源三歧"。故选 C。

17. A 解析：十二经脉别络在四肢肘膝关节以下本经络穴分出后，均走向其相表里的经脉，阴经络脉走向阳经，阳经络脉走向阴经，阴阳经的络脉相互交通连接。故选 A。

18. D 解析：十五络脉除十二经脉别络之外，还包括脾之大络、任脉络、督脉络。故选 D。

19. A 解析：络脉因其形状、大小、深浅不同，有不同的名称，如浮行于浅表部位的称为"浮络"；络脉最细小的分支称为"孙络"，遍布全身，难以计数。故选 A。

20. A 解析：任脉的别络，从胸骨剑突下鸠尾分出后，散布于腹部；督脉的别络，从尾骨下长强分出后，散布于头部，并走向背部两侧的足太阳经；脾之大络，出于腋下大包穴，散布于胸胁部。故选 A。

B1 型题

1. E 解析：足三阴经在内踝上 8 寸以上部位的排列是太阴在前、厥阴在中、少阴在后。故选 E。

2. B 解析：足三阴经在内踝上 8 寸以下部位的排列是厥阴在前、太阴在中、少阴在后。故选 B。

3. A 解析：十二经脉的循行走向规律是：手三阴经从胸走手，手三阳经从手走头，足三阳经从头走足，足三阴经从足走腹（胸）。故选 A。

4. E 解析：十二经脉的循行走向规律是：手三阴经从胸走手，手三阳经从手走头，足三阳经从头走足，足三阴经从足走腹（胸）。故选 E。

5. A 解析：阳维脉主一身之表，阴维脉主一身之里。故选 A。

6. B 解析：阳维脉主一身之表，阴维脉主一身之里。故选 B。

7. A 解析：阴阳维脉具有维系一身阴经和阳经的作用。故选 A。

8. E 解析：阴阳跷脉主肢体两侧的阴阳，调节下肢运动与寤寐。故选 E。

9. D 解析：任脉任养诸阴经，总调全身阴气和精血，为"阴脉之海"。故选 D。

10. C 解析：带脉约束纵行躯干部的诸条经脉。故选 C。

第二节 经络的作用和经络学说的临床应用

A1 型题

1. B 解析：经络的作用是联系脏腑，沟通内外；运行气血，营养全身；抗御病邪，保卫机体。故选 B。

2. D 解析：经络学说的临床应用主要体现在指导辨证归经、指导针灸治疗两个方面。故选 D。

3. A 解析：前额痛与阳明经有关，侧头痛与少阳经有关，枕部痛与太阳经有关，颠顶痛与足厥阴经有关。故选 A。

4. E 解析：经络按诊的部位多为背俞穴，其次是胸腹部的募穴，以及四肢部的原穴、郄穴、合穴或阿是穴等。故选 E。

第三节 腧穴的分类

A1 型题

1. C 解析：腧穴分为十四经穴、奇穴和阿是穴三类。故选 C。

2. C 解析：2006 年颁布的《中华人民共和国国家标准腧穴名称与定位》（GB/T 12346—2006）中，经穴总数为 362 个。故选 C。

3. D 解析：奇穴是指未归属于十四经穴范畴，但有固定名称和位置的经验效穴，统称"经外奇穴"，简称"奇穴"。奇穴是在"阿是穴"的基础上发展而来的。这类腧穴的主治范围比较单一，多数对某些病证有特殊疗效，如百劳穴治瘰疬、四缝穴治小儿疳积等。故选 D。

4. D 解析：阿是穴又称天应穴、不定穴等，是以压痛或其他反应点作为刺灸的部位，既不是经穴，又不是奇穴，而是按压痛点取穴。这类穴既无具体名称，又无固定位置，多位于病变附近，也可在距离病变较远处。阿是穴无一定数目。故选 D。

B1 型题

1. A 解析：奇穴未归属于十四经穴范畴，但有固定的名称和位置。奇穴是在"阿是穴"的基础上发展而来的。这类腧穴的主治范围比较单一。故选 A。

2. E 解析：阿是穴不是经穴，而是按压痛点取穴。这类穴既无具体名称，又无固定位置。故选 E。

第四节　腧穴的主治特点和规律

A1 型题

1. B 解析：腧穴的主治作用有三，即近治作用、远治作用、特殊作用。故选 B。

2. A 解析：同一经脉的不同经穴，可以治疗本经主治的病证，如手阳明经腧穴主治头面病证等。故选 A。

3. A 解析：同一经脉的不同经穴，可以治疗本经主治的病证，如足太阳膀胱经腧穴主治后头、腰背、脏腑病。故选 A。

4. C 解析：腧穴近治作用是指腧穴都能治疗其所在部位及邻近脏腑、组织、器官的病证。足三里治胃病，属于腧穴的远治作用。故选 C。

5. B 解析：腧穴的远治作用是指某些腧穴不仅能治局部病证，而且能治本经循行所到达的远隔部位的脏腑、组织、器官的病证。具有远治作用的腧穴，主要指十二经脉在四肢肘膝关节以下的经穴，即"经脉所过，主治所及"。故选 B。

B1 型题

1. C 解析：任脉穴有回阳、固脱及强壮作用；督脉穴可治疗中风、昏迷、热病、头面病。二经腧穴均可治疗神志病、脏腑病、妇科病。故选 C。

2. E 解析：任脉穴有回阳、固脱及强壮作用；督脉穴可治疗中风、昏迷、热病、头面病。二经腧穴均可治疗神志病、脏腑病、妇科病。故选 E。

3. D 解析：合谷治五官病属于腧穴的远治作用。故选 D。

4. C 解析：某些腧穴可相对特异地治疗某些病证，如大椎退热、至阴矫正胎位等。故选 C。

第五节　腧穴的定位方法

A1 型题

1. B 解析：根据骨度分寸法，肘横纹至腕前横纹为 9 寸。故选 B。

2. E 解析：膝中至外踝高点为 16 寸。故选 E。

3. E 解析：常用的腧穴定位方法有体表标志定位法、骨度分寸定位法、手指同身寸定位法和简便取穴定位法。故选 E。

4. A 解析：根据骨度分寸法，脐中至耻骨联合上缘（曲骨）为 5 寸。故选 A。

5. E 解析：股骨大转子至腘横纹（平髌尖）为 19 寸。故选 E。

6. B 解析：腓骨小头前下方取阳陵泉。故选 B。

7. C 解析：屈肘于横纹头处取曲池。故选 C。

8. D 解析：不同患者的 1 寸距离是不同的，在具体取穴时，医者应在骨度分寸定位法的基础上，参照被取穴者自身的手指进行比量，以确定腧穴的标准定位。故选 D。

B1 型题

1. D 解析：耻骨联合上缘至髌底的距离为 18 寸。故选 D。

2. B 解析：髌尖（膝中）至内踝尖的距离为 15 寸。故选 B。

3. D 解析：剑胸结合中点（歧骨）至脐中为 8 寸。故选 D。

4. E 解析：耳后两乳突之间为 9 寸。故选 E。

第六节　手太阴肺经、穴

A1 型题

1. E 解析：手太阴肺经支脉从手腕后分出，沿食指桡侧直达食指末端。故选 E。

2. E 解析：肺经腧穴主治规律：①胸、肺、咽喉部等与肺脏有关病证，如咳嗽、气喘、咽喉肿痛、咳血、胸痛等；②经脉循行部位的其他病证，如肩背痛、肘臂挛痛、手腕痛等。故选 E。

3. B 解析：列缺在前臂，腕掌侧远端横纹上 1.5 寸，拇短伸肌腱和拇长展肌腱之间，拇长展肌腱沟的凹陷中。故选 B。

4. A 解析：尺泽主治：①咳嗽、气喘、咳血、咽喉肿痛等肺系实热性病证；②肘臂挛痛；③急性吐泻、中暑、小儿惊风等急症。故选 A。

5. D 解析：太渊在腕前区，桡骨茎突与舟状骨之间，拇长展肌腱尺侧凹陷中。故选 D。

6. D 解析：尺泽在肘区，肘横纹上，肱二头肌腱桡侧缘凹陷中。故选 D。

7. A 解析：少商在手指，拇指末节桡侧，指甲根角侧上方 0.1 寸（指寸）。故选 A。

8. E 解析：鱼际主治：①咳嗽、咳血、咽干、咽喉肿痛、失音等肺系热性病证；②掌中热；③小儿疳积。故选 E。

B1 型题

1. D 解析：太渊主治：①咳嗽、气喘、咽痛、胸痛等肺系疾患；②无脉症；③腕臂痛。故选 D。

2. B 解析：列缺主治：①咳嗽、气喘、咽喉肿痛等肺系病证；②头痛、齿痛、项强、口眼㖞斜等头面部疾患；③手腕痛。故选 B。

3. A 解析：尺泽主治：①咳嗽、气喘、咳血、咽喉肿痛等肺系实热性病证；②肘臂挛痛；③急性吐泻、中暑、小儿惊风等急症。故选 A。

4. C 解析：少商主治：①咽喉肿痛、鼻衄等肺系实热证；②高热、昏迷、癫狂；③指肿、麻木。故选 C。

第七节 手阳明大肠经、穴

A1 型题

1. B 解析：手阳明大肠经支脉，从缺盆部上行至颈部，经面颊进入下齿之中。故选 B。

2. D 解析：臂臑在臂部，曲池上 7 寸，三角肌前缘处。故选 D。

3. C 解析：手三里在前臂，阳溪与曲池连线上，肘横纹下 2 寸处。故选 C。

4. D 解析：合谷是牙拔除术、甲状腺手术等口面五官及颈部手术针麻常用穴。故选 D。

5. A 解析：迎香主治：①鼻塞、鼽衄等鼻病；②口㖞、面痒等口面部病证；③胆道蛔虫症。故选 A。

6. D 解析：手阳明大肠经主治：①头面五官病；②热病；③神志病；④肠胃病；⑤皮肤病；⑥经脉循行部位的其他病证，如手臂酸痛、半身不遂、手臂麻木等。故选 D。

7. A 解析：曲池在肘区，屈肘成直角，在尺泽与肱骨外上髁连线中点凹陷处。故选 A。

8. A 解析：合谷主治：①头痛、目赤肿痛、鼻衄、齿痛、口眼㖞斜、耳聋等头面五官诸疾；②发热

恶寒等外感病证；③热病无汗或多汗；④经闭、滞产等妇产科病证；⑤上肢疼痛、不遂；⑥牙拔除术、甲状腺手术等口面五官及颈部手术针麻常用穴。故选 A。

9. B 解析：合谷在手背，第 2 掌骨桡侧中点处。故选 B。

10. B 解析：臂臑主治：①肩臂疼痛；②瘰疬。故选 B。

B1 型题

1. A 解析：曲池主治：①手臂痹痛、上肢不遂等上肢病证；②热病；③眩晕；④腹痛、吐泻等肠胃病证；⑤咽喉肿痛、齿痛、目赤肿痛等五官热性病证；⑥瘾疹、湿疹、瘰疬等皮肤科病证；⑦癫狂等神志病。故选 A。

2. B 解析：商阳主治：①齿痛、咽喉肿痛等五官疾患；②热病、昏迷；③手指麻木。故选 B。

3. E 解析：手阳明大肠经与诸阳经交会于大椎穴。故选 E。

4. C 解析：手太阴肺经起于中焦，下络大肠。故选 C。

第八节 足阳明胃经、穴

A1 型题

1. B 解析：足阳明胃经，起于鼻旁，上行鼻根，与足太阳经脉汇合，再沿鼻外侧下行，入上齿中，返回环绕口唇，入下唇交会于承浆穴；再向后沿下颌下缘，至大迎穴处，再沿下颌角至颊车穴，上行到耳前，过足少阳经之上关穴处，沿发际至额颅部。故选 B。

2. E 解析：胃经主治：①胃肠病；②头面五官病；③神志病；④热病；⑤皮肤病；⑥经脉循行部位的其他病证。故选 E。

3. A 解析：足阳明胃经，起于鼻旁，上行鼻根，与足太阳经脉汇合，再沿鼻的外侧下行，入上齿中。手阳明大肠经支脉，从缺盆部上行至颈部，经面颊进入下齿之中。故选 A。

4. C 解析：内庭在足背第 2、3 趾间，趾蹼缘后方赤白肉际处。故选 C。

5. D 解析：足三里在小腿外侧，犊鼻下 3 寸，胫骨前嵴外 1 横指处，犊鼻与解溪连线上。故选 D。

6. C 解析：足三里主治：①胃痛、呕吐、噎膈、腹胀、腹泻、痢疾、便秘等胃肠病证；②下肢痿痹；③心悸、眩晕、癫狂等神志病；④乳痈、肠痈等

外科疾患；⑤虚劳诸证，为强壮保健要穴。故选 C。

7. D　解析：归来在下腹部，脐中下 4 寸，前正中线旁开 2 寸。故选 D。

8. E　解析：天枢主治：①腹痛、腹胀、便秘、腹泻、痢疾等胃肠病证；②月经不调、痛经等妇科疾患。故选 E。

9. E　解析：丰隆主治：①头痛、眩晕、癫狂；②咳嗽、痰多等痰饮病证；③下肢痿痹；④腹胀、便秘。故选 E。

10. A　解析：颊车主治齿痛、牙关不利、颊肿、口角㖞斜等局部病证。故选 A。

11. B　解析：下关在面部，颧弓下缘中央与下颌切迹之间凹陷中。故选 B。

B1 型题

1. A　解析：地仓主治口㖞、流涎、面痛等局部病证。故选 A。

2. C　解析：下关主治：①牙关不利、面痛、齿痛、口眼㖞斜等面口病证；②耳聋、耳鸣、聤耳等耳疾。故选 C。

3. A　解析：足三里主治：①胃痛、呕吐、噎膈、腹胀、腹泻、痢疾、便秘等胃肠病证；②下肢痿痹；③心悸、眩晕、癫狂等神志病；④乳痈、肠痈等外科疾患；⑤虚劳诸证，为强壮保健要穴。故选 A。

4. D　解析：丰隆主治：①头痛、眩晕、癫狂；②咳嗽、痰多等痰饮病证；③下肢痿痹；④腹胀、便秘。故选 D。

5. A　解析：上巨虚在小腿外侧，犊鼻下 6 寸，犊鼻与解溪连线上。故选 A。

6. C　解析：丰隆在小腿外侧，外踝尖上 8 寸，胫骨前肌外缘；或条口旁开 1 寸。故选 C。

第九节　足太阴脾经、穴

A1 型题

1. E　解析：脾经主治脾胃病、妇科病、前阴病，以及经脉循行部位的其他病证，如下肢痿痹、胸胁痛等。故选 E。

2. B　解析：血海在股前区，髌底内侧端上 2 寸，股内侧肌隆起处。故选 B。

3. D　解析：三阴交在小腿内侧，内踝尖上 3 寸，胫骨内侧缘后际。故选 D。

4. A　解析：隐白在足趾，大趾末节内侧，趾甲根角侧后方 0.1 寸（指寸）。故选 A。

5. C　解析：公孙在跖区，第 1 跖骨基底部的前下方

赤白肉际处。故选 C。

6. A　解析：阴陵泉在小腿内侧，胫骨内侧髁下缘与胫骨内侧缘之间的凹陷中。故选 A。

7. A　解析：足太阴脾经，起于足大趾末端，沿着大趾内侧赤白肉际，经过大趾本节后的第一跖趾关节后面，上行至内踝前面，再沿小腿内侧胫骨后缘上行，至内踝上 8 寸处交于足厥阴经之前，再沿膝股部内侧前缘上行，进入腹部，属脾，联络胃；再经过横膈上行，夹咽部两旁，连系舌根，分散于舌下。故选 A。

8. E　解析：三阴交主治：①肠鸣腹胀、腹泻等脾胃病证；②月经不调、带下、阴挺、不孕、滞产等妇产科病证；③遗精、阳痿、遗尿等生殖泌尿系统疾患；④心悸、失眠、眩晕；⑤下肢痿痹；⑥湿疹、荨麻疹。故选 E。

B1 型题

1. E　解析：阴陵泉可治腹胀、腹泻、水肿、黄疸等脾湿证。故选 E。

2. A　解析：隐白可治月经过多、崩漏等妇科病。故选 A。

3. C　解析：血海主治：①月经不调、痛经、闭经、崩漏；②湿疹、瘾疹、丹毒、皮肤瘙痒。故选 C。

4. D　解析：公孙主治：①胃痛、呕吐、腹痛、腹泻、痢疾等脾胃肠腑病证；②心烦、失眠、狂证等神志病证；③逆气里急、气上冲心（奔豚气）等冲脉病证。故选 D。

第十节　手少阴心经、穴

A1 型题

1. B　解析：少海主治：①心痛、癔症等心病、神志病；②肘臂挛痛、臂麻手颤；③瘰疬。故选 B。

2. B　解析：神门在腕前区，腕掌侧远端横纹尺侧端，尺侧腕屈肌腱的桡侧凹陷处。故选 B。

3. A　解析：阴郄穴在前臂前区，腕掌侧远端横纹上 0.5 寸，尺侧腕屈肌腱的桡侧缘。故选 A。

4. A　解析：少冲在手指，小指末节桡侧，指甲根角侧上方 0.1 寸（指寸）。故选 A。

5. B　解析：通里主治：①心悸、怔忡等心病；②舌强不语、暴喑；③腕臂痛。故选 B。

B1 型题

1. B　解析：阴郄主治：①心痛、惊悸等心病；②吐血、衄血。故选 B。

2. C　解析：少冲主治：①心悸、心痛、癫狂、昏迷等心及神志病证；②热病。故选C。

3. A　解析：少海在肘前区，横平肘横纹，肱骨内上髁前缘。故选A。

4. B　解析：通里在前臂前区，腕掌侧远端横纹上1寸，尺侧腕屈肌腱桡侧缘。故选B。

第十一节　手太阳小肠经、穴

A1 型题

1. A　解析：手太阳小肠经，其支脉，从缺盆分出，沿着颈部，上达面颊，到目外眦，向后进入耳中。另一支脉，从颊部分出，上行目眶下，抵于鼻旁，至目内眦，斜行络于颧骨部。故选A。

2. E　解析：手太阳小肠经主治头面五官病、热病、神志病，以及经脉循行部位的其他病证。故选E。

3. B　解析：养老可治肩、背、肘、臂酸痛，以及急性腰痛等痛证；后溪可治头项强痛、腰背痛、手指及肘臂挛痛等痛证。故选B。

4. C　解析：听宫主治：①耳鸣、耳聋、聤耳等耳疾；②齿痛；③癫、狂、痫。故选C。

5. C　解析：养老主治：①目视不明、头痛；②肩、背、肘、臂酸痛，以及急性腰痛等痛证。故选C。

6. E　解析：后溪在手内侧，第5掌指关节尺侧近端赤白肉际凹陷中。故选E。

7. A　解析：天宗在肩胛区，肩胛冈中点与肩胛骨下角连线上1/3与下2/3交点凹陷中。故选A。

8. A　解析：耳门、听宫、听会所属经脉分别是三焦经、小肠经、胆经。故选A。

B1 型题

1. A　解析：后溪主治：①头项强痛、腰背痛、手指及肘臂挛痛等痛证；②癫、狂、痫。故选A。

2. B　解析：少泽主治：①乳痈、乳汁少等乳疾；②昏迷、热病等急证、热证；③头痛、目翳、咽喉肿痛等头面五官病证。故选B。

3. A　解析：天宗主治：①肩胛疼痛、肩背部损伤等局部病证；②乳痈；③气喘。故选A。

4. B　解析：听宫主治：①耳鸣、耳聋、聤耳等耳疾；②齿痛；③癫、狂、痫。故选B。

第十二节　足太阳膀胱经、穴

A1 型题

1. A　解析：足太阳膀胱经，起始于内眼角，向上过额部，与督脉交会于头顶。其直行经脉，从头顶入颅内络脑，再浅出沿枕项部下行，从肩胛内侧脊柱两旁下行到达腰部，进入脊旁肌肉，入内络于肾，属膀胱。故选A。

2. E　解析：足太阳膀胱经主治：①脏腑病证：十二脏腑及其相关组织器官病证；②神志病：癫、狂、痫等；③头面五官病：头痛、鼻塞、鼻衄等；④经脉循行部位的其他病证：项、背、腰、下肢病证等。故选E。

3. C　解析：承山、肺俞、心俞均属于膀胱经。故选C。

4. C　解析：肝俞穴位于脊柱区，第9胸椎棘突下，后正中线旁开1.5寸。故选C。

5. E　解析：至阴在足趾，小趾末节外侧，趾甲根角侧后方0.1寸（指寸）。故选E。

6. D　解析：睛明位于面部，目内眦内上方眶内侧壁凹陷中。故选D。

7. B　解析：天柱位于颈后区，横平第2颈椎棘突上际，斜方肌外缘凹陷中。故选B。

8. C　解析：攒竹主治：①头痛、眉棱骨痛；②眼睑瞤动、眼睑下垂、口眼㖞斜、目视不明、流泪、目赤肿痛等眼疾；③呃逆；④急性腰扭伤。故选C。

9. A　解析：肺俞位于脊柱区，第3胸椎棘突下，后正中线旁开1.5寸。故选A。

10. E　解析：心俞主治：①心痛、惊悸、失眠、健忘、癫痫、盗汗等心与神志病证；②盗汗、遗精。故选E。

11. A　解析：肺俞主治：①咳嗽、气喘、咳血等肺部疾患；②骨蒸潮热、盗汗等阴虚病证；③皮肤瘙痒、瘾疹等皮肤病。故选A。

12. B　解析：肾俞位于脊柱区，第2腰椎棘突下，后正中线旁开1.5寸。故选B。

B1 型题

1. A　解析：次髎在骶区，正对第2骶后孔中。故选A。

2. B　解析：脾俞在脊柱区，第11胸椎棘突下，后正中线旁开1.5寸。故选B。

3. C　解析：心俞在脊柱区，第5胸椎棘突下，后正中线旁开1.5寸。故选C。

4. E　解析：肾俞在脊柱区，第2腰椎棘突下，后正中线旁开1.5寸。故选E。

5. E　解析：足太阳膀胱经，起始于内眼角，向上过额部，与督脉交会于头顶。故选E。

6. B　解析：足少阳胆经，起于目外眦，上行额角部，下行至耳后，沿颈项部至肩上，下入缺盆。故选 B。

7. C　解析：承山主治：①腰腿拘急、疼痛；②痔疾、便秘。故选 C。

8. D　解析：昆仑主治：①后头痛、项强、腰骶疼痛、足踝肿痛；②癫痫；③滞产。故选 D。

第十三节　足少阴肾经、穴

A1 型题

1. A　解析：足少阴肾经，起于足小趾下，斜走足心，行舟骨粗隆下，经内踝的后方，向下进入足跟中。故选 A。

2. E　解析：肾经主治：①头及五官病证：头痛、目眩、咽喉肿痛、齿痛、耳聋、耳鸣等；②妇科病、前阴病：月经不调、遗精、阳痿、小便频数等；③经脉循行部位的其他病证：下肢厥冷、内踝肿痛等。故选 E。

3. E　解析：肾经从横骨穴处上行于腹部前正中线旁 0.5 寸，胸部前正中线旁 2 寸，止于锁骨下缘俞府穴处。故选 E。

4. D　解析：涌泉在足底，屈足卷趾时足心最凹陷中，约当足底第 2、3 趾蹼缘与足跟连线的前 1/3 与后 2/3 交点凹陷中。故选 D。

5. B　解析：复溜在小腿内侧，太溪穴上 2 寸，当跟腱的前缘。故选 B。

6. A　解析：复溜主治：①水肿、腹胀、腹泻等胃肠病证；②水肿、汗证（盗汗、无汗或多汗）等津液输布失调病证；③腰脊强痛、下肢痿痹。故选 A。

B1 型题

1. A　解析：照海在踝区，内踝尖下 1 寸，内踝下缘边际凹陷中。故选 A。

2. B　解析：太溪在踝区，内踝尖与跟腱之间的凹陷中。故选 B。

3. A　解析：阴谷主治：①阳痿、月经不调、崩漏、疝气、阴中痛、癃闭；②膝股内侧痛。故选 A。

4. B　解析：涌泉主治：①昏厥、中暑、小儿惊风、癫狂痫、头痛、头晕、目眩、失眠等急证及神志病证；②咳血、咽喉肿痛、喉痹、失音等肺系病证；③大便难、小便不利；④奔豚气；⑤足心热。故选 B。

第十四节　手厥阴心包经、穴

A1 型题

1. D　解析：手厥阴心包经，起于胸中，属心包络，向下经过横膈自胸至腹依次联络上、中、下三焦。故选 D。

2. C　解析：劳宫简便取穴法：自然握拳，中指尖下便是穴。故选 C。

3. E　解析：曲泽主治：①心痛、心悸、善惊等心系病证；②胃痛、呕血、呕吐等胃腑热性病证；③热病、中暑；④肘臂挛痛、上肢颤动。故选 E。

4. A　解析：内关主治：①心痛、胸闷、心动过速或过缓等心系病证；②胃痛、呕吐、呃逆等胃腑病证；③中风、偏瘫、眩晕、偏头痛；④失眠、郁证、癫狂痫等神志病证；⑤肘臂挛痛。故选 A。

B1 型题

1. A　解析：郄门主治：①心痛、心悸、心烦、胸痛等心胸病证；②咳血、呕血、衄血等热性出血证；③疔疮；④癫痫。故选 A。

2. B　解析：劳宫主治：①中风昏迷、中暑等急证；②心痛、烦闷、癫狂痫等心与神志病证；③口疮、口臭。故选 B。

3. A　解析：内关在前臂前区，腕掌侧远端横纹上 2 寸，掌长肌腱与桡侧腕屈肌腱之间。故选 A。

4. E　解析：郄门在前臂前区，腕掌侧远端横纹上 5 寸，掌长肌腱与桡侧腕屈肌腱之间。故选 E。

第十五节　手少阳三焦经、穴

A1 型题

1. B　解析：手少阳三焦经，起于无名指尺侧末端，向上经小指与无名指之间、手腕背侧，上达前臂外侧，沿桡骨和尺骨之间，过肘尖，沿上臂外侧上行至肩部，交出足少阳经之后，进入缺盆部，分布于胸中，散络于心包。故选 B。

2. D　解析：中渚在手背，第 4、5 掌骨间，第 4 掌指关节近端凹陷中。故选 D。

3. C　解析：支沟主治：①便秘；②耳鸣、耳聋、暴暗；③胁肋疼痛。故选 C。

4. D　解析：肩髎在三角肌区，肩峰角与肱骨大结节两骨间凹陷中。故选 D。

5. A　解析：翳风在颈部，耳垂后方，乳突下端前方凹陷中。故选 A。

6. A 解析：翳风主治：①耳鸣、耳聋等耳疾；②口眼㖞斜、牙关紧闭、颊肿等面口病证；③瘰疬。故选A。

B1 型题

1. A 解析：丝竹空主治：①癫痫；②头痛、眩晕、目赤肿痛、眼睑瞤动等头目病证；③齿痛。故选A。

2. B 解析：中渚主治：①头痛、耳鸣、耳聋、目赤、喉痹等头面五官病证；②肩背肘臂酸痛、手指不能屈伸。故选B。

3. A 解析：三焦经与胆经相交接于目外眦。故选A。

4. B 解析：小肠经与膀胱经相交接于目内眦。故选B。

5. A 解析：外关在前臂后区，腕背侧远端横纹上2寸，尺骨与桡骨间隙中点。故选A。

6. C 解析：支沟在前臂后区，腕背侧远端横纹上3寸，尺骨与桡骨间隙中点。故选C。

第十六节　足少阳胆经、穴

A1 型题

1. C 解析：足少阳胆经，起于目外眦，上行额角部，下行至耳后，沿颈项部至肩上，下入缺盆。耳部分支，从耳后进入耳中，出走耳前到目外眦后方。故选C。

2. C 解析：悬钟在小腿外侧，外踝尖上3寸，腓骨前缘。故选C。

3. E 解析：胆经主治：①头面五官病：侧头、目、耳、咽喉病等；②肝胆病：黄疸、口苦、胁痛等；③热病；④神志病：癫狂等；⑤胸胁病；⑥经脉循行部位的其他病证：下肢痹痛、麻木、不遂等。故选E。

4. A 解析：阳白在头部，眉上1寸，瞳孔直上。故选A。

5. E 解析：阳陵泉主治：①黄疸、胁痛、口苦、呕吐、吞酸等肝胆胃的病证；②膝肿痛，下肢痿痹、麻木；③小儿惊风。故选E。

6. A 解析：环跳穴在臀部，股骨大转子最凸点与骶管裂孔连线的外1/3与内2/3交点处。故选A。

7. A 解析：环跳穴针刺时的最佳体位是侧卧位。故选A。

8. A 解析：丘墟主治：①目赤肿痛、目生翳膜等目疾；②下肢痿痹、颈项痛、腋下肿、胸胁痛、外踝肿痛、足内翻、足下垂等；③疟疾。故选A。

9. C 解析：风市主治：①下肢痿痹、麻木，半身不遂；②遍身瘙痒。故选C。

B1 型题

1. A 解析：丘墟穴在踝区，外踝的前下方，趾长伸肌腱的外侧凹陷中。故选A。

2. E 解析：足临泣在足背，第4、5跖骨底结合部的前方，第5趾长伸肌腱外侧凹陷中。故选E。

3. A 解析：风池主治：①头痛、眩晕、失眠、中风、癫痫、耳鸣、耳聋等内风所致的病证；②感冒、热病、口眼㖞斜等外风所致病证；③目赤痛、视物不明、鼻塞、衄血、咽痛等五官病证；④颈项强痛。故选A。

4. B 解析：悬钟主治：①痴呆、中风、半身不遂等髓海不足疾患；②颈项强痛、胸胁满痛、下肢痿痹、脚气。故选B。

5. E 解析：风市在股部，髌底上7寸。故选E。

6. C 解析：阳陵泉在小腿外侧，腓骨小头前下方凹陷中。故选C。

第十七节　足厥阴肝经、穴

A1 型题

1. E 解析：足厥阴肝经，起于足大趾背毫毛部，沿足背经内踝前上行，至内踝上8寸处交于足太阴经之后，上经腘窝内缘，沿大腿内侧，上入阴毛中，环绕阴器。故选E。

2. E 解析：大敦在足大趾末节外侧，趾甲根角侧后方0.1寸（指寸）。故选E。

3. B 解析：太冲在足背，第1、2跖骨间，跖骨底结合部前方凹陷中，或触及动脉搏动处。故选B。

4. A 解析：行间在足背，第1、2趾间，趾蹼缘后方赤白肉际处。故选A。

5. D 解析：期门在胸部，第6肋间隙，前正中线旁开4寸。故选D。

6. E 解析：肝经主治病证：①肝胆病：黄疸、胸胁胀痛、呕逆，以及肝风内动所致的中风、头痛、眩晕、惊风等；②妇科病、前阴病：月经不调、痛经、崩漏、带下、遗尿、小便不利等；③经脉循行部位的其他病证：下肢痹痛、麻木、不遂等。故选E。

B1 型题

1. A 解析：大敦主治：①疝气、少腹痛；②遗尿、癃闭、五淋、尿血等泌尿系病证；③月经不调、崩漏、缩阴、阴中痛、阴挺等月经病及前阴病证；④癫痫、善寐。故选 A。

2. B 解析：行间主治：①中风、癫痫、头痛、目眩、目赤肿痛、青盲、口喎等肝经风热病证；②月经不调、痛经、闭经、崩漏、带下等妇科经带病证；③阴中痛、疝气；④遗尿、癃闭、五淋等泌尿系病证。故选 B。

3. C 解析：期门主治：①胸胁胀痛、呕吐、吞酸、呃逆、腹胀、腹泻等肝胃病证；②奔豚气；③乳痈。故选 C。

4. D 解析：太冲主治：①中风、癫狂痫、小儿惊风、头痛、眩晕、耳鸣、目赤肿痛、口喎、咽痛等肝经风热病证；②月经不调、痛经、经闭、崩漏、带下、难产等妇科病证；③黄疸、胁痛、腹胀、呕逆等肝胃病证；④癃闭、遗尿；⑤下肢痿痹、足跗肿痛。故选 D。

第十八节 督脉经、穴

A1 型题

1. A 解析：督脉起于小腹内，下行于会阴部，向后从尾骨端上行脊柱的内部，上达项后风府，进入脑内，上行至颠顶，沿前额下行鼻柱，止于上唇系带处。故选 A。

2. D 解析：腰阳关在脊柱区，第 4 腰椎棘突下凹陷中，后正中线上。故选 D。

3. A 解析：百会在头部，前发际正中直上 5 寸。故选 A。

4. D 解析：神庭主治：①癫狂痫、不寐、惊悸；②头痛、眩晕、目赤、目翳、鼻渊、鼻衄。故选 D。

5. E 解析：水沟可治疗昏迷、晕厥、中风、中暑、休克、呼吸衰竭等急危重症，为急救要穴之一。故选 E。

B1 型题

1. A 解析：大椎主治：①热病、疟疾、恶寒发热、咳嗽、气喘等外感病证；②骨蒸潮热；③癫狂痫、小儿惊风等神志病证；④项强、脊痛；⑤风疹、痤疮。故选 A。

2. B 解析：百会主治：①痴呆、中风、失语、瘛疭、失眠、健忘、癫狂痫、癔症等神志病证；②头风、头痛、眩晕、耳鸣等头面病证；③脱肛、阴挺、胃下垂、肾下垂等气失固摄而致的下陷性病证。故选 B。

3. B 解析：哑门在颈后区，第 2 颈椎棘突上际凹陷中，后正中线上。故选 B。

4. D 解析：大椎在脊柱区，第 7 颈椎棘突下凹陷中，后正中线上。故选 D。

第十九节 任脉经、穴

A1 型题

1. A 解析：任脉起于小腹内，下出于会阴部，向前上行于阴毛部，循腹沿前正中线上行，经关元等穴至咽喉，再上行环绕口唇，经面部进入目眶下，联系于目。故选 A。

2. E 解析：承浆主治：①口喎、齿龈肿痛、流涎、面肿等口面部病证；②暴喑；③癫痫。故选 E。

3. D 解析：气海在下腹部，脐中下 1.5 寸，前正中线上。故选 D。

4. D 解析：关元主治：①中风脱证、虚劳冷惫、羸瘦无力等元气虚损病证；②少腹疼痛、疝气；③腹泻、痢疾、脱肛、便血等肠腑病证；④五淋、尿血、尿闭、尿频等泌尿系病证；⑤遗精、阳痿、早泄、白浊等男科病证；⑥月经不调、痛经、经闭、崩漏、带下、阴挺、恶露不尽、胞衣不下等妇科病证；⑦保健灸常用穴。故选 D。

5. B 解析：神阙主治：①虚脱、中风脱证等元阳暴脱；②腹痛、腹胀、腹泻、痢疾、便秘、脱肛等肠腑病证；③水肿、小便不利；④保健灸常用穴。故选 B。

B1 型题

1. A 解析：气海主治虚脱、形体羸瘦、脏气衰惫、乏力等气虚病证，为气虚病证首选腧穴。故选 A。

2. C 解析：膻中主治咳嗽、气喘、胸闷、心痛、噎膈、呃逆等胸中气机不畅的病证，为气机不畅病证首选腧穴。故选 C。

3. D 解析：中极穴在下腹部，脐中下 4 寸，前正中线上。故选 D。

4. E 解析：中脘穴在上腹部，脐中上 4 寸，前正中线上。故选 E。

第二十节 经外奇穴

A1 型题

1. B 解析：四神聪在头部，百会前后左右各旁开 1 寸，共 4 穴。故选 B。

2. E 解析：太阳主治头痛、目疾、面瘫、面痛。故选 E。

3. E　解析：上胸部的夹脊穴治疗心肺、上肢疾病，下胸部的夹脊穴治疗胃肠疾病，腰部的夹脊穴治疗腰腹及下肢疾病。故选 E。

4. A　解析：治疗小儿疳积、百日咳首选四缝。故选 A。

5. E　解析：胆囊穴主治急慢性胆囊炎、胆石症、胆道蛔虫症等胆腑病证及下肢痿痹。故选 E。

6. C　解析：膝眼主治膝痛、腿痛、脚气。故选 C。

B1 型题

1. C　解析：阑尾在小腿前侧上部，当犊鼻下 5 寸，胫骨前缘旁开 1 横指。故选 C。

2. B　解析：膝眼在膝部，屈膝，在髌韧带两侧凹陷处，在内侧的称为内膝眼，在外侧的称为外膝眼。故选 B。

3. E　解析：胆囊穴在小腿外侧，腓骨小头直下 2 寸。故选 E。

4. C　解析：夹脊穴在脊柱区，第 1 胸椎至第 5 腰椎棘突下两侧，后正中线旁开 0.5 寸，一侧 17 穴。故选 C。

第二十一节　毫针刺法

A1 型题

1. A　解析：仰卧位适宜于取头、面、胸、腹部腧穴和上下肢部分腧穴。故选 A。

2. B　解析：肺俞穴位于人体背部，不宜仰卧位进针。故选 B。

3. A　解析：天枢穴位于腹部，不宜俯卧位进针。故选 A。

4. A　解析：环跳穴在股骨大转子最高点与骶骨裂孔的连线上，当外 1/3 与中 1/3 的交点处。故选 A。

5. B　解析：捻转补泻法补法，即针下得气后，捻转角度小，用力轻，频率慢，操作时间短，结合拇指向前、食指向后（左转用力为主）。故选 B。

6. C　解析：平补平泻法用于不盛不虚证。虚证用补法，实证用泻法。故选 C。

7. C　解析：平刺也称横刺、沿皮刺，是指针身与皮肤表面呈约 15° 或沿皮以更小的角度刺入。故选 C。

8. A　解析：提插补泻法中泻法的操作是针下得气后，先深后浅，轻插重提，提插幅度大，频率快，操作时间长。故选 A。

9. E　解析：侧伏坐位适宜于取头部的一侧、面颊及耳前后部位的腧穴。故选 E。

10. A　解析：舒张进针法主要用于皮肤松弛部位腧穴的进针。故选 A。

11. B　解析：行针的基本手法主要有提插法、捻转法两种。故选 B。

12. A　解析：平刺法适用于皮薄肉少部位的腧穴，如头部的腧穴等。故选 A。

13. D　解析：针下空松感是针下未得气的表现。故选 D。

14. B　解析：胸、胁、腰、背脏腑所居之处的腧穴不宜直刺、深刺。故选 B。

15. A　解析：常用的双手进针法有指切进针法、夹持进针法、提捏进针法、舒张进针法。故选 A。

16. B　解析：晕针后，应使患者平卧，无须抬高头部。故选 B。

17. C　解析：印堂穴位于皮肉浅薄部位，应用提捏进针法。故选 C。

B1 型题

1. A　解析：指切进针法适宜于短针的进针。故选 A。

2. C　解析：提捏进针法主要用于皮肉浅薄部位腧穴的进针。故选 C。

3. A　解析：针下得气后，捻转角度大，用力重，频率快，操作时间长，结合拇指向后、食指向前（右转用力为主）者为泻法。故选 A。

4. E　解析：针下得气后，先浅后深，重按轻提，提插幅度小，频率慢，操作时间短者为补法。故选 E。

第二十二节　常用灸法

A1 型题

1. E　解析：灸法的作用有温经散寒、扶阳固脱、消瘀散结、防病保健。故选 E。

2. D　解析：隔姜灸有温胃止呕、散寒止痛的作用，常用于因寒而致的呕吐、腹痛及风寒痹痛等病症。故选 D。

3. C　解析：艾炷灸又分直接灸与间接灸两类，直接灸根据愈后是否留有瘢痕，分为瘢痕灸和无瘢痕灸；间接灸包括隔姜灸、隔蒜灸、隔盐灸、隔附子饼灸。雀啄灸属于艾条灸。故选 C。

4. A　解析：灸法具有温通经络、驱散寒邪、扶助阳气、举陷固脱、通畅气机、调和营卫、消瘀散结等作用。阴虚患者不宜用灸法。故选 A。

5. B　解析：温针灸、艾炷灸、艾条灸、温灸器灸属于艾灸法。灯火灸属于其他灸法。故选 B。

6. A 解析：瘢痕灸常用于治疗哮喘、肺痨、瘰疬等慢性顽疾。故选 A。

7. D 解析：隔蒜灸多用于治疗瘰疬、肺痨及初起的肿疡等病症。故选 D。

B1 型题

1. B 解析：温针灸、艾炷灸、艾条灸、温灸器灸属于艾灸法。故选 B。

2. C 解析：艾炷灸又分直接灸与间接灸两类，直接灸根据愈后是否留有瘢痕，分为瘢痕灸和无瘢痕灸。故选 C。

3. D 解析：隔姜灸有温胃止呕、散寒止痛的作用，多用于治疗瘰疬、肺痨及初起的肿疡等。故选 D。

4. E 解析：隔附子饼灸有温补肾阳的作用，多用于治疗命门火衰所致的阳痿、早泄或疮疡久溃不敛等病症。故选 E。

5. A 解析：隔姜灸有温胃止呕、散寒止痛的作用，常用于因寒所致的呕吐、腹痛及风寒痹痛等病症。故选 A。

6. B 解析：隔盐灸有回阳、救逆、固脱的作用，多用于治疗伤寒阴证或吐泻并作、中风脱证等病症。故选 B。

7. C 解析：温和灸多用于慢性病。故选 C。

8. E 解析：雀啄灸、回旋灸多用于急性病。故选 E。

第二十三节 其他针法

A1 型题

1. E 解析：散刺法属于三棱针操作法。故选 E。

2. A 解析：电针治疗的通电时间一般在 5～20 分钟。故选 A。

3. E 解析：三棱针放血疗法可常用于治疗某些急证和慢性病。故选 E。

4. E 解析：散刺法多用于局部瘀血、血肿或水肿、顽癣等。故选 E。

5. A 解析：电针取穴多选同侧肢体的穴位配对，以 1～3 对穴位为宜。故选 A。

6. A 解析：密波易产生抑制反应，常用于止痛、镇静、缓解肌肉和血管痉挛等。故选 A。

B1 型题

1. C 解析：曲泽应用刺络法。故选 C。

2. A 解析：攒竹应用点刺法。故选 A。

3. C 解析：疏密波能增加代谢，促进气血循环，改善组织营养，消除炎性水肿，常用于止血、扭挫伤、关节周围炎、气血运行障碍、坐骨神经痛、面瘫、肌无力、局部冻伤等。故选 C。

4. D 解析：断续波的动力作用颇强，能提高肌肉组织的兴奋性，对横纹肌有良好的刺激收缩作用。故选 D。

5. C 解析：刺络法可治疗治疗急性吐泻、疼痛、中暑、发热等。故选 C。

6. D 解析：挑刺法常用于肩周炎、胃痛、颈椎综合征、失眠、支气管哮喘、血管神经性头痛等。故选 D。

第二十四节 针灸治疗

A1 型题

1. E 解析：下牙痛取合谷，属于远部取穴。故选 E。

2. B 解析：胃痛取中脘，属于近部取穴。故选 B。

3. D 解析：上牙痛取内庭、下牙痛取合谷、腰背痛取委中，属于远部取穴；胃痛取中脘，属于近部取穴；心肾不交之失眠，病变部位在心、肾，取心俞、肾俞，属于辨证取穴。故选 D。

4. E 解析：眼病取睛明，属于近部取穴。故选 E。

5. E 解析：按部配穴主要包括远近配穴法、上下配穴法、前后配穴法、左右配穴法。故选 E。

6. D 解析：中极、膀胱俞分别为膀胱的募穴和背俞穴，所以用俞募配穴法治疗小儿遗尿应选中极、膀胱俞。故选 D。

7. B 解析：肺经的五输穴与五行的配属关系：井（木）、荥（火）、输（土）、经（金）、合（水）分别对应少商、鱼际、太渊、经渠、尺泽。肺经虚证"补其母"，肺属"金"，"土生金"，"土"为"金"之母，因此应选本经属"土"的五输穴，即输穴太渊。故选 B。

8. D 解析：特定穴分为"五输穴""原穴""络穴""郄穴""下合穴""背俞穴""募穴""八会穴""八脉交会穴"和"交会穴"十类。故选 D。

9. C 解析：《难经·六十八难》曰："井主心下满，荥主身热，输主体重节痛，经主喘咳寒热，合主逆气而泄。"《灵枢经》又有"合治内腑"之说。故选 C。

10. C 解析：肝经的五输穴与五行的配属关系：井（木）、荥（火）、输（土）、经（金）、合（水）分别对应大敦、行间、太冲、中封、曲泉。肝经实证，"泻其子"，肝属"木"，"木生火"，"火"为"木"之子，因此应选本经属"火"的五输穴，即荥穴行间。故选 C。

11. B 解析：《灵枢·九针十二原》曰："所出为井，所溜为荥，所注为输，所行为经，所入为合。"故选 B。

12. D 解析：八脉交会穴均分布于肘膝以下，包括公孙、内关、后溪、申脉、足临泣、外关、列缺、照海。故选 D。

13. C 解析：曲泽为心包经的合穴。故选 C。

14. A 解析：十二经脉和奇经八脉中的阴跷脉、阳跷脉、阴维脉、阳维脉之经气深聚的部位称为郄穴。故选 A。

15. B 解析：公孙是脾经的络穴。故选 B。

16. A 解析：阴陵泉是五输穴中的合穴。故选 A。

17. E 解析：少海是心经的合穴。故选 E。

18. D 解析：脏腑之气可通过气街与其俞、募穴相联系。故选 D。

19. A 解析：临床上常把先病经脉的原穴和后病的相表里经脉的络穴相配合，称为"原络配穴法"或"主客原络配穴法"，是表里经配穴法的典型用法。故选 A。

20. A 解析：十二经的输穴多分布在肘膝关节以下。故选 A。

21. D 解析：心的募穴是巨阙。故选 D。

22. B 解析：太渊既是输穴又是原穴，还是八会穴之脉会。故选 B。

B1 型题

1. A 解析：原穴分布在腕、踝关节附近的十二经上；背俞穴分布在背腰部；募穴分布在胸腹部；八会穴分部在躯干部和四肢部；郄穴大多分布在四肢肘膝关节以下。故选 A。

2. B 解析：原穴分布在腕、踝关节附近的十二经上；背俞穴分布在背腰部；募穴分布在胸腹部；八会穴分部在躯干部和四肢部；郄穴大多分布在四肢肘膝关节以下。故选 B。

3. D 解析：脾经的荥穴为大都。故选 D。

4. C 解析：脾经的输穴为太白。故选 C。

5. C 解析：肝经的荥穴为行间。故选 C。

6. A 解析：肝经的输穴为太冲。故选 A。

7. B 解析：咳嗽取肺经穴位中府、太渊，属于本经配穴法。故选 B。

8. C 解析：手阳明经的合谷配足阳明经的内庭，是将手足同名经的腧穴相互配合组成，属于同名经配穴法。故选 C。

第二十五节 头面躯体病证

A1 型题

1. B 解析：治疗阳明头痛配印堂、内庭。故选 B。

2. E 解析：治疗风寒头痛配风门、列缺。故选 E。

3. D 解析：治疗厥阴头痛配四神聪、太冲、内关。故选 D。

4. B 解析：治疗血虚头痛配脾俞、足三里。故选 B。

5. A 解析：合谷为行气止痛要穴，善治头面诸疾。故选 A。

6. A 解析：落枕病在督脉、太阳经者配大椎、束骨。故选 A。

7. A 解析：外劳宫是治疗落枕的经验穴。故选 A。

8. D 解析：落枕属气滞血瘀者配内关、合谷。故选 D。

9. A 解析：落枕治疗的主穴为外劳宫、天柱、阿是穴、后溪、悬钟。故选 A。

10. A 解析：漏肩风治疗的主穴为肩髃、肩髎、肩贞、阿是穴、阳陵泉、条口透承山。故选 A。

11. A 解析：腰痛治疗的主穴为大肠俞、阿是穴、委中。故选 A。

12. E 解析：痹证的外感病理因素有风、寒、湿、热。故选 E。

13. B 解析：治疗肾虚腰痛配肾俞、太溪。故选 B。

14. A 解析：治疗行痹配膈俞、血海，取"治风先治血，血行风自灭"之意。故选 A。

15. D 解析：治疗热痹配大椎、曲池。故选 D。

A2 型题

1. C 解析：该患者可诊断为痛痹，治疗主穴为阿是穴、局部经穴；痛痹配肾俞、关元。故选 C。

2. A 解析：该患者可诊断为内伤血虚头痛，偏头痛部位在少阳经，治疗以督脉、足阳明胃经、足少阳胆经穴为主。故选 A。

3. B 解析：该患者可诊断为肾虚腰痛，治疗的主穴为大肠俞、阿是穴、委中；肾虚腰痛配肾俞、太溪。故选 B。

4. D 解析：患者为寒湿腰痛，治以通经止痛，取局部阿是穴及足太阳经穴为主。故选 D。

5. A 解析：治疗腰痛伴有腰椎病变者，可配腰夹脊。故选 A。

6. B 解析：该患者可诊断为落枕，治疗以局部阿是穴和手太阳、足少阳经穴为主。故选 B。

B1 型题

1. C　解析：少阳头痛配率谷、外关、足临泣。故选 C。
2. D　解析：风湿头痛配头维、阴陵泉。故选 D。
3. C　解析：着痹配阴陵泉、足三里。故选 C。
4. A　解析：瘀血头痛配血海、膈俞。故选 A。
5. A　解析：寒湿腰痛配命门、腰阳关。故选 A。
6. E　解析：腰椎病变配腰夹脊。故选 E。
7. C　解析：落枕风寒袭络证配风池、合谷。故选 C。
8. E　解析：落枕背痛配天宗。故选 E。
9. B　解析：漏肩风属手少阳经证应配外关。故选 B。
10. E　解析：漏肩风属气滞血瘀证应配内关、膈俞。故选 E。

第二十六节　内科病证

A1 型题

1. A　解析：中风的发生与多种因素有关，风、火、痰、瘀为主要病因。故选 A。
2. A　解析：中风中经络，治以疏通经络，醒脑调神，以督脉、手厥阴及足太阴经穴为主。故选 A。
3. B　解析：中风中经络足内翻配丘墟透照海。故选 B。
4. E　解析：中风中脏腑脱证，治以回阳固脱，以任脉经穴为主。故选 E。
5. B　解析：治疗中风中脏腑闭证的主穴为水沟、十二井穴、太冲、丰隆、劳宫。故选 B。
6. A　解析：治疗中风中经络的主穴为水沟、内关、三阴交、极泉、尺泽、委中。故选 A。
7. A　解析：治疗眩晕气血两虚证配气海、脾俞、胃俞。故选 A。
8. E　解析：治疗眩晕虚证的治疗应益气养血，填精定眩。故选 E。
9. C　解析：治疗眩晕肝阳上亢证配行间、侠溪、太溪。故选 C。
10. D　解析：眩晕实证取足少阳、足厥阴经穴及督脉穴为主。故选 D。
11. A　解析：面瘫治以祛风通络，疏调经筋，以局部取穴、手足阳明经穴为主。故选 A。
12. A　解析：治疗面瘫的主穴为攒竹、阳白、四白、颧髎、颊车、地仓、合谷、太冲。故选 A。
13. B　解析：面瘫鼻唇沟变浅配迎香。故选 B。
14. A　解析：面瘫舌麻、味觉减退配廉泉。故选 A。
15. E　解析：面瘫眼睑闭合不全配鱼腰、丝竹空、申脉。故选 E。

16. A　解析：阴跷脉、阳跷脉与不寐关系密切。故选 A。
17. B　解析：治疗不寐心肾不交证配太溪、肾俞。故选 B。
18. A　解析：治疗感冒主穴为列缺、合谷、风池、大椎、太阳。故选 A。
19. A　解析：治疗感冒夹暑可配委中。故选 A。
20. A　解析：哮喘实证治以手太阴经穴及相应背俞穴为主。故选 A。
21. A　解析：治疗哮喘实证的主穴为列缺、尺泽、肺俞、中府、定喘。故选 A。
22. A　解析：治疗胃痛以取胃的募穴、足阳明经穴为主。故选 A。
23. B　解析：呕吐的基本病机为胃气上逆。故选 B。
24. A　解析：治疗呕吐热邪内蕴证配合谷、金津、玉液。故选 A。
25. A　解析：治疗急性泄泻的主穴为天枢、上巨虚、阴陵泉、水分。故选 A。
26. E　解析：治疗慢性泄泻的主穴为神阙、天枢、足三里、公孙。故选 E。
27. C　解析：治疗慢性泄泻肝气乘脾证配肝俞、太冲。故选 C。
28. A　解析：治疗便秘取大肠的背俞穴、募穴及下合穴为主。故选 A。
29. A　解析：治疗便秘热秘配合谷、曲池。故选 A。
30. E　解析：治疗便秘阴伤津亏证配照海、太溪。故选 E。

A2 型题

1. A　解析：该患者可诊断为中风中脏腑闭证，针刺主穴为水沟、十二井穴、太冲、丰隆、劳宫。故选 A。
2. A　解析：该患者可诊断为面瘫，针刺主穴为攒竹、阳白、四白、颧髎、颊车、地仓、合谷、太冲。眼睑闭合不全配鱼腰、丝竹空、申脉；鼻唇沟变浅配迎香；鼻唇沟歪斜配水沟；颏唇沟歪斜配承浆；乳突部疼痛配翳风；舌麻、味觉减退配廉泉。故选 A。
3. A　解析：该患者可诊断为不寐肝火扰神证，针刺主穴为百会、安眠、神门、三阴交、照海、申脉；肝火扰神配行间、侠溪。故选 A。
4. B　解析：该患者可诊断为眩晕，针刺主穴为百会、风池、肝俞、肾俞、足三里；肾精不足配太溪、悬钟、三阴交。故选 B。

5. A 解析：该患者可诊断为哮喘实证，针刺主穴为列缺、尺泽、肺俞、中府、定喘；风寒外袭配风门、合谷。故选 A。

6. B 解析：该患者可诊断为哮喘虚证，针刺主穴为肺俞、膏肓、肾俞、太渊、太溪、足三里、定喘；肺气虚配气海。故选 B。

7. E 解析：该患者可诊断为感冒夹湿，针刺主穴为列缺、合谷、风池、大椎、太阳；夹湿配阴陵泉。故选 E。

8. E 解析：该患者可诊断为便秘热秘，针刺主穴为天枢、大肠俞、上巨虚、支沟；热秘配合谷、曲池。故选 E。

9. A 解析：该患者可诊断为胃痛肝气犯胃证，针刺主穴为中脘、足三里、内关；肝气犯胃配期门、太冲。故选 A。

10. B 解析：该患者可诊断为慢性泄泻肾阳虚衰证，针刺除主穴神阙、天枢、足三里、公孙外，可配肾俞、关元。故选 B。

B1 型题

1. B 解析：治疗中风中脏腑闭证，取督脉、手厥阴经穴和十二井穴为主。故选 B。

2. E 解析：治疗中风中脏腑脱证，以任脉穴为主。故选 E。

3. B 解析：治疗中风中经络风痰阻络证，应配丰隆、合谷。故选 B。

4. D 解析：治疗中风中经络阴虚风动证，应配太溪、风池。故选 D。

5. A 解析：治疗眩晕实证的主穴为百会、风池、太冲、内关。故选 A。

6. B 解析：治疗眩晕虚证的主穴为百会、风池、肝俞、肾俞、足三里。故选 B。

7. C 解析：治疗重症不寐配夹脊、四神聪。故选 C。

8. E 解析：治疗不寐噩梦多配厉兑、隐白。故选 E。

9. D 解析：治疗不寐肝火扰神证配行间、侠溪。故选 D。

10. E 解析：治疗不寐脾胃不和证配足三里、内关。故选 E。

11. D 解析：治疗久泻虚陷者配百会。故选 D。

12. C 解析：治疗急性泄泻寒湿内盛者配神阙。故选 C。

13. C 解析：治疗便秘冷秘应配神阙、关元。故选 C。

14. D 解析：治疗便秘虚秘应配足三里、脾俞、气海。故选 D。

第二十七节 妇儿科病证

A1 型题

1. E 解析：气血滞于胞宫，冲任瘀阻，"不通则痛"，为实证；气血不足，冲任虚损，胞脉失于濡养，"不荣则痛"，为虚证。故选 E。

2. A 解析：治疗痛经实证主穴为中极、次髎、地机、三阴交。故选 A。

3. B 解析：治疗痛经虚证的主穴为关元、足三里、三阴交。故选 B。

4. D 解析：崩漏与冲、任二脉及肝、脾、肾关系密切。故选 D。

5. A 解析：治疗缺乳的主穴为乳根、膻中、少泽。故选 A。

6. A 解析：治疗遗尿的主穴为关元、中极、膀胱俞、三阴交。故选 A。

A2 型题

1. C 解析：该患者可诊断为崩漏实证，针刺主穴为关元、三阴交、隐白；血瘀配血海、膈俞。故选 C。

2. C 解析：该患者可诊断为痛经实证，针刺主穴为中极、次髎、地机、三阴交。故选 C。

3. C 解析：该患者可诊断为痛经虚证，针刺主穴为关元、足三里、三阴交；气血虚弱配气海、脾俞。故选 C。

4. D 解析：遗尿治以调理膀胱，温肾健脾，取任脉、足太阴经穴及膀胱的背俞穴、募穴为主。故选 D。

5. E 解析：缺乳治以调理气血，疏通乳络，取足阳明经、任脉穴为主。故选 E。

B1 型题

1. A 解析：次髎为治疗痛经的经验穴。故选 A。

2. E 解析：中极为任脉穴，与足三阴经相交会，可通调冲任，理下焦之气。故选 E。

3. B 解析：治疗缺乳气血虚弱证应配足三里、脾俞、胃俞。故选 B。

4. C 解析：治疗缺乳肝郁气滞证配太冲、内关。故选 C。

5. B 解析：治疗遗尿肾气不足证的配穴是肾俞、命门、太溪。故选 B。

6. E 解析：治疗遗尿夜梦多的配穴是百会、神门。故选 E。

7. A　解析：治疗痛经实证气滞血瘀证配太冲、血海。故选 A。

8. C　解析：治疗痛经虚证肾气亏损证配太溪、肾俞。故选 C。

第二十八节　皮外骨伤、五官科病证

A1 型题

1. A　解析：治疗瘾疹的主穴有曲池、合谷、血海、膈俞、三阴交。故选 A。

2. A　解析：治疗瘾疹风热犯表证配大椎、风门。故选 A。

3. C　解析：蛇串疮多发生于身体一侧，以腰、胁部最为常见。故选 C。

4. E　解析：蛇串疮治以泻火解毒，清热利湿，取局部阿是穴及相应夹脊穴为主。故选 E。

5. A　解析：扭伤病位在经筋。故选 A。

6. A　解析：治疗目赤肿痛的主穴为睛明、太阳、风池、合谷、太冲。故选 A。

7. D　解析：治疗耳鸣耳聋实证以局部穴及手足少阳经穴为主。故选 D。

8. A　解析：治疗耳鸣耳聋实证的主穴为听会、翳风、中渚、侠溪。故选 A。

9. A　解析：治疗耳鸣耳聋虚证的主穴为听宫、翳风、太溪、肾俞。其中太溪、肾俞能补肾填精，上荣耳窍。故选 A。

10. C　解析：治疗咽喉肿痛实证肺胃热盛证配内庭、鱼际。故选 C。

11. B　解析：治疗咽喉肿痛虚证的主穴为太溪、照海、列缺、鱼际。故选 B。

12. C　解析：治疗牙痛的主穴为合谷、颊车、下关。故选 C。

13. E　解析：治疗耳鸣耳聋痰火郁结证配丰隆、阴陵泉。故选 E。

14. B　解析：治疗胃火牙痛配内庭、二间。故选 B。

15. C　解析：治疗虚火牙痛配太溪、行间。故选 C。

A2 型题

1. A　解析：该患者可诊断为咽喉肿痛实证，外感风热者，配风池、外关。故选 A。

2. C　解析：该患者可诊断为耳鸣耳聋实证，针刺主穴为听会、翳风、中渚、侠溪；外感风邪配外关、合谷。故选 C。

3. E　解析：蛇串疮的治法为泻火解毒，清热利湿。故选 E。

4. A　解析：治疗踝部扭伤，针刺主穴为阿是穴、申脉、解溪、丘墟。踝关节外侧昆仑穴、申脉穴处扭伤，病在足太阳经，可在对侧腕关节手太阳经养老穴、阳谷穴处寻找最明显的压痛穴处针刺。故选 A。

5. A　解析：该患者可诊断为目赤肿痛肝胆火盛证，治以疏风散热，消肿止痛，以近部取穴及手阳明、足厥阴经穴为主。故选 A。

6. B　解析：该患者可诊断为胃火牙痛，治疗主穴为合谷、颊车、下关；胃火牙痛配内庭、二间。故选 B。

B1 型题

1. B　解析：治疗瘾疹风寒束表证配风门、肺俞。故选 B。

2. C　解析：治疗瘾疹胃肠积热证配天枢、足三里。故选 C。

3. B　解析：治疗蛇串疮脾胃湿热证配阴陵泉、内庭。故选 B。

4. C　解析：治疗蛇串疮瘀血阻络证配血海、三阴交。故选 C。

5. A　解析：治疗咽喉肿痛可在少商、关冲点刺出血。故选 A。

6. E　解析：目赤肿痛可在太阳、少商点刺出血。故选 E。